# MANUAL DE
# ANESTESIA LOCAL

O GEN | Grupo Editorial Nacional – maior plataforma editorial brasileira no segmento científico, técnico e profissional – publica conteúdos nas áreas de ciências da saúde, exatas, humanas, jurídicas e sociais aplicadas, além de prover serviços direcionados à educação continuada e à preparação para concursos.

As editoras que integram o GEN, das mais respeitadas no mercado editorial, construíram catálogos inigualáveis, com obras decisivas para a formação acadêmica e o aperfeiçoamento de várias gerações de profissionais e estudantes, tendo se tornado sinônimo de qualidade e seriedade.

A missão do GEN e dos núcleos de conteúdo que o compõem é prover a melhor informação científica e distribuí-la de maneira flexível e conveniente, a preços justos, gerando benefícios e servindo a autores, docentes, livreiros, funcionários, colaboradores e acionistas.

Nosso comportamento ético incondicional e nossa responsabilidade social e ambiental são reforçados pela natureza educacional de nossa atividade e dão sustentabilidade ao crescimento contínuo e à rentabilidade do grupo.

MANUAL DE

# ANESTESIA LOCAL


**STANLEY F. MALAMED, DDS**
Dentist Anesthesiologist
Emeritus Professor of Dentistry
Herman Ostrow School of Dentistry of USC
Los Angeles, California



**Tradução**
Karina Carvalho
Maria Cristina Motta
Tatiana Robaina
Teknon Traduções
Yasmin Orlando



**Revisão Técnica**

**Fernando Melhem Elias**
Professor Associado da Disciplina de Cirurgia Bucomaxilofacial da Faculdade de Odontologia da Universidade de São Paulo (FOUSP). Livre-Docente em Cirurgia e Traumatologia Bucomaxilofacial pela FOUSP. Doutor em Estomatologia pela FOUSP. Mestre em Cirurgia e Traumatologia Bucomaxilofacial pela Faculdade de Odontologia da Universidade Paulista. Especialista em Cirurgia e Traumatologia Bucomaxilofacial pelo Conselho Federal de Odontologia. Especialista em Cirurgia e Traumatologia Bucomaxilofacial pelo Colégio Brasileiro de Cirurgia e Traumatologia Bucomaxilofacial Residência em Cirurgia e Traumatologia Bucomaxilofacial pelo Hospital Municipal do Tatuapé Dr. Carmino Caricchio. Graduação em Odontologia pela FOUSP.

**Adriana Matuchita Viana**
Doutora em Cirurgia e Traumatologia Bucomaxilofacial pela Faculdade de Odontologia da Universidade de São Paulo (FOUSP). Mestre em Cirurgia e Traumatologia Bucomaxilofacial pela FOUSP. Graduação em Odontologia pela FOUSP.



Sétima edição

gen | GUANABARA KOOGAN

- Data do fechamento do livro: 19/03/2021



- **Atendimento ao cliente: (11) 5080-0751 | faleconosco@grupogen.com.br**

- Traduzido de:
  HANDBOOK OF LOCAL ANESTHESIA, SEVENTH EDITION

  This edition of *Handbook of Local Anesthesia, 7th edition,* by Stanley F. Malamed is published by arrangement with Elsevier Inc.
  ISBN: 978-0-323-58207-0
  Esta edição de *Handbook of Local Anesthesia, 7ª edição,* de Stanley F. Malamed, é publicada por acordo com a Elsevier Inc.


  **GEN | Grupo Editorial Nacional S.A.**
  *Publicado pelo selo Editora Guanabara Koogan Ltda.*
  Travessa do Ouvidor, 11
  Rio de Janeiro – RJ – 20040-040
  www.grupogen.com.br



- Capa: Bruno Sales
- Imagem da capa: iStock©Daniil Dubov
- Editoração eletrônica: Diretriz



- Ficha catalográfica

**CIP-BRASIL. CATALOGAÇÃO NA PUBLICAÇÃO**
**SINDICATO NACIONAL DOS EDITORES DE LIVROS, RJ**

---

M196m
7. ed.

Malamed, Stanley F.
Manual de anestesia local / Stanley F. Malamed ; tradução Karina Carvalho ... [et al.] ; revisão técnica Fernando Melhem Elias; Adriana Matuchita Viana - 7. ed. - [Reimpr.] - Rio de Janeiro : GEN | Grupo Editorial Nacional S.A. Publicado pelo selo Editora Guanabara Koogan Ltda., 2023.
: il. ; 28 cm.

Tradução de: Handbook of local anesthesia
Inclui índice
ISBN 978-85-951-5798-9

1. Anestesia em odontologia. 2. Anestesia local. 3. Anestesia dentária - Métodos. I. Carvalho, Karina. II. Elias, Fernando Melhem. III. Título.

21-69627 CDD: 617.9676
CDU: 616.314-089.5-031.84

---

Meri Gleice Rodrigues de Souza – Bibliotecária – CRB-7/6439

*A Beverly, Heather, Jennifer e Jeremy, e à próxima geração:*
*Mateus, Raquel, Gabriella, Ashley, Rebecca, Elias e Ethan*

# Colaboradores

**Mark N. Hochman, DDS**
Private Practice Limited to Periodontics, Orthodontics, and Implant Dentistry
Specialized Dentistry of New York
New York City, New York, United States
Clinical Associate Professor
Stony Brook School of Dental Medicine
Stony Brook, New York, United States
Clinical Consultant
Milestone Scientific Inc.

**Timothy M. Orr, DMD, JD**
Diplomate American Dental Board of Anesthesiology
Co-Principal, Sedadent Anesthesiology Group
Austin, Texas, United States

**Daniel L. Orr II, BS, DDS, MS (Anesthesiology), PhD, JD, MD**
Professor and Director
Anesthesiology and Oral & Maxillofacial Surgery
University of Nevada Las Vegas School of Dental Medicine
Las Vegas, Nevada, United States
Clinical Professor
Anesthesiology and Oral & Maxillofacial Surgery
University of Nevada School of Medicine
Las Vegas, Nevada, United States

# Agradecimentos

Sou grato aos fabricantes locais de fármacos e dispositivos anestésicos na América do Norte, incluindo Beutlich Pharmaceuticals, Dentsply, Kodak (Cook-Waite Laboratories), Midwest, Milestone Scientific, Novocol, Septodont Inc. e Sultan Safety LLC, por sua assistência no fornecimento de fotografias e gráficos para uso nesta edição.

Também gostaria de agradecer à equipe incrível da Mosby (Elsevier), especificamente Jennifer Flynn-Briggs, estrategista sênior de conteúdo; Laurie Gower, diretora de desenvolvimento de conteúdo; Humayra Rahman Khan, especialista em desenvolvimento de conteúdo; e Alexandra Mortimer, estrategista de conteúdo, que assumiu a tarefa de lidar com esse autor. Sua perseverança – mais uma vez – valeu a pena com esta sétima edição.

Por fim, gostaria de agradecer aos muitos membros da nossa profissão, aos cirurgiões-dentistas e aos profissionais em higiene e saúde bucal, que me forneceram comentários escritos e verbais sobre as edições anteriores deste livro. Muitas de suas sugestões para acréscimos, exclusões e correções foram incorporadas a este novo texto. Obrigado a todos vocês!

**Stanley F. Malamed**
Março de 2019
Los Angeles, Califórnia, EUA

# Prefácio

Chegamos à sétima edição do *Manual de Anestesia Local*!

Assim como nas edições anteriores, é realmente difícil compreender quantos anos se passaram desde que a primeira edição foi publicada em 1978. A sexta edição foi lançada há 5 anos, e nesse período um número significativo de mudanças, muitas delas avanços, aconteceu na área e na ciência associada ao controle da dor na odontologia.

Embora os fármacos permaneçam os mesmos – cloridrato de articaína, cloridrato de bupivacaína, cloridrato de lidocaína, cloridrato de mepivacaína e cloridrato de prilocaína –, os anos que passaram desde a edição anterior testemunharam a introdução e o aprimoramento de fármacos e dispositivos que chegaram para ajudar o profissional da odontologia a se aproximar ainda mais de dois objetivos: a odontologia sem dor e o anestésico local verdadeiramente indolor.

Como afirmado em edições anteriores, "os anestésicos locais são os medicamentos mais seguros e eficazes disponíveis em toda a medicina para a prevenção e o controle da dor". A esta afirmação preciso acrescentar a ressalva: "quando usados adequadamente". "De fato, não existem outros fármacos que realmente previnam a dor; nenhum outro que realmente impeça que um impulso nervoso nociceptivo propagado chegue ao cérebro do paciente, onde seria interpretado como dor. Ministre um anestésico local próximo a um nervo sensitivo, e o controle da dor clinicamente adequado resultará essencialmente em todas as situações clínicas."

Encontre o nervo com um anestésico local, e o controle da dor estará praticamente garantido. No entanto, em certas situações clínicas, "encontrar o nervo" continua sendo um problema recorrente. Isso é verdade principalmente na mandíbula, sobretudo nos molares inferiores permanentes. Durante meus 45 anos como professor de anestesiologia para odontologia, eu e meus colegas cirurgiões-dentistas anestesiologistas trabalhamos para "corrigir" esse problema.

Nós fomos bem-sucedidos? Ainda não.

Estamos chegando perto? Sim.

Esta sétima edição do *Manual de Anestesia Local* inclui atualizações significativas em muitos capítulos, bem como o acréscimo de dois novos: Capítulos 19, *Problemas na Obtenção de Controle da Dor*, e 20, *Avanços Recentes na Anestesia Local*.

O Capítulo 19 foi acrescentado como consequência de meus muitos programas de educação odontológica continuada em anestesia local. Uma das perguntas mais frequentes está relacionada com a incapacidade de se obter de forma consistente uma anestesia pulpar efetiva quando se trata dentes que estão comprometidos de maneira aguda. O Capítulo 19 expande a discussão iniciada no Capítulo 16, *Considerações sobre Anestesia nas Especialidades Odontológicas*.

No Capítulo 20, tomei a liberdade de incluir uma discussão de cinco adições relativamente novas ao arsenal de controle da dor na odontologia. Como educador, autor e palestrante na área de anestesia local desde 1973, fui abordado por "inventores", pesquisadores e fabricantes de fármacos e equipamentos, os quais desenvolveram – em suas próprias palavras – "tecnologias revolucionárias que mudarão para sempre o manejo do controle da dor em odontologia". Edições anteriores deste livro incluíam discussões sobre muitas dessas "inovações". Muitas, se não a maioria, falharam em atender às expectativas de seus desenvolvedores e desapareceram ou permanecem, na melhor das hipóteses, como técnicas ou dispositivos marginais. Eu selecionei cinco inovações que acredito que possam ser, já tenham sido ou devam ser incluídas no arsenal de controle da dor pela maioria dos cirurgiões-dentistas.

O *feedback* dos leitores deste livro é sempre bem-vindo. Caso erros sejam notados, ou haja sugestões para melhorias, contatem-me por e-mail: malamed@usc.edu.

Um último recado, mas extremamente importante e animador: em 11 de março de 2019, a American Dental Association (ADA) reconheceu oficialmente a anestesiologia como uma especialidade odontológica nos EUA. Isso foi resultado de quase 40 anos de luta dos cirurgiões-dentistas anestesiologistas em busca do reconhecimento de nossa organização controladora – a ADA. Parabéns a todos os cirurgiões-dentistas anestesiologistas.

**Stanley F. Malamed**
Março de 2019
Los Angeles, Califórnia, EUA

# Novidades da 7ª edição

- Dois novos capítulos: Capítulo 19, *Problemas na Obtenção de Controle da Dor*, e Capítulo 20, *Avanços Recentes na Anestesia Local.*
- Atualização significativa do Capítulo 16, *Considerações Anestésicas em Especialidades Odontológicas* e do Capítulo 17, *Complicações Locais.*

# Sumário

# PARTE 1

# Fármacos

## Parte 1 | Fármacos

# 1

# Neurofisiologia

## Propriedades desejáveis dos anestésicos locais

Define-se anestesia local como a perda de sensibilidade em uma área circunscrita do corpo, causada por depressão da excitação das terminações nervosas ou inibição do processo de condução nos nervos periféricos.[1] Uma característica importante da anestesia local é que ela produz perda de sensibilidade sem induzir perda de consciência. Neste ponto, a anestesia local difere significativamente da anestesia geral.

Muitos métodos podem ser utilizados para induzir anestesia local:

1. Trauma mecânico (compressão de tecidos).
2. Baixa temperatura.
3. Anoxia.
4. Irritantes químicos.
5. Agentes neurolíticos, como o álcool e o fenol.
6. Agentes químicos, como os anestésicos locais.

No entanto, somente métodos ou substâncias que induzem estado transitório e completamente reversível de anestesia têm aplicação na prática clínica. As propriedades consideradas mais desejáveis para um anestésico local são:

1. Não ser irritante para o tecido em que for aplicado.
2. Não causar alteração permanente da estrutura do nervo.
3. Apresentar baixa toxicidade sistêmica.
4. Ser efetivo, independentemente de o uso se fazer por injeção no tecido ou aplicação tópica em mucosas.
5. Ter tempo de início da anestesia o mais curto possível.
6. Ter duração de ação longa o suficiente para que se complete o procedimento, mas não tão longa a ponto de exigir recuperação prolongada.

A maioria dos anestésicos discutidos nesta seção atende aos primeiros dois critérios: são (relativamente) não irritantes para os tecidos e seus efeitos são completamente reversíveis. A toxicidade sistêmica é um fator importante porque todos os anestésicos locais injetáveis e tópicos são absorvidos de seu local de administração para o sistema cardiovascular, devendo ser considerada quando se escolhe um anestésico. A toxicidade difere muito entre os anestésicos locais atualmente em uso, conforme apresentado no Capítulo 2 deste livro. Embora seja uma característica desejável, nem todos os anestésicos locais em uso clínico atualmente atendem ao critério de serem efetivos independentemente de o fármaco ser injetado ou aplicado por via tópica. Vários dos anestésicos locais injetáveis mais potentes (p. ex., procaína, mepivacaína) mostram-se relativamente ineficazes quando aplicados por via tópica em mucosas. Para ter efeito como anestésicos tópicos, esses fármacos precisam ser aplicados em concentrações que demonstram ser localmente irritantes aos tecidos, aumentando o risco de toxicidade sistêmica. A diclonina, potente anestésico tópico, não é administrada por injeção em virtude de suas propriedades irritantes para os tecidos. A lidocaína e a tetracaína, por outro lado, são anestésicos eficazes quando administrados por injeção ou por via tópica em concentrações clinicamente aceitáveis. Os últimos fatores – início rápido e duração adequada da ação – são atendidos satisfatoriamente pela maioria dos anestésicos locais clinicamente eficazes em uso atualmente. A duração de ação clínica difere consideravelmente entre os fármacos e também entre diferentes preparações do mesmo fármaco, bem como pelo tipo de injeção administrada (p. ex., bloqueio nervoso *versus* supraperiosteal). A duração de anestesia necessária para completar o procedimento é fator importante para a escolha de um anestésico local.

Além dessas qualidades, Bennett[2] relaciona outras propriedades desejáveis de um anestésico local ideal:

1. Ter potência suficiente para promover anestesia completa sem o uso de soluções concentradas arriscadas.
2. Ser relativamente isento de produzir reações alérgicas.
3. Ser estável em solução e passar prontamente por biotransformação no corpo.
4. Ser estéril ou capaz de ser esterilizado pelo calor sem deterioração.

Atualmente, nenhum anestésico local satisfaz todos esses critérios; entretanto, todos os anestésicos realmente atendem à maioria deles. Pesquisas continuam sendo realizadas com o intuito de produzir fármacos novos que apresentem o máximo de fatores desejáveis e o mínimo de fatores negativos.

## Fundamentos da geração e da transmissão de impulsos

A descoberta, no fim dos anos 1800, de um grupo de substâncias químicas com a capacidade de impedir a dor sem induzir perda de consciência foi um passo importante no avanço da profissão médica e odontológica. Pela primeira vez, procedimentos médicos e odontológicos poderiam ser realizados facilmente e sem dor em pacientes conscientes, tanto por médicos quanto por cirurgiões-dentistas.

O conceito por trás das ações dos anestésicos locais é simples: eles impedem a geração e a condução de um impulso nervoso. Com efeito, os anestésicos locais estabelecem um bloqueio de percurso entre a fonte do impulso (p. ex., a incisão de um bisturi em tecidos moles) e o cérebro. O impulso abortado, impedido de chegar ao cérebro, não consegue ser interpretado pelo paciente como dor.

Isso é semelhante ao efeito de acender o pavio de uma banana de dinamite. O pavio representa o "nervo", enquanto a banana de dinamite representa o "cérebro". Se o pavio for aceso e a chama chegar à dinamite, ocorrerá uma explosão (Figura 1.1). Quando um nervo é estimulado, um impulso é propagado e será interpretado como dor quando chegar ao cérebro. Se o pavio for aceso, mas se

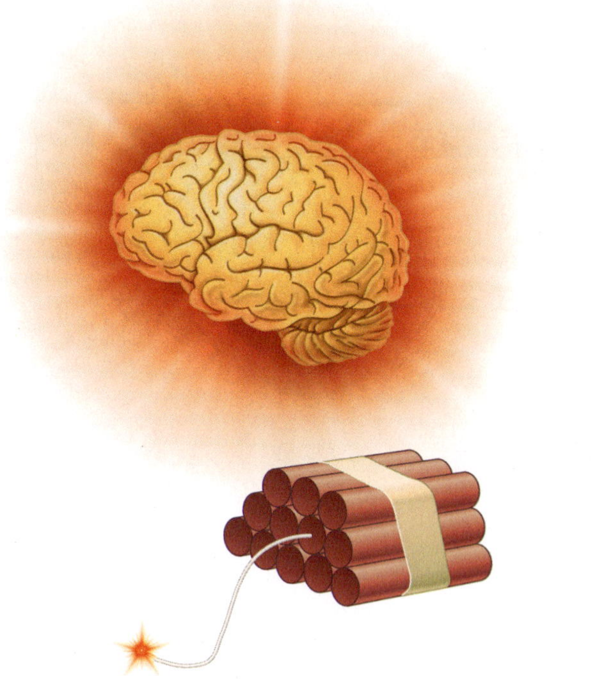

• **Figura 1.1** O pavio é aceso e a chama chega à dinamite. Ocorre uma explosão e o paciente apresenta dor.

colocar "água" (p. ex., o anestésico local) em algum ponto entre o final do pavio e a banana de dinamite, o pavio queimará até o ponto de aplicação da água e depois o fogo se extinguirá. A dinamite não explode. Quando um anestésico local é colocado em algum ponto entre o estímulo doloroso (p. ex., a broca) e o cérebro, ainda será propagado um impulso nervoso, que percorrerá até o ponto de aplicação do anestésico local e depois "morrerá", não chegando ao cérebro e, portanto, não causando dor (Figura 1.2).

Mas como, de fato, os anestésicos locais, fármacos mais utilizados em odontologia, funcionam para abolir ou prevenir a dor? A seguir, são discutidas as atuais teorias que explicam o modo de ação dos anestésicos locais. Para compreender melhor sua ação, contudo, o leitor precisa estar familiarizado com os fundamentos da condução nervosa. Segue-se, então, uma revisão das características e propriedades relevantes da anatomia e fisiologia dos nervos.

## Neurônio

Neurônio, ou célula nervosa, é a unidade estrutural do sistema nervoso. É capaz de transmitir mensagens entre o sistema nervoso central (SNC) e todas as partes do corpo. Há dois tipos básicos de neurônio: sensorial (aferente) e motor (eferente). A estrutura básica desses dois tipos neuronais difere significativamente (Figura 1.3).

Os neurônios sensoriais capazes de transmitir a sensação de dor consistem em três partes principais.[3] O *processo periférico* (também conhecido como *zona dendrítica*), composto pela arborização de terminações nervosas livres, é o segmento mais distal do neurônio sensorial. Essas terminações nervosas livres reagem à estimulação produzida nos tecidos em que se situam, provocando um impulso transmitido centralmente ao longo do axônio. O *axônio*, por sua vez, é uma estrutura fina em forma de cabo que pode ser bastante longa (o axônio gigante da lula mede 100 a 200 cm). Sua extremidade mesial (ou central), é uma arborização semelhante à que se vê no processo periférico. Nesse caso, porém, a arborização forma sinapses com vários núcleos no SNC para distribuir os impulsos (sensoriais) que chegam a ele em seus locais apropriados para interpretação. O

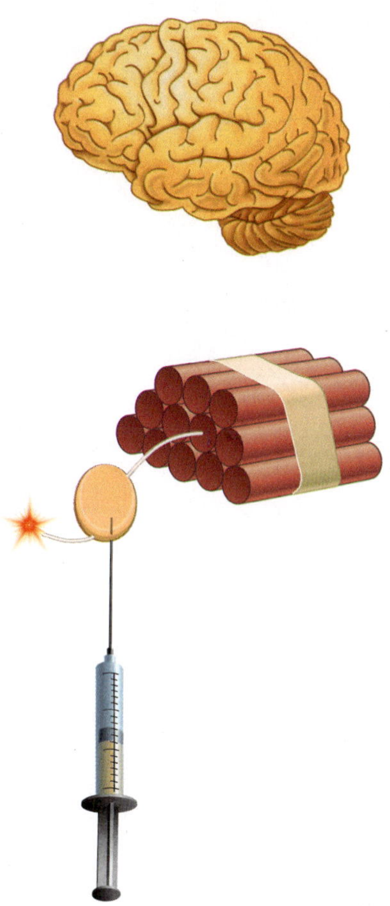

• **Figura 1.2** O anestésico local é colocado em algum ponto entre o estímulo doloroso e o cérebro (dinamite). O impulso nervoso percorre um trecho até o ponto de aplicação do anestésico local e depois "morre", não chegando ao cérebro e, portanto, não causando dor.

*corpo celular* é a terceira parte do neurônio. No neurônio sensorial descrito aqui, o corpo celular se localiza a certa distância do axônio, a via principal de transmissão do impulso nesse nervo. O corpo celular do nervo sensorial, portanto, não se envolve no processo de transmissão do impulso, sendo sua função primária oferecer suporte metabólico vital para o neurônio inteiro (Figura 1.3 B).

As células nervosas que conduzem impulsos do SNC em direção à periferia são denominadas *neurônios motores*, sendo estruturalmente diferentes dos neurônios sensoriais anteriormente descritos, pois seu corpo celular fica interposto entre o axônio e os dendritos. Nos neurônios motores, o corpo celular não apenas é componente integrante do sistema de transmissão de impulsos, ele também oferece suporte metabólico à célula. Perto de sua terminação, o axônio ramifica, e cada ramo tem em sua extremidade uma dilatação bulbosa (ou um botão terminal) do axônio. As terminações do axônio fazem sinapse com células musculares (Figura 1.3 A).

## Axônio

A fibra nervosa isolada, o axônio, é um cilindro longo de citoplasma neural (axoplasma) encerrado em uma bainha fina, a membrana nervosa, ou axolema. Os neurônios têm um corpo celular e um núcleo, assim como outras células; entretanto, diferem de outras células por terem um processo axonal, do qual o corpo celular pode estar a uma distância considerável. O axoplasma, uma substância gelatinosa, é separado dos fluidos extracelulares por uma membrana nervosa contínua. Em alguns nervos, essa membrana é coberta por uma camada de mielina isolante rica em lipídios.

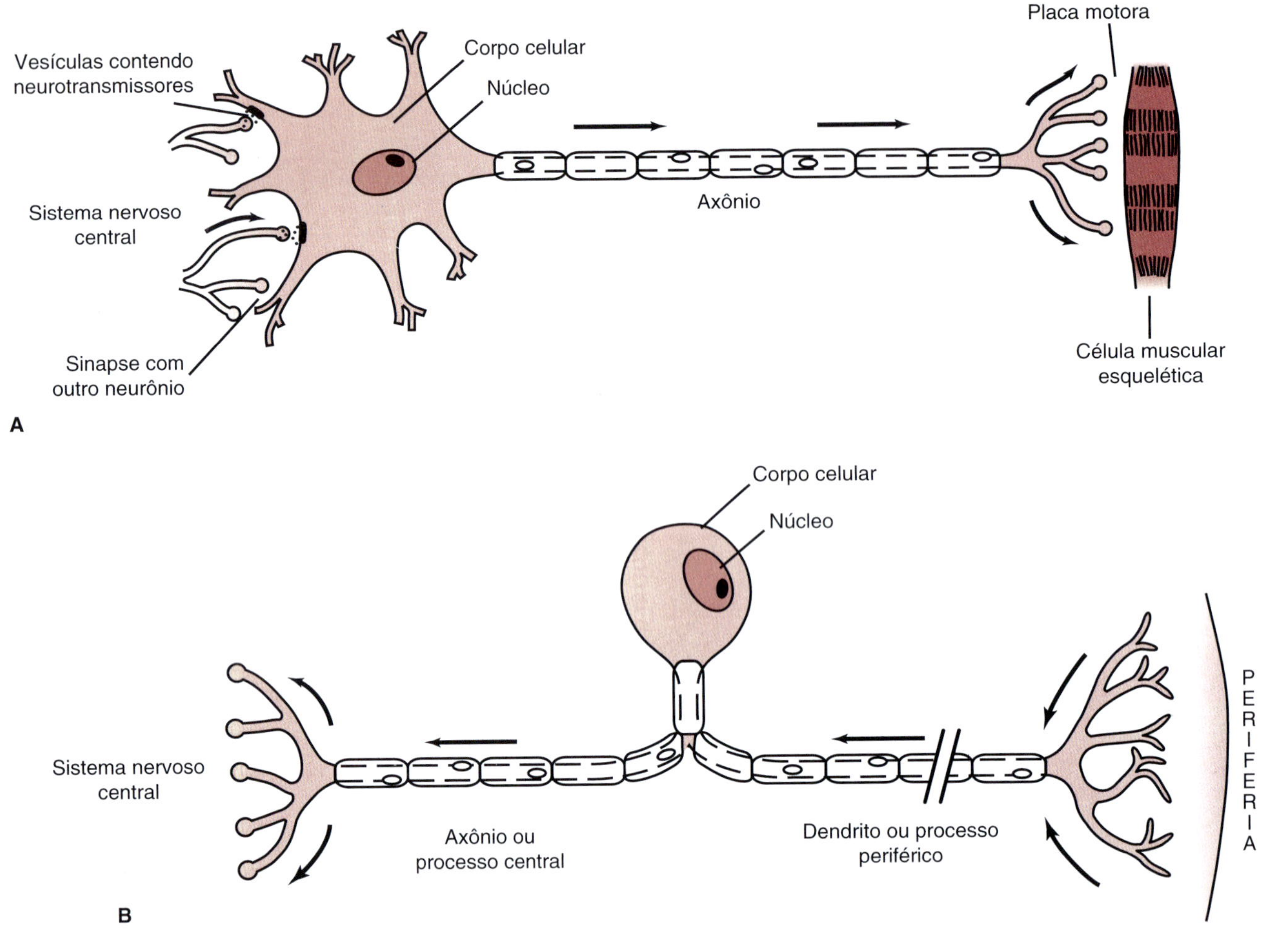


• **Figura 1.3** **A.** Neurônio motor multipolar. **B.** Neurônio sensorial unipolar. (De Liebgott B. *Anatomical basis of dentistry*, ed 2, St Louis, 2001, Mosby.)

Tanto a excitabilidade quanto a condução do nervo sensorial são atribuíveis a alterações que se desenvolvem na membrana nervosa. O corpo celular e o axoplasma não são essenciais para a condução nervosa. São importantes, contudo, para o suporte metabólico da membrana nervosa, provavelmente derivado do axoplasma.

A membrana (célula) nervosa, em si, tem aproximadamente 70 a 80 Å de espessura (1 angstrom equivale a 1/10.000 de um micrômetro.) A Figura 1.4 apresenta uma configuração atualmente aceitável.

Todas as membranas biológicas são organizadas para bloquear a difusão de moléculas hidrossolúveis, ser seletivamente permeáveis a certas moléculas por meio de poros ou canais especializados e transmitir informações por meio de receptores de proteínas responsivas à estimulação química ou física, por neurotransmissores ou hormônios (química) ou por luz, vibração ou pressão (física).[4] A membrana é descrita como estrutura não distensível e flexível, consistindo em duas camadas de moléculas lipídicas (camada bilipídica de fosfolipídios) e proteínas, lipídios e carboidratos associados. Os lipídios são orientados com suas extremidades hidrófilas (polares) voltadas para a superfície externa e suas extremidades hidrófobas (não polares) projetando-se para a parte central da membrana. As proteínas são visualizadas como elementos de organização primários das membranas e classificadas como proteínas de transporte (canais, transportadores ou bombas) e sítios receptores. Acredita-se que as proteínas dos canais sejam poros contínuos através da membrana, possibilitando que alguns íons ($Na^+$, $K^+$, $Ca^{2+}$) tenham fluxo passivo, enquanto outros canais são controlados, permitindo fluxo de íons somente quando o portão estiver aberto.[4]

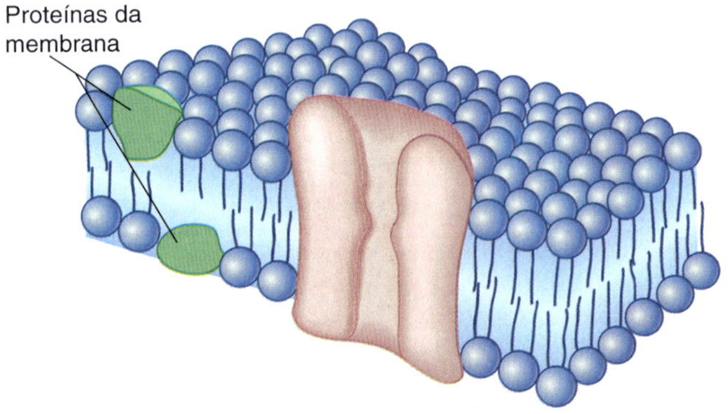


• **Figura 1.4** Configuração de uma membrana nervosa. Estrutura básica lipoproteica da membrana que separa o axoplasma do líquido extraneural. Extremidades polares hidrófilas estão voltadas para fora; as caudas lipídicas hidrófobas estão voltadas para dentro, formando uma barreira quase impenetrável. Essa treliça bimolecular oferece uma plataforma rígida para as macromoléculas proteicas integrais cujas alterações do estado de configuração orientado pela voltagem fazem com que os canais iônicos transmembrana (estrutura bulbosa central) abram e fechem. (De Jong RH. *Local anesthetics*, St. Louis, 1994, Mosby.)

A membrana nervosa se situa na interface entre o líquido extracelular e o axoplasma. Ela separa as concentrações iônicas altamente diversas dentro do axônio daquelas no exterior dele. A membrana nervosa em repouso tem resistência elétrica aproximadamente 50 vezes maior que a dos líquidos intra e extracelular, impedindo, assim, a passagem dos íons sódio, potássio e cloreto, em função de seus gradientes de concentração.[5] No entanto, quando um impulso nervoso passa, a condutividade elétrica da membrana nervosa aumenta aproximadamente 100 vezes. Esse aumento de condutividade favorece a passagem de íons sódio e potássio a favor de seus gradientes de concentração através da membrana nervosa. É o movimento desses íons que oferece uma fonte de energia imediata para condução de impulsos ao longo do nervo.

Algumas fibras nervosas são cobertas por uma camada lipídica isolante de mielina. Em vertebrados, as fibras nervosas mielinizadas incluem todos os axônios, exceto os menores (Tabela 1.1).[6] As fibras nervosas mielinizadas (Figura 1.5) ficam encerradas em camadas espiraladas de bainhas lipoproteicas de mielina, que são, na verdade, um tipo especializado de células de Schwann. Embora primariamente lipídica (75%), a bainha de mielina contém certa quantidade de proteínas (20%) e carboidratos (5%).[7] Cada fibra nervosa mielinizada está encerrada em sua própria bainha de mielina. A camada mais externa de mielina consiste no citoplasma da célula de Schwann e em seu núcleo. Em intervalos regulares, encontram-se constrições (aproximadamente a cada 0,5 a 3 mm) ao longo da fibra nervosa mielinizada. Esses nódulos, chamados nódulos neurofibrosos ou nódulos de Ranvier, formam um espaço entre duas células de Schwann adjacentes e suas espirais de mielina.[8] Nesses nódulos, a membrana nervosa é exposta diretamente ao meio extracelular.

As fibras nervosas amielínicas (Figura 1.6) também são cercadas por uma bainha da célula de Schwann. Grupos de fibras nervosas amielínicas compartilham a mesma bainha.

As propriedades isolantes da bainha de mielina possibilitam que um nervo mielinizado conduza impulsos em velocidade muito mais rápida do que um nervo não mielinizado com igual tamanho.

## Fisiologia dos nervos periféricos

A função de um nervo é carregar mensagens de uma parte do corpo para outra. Essas mensagens, sob a forma de potenciais de ação elétricos, são chamadas de *impulsos*. Os potenciais de ação são despolarizações transitórias da membrana que resultam de breve aumento da permeabilidade da membrana ao sódio e geralmente também de um aumento tardio de sua permeabilidade ao potássio.[9] Os impulsos são iniciados por estímulos químicos, térmicos, mecânicos ou elétricos.

Uma vez iniciado um impulso por um estímulo em qualquer fibra nervosa, a amplitude e a forma desse impulso permanecem constantes, independentemente das alterações da qualidade do estímulo ou de sua potência. O impulso permanece constante sem perder potência ao passar ao longo do nervo, porque a energia usada para sua propagação é derivada da energia liberada pela fibra nervosa ao longo de seu comprimento, e não apenas do estímulo inicial. De Jong[10] descreveu a condução de impulsos como sendo semelhante ao progresso ativo de uma faísca ao longo de um pavio

**Tabela 1.1** Classificação dos nervos periféricos de acordo com o tamanho da fibra e propriedades fisiológicas.

| Classe de fibra | Subclasse | Mielina | Diâmetro (µm) | Velocidade de condução (m/s) | Localização | Função |
|---|---|---|---|---|---|---|
| A | Alfa | + | 6 a 22 | 30 a 120 | Aferente para músculos e articulações e eferente deles | Motora, propriocepção |
| B | Beta | + | 6 a 22 | 30 a 120 | Aferente para músculos e articulações e eferente deles | Motora, propriocepção |
| | Gama | + | 3 a 6 | 15 a 35 | Eferente para fusos musculares | Tônus muscular |
| | Delta | + | 1 a 4 | 5 a 25 | Nervos sensoriais aferentes | Dor, temperatura, tato |
| | | + | < 3 | 3 a 15 | Pré-ganglionar simpática | Várias funções autônomas |
| C | Simpática C | – | 0,3 a 1,3 | 0,7 a 1,3 | Pós-ganglionar simpática | Várias funções autônomas |
| | Gama C da raiz posterior | – | 0,4 a 1,2 | 0,1 a 2,0 | Nervos sensoriais aferentes | Várias funções autônomas, dor, temperatura, tato |

De Berde CB, Strichartz GR. Local anesthetics. In: Miller RD, editor: *Anesthesia*, editor. 5, Philadelphia, 2000, Churchill Livingstone, pp. 491-521.

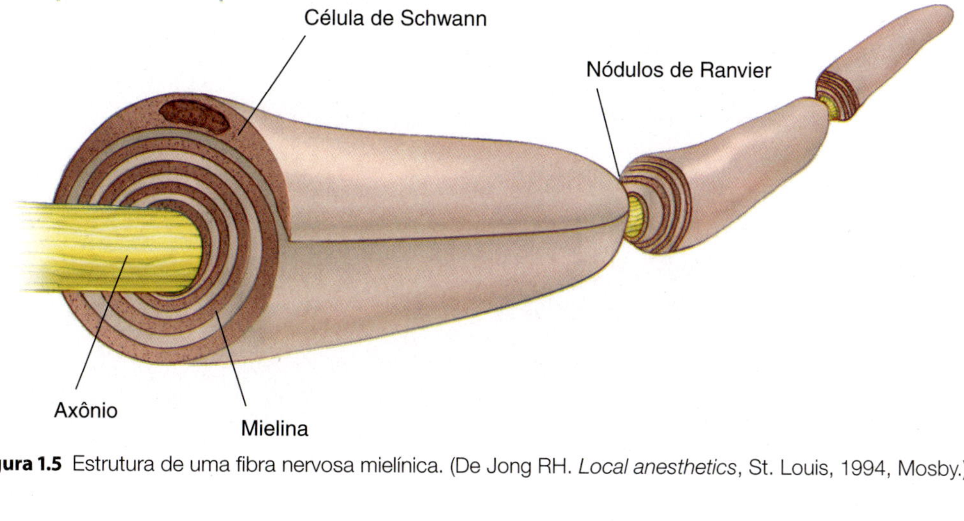


• **Figura 1.5** Estrutura de uma fibra nervosa mielínica. (De Jong RH. *Local anesthetics*, St. Louis, 1994, Mosby.)

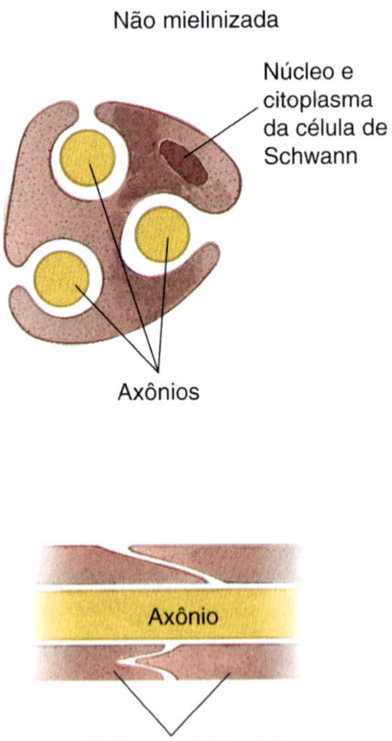


• **Figura 1.6** Tipos de bainhas das células de Schwann. (De Wildsmith JAW. Peripheral nerve and anaesthetic drugs, *Br J Anaesth* 58:692-700, 1986.)

de pólvora. Uma vez aceso, o pavio se queima constantemente ao longo de seu comprimento, sendo que um segmento que se queima fornece a energia necessária para ignição de seu vizinho. O mesmo acontece na propagação de impulsos ao longo de um nervo.

## Eletrofisiologia da condução nervosa

A seguir, será apresentada uma descrição dos eventos elétricos que ocorrem em um nervo durante a condução de um impulso. As seções subsequentes descrevem os mecanismos precisos de cada uma dessas etapas.

Um nervo possui um potencial de repouso (Figura 1.7, etapa 1), isto é, um potencial elétrico negativo de –70 mV que existe através da membrana nervosa, produzido por diferentes concentrações de íons em cada lado da membrana (Tabela 1.2). O interior do nervo é negativo relativamente ao exterior.

### *Etapa 1*

Um estímulo excita o nervo, levando à seguinte sequência de eventos:

1. Fase inicial de despolarização lenta. O potencial elétrico no interior do nervo se torna um pouco menos negativo (Figura 1.7, etapa 1 A).
2. Quando o potencial elétrico em queda chega a um nível crítico, resulta em uma fase extremamente rápida de despolarização. Isso é denominado *potencial limiar* ou *limiar de descarga* (Figura 1.7, etapa 1 B).

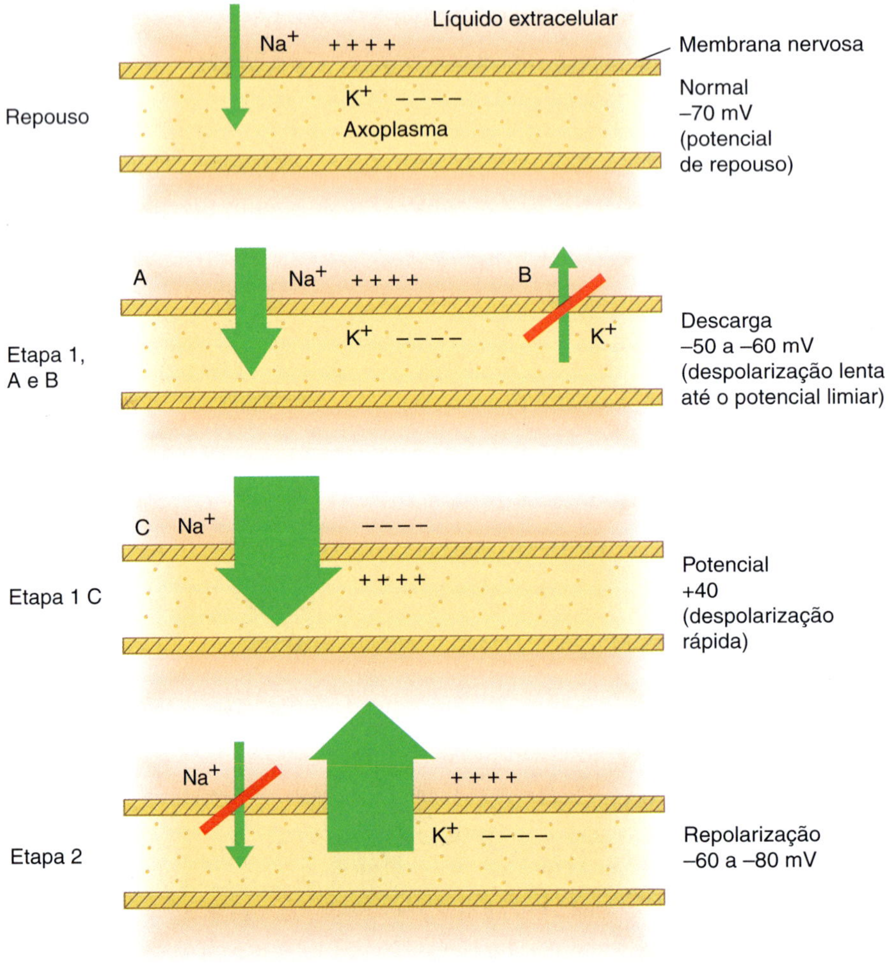


• **Figura 1.7** Potencial de repouso, despolarização lenta até o limiar (etapa 1, A e B), despolarização rápida (etapa 1, C), repolarização (etapa 2).

**Tabela 1.2** Concentrações iônicas intra e extracelulares.

| Íon | Intracelulares (mEq/ℓ) | Extracelulares (mEq/ℓ) | Razão (aproximada) |
|---|---|---|---|
| Potássio ($K^+$) | 110 a 170 | 3 a 5 | 27:1 |
| Sódio ($Na^+$) | 5 a 10 | 140 | 1:14 |
| Cloreto ($Cl^-$) | 5 a 10 | 110 | 1:11 |

3. Essa fase de despolarização rápida resulta em uma inversão do potencial elétrico através da membrana nervosa (Figura 1.7, etapa 1 C). O interior do nervo agora está eletricamente positivo em relação ao exterior. Existe um potencial elétrico de +40 mV no interior da célula nervosa.[11]

### *Etapa 2*

Depois dessas etapas de despolarização, ocorre a repolarização (Figura 1.7, etapa 2). O potencial elétrico gradualmente se torna mais negativo dentro da célula nervosa quando comparado ao exterior, até atingir novamente o potencial de repouso original de –70 mV.

O processo inteiro (etapas 1 e 2) exige 1 milissegundo: a despolarização (etapa 1) leva 0,3 milissegundo; a repolarização (fase 2) leva 0,7 milissegundo.

## Eletroquímica da condução nervosa

A sequência anterior de eventos depende de dois fatores importantes: as concentrações de eletrólitos no axoplasma (interior da célula nervosa) e nos líquidos extracelulares e a permeabilidade da membrana nervosa aos íons sódio e potássio.

A Tabela 1.2 mostra as diferentes concentrações de íons encontradas no interior dos neurônios e nos líquidos extracelulares. Existem diferenças significativas dos íons entre suas concentrações intra e extracelulares. Esses gradientes iônicos diferem porque a membrana nervosa exibe permeabilidade seletiva.

### *Estado de repouso*

Em seu estado de repouso, a membrana nervosa é

- Discretamente permeável aos íons sódio ($Na^+$)
- Livremente permeável aos íons potássio ($K^+$)
- Livremente permeável aos íons cloreto ($Cl^-$).

O potássio permanece dentro do axoplasma, apesar de sua capacidade de se difundir livremente através da membrana nervosa e de seu gradiente de concentração (geralmente ocorre difusão passiva de uma região de maior concentração para outra de menor concentração), porque a carga negativa da membrana nervosa reprime os íons com carga positiva por atração eletrostática.

O cloreto permanece fora da membrana nervosa em vez de entrar na célula nervosa a favor de seu gradiente de concentração, porque a influência eletrostática oposta quase igual (gradiente eletrostático de dentro para fora) força a migração para fora. O resultado é a ausência de difusão do cloreto através da membrana.

O sódio migra para dentro porque tanto a concentração (maior fora) quanto o gradiente eletrostático (íon positivo atraído pelo potencial intracelular negativo) favorecem a migração. Somente o fato de a membrana nervosa em repouso ser relativamente impermeável ao sódio impede um influxo maciço desse íon.

### *Excitação da membrana*

#### Despolarização

A excitação de um segmento de nervo leva a um aumento da permeabilidade da membrana celular aos íons sódio. Isso ocorre por um alargamento transitório dos canais iônicos transmembrana suficiente para permitir a passagem desimpedida de íons sódio hidratados. O rápido influxo de íons sódio ao interior da célula nervosa causa despolarização da membrana nervosa a partir de seu nível de repouso até o limiar de descarga de aproximadamente –50 a –60 mV (Figura 1.7, etapas 1 A e 1 B).[12] Na realidade, o limiar de descarga é a magnitude da diminuição do potencial transmembrana negativo necessário para iniciar um potencial de ação (impulso).

É necessária uma diminuição do potencial transmembrana negativo de 15 mV (de –70 para –55 mV) para chegar ao limiar de descarga – uma diferença de voltagem inferior a 15 mV não iniciará um impulso. No nervo normal, o limiar de descarga é constante. A exposição do nervo a um anestésico local eleva seu limiar de descarga, o que significa que mais sódio precisa atravessar a membrana para diminuir o potencial transmembrana negativo a um nível em que ocorra despolarização.

Quando o limiar de descarga é alcançado, a permeabilidade da membrana ao sódio aumenta de maneira significativa, e os íons sódio entram rapidamente no axoplasma. Ao final da despolarização (pico do potencial de ação), o potencial elétrico do nervo está, na verdade, invertido, substituído por um potencial elétrico de +40 mV (Figura 1.7, etapa 1 C). O processo inteiro de despolarização exige aproximadamente 0,3 milissegundo.

#### Repolarização

O potencial de ação se encerra quando a membrana repolariza. Isso é causado pela extinção (*inativação*) do aumento de permeabilidade ao sódio. Em muitas células, também aumenta a permeabilidade ao potássio, resultando no efluxo de $K^+$ e levando à repolarização mais rápida da membrana e ao retorno ao seu potencial de repouso (Figura 1.7, fase 2).

A entrada de íons sódio na célula durante a despolarização e a subsequente saída de íons potássio da célula durante a repolarização são passivas (não exigem gasto de energia) porque cada íon se move em função de seu gradiente de concentração (do mais alto para o mais baixo). Depois do retorno do potencial de membrana ao seu nível original (–70 mV), ocorre discreto excesso de sódio na célula nervosa, juntamente com discreto excesso de potássio extracelular. Então, começa um período de atividade metabólica no qual ocorre transferência ativa de íons sódio para fora da célula por meio da bomba de sódio. É necessário gasto de energia para movimentar os íons sódio para fora da célula nervosa contra seu gradiente de concentração; essa energia vem do metabolismo oxidativo do trifosfato de adenosina. Acredita-se que o mesmo mecanismo de bombeamento seja responsável pelo transporte ativo dos íons potássio para dentro da célula contra seu gradiente de concentração. O processo de repolarização requer 0,7 milissegundo.

Imediatamente depois de um estímulo ter iniciado um potencial de ação, o nervo fica incapacitado, por algum tempo, de reagir a outro estímulo, independentemente de sua força. Isso é denominado *período refratário absoluto* e tem aproximadamente a mesma duração da parte principal do potencial de ação. O período refratário absoluto é seguido por um *período refratário relativo*, no qual um novo impulso pode ser iniciado, mas somente por um estímulo mais forte que o normal. O período refratário relativo continua a diminuir até que retorne ao nível normal de excitabilidade, ponto em que se diz que o nervo está *repolarizado*.

Durante a despolarização, uma grande proporção de canais de sódio iônicos é encontrada em seu estado aberto (O – *open*; permitindo o rápido influxo de $Na^+$). Isso é seguido por um lento declínio a um estado de inativação (I) dos canais a um estado não condutor. A inativação converte temporariamente os canais a um estado em que não podem ser abertos em resposta à despolarização (período refratário absoluto). Esse estado inativado é lentamente revertido, de modo que a maioria dos canais é encontrada em sua forma fechada de repouso (C – *closed*) quando a membrana é repolarizada (–70 mV).

Com a despolarização, os canais mudam sua configuração, primeiramente para um estado aberto (O) condutor de íons e depois para um estado inativo (I) não condutor. Embora os estados C e I correspondam a canais não condutores, diferem no fato de que a despolarização pode recrutar canais ao estado condutor O a partir do estado C, mas não do estado I. A Figura 1.8 descreve os estágios de transição dos canais de sódio.[13]

### Canais da membrana

Poros aquosos diferenciados que atravessam a membrana nervosa excitável, os chamados *canais de sódio* (ou *iônicos*), são estruturas moleculares que medeiam sua permeabilidade ao sódio. Um canal parece ser uma lipoglicoproteína firmemente localizada na membrana (ver Figura 1.4). Consiste em um poro aquoso abrangendo a membrana, estreito o suficiente pelo menos em um ponto para discriminar entre íons sódio e outros íons – o sódio atravessa 12 vezes mais fácil que o potássio. O canal também inclui uma parte que muda sua configuração em resposta a alterações do potencial de membrana, "controlando como com portão" a passagem de íons através do poro (os estados C, O e I). A presença desses canais ajuda a explicar a permeabilidade ou impermeabilidade da membrana a determinados íons. Os canais de sódio têm diâmetro interno de aproximadamente 0,3 a 0,5 nm.[14]

O diâmetro de um íon sódio é menor que o de um íon potássio ou cloreto e, portanto, um íon sódio deveria se difundir livremente a favor de seu gradiente de concentração através dos canais da membrana para a célula nervosa. No entanto, isso não ocorre porque todos esses íons atraem moléculas de água e, assim, ficam hidratados, apresentando um raio de 3,4 Å, o que lhes torna aproximadamente 50% maiores do que o raio de 2,2 Å dos íons potássio e cloreto. Os íons sódio, portanto, são grandes demais para atravessar os canais estreitos quando um nervo está em repouso (Figura 1.9).

Os íons potássio e cloreto podem atravessar esses canais. Durante a despolarização, os íons sódio atravessam prontamente a membrana nervosa porque mudanças de configuração que se desenvolvem nela produzem alargamento transitório desses canais transmembrana até um tamanho adequado que possibilite a passagem desimpedida dos íons sódio, em função de seu gradiente de concentração, para o interior do axoplasma (transformação da configuração C para O). Esse conceito pode ser visualizado, durante a despolarização, como a abertura de um portão que estava ocluindo parcialmente o canal na membrana em repouso (C; Figura 1.10).

As evidências indicam que a especificidade existente nos canais de sódio difere daquela dos canais de potássio.[15] Os portões no canal de sódio se localizam perto da superfície externa da membrana nervosa, enquanto os do canal de potássio se localizam perto da superfície interna da membrana nervosa.

## Propagação do impulso

Depois do início de um potencial de ação por um estímulo, o impulso precisa se mover ao longo da superfície do axônio. A energia para a propagação dos impulsos é derivada da membrana nervosa, conforme descrito a seguir.

O estímulo interrompe o equilíbrio de repouso da membrana nervosa; o potencial transmembrana é momentaneamente invertido – o interior da célula muda de negativo para positivo, e o exterior muda de positivo para negativo. Esse novo equilíbrio elétrico nesse segmento do nervo produz correntes locais que começam um fluxo entre o segmento despolarizado e a área em repouso adjacente. Essas correntes locais fluem da parte positiva à negativa, estendendo-se por vários milímetros ao longo da membrana nervosa.

Em decorrência desse fluxo de correntes, o interior da área adjacente se torna menos negativo e seu exterior se torna menos positivo. O potencial transmembrana diminui, aproximando-se do limiar de descarga para despolarização. Quando o potencial

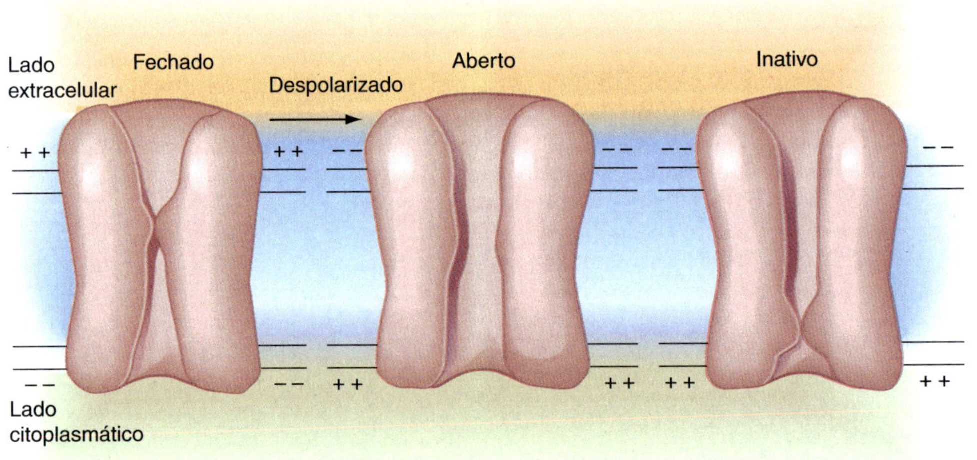


• **Figura 1.8** Estágios de transição no canal de sódio. A despolarização inverte o potencial de membrana de repouso de interior negativo (esquerda) para interior positivo (centro). As proteínas do canal sofrem alterações de conformação correspondentes desde o estado de repouso (fechado) até o estágio condutor de íons (aberto). As alterações de estado continuam de aberto (centro) para inativo (direita), em que a configuração do canal assume um estado diferente, mas ainda impermeável. Com a repolarização, o canal refratário inativado reverte à configuração de repouso inicial (esquerda), pronto para a próxima sequência. (De Siegelbaum AS, Koester F. Ion channels. In: Kandel ER, editor: *Principles of neural science*, ed 3, Norwalk, 1991, Appleton-Lange.)

transmembrana diminui 15 mV em relação ao potencial de repouso, chega-se a um limiar de descarga e ocorre rápida despolarização. O segmento recém-despolarizado induz correntes locais na membrana em repouso adjacente, e o processo inteiro começa mais uma vez.

As condições no segmento que acabou de ser despolarizado voltam ao normal depois dos períodos refratários absoluto e relativo.

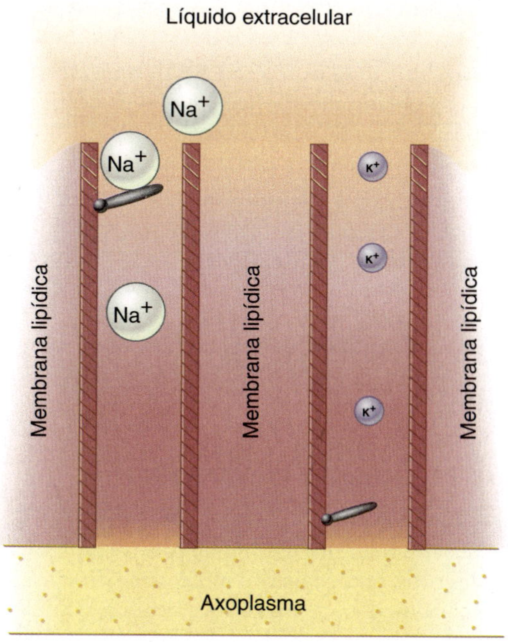


• **Figura 1.9** Os canais de membrana estão parcialmente ocluídos; o nervo está em repouso. Íons sódio ($Na^+$) hidratados são grandes demais para atravessar os canais, embora os íons potássio ($K^+$) os atravessem sem impedimento.

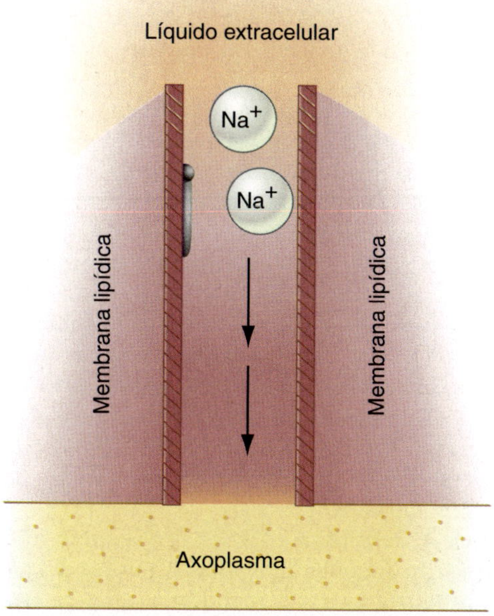


• **Figura 1.10** Os canais de membrana estão abertos; ocorre despolarização. Os íons sódio ($Na^+$) hidratados agora atravessam desimpedidos o canal de sódio.

Por isso, a onda de despolarização pode se propagar apenas em uma direção. O movimento retrógrado é impedido pelo segmento refratário não excitável (Figura 1.11).

## Extensão do impulso

O impulso propagado segue pela membrana nervosa em direção ao SNC. A extensão desse impulso difere dependendo de o nervo ser mielinizado ou não.

### *Nervos não mielinizados*

Uma fibra nervosa amielínica é basicamente um cilindro longo com uma membrana celular com alta resistência elétrica em torno de um centro de axoplasma com baixa resistência à condução, sendo tudo isso banhado em líquido extracelular com baixa resistência.

A membrana celular com alta resistência e os meios intra e extracelular com baixa resistência produzem uma diminuição rápida da densidade da corrente em uma curta distância do segmento

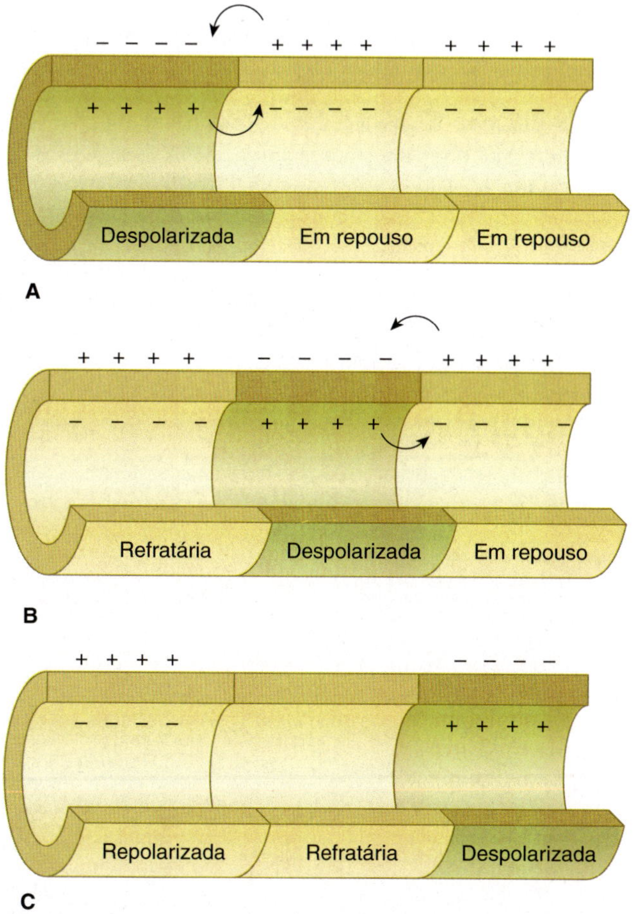


• **Figura 1.11** Propagação. **A.** A corrente flui entre trechos de membrana ativos (despolarizados) e em repouso (polarizados) porque a despolarização inverte o potencial de membrana. **B.** O segmento da membrana previamente em repouso agora está despolarizado, estabelecendo novos fluxos de corrente entre ele e o trecho seguinte. O segmento do nervo previamente despolarizado (**A**) está de volta à atividade até a repolarização, deixando-o refratário. O impulso pode seguir apenas em frente, pois a propagação retrógrada é impedida pela membrana inexcitável (refratária). **C.** A onda de despolarização avançou outro segmento, sempre seguida por um trecho de membrana refratário. O segmento mais à esquerda na membrana, refratário em (**A**), repolarizou nesse meio tempo e está mais uma vez pronto para conduzir um novo impulso. (De Jong RH. *Local anesthetics*, St. Louis, 1994, Mosby.)

despolarizado. Em áreas imediatamente adjacentes a esse segmento despolarizado, o fluxo de correntes locais pode ser adequado para iniciar a despolarização na membrana em repouso. Aumentando a distância, o fluxo será inadequado para obter um limiar de descarga.

A extensão de um impulso em uma fibra nervosa amielínica, portanto, caracteriza-se como processo rastejante relativamente lento (Figura 1.12). A taxa de condução em fibras C amielínicas é de 1,2 m/s, em comparação com 14,8 a 120 mg/s nas fibras mielínicas Aα e Aδ.[16]

### *Nervos mielinizados*

A extensão do impulso nos nervos mielinizados difere daquela dos não mielinizados em virtude da camada de material isolante que separa as cargas intra e extracelulares. Quanto mais separadas estão as cargas, menor é a corrente necessária para carregar a membrana. As correntes locais, portanto, podem fazer um percurso muito mais distante em um nervo mielinizado do que em um nervo não mielinizado antes de se tornarem incapazes de despolarizar a membrana nervosa à frente de si.

A condução de impulsos nos nervos mielinizados ocorre por meio de saltos da corrente de nódulo (de Ranvier) para nódulo, processo denominado *condução saltatória* (ver Figura 1.12). Esse tipo de condução de impulsos é muito mais rápido e mais eficiente em termos de energia do que aquele usado nos nervos não mielinizados. A espessura da bainha de mielina aumenta com o aumento do diâmetro do axônio. Além disso, a distância entre nódulos adjacentes aumenta com o maior diâmetro axonal; por isso, a condução saltatória é mais rápida em um axônio mais espesso.

A condução saltatória geralmente avança de um nódulo para o seguinte de maneira gradual. No entanto, pode-se demonstrar que o fluxo da corrente no próximo nódulo ainda excede o que é necessário para chegar ao limiar de descarga da membrana nodal. Se a condução de um impulso for bloqueada em um nódulo, a corrente local pula esse nódulo e é adequada para elevar o potencial

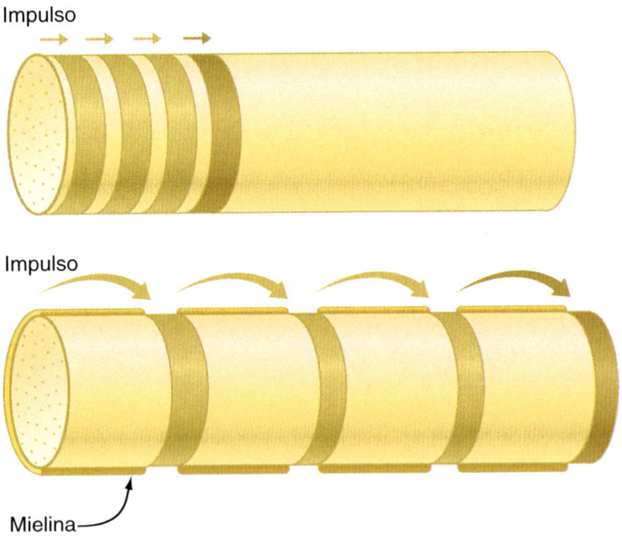


• **Figura 1.12** Propagação saltatória. Comparação da propagação do impulso em axônios não mielinizados (parte superior) e mielinizados (parte inferior). Nos axônios não mielinizados, o impulso segue em frente por despolarização sequencial de segmentos curtos de membrana adjacentes. A despolarização nos axônios mielinizados, por outro lado, é descontínua; o impulso salta à frente de nó a nó. Observe como é muito maior a distância que o impulso percorre no axônio mielinizado depois de quatro sequências de despolarização. (De Jong RH. *Local anesthetics*, St Louis, 1994, Mosby.)

de membrana do próximo nódulo a seu potencial de descarga, produzindo despolarização. Um mínimo de 8 a 10 mm de nervo precisa ser coberto pela solução de anestésico para garantir bloqueio.[17]

## Modo e sítio de ação dos anestésicos locais

É preciso discutir como e onde os anestésicos locais alteram os processos de geração e transmissão de impulsos. É possível que os anestésicos locais interfiram no processo de excitação em uma membrana nervosa de um ou mais dos seguintes modos:

1. Alterando o potencial de repouso basal da membrana nervosa.
2. Alterando o potencial de descarga (nível de descarga).
3. Diminuindo a taxa de despolarização.
4. Prolongando a taxa de repolarização.

Estabeleceu-se que os efeitos primários dos anestésicos locais ocorrem durante a fase de despolarização do potencial de ação.[18] Esses efeitos incluem diminuição da taxa de despolarização, particularmente na fase de despolarização lenta. Assim, a despolarização celular não é suficiente para reduzir o potencial de membrana de uma fibra nervosa até seu nível de descarga e não se desenvolve um potencial de ação propagado. Não há alteração associada da taxa de repolarização.

## Onde os anestésicos locais atuam?

A membrana nervosa é o ponto em que os anestésicos locais exercem suas ações farmacológicas. Foram propostas muitas teorias, ao longo dos anos, para explicar o mecanismo de ação dos anestésicos locais, incluindo as teorias da acetilcolina, do deslocamento do cálcio e da carga de superfície. A *teoria da acetilcolina* afirma que a acetilcolina está envolvida na condução nervosa, além de seu papel como neurotransmissor nas sinapses nervosas.[19] Não existem evidências que indiquem que a acetilcolina esteja envolvida na transmissão neural ao longo do corpo do neurônio. A *teoria do deslocamento do cálcio*, que já foi popular, sustenta que o bloqueio nervoso causado pelos anestésicos locais seja produzido pelo deslocamento do cálcio de algum ponto na membrana que controla a permeabilidade ao sódio.[20] As evidências de que variar a concentração de íons cálcio que banham um nervo não afeta a potência do anestésico local diminuíram a credibilidade dessa teoria. A *teoria da carga de superfície (repulsão)* propõe que os anestésicos locais atuam ligando-se à membrana nervosa e alterando o potencial elétrico na superfície da membrana.[21] Moléculas de fármacos catiônicas ($RNH^+$) ficam alinhadas na interface membrana-água e, como algumas das moléculas dos anestésicos locais carregam uma carga positiva, tornam mais positivo o potencial elétrico na superfície da membrana, diminuindo a excitabilidade do nervo pelo aumento do potencial limiar. As atuais evidências indicam que o potencial de repouso da membrana nervosa não se altera com os anestésicos locais (não se tornam hiperpolarizados) e que os anestésicos locais convencionais agem no *interior* dos canais da membrana, e não na superfície dela. De igual modo, a teoria da carga de superfície não consegue explicar a atividade das moléculas de anestésico sem carga em bloquear os impulsos nervosos (p. ex., benzocaína).

Duas outras teorias, a da expansão da membrana e a do receptor específico, têm recebido destaque atualmente, sendo a do receptor específico mais amplamente aceita.

A *teoria da expansão da membrana* afirma que as moléculas de anestésico local se difundem a regiões hidrófobas das membranas excitáveis, produzindo um desequilíbrio geral da estrutura de volume da membrana, expandindo alguma(s) região(ões) crítica(s) na membrana e impedindo um aumento da permeabilidade aos íons sódio.[22,23] Os anestésicos locais altamente lipossolúveis podem penetrar facilmente na parte lipídica da membrana celular, produzindo uma alteração de configuração da matriz lipoproteica da membrana nervosa. Isso provoca uma diminuição do diâmetro dos canais de sódio, o que leva à inibição da condutância do sódio e da excitação neural (Figura 1.13). A teoria da expansão da membrana serve de possível explicação para a atividade de anestésico local de um fármaco como a benzocaína, que não existe na forma catiônica e, ainda assim, exibe atividade anestésica tópica potente. Demonstrou-se que as membranas nervosas de fato se expandem e se tornam mais fluidas quando expostas a anestésicos locais. No entanto, nenhuma evidência direta sugere que a condução nervosa seja inteiramente bloqueada pela expansão da membrana por si só.

A *teoria do receptor específico*, a mais defendida atualmente, propõe que os anestésicos locais atuem ligando-se a receptores específicos no canal de sódio (Figura 1.14).[24,25] A ação do fármaco é direta, e não mediada por alguma alteração nas propriedades gerais da membrana celular. Estudos bioquímicos e eletrofisiológicos têm indicado que no canal de sódio existe um sítio receptor específico para os anestésicos locais, na sua superfície externa ou na superfície interna voltada para o axoplasma.[26,27] Uma vez que o anestésico local tenha acesso aos receptores, a permeabilidade aos íons sódio diminui ou é eliminada, interrompendo a condução nervosa.

Os anestésicos locais são classificados por sua capacidade de reagir com sítios receptores específicos no canal de sódio. Aparentemente, os fármacos podem alterar a condução nervosa em pelo menos quatro sítios no canal de sódio (Figura 1.14):

1. Dentro do canal de sódio (anestésicos locais do tipo aminas terciárias, como lidocaína, articaína, mepivacaína, prilocaína, bupivacaína).
2. Na superfície externa do canal de sódio (tetrodotoxina, saxitoxina).
3. No portão de ativação (veneno de escorpião).
4. No portão de inativação (veneno de escorpião).

A Tabela 1.3 apresenta a classificação biológica dos anestésicos locais com base em seu sítio de ação e na forma ativa do composto. Os fármacos da classe C existem apenas na forma sem carga (RN), enquanto os fármacos da classe D existem nas formas com e sem carga. Aproximadamente 90% dos efeitos bloqueadores dos fármacos da classe D são causados pela forma catiônica do fármaco; somente 10% da ação bloqueadora são produzidos pela base (Figura 1.15).

## Fibras nervosas mielínicas

Um fator adicional deve ser considerado a respeito do sítio de ação dos anestésicos locais nos nervos mielinizados. A bainha de mielina isola o axônio elétrica e farmacologicamente. O único sítio em que as moléculas de um anestésico local têm acesso à membrana nervosa é nos nódulos de Ranvier, onde os canais de sódio são encontrados em abundância. As alterações iônicas que se desenvolvem durante a condução do impulso se originam apenas nos nódulos.

Como um impulso pode pular ou desviar-se de um ou dois nódulos bloqueados e continuar seu próprio caminho, é necessário que pelo menos dois ou três nódulos imediatamente adjacentes à solução de anestésico injetada sejam bloqueados para garantir o efeito da anestesia – comprimento de aproximadamente 8 a 10 mm.

As densidades dos canais de sódio diferem nos nervos mielinizados e não mielinizados. Em pequenos nervos não mielinizados, a densidade é de aproximadamente 35/μm, enquanto em nódulos

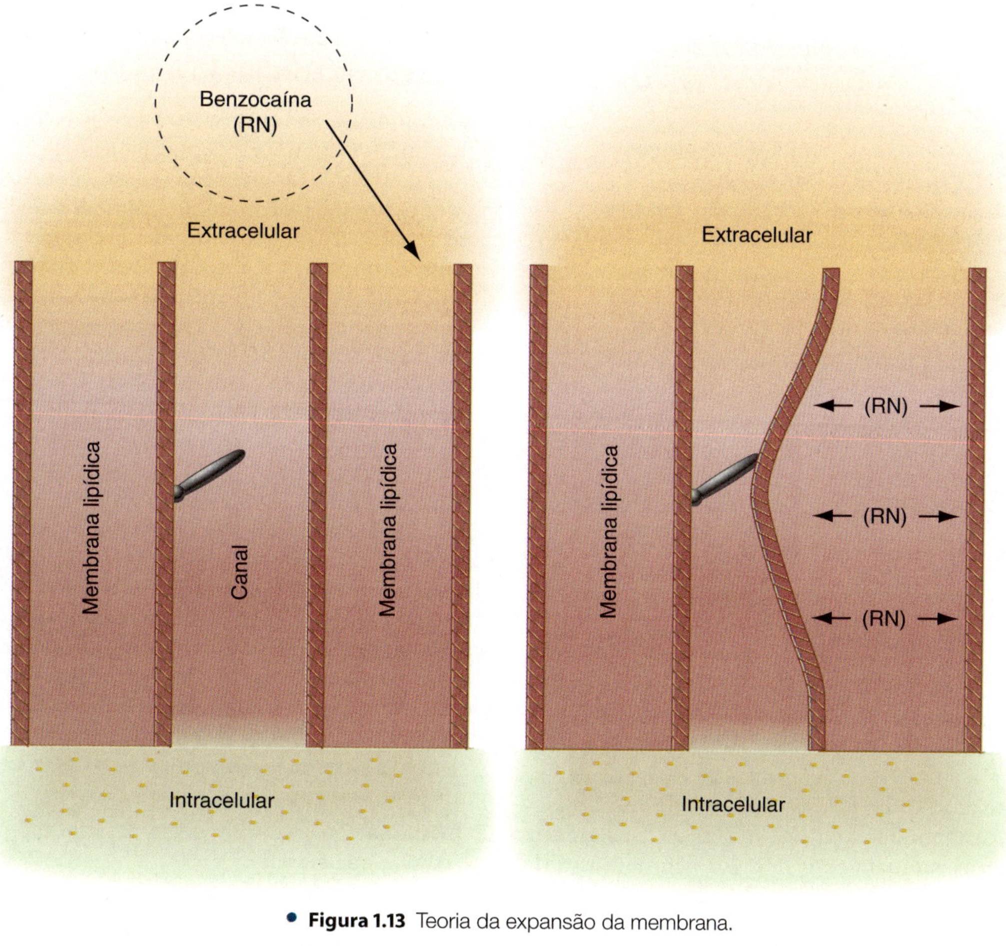


• **Figura 1.13** Teoria da expansão da membrana.

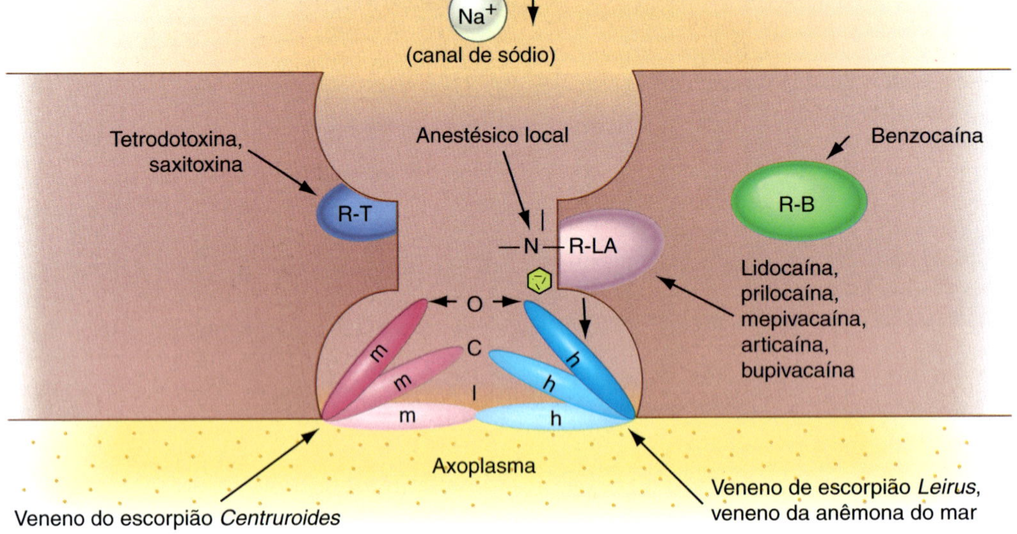


• **Figura 1.14** Anestésicos locais do tipo aminas terciárias inibem o influxo de sódio durante a condução nervosa por ligação a um receptor no canal de sódio (R-LA). Isso bloqueia o mecanismo normal de ativação (configuração O do portão, despolarização) e também promove movimento dos portões de ativação e inativação (m e h) a uma posição que se assemelha à do estado inativado (I). Biotoxinas (R-T) bloqueiam o influxo de sódio em um receptor de superfície externa; vários venenos o fazem alterando a atividade dos portões de ativação e inativação; e a benzocaína (R-B) o faz expandindo a membrana. *C*, Canal na configuração fechada. (De Pallasch T. *Dent drug serv newsl* 4:25, 1983.)

**Tabela 1.3** Classificação das substâncias anestésicas locais de acordo com seu sítio biológico e modo de ação.

| Classe | Definição | Substância química |
|---|---|---|
| A | Agentes que atuam no sítio receptor na superfície externa da membrana nervosa | Biotoxinas (p. ex., tetrodotoxina, saxitoxina) |
| B | Agentes que atuam no sítio receptor na superfície interna da membrana nervosa | Análogos com amônio quaternário da lidocaína<br>Veneno de escorpião |
| C | Agentes que atuam por um mecanismo fisioquímico independente de receptor | Benzocaína |
| D | Agentes que atuam por combinação de mecanismos do receptor e independente do receptor | Maioria dos anestésicos locais clinicamente úteis (p. ex., articaína, bupivacaína, lidocaína, mepivacaína, prilocaína) |

De Covino BF, Vassallo HG. *Local anesthetics: mechanisms of action and clinical use*, New York, 1976, Grune & Stratton.

de Ranvier das fibras mielínicas pode chegar a 20.000/μm. Com base em um comprimento médio do nervo, estão presentes relativamente poucos canais de sódio nas membranas de nervos não mielinizados. Por exemplo, no nervo olfatório do peixe-agulha, a proporção de canais de sódio para as moléculas de fosfolipídios é de 1:60.000, correspondendo a uma distância média entre os canais de 0,2 μm, enquanto em nódulos neurofibrosos de Ranvier densamente preenchidos os canais são separados por apenas 70 Å.[28,29]

## Ação dos anestésicos locais para bloqueio da condução nervosa

A ação primária dos anestésicos locais para produzir o bloqueio de condução é diminuir a permeabilidade dos canais iônicos aos íons sódio ($Na^+$). Os anestésicos locais inibem seletivamente o pico de permeabilidade ao sódio, cujo valor normalmente é cinco a seis vezes maior do que o mínimo necessário para condução de impulsos (ou seja, há um fator de segurança para condução de cinco a seis vezes).[30] Os anestésicos locais reduzem esse fator de segurança, diminuindo tanto a taxa de elevação quanto a velocidade de condução do potencial de ação. Quando o fator de segurança cai abaixo da unidade,[10] a condução falha e ocorre bloqueio nervoso.

Os anestésicos locais produzem uma diminuição muito discreta, virtualmente insignificante, da condutância de potássio ($K^+$) através da membrana nervosa.

Acredita-se que os íons cálcio ($Ca^{2+}$), que existem sob a forma ligada no interior da membrana celular, exerçam um efeito regulador sobre o movimento dos íons sódio através da membrana nervosa. A liberação dos íons cálcio ligados ao sítio receptor do canal iônico pode ser o fator primário responsável pelo aumento da permeabilidade da membrana nervosa ao sódio, o que representa a primeira etapa da despolarização da membrana nervosa. As moléculas de anestésico local podem atuar por meio de antagonismo competitivo com o cálcio por algum sítio na membrana nervosa.

Um mecanismo de ação proposto para os anestésicos locais é apresentado a seguir:[1]

1. Deslocamento dos íons cálcio do sítio receptor no canal de sódio, o que permite...
2. ligação da molécula de anestésico local ao sítio receptor, o que produz...

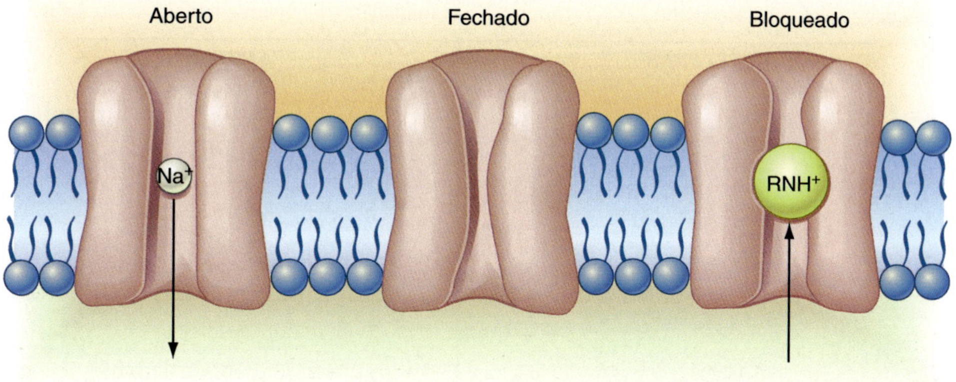


• **Figura 1.15** Entrada do canal. À esquerda, está um canal aberto, com entrada permeável ao íon sódio. O canal do centro está na configuração fechada em repouso; embora não seja permeável ao íon sódio, o canal permanece responsivo à voltagem. O canal à direita, embora em configuração aberta, não é permeável porque tem um cátion de anestésico local ligado ao sítio receptor que controla a passagem. Observe que o anestésico local entra no canal a partir do lado axoplásmico (inferior); o filtro do canal impossibilita a entrada direta por meio da abertura externa. O anestésico local torna a membrana impermeável ao íon sódio e, por isso, inexcitável por correntes de ação locais. (De Jong RH. *Local anesthetics,* St Louis, 1994, Mosby.)

3. bloqueio do canal de sódio e...
4. diminuição da condutância de sódio, o que leva a...
5. depressão da taxa de despolarização elétrica e...
6. falha em alcançar o nível do potencial limiar, juntamente com...
7. falta de desenvolvimento de potenciais de ação propagados, o que é chamado de...
8. *bloqueio de condução.*

O mecanismo pelo qual os íons sódio têm entrada no axoplasma do nervo, iniciando, assim, um potencial de ação, é alterado pelos anestésicos locais. A membrana nervosa permanece em estado polarizado porque os movimentos iônicos responsáveis pelo potencial de ação deixam de se desenvolver. Como o potencial elétrico da membrana continua inalterado, não se desenvolvem correntes locais e cessa o mecanismo autoperpetuador de propagação de impulsos. Um impulso que chega a um segmento de nervo bloqueado é parado porque não é capaz de liberar a energia necessária para sua propagação continuada. O bloqueio nervoso produzido pelos anestésicos locais é chamado de *bloqueio nervoso não despolarizante.*

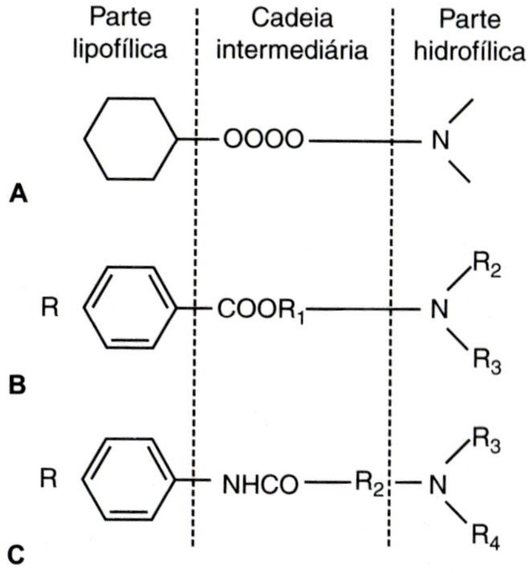


• **Figura 1.16** **A.** Anestésico local típico. **B.** Aminoéster. **C.** Aminoamida.

## Formas ativas dos anestésicos locais

### Moléculas dos anestésicos locais

A maioria dos anestésicos locais injetáveis é de aminas terciárias. Apenas alguns (p. ex., prilocaína, hexilcaína) são aminas secundárias. A estrutura típica do anestésico local é representada nas Figuras 1.16 e 1.17. A parte lipofílica é a maior parte da molécula. Com estrutura aromática, é derivada do ácido benzoico, da anilina ou do tiofeno (articaína). Todos os anestésicos locais são anfipáticos, isto é, apresentam características tanto lipofílicas quanto hidrofílicas, geralmente em extremidades opostas da molécula. A parte hidrofílica é um derivado amínico do álcool etílico ou do ácido acético.

Os anestésicos locais sem parte hidrofílica não são adequados para injeção, mas são bons anestésicos tópicos (p. ex., benzocaína). A estrutura do anestésico se completa com uma cadeia intermediária de hidrocarbonetos contendo uma ligação a um éster ou a uma amida. Outras substâncias químicas, especialmente os bloqueadores da histamina e anticolinérgicos, compartilham essa estrutura básica com os anestésicos locais e comumente exibem fracas propriedades deles.

Os anestésicos locais podem ser classificados como aminoésteres ou aminoamidas de acordo com suas ligações químicas. A natureza da ligação é importante para definir várias propriedades do anestésico, incluindo o modo básico de biotransformação. Os anestésicos locais ligados a ésteres (p. ex., procaína) são rapidamente hidrolisados em solução aquosa, já os ligados às amidas (p. ex., lidocaína) são relativamente resistentes à hidrólise. Uma porcentagem maior de fármacos ligados às amidas do que fármacos ligados a ésteres é excretada inalterada na urina. A procainamida, que é a procaína com uma ligação amida substituindo a ligação éster, é um anestésico local tão potente quanto a procaína, mas, em virtude de sua ligação amida, é hidrolisada muito mais lentamente. A procaína é hidrolisada no plasma em apenas alguns minutos, mas apenas 10% da procainamida é hidrolisada em 1 dia.[31]

No laboratório, os anestésicos locais são compostos básicos pouco solúveis em água e instáveis na exposição ao ar.[32] Seus valores de $pK_a$ (constante de dissociação) variam de 7,5 a 10. Nessa forma, têm pouco ou nenhum valor clínico. No entanto, como são fracamente básicos, combinam-se rapidamente com ácidos para formar sais de anestésicos locais, forma em que são muito solúveis em água e comparativamente estáveis. Os anestésicos locais usados para injeção são dispensados como sais ácidos, mais comumente o sal

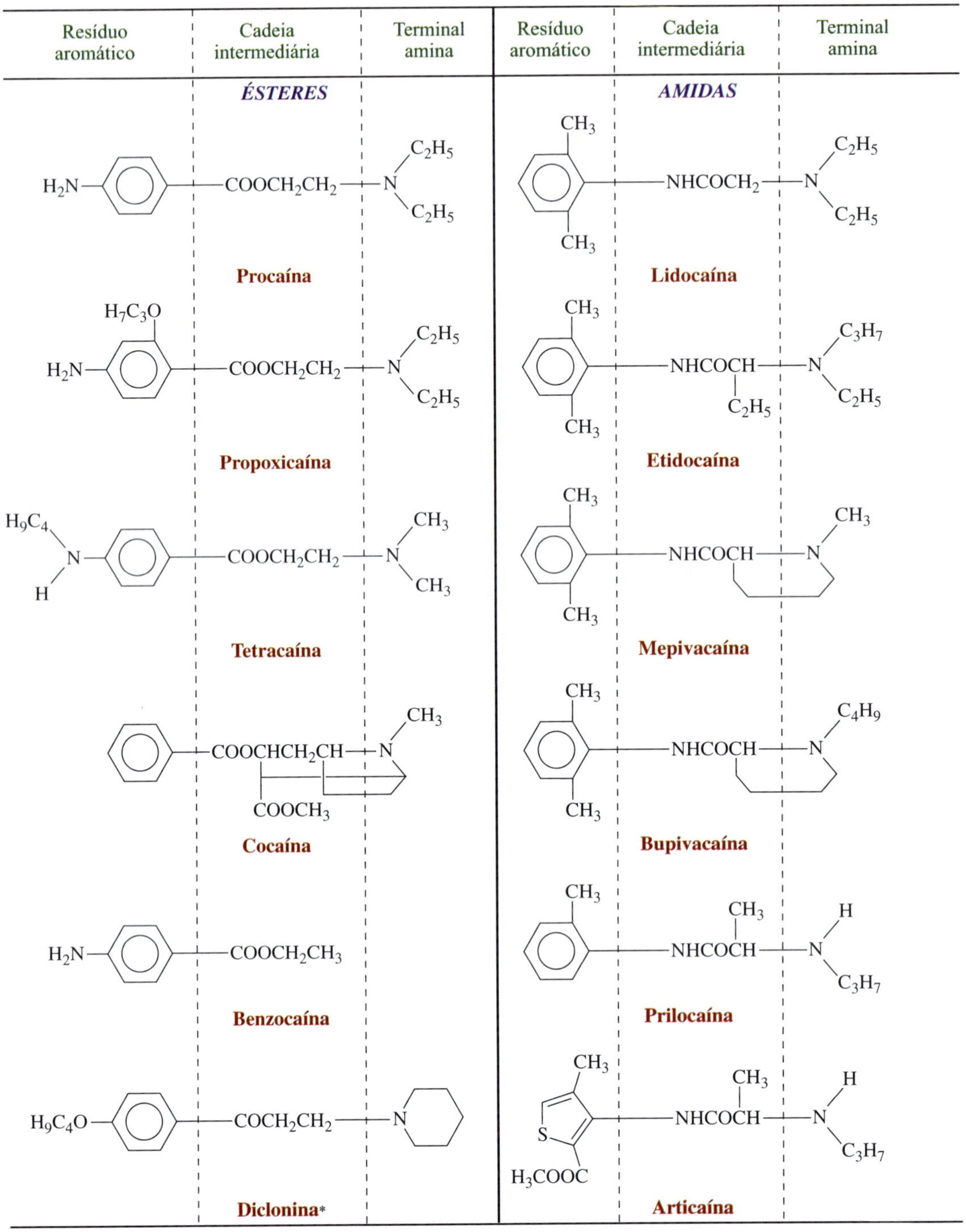


*A diclonina é uma cetona.

• **Figura 1.17** Configuração química dos anestésicos locais. (De Yagiela JA, Neidle EA, Dowd FJ. *Pharmacology and therapeutics for dentistry*, ed 6, St Louis, 2010, Mosby.)

cloridrato (p. ex., cloridrato de lidocaína, cloridrato de articaína), dissolvido em água destilada ou em soro fisiológico.

É bem conhecido que o pH de uma solução de anestésico local (bem como o pH do tecido em que é injetada) influencia grandemente sua ação de bloqueio nervoso. A acidificação do tecido diminui a efetividade do anestésico local. Frequentemente ocorre anestesia inadequada quando os anestésicos locais são injetados em áreas inflamadas ou infectadas. O processo inflamatório gera produtos ácidos: o pH do tecido normal é de 7,4; o pH de uma área inflamada é de 5 a 6. Anestésicos locais contendo epinefrina ou outros vasopressores são acidificados pelo fabricante para inibir a oxidação do vasopressor (p. 16). O pH das soluções de anestésicos locais sem epinefrina é de cerca de 6,5, enquanto as soluções contendo epinefrina têm pH de aproximadamente 3,5 a 4,4. Clinicamente, esse pH menor e mais ácido tem mais probabilidade de produzir sensação de "ardor" à injeção, um início mais lento da anestesia e mais dor pós-injeção no local de administração do fármaco.

Elevar o pH (alcalinização) de uma solução de anestésico local agiliza seu início de ação, aumenta seu efeito clínico e torna sua injeção mais confortável.[33,34] No entanto, a base do anestésico local, como é instável, precipita em soluções alcalinizadas, tornando essas preparações inadequadas para uso clínico.

Anestésicos locais tamponados (alcalinizados) têm recebido muita atenção ultimamente na medicina e na odontologia.[35,36] O bicarbonato de sódio ou, menos comumente, o dióxido de carbono ($CO_2$) acrescentados à solução de anestésico imediatamente antes da injeção oferecem maior conforto e início de anestesia mais rápido (ver Capítulo 20).[37,38] O uso de anestésicos locais tamponados em odontologia é detalhado no Capítulo 21 deste livro.

Apesar da variação potencialmente ampla no pH dos líquidos extracelulares, o pH no interior de um nervo permanece estável. A função normal de um nervo, portanto, é afetada muito pouco por alterações no ambiente extracelular. No entanto, a capacidade de um anestésico local de bloquear impulsos nervosos é profundamente alterada por mudanças no pH extracelular.

## Dissociação dos anestésicos locais

Como foi discutido, os anestésicos locais são disponibilizados como sais ácidos (geralmente cloridrato) para uso clínico. O sal ácido do anestésico local, hidrossolúvel e estável, é dissolvido em água destilada ou soro fisiológico. Nessa solução, existe simultaneamente como moléculas não carregadas (RN), também chamadas *base*, e como moléculas carregadas positivamente ($RNH^+$), chamadas *cátion*. Como o pH da solução é ácido, também estão presentes íons hidrogênio ($H^+$).

$$RNH^+ \rightleftharpoons RN + H^+$$

A proporção relativa de cada forma iônica na solução varia com o pH da solução ou dos tecidos ao redor. Na presença de alta concentração de íons hidrogênio (baixo pH), o equilíbrio se desloca para a esquerda, e a maior parte da solução de anestésico local passa a existir na forma catiônica:

$$RNH^+ > RN + H^+$$

À medida que a concentração do íon hidrogênio diminui (pH mais alto), o equilíbrio se desloca para a forma base livre:

$$RNH^+ < RN + H^+$$

A proporção relativa das formas iônicas também depende da $pK_a$, ou constante de dissociação, do anestésico local específico. A $pK_a$ é uma medida da afinidade de uma molécula pelos íons hidrogênio ($H^+$). Quando o pH da solução tem o mesmo valor que a $pK_a$ do anestésico local, exatamente 50% do fármaco existe na forma $RNH^+$ e 50% na forma RN. A porcentagem do fármaco presente em cada forma pode ser determinada pela equação de Henderson-Hasselbalch (Figura 1.18).

A Tabela 1.4 relaciona os valores de $pK_a$ para os anestésicos locais comumente usados. Observe que os valores de $pK_a$ para os anestésicos locais podem diferir entre os estudos.

$$pH = pK_a + \log \frac{[\text{base conjugada}]}{[\text{ácido}]}$$

• **Figura 1.18** Equação de Henderson-Hasselbalch.

**Tabela 1.4** Constantes de dissociação dos anestésicos locais.

| Agente | $pK_a$ | Porcentagem de base (RN) em pH 7,4 | Início de ação aproximado (minutos) |
|---|---|---|---|
| Benzocaína | 3,5 | 100 | – |
| Mepivacaína | 7,7 | 33 | 2 a 4 |
| Lidocaína | 7,7 | 29 | 2 a 4 |
| Prilocaína | 7,7 | 25 | 2 a 4 |
| Articaína | 7,8 | 29 | 2 a 4 |
| Etidocaína | 7,9 | 25 | 2 a 4 |
| Ropivacaína | 8,1 | 17 | 2 a 4 |
| Bupivacaína | 8,1 | 17 | 5 a 8 |
| Tetracaína | 8,6 | 7 | 10 a 15 |
| Cocaína | 8,6 | 7 | – |
| Clorprocaína | 8,7 | 6 | 6 a 12 |
| Propoxicaína | 8,9 | 4 | 9 a 14 |
| Procaína | 9,1 | 2 | 14 a 18 |
| Procainamida | 9,3 | 1 | – |

$pK_a$: constante de dissociação.

## Ações sobre as membranas nervosas

Os dois fatores envolvidos na ação de um anestésico local são: difusão do fármaco pela bainha nervosa e ligação ao sítio receptor no canal iônico. A forma base livre (RN), lipossolúvel e não carregada, do anestésico é responsável pela difusão pela bainha nervosa. Esse processo é explicado no seguinte exemplo:

1. Mil moléculas de um anestésico local com $pK_a$ de 7,9 são injetadas nos tecidos fora de um nervo. O pH do tecido é normal (7,4; Figura 1.19).
2. Da Tabela 1.4 e da equação de Henderson-Hasselbalch, pode-se determinar que, em pH tecidual normal, 75% das moléculas do anestésico local estão presentes na forma catiônica ($RNH^+$) e 25% na forma base livre (RN).
3. Em teoria, então, todas as 250 moléculas RN lipofílicas se difundirão pela bainha do nervo até chegarem ao interior (axoplasma) do neurônio.
4. Quando isso acontece, o equilíbrio extracelular $RNH^+ \rightleftharpoons RN$ é interrompido pela entrada das formas base livres no neurônio. As 750 moléculas $RNH^+$ extracelulares restantes agora se reequilibrarão de acordo com o pH do tecido e $pK_a$ dos fármacos:

$$RNH^+ (570) \rightleftharpoons RN (180) + H^+$$

5. As 180 moléculas de RN lipofílicas recém-criadas se difundem no interior da célula, iniciando o processo inteiro (etapa 4) novamente. Teoricamente, isso continuará até que todas as moléculas de anestésico local se difundam no axoplasma.
6. A realidade, contudo, é um pouco diferente. Nem todas as moléculas de anestésico local finalmente chegarão ao interior do nervo em virtude do processo de difusão (os fármacos se difundirão em um padrão tridimensional, não apenas em direção ao nervo) e porque algumas serão absorvidas para os vasos (p. ex., capilares) e os tecidos moles extracelulares no local da injeção.
7. O interior do nervo deve ser visualizado a seguir. Depois que a forma RN lipofílica do anestésico penetra na bainha nervosa e entra no axoplasma, ocorre reequilíbrio dentro do nervo porque não pode existir anestésico local somente na forma RN em um pH intracelular de 7,4. Então, 75% das moléculas de RN presentes no axoplasma revertem à forma $RNH^+$; os 25% restantes permanecem na forma RN não carregada.
8. Do lado axoplásmico, os íons $RNH^+$ entram nos canais de sódio, ligam-se ao sítio receptor do canal e finalmente são responsáveis pelo bloqueio de condução resultante (ver Figuras 1.14 e 1.15).

Dos dois fatores – difusibilidade e ligação – responsáveis pela efetividade do anestésico local, o primeiro é extremamente importante na prática. A capacidade de um anestésico local se difundir através dos tecidos em torno de um nervo tem significância crítica porque, em situações clínicas, o anestésico local não pode ser aplicado diretamente à membrana nervosa, como se faz em um contexto laboratorial. As soluções de anestésico local mais capazes de se

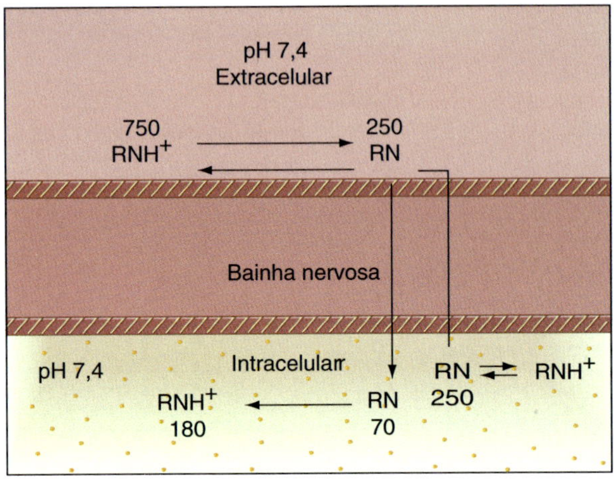


• **Figura 1.19** Mecanismo de ação da molécula de anestésico local. p$K_a$ do anestésico de 7,9; pH do tecido de 7,4.

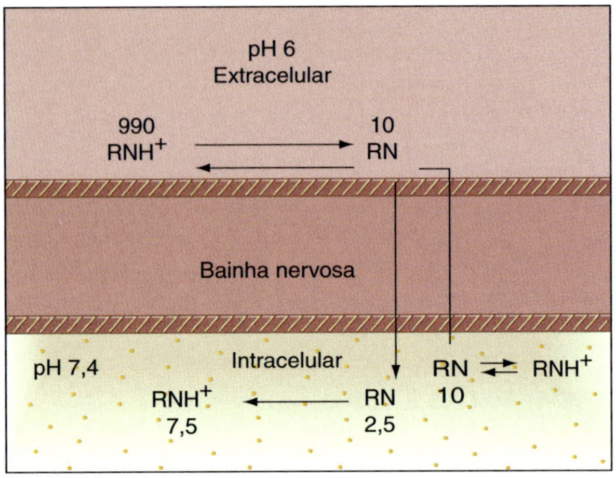


• **Figura 1.20** Efeito da diminuição do pH do tecido sobre as ações de um anestésico local.

difundir através dos tecidos moles oferecem uma vantagem na prática clínica.

Um anestésico local com p$K_a$ alta tem pouquíssimas moléculas disponíveis na forma RN em um pH tecidual de 7,4. O início da anestesia desse fármaco é lento porque pouquíssimas moléculas base estão disponíveis para se difundir através da membrana nervosa (p. ex., procaína, com p$K_a$ de 9,1). A velocidade do início da anestesia se relaciona com a p$K_a$ do anestésico local (ver Tabela 1.4).

Um anestésico local com p$K_a$ mais baixa (p. ex., lidocaína, p$K_a$ de 7,7) tem maior número de moléculas base livres lipofílicas disponíveis para se difundir através da bainha nervosa; entretanto, a ação anestésica desse fármaco é inadequada porque, em um pH intracelular de 7,4, apenas um número muito pequeno de moléculas base se dissocia de volta à forma catiônica necessária para ligação ao sítio receptor.

Nas situações clínicas reais com os anestésicos locais atualmente disponíveis, é o pH do líquido extracelular que determina a facilidade com que um anestésico local se moverá do local de sua administração para o axoplasma da célula nervosa. O pH intracelular continua estável e independente do pH extracelular, porque os íons hidrogênio ($H^+$) não se difundem rapidamente pelos tecidos. O pH do líquido extracelular, portanto, pode diferir consideravelmente daquele da membrana nervosa. A relação entre os cátions do anestésico e as moléculas base não carregadas ($RNH^+$/RN) também pode variar grandemente nesses sítios. As diferenças de pH extra e intracelular são altamente significativas no controle da dor quando há inflamação ou infecção.[39] O efeito de uma diminuição do pH tecidual sobre a ação de um anestésico local está descrito na Figura 1.20. Isso pode ser comparado com o exemplo da Figura 1.19, envolvendo pH tecidual normal:

1. Aproximadamente 1.000 moléculas de um anestésico local com p$K_a$ de 7,9 são depositadas fora de um nervo. O tecido está inflamado e infectado e tem um pH de 6.
2. Nesse pH tecidual, aproximadamente 99% das moléculas do anestésico local estão presentes na forma catiônica carregada ($RNH^+$), e aproximadamente 1% na forma base livre lipofílica (RN).
3. Aproximadamente 10 moléculas RN se difundem através da bainha nervosa para chegar ao interior da célula (diferentemente de 250 moléculas RN no exemplo do tecido saudável). O pH do interior da célula nervosa permanece normal (7,4).
4. No meio extracelular, o equilíbrio $RNH^+ \rightleftharpoons RN$, que havia sido rompido, é restabelecido. As relativamente poucas moléculas RN criadas recentemente difundem-se até a célula, iniciando o processo inteiro novamente. No entanto, um total de menos moléculas RN consegue finalmente atravessar a bainha nervosa do que ocorreria em um pH normal em virtude do grande aumento de absorção das moléculas de anestésico para os vasos na região (aumento da vascularidade notada na área de inflamação e infecção).
5. Depois da penetração da forma base pela bainha nervosa, ocorre reequilíbrio dentro do nervo. Aproximadamente 75% das moléculas presentes intracelularmente revertem à forma catiônica ($RNH^+$), permanecendo 25% na forma base livre não carregada (RN).
6. As moléculas catiônicas ligam-se aos sítios receptores no canal de sódio, resultando em bloqueio de condução.

O bloqueio adequado do nervo é mais difícil de obter em tecidos inflamados ou infectados em razão do número relativamente pequeno de moléculas RN capazes de atravessar a bainha nervosa e do aumento da absorção das moléculas de anestésico restantes pelos vasos dilatados nessa região. Embora isso represente um problema em potencial em todos os aspectos da prática odontológica, essa situação é vista com maior frequência em endodontia. Os possíveis recursos a usar são descritos no Capítulo 16.

## Implicações clínicas do pH e da atividade dos anestésicos locais

A maioria das preparações comerciais de anestésicos locais sem vasoconstritor tem pH entre 5,5 e 7. Quando injetadas no tecido, a ampla capacidade de tamponamento dos líquidos teciduais faz o pH retornar, no local da injeção, a um valor normal de 7,4. As soluções de anestésicos locais contendo vasopressor (p. ex., epinefrina) são acidificadas pelo fabricante por meio do acréscimo de (meta)bissulfito de sódio para retardar a oxidação do vasoconstritor, prolongando o período de efetividade do fármaco (aumento do prazo de validade). O pH de um tubete odontológico de anestésico local contendo epinefrina pode variar de 2,8 a 5,5. (O Capítulo 3 traz uma discussão sobre o uso adequado de vasoconstritores nos anestésicos locais.)

A epinefrina pode ser acrescentada a uma solução de anestésico local imediatamente antes de sua administração sem acréscimo de antioxidantes; entretanto, se a solução não for usada a curto prazo, a epinefrina oxidará, tornando a solução lentamente amarela e depois castanha (algo muito parecido com a oxidação de um pedaço de maçã cortado).

A rápida oxidação do vasopressor pode ser retardada, aumentando, assim, o prazo de validade da solução do anestésico local, por meio do acréscimo de antioxidantes. O bissulfito de sódio em concentração entre 0,05 e 0,1% é comumente utilizado. Frank e Lalonde[40] fizeram ensaio de lidocaína a 2% sem epinefrina (simples) e com epinefrina 1:100.000. Os valores do pH foram de 6,00 ± 0,27 e 3,93 ± 0,43, respectivamente. Um tubete odontológico de solução a 3% de cloridrato de mepivacaína (sem epinefrina) com pH entre 4,5 e 6,8 é acidificado, em uma solução a 2% com vasoconstritor, a 3,3 a 5,5 pelo acréscimo de bissulfito.[41]

Até mesmo nessa situação, a enorme capacidade de tamponamento dos tecidos tende a manter um pH tecidual normal; entretanto, é, de fato, necessário um tempo mais longo para que isso ocorra depois da injeção de uma solução com pH 3,3 do que com uma solução de pH 6,8. Durante esse tempo, o anestésico local não é capaz de funcionar em sua plena efetividade, resultando em início mais lento da ação clínica para os anestésicos locais com vasoconstritores, em comparação com seus correlatos simples.

Os anestésicos locais são clinicamente efetivos em axônios e em terminações nervosas livres. As terminações nervosas livres que se situam abaixo da pele intacta podem ser alcançadas somente pela injeção de anestésico subcutânea. A pele intacta forma uma barreira impenetrável à difusão dos anestésicos locais. A EMLA® (mistura eutética dos anestésicos locais lidocaína e prilocaína) possibilita que os anestésicos locais penetrem a pele intacta, ainda que lentamente.[42,43]

Mucosas e pele lesadas (p. ex., queimaduras, abrasões) não promovem a proteção oferecida pela pele intacta, permitindo que anestésicos locais aplicados por via tópica se difundam por elas e cheguem às terminações nervosas livres. Os anestésicos tópicos podem ser usados efetivamente onde a pele não estiver intacta por causa de lesão, bem como em mucosas (p. ex., córnea, gengiva, faringe, traqueia, laringe, esôfago, reto, vagina, bexiga).[44]

A capacidade de tamponamento da mucosa é pequena; desse modo, a aplicação tópica de um anestésico local com pH entre 5,5 e 6,5 reduz o pH regional abaixo do normal, formando-se menos base de anestésico local. A difusão do fármaco através da mucosa para as terminações nervosas livres é limitada e o bloqueio nervoso não tem efeito. Aumentar o pH do fármaco fornece mais da forma RN, aumentando a potência do anestésico tópico; entretanto, o fármaco nessa forma oxida mais rapidamente.

Para melhorar a eficácia clínica, os anestésicos locais aplicados por via tópica geralmente são fabricados em fórmula mais concentrada (lidocaína a 5 ou 10%) do que para injeção (lidocaína a 2%). Embora apenas pequena porcentagem do fármaco esteja disponível na forma base, elevar a concentração oferece moléculas RN adicionais para difusão e dissociação para a forma catiônica ativa nas terminações nervosas livres.

Alguns anestésicos tópicos (p. ex., benzocaína) não se ionizam em solução e, portanto, sua efetividade anestésica não é afetada pelo pH. Em função da pouca hidrossolubilidade da benzocaína, sua absorção do local de aplicação é mínima e raramente ocorrem reações sistêmicas (p. ex., superdosagem).

## Cinética do início e duração da ação dos anestésicos locais

### Barreiras à difusão da solução

Um nervo periférico é composto por centenas a milhares de axônios firmemente reunidos. Esses axônios são protegidos, sustentados e nutridos por várias camadas de tecidos fibrosos e elásticos. Os vasos sanguíneos nutrientes e linfáticos percorrem estas camadas (Figura 1.21 A).

Fibras nervosas individuais (axônios) são cobertas e separadas entre si pelo endoneuro. O perineuro, então, une essas fibras nervosas em feixes chamados *fascículos*. O nervo radial, localizado no punho, contém entre 5 e 10 fascículos. Cada fascículo contém entre 500 e 1.000 fibras nervosas individuais. Cinco mil fibras nervosas ocupam aproximadamente 1 $mm^2$ de espaço.

Em um estudo microscópico de 10 nervos alveolares inferiores humanos no nível da língula, o nervo continha, em média, 18,3 fascículos.[45] Pogrel *et al.*[46] examinaram microscopicamente 12 cadáveres humanos, encontrando uma média de 7,2 fascículos para o nervo alveolar inferior (variação de 3 a 14), enquanto, no nervo lingual na mesma localização, encontrou-se uma média de três fascículos (variação de 1 a 8). Quatro dos 12 nervos linguais (33%) eram unifasciculares nesse local (Tabela 1.5).

A espessura do perineuro varia com o diâmetro do fascículo que ele circunda. Quanto mais espesso o perineuro, mais lenta a taxa de difusão do anestésico local através dele.[47] A camada mais interna do perineuro, o *perilema*, é coberta por uma membrana mesotelial lisa. O perilema representa a principal barreira à difusão para o nervo.

Os fascículos estão contidos em uma rede frouxa de tecido conjuntivo areolar chamado *epineuro*, o qual constitui entre 30 e 75% do corte transversal total de um nervo. Os anestésicos locais são capazes de se difundir prontamente através do epineuro em virtude de sua consistência frouxa. Os vasos sanguíneos nutrientes e linfáticos atravessam o epineuro. Esses vasos absorvem moléculas de anestésico local, removendo-as do local da injeção.

A camada externa do epineuro em torno do nervo é mais densa e espessa, formando o que é denominado *bainha epineural* ou *bainha do nervo*. A bainha epineural não constitui barreira à difusão do anestésico local para um nervo.

A Tabela 1.6 resume as camadas de um nervo periférico típico.

## Indução de anestesia local

Após a administração de um anestésico local para os tecidos moles perto de um nervo, moléculas do anestésico atravessam a distância de um sítio para outro de acordo com seu gradiente de concentração. Durante a fase de indução da anestesia, o anestésico local vai de seu sítio extraneural de deposição em direção ao nervo (bem como em outras direções possíveis). Esse processo é denominado *difusão*. É a migração desimpedida de moléculas ou íons através de um meio líquido sob a influência do gradiente de concentração. A penetração de uma barreira anatômica à difusão ocorre quando um fármaco atravessa um tecido que tende a restringir o livre movimento molecular. O perineuro é a maior barreira à penetração dos anestésicos locais.

### *Difusão*

A taxa de difusão é governada por vários fatores, dos quais o mais significativo é o gradiente de concentração. Quanto maior a concentração inicial do anestésico local, mais rápida é a difusão de suas moléculas e mais rápido o início da ação.

Fascículos localizados perto da superfície do nervo são denominados *feixes do manto* (Figura 1.21 A). Os feixes do manto são os primeiros alcançados pelo anestésico local e estão expostos a uma maior concentração dele. Geralmente são completamente bloqueados logo depois da injeção de um anestésico local (Figura 1.21 B).

Fascículos encontrados mais perto do centro do nervo são chamados de *fascículos centrais*. O anestésico local entra em contato com esses fascículos depois de muita demora e por uma menor concentração

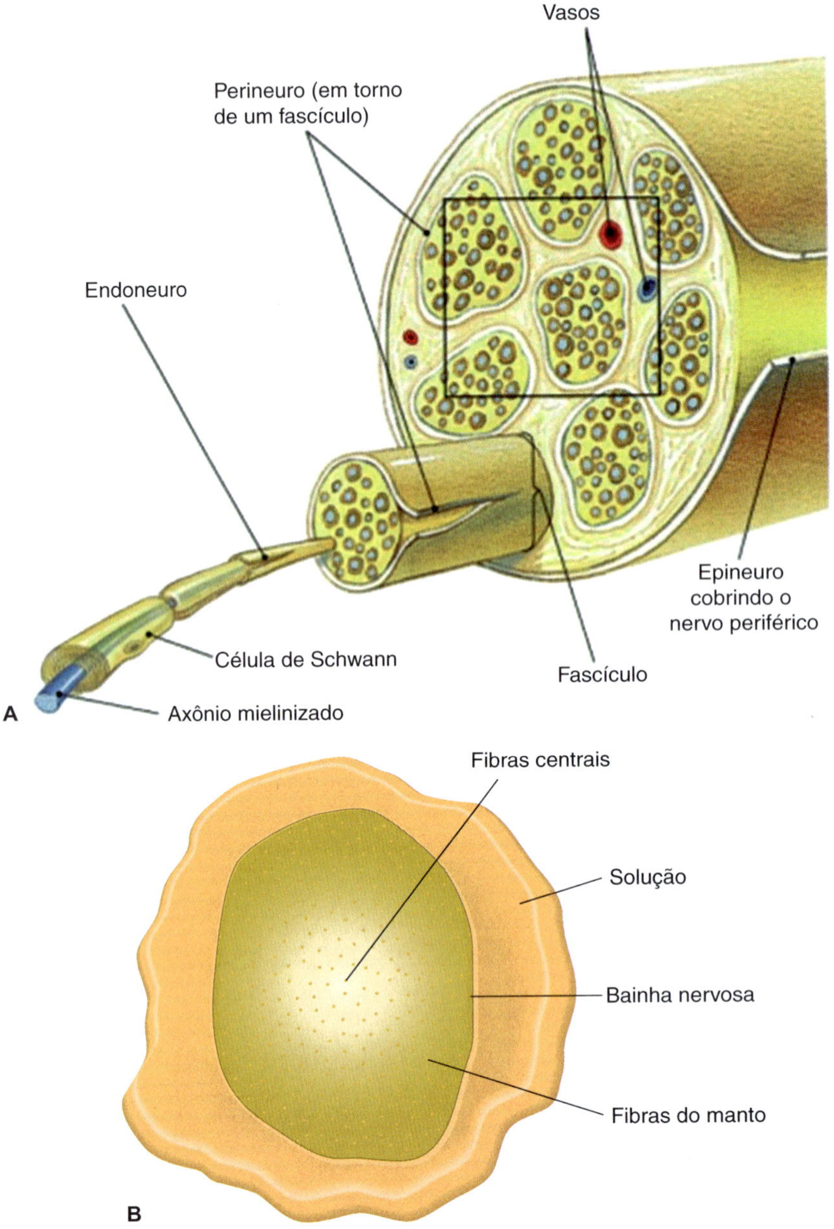


• **Figura 1.21** **A.** Composição das fibras nervosas e dos feixes em um nervo periférico. **B.** Em um grande nervo periférico (contendo centenas ou milhares de axônios), a solução de anestésico local precisa se difundir para dentro em direção ao centro do nervo a partir do ponto extraneural de injeção. As moléculas do anestésico local são removidas por captação tecidual, enquanto o líquido tecidual se mistura ao solvente transportador. Isso resulta em diluição gradual da solução do anestésico local ao penetrar no nervo em direção ao centro. Ocorre um gradiente de concentração durante a indução e, assim, as fibras externas do manto ficam solidamente bloqueadas, enquanto as fibras internas centrais ainda não o estão. As fibras centrais não apenas ficam expostas a uma concentração mais baixa de anestésico local, como também o fármaco chega a elas depois. A demora depende da massa de tecido a ser penetrada e da difusividade do anestésico local. ([**A**] De http://heritance.me/, [**B**] De Jong RH. *Local anesthetics*, St Louis, 1994, Mosby.)

de anestésico por causa da maior distância que a solução precisa atravessar e do maior número de barreiras a serem cruzadas.

À medida que o anestésico local se difunde para o interior do nervo, torna-se cada vez mais diluído pelos fluidos teciduais, sendo parte absorvida por capilares e linfáticos. Anestésicos ésteres sofrem hidrólise enzimática quase imediata. Portanto, as fibras centrais são expostas a uma concentração diminuída de anestésico local, o que pode explicar a situação clínica de anestesia inadequada da polpa que acontece na presença de sintomas subjetivos de anestesia adequada dos tecidos moles. O bloqueio de condução completo de todas as fibras nervosas em um nervo periférico exige que volume e concentração adequados do anestésico local sejam depositados. Não há situação clínica em que 100% das fibras de um nervo periférico são bloqueadas, até mesmo nos casos de controle clinicamente excelente da dor.[48] As fibras próximas da superfície do nervo (fibras do manto) tendem a inervar regiões mais proximais (p. ex., a região molar com um bloqueio do nervo alveolar inferior), enquanto fibras nos feixes centrais inervam os pontos mais distais da distribuição do nervo (p. ex., incisivos e caninos com um bloqueio alveolar inferior).

## Processo de bloqueio

Depois da deposição do anestésico local o mais próximo possível do nervo, a solução se difunde tridimensionalmente de acordo com os gradientes de concentração prevalentes. Uma parte do

**Tabela 1.5** Padrão fascicular de todos os nervos linguais e nervos alveolares inferiores na língula.

| Nervo | Número de fascículos | |
|---|---|---|
| | Nervo lingual na língula | Nervo alveolar inferior na língula |
| 1 | 1 | 3 |
| 2 | 3 | 3 |
| 3 | 1 | 6 |
| 4 | 8 | 14 |
| 5 | 4 | 7 |
| 6 | 3 | 14 |
| 7 | 3 | 5 |
| 8 | 1 | 10 |
| 9 | 3 | 8 |
| 10 | 5 | 4 |
| 11 | 1 | 6 |
| 12 | 3 | 6 |
| Média | 3,0 | 7,3 |
| Desvio padrão | ± 2,0 | ± 3,8 |

Com autorização de Pogrel MA, Schmidt BL, Sambajon, Jordan RCK. Lingual nerve damage due to inferior alveolar nerve blocks. *J Amer Dent Assoc* 134(2):195-199, 2003.

**Tabela 1.6** Organização de um nervo periférico.

| Estrutura | Descrição |
|---|---|
| Fibra nervosa | Célula nervosa isolada |
| Endoneuro | Cobre cada fibra nervosa |
| Fascículos | Feixes de 500 a 1.000 fibras nervosas |
| Perineuro[a] | Cobre fascículos |
| Perilema[a] | Camada mais interna do perineuro |
| Epineuro | Tecido conjuntivo alveolar de sustentação dos fascículos portador de vasos nutrientes |
| Bainha epineural | Camada externa do epineuro |

[a]O perineuro e o perilema são as maiores barreiras anatômicas à difusão em um nervo periférico.

anestésico local injetado se difunde em direção ao nervo e entra nele. No entanto, uma parte significativa do fármaco injetado também se afasta do nervo. Ocorrem, então, as seguintes reações:

1. Uma parte do fármaco é absorvida por tecidos não neurais (músculo, gordura).
2. Uma parte é diluída pelo líquido intersticial.
3. Uma parte é removida por capilares e linfáticos do local de injeção.
4. Anestésicos do tipo éster são hidrolisados pela colinesterase plasmática.

A soma total desses fatores é a diminuição da concentração do anestésico local fora do nervo; entretanto, a concentração de anestésico local no nervo continua a se elevar à medida que a difusão avança. Esses processos continuam até que haja um equilíbrio entre as concentrações intra e extraneural da solução de anestésico.

### Tempo de indução

Define-se *tempo de indução* como o período desde a deposição da solução de anestésico até o bloqueio de condução completo. Vários fatores controlam o tempo de indução de um dado fármaco. Aqueles sob controle do operador são a concentração do fármaco e o pH da solução de anestésico local. Fatores que fogem ao controle do clínico incluem a constante de difusão do fármaco e as barreiras anatômicas à difusão.

### Propriedades físicas e ações clínicas

Outros fatores fisioquímicos de um anestésico local podem influenciar suas características clínicas.

Já se fez a descrição do efeito da *constante de dissociação* ($pK_a$) sobre a velocidade de início da anestesia. Embora ambas as formas moleculares do anestésico sejam importantes no bloqueio neural, fármacos com $pK_a$ mais baixa têm início de ação mais rápido do que aqueles com $pK_a$ mais alta.[49]

A *solubilidade lipídica* de um anestésico local parece estar relacionada com sua potência intrínseca. As lipossolubilidades aproximadas dos vários anestésicos locais são apresentadas na Tabela 1.7. Maior lipossolubilidade permite que o anestésico penetre na membrana nervosa (que, em si, é 90% lipídio) mais facilmente. Isso se reflete biologicamente no aumento da potência do anestésico. Os anestésicos locais com maior lipossolubilidade produzem bloqueio de condução mais efetivo com concentrações mais baixas (soluções com porcentagem mais baixa ou menores volumes depositados) do que se consegue com anestésicos locais menos lipossolúveis.

O grau de *ligação proteica* da molécula de anestésico local é responsável pela duração da atividade anestésica. Depois da penetração da bainha do nervo, ocorre um reequilíbrio entre as formas base e catiônica do anestésico local de acordo com a equação de Henderson-Hasselbalch. Agora, no próprio canal de sódio, íons $RNH^+$ ligam-se ao sítio receptor. As proteínas constituem aproximadamente 10% da membrana nervosa, e os anestésicos locais (p. ex., etidocaína, ropivacaína, bupivacaína), que têm maior grau de ligação proteica (ver Tabela 1.7) do que outros (p. ex., procaína), parecem fixar-se mais firmemente aos sítios receptores de proteínas e apresentar maior duração da atividade clínica.[50]

A *vasoatividade* afeta a potência do anestésico e a duração da anestesia proporcionada por um fármaco. A injeção de anestésicos locais com propriedades vasodilatadoras maiores, como a procaína, aumenta a perfusão vascular no local da injeção. O anestésico local injetado é absorvido no compartimento cardiovascular mais rapidamente e retirado do ponto de injeção e do nervo, causando duração abreviada da anestesia, bem como diminuição da potência do fármaco. A Tabela 1.8 resume a influência de vários fatores sobre a ação do anestésico local.

## Recuperação do bloqueio anestésico local

A recuperação de um bloqueio nervoso por anestésico local segue os mesmos padrões de difusão que a indução; entretanto, acontece na ordem inversa.

A concentração extraneural de anestésico local é continuamente depletada por difusão, dispersão e captação vascular do fármaco, enquanto a concentração intraneural permanece relativamente estável. Uma vez invertido o gradiente de concentração, com a concentração intraneural excedendo a concentração extraneural, as moléculas de anestésico passam a se difundir para fora do nervo.

Os fascículos no manto começam a perder o anestésico local muito antes dos feixes centrais. O anestésico local no centro, então, se difunde para o manto, de modo que as primeiras fibras nervosas que perdem a anestesia inteiramente são as mais centrais. As fibras do manto permanecem anestesiadas pelo tempo mais longo, e as do centro, por menos tempo. A recuperação da anestesia é um processo mais lento que a indução porque o anestésico local liga-se ao sítio receptor do fármaco no canal de sódio e, portanto, é liberado mais lentamente do que absorvido.

**Tabela 1.7** Estrutura química, propriedades fisioquímicas e propriedades farmacológicas dos anestésicos locais.

| Agente | Configuração química | | | Propriedades fisicoquímicas | | | Propriedades farmacológicas | | | |
|---|---|---|---|---|---|---|---|---|---|---|
| | Aromática (lipofílica) | Cadeia intermediária | Amina (hidrófila) | Peso Molecular (base) | p$K_a$ (36°C) | Início da ação | Lipossolubilidade aproximada | Concentração efetiva habitual (%) | Ligação proteica | Duração |
| **Ésteres** | | | | | | | | | | |
| Procaína | 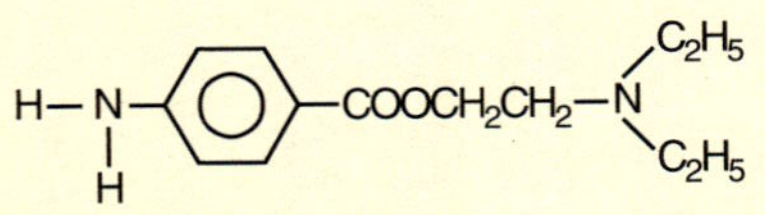 | | | 236 | 9,1 | Lento | 1,0 | 2 a 4 | 5 | Curta |
| Clorprocaína | 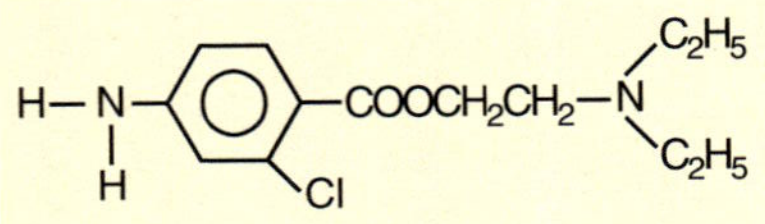 | | | 271 | 8,7 | Rápido | ND | 2 | ND | Curta |
| Tetracaína | 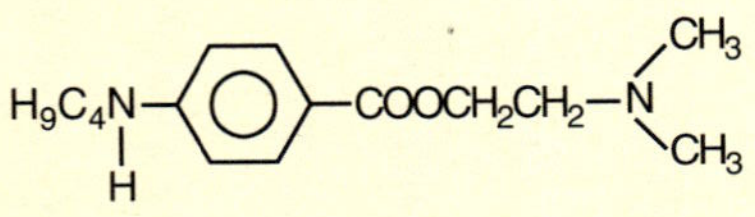 | | | 264 | 8,4 | Lento | 80 | 0,15 | 85 | Longa |
| **Amidas** | | | | | | | | | | |
| Mepivacaína | 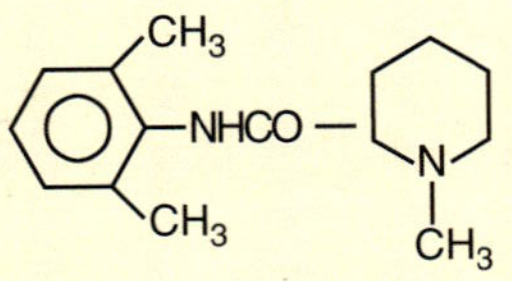 | | | 246 | 7,9 | Rápido | 1,0 | 2 a 3 | 75 | Moderada |
| Prilocaína | 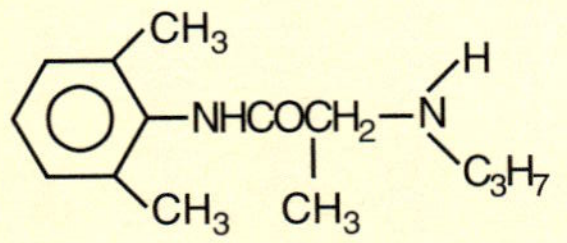 | | | 220 | 7,7 | Rápido | 1,5 | 4 | 55 | Moderada |

*(continua)*

**Tabela 1.7** Estrutura química, propriedades fisioquímicas e propriedades farmacológicas dos anestésicos locais. (*continuação*)

| | Configuração química | | | Propriedades fisicoquímicas | | | Propriedades farmacológicas | | | |
|---|---|---|---|---|---|---|---|---|---|---|
| Agente | Aromática (lipofílica) | Cadeia intermediária | Amina (hidrófila) | Peso Molecular (base) | p$K_a$ (36°C) | Início da ação | Lipossolubilidade aproximada | Concentração efetiva habitual (%) | Ligação proteica | Duração |
| Lidocaína | 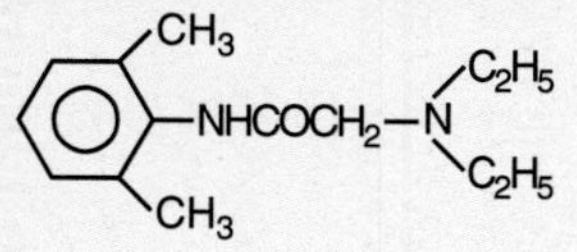 | | | 234 | 7,7 | Rápido | 4,0 | 2 | 65 | Moderada |
| Ropivacaína | 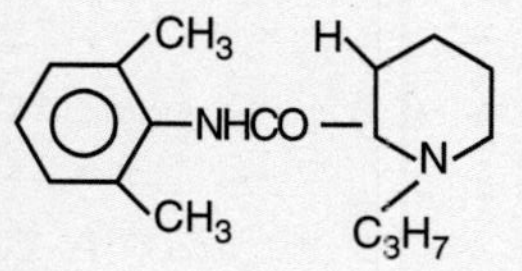 | | | 274 | 8,1 | Moderado | 2,8 | 0,2 a 0,5 | 94 | Longa |
| Bupivacaína | 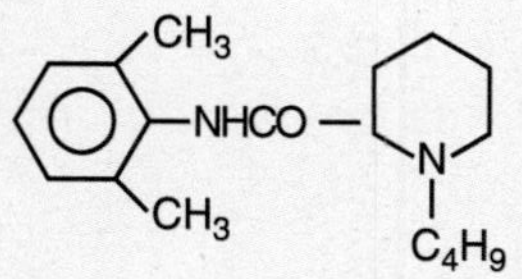 | | | 288 | 8,1 | Moderado | ND | 0,5 a 0,75 | 95 | Longa |
| Etidocaína | 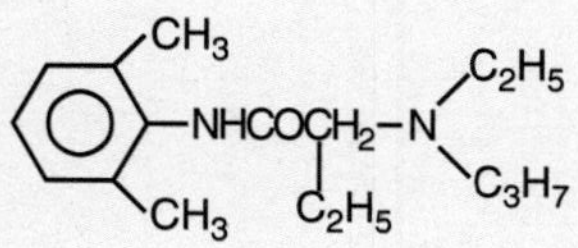 | | | 276 | 7,9 | Rápido | 140 | 0,5 a 1,5 | 94 | Longa |
| Articaína | 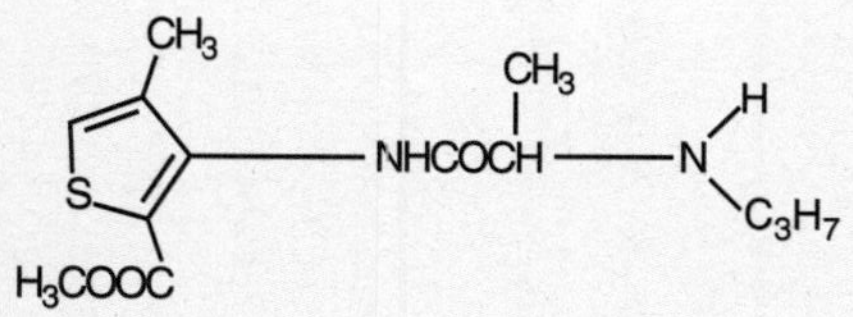 | | | 320 | 7,8 | Rápido | 17 | 4 | 95 | Moderada |

*ND*, Não disponível.

De Rogers MC, Covino BG, Tinker JH *et al.*, editors. *Principles and practice of anesthesiology*, St Louis, 1993, Mosby.

**Tabela 1.8** Fatores que afetam a ação do anestésico local.

| Fator | Ação afetada | Descrição |
|---|---|---|
| p$K_a$ | Início da ação | p$K_a$ mais baixa resulta em início de ação mais rápido, já que mais moléculas RN estão presentes para se difundirem pela bainha nervosa; desse modo, o tempo para o início da ação diminui |
| Lipossolubilidade | Potência do anestésico | Aumento da lipossolubilidade resulta em aumento da potência (p. ex., procaína = 1, etidocaína = 140) |
| | | A etidocaína produz bloqueio da condução em concentrações muito baixas, enquanto a procaína suprime pouco a condução nervosa, até mesmo em concentrações mais altas |
| Ligação proteica | Duração | O aumento da ligação proteica permite que os cátions do anestésico ($RNH^+$) fiquem mais firmemente anexados às proteínas localizadas nos sítios receptores; desse modo, a duração da ação aumenta |
| Difusibilidade em tecido não nervoso | Início da ação | O aumento da difusibilidade resulta em diminuição do tempo para início da ação |
| Atividade vasodilatadora | Potência e duração do anestésico | A atividade maior do vasodilatador resulta em aumento do fluxo sanguíneo à região, levando à rápida remoção das moléculas do anestésico do ponto de injeção; desse modo, a potência do anestésico e a duração da anestesia diminuem |

De Cohen S, Burns RC. *Pathways of the pulp*, ed 6, St Louis, 1994, Mosby.

## Readministração de anestésico local

Ocasionalmente, um procedimento odontológico prolonga-se por mais tempo que a duração do controle clinicamente efetivo da dor, sendo necessário repetir a injeção de anestésico local. Em geral, essa injeção repetida resulta no retorno imediato da anestesia profunda. Em algumas ocasiões, contudo, o clínico pode encontrar maior dificuldade em restabelecer controle adequado da dor com injeções subsequentes.

### *Recorrência da anestesia profunda imediata*

Na ocasião da reinjeção, a concentração de anestésico local nas fibras centrais é menor do que nas fibras do manto. As fibras centrais parcialmente recuperadas ainda contêm um pouco de anestésico local, embora não o suficiente para oferecer anestesia completa. Depois de uma nova deposição de alta concentração de anestésico perto do nervo, as fibras do manto mais uma vez ficam expostas a um gradiente de concentração direcionado para dentro do nervo; isso leva ao aumento da concentração nas fibras centrais. Essa combinação de anestésico local residual (no nervo) e anestésico local recém-depositado resulta em rápido início de anestesia profunda e administração de menor volume de fármaco anestésico local.

### *Dificuldade para recuperar a anestesia profunda*

Nesta segunda situação, como na primeira, o procedimento odontológico está durando mais do que a efetividade clínica do anestésico local e o paciente está apresentando dor. O cirurgião-dentista readministra um volume de anestésico local, mas, diferentemente do primeiro cenário, não obtém controle efetivo da dor.

#### Taquifilaxia

Nessa situação, ocorre um processo conhecido como *taquifilaxia*, definido como um aumento da tolerância a um fármaco administrado repetidamente. A taquifilaxia tem muito mais probabilidade de se desenvolver se a função nervosa retornar antes da reinjeção (caso o paciente se queixe de dor). A duração, a intensidade e a extensão da anestesia reduzem consideravelmente com a reinjeção.[51,52]

Embora difícil de explicar, a taquifilaxia provavelmente é ocasionada por algum ou todos os seguintes fatores: edema, hemorragia localizada, formação de coágulo, transudação, hipernatremia e diminuição do pH dos tecidos. Os primeiros quatro fatores isolam o nervo do contato com a solução de anestésico local. O quinto, a hipernatremia, eleva o gradiente do íon sódio, agindo contra a diminuição de condução do íon sódio ocasionada pelo anestésico local. O último fator, a diminuição do pH dos tecidos, é ocasionado pela primeira injeção do anestésico local ácido. O pH ambiente no ponto de injeção pode estar um pouco mais baixo, de modo que menos moléculas de anestésico local são transformadas em base livre (RN) com a reinjeção.

## Duração da anestesia

À medida que o anestésico local é removido do nervo, a função deste retorna rapidamente no início, mas depois ocorre gradualmente de modo mais lento. Em comparação com o início do bloqueio nervoso, que é rápido, a recuperação do bloqueio nervoso é muito mais lenta porque o anestésico local liga-se à membrana nervosa. Anestésicos locais com ação mais longa (p. ex., bupivacaína, etidocaína, ropivacaína, tetracaína) ligam-se mais firmemente à membrana nervosa (maior ligação proteica) do que os fármacos com ação mais curta (p. ex., procaína, lidocaína) e, portanto, são liberados mais lentamente dos sítios receptores nos canais de sódio. A taxa em que um anestésico é removido de um nervo tem efeito sobre a duração do bloqueio neural; além do aumento de ligação às proteínas, outros fatores que influenciam a taxa de remoção de um fármaco do ponto de injeção são a vascularidade do local da injeção e a presença ou ausência de uma substância vasoativa. A duração da anestesia aumenta em áreas de menor vascularidade (p. ex., bloqueio do nervo mandibular de Gow-Gates *versus* bloqueio do nervo alveolar inferior), e o acréscimo de um vasopressor diminui a perfusão tecidual para uma área, aumentando a duração do bloqueio.

## Referências bibliográficas


1. Covino BG, Vassallo HG. *Local Anesthetics: Mechanisms of Action and Clinical Use*. New York: Grune & Stratton; 1976.
2. Bennett CR. *Monheim's Local Anesthesia and Pain Control in Dental Practice*. 5th ed. St Louis: Mosby; 1974.
3. Fitzgerald MJT. *Neuroanatomy: Basic and Clinical*. London: Baillière Tyndall; 1992.
4. Noback CR, Strominger NL, Demarest RJ. *The Human Nervous System: Introduction and Review*. 4th ed. Philadelphia: Lea & Febiger; 1991.
5. Singer SJ, Nicholson GL. The fluid mosaic model of the structure of cell membranes. *Science*. 1972;175:720–731.

6. Guyton AC. *Basic Neuroscience: Anatomy and Physiology*. 2nd ed. Philadelphia: WB Saunders; 1991.
7. Guidotti G. The composition of biological membranes. *Arch Intern Med*. 1972;129:194–201.
8. Denson DD, Maziot JX. Physiology, pharmacology, and toxicity of local anesthetics: adult and pediatric considerations. In: Raj PP, ed. *Clinical Practice of Regional Anesthesia*. New York: Churchill Livingstone; 1991.
9. Heavner JE. Molecular action of local anesthetics. In: Raj PP, ed. *Clinical Practice of Regional Anesthesia*. New York: Churchill Livingstone; 1991.
10. de Jong RH. *Local Anesthetics*. 2nd ed. Springfield: Charles C Thomas; 1977.
11. Hodgkin AL, Huxley AF. A quantitative description of membrane current and its application to conduction and excitation in nerve. *J Physiol (Lond)*. 1954;117:500–544.
12. Noback CR, Demarest RJ. *The Human Nervous System: Basic Principles of Neurobiology*. 3rd ed. New York: McGraw-Hill; 1981:44–45.
13. Keynes RD. Ion channels in the nerve-cell membrane. *Sci Am*. 1979;240:326–335.
14. Cattarall WA. Structure and function of voltage-sensitive ion channels. *Science*. 1988;242:50–61.
15. Hille B. Ionic selectivity, saturation, and block in sodium channels: a four-barrier model. *J Gen Physiol*. 1975;66:535–560.
16. Ritchie JM. Physiological basis for conduction in myelinated nerve fibers. In: Morell P, ed. *Myelin*. 2nd ed. New York: Plenum Press; 1984:117–145.
17. Franz DN, Perry RS. Mechanisms for differential block among single myelinated and non-myelinated axons by procaine. *J Physiol*. 1974;235:193–210.
18. de Jong RH, Wagman IH. Physiological mechanisms of peripheral nerve block by local anesthetics. *Anesthesiology*. 1963;24: 684–727.
19. Dettbarn WD. The acetylcholine system in peripheral nerve. *Ann N Y Acad Sci*. 1967;144:483–503.
20. Goldman DE, Blaustein MP. Ions, drugs and the axon membrane. *Ann N Y Acad Sci*. 1966;137:967–981.
21. Wei LY. Role of surface dipoles on axon membrane. *Science*. 1969;163:280–282.
22. Lee AG. Model for action of local anesthetics. *Nature*. 1976;262: 545–548.
23. Seeman P. The membrane actions of anesthetics and tranquilizers. *Pharmacol Rev*. 1972;24:583–655.
24. Strichartz GR, Ritchie JM. The action of local anesthetics on ion channels of excitable tissues. In: Strichartz GR, ed. *Local Anesthetics*. New York: Springer-Verlag; 1987.
25. Scholz A. Mechanisms of (local) anaesthetics on voltage-gated sodium and other ion channels. *Br J Anaesth*. 2002;89(1):52–61.
26. Butterworth JFIV, Strichartz GR. Molecular mechanisms of local anesthesia: a review. *Anesthesiology*. 1990;72:711–734.
27. Ritchie JM. Mechanisms of action of local anesthetic agents and biotoxins. *Br J Anaesth*. 1975;47:191–198.
28. Rasminsky M. Conduction in normal and pathological nerve fibers. In: Swash M, Kennard C, eds. *Scientific Basis of Clinical Neurology*. Edinburgh: Churchill Livingstone; 1985.
29. Ritchie JM. The distribution of sodium and potassium channels in mammalian myelinated nerve. In: Ritchie JM, Keyes RD, Bolis L, eds. *Ion Channels in Neural Membranes*. New York: Alan R Liss; 1986.
30. Hille B, Courtney K, Dum R. Rate and site of action of local anesthetics in myelinated nerve fibers. In: Fink BR, ed. *Molecular Mechanisms of Anesthesia*. New York: Raven Press; 1975:13–20.
31. Hollman A. Procaine and procainamide. *Br Heart J*. 1992;67(2):143.
32. Setnikar I. Ionization of bases with limited solubility: investigation of substances with local anesthetic activity. *J Pharm Sci*. 1990;55:1190–1195.
33. Malamed SF. Buffering local anesthetics in dentistry. *ADSA Pulse*. 2011;44(3):8–9.
34. Stewart JH, Chinn SE, Cole GW, Klein JA. Neutralized lidocaine with epinephrine for local anesthesia-II. *J Dermatol Surg Oncol*. 1990;16:942–945.
35. Yag-Howard C. Commentary: a prospective comparison between neutralizing the pH of 1% lidocaine with epinephrine (buffering) and pre-operative skin cooling in reducing the pain of infiltration of local anesthetic. *Dermatol Surg*. 2012;38(10):1660–1661.
36. Comerci AW, Maller SC, Townsend RD, Teepe JD, Vandewalle KS. Effect of a new local anesthetic buffering device on pain reduction during nerve block injections. *Gen Dent*. 2015;63(6):74–78.
37. Bokesch PM, Raymond SA, Strichartz GR. Dependence of lidocaine potency on pH and $pCO_2$. *Anesth Analg*. 1987;66:9–17.
38. Bieter RN. Applied pharmacology of local anesthetics. *Am J Surg*. 1936;34:500–510.
39. Ueno T, Tsuchiya H, Mizogami M, Takakura K. Local anesthetic failure associated with inflammation: verification of the acidosis mechanism and the hypothetic participation of inflammatory peroxynitrite. *J Inflamm Res*. 2008;1:41–48.
40. Frank SG, Lalonde DH. How acidic is the lidocaine we are injecting, and how much bicarbonate should we add? *Can J Plast Surg*. 2012;20(2):71–73.
41. *Carbocaine Drug Package Insert. Cook-Waite*. Cambridge, Ontario: Carestream Health Inc. Novocol Pharmaceutical of Canada, Inc.; 2013. Canada N1R 6X3.
42. Buckley MM, Benfield P. Eutectic lidocaine/prilocaine cream: a review of the topical anesthetic/analgesic efficacy of a eutectic mixture of local anesthetics (EMLA). *Drugs*. 1993;46:126–151.
43. Lee HS. Recent advances in topical anesthesia. *J Dent Anesth Pain Med*. 2016;16(4):237–244.
44. Campbell AH, Stasse JA, Lord GH, Willson JE. In vivo evaluation of local anesthetics applied topically. *J Pharm Sci*. 1968;57:2045–2048.
45. Svane TJ, Wolford LM, Milam SB, Bass RK. Fascicular characteristics of the human inferior alveolar nerve. *J Oral Maxillofac Surg*. 1986;44(6):431–434.
46. Pogrel MA, Schmidt BL, Sambajon V, Jordan RC. Lingual nerve damage due to inferior alveolar nerve blocks: a possible explanation. *J Am Dent Assoc*. 2003;134(2):195–199.
47. Noback CR, Demarest RJ. *The Human Nervous System: Basic Principles of Neurobiology*. 3rd ed. New York: McGraw-Hill; 1981.
48. de Jong RH. *Local Anesthetics*. 2nd ed. Springfield: Charles C Thomas; 1977:66–68.
49. Becker DE, Reed KR. Essentials of local anesthetic pharmacology. *Anesth Prog*. 2006;53(3):98–109.
50. Tucker GT. Plasma binding and disposition of local anesthetics. *Int Anesthesiol Clin*. 1975;13:33.
51. Cohen EN, Levine DA, Colliss JE, Gunther RE. The role of pH in the development of tachyphylaxis to local anesthetic agents. *Anesthesiology*. 1968;29:994–1001.
52. Scott DB. Tachyphylaxis and local anesthetics. In: Wust HJ, Stanton-Hicks M, eds. *New Aspects in Regional Anesthesia 4. Anaesthesiology and Intensive Care Medicine*. Vol. 176. Berlin: Springer; 1986.

2

# Farmacologia dos Anestésicos Locais

Os anestésicos locais, quando utilizados para o controle da dor, diferem de maneira importante da maioria dos outros fármacos comumente usados em medicina e odontologia. Praticamente todos os outros fármacos, independentemente da via pela qual sejam administrados, precisam entrar no sistema circulatório em concentrações altas o suficiente (p. ex., alcançar níveis sanguíneos terapêuticos em seus órgãos-alvo) antes de exercerem uma ação clínica. Os anestésicos locais, contudo, quando usados para controle de dor, *param* de oferecer um efeito clínico ao serem absorvidos do local de administração para a circulação. Um fator primário envolvido no término da ação dos anestésicos locais empregados para controle de dor é sua redistribuição da fibra nervosa para o sistema cardiovascular (SCV).

A presença de um anestésico local no sistema circulatório significa que o fármaco será transportado para todas as partes do corpo. Os anestésicos locais têm a capacidade de alterar o funcionamento de algumas dessas células. Neste capítulo, serão demonstradas as ações dos anestésicos locais e sua capacidade de bloquear a condução nos axônios dos nervos da parte periférica do sistema nervoso. A classificação dos anestésicos locais é apresentada no Quadro 2.1.

**• Quadro 2.1 Classificação dos anestésicos locais.**

**Ésteres**

**Ésteres do ácido benzoico**
Butacaína
Cocaína
Etilaminobenzoato (benzocaína)
Hexilcaína
Piperocaína
Tetracaína

**Ésteres do ácido *p*-aminobenzoico**
Clorprocaína
Procaína
Propoxicaína

**Amidas**
Articaína
Bupivacaína
Dibucaína
Etidocaína
Lidocaína
Mepivacaína
Prilocaína
Ropivacaína

**Quinolina**
Centbucridina

## Farmacocinética dos anestésicos locais

### Captação

Quando injetados nos tecidos moles, os anestésicos locais exercem ação farmacológica sobre os vasos da região. Todos os anestésicos locais apresentam um grau de vasoatividade, em sua maioria produzindo dilatação do leito vascular no qual são depositados, embora esse grau de vasodilatação possa diferir em alguns casos (p. ex., cocaína), provocando vasoconstrição. Até certo ponto, esses efeitos podem ser dependentes da concentração.[1] Os valores relativos de vasodilatação dos anestésicos locais do grupo amida são mostrados na Tabela 2.1.

Os anestésicos locais do grupo éster também são potentes vasodilatadores. A procaína, o mais potente vasodilatador entre os anestésicos locais, é, em raras ocasiões, injetada clinicamente para induzir vasodilatação quando o fluxo sanguíneo periférico está comprometido em razão de injeção intra-arterial (acidental) de um fármaco (p. ex., tiopental)[2] ou de epinefrina ou norepinefrina na ponta de um dedo da mão ou do pé.[3] A administração intra-arterial de um fármaco irritante como o tiopental pode produzir espasmo arterial e, consequentemente, diminuir a perfusão tecidual que, se prolongada, pode causar morte do tecido, gangrena e perda da extremidade afetada. Nessa situação, a procaína é administrada pela via intra-arterial na tentativa de interromper o espasmo arterial e restabelecer o fluxo sanguíneo para a extremidade afetada. Tetracaína,

**Tabela 2.1** Valores relativos de vasodilatação dos anestésicos locais do tipo amida.

| | | Aumento percentual médio do fluxo sanguíneo na artéria femoral em cães depois de injeção intra-arterial[a] | |
|---|---|---|---|
| | Atividade vasodilatadora | 1 min | 5 min |
| Articaína | 1 (aproximadamente) | ND | ND |
| Bupivacaína | 2,5 | 45,4 | 30 |
| Etidocaína | 2,5 | 44,3 | 26,6 |
| Lidocaína | 1 | 25,8 | 7,5 |
| Mepivacaína | 0,8 | 35,7 | 9,5 |
| Prilocaína | 0,5 | 42,1 | 6,3 |
| Tetracaína | ND | 37,6 | 14 |

[a]Cada agente injetado rapidamente na dose de 1 mg/0,1 mℓ de soro fisiológico.
*ND*, não disponível.
De Blair MR. Cardiovascular pharmacology of local anesthetics. *Br J Anaesth.* 1975; 47(suppl):247-252.

clorprocaína e propoxicaína também apresentam propriedades vasodilatadoras em graus diferentes, mas não como a procaína.

A cocaína é o único anestésico local que consistentemente produz vasoconstrição.[4] Sua ação inicial é de vasodilatação, seguida por intensa e prolongada vasoconstrição. É produzida por inibição da captação de catecolaminas (especialmente norepinefrina) para sítios de ligação no tecido. Isso resulta em excesso de norepinefrina livre, levando a um estado prolongado e intenso de vasoconstrição. Essa inibição da recaptação da norepinefrina não foi demonstrada com outros anestésicos locais, como a lidocaína e a bupivacaína.

Um efeito clínico significativo de vasodilatação é o aumento na taxa de absorção do anestésico local para o sangue, o que diminui a duração e a qualidade (p. ex., profundidade) do controle da dor, ao mesmo tempo que aumenta a concentração de anestésico no sangue (ou no plasma) e seu potencial de superdosagem (reação tóxica). As taxas em que os anestésicos locais são absorvidos para a corrente sanguínea e chegam ao nível máximo no sangue variam de acordo com a via de administração (Tabela 2.2).

### Via oral

Com exceção da cocaína, os anestésicos locais são pouco absorvidos ou sequer são absorvidos do trato gastrintestinal depois de administração oral. Além disso, a maioria dos anestésicos locais (especialmente a lidocaína) sofre um efeito significativo de primeira passagem hepática depois da administração oral. Após a absorção da lidocaína do trato gastrintestinal para a circulação êntero-hepática, uma fração da dose do fármaco é levada ao fígado, onde aproximadamente 72% é biotransformada em metabólitos inativos.[5] Isso tem dificultado seriamente o uso da lidocaína como antiarrítmico oral. Em 1984, a Astra Pharmaceuticals e a Merck Sharp & Dohme introduziram um análogo da lidocaína, o cloridrato de tocainida, que tem efeito por via oral.[6] As estruturas químicas da tocainida e da lidocaína são apresentadas na Figura 2.1.

**Tabela 2.2** Tempo até alcançar o nível sanguíneo máximo.

| Via | Tempo (min) |
|---|---|
| Intravenosa | 1 |
| Tópica | 5 (aproximadamente) |
| Intramuscular | 5 a 10 |
| Subcutânea | 30 a 90 |

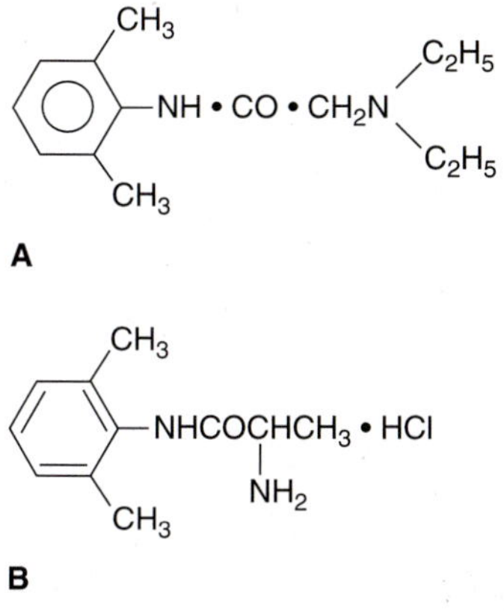

• **Figura 2.1** **A.** Tocainida, uma modificação da lidocaína (**B**) capaz de atravessar o fígado depois da administração oral com mínimo efeito de primeira passagem hepática.

### Via tópica

Os anestésicos locais são absorvidos a diferentes taxas depois da aplicação em membranas mucosas: na mucosa da traqueia, a absorção é quase tão rápida quanto na administração por via intravenosa – na verdade, a administração intratraqueal de fármacos (epinefrina, lidocaína, atropina, naloxona e flumazenil) é usada em algumas situações de emergência –; na mucosa faríngea, a absorção é mais lenta; e na mucosa esofágica ou da bexiga, é ainda mais lenta do que aquela que ocorre pela faringe. Onde não houver uma camada de pele intacta, os anestésicos locais aplicados por via tópica podem produzir efeito anestésico. Medicamentos para queimaduras solares (p. ex., Solarcaine®, Schering-Plough HealthCare Products, Inc., Memphis, Tennessee, EUA) geralmente contêm lidocaína, benzocaína ou outros anestésicos em formulação de pomada. Aplicados na pele intacta, não oferecem ação anestésica, mas na pele danificada pelo sol, trazem alívio rápido da dor. Foi desenvolvida uma mistura eutética dos anestésicos locais lidocaína e prilocaína (EMLA®) capaz de oferecer anestesia superficial da pele intacta.[7] A EMLA® é frequentemente usada como auxiliar antes de punção venosa em pacientes com fobia a agulhas.[8]

### Injeção

A taxa de captação (absorção) dos anestésicos locais depois da administração parenteral (subcutânea, intramuscular ou intravenosa) está relacionada com a vascularidade do local de injeção e com a vasoatividade do fármaco.

A administração por via intravenosa dos anestésicos locais promove elevação mais rápida dos níveis sanguíneos e é usada clinicamente no controle primário de arritmias ventriculares.[9] A administração por via intravenosa rápida pode levar a níveis sanguíneos significativamente altos do anestésico local, o que pode induzir graves reações adversas. Os benefícios obtidos com a administração por via intravenosa do fármaco precisam ser sempre cuidadosamente avaliados contra qualquer risco associado à administração. Somente quando os benefícios claramente superam os riscos é que se deve administrar o fármaco, como no caso de arritmias ventriculares pré-fatais (p. ex., extrassístoles ventriculares).[10]

### Distribuição

Uma vez absorvidos no sangue, os anestésicos locais são distribuídos por todo o corpo a todos os tecidos (Figura 2.2). Os órgãos (e áreas) altamente perfundidos, como cérebro, cabeça, fígado, rins, pulmões e baço, inicialmente terão níveis sanguíneos mais altos de anestésico do que os órgãos menos intensamente perfundidos. O músculo esquelético, embora não tão perfundido quanto aquelas áreas, comporta uma porcentagem de anestésico local maior que qualquer tecido ou órgão, por constituir a maior massa de tecido no corpo (Tabela 2.3).

A concentração plasmática de um anestésico local em certos órgãos-alvo tem uma relação significativa com o potencial de toxicidade do fármaco. O nível sanguíneo do anestésico local é influenciado por:

1. Taxa em que o fármaco é absorvido no SCV.
2. Taxa de distribuição do fármaco do compartimento vascular para os tecidos (mais rápida em pacientes saudáveis do que naqueles com algum comprometimento médico, [como insuficiência cardíaca congestiva], levando a níveis sanguíneos mais baixos em pacientes mais saudáveis).
3. Eliminação do fármaco através de vias metabólicas ou excretoras.

Os dois últimos fatores servem para diminuir o nível sanguíneo do anestésico local.

**Tabela 2.3** Porcentagens do débito cardíaco distribuídas a diferentes sistemas de órgãos.

| Região | Porcentagem de débito cardíaco recebido |
|---|---|
| Rim | 22 |
| Sistema gastrintestinal, baço | 21 |
| Músculo esquelético | 15 |
| Cérebro | 14 |
| Pele | 6 |
| Fígado | 6 |
| Osso | 5 |
| Músculo cardíaco | 3 |
| Outra | 8 |

De Mohman DE, Heller LJ. *Cardiovascular physiology.* 7th ed. New York: Lange Medical Books/ McGraw-Hill; 2010.

**Tabela 2.4** Meia-vida dos anestésicos locais.

| Fármaco | Meia-vida (h) |
|---|---|
| Clorprocaína[a] | 0,1 |
| Procaína[a] | 0,1 |
| Tetracaína | 0,3 |
| Articaína[b] | 0,5 |
| Cocaína[a] | 0,7 |
| Prilocaína[b] | 1,6 |
| Lidocaína[b] | 1,6 |
| Mepivacaína[b] | 1,9 |
| Ropivacaína[b] | 1,9 |
| Etidocaína[b] | 2,6 |
| Bupivacaína[b] | 3,5 |
| Propoxicaína[a] | ND |

[a]Éster.
[b]Amida.
*ND*, Não disponível.

A taxa em que um anestésico local é removido do sangue é descrita como *meia-vida de eliminação*. Simplificando, a meia-vida de eliminação é o tempo necessário para uma redução de 50% no nível sanguíneo (uma meia-vida é equivalente a uma redução de 50%; duas meias-vidas são equivalentes a 75% de redução; três meias-vidas são equivalentes a 87,5% de redução; quatro meias-vidas são equivalentes a 94% de redução; cinco meias-vidas são equivalentes a 97% de redução; seis meias-vidas são equivalentes a 98,5% de redução; Tabela 2.4).

Todos os anestésicos locais atravessam prontamente a barreira hematencefálica. Também atravessam facilmente a placenta e entram no sistema circulatório do feto em desenvolvimento.

## Metabolismo (biotransformação, desintoxicação)

Uma diferença significativa entre os dois principais grupos de anestésicos locais, os ésteres e as amidas, é o meio pelo qual o corpo transforma biologicamente o fármaco ativo em um que seja farmacologicamente inativo. O metabolismo (também conhecido como *biotransformação* ou *desintoxicação*) dos anestésicos locais é importante porque a toxicidade total de um fármaco depende do equilíbrio entre sua taxa de absorção no local da injeção para a corrente sanguínea e sua taxa de remoção do sangue por meio de processos de captação tecidual e metabolismo.

### *Anestésicos locais ésteres*

Os anestésicos locais ésteres são hidrolisados no plasma pela enzima pseudocolinesterase.[11] A taxa em que ocorre a hidrólise de diferentes ésteres varia consideravelmente (Tabela 2.5).

A taxa de hidrólise tem impacto sobre a toxicidade em potencial de um anestésico local.*

A clorprocaína, a mais rapidamente hidrolisada, é a menos tóxica, enquanto a tetracaína, hidrolisada 16 vezes mais lentamente do que a clorprocaína, tem maior potencial de toxicidade.

**Tabela 2.5** Taxa de hidrólise de ésteres.

| Fármaco | Taxa de hidrólise (μmol/mℓ/h) |
|---|---|
| Clorprocaína | 4,7 |
| Procaína | 1,1 |
| Tetracaína | 0,3 |

*Aproximadamente 1 em cada 2.800 pessoas tem a forma atípica de pseudocolinesterase, que causa uma incapacidade de hidrolisar os anestésicos locais ésteres e outros fármacos quimicamente relacionados (succinilcolina).[12] A presença de pseudocolinesterase plasmática atípica leva ao prolongamento dos níveis mais altos de anestésicos locais e ao aumento do potencial para toxicidade.

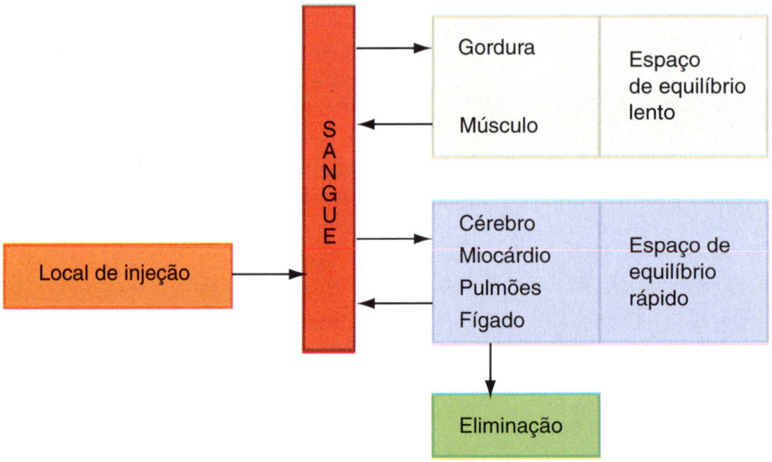


• **Figura 2.2** Padrão de distribuição dos anestésicos locais depois da absorção. (De Wildsmith JAW, Armitage EM, McClure JH. *Principles and practice of regional anesthesia.* 3rd ed. Churchill Livingstone; 2003.)

A procaína sofre hidrólise a ácido para-aminobenzoico (PABA), que é excretado inalterado na urina, e a álcool dietilamina, que ainda sofre biotransformação antes da excreção (Figura 2.3). As reações alérgicas (raras) que ocorrem em resposta à administração de anestésicos locais ésteres geralmente se relacionam não com o composto de origem (p. ex., procaína), mas com o PABA, que é o produto metabólico principal de muitos anestésicos locais do grupo éster.

A succinilcolina é um relaxante muscular de curta ação comumente usado durante a fase de indução da anestesia geral. Produz parada respiratória (apneia) por um período de aproximadamente 2 a 3 minutos. Depois, à medida que a pseudocolinesterase hidrolisa a succinilcolina, os níveis sanguíneos caem e se retoma a respiração espontânea. Pessoas com pseudocolinesterase atípica não conseguem hidrolisar a succinilcolina em uma taxa normal, resultando na duração prolongada da apneia. A pseudocolinesterase atípica é um traço hereditário. Qualquer antecedente familiar de eventos adversos durante anestesia geral deve ser cuidadosamente avaliado pelo médico antes de iniciar os cuidados odontológicos. História fortemente suspeita ou confirmada, no paciente ou na família biológica, de pseudocolinesterase atípica representa contraindicação relativa à administração dos anestésicos locais do tipo éster.

Há contraindicações absolutas e relativas à administração de fármacos. Uma *contraindicação absoluta* significa que, sob circunstância alguma, o fármaco em questão deve ser administrado ao paciente, pois a possibilidade de reações potencialmente tóxicas ou letais é alta, enquanto uma *contraindicação relativa* significa que o fármaco em questão pode ser administrado ao paciente depois de se avaliar cuidadosamente o risco associado ao uso do fármaco *versus* o benefício em potencial a ser adquirido e se um fármaco alternativo aceitável não estiver à disposição. No entanto, sempre deve ser usada a menor dose clinicamente efetiva, porque a probabilidade de reação adversa ao fármaco é mais alta nesse paciente.

### Anestésicos locais amidas

A biotransformação dos anestésicos locais amidas é mais complexa que a dos anestésicos locais ésteres. O local primário de biotransformação desses anestésicos é o fígado. Praticamente todo o processo metabólico ocorre no fígado quando se utiliza lidocaína, mepivacaína, etidocaína e bupivacaína. A prilocaína sofre metabolismo primário no fígado, parte podendo também ocorrer no pulmão.[13,14] A articaína, uma molécula híbrida contendo componentes éster e amida, passa por metabolismo no sangue (primariamente) e no fígado.[15,16]

As taxas de biotransformação de lidocaína, mepivacaína, etidocaína e bupivacaína são semelhantes. Portanto, a função e a perfusão hepática influenciam grandemente a taxa de biotransformação de um anestésico local amida. Aproximadamente 70% da dose injetada de lidocaína passa por biotransformação em pacientes com função hepática normal.[5] Os pacientes com fluxo sanguíneo hepático abaixo do habitual (hipotensão, insuficiência cardíaca congestiva) ou insuficiência de função hepática (cirrose) não conseguem biotransformar os anestésicos locais amidas em taxa normal.[17,18] Essa biotransformação mais lenta que o normal resulta em níveis sanguíneos mais altos de anestésico e em aumento do risco de toxicidade. Disfunção hepática significativa – sistema de classificação do estado físico da American Society of Anesthesiologists (ASA) classe 4 ou 5 – ou insuficiência cardíaca (classe 4 ou 5) representam contraindicação relativa à administração de anestésicos locais amidas (Tabela 2.6). A articaína tem meia-vida mais curta que outras amidas (27 minutos *versus* 90 minutos) porque uma parte significativa de sua biotransformação ocorre no sangue pela enzima colinesterase plasmática.[19]

Os produtos de biotransformação de certos anestésicos locais apresentam atividade clínica significativa se for permitido que se acumulem no sangue. Isso pode ser visto na insuficiência renal ou cardíaca e durante períodos de administração prolongada de fármaco. Um exemplo clínico é a ocorrência de metemoglobinemia em pacientes que receberam grandes doses de prilocaína.[20,21] A prilocaína, o composto original, não desencadeia metemoglobinemia, mas a ortotoluidina, um metabólito primário da prilocaína, induz a formação de metemoglobina, que é responsável pela metemoglobinemia. Quando os níveis sanguíneos de metemoglobina se elevam, observam-se sinais e sintomas clínicos. A metemoglobinemia é discutida mais detalhadamente no Capítulo 10. Outro exemplo de metabólitos farmacologicamente ativos é o efeito sedativo ocasionalmente observado depois da administração de lidocaína. A lidocaína não produz sedação; entretanto, acredita-se que dois metabólitos – a monoetilglicinexilidida e a glicinexilidida – sejam responsáveis por essa ação clínica.[22]

As vias metabólicas da lidocaína e da prilocaína são mostradas nas Figuras 2.4 e 2.5.

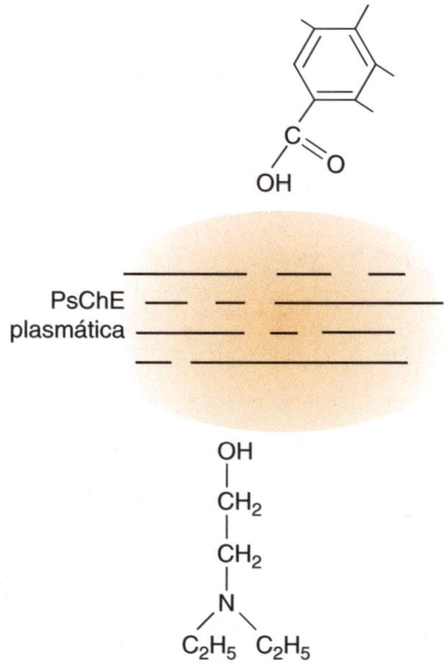


• **Figura 2.3** Hidrólise metabólica da procaína. *PsChE*, Pseudocolinesterase. (De Tucker GT. Biotransformation and toxicity of local anesthetics. *Acta Anaesthesiol Belg.* 1975;26(supp):123.)

**Tabela 2.6** Disposição da lidocaína em vários grupos de pacientes.

| Grupo | Meia-vida da lidocaína (h) | *Clearance* corporal total médio (mℓ/kg/min) |
|---|---|---|
| Normal | 1,8 | 10 |
| Insuficiência cardíaca | 1,9 | 6,3 |
| Doença hepática | 4,9 | 6 |
| Doença renal | 1,3 | 13,7 |

Dados de Thomson PD, Melom KL, Richardson JA *et al.* Lidocaine pharmacokinetics in advanced heart failure, liver disease, and renal failure in humans. *Ann Intern Med.* 1973;78:499-513.

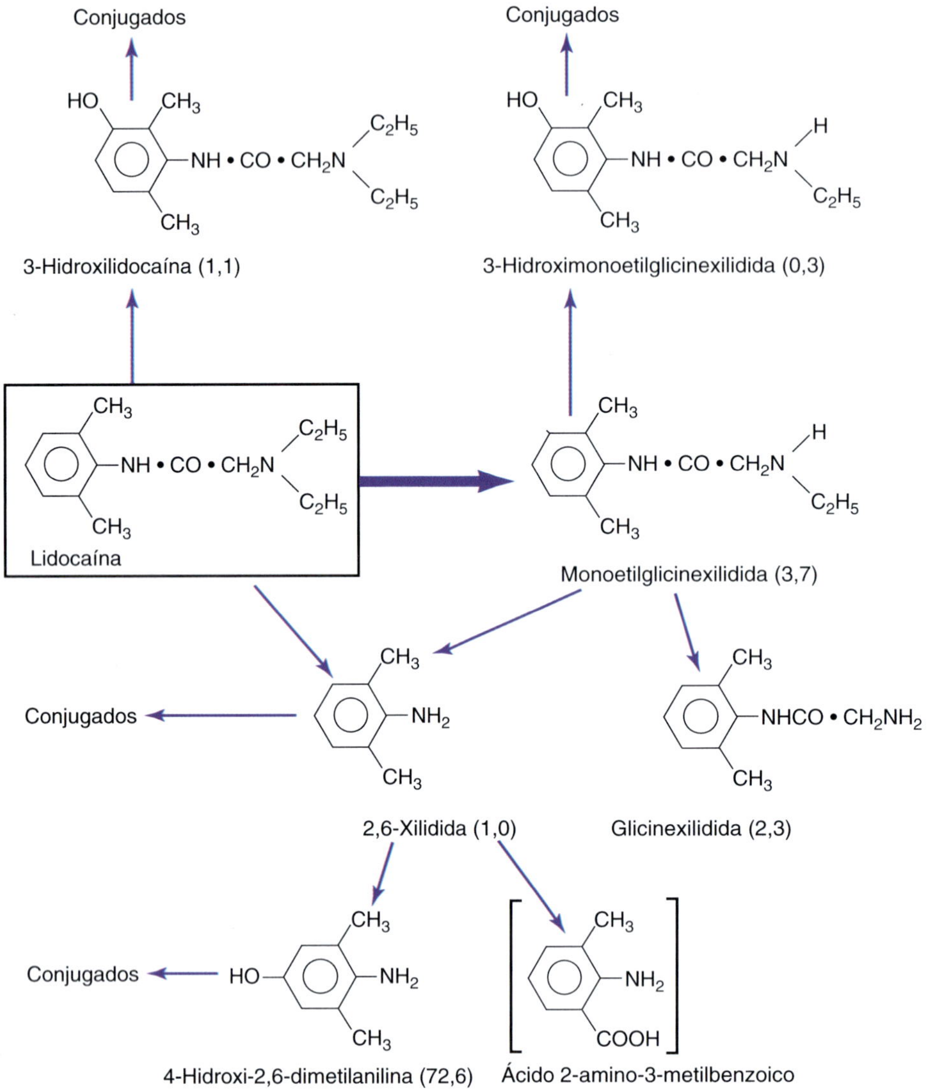


• **Figura 2.4** Vias metabólicas da lidocaína. As porcentagens das frações encontradas na urina são indicadas entre parênteses. (De Kenneghan JB, Boyes RN. The tissue distribution, metabolism, and excretion of lidocaine in rats, guinea pigs, dogs and man. *J Pharmacol Exp Ther.* 1972;180[3]:454-463.)

**DESENVOLVIMENTO DOS ANESTÉSICOS LOCAIS: LINHA DO TEMPO**

| | 1884 | 1905 | 1932 | 1933 | 1948 | 1955 | 1956 | 1960 | 1963 | 1971 | 1975 | 1997 | 1999 |
|---|---|---|---|---|---|---|---|---|---|---|---|---|---|
| **Ésteres** ↓ | Cocaína | Procaína | | Tetracaína | | Clorprocaína | | | | | | | |
| **Amidas** ↑ | | | Dibucaína | | Lidocaína | | Mepivacaína | Prilocaína | Bupivacaína | Etidocaína | Articaína | Ropivacaína | Levobupivacaína |

## Excreção

Os rins são o órgão excretor primário para o anestésico local e seus metabólitos. Uma proporção de determinada dose de anestésico local é excretada inalterada na urina. Essa proporção varia de acordo com o fármaco. Os ésteres aparecem apenas como composto original em concentrações muito pequenas na urina porque são hidrolisados quase completamente no plasma. A procaína aparece na urina como PABA (90%), sendo 2% inalterados. E 10% de uma dose de cocaína são encontrados inalterados na urina. As amidas geralmente estão presentes na urina como composto original em maior porcentagem do que os ésteres, primariamente por causa de seu processo mais complexo de biotransformação. Embora as porcentagens de fármaco original encontradas na urina variem entre os estudos, menos de 3% de lidocaína, 1% de mepivacaína e 1% de etidocaína são encontrados inalterados na urina.

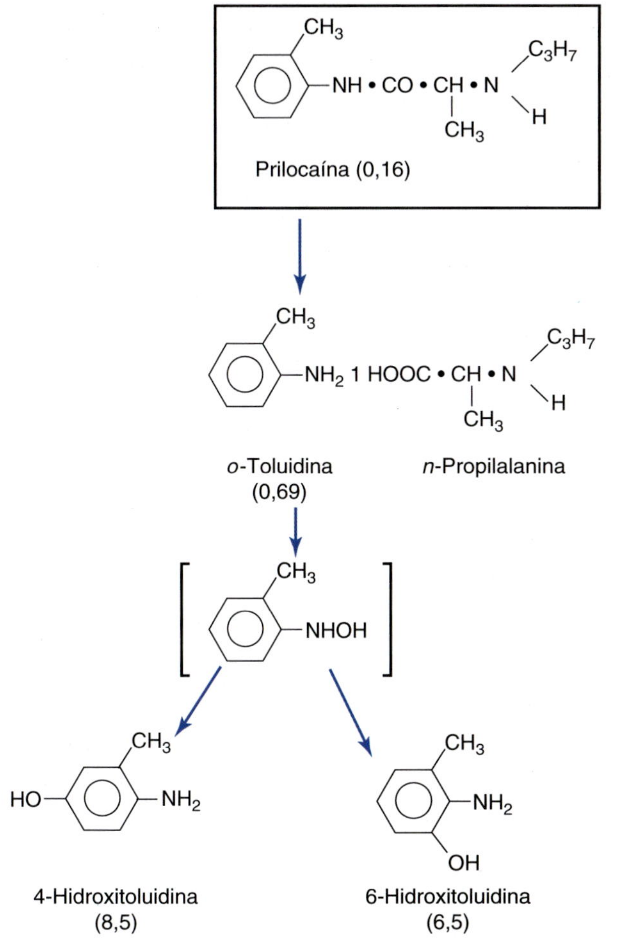


• **Figura 2.5** Vias metabólicas da prilocaína. As porcentagens das frações encontradas na urina estão indicadas entre parênteses.

Pacientes com comprometimento renal podem não ser capazes de eliminar o composto anestésico local original ou seus principais metabólitos do sangue, resultando em níveis sanguíneos discretamente elevados e, portanto, aumento do potencial para toxicidade. Isso pode ocorrer com os ésteres ou as amidas e é especialmente provável com a cocaína. Desse modo, doença renal significativa (ASA classe 4 ou 5) representa contraindicação relativa à administração de anestésicos locais. Isso inclui pacientes que passem por diálise renal e aqueles com glomerulonefrite ou pielonefrite crônicas.

## Ações sistêmicas dos anestésicos locais

Os anestésicos locais são substâncias químicas que bloqueiam reversivelmente os potenciais de ação em todas as membranas excitáveis (ver Capítulo 1). O sistema nervoso central (SNC) e o SCV, portanto, são especialmente suscetíveis às suas ações. A maioria das ações sistêmicas dos anestésicos locais está relacionada com seu nível sanguíneo ou plasmático em um órgão-alvo (SNC, SCV). Quanto mais alto for o nível sanguíneo, maior será a ação clínica.

A centbucridina (um derivado quinolínico) provou ser cinco a oito vezes mais potente como anestésico local que a lidocaína, tendo início de ação igualmente rápido e duração equivalente.[23,24] De grandes importância e potencial é o achado de que não afeta adversamente o SNC nem o SCV, exceto em doses muito altas. Tem sido usada para injeção e aplicação tópica em cirurgia oftálmica, mas ainda não em odontologia.[25,26]

Os anestésicos locais são absorvidos de seu ponto de administração para o sistema circulatório, que efetivamente os dilui e os transporta a todas as células do corpo. O nível sanguíneo resultante do anestésico local depende da taxa de captação do ponto de administração para o sistema circulatório (aumentando o nível sanguíneo) e das taxas de distribuição no tecido e da biotransformação (no fígado), processos que removem o fármaco do sangue (diminuindo o nível sanguíneo; ver Figura 2.2).

### Sistema nervoso central

Os anestésicos locais atravessam a barreira hematencefálica com facilidade. Sua ação farmacológica sobre o SNC é de depressão. Em níveis sanguíneos baixos (terapêuticos, não tóxicos), não se observam efeitos de significância clínica sobre o SNC. Em níveis mais altos (tóxicos, superdosagem), a manifestação clínica primária é uma convulsão tônico-clônica generalizada. Entre esses dois extremos, existe um espectro de outros sinais e sintomas clínicos (Quadro 2.2).

É importante observar que, individualmente, os pacientes podem reagir mais positiva ou negativamente a doses ou níveis sanguíneos de um fármaco considerados "normais" (p. ex., dentro de uma faixa aceitável). Essas reações se baseiam no ponto em que tal indivíduo se situa em uma curva de distribuição normal – comumente chamada *curva em forma de sino* ou *curva de Gauss* (ver Figura 4.1; a curva de distribuição normal é descrita inteiramente no Capítulo 4). No entanto, aproximadamente 15% das pessoas são "hiper-responsivas" a uma dose "média" de um determinado fármaco. Nesses 15% há uma curva de distribuição normal, de modo que ainda outros 15% dessas pessoas seriam consideradas "hiper-responsivas extremas". Nesses indivíduos, uma dose "média" ou "normal" de um fármaco poderia resultar na manifestação de sinais e sintomas significativos de toxicidade (superdosagem).

#### *Propriedades anticonvulsivantes*

A "clássica" reação de superdosagem a um anestésico local é uma convulsão tônico-clônica generalizada. Alguns anestésicos locais (p. ex., procaína, lidocaína, mepivacaína, prilocaína e até a cocaína) têm demonstrado propriedades anticonvulsivantes.[27,28] Elas ocorrem em um nível sanguíneo consideravelmente abaixo daquele em que os mesmos fármacos produzem atividade convulsivante. Os valores dos níveis sanguíneos anticonvulsivos da lidocaína são mostrados na Tabela 2.7.[29]

Procaína, mepivacaína e lidocaína têm sido usadas por via IV para encerrar ou diminuir a duração de crises de ausência e

**• Quadro 2.2 Sinais e sintomas pré-convulsivos de toxicidade no sistema nervoso central.**

| Sinais (observáveis objetivamente) | Sintomas (sentidos subjetivamente) |
|---|---|
| Fala indistinta | Adormecimento da língua e da região perioral |
| Calafrio | Sensação de calor e rubor na pele |
| Contrações musculares | Estado agradável de devaneio |
| Tremor dos músculos da face e das extremidades distais | |
| Atordoamento | |
| Tonturas | |
| Distúrbio visual (incapacidade de focalizar) | |
| Distúrbio auditivo (tinido) | |
| Sonolência | |
| Desorientação | |

**Tabela 2.7** Níveis sanguíneos de lidocaína e atividade convulsivante.

| Situação clínica | Nível sanguíneo de lidocaína (μg/mℓ) |
|---|---|
| Nível anticonvulsivo | 0,5 a 4 |
| Sinais e sintomas pré-crise convulsiva | 4,5 a 7 |
| Crise convulsiva tônico-clônica | > 7,5 |

convulsões tônico-clônicas generalizadas.[27,30] Dos anestésicos locais testados, a lidocaína pareceu ser o anticonvulsivante mais promissor, pois exibe a faixa terapêutica mais ampla: margem de três vezes entre as doses protetoras contra crises e indutoras de crises.[27,31] O nível sanguíneo anticonvulsivante de lidocaína (aproximadamente 0,5 a 4 mg/ml) é muito próximo de sua faixa cardioterapêutica. A lidocaína também demonstrou ser efetiva para interromper temporariamente a atividade convulsiva na maioria dos pacientes epilépticos humanos.[32] Foi especialmente efetiva para interromper o estado de mal epiléptico em doses terapêuticas de 2 a 3 mg/kg quando administrada por via IV em uma taxa de 40 a 50 mg/min. Em 1965, Bernhard e Bohm[27] analisaram em profundidade o uso anticonvulsivante dos anestésicos locais. Esse uso ficou essencialmente inativo desde então, pois outros anticonvulsivantes mais efetivos foram introduzidos na prática clínica.

### Mecanismo das propriedades anticonvulsivantes dos anestésicos locais

Os pacientes epilépticos apresentam neurônios corticais hiperexcitáveis em um ponto no cérebro no qual o episódio convulsivo se origina (o chamado *foco epiléptico*). Os anestésicos locais, em virtude de suas ações depressoras do SNC, elevam o limiar convulsivo ao diminuir a excitabilidade desses neurônios, prevenindo ou encerrando crises convulsivas.

### Sinais e sintomas pré-convulsivos

Com um aumento do nível sanguíneo do anestésico local acima de seu nível terapêutico, podem-se observar reações adversas. Como o SNC é muito mais suscetível que outros sistemas às ações dos anestésicos locais, não é surpreendente que os sinais e sintomas clínicos iniciais de superdosagem (toxicidade) tenham origem nele. Com a lidocaína, essa segunda fase é observada em um nível entre 4,5 e 7 μg/mℓ no paciente saudável normal.*

Os sinais e sintomas clínicos iniciais de toxicidade para o SNC geralmente têm natureza excitatória (ver Quadro 2.2).

A lidocaína e a procaína diferem um pouco de outros anestésicos locais, pois a progressão habitual dos sinais e sintomas usuais pode não ser vista. Elas frequentemente produzem sedação inicial leve ou sonolência (mais comum com a lidocaína).[34] Em vista desse potencial, membros de "tripulação aérea/ocupações operacionais especiais não podem voar pelo menos 8 horas depois de receberem um anestésico local ou regional".[35]

Pode ocorrrer sedação em vez de sinais excitatórios. Se excitação ou sedação forem observadas durante os primeiros 5 a 10 minutos depois da administração intraoral de um anestésico local, deve servir de advertência ao clínico sobre a elevação do nível sanguíneo de anestésico local e sobre a possibilidade (se o nível sanguíneo continuar a se elevar) de uma reação mais grave, inclusive um episódio convulsivo generalizado.

Nos pacientes que recebam lidocaína em uma dose de 1,0 mg/kg, menos de 10% apresentarão tonturas passageiras (o nível sanguíneo venoso médio de lidocaína foi de 4,5 μg/mℓ).[36] Aumentar a dose para 1,5 mg/kg produz nível sanguíneo venoso médio de 5,4 μg/mℓ. Assim, 80% dos indivíduos apresentam tonturas desconfortáveis, muitas vezes acompanhadas por fala menos articulada. Lie *et al.*[37] avaliaram 212 pacientes que receberam lidocaína administrada por via IV para prevenção de fibrilação ventricular. Os pacientes receberam um *bolus* de 100 mg de lidocaína IV como dose de ataque mais uma infusão de 3 mg/min de lidocaína nas 48 horas seguintes. Desenvolveu-se toxicidade de menor importância (sonolência foi o evento mais comum) em 15% dos pacientes. Um nível sanguíneo de 4,0 μg/mℓ pareceu ser a "linha divisória" entre esses pacientes, pois aqueles assintomáticos tiveram um nível sanguíneo médio de lidocaína de 3,5 μg/mℓ, enquanto nos sintomáticos o nível sanguíneo médio foi de 4,2 μg/mℓ.[37]

### Fase convulsiva

Aumentar ainda mais o nível sanguíneo de anestésico local leva a sinais e sintomas compatíveis com um episódio convulsivo tônico-clônico generalizado. A duração da atividade convulsivante se relaciona com o nível sanguíneo do anestésico local e é inversamente proporcional à pressão parcial arterial de dióxido de carbono ($CO_2$).[38] Em uma pressão arterial parcial normal de $CO_2$, nível sanguíneo de lidocaína entre 7,5 e 10 μg/mℓ geralmente resulta em episódio convulsivo. Quando aumentam os níveis de $CO_2$, o nível sanguíneo do anestésico local necessário para crises convulsivas diminui, enquanto a duração da crise aumenta.[38] A atividade convulsivante, em geral, é autolimitada porque a atividade cardiovascular não é significativamente comprometida, e a redistribuição e a biotransformação do anestésico local continuam durante todo o episódio. Isso resulta em diminuição do nível sanguíneo do anestésico e término da atividade convulsivante, geralmente em 1 minuto (com manutenção das vias respiratórias).

No entanto, vários outros mecanismos também estão ativos para prolongar o episódio convulsivo. O fluxo sanguíneo cerebral e o metabolismo cerebral aumentam durante as convulsões induzidas por anestésico local. O aumento do fluxo sanguíneo para o cérebro leva a um aumento no volume de anestésico local oferecido ao cérebro, tendendo a prolongar a crise. O aumento do metabolismo cerebral leva a uma acidose metabólica progressiva à medida que a crise continua, tendendo a prolongar a atividade convulsivante (reduzindo o nível sanguíneo de anestésico necessário para provocar uma crise) mesmo na presença de um nível declinante de anestésico local no sangue. Como observado nas Tabelas 2.8 e 2.9, a dose de anestésico local necessária para induzir crises convulsivas diminui acentuadamente na presença de hipercarbia (ver Tabela 2.8) ou acidose (ver Tabela 2.9).[38,39]

Aumentos ainda maiores do nível sanguíneo de anestésico local resultam em interrupção da atividade convulsivante à medida que os traçados do eletroencefalograma se tornam isoelétricos, o que é indicativo de depressão generalizada do SNC. Também ocorre depressão respiratória nesse ponto, culminando em parada

*Todos esses sinais e sintomas, exceto a sensação de adormecimento perioral e lingual, estão relacionados com a ação depressora do anestésico local sobre o SNC. A hipoestesia da língua e das regiões periorais não é causada por efeitos do anestésico local no SNC.[33] Na verdade, é resultado de uma ação direta do anestésico local, presente em altas concentrações, sobre as terminações nervosas livres nesses tecidos altamente vascularizados. O anestésico é transportado a esses tecidos pelo SCV. Um cirurgião-dentista que trate um paciente pode ter dificuldade em conceitualizar por que a anestesia da língua é considerada sinal de reação tóxica quando a anestesia lingual é comumente produzida depois de bloqueios do nervo mandibular. Pense, por um momento, em um médico administrando um anestésico local no pé do paciente. Níveis sanguíneos excessivamente altos produziriam hipoestesia bilateral da língua, diferentemente da anestesia unilateral habitual vista depois de bloqueios de nervos dentais.

**Tabela 2.8** Efeitos da $PaCO_2$ sobre o limiar convulsivo ($CD_{100}$) de vários anestésicos locais em gatos.

| Agente | $CD_{100}$ (mg/kg) | | Alteração percentual de $CD_{100}$ |
|---|---|---|---|
| | $PaCO_2$ (25 a 40 Torr) | $PaCO_2$ (6.581 Torr) | |
| Procaína | 35 | 17 | 51 |
| Mepivacaína | 18 | 10 | 44 |
| Prilocaína | 22 | 12 | 45 |
| Lidocaína | 15 | 7 | 53 |
| Bupivacaína | 5 | 2,5 | 50 |

Dados de Englesson S, Grevsten S, Olin A. Some numerical methods of estimating acid-base variables in normal human blood with a haemoglobin concentration of 5 g/100 $cm^3$. *Scand J Lab Clin Invest.* 1973;32:289-295.

**Tabela 2.9** Dose convulsivante ($CD_{100}$) e estado acidobásico.[a]

| $PaCO_2$ (mmHg) | pH 7,10 | pH 7,20 | pH 7,30 | pH 7,40 |
|---|---|---|---|---|
| 30 | – | – | 27,5 | 26,6 |
| 40 | – | 20,6 | 21,4 | 22,0 |
| 60 | 13,1 | 15,4 | 17,5 | – |
| 80 | 11,3 | 14,3 | – | – |

[a]Administração intravenosa de lidocaína, 5 mg/kg/min, em gatos; dose em mg/kg.
De Englesson S. The influence of acid-base changes on central nervous toxicity of local anaesthetic agentes. *Acta Anaesthesiol Scand.* 1974;18:88-103.

respiratória caso os níveis sanguíneos de anestésico continuem a se elevar. Os efeitos respiratórios decorrem da ação depressora do anestésico local sobre o SNC.

### *Mecanismos das ações pré-convulsivante e convulsivante*

Os anestésicos locais exercem ação depressora sobre membranas excitáveis, embora a manifestação clínica primária associada a altos níveis sanguíneos de anestésico local esteja relacionada com graus variáveis de estimulação do SNC. Mas como um fármaco que deprime o SNC pode ser responsável pela produção de graus variáveis de estimulação do SNC, inclusive por crises tônico-clônicas generalizadas? Acredita-se que os anestésicos locais produzam sinais e sintomas clínicos de excitação do SNC (inclusive convulsões) por meio de bloqueio seletivo das vias inibitórias no córtex cerebral.[39-42] De Jong[43] afirma que "a inibição da inibição, desse modo, é um evento pré-sináptico que decorre do bloqueio anestésico local dos impulsos que percorrem as vias inibitórias".[43]

O córtex cerebral tem vias de neurônios essencialmente inibitórias e outras facilitadoras (excitatórias). Normalmente, mantém-se um estado de equilíbrio entre os graus de efeito exercidos por essas vias neuronais (Figura 2.6). Em níveis sanguíneos de anestésico local pré-convulsivante, os sinais e sintomas clínicos observados são produzidos pela ação depressora seletiva do anestésico local sobre os neurônios inibitórios (Figura 2.7). O equilíbrio, então, inclina-se discretamente a favor da aferência facilitadora (excitatória) excessiva, levando a sintomas que incluem tremor e discreta agitação.

Em níveis sanguíneos mais altos (convulsivantes), a função dos neurônios inibitórios fica completamente deprimida, possibilitando a função sem oposição dos neurônios facilitadores (Figura 2.8). Aferência facilitadora pura sem inibição produz a atividade tônico-clônica observada nesses níveis.

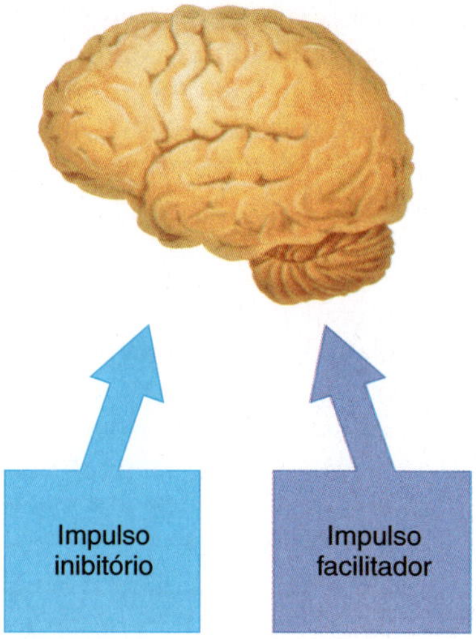


• **Figura 2.6** Equilíbrio entre impulsos inibitórios e facilitadores em um córtex cerebral normal.

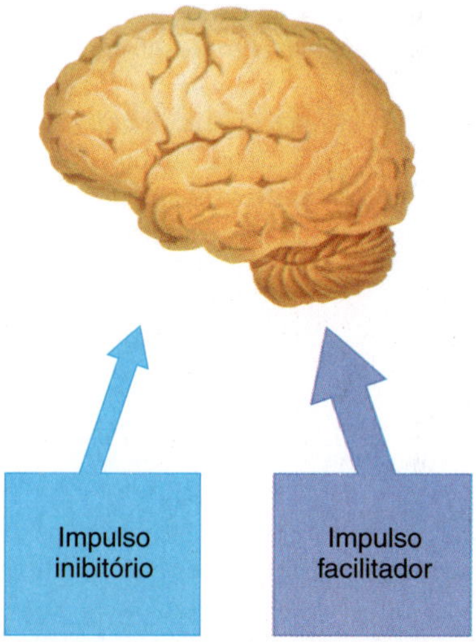


• **Figura 2.7** No estágio pré-convulsivo de ação do anestésico local, o impulso inibitório está mais profundamente deprimido que o impulso facilitador.

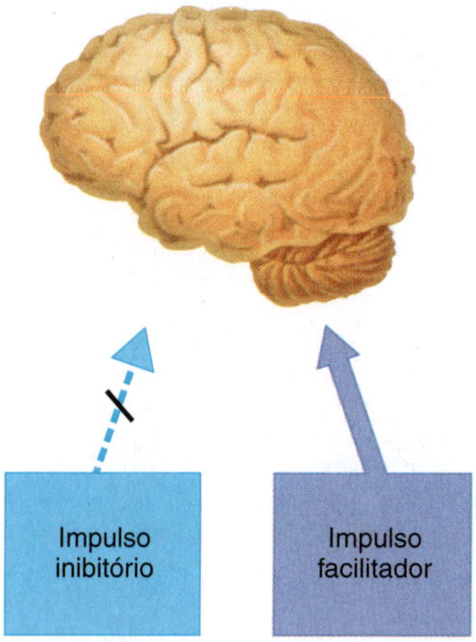


• **Figura 2.8** No estágio convulsivo da ação do anestésico local, o impulso inibitório fica totalmente deprimido, possibilitando atividade sem oposição do impulso facilitador.

O aumento do nível sanguíneo do anestésico leva à depressão da via facilitadora e da via inibitória, produzindo uma depressão generalizada do SNC (Figura 2.9). Não se sabe qual é o sítio de ação preciso do anestésico local no SNC, mas acredita-se que sejam as sinapses corticais inibitórias ou diretamente os neurônios corticais inibitórios.

### Analgesia

Os anestésicos locais apresentam uma segunda ação com relação ao SNC. Administrados por via IV, aumentam o limiar da reação à dor e também produzem certo grau de analgesia.

Nas décadas de 1940 e 1950, a procaína era administrada por via IV para o controle da dor crônica e da artrite.[44] A "unidade de procaína" era comumente usada para essa finalidade; consistia em 4 mg/kg de peso corporal administrados durante 20 minutos. Por causa da margem de segurança relativamente estreita entre as ações analgésicas da procaína e a ocorrência de sinais e sintomas de superdosagem, essa técnica já não é mais usada.

### Elevação do humor

O uso de anestésicos locais para elevação do humor e rejuvenescimento persistiu por séculos, apesar de existir documentação tanto de eventos catastróficos (elevação do humor) quanto da falta de efeito (rejuvenescimento).

A cocaína tem sido usada há muito tempo por suas ações de indução de euforia e redução da fadiga, datando do ato de mascar folhas de coca pelos incas e outros nativos sul-americanos.[45,46] Infelizmente, como se documenta nos dias atuais, o uso prolongado de cocaína leva à adicção. William Stewart Halsted (1852-1922), o pai da cirurgia nos EUA, pesquisador da cocaína e primeira pessoa a administrar um anestésico local por injeção, sofreu grandemente em razão de dependência de cocaína.[47] Em tempos mais recentes, mortes súbitas de vários atletas profissionais proeminentes causadas por cocaína e a adicção de muitos outros claramente demonstram os riscos envolvidos no uso casual de drogas potentes.[48,49]

É mais benigno, porém totalmente sem fundamento, o uso de procaína (Novocaína®) como rejuvenescedor. Clínicas que prometem "restaurar o vigor da juventude" alegam que a esta é uma "fonte da juventude" literal. Essas clínicas atuam especialmente na Europa central e no México, onde a procaína é usada sob a marca registrada de Gerovital®. Uma recente metanálise Cochrane concluiu: "Esta revisão sugere que as evidências de efeitos prejudiciais da procaína e de suas preparações são mais fortes que as evidências de benefício em prevenir e/ou tratar demência ou comprometimento cognitivo. Ainda, as evidências claras de efeitos colaterais sugerem que os riscos ultrapassam os benefícios."[50]

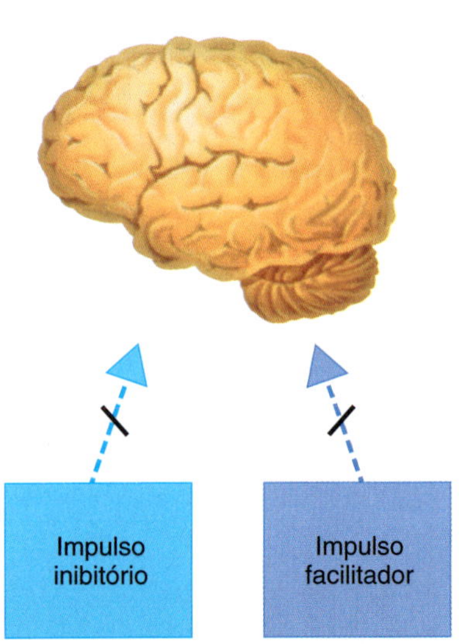


• **Figura 2.9** No estágio final da ação do anestésico local, os impulsos inibitórios e facilitadores estão totalmente deprimidos, produzindo depressão generalizada do sistema nervoso central.

## Sistema cardiovascular

Os anestésicos locais têm ação direta sobre o miocárdio e a vasculatura periférica. Em geral, contudo, o SCV é mais resistente do que o SNC aos efeitos dos anestésicos locais (Tabela 2.10).[51]

## Ação direta sobre o miocárdio

Os anestésicos locais modificam eventos eletrofisiológicos no miocárdio de maneira semelhante às suas ações nos nervos periféricos. À medida que o nível sanguíneo do anestésico local aumenta, o potencial limiar de várias fases de despolarização do miocárdio reduz. Não ocorre alteração significativa do potencial de repouso da membrana e não se vê prolongamento significativo das fases de repolarização.[52]

Os anestésicos locais produzem uma depressão do miocárdio relacionada com o nível sanguíneo do anestésico local. Os anestésicos locais diminuem a excitabilidade elétrica do miocárdio, a taxa de condução e a força de contração.[53-55]

Aproveita-se terapeuticamente essa ação depressora para controlar o miocárdio hiperexcitável, que se manifesta como várias arritmias. Embora muitos anestésicos locais tenham demonstrado ações antiarrítmicas em animais, apenas a procaína e a lidocaína adquiriram confiabilidade clínica significativa em humanos. A lidocaína é o anestésico local mais amplamente usado e mais intensamente estudado nesse aspecto.[10,34,56,57]

A procainamida é a molécula de procaína com uma ligação amida substituindo a ligação éster. Assim, é hidrolisada muito mais lentamente que a procaína.[58]

A tocainida, um análogo químico da lidocaína, foi introduzida em 1981 como antiarrítmico oral, dado o fato de a lidocaína não ter efeito depois da administração oral em razão de um efeito significativo de primeira passagem hepática.[59-61] Após sua administração oral, a lidocaína sofre extenso metabolismo de primeira passagem hepático. Sua biodisponibilidade é de apenas 0,21 a 0,46 (79 e 54% metabolizada, respectivamente).[60,61]

A tocainida é efetiva em controlar arritmias ventriculares, mas associa-se a uma incidência de 40% de efeitos adversos, inclusive náuseas, vômitos, tremor, parestesias, agranulocitose e fibrose pulmonar.[62,63] A tocainida piora os sintomas de insuficiência cardíaca congestiva em cerca de 5% dos pacientes e pode provocar arritmias (é proarrítmica) em 1 a 8% dos pacientes.[64] Por volta

**Tabela 2.10** Dose intravenosa dos anestésicos locais necessária para atividade convulsivante ($CD_{100}$) e colapso cardiovascular irreversível ($LD_{100}$) em cães.

| Agente | $CD_{100}$ (mg/kg) | $LD_{100}$ (mg/kg) | Razão $LD_{100}/CD_{100}$ do agente |
|---|---|---|---|
| Lidocaína | 22 | 76 | 3,5 |
| Etidocaína | 8 | 40 | 5,0 |
| Bupivacaína | 4 | 20 | 5,0 |
| Tetracaína | 5 | 27 | 5,4 |

Dados de Liu P *et al.* Acute cardiovascular toxicity of intravenous amide local anesthetics in anesthetized dogs. *Anesth Analg.* 1982;61:317-322.

de 1984, seu uso foi associado a casos de agranulocitose, anemia aplásica e trombocitopenia, alguns dos quais foram fatais. Isso levou algumas autoridades regulatórias a restringirem as indicações de seu uso. O principal fabricante subsequentemente restringiu o uso, no mundo inteiro, ao tratamento de arritmias ventriculares sintomáticas que não respondam a outras terapias ou quando outra terapia for contraindicada.[65]

Os níveis sanguíneos de lidocaína geralmente observados depois da injeção intraoral de um ou dois tubetes, 0,5 a 2 μg/mℓ, não se associam a atividade cardiodepressora. Aumentar um pouco os níveis sanguíneos de lidocaína não causa toxicidade e se associa a ações antiarrítmicas. Os níveis sanguíneos terapêuticos de lidocaína para atividade antiarrítmica variam de 1,8 a 6 μg/mℓ.[55,66]

A lidocaína é administrada pela via IV em *bolus* de 50 a 100 mg em uma taxa de 25 a 50 mg/min no controle da taquicardia ventricular e fibrilação ventricular.[67] Essa dose se baseia em 1,0 a 1,5 mg/kg de peso corporal a cada 3 a 5 minutos e frequentemente é seguida por uma infusão IV contínua de 1 a 4 mg/min. São notados sinais e sintomas de superdosagem de anestésico local quando o nível sanguíneo eleva além de 1 μg/mℓ.[66] De acordo com as diretrizes de 2015 para reanimação cardiopulmonar (RCP) e cuidados cardíacos de emergência da American Heart Association, a lidocaína pode ser considerada alternativa à amiodarona para controle de fibrilação ventricular ou taquicardia ventricular sem pulso não responsiva a RCP, desfibrilação e terapia vasopressora.[67]

Ações diretas de anestésicos locais sobre o miocárdio em níveis sanguíneos acima do nível terapêutico (antiarrítmico) incluem diminuição da contratilidade miocárdica e diminuição do débito cardíaco, sendo que ambas levam ao colapso circulatório (Tabela 2.10).

O Quadro 2.3 resume os efeitos de níveis sanguíneos crescentes de anestésicos locais sobre o SNC e o SCV.

### *Ação direta sobre a vasculatura periférica*

A cocaína é o único anestésico local que produz consistentemente vasoconstrição em doses usadas rotineiramente.[4] A ropivacaína produz vasoconstrição cutânea, enquanto sua congênere bupivacaína produz vasodilatação.[68] Todos os outros anestésicos locais injetáveis produzem vasodilatação periférica por meio do relaxamento da musculatura lisa nas paredes dos vasos. Isso leva a aumento do fluxo sanguíneo para o ponto de deposição do anestésico local e a partir dele (ver Tabela 2.1). O aumento do fluxo sanguíneo local aumenta a taxa de absorção do fármaco, levando, por sua vez, a diminuição da profundidade e da duração de ação do anestésico local, aumento do sangramento na área de tratamento e aumento dos níveis sanguíneos de anestésico local.

A Tabela 2.11 fornece exemplos dos níveis sanguíneos máximos obtidos depois da injeção de anestésicos locais com e sem a presença de um vasoconstritor.[68-70]

O efeito primário dos anestésicos locais sobre a pressão arterial é a hipotensão. A procaína produz hipotensão mais frequente e significativamente do que a lidocaína: 50% dos pacientes em um estudo que receberam procaína ficaram hipotensos, em comparação com 6% dos que receberam lidocaína.[71] Essa ação é produzida por depressão direta do miocárdio e relaxamento dos músculos lisos nas paredes dos vasos pelo anestésico local.

Em resumo, os efeitos negativos sobre o SCV não são observados até que sejam alcançados níveis sanguíneos significativamente

**Tabela 2.11** Níveis plasmáticos máximos após administração de anestésico local com e sem vasoconstritor.

| Tipo de injeção | Anestésico | Dose | Diluição da epinefrina | Nível láximo (μg/mℓ) |
|---|---|---|---|---|
| Infiltração | Lidocaína | 400 mg | Nenhuma | 2,0 |
| Infiltração | Lidocaína | 400 mg | 1:200.000 | 1,0 |
| Intercostal | Lidocaína | 400 mg | Nenhuma | 6,5 |
| Intercostal | Lidocaína | 400 mg | 1:200.000 | 5,3 |
| Intercostal | Lidocaína | 400 mg | 1:80.000 | 4,9 |
| Infiltração | Mepivacaína | 5 mg/kg | Nenhuma | 1,2 |
| Infiltração | Mepivacaína | 5 mg/kg | 1:200.000 | 0,7 |

Dados de Kopacz DJ, Carpenter RL, Mackay DL. Effect of ropivacaine on cutaneous capillary flow in pigs. *Anesthesiology*, 1989:71:69; Scott DB, Jebson PJR, Braid DP *et al.* Factors affecting plasma levels of lignocaine and prilocaine. *Br J Anaesth*, 1972;44:1040-1049; Duhner JGL, Hebring BG, Lie T. Blood levels of mepivacaine after regional anaesthesia. *Br J Anaesth.* 1965;37:746-752.

**• Quadro 2.3 Sinais e sintomas de superdosagem de anestésicos locais.**

**Níveis mínimos a moderados de superdosagem**

***Sinais***

Loquacidade
Apreensão
Excitabilidade
Fala indistinta
Balbucio generalizado, levando a contrações musculares e tremor na face e nas extremidades distais
Euforia
Disartria
Nistagmo
Sudorese
Vômitos
Falha em obedecer a comandos ou em raciocinar sobre eles
Pressão arterial elevada
Frequência cardíaca elevada
Frequência respiratória elevada

**Níveis moderados a altos de superdosagem**

Atividade de crise tônico-clônica, seguida por:

- Depressão generalizada do sistema nervoso central
- Pressão arterial, frequência cardíaca e frequência respiratória deprimidas

**Sintomas (progressivos com o aumento do nível sanguíneo)**

Atordoamento e tonturas
Agitação
Nervosismo
Sensação de contração antes de ser observada a contração real (ver "Balbucio generalizado" em "***Sinais***")
Sensação de gosto metálico
Distúrbio visual (incapacidade de focalizar)
Distúrbio auditivo (tinido)
Sonolência e desorientação
Perda de consciência

De Malamed SF. *Medical Emergencies in the Dental Office.* 7th ed, St Louis: Mosby; 2015.

elevados para os anestésicos locais. A sequência habitual de ações induzidas pelos anestésicos locais sobre o SCV é a seguinte:

1. Em níveis abaixo da superdosagem, ocorre discreta elevação ou nenhuma alteração da pressão arterial em virtude do aumento do débito cardíaco e da frequência cardíaca em decorrência da intensificação da atividade simpática; também se nota vasoconstrição direta de certos leitos vasculares periféricos.
2. Em níveis que se aproximam da superdosagem, embora ainda abaixo dela, nota-se leve grau de hipotensão; isso é produzido por uma ação relaxante direta sobre o músculo liso vascular.
3. Em níveis de superdosagem, profunda hipotensão é causada pela diminuição da contratilidade do miocárdio, do débito cardíaco e da resistência periférica.
4. Em níveis letais, observa-se colapso cardiovascular. Isso é causado por vasodilatação periférica maciça e diminuição da contratilidade do miocárdio e da frequência cardíaca (bradicardia sinusal).
5. Alguns anestésicos locais, como a bupivacaína (e, em menor grau, a ropivacaína e a etidocaína), podem precipitar fibrilação ventricular potencialmente fatal.[72,73]

## Toxicidade para o tecido local

O músculo esquelético parece ser mais sensível do que outros tecidos às propriedades irritantes locais dos anestésicos locais. A injeção intramuscular e intraoral de articaína, lidocaína, mepivacaína, prilocaína, bupivacaína e etidocaína pode produzir alterações no músculo esquelético.[74-77] Parece que os anestésicos locais com ação mais longa causam mais dano localizado aos músculos esqueléticos do que os anestésicos com ação mais curta. As alterações que ocorrem no músculo esquelético são reversíveis, havendo regeneração muscular completa em 2 semanas após a administração do anestésico local. Essas alterações musculares não se associam a sinais clínicos manifestos de irritação local.

## Sistema respiratório

Os anestésicos locais exercem um efeito duplo sobre a respiração. Em níveis abaixo da superdosagem, têm ação relaxante direta sobre o músculo liso brônquico, enquanto em níveis de superdosagem podem produzir parada respiratória em decorrência de depressão generalizada do SNC. Em geral, a função respiratória não é afetada pelos anestésicos locais até que sejam alcançados níveis próximos da superdosagem.

## Ações variadas

### *Interações medicamentosas*

Em geral, os depressores do SNC (opioides, ansiolíticos, fenotiazinas, barbitúricos), quando administrados juntamente com os anestésicos locais, levam à potencialização de suas ações depressoras do SNC. O uso conjunto de anestésicos locais e fármacos que compartilham uma via metabólica pode produzir reações adversas. Os anestésicos locais ésteres e o relaxante muscular despolarizante succinilcolina exigem pseudocolinesterase plasmática para hidrólise. Isso pode resultar em apneia prolongada pelo uso concomitante desses fármacos.[78]

Fármacos que induzem a produção de enzimas microssomais hepáticas (barbitúricos) podem alterar a taxa em que os anestésicos locais amidas são metabolizados. O aumento da indução de enzimas microssomais hepáticas aumenta a taxa de metabolismo do anestésico local.

Interações medicamentosas específicas relacionadas com a administração de anestésicos locais são analisadas no Capítulo 10.

### *Hipertermia maligna*

A hipertermia maligna (HM; hiperpirexia) é um transtorno farmacogênico em que uma variação genética do indivíduo altera sua resposta a determinados fármacos. As manifestações clínicas agudas da HM incluem taquicardia, taquipneia, pressão arterial instável, cianose, acidose respiratória e metabólica, febre (a temperatura chega a 42°C), rigidez muscular e óbito. As taxas de mortalidade de 80% na década de 1980 diminuíram para menos de 5% (2006).[79] Muitos anestésicos locais comumente usados podem desencadear HM em alguns indivíduos.

Até o final da década de 1990, acreditava-se que os anestésicos locais amidas fossem capazes de provocar HM e, por isso, eram considerados absolutamente contraindicados em pacientes suscetíveis à HM.[80] A Malignant Hyperthermia Association of the United States (MHAUS), depois de avaliar pesquisas clínicas recentes, concluiu que nenhum caso documentado na literatura médica ou odontológica (nos últimos 40 anos) sustenta o conceito de que os anestésicos amidas desencadeiem HM.[80-85]

Essa associação norte-americana mantém um *site* com informações para profissionais da saúde e pacientes: https://www.mhaus.org.

## Referências bibliográficas


1. Aps C, Reynolds F. The effect of concentration in vasoactivity of bupivacaine and lignocaine. *Br J Anaesth.* 1976;48:1171–1174.
2. Covino BG. Pharmacology of local anaesthetic agents. *Br J Anaesth.* 1986;58:701–716.
3. Procaine Drug Monograph. November 17, 2018.www.clinicalkey.com; 1998. Accessed 27 November 2018.
4. Benowitz NL. Clinical pharmacology and toxicology of cocaine. *Pharmacol Toxicol.* 1993;72:1–12.
5. Arthur GR. Pharmacokinetics of local anesthetics. In: Strichartz GR, ed. *Local Anesthetics: Handbook of Experimental Pharmacology.* Vol. 81. Berlin: Springer-Verlag; 1987.
6. Hohnloser SH, Lange HW, Raeder E, et al. Short- and long-term therapy with tocainide for malignant ventricular tachyarrhythmias. *Circulation.* 1986;73:143–149.
7. Soliman IE, Broadman LM, Hannallah RS, McGill WA. Comparison of the analgesic effects of EMLA (eutectic mixture of local anesthetics) to intradermal lidocaine infiltration prior to venous cannulation in unpremedicated children. *Anesthesiology.* 1988;68:804–806.
8. Schreiber S, Ronfani L, Chiaffoni GP, et al. Does EMLA cream application interfere with the success of venipuncture or venous cannulation? A prospective multicenter observational study. *Eur J Pediatr.* 2013;172(2):265–268.
9. Otto CW. Cardiopulmonary resuscitation. In: Ortega R, ed. *Clinical Anesthesia.* Philadelphia: Lippincott Williams & Wilkins; 2013:1684.
10. Haugh KH. Antidysrhythmic agents at the turn of the twenty-first century: a current review. *Crit Care Nurs Clin North Am.* 2002;14:13–69.
11. Kalow W. Hydrolysis of local anesthetics by human serum cholinesterase. *J Pharmacol Exp Ther.* 1952;104:122–134.
12. Watson CB. Respiratory complications associated with anesthesia. *Anesth Clin North Am.* 2002;20:375–399.
13. Gutenberg LL, Chen JW, Trapp L. Methemoglobin levels in generally anesthetized pediatric dental patients receiving prilocaine versus lidocaine. *Anesth Prog.* 2013;60(3):99–108.
14. Arthur GR. *Distribution and Elimination of Local Anesthetic Agents: The Role of the Lung, Liver, and Kidneys,* PhD Thesis. Edinburgh: University of Edinburgh; 1981.
15. Oertel R, Berndt A, Kirch W. Saturable in vitro metabolism of articaine by serum esterases: does it contribute to the resistance of the local anesthetic effect? *Reg Anesth.* 1996;21:576–581.
16. Oertel R, Rahn R, Kirch W. Clinical pharmacokinetics of articaine. *Clin Pharmacokinet.* 1997;33(6):417–425.
17. Nation RL, Triggs EJ. Lidocaine kinetics in cardiac patients and aged subjects. *Br J Clin Pharmacol.* 1977;4:439–448.

18. Klotz U. Antiarrhythmics: elimination and dosage considerations in hepatic impairment. *Clin Pharmacokinet.* 2007;46(12):985–986.
19. Oertel R, Rahn R, Kirch W. Clinical pharmacokinetics of articaine. *Clin Pharmacokinet.* 1997;33:617–625.
20. Prilocaine-induced methemoglobinemia—Wisconsin, 1993. *MMWR Morb Mortal Wkly Rep.* 1994;43:3555–3557.
21. Wilburn-Goo D, Lloyd LM. When patients become cyanotic: acquired methemoglobinemia. *J Am Dent Assoc.* 1999;130:626–631.
22. Strong JM, Parker M, Atkinson AJ Jr. Identification of glycinexylidide in patients treated with intravenous lidocaine. *Clin Pharmacol Ther.* 1973;14:67–72.
23. Gupta PP, Tangri AN, Saxena RC, Dhawan BN. Clinical pharmacology studies on 4-*N*-butylamino-1,2,3,4,-tetrahydroacridine hydrochloride (Centbucridine), a new local anaesthetic agent. *Indian J Exp Biol.* 1982;20:344–346.
24. Vacharajani GN, Parikh N, Paul T, Satoskar RS. A comparative study of centbucridine and lidocaine in dental extraction. *Int J Clin Pharmacol Res.* 1983;3:251–255.
25. Beri S, Biswas NR, Shende DR, Das GK, Pandey RM, Ghose S. Injectable centbucridine and lidocaine hydrochloride for intraocular surgery. *Ophthalmic Surg Lasers.* 1997;28(12):1027–1029.
26. Ghose S, Biswas NR, Das GK, et al. A prospective randomized double masked controlled clinical trial to determine the efficacy of multiple drop centbucridine as an ocular surface anesthetic. *Indian J Physiol Pharmacol.* 2004;48(4):466–470.
27. Bernhard CG, Bohm E. *Local Anaesthetics as Anticonvulsants: A Study on Experimental and Clinical Epilepsy.* Stockholm: Almqvist & Wiksell; 1965.
28. Bernhard CG, Bohm E, Wiesel T. On the evaluation of the anticonvulsive effect of different local anesthetics. *Arch Int Pharmacodyn Ther.* 1956;108:392–407.
29. Julien RM. Lidocaine in experimental epilepsy: correlation of anticonvulsant effect with blood concentrations. *Electroencephalogr Clin Neurophysiol.* 1973;34:639–645.
30. Berry CA, Sanner JH, Keasling HH. A comparison of the anticonvulsant activity of mepivacaine and lidocaine. *J Pharmacol Exp Ther.* 1961;133:357–363.
31. De Jong RH. Therapeutic properties of local anesthetics. In: *Local Anesthetics.* St Louis: Mosby; 1994:257.
32. Walker IA, Slovis CM. Lidocaine in the treatment of status epilepticus. *Acad Emerg Med.* 1997;4:918–922.
33. Chen AH. Toxicity and allergy to local anesthesia. *J Calif Dent Assoc.* 1998;26:983–992.
34. Katz J, Feldman MA, Bass EB, et al. Injectable versus topical anesthesia for cataract surgery: patient perceptions of pain and side effects. *Ophthalmology.* 2000;107:2054–2060.
35. Official Air Force Aerospace Medicine Approved Medications. Effective: 5 June 2014 Approved by AF/SG3P on 5 June 2014.
36. Klein SW, Sutherland RIL, Morch JE. Hemodynamic effects of intravenous lidocaine in man. *Can Med Assoc J.* 1968;99:472–475.
37. Lie KI, Wellens HJ, van Capelle FJ, et al. Lidocaine in the prevention of primary ventricular fibrillation: a double-blind, randomized study of 212 consecutive patients. *N Engl J Med.* 1974;291:1324–1326.
38. Barcelos KC, Furtado DP, Ramacciato JC, Cabral AM, Haas DA. Effect of $PaCO_2$ and $PaO_2$ on lidocaine and articaine toxicity. *Anesth Prog.* 2010;57(3):104–108.
39. Englesson S, Grevsten S, Olin A. Some numerical methods of estimating acid-base variables in normal human blood with a haemoglobin concentration of 5 g-100 $cm^3$. *Scand J Lab Clin Invest.* 1973;32:289–295.
40. de Jong RH, Robles R, Corbin RW. Central actions of lidocaine-synaptic transmission. *Anesthesiology.* 1969;30(19).
41. Huffman RD, Yim GKW. Effects of diphenylaminoethanol and lidocaine on central inhibition. *Int J Neuropharmacol.* 1969;8:217.
42. Tanaka K, Yamasaki M. Blocking of cortical inhibitory synapses by intravenous lidocaine. *Nature.* 1966;209:207.
43. de Jong RH. Central nervous system effects. In: *Local Anesthetics.* St Louis: Mosby; 1994:286.
44. Graubard DJ, Peterson MC. *Clinical Uses of Intravenous Procaine.* Springfield: Charles C Thomas; 1950.
45. Garcilasso de la Vega. Commentarios reales de los Incas (1609–1617). In: Freud S, ed. *Uber Coca.* Vienna: Moritz Perles; 1884.
46. Disertacion sobre el aspecto, cultivo, comercio y virtudes de la famosa planta del Peru nombrado coca: Lima, 1794. In: Freud S, ed. *Uber Coca.* Vienna: Moritz Perles; 1884.
47. Olch PD, William S. Halsted and local anesthesia: contributions and complications. *Anesthesiology.* 1975;42:479–486.
48. Loper KA. Clinical toxicology of cocaine. *Med Toxicol Adverse Drug Exp.* 1989;4(3):174–185.
49. Harriston k, Jenkins S. Maryland basketball star Len Bias is dead at 22. *Washington Post.* 1986.
50. Szatmari S, Bereczki D. Procaine treatment for cognition and dementia. *Cochrane Database Syst Rev.* 2008;4:CD005993.
51. Scott DB. Toxicity caused by local anaesthetic drugs. *Br J Anaesth.* 1981;53:553–554.
52. Pinter A, Dorian P. Intravenous antiarrhythmic agents. *Curr Opin Cardiol.* 2001;16:17–22.
53. Sugi K. Pharmacological restoration and maintenance of sinus rhythm by antiarrhythmic agents. *J Cardiol.* 1999;33(suppl 1):59–64.
54. Alexander JH, Granger CB, Sadowski Z, et al. Prophylactic lidocaine use in acute myocardial infarction: incidence and outcomes from two international trials. *Am Heart J.* 1999;137:799–805.
55. Cannom DS, Prystowsky EN. Management of ventricular arrhythmias: detection, drugs, and devices. *JAMA.* 1999;281:272–279.
56. Tan HL, Lie KI. Prophylactic lidocaine use in acute myocardial infarction revisited in the thrombolytic era. *Am Heart J.* 1999;137:570–573.
57. Kowey PR. An overview of antiarrhythmic drug management of electrical storm. *Can J Cardiol.* 1996;12(suppl B):3B–8B; discussion 27B–28B.
58. Slavik RS, Tisdale JE, Borzak S. Pharmacologic conversion of atrial fibrillation: a systematic review of available evidence. *Prog Cardiovasc Dis.* 2001;44:221–252.
59. Lalka D, Meyer MB, Duce BR, Elvin AT. Kinetics of the oral antiarrhythmic lidocaine congener, tocainide. *Clin Pharmacol Ther.* 1976;19:757–766.
60. Pond SM, Tozer TN. First-pass elimination. Basic concepts and clinical consequences. *Clin Pharmacokinet.* 1984;9:1–25.
61. Bennett PN, Aarons LJ, Bending MR, Steiner JA, Rowland M. Pharmacokinetics of lidocaine and its deethylated metabolite: dose and time dependency studies in man. *J Phamacol.* 1973;50:581–591.
62. Perlow GM, Jain BP, Pauker SC, Zarren HS, Wistran DC, Epstein RL. Tocainide-associated interstitial pneumonitis. *Ann Intern Med.* 1981;94(4 Pt 1):489–490.
63. Volosin K, Greenberg RM, Greenspon AJ. Tocainide associated agranulocytosis. *Am Heart J.* 1985;109:1392.
64. Bronheim D, Thys DM. Cardiovascular drugs. In: Longnecker DE, Tinker JH, Morgan GE Jr, eds. *Principles and Practice of Anesthesiology.* 2nd ed. St Louis: Mosby; 1998.
65. Department of Economic and Social Affairs of the United Nations Secretariat. Tocainide. In: *Consolidated List of Products Whose Consumption and/or Sale Have Been Banned, Withdrawn, Severely Restricted or Not Approved by Governments. 12th Issue, Pharmaceuticals.* New York: United Nations Publications Board; 2005:268.
66. Kudenchuk PJ. Advanced cardiac life support antiarrhythmic drugs. *Cardiol Clin.* 2002;20:19–87.
67. Link MS, Berkow LC, Kudenchuk PJ, et al. Part 7: adult advanced cardiovascular life support: 2015 American Heart Association guidelines update for cardiopulmonary resuscitation and emergency cardiovascular care. *Circulation.* 2015;132(suppl 2):S444–S464.
68. Kopacz DJ, Carpenter RL, MacKay DL. Effect of ropivacaine on cutaneous capillary flow in pigs. *Anesthesiology.* 1989;71(69).
69. Scott DB, Jebson PJR, Braid DP, Ortengren B, Frisch P. Factors affecting plasma levels of lignocaine and prilocaine. *Br J Anaesth.* 1972;44(10):1040–1049.
70. Duhner KG, Harthon JGL, Hebring BG, Lie T. Blood levels of mepivacaine after regional anaesthesia. *Br J Anaesth.* 1965;37:746–752.
71. Kimmey JR, Steinhaus JE. Cardiovascular effects of procaine and lidocaine (Xylocaine) during general anesthesia. *Acta Anaesthesiol Scand.* 1959;3:9–15.

72. de Jong RH, Ronfeld R, DeRosa R. Cardiovascular effects of convulsant and supraconvulsant doses of amide local anesthetics. *Anesth Analg.* 1982;61(3).
73. Feldman HS, Arthur GR, Covino BG. Comparative systemic toxicity of convulsant and supraconvulsant doses of intravenous ropivacaine, bupivacaine and lidocaine in the conscious dog. *Anesth Analg.* 1989;69:794.
74. Zink W, Graf BM, Sinner B, Martin E, Fink RH, Kunst G. Differential effects of bupivacaine on intracellular $Ca^{2+}$ regulation: potential mechanisms of its myotoxicity. *Anesthesiology.* 2002;97(3):710–716.
75. Irwin W, Fontaine E, Agnolucci L, et al. Bupivacaine myotoxicity is mediated by mitochondria. *J Biol Chem.* 2002;277: 12221–12227.
76. Benoit PW, Yagiela JA, Fort NF. Pharmacologic correlation between local anesthetic-induced myotoxicity and disturbances of intracellular calcium distribution. *Toxicol Appl Pharmacol.* 1980;52:187–198.
77. Hinton RJ, Dechow PC, Carlson DS. Recovery of jaw muscle function following injection of a myotoxic agent (lidocaine-epinephrine). *Oral Surg Oral Med Oral Pathol.* 1986;59:247–251.
78. Bevan DR, Donati F. Succinylcholine apnoea: attempted reversal with anticholinesterases. *Can Anaesth Soc J.* 1983;30(5):536–539.
79. Rosenberg H, Pollock N, Schiemann A, Bulger T, Stowell K. Malignant hyperthermia: a review. *Orpanet J Rare Dis.* 2015;10:93.
80. Denborough MA, Forster JF, Lovell RR, et al. Anaesthetic deaths in a family. *Br J Anaesth.* 1962;34:395–396.
81. Reifenstahl EF, Rowshan HH. Malignant hyperthermia and its implications in general dentistry. *Gen Dent.* 2009;57(3): 242–246.
82. Laureano F, Rodrigues J, de Oliveira N, et al. Successful management of malignant hyperthermia during orthognathic surgery: a case report. *J Oral Maxillofac Surg.* 2008;66(7):1485–1488.
83. Paasuke PT, Brownell AKW. Amine local anaesthetics and malignant hyperthermia (editorial). *Can Anaesth Soc J.* 1986;33:126–129.
84. Collins CP, Beirne OR. Concepts in the prevention and management of malignant hyperthermia. *J Oral Maxillofac Surg.* 2003;61(11):1340–1345.
85. Malignant Hyperthermia Association of the United States. https://www.mhaus.org. Accessed November 27, 2017.

# 3

# Farmacologia dos Vasoconstritores

Todos os anestésicos locais injetáveis clinicamente efetivos são vasodilatadores. O grau de vasodilatação varia de significativo (procaína) a mínimo (prilocaína, mepivacaína), e conforme o local da injeção e a resposta individual do paciente. Após a deposição de um anestésico local nos tecidos, os vasos (arteríolas e capilares primariamente) da área se dilatam, resultando em aumento da perfusão local e levando às seguintes reações:

1. Aumento da taxa de absorção do anestésico local para o sistema cardiovascular, o que, por sua vez, remove-o do ponto de injeção (redistribuição do fármaco).
2. Níveis plasmáticos mais altos do anestésico local, com aumento associado do risco de toxicidade pelo anestésico local (superdosagem).
3. Diminuição da profundidade e duração da anestesia, uma vez que o anestésico local é removido do ponto de injeção mais rapidamente.
4. Aumento do sangramento no local de tratamento em decorrência da elevação da perfusão.

Vasoconstritores são fármacos que causam constrição dos vasos sanguíneos e, assim, controlam a perfusão tecidual. São acrescentados às soluções de anestésicos locais para se opor às ações vasodilatadoras inerentes a esses fármacos. Os vasoconstritores são acréscimos importantes a uma solução de anestésico local pelos seguintes motivos:

1. Por causarem a constrição dos vasos, os vasoconstritores diminuem o fluxo sanguíneo (perfusão) para o local da administração do fármaco.
2. A absorção do anestésico local para o sistema cardiovascular se torna mais lenta, resultando em níveis sanguíneos mais baixos de anestésico.[1,2] A Tabela 3.1 compara os níveis sanguíneos de anestésico local com e sem vasoconstritor.[1]
3. Os níveis sanguíneos de anestésico local se reduzem, diminuindo o risco de toxicidade pela administração excessiva do fármaco. (Ainda pode ocorrer superdosagem pela injeção intravascular rápida.)
4. Mais anestésico local se difunde para o nervo, onde permanece mais tempo, aumentando (em alguns casos, significativamente;[3] em outros, minimamente[4]) a duração da ação da maioria desses anestésicos.
5. Os vasoconstritores diminuem o sangramento no local de administração. Sua inclusão na solução de anestésico local é útil quando se antecipa um aumento do sangramento (p. ex., durante procedimento cirúrgico).[5,6]

**Tabela 3.1** Efeitos de um vasoconstritor (epinefrina 1:200.000) sobre os níveis máximos de anestésicos locais no sangue.

| Anestésico local | Dose (mg) | Nível máximo (µg/mℓ) Sem vasoconstritor | Com vasoconstritor |
|---|---|---|---|
| Mepivacaína | 500 | 4,7 | 3 |
| Lidocaína | 400 | 4,3 | 3 |
| Prilocaína | 400 | 2,8 | 2,6 |
| Etidocaína | 300 | 1,4 | 1,3 |

Dados de Cannall H, Walters H, Saunders A. Circulating blood levels of lignocaine after peri-oral injections. *Br Dent J.* 1975;138:87-93.

Os vasoconstritores comumente usados em conjunto com os anestésicos locais injetados são quimicamente idênticos ou semelhantes aos mediadores do sistema nervoso simpático: epinefrina e norepinefrina. As ações dos vasoconstritores são tão semelhantes à resposta dos nervos adrenérgicos à estimulação que se classificam como fármacos simpatomiméticos ou adrenérgicos. Esses fármacos têm muitas ações clínicas além da vasoconstrição.

Os fármacos simpatomiméticos também podem ser classificados de acordo com sua estrutura química e seu modo de ação.

## Estrutura química

A classificação dos fármacos simpatomiméticos pela estrutura química se relaciona com a presença ou ausência de um núcleo catecol – este também conhecido como *o*-di-hidrobenzeno. Os simpatomiméticos que têm substituições hidroxila (OH) na terceira e na quarta posição do anel aromático são denominados *catecóis.*

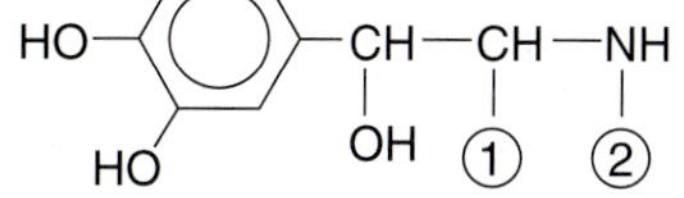


| | ① | ② |
|---|---|---|
| Epinefrina | H | $CH_3$ |
| Levonordefrina | $CH_3$ | H |
| Norepinefrina | H | H |

Se eles também contiverem um grupo amina ($NH_2$) preso à cadeia lateral alifática, serão chamados de *catecolaminas.* A epinefrina, a norepinefrina e a dopamina são as catecolaminas naturais da parte simpática do sistema nervoso. Isoproterenol e levonordefrina são catecolaminas sintéticas.

Os vasoconstritores que não contam com grupos OH na terceira e na quarta posição da molécula aromática não são catecóis, mas sim aminas, porque têm um grupo $NH_2$ preso à cadeia lateral alifática.

A felipressina, um análogo sintético do polipeptídio vasopressina (hormônio antidiurético), é disponibilizada em muitos países como vasoconstritor. Até janeiro de 2018, quando este texto foi escrito, a felipressina não estava disponível nos EUA.

## Modos de ação

São conhecidas três categorias de aminas simpatomiméticas: fármacos de ação direta, que exercem sua ação diretamente nos receptores adrenérgicos; fármacos de ação indireta, que atuam liberando norepinefrina das terminações nervosas adrenérgicas; e fármacos de ação mista, com ações direta e indireta (Quadro 3.1).[1-3]

### *Receptores adrenérgicos*

Encontram-se receptores adrenérgicos na maioria dos tecidos do corpo. Esse conceito foi proposto por Ahlquist[7] em 1948 e é bem aceito até hoje. Ahlquist reconheceu dois tipos de receptores adrenérgicos, denominados *alfa* (α) e *beta* (β) com base nas ações inibitória ou excitatória das catecolaminas sobre o músculo liso.

A estimulação dos receptores α por um fármaco simpatomimético geralmente produz uma resposta que inclui contração do músculo liso dos vasos (vasoconstrição). Com base nas diferenças de sua função e localização, os receptores α foram subcategorizados. Enquanto os receptores $\alpha_1$ são pós-sinápticos excitatórios, os receptores $\alpha_2$ são pós-sinápticos inibitórios.[8]

A estimulação dos receptores β produz relaxamento da musculatura lisa (vasodilatação e broncodilatação) e estimulação cardíaca (aumento da frequência cardíaca e da força de contração).

Os receptores β ainda são divididos em $\beta_1$ e $\beta_2$: os receptores $\beta_1$ são encontrados no coração e no intestino delgado, sendo responsáveis pela estimulação cardíaca e pela lipólise; já os receptores $\beta_2$, encontrados nos brônquios dos pulmões, nos leitos vasculares e no útero, produzem broncodilatação e vasodilatação.[9]

A Tabela 3.2 ilustra as diferenças nos graus de atividade dos receptores α e β de três vasoconstritores comumente usados.

A Tabela 3.3 lista os efeitos sistêmicos, com base na atividade dos receptores α e β da epinefrina e norepinefrina.

### *Liberação de catecolaminas*

Outros simpatomiméticos, como a tiramina e a anfetamina, atuam indiretamente, causando liberação da catecolamina norepinefrina dos seus locais de depósito nas terminações nervosas adrenérgicas. Além disso, esses fármacos podem exercer ação direta sobre os receptores α e β.

**• Quadro 3.1 Categorias das aminas simpatomiméticas.**

| Ação direta | Ação indireta | Ação mista |
|---|---|---|
| Epinefrina | Tiramina | Metaraminol |
| Norepinefrina | Anfetamina | Efedrina |
| Levonordefrina | Metanfetamina | |
| Isoproterenol | Hidroxianfetamina | |
| Dopamina | | |
| Metoxamina | | |
| Fenilefrina | | |
| **Catecolaminas** | **Não catecolaminas** | |
| Epinefrina | Anfetamina | |
| Norepinefrina | Metanfetamina | |
| Levonordefrina | Efedrina | |
| Isoproterenol | Mefentermina | |
| Dopamina | Hidroxianfetamina | |
| | Metaraminol | |
| | Metoxamina | |
| | Fenilefrina | |

**Tabela 3.2 Atividade dos vasoconstritores nos receptores adrenérgicos.**

| Fármaco | $\alpha_1$ | $\alpha_2$ | $\beta_1$ | $\beta_2$ |
|---|---|---|---|---|
| Epinefrina | +++ | +++ | +++ | +++ |
| Norepinefrina | ++ | ++ | ++ | + |
| Levonordefrina | + | ++ | ++ | + |

A potência relativa dos fármacos é indicada do seguinte modo: +++, alta; ++, intermediária; e +, baixa.

De Jastak JT, Yagiela JA, Donaldson D. *Local Anesthesia of the Oral Cavity*. Philadelphia: WB Saunders; 1995.

**Tabela 3.3 Efeitos sistêmicos das aminas simpatomiméticas.**

| Órgão ou função efetora | Epinefrina | Norepinefrina |
|---|---|---|
| **Sistema cardiovascular** | | |
| Frequência cardíaca | + | – |
| Volume sistólico | ++ | ++ |
| Débito cardíaco | +++ | 0, – |
| Arritmias | ++++ | ++++ |
| Fluxo sanguíneo coronariano | ++ | ++ |
| **Pressão arterial** | | |
| Sistólica | +++ | +++ |
| Média | + | ++ |
| Diastólica | +, 0, – | ++ |
| **Circulação periférica** | | |
| Resistência periférica total | – | ++ |
| Fluxo sanguíneo cerebral | + | 0, – |
| Fluxo sanguíneo cutâneo | – | – |
| Fluxo sanguíneo esplâncnico | +++ | 0, + |
| **Sistema respiratório** | | |
| Broncodilatação | +++ | 0 |
| **Sistema geniturinário** | | |
| Fluxo sanguíneo renal | – | – |
| **Músculo esquelético** | | |
| Fluxo sanguíneo muscular | +++ | 0, – |
| **Efeitos metabólicos** | | |
| Consumo de oxigênio | ++ | 0, + |
| Glicemia | +++ | 0, + |
| Ácido láctico no sangue | +++ | 0, + |

+, Aumento; –, diminuição; 0, nenhum efeito.

De Goldenberg M, Aranow H Jr., Smith AA, Faber M. Pheochromocytoma and essential hypertensive vascular disease. *Arch Intern Med*. 1950;86:823-836.

As ações clínicas desse grupo de fármacos, portanto, são bastante similares às ações da norepinefrina. Doses sucessivamente repetidas desses fármacos serão menos efetivas do que as administradas previamente em virtude da depleção da norepinefrina dos locais de armazenamento. Esse fenômeno é denominado *taquifilaxia* e não é visto com fármacos que atuam diretamente sobre os receptores adrenérgicos.

## Diluição dos vasoconstritores

A diluição dos vasoconstritores é comumente denominada *proporção* (p. ex., 1:1.000). Como as doses máximas de vasoconstritores são apresentadas em miligramas ou, mais comumente, em microgramas, as seguintes interpretações devem possibilitar ao leitor converter esses termos prontamente:

- Uma concentração de 1:1.000 significa que 1 g (1.000 mg) de fármaco está contido em 1.000 mℓ de solução
- Portanto, uma diluição de 1:1.000 contém 1.000 mg em 1.000 mℓ ou 1,0 mg por mililitro de solução (1.000 μg/mℓ).

Os vasoconstritores usados em soluções de anestésicos locais dentais são muito mais diluídos do que a concentração 1:1.000 anteriormente descrita. Para produzir essas concentrações mais diluídas, clinicamente mais seguras e ainda assim efetivas, a diluição de 1:1.000 precisa ser maior. Esse processo é feito da seguinte maneira:

- Para produzir a concentração 1:10.000, 1 mℓ de uma solução 1:1.000 é acrescentado a 9 mℓ de solvente (água destilada); portanto, 1:10.000 = 0,1 mg/mℓ (100 μg/mℓ)
- Para produzir uma concentração 1:100.000, 1 mℓ de uma concentração 1:10.000 é acrescentado a 9 mℓ de solvente; portanto, 1:100.000 = 0,01 mg/mℓ (10 μg/mℓ).

Os valores de miligrama por mililitro e de micrograma por mililitro das várias diluições de vasoconstritores usados em medicina e odontologia são mostrados na Tabela 3.4.

A gênese das diluições de vasoconstritores em anestésicos locais começou com a descoberta da epinefrina em 1897 por Abel. Em 1903, Braun[10] sugeriu usar a epinefrina como torniquete químico para prolongar a duração dos anestésicos locais. Ele também recomendou o uso de uma diluição de epinefrina de 1:10.000, variando até uma diluição de 1:100.000 com cocaína em cirurgia nasal (área altamente vascularizada). Acredita-se, atualmente, que uma concentração de epinefrina de 1:200.000 oferece resultados comparáveis com menos efeitos colaterais sistêmicos. A diluição de 1:200.000, que contém 5 μg/mℓ (ou 0,005 mg/mℓ) tem sido amplamente usada em medicina e odontologia e é aplicada para articaína, prilocaína, lidocaína (exceto na América do Norte), etidocaína e bupivacaína. Em vários países da Europa e da Ásia, a lidocaína com concentrações de epinefrina de 1:300.000 e 1:400.000 está à disposição em tubetes odontológicos.

Embora seja o vasoconstritor mais utilizado nos anestésicos locais em medicina e odontologia, a epinefrina *não* é um fármaco ideal. Os benefícios obtidos com o acréscimo da epinefrina (ou qualquer outro vasoconstritor, para este fim) a uma solução de anestésico local precisam ser pesados contra os riscos que possam estar presentes. A epinefrina é absorvida do local da injeção, assim como ocorre com o anestésico local. Pode-se atingir níveis sanguíneos mensuráveis de epinefrina, os quais influenciam o coração e os vasos. Os níveis de repouso da epinefrina plasmática (39 pg/mℓ) duplicam depois da administração de um tubete de lidocaína com epinefrina 1:100.000.[11] A elevação dos níveis plasmáticos de epinefrina é linearmente dependente da dose e persiste desde vários minutos até 30 minutos depois da administração.[12] Contrariamente a uma posição previamente sustentada de que a administração intraoral de volumes habituais de epinefrina não produziria resposta cardiovascular e de que os pacientes teriam mais risco com a epinefrina liberada endogenamente do que com a epinefrina administrada exogenamente,[13,14] as evidências atuais demonstram que podem ocorrer níveis plasmáticos de epinefrina equivalentes aos obtidos durante exercício moderado a intenso depois de injeção intraoral.[15,16] Esses níveis se associam a aumentos moderados do débito cardíaco e do volume sistólico de ejeção (ver seção a seguir). A pressão arterial e a frequência cardíaca, contudo, são minimamente afetadas nas doses habituais.[17]

Nos pacientes com doença cardiovascular ou tireóidea preexistente, os efeitos colaterais da epinefrina absorvida precisam ser comparados com os dos níveis sanguíneos elevados de anestésico local. Acredita-se, atualmente, que os efeitos cardiovasculares das doses convencionais de epinefrina causem pouca preocupação prática até mesmo nos pacientes com cardiopatia.[12] No entanto, mesmo depois de as precauções habituais (aspiração, injeção lenta) terem sido tomadas, epinefrina suficiente pode ser absorvida e causar reações simpatomiméticas, como apreensão, taquicardia, sudorese e palpitação: é a chamada reação à epinefrina.[18]

A administração intravascular de vasoconstritores e sua utilização em indivíduos sensíveis (hiper-reativos) ou a ocorrência de interações medicamentosas inesperadas pode, contudo, produzir manifestações clínicas significativas. A administração intravenosa (IV) de 0,015 mg de epinefrina com lidocaína resulta em aumento da frequência cardíaca que varia de 25 a 70 bpm, com elevações da pressão arterial sistólica de 20 a 70 mmHg.[12,19,20] Podem-se observar distúrbios ocasionais do ritmo, sendo as extrassístoles ventriculares os mais frequentes.

Outros vasoconstritores usados em medicina e odontologia incluem norepinefrina, fenilefrina, levonordefrina e felipressina. A norepinefrina, apesar de não apresentar ações $\beta_2$ significativas, produz intensa vasoconstrição periférica com possível elevação drástica da pressão arterial e se associa a uma proporção de efeitos colaterais nove vezes mais alta do que a da epinefrina.[21] Embora esteja atualmente

**Tabela 3.4** Concentrações de vasoconstritores clinicamente utilizados.

| Diluição | Miligramas por mililitro (mg/mℓ) | Microgramas por mililitro (mg/mℓ) | Quantidade por tubete de 1,8 mℓ (μg) | Uso terapêutico |
|---|---|---|---|---|
| 1:1.000 | 1,0 | 1.000 | | Epinefrina – medicamento de emergência (IM/SC em anafilaxia) |
| 1:2.500 | 0,4 | 400 | | Fenilefrina |
| 1:10.000 | 0,1 | 100 | | Epinefrina – medicamento de emergência (IV/ET em parada cardíaca) |
| 1:20.000 | 0,05 | 50 | 90 | Levonordefrina – anestésico local |
| 1:30.000 | 0,033 | 33,3 | 73 (tubete de 2,2 mℓ) | Norepinefrina – anestésico local |
| 1:50.000 | 0,02 | 20 | 36 | Epinefrina – anestésico local |
| 1:80.000 | 0,0125 | 12,5 | 27,5 (tubete de 2,2 mℓ) | Epinefrina – anestésico local (Reino Unido) |
| 1:100.000 | 0,01 | 10 | 18 | Epinefrina – anestésico local |
| 1:200.000 | 0,005 | 5 | 9 | Epinefrina – anestésico local |
| 1:400.000 | 0,0025 | 2,5 | 4,5 | Epinefrina – anestésico local |

*ET*, via endotraqueal; *IM*, via intramuscular; *IV*, via intravenosa; *SC*, via subcutânea.

disponível em alguns países em soluções de anestésicos locais, o uso da norepinefrina como vasoconstritor em odontologia está diminuindo e não costuma ser recomendado. O uso de uma mistura de epinefrina e norepinefrina deve ser absolutamente evitado.[22] A fenilefrina, um agonista alfa-adrenérgico puro, teoricamente apresenta vantagens sobre outros vasoconstritores. No entanto, em ensaios clínicos, os níveis sanguíneos máximos de lidocaína foram realmente mais altos com fenilefrina 1:20.000 (nível sanguíneo de lidocaína de 2,4 μg/mℓ) do que com a epinefrina 1:200.000 (1,4 μg/mℓ).[23] Os efeitos cardiovasculares da levonordefrina assemelham-se mais aos da norepinefrina.[24] Foi demonstrado que a felipressina é quase tão efetiva quanto a epinefrina em reduzir o fluxo sanguíneo cutâneo.[5]

A epinefrina continua sendo o vasoconstritor mais efetivo e mais usado em medicina e odontologia.

## Farmacologia de agentes específicos

As propriedades farmacológicas das aminas simpatomiméticas comumente usadas como vasoconstritores em anestésicos locais serão apresentadas a seguir. A epinefrina é a mais útil e representa o melhor exemplo de um fármaco que simula a atividade da descarga simpática. Suas ações clínicas são analisadas em profundidade. As ações de outros fármacos são comparadas às da epinefrina.

### Epinefrina

#### *Nome comercial*

Adrenalina.

#### *Estrutura química*

A epinefrina como sal ácido é altamente solúvel em água. Soluções discretamente ácidas são relativamente estáveis se protegidas do ar. A deterioração (por meio de oxidação) é apressada pelo calor e pela presença de íons metais pesados. O bissulfito de sódio é comumente acrescentado às soluções de epinefrina para adiar a deterioração.

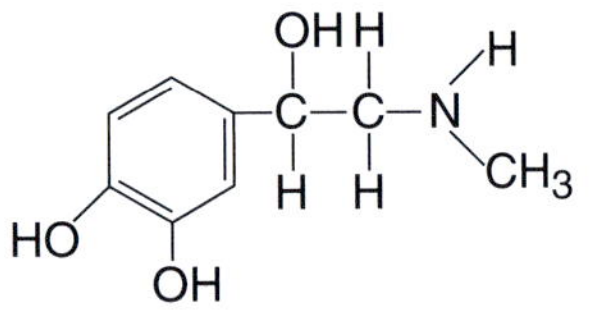


#### *Fonte*

A epinefrina é disponibilizada como agente sintético e também é obtida da medula da suprarrenal dos animais (a epinefrina constitui aproximadamente 80% das secreções da medula suprarrenal). Existe nas formas levorrotatória e dextrorrotatória – a levorrotatória é aproximadamente 15 vezes mais potente do que a dextrorrotatória.

#### *Modo de ação*

A epinefrina é um agonista adrenérgico não seletivo que estimula os receptores $\alpha_1$, $\alpha_2$, $\beta_1$ e $\beta_2$ adrenérgicos. O grau de estimulação varia com a concentração de epinefrina no receptor específico.

#### *Ações sistêmicas*

**Miocárdio**

A epinefrina estimula os receptores $\beta_1$ do miocárdio. Há um efeito inotrópico positivo (força de contração) e cronotrópico positivo (velocidade de contração). Aumenta o débito e a frequência cardíaca.

**Células marca-passo**

A epinefrina estimula os receptores $\beta_1$ e aumenta a irritabilidade das células marca-passo, levando a um aumento na incidência de arritmias. É comum encontrar taquicardia ventricular e extrassístoles ventriculares.

**Artérias coronárias**

A epinefrina produz dilatação das artérias coronárias, aumentando o fluxo sanguíneo coronário.

**Pressão arterial**

A pressão arterial sistólica aumenta. A pressão diastólica diminui com pequenas doses de epinefrina por causa da maior sensibilidade dos receptores $\beta_2$ à epinefrina, em comparação com os receptores $\alpha$ nos vasos que irrigam o músculo esquelético. A pressão arterial diastólica aumenta com doses maiores de epinefrina em virtude da constrição dos vasos que irrigam os músculos esqueléticos causada por estimulação de receptores $\alpha$.

**Dinâmica cardiovascular**

A ação global da epinefrina sobre o coração e o sistema cardiovascular é de estimulação direta:

- Aumento das pressões sistólica e diastólica
- Aumento do débito cardíaco
- Aumento do volume sistólico
- Aumento da frequência cardíaca
- Aumento da força de contração
- Aumento do consumo de oxigênio pelo miocárdio.

Essas ações levam a uma *diminuição* global da eficiência cardíaca.

Chaudhry *et al.*[25] avaliaram as respostas cardiovasculares à administração de dois tubetes de 1,8 mℓ de lidocaína a 2% com epinefrina 1:100.000 em pacientes hipertensos. A pressão arterial e a frequência cardíaca foram registradas antes da injeção e 2 e 5 minutos depois dela. Observou-se diminuição da pressão arterial sistólica em pacientes com hipertensão em estágio 2 (pressão arterial entre 160 e 179 mmHg e/ou entre 100 e 109 mmHg) depois de 2 e 5 minutos, enquanto a pressão arterial diastólica diminuiu depois das injeções. A frequência cardíaca média aumentou 3 a 4 bpm, exceto nos hipertensos estágio 2, nos quais diminuiu um pouco.[25]

Em 2014, Scarparo *et al.*[26] avaliaram o efeito na atividade cardiovascular da mepivacaína a 2% com epinefrina 1:100.000 em pacientes submetidos à exodontia do terceiro molar que receberam 5,4 mℓ (exodontia de dois terceiros molares) ou 10,8 mℓ (exodontia de quatro terceiros molares) de anestésico – equivalente a 54 e 108 μg de epinefrina. A frequência cardíaca e a pressão arterial foram monitoradas por 2 horas após a injeção do anestésico local. Eles concluíram que não houve diferenças estatisticamente significativas na frequência cardíaca e na pressão arterial monitoradas antes e depois da injeção. Meral *et al.*[27] não relataram alterações significativas na pressão arterial, na frequência cardíaca ou no eletrocardiograma (ECG) em pacientes normotensos submetidos à exodontia do terceiro molar quando se administraram 50 μg de epinefrina. Em um estudo usando articaína, 1:100.000 ou 1:200.000, por injeção intraóssea em pacientes com pulpite irreversível, Pereira *et al.*[28] demonstraram que não houve alterações significativas da frequência cardíaca, da pressão arterial sistólica, da pressão arterial diastólica, da saturação de oxigênio ($SpO_2$) e do ECG nos pacientes estudados.

**Vasculatura**

A ação primária da epinefrina se dá nas arteríolas menores e nos esfíncteres pré-capilares. Os vasos que irrigam a pele, as mucosas e os rins contêm primariamente receptores $\alpha$. A epinefrina produz constrição desses vasos. Os vasos que irrigam os músculos esqueléticos contêm receptores $\alpha$ e $\beta_2$, predominando os $\beta_2$. Pequenas doses de epinefrina produzem dilatação desses vasos em decorrência das ações em $\beta_2$. Os receptores $\beta_2$ são mais sensíveis à epinefrina do que os receptores $\alpha$. Doses maiores produzem vasoconstrição porque os receptores $\alpha$ são estimulados.

### Hemostasia

Na clínica, a epinefrina é usada frequentemente como vasoconstritor para hemostasia durante procedimentos cirúrgicos. A injeção de epinefrina diretamente nos sítios cirúrgicos produz rapidamente altas concentrações teciduais, estimulação predominante dos receptores $\alpha$ e hemostasia. À medida que os níveis teciduais de epinefrina diminuem, sua ação primária sobre os vasos reverte para vasodilatação porque predominam as ações em $\beta_2$; portanto, é comum observar algum sangramento aproximadamente 6 horas depois de um procedimento cirúrgico. Em ensaio clínico envolvendo exodontia de terceiros molares, ocorreu sangramento pós-cirúrgico em 13 de 16 pacientes que receberam epinefrina associada com anestésico local para hemostasia, enquanto nenhum dos 16 pacientes que receberam anestésico local sem vasoconstritor (mepivacaína simples) teve sangramento em 6 horas depois da cirurgia.[29] Achados adicionais de aumento da dor pós-cirúrgica e demora da cicatrização das feridas foram observados no grupo que recebeu epinefrina.[29]

### Sistema respiratório

A epinefrina exerce primariamente um efeito relaxante na musculatura lisa brônquica por meio da estimulação de receptores $\beta_2$. A estimulação de $\beta_2$ também impede a secreção de histamina e outros corticoides pelos mastócitos, antagonizando seu efeito sobre os órgãos finais e revertendo o broncospasmo e o edema.[30] Assim, a epinefrina é importante fármaco para controle de episódios refratários de broncospasmo (estado de mal asmático).[31]

### Sistema nervoso central

Em doses terapêuticas habituais, a epinefrina não é estimulante potente do sistema nervoso central (SNC). Suas ações estimulantes do SNC se tornam proeminentes quando se administra uma dose excessiva.

### Metabolismo

A epinefrina aumenta o consumo de oxigênio em todos os tecidos. Por meio de sua ação $\beta$, estimula a glicogenólise no fígado e no músculo esquelético, elevando os níveis da glicemia em concentrações plasmáticas de 150 a 200 pg/mℓ.[32] É preciso administrar o equivalente a quatro tubetes de anestésico local com epinefrina 1:100.000 para desencadear essa resposta.[33]

### Término da ação e eliminação

A ação da epinefrina é encerrada primariamente por sua recaptação pelos nervos adrenérgicos. A epinefrina que escapa da recaptação é rapidamente inativada no sangue pelas enzimas catecol-*O*-metiltransferase (COMT) e monoamina oxidase (MAO), ambas presentes no fígado.[34] Apenas pequenas quantidades (aproximadamente 1%) da epinefrina são excretadas inalteradas na urina.

### Efeitos colaterais e superdosagem

As manifestações clínicas da superdosagem de epinefrina se relacionam com estimulação do SNC e incluem aumento do medo e da ansiedade, tensão, agitação, cefaleia pulsátil, tremor, fraqueza, tonturas, palidez, dificuldade respiratória e palpitação.

Com o aumento dos níveis de epinefrina no sangue, as arritmias cardíacas (especialmente ventriculares) tornam-se mais comuns; a fibrilação ventricular é uma consequência rara, mas possível. Podem-se notar aumentos drásticos da pressão arterial sistólica (> 300 mmHg) e da pressão arterial diastólica (> 200 mmHg), que podem levar à hemorragia cerebral.[35] Episódios de angina podem ser precipitados em pacientes com insuficiência coronariana. Por causa da rápida inativação da epinefrina, a fase estimulatória da reação de superdosagem (tóxica) geralmente é breve. A superdosagem de vasoconstritores é discutida mais detalhadamente no Capítulo 18.

### *Aplicações clínicas*

- Controle de reações alérgicas agudas
- Controle do broncospasmo refratário (estado de mal asmático)
- Controle de parada cardíaca
- Como vasoconstritor para hemostasia
- Como vasoconstritor em anestésicos locais para diminuir a absorção para o sistema cardiovascular
- Como vasoconstritor em anestésicos locais para aumentar a profundidade da anestesia
- Como vasoconstritor em anestésicos locais para aumentar a duração da anestesia
- Para produzir midríase.

### Disponibilidade em odontologia

A epinefrina é o vasoconstritor mais potente e mais amplamente usado em odontologia. É disponibilizada nas seguintes soluções e fármacos:

| Diluição da epinefrina | Anestésico local (genérico) |
|---|---|
| 1:50.000 | Lidocaína |
| 1:80.000 | Lidocaína (lignocaína; Reino Unido) |
| 1:100.000 | Articaína<br>Lidocaína |
| 1:200.000 | Articaína<br>Bupivacaína<br>Etidocaína[a]<br>Lidocaína<br>Mepivacaína[b]<br>Prilocaína |
| 1:300.000 | Lidocaína[b] |
| 1:400.000 | Articaína[b] |

[a]Não é comercializada em tubetes odontológicos nos EUA (2002).
[b]Não disponível nos EUA (até janeiro de 2018).

### Doses máximas

*Deve-se usar a solução menos concentrada que produza controle efetivo da dor.* A lidocaína é disponibilizada em duas diluições de epinefrina – 1:50.000 e 1:100.000 – nos EUA e no Canadá, e em diluições de 1:80.000, 1:200.000 e 1:300.000 em outros países. A duração da anestesia efetiva da polpa e dos tecidos moles é equivalente com todas as formas. Recomenda-se (na América do Norte) que se use, portanto, a concentração de epinefrina de 1:100.000 com a lidocaína quando for necessário controle prolongado da dor. Nos lugares onde a epinefrina 1:200.000 ou 1:300.000 for disponibilizada com lidocaína, essas concentrações são preferidas para controle de dor.[36]

O estudo de Pitt Ford *et al.*[37] mostra que um vasoconstritor é importante para a produção de anestesia mais profunda e com duração mais longa; em seu estudo infiltrou-se 1 a 2 mℓ de lidocaína simples a 2% ou com epinefrina 1:80.000 no ápice do incisivo superior. A duração da anestesia pulpar (determinada com testes elétricos na polpa) foi de 25,1 minutos [desvio padrão (DP) de 6,23 minutos] com a formulação simples, em comparação com 100 minutos (DP de 15,09 minutos) para a formulação contendo epinefrina. Himuro *et al.*[38] administraram bloqueio do nervo alveolar inferior com lidocaína a 2% com epinefrina 1:80.000 e epinefrina 1:200.000 e não encontraram diferença significativa para o início da ação e a duração da anestesia. No entanto, com infiltração maxilar, a solução de epinefrina 1:80.000 forneceu anestesia pulpar por 103,4 minutos (DP de 18,5 minutos). A solução de epinefrina 1:200.000 promoveu anestesia pulpar por 52,0 minutos (DP de 13,0 minutos), enquanto a lidocaína simples ofereceu anestesia pulpar por 23,0 minutos (DP de 5,1 minutos).

Na Tabela 3.5 estão representadas as doses máximas recomendadas por este autor. São números conservadores, mas ainda oferecem ao cirurgião-dentista volumes adequados para produzir anestesia clinicamente aceitável. A American Heart Association, já em 1964, afirmava que "as concentrações típicas de vasoconstritores contidas nos anestésicos locais não são contraindicadas em pacientes com doença cardiovascular, contanto que se pratique aspiração preliminar, que o agente seja injetado lentamente e que se administre a menor dose efetiva".[39] Em 1954, a New York Heart Association (antecessora da American Heart Association) recomendou que as doses máximas de epinefrina se limitassem a 0,2 mg por sessão.[40] Nos anos seguintes, a American Heart Association recomendou a restrição de epinefrina em anestésicos locais quando administrados a pacientes com cardiopatia isquêmica.[41]

Em 2002, a Agency for Healthcare Research and Quality revisou a literatura publicada sobre os efeitos da epinefrina nos pacientes odontológicos com hipertensão arterial.[42] O trabalho fez a revisão de seis estudos que avaliaram os efeitos do tratamento odontológico (exodontia) em pacientes hipertensos quando recebiam anestésico local com e sem epinefrina. Os resultados sugerem que os pacientes hipertensos submetidos a exodontia apresentarão pequenos aumentos da pressão arterial sistólica e da frequência cardíaca associados ao uso de um anestésico local contendo epinefrina. Esses aumentos associados ao uso da epinefrina se sobrepõem aumentos das pressões arteriais sistólica e diastólica e da frequência cardíaca associados à realização do procedimento sem epinefrina, que são maiores para pacientes hipertensos do que para pacientes normotensos. Não foram relatados resultados adversos entre os pacientes nos estudos incluídos na revisão e identificou-se somente um relato na literatura de evento adverso associado ao uso da epinefrina no anestésico local em um paciente hipertenso (Tabela 3.6).[42]

Nos pacientes com um comprometimento cardiovascular, parece prudente limitar ou evitar a exposição a vasoconstritores, se possível. Isso inclui, considerando o sistema de classificação do estado físico da American Society of Anesthesiologists (ASA), pacientes com risco cardiovascular classe 3 e todos os pacientes com risco cardiovascular classe 4 ou mais (o sistema de classificação do estado físico da ASA é discutido em maior profundidade no Capítulo 10). No entanto, conforme afirmado, o risco da administração de epinefrina precisa ser pesado contra os benefícios obtidos com sua inclusão na solução de anestésico local. *Pode-se oferecer controle de dor clinicamente adequado a esse paciente sem um vasoconstritor na solução? Qual é o efeito negativo em potencial de anestesia insuficiente sobre a liberação endógena de catecolaminas em resposta a uma dor súbita?*

O uso de vasoconstritores em pacientes com comprometimento cardiovascular é analisado no Capítulo 22.

**Tabela 3.5** Doses máximas recomendadas de epinefrina.

| Concentração de epinefrina | Tubetes: Normal, paciente saudável (ASA classe 1)[a] | Tubetes: Paciente com doença cardiovascular clinicamente significativa (ASA classe 3 ou 4)[b] |
|---|---|---|
| 1:50.000 (36 μg/tubete) | 5,5 | 1 |
| 1:100.000 (18 μg/tubete) | 11[c] | 2 |
| 1:200.000 (9 μg/tubete) | 22[c] | 4 |

[a]Dose máxima de epinefrina de 0,2 mg ou 200 μg por sessão.
[b]Dose máxima recomendada de 0,04 ou 40 μg por sessão.
[c]Volume máximo real de administração limitado pela dose do anestésico local.
*ASA*, American Society of Anesthesiologists.

**Tabela 3.6** Médias de alterações máxima da pressão arterial e da frequência cardíaca[a] a partir do basal.

| | Alteração máxima da PAS (mmHg) | Alteração máxima da PAD (mmHg) | Alteração máxima da FC (bpm) |
|---|---|---|---|
| **Pacientes hipertensos** | | | |
| Anestesia com epinefrina | 15,3 | 2,3 | 9,3 |
| Anestesia sem epinefrina | 11,7 | 3,3 | 4,7 |
| **Pacientes normotensos** | | | |
| Anestesia com epinefrina | 5,0 | –0,7 | 6,3 |
| Anestesia sem epinefrina[a] | 5,0 | 4,0 | 0,7 |

[a]Média não ponderada das médias dos participantes relatadas em três estudos.
*PAD*, pressão arterial diastólica; *FC*, frequência cardíaca; *PAS*, pressão arterial sistólica.
De Agency for Healthcare Research and Quality. Cardiovascular effects of epinephrine in hypertensive dental patients. *Summary: Evidence report/Technology Assessment: Number 48.* AHRQ Publication Number 02-E005. Agency for Healthcare Research and Quality, Rockville;2002. http://www.ahrq.gov/clinic/epcix.htm (acesso em 8 de novembro de 2018).

### Hemostasia

As soluções de anestésicos locais contendo epinefrina são usadas por meio de infiltração no sítio cirúrgico para prevenir ou minimizar hemorragia durante procedimentos cirúrgicos e outros. A diluição de 1:50.000 da epinefrina é mais efetiva nesse sentido do que as soluções menos concentradas com 1:100.000 ou 1:200.000.[43] Diluições de epinefrina de 1:50.000 e 1:100.000 são consideravelmente mais efetivas em restringir a perda cirúrgica de sangue do que anestésicos locais sem aditivos vasoconstritores.[29]

A experiência clínica tem mostrado que a hemostasia efetiva pode ser obtida com uma concentração de epinefrina de 1:100.000. Embora o pequeno volume de epinefrina de 1:50.000 necessário para a hemostasia não aumente o risco do paciente, sempre se deve considerar o uso da diluição de 1:100.000, especialmente em pacientes sabidamente mais sensíveis a catecolaminas. Estes incluem os hiper-responsivos na curva de Gauss, bem como indivíduos com comprometimento cardiovascular e risco classe 3 ou 4 da ASA, além de pacientes geriátricos.

Moore *et al.*[44] compararam a eficácia hemostática da articaína a 4% com diluições de epinefrina de 1:100.000 e 1:200.000 para cirurgia periodontal. Os autores concluíram que, para pacientes submetidos a uma cirurgia periodontal, formulações anestésicas com articaína a 4% contendo epinefrina (1:100.000 ou 1:200.000) ofereceram excelente controle da dor cirúrgica. Para pacientes que conseguem tolerar quantidades mais altas de epinefrina, a formulação com articaína a 4% e epinefrina 1:100.000 teve a vantagem terapêutica adicional de oferecer melhor visualização do campo cirúrgico e menos sangramento.

## Norepinefrina (levarterenol)

### *Marca registrada*

Hyponor® (no Brasil).

### *Estrutura química*

A norepinefrina (em bitartarato) em tubetes odontológicos é relativamente estável em soluções ácidas, deteriorando-se com a exposição à luz e ao ar. Acrescentam-se acetona-bissulfito de sódio ao tubete para retardar a deterioração.

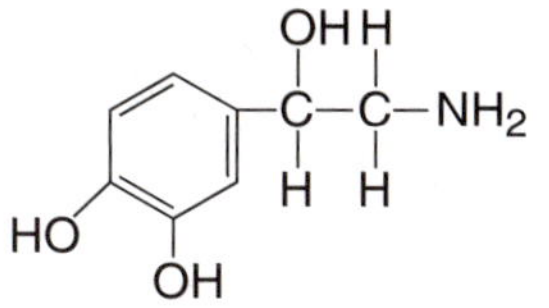


### *Fonte*

A norepinefrina é disponibilizada nas formas sintética e natural. A forma natural constitui aproximadamente 20% da produção de catecolaminas da medula da suprarrenal. Em pacientes com feocromocitoma, um tumor da medula da suprarrenal, a norepinefrina pode ser responsável por até 80% das secreções. Existe nas formas levorrotatória e dextrorrotatória, sendo a forma levorrotatória 40 vezes mais potente que a dextrorrotatória. A norepinefrina é sintetizada e armazenada nas terminações nervosas adrenérgicas pós-ganglionares.

### *Modo de ação*

A norepinefrina atua predominantemente em receptores alfa-adrenérgicos, produzindo constrição de vasos de resistência e de capacitância e aumentando a pressão arterial sistêmica e o fluxo sanguíneo coronariano. A norepinefrina também atua nos receptores $\beta_1$, embora quantitativamente menos que a epinefrina ou o isoproterenol. Em doses relativamente mais baixas, o efeito cardioestimulante da norepinefrina é predominante; com doses maiores, o efeito vasoconstritor predomina.[45]

Os efeitos farmacodinâmicos primários da norepinefrina são estimulação cardíaca, particularmente em doses mais baixas, e vasoconstrição, que tende a predominar em doses moderadas a mais altas do fármaco. Os efeitos metabólicos observados com a epinefrina, como glicogenólise, inibição da liberação de insulina e lipólise, também ocorrem com a norepinefrina, porém são menos pronunciados.

As ações da norepinefrina se dão quase exclusivamente sobre receptores $\alpha$ (90%). A norepinefrina também estimula ações $\beta$ no coração (10%), e tem um quarto da potência da epinefrina.

### *Ações sistêmicas*

#### Miocárdio

A norepinefrina tem ação inotrópica positiva no miocárdio por meio de estimulação $\beta_1$.

#### Células marca-passo

A norepinefrina estimula as células marca-passo e aumenta sua irritabilidade, levando a uma incidência maior de arritmias cardíacas (ação $\beta_1$).

#### Artérias coronárias

A norepinefrina produz aumento do fluxo sanguíneo pelas artérias coronárias por meio de um efeito vasodilatador.

#### Frequência cardíaca

A norepinefrina produz diminuição da frequência cardíaca causada por ações reflexas dos barorreceptores da carótida e da aorta e do nervo vago depois de aumento acentuado das pressões arteriais sistólica e diastólica.

#### Pressão arterial

Tanto a pressão arterial sistólica quanto a diastólica aumentam, sendo a sistólica em um grau mais alto. Esse efeito é produzido pelas ações $\alpha$-estimulantes da norepinefrina, que levam à vasoconstrição periférica e a um aumento concomitante da resistência vascular periférica.

#### Dinâmica cardiovascular

A ação global da norepinefrina sobre o coração e sistema cardiovascular é a seguinte:

- Aumento da pressão sistólica
- Aumento da pressão diastólica
- Diminuição da frequência cardíaca
- Débito cardíaco inalterado ou discretamente diminuído
- Aumento do volume sistólico
- Aumento da resistência periférica total.

#### Vasculatura

A norepinefrina, por meio de uma estimulação $\alpha$, produz constrição dos vasos cutâneos. Isso leva a aumento da resistência periférica total e das pressões arteriais sistólica e diastólica.

O grau e a duração da isquemia observados depois de infiltração de norepinefrina no palato duro tem levado à necrose de tecidos moles (Figura 3.1).

#### Sistema respiratório

A norepinefrina não relaxa a musculatura lisa brônquica como a epinefrina. No entanto, produz constrição $\alpha$-induzida das arteríolas pulmonares, o que reduz a resistência das vias respiratórias em pequeno grau. A norepinefrina não é clinicamente efetiva no controle do broncospasmo.

#### Sistema nervoso central

Semelhantemente à epinefrina, a norepinefrina não exibe ações estimulantes do SNC em doses terapêuticas habituais; suas propriedades estimulantes do SNC são mais proeminentes depois de superdosagem. As manifestações clínicas são semelhantes às da superdosagem de epinefrina (p. 41), mas menos frequentes e geralmente não tão graves.

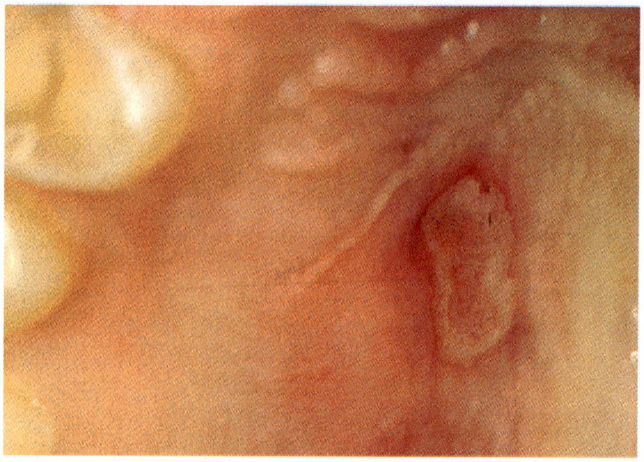

• **Figura 3.1** Abscesso estéril no palato produzido pelo uso excessivo de um vasoconstritor (norepinefrina).

### Metabolismo

A norepinefrina aumenta a taxa do metabolismo basal. O consumo tecidual de oxigênio também aumenta na área da injeção. A norepinefrina produz elevação dos níveis de glicemia da mesma maneira que a epinefrina, mas em grau menor.

### Término da ação e eliminação

A ação da norepinefrina é encerrada por meio de sua recaptação nas terminações nervosas adrenérgicas e sua oxidação pela MAO. A norepinefrina exógena é inativada pela COMT.

### Efeitos colaterais e superdosagem

As manifestações clínicas de superdosagem de norepinefrina são semelhantes, porém muito menos frequentes e menos intensas do que as da epinefrina. Normalmente, envolvem estimulação do SNC. Níveis excessivos de norepinefrina no sangue produzem acentuada elevação das pressões sistólica e diastólica com aumento do risco de acidente vascular encefálico hemorrágico, cefaleia, episódios de angina em pacientes suscetíveis e arritmias cardíacas.

A injeção extravascular da norepinefrina nos tecidos pode produzir necrose e descamação por causa de sua intensa estimulação α. Na cavidade oral, o local mais provável de se encontrar esse fenômeno é o palato duro (ver Figura 3.1). O uso de norepinefrina deve ser evitado para finalidades de vasoconstrição (hemostasia), especialmente no palato. Um número cada vez maior de autoridades tem afirmado que a norepinefrina não deve ser absolutamente usada com anestésicos locais.[36,46]

### Aplicações clínicas

A norepinefrina é usada como vasoconstritor em anestésicos locais e para o controle da hipotensão.

### Disponibilidade em odontologia

Na América do Norte, a norepinefrina não é disponibilizada em soluções de anestésicos locais usadas em odontologia. No passado, era incluída com os anestésicos locais propoxicaína e procaína em uma concentração de 1:30.000. Em outros países, a norepinefrina é incluída com lidocaína (Alemanha) e mepivacaína (Alemanha) ou em associação de norepinefrina e epinefrina com lidocaína (Alemanha) ou tolicaína (Japão).[21]

### Doses máximas

Quando administrada, a norepinefrina deve ser usada somente para controle de dor, não havendo justificativa para seu uso em hemostasia. Tem aproximadamente 25% da potência da epinefrina e, portanto, é usada clinicamente em diluição de 1:30.000.

As recomendações da International Federation of Dental Anesthesiology Societies sugerem que a norepinefrina seja eliminada como vasoconstritor em anestésicos locais odontológicos, afirmação com a qual este autor sinceramente concorda.[36]

*Paciente saudável normal:* 0,34 mg por sessão; 10 mℓ de uma solução de 1:30.000.

*Paciente com doença cardiovascular clinicamente significativa (classe 3 ou 4 da ASA):* 0,14 mg por sessão; aproximadamente 4 mℓ de uma solução de 1:30.000

## Levonordefrina (ou corbadrina)

### *Nome comercial*

Mepi-Levo (no Brasil).

### *Estrutura química*

A levonordefrina é livremente solúvel em soluções ácidas. O bissulfito de sódio é adicionado à solução para retardar sua deterioração.

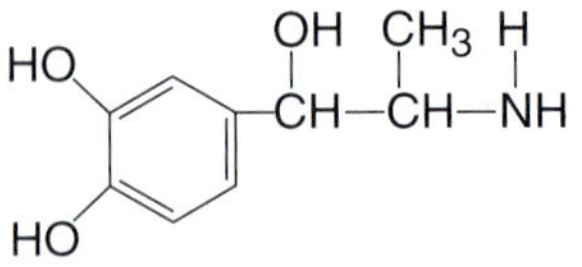


### *Fonte*

A levonordefrina, um vasoconstritor sintético, é preparada pela resolução da nordefrina em seus isômeros opticamente ativos. A forma dextrorrotatória da nordefrina é virtualmente inerte.

### *Modo de ação*

Parece atuar através de uma estimulação direta do receptor α (75%), tendo alguma atividade β (25%), mas em menor grau do que a epinefrina. A levonordefrina tem 15% da potência da epinefrina como vasoconstritor.[47]

### *Ações sistêmicas*

A levonordefrina produz menos estimulação cardíaca e do SNC do que a produzida pela epinefrina.

#### Miocárdio

A mesma ação vista com a epinefrina, mas em grau menor.

#### Células marca-passo

A mesma ação vista com a epinefrina, mas em grau menor.

#### Artérias coronárias

A mesma ação vista com a epinefrina, mas em grau menor.

#### Frequência cardíaca

A mesma ação vista com a epinefrina, porém em grau menor.

#### Vasculatura

A mesma ação vista com a epinefrina, mas em grau menor.

#### Sistema respiratório

Ocorre certa broncodilatação, mas em grau muito menor do que acontece com a epinefrina.

#### Sistema nervoso central

A mesma ação vista com a epinefrina, mas em grau menor.

#### Término da ação e eliminação

A levonordefrina é eliminada por meio de ações da COMT e da MAO.

#### Efeitos colaterais e superdosagem

São os mesmos que ocorrem com a epinefrina, mas em grau menor. Com doses mais altas, os efeitos colaterais adicionais incluem hipertensão, taquicardia ventricular e episódios de angina em pacientes com insuficiência coronariana.

#### Aplicações clínicas

A levonordefrina é usada como vasoconstritor em anestésicos locais.

#### Disponibilidade em odontologia

A levonordefrina é associada à mepivacaína em diluição de 1:20.000.

#### Doses máximas

Considera-se que a levonordefrina tenha 15% do efeito vasopressor da epinefrina; portanto, é usada em uma concentração mais alta (1:20.000).

*Para todos os pacientes*, a dose máxima deve ser de 1 mg por sessão; 20 mℓ de uma diluição de 1:20.000 (11 tubetes); o volume máximo para administração pode ser limitado pela dose do anestésico local.

Na concentração em que é disponibilizada, a levonordefrina tem o mesmo efeito sobre a atividade clínica dos anestésicos locais que a epinefrina em concentração de 1:50.000 ou 1:100.000.[48,49]

## Felipressina

### Nome comercial

Citocaína® (no Brasil).

### Estrutura química

Cys-Phe-Phe-Gly-Asn-Cys-Pro-Lys-Gly$NH_2$

### Fonte

A felipressina é um análogo sintético do hormônio antidiurético, a vasopressina. É uma amina não simpatomimética, categorizada como vasoconstritor.

### Modo de ação

A felipressina atua como estimulante direto da musculatura lisa vascular. Suas ações parecem mais pronunciadas na microcirculação venosa do que na microcirculação arteriolar.[50]

### Ações sistêmicas

#### Miocárdio

Vários estudos têm demonstrado que a felipressina pode induzir um desequilíbrio entre a oferta e a demanda de oxigênio no miocárdio de pacientes com doença cardiovascular preexistente, embora com alterações mínimas da frequência cardíaca e da pressão arterial.[51-53]

#### Células marca-passo

A felipressina é não arritmogênica, diferentemente das aminas simpatomiméticas (epinefrina, norepinefrina).

#### Artérias coronárias

Quando administrada em altas doses (acima das terapêuticas), a felipressina compromete o fluxo sanguíneo nas artérias coronárias.[51]

#### Vasculatura

Com altas doses de felipressina (acima das terapêuticas), a constrição de vasos sanguíneos cutâneos induzida pela felipressina pode produzir palidez facial.

#### Sistema nervoso central

A felipressina não tem efeito sobre a transmissão nervosa adrenérgica; desse modo, pode ser administrada seguramente em pacientes com hipertireoidismo e naqueles que recebem inibidores da MAO ou antidepressivos tricíclicos.

#### Útero

A felipressina tem ações antidiurética e ocitócica, sendo que a última contraindica seu uso em pacientes grávidas.

#### Efeitos colaterais e superdosagem

Estudos laboratoriais e clínicos com a felipressina em animais e humanos têm demonstrado ampla margem de segurança.[54] O fármaco é bem tolerado pelos tecidos em que é depositado, causando o desenvolvimento de pouca irritação. A incidência de reações sistêmicas à felipressina é mínima.

#### Aplicações clínicas

A felipressina é usada como vasoconstritor em anestésicos locais, primariamente a prilocaína, para diminuir a absorção e aumentar a duração da ação.

#### Disponibilidade em odontologia

A felipressina é usada em uma diluição de 0,03 unidades internacionais (UI) por mililitro com prilocaína a 3% no Japão, na Alemanha e em outros países. Não é disponibilizada como vasoconstritor em anestésicos locais odontológicos na América do Norte.

#### Doses máximas

As soluções contendo felipressina não são recomendadas para uso em casos de necessidade de hemostasia em virtude de seu efeito predominante sobre a circulação venosa, e não sobre a circulação arterial.[55] Isso provavelmente *aumentaria* o sangramento no local cirúrgico em vez de minimizá-lo.

*Para pacientes com comprometimento cardiovascular clinicamente significativo (classe 3 ou 4 pela ASA)*, a dose máxima recomendada é de 0,27 UI; 9 mℓ de solução com 0,03 UI/mℓ.

## Cloridrato de fenilefrina

### Nome comercial

Neo-Synephrine® (não existe no Brasil).

### Estrutura química

A fenilefrina é bastante solúvel em água. É o vasoconstritor mais estável e mais fraco usado em odontologia.

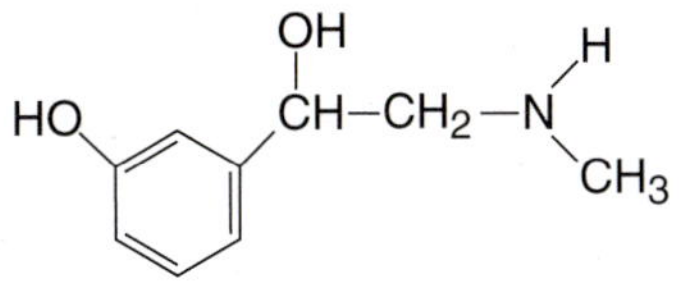


### Fonte

A fenilefrina é uma amina simpatomimética sintética.

### Modo de ação

Ocorre estimulação direta do receptor α (95%). Embora o efeito seja menor que o da epinefrina, sua duração é mais longa. A fenilefrina exerce pouca ou nenhuma ação β no coração. Apenas uma pequena parte de sua atividade resulta de sua capacidade de liberar norepinefrina.[56] A fenilefrina tem apenas 5% da potência da epinefrina.

### Ações sistêmicas

#### Miocárdio

Tem pouco efeito cronotrópico ou inotrópico no coração.

#### Células marca-passo

Observa-se pouco efeito.

#### Artérias coronárias

Ocorre aumento do fluxo sanguíneo em decorrência de dilatação.

#### Pressão arterial

Produz aumentos da pressão sistólica e diastólica em decorrência da ação α.

#### Frequência cardíaca

Produz bradicardia por ações reflexas dos barorreceptores carotídeos e aórticos e do nervo vago. Raramente se observam arritmias cardíacas, mesmo depois de grandes doses de fenilefrina.

#### Dinâmica cardiovascular

De modo geral, as ações cardiovasculares da fenilefrina são:

- Aumento das pressões sistólica e diastólica
- Bradicardia reflexa
- Discreta diminuição do débito cardíaco (decorrente de aumento da pressão arterial e bradicardia)
- Vasoconstrição intensa (maioria dos leitos vasculares em constrição, aumento significativo da resistência periférica), mas sem acentuada congestão venosa
- Raramente se associa à indução de arritmias cardíacas.

#### Sistema respiratório

Dilata os brônquios, mas em menor grau que a epinefrina. A fenilefrina não tem efeito em tratamento de broncospasmo.

#### Sistema nervoso central

Observa-se efeito mínimo sobre a atividade do SNC.

#### Metabolismo

Nota-se certo aumento da taxa de metabolismo. Outras ações (p. ex., glicogenólise) são semelhantes às produzidas pela epinefrina.

#### Término da ação e eliminação

A fenilefrina sofre hidroxilação para epinefrina, depois oxidação para metanefrina, e então é eliminada da mesma maneira que a epinefrina.

#### Efeitos colaterais e superdosagem

Os efeitos no SNC são mínimos com a fenilefrina. Cefaleia e arritmias ventriculares foram notados depois de superdosagem. Observa-se taquifilaxia com o uso a longo prazo.

#### Aplicações clínicas

A fenilefrina é usada como vasoconstritor em anestésicos locais para controle de hipotensão, como descongestionante nasal e em soluções oftálmicas para produzir midríase.

#### Disponibilidade na odontologia

A fenilefrina foi usada com procaína a 4% em uma diluição de 1:2.500 (já não está disponível em tubetes odontológicos).

#### Doses máximas

Considera-se que a fenilefrina tenha apenas 1/20 da potência da epinefrina e, por isso, seu uso se faz em uma diluição de 1:2.500 (equivalente a uma concentração de 1:50.000 de epinefrina). É excelente vasoconstritor, apresentando poucos efeitos colaterais significativos.

*Paciente saudável normal:* 4 mg por sessão; 10 mℓ de uma solução de 1:2.500.

*Paciente com comprometimento cardiovascular clinicamente significativo (classe 3 ou 4 pela ASA)*: 1,6 mg por sessão, equivalente a 4 mℓ de uma solução de 1:2.500.

## Escolha de um vasoconstritor

Existem dois vasoconstritores disponíveis em soluções de anestésicos locais na América do Norte: epinefrina e levonordefrina.

Na escolha de um vasoconstritor apropriado, caso haja, para uso com um anestésico local, é preciso considerar vários fatores: duração do procedimento odontológico, necessidade de hemostasia durante e depois do procedimento, necessidade de controle de dor pós-operatória e estado clínico do paciente, como destacado no Quadro 3.2.

### Duração do procedimento odontológico

O acréscimo de qualquer fármaco vasoativo a um anestésico local prolonga a duração e a profundidade da anestesia pulpar e de tecidos moles da maioria dos anestésicos locais. Por exemplo, a anestesia pulpar e de tecidos duros com lidocaína a 2% dura aproximadamente 10 minutos; o acréscimo de solução com epinefrina 1:50.000, 1:80.000, 1:100.000 ou 1:200.000 aumenta essa duração para aproximadamente 60 minutos. O acréscimo de um vasoconstritor à prilocaína, por outro lado, não aumenta significativamente a duração do controle de dor clinicamente efetivo. A prilocaína (4%), depois de bloqueio nervoso, fornece anestesia pulpar com duração de aproximadamente 40 a 60 minutos. (A anestesia infiltrativa com prilocaína a 4% fornece aproximadamente 10 a 15 minutos de anestesia pulpar.) O acréscimo de uma concentração de epinefrina de 1:200.000 à prilocaína aumenta um pouco esse tempo (aproximadamente 60 a 90 minutos).[57]

As durações médias esperadas da anestesia pulpar e de tecidos duros com os anestésicos locais comumente usados com e sem vasoconstritores são mostradas na Tabela 3.7.

Nos EUA, o paciente odontológico típico marca uma sessão por 1 hora. A duração real do tratamento (e a duração desejável da anestesia pulpar profunda) é de 47,9 minutos (DP de 14,7 minutos) em um consultório odontológico de clínica geral, enquanto nos consultórios de especialidades o tempo de tratamento é de 39,1 minutos (DP de 19,4 minutos).

Para procedimentos rotineiros de restauração, pode-se estimar que seja necessária anestesia pulpar por aproximadamente 40 a 50 minutos. Como se vê na Tabela 3.7, é difícil conseguir anestesia pulpar consistentemente confiável sem inclusão de um vasoconstritor.

### Necessidade de hemostasia

A epinefrina é efetiva em prevenir ou minimizar perda de sangue durante procedimentos cirúrgicos. No entanto, a epinefrina também produz efeito vasodilatador de rebote à medida que seu nível tecidual diminui, levando a possível sangramento pós-operatório que poderia interferir com a cicatrização da ferida.[29]

A *epinefrina*, que possui ações α e β, produz vasoconstrição por meio de seus efeitos α. Usada em concentração de 1:50.000 e até 1:100.000 (mas também em uma extensão menor), a epinefrina produz efeito β rebote posterior, uma vez cessada a vasoconstrição induzida por α. Isso leva a aumento da perda de sangue pós-operatória, que, se significativa (geralmente não no caso da odontologia), poderia comprometer o estado cardiovascular do paciente.

**• Quadro 3.2 Considerações ao escolher um vasoconstritor.**

- Duração do procedimento odontológico
- Necessidade de hemostasia durante e após o procedimento
- Necessidade de controle da dor pós-operatória
- Estado clínico do paciente

**Tabela 3.7** Durações médias da anestesia pulpar e dos tecidos duros.

| Anestésico local | Infiltração (min) | Bloqueio nervoso (min) |
|---|---|---|
| **Cloridrato de lidocaína** | | |
| 2% – sem vasoconstritor | 5-10[a] | cerca de 10-20[a] |
| 2% + epinefrina 1:50.000 | cerca de 60 | ≥ 60 |
| 2% + epinefrina 1:100.000 | cerca de 60 | ≥ 60 |
| 2% + epinefrina 1:200.000 | cerca de 60 | ≥ 60 |
| **Cloridrato de mepivacaína** | | |
| 3% – sem vasoconstritor | 5-10[a] | 20-40[a] |
| 2% + levonordefrina 1:20.000 | ≤ 60 | ≥ 60 |
| 2% + epinefrina 1:100.000 | ≤ 60 | ≥ 60 |
| **Cloridrato de prilocaína** | | |
| 4% – sem vasoconstritor | 10-15[a] | 40-60[a] |
| 4% + epinefrina 1:200.000 | ≤ 60 | 60 a 90 |
| **Cloridrato de articaína** | | |
| 4% + epinefrina 1:100.000 | ≤ 60 | ≥ 60 |
| 4% + epinefrina 1:200.000 | ≤ 60 | ≥ 60 |

[a]A duração da anestesia pulpar geralmente é inadequada para oferecer controle da dor para um procedimento típico de 48 minutos.

A *fenilefrina*, vasoconstritor com ação mais longa e ação estimulante α quase pura, não produz um efeito rebote β porque suas ações β são mínimas. Assim, como não é um vasoconstritor tão potente quanto a epinefrina, a hemostasia durante o procedimento não é igualmente efetiva; entretanto, por causa da longa duração de ação da fenilefrina, em comparação com a epinefrina, o período pós-operatório se passa com menos sangramento. A perda de sangue total geralmente é mais baixa quando se usa fenilefrina. A fenilefrina não é disponibilizada em formulações odontológicas de anestésicos locais atualmente.

A *norepinefrina* é potente estimulador α e vasoconstritor que tem produzido casos documentados de necrose e desprendimento tecidual. A norepinefrina não pode ser recomendada como vasoconstritor em odontologia porque suas desvantagens ultrapassam as vantagens. Outros vasoconstritores mais ou igualmente efetivos estão à disposição e não apresentam as desvantagens da norepinefrina.[59,60]

A *felipressina* causa constrição da circulação venosa mais do que da circulação arteriolar e, portanto, tem mínimo valor para hemostasia.[55]

Os vasoconstritores precisam ser depositados localmente no sítio cirúrgico (área de sangramento) para oferecer hemostasia. Atuam diretamente nos receptores α no músculo liso vascular. Somente pequenos volumes de soluções de anestésicos locais com vasoconstritor são necessários para obter hemostasia (apenas o suficiente para produzir isquemia no local).

## Estado clínico do paciente

São conhecidas poucas contraindicações à administração de vasoconstritores nas concentrações em que são encontrados nos anestésicos locais odontológicos. Para todos os pacientes e para alguns em particular, os benefícios e riscos de incluir o vasoconstritor na solução de anestésico local precisam ser comparados com os benefícios e riscos de usar uma solução de anestésico simples.[61-63] Em geral, esses grupos consistem em:

- Pacientes com doença cardiovascular mais significativa (classes 3 e 4 da ASA)
- Pacientes com determinadas doenças não cardiovasculares (disfunção da tireoide, diabetes, sensibilidade a sulfitos)
- Pacientes que recebam inibidores da MAO, antidepressivos tricíclicos e fenotiazinas.

Em cada uma dessas situações, é necessário determinar o grau de gravidade do transtorno subjacente para definir se um vasoconstritor pode ser seguramente incluído ou deve ser excluído da solução de anestésico local. Não é incomum que se busque uma consulta médica para auxiliar na determinação dessa informação.

A conduta para esses pacientes é discutida com mais detalhes nos Capítulos 10 e 21. Resumidamente, porém, pode-se afirmar que os anestésicos locais com vasoconstritores não são absolutamente contraindicados para o paciente cuja condição médica tenha sido diagnosticada e esteja sob controle por meios clínicos ou cirúrgicos (ASA classe 2 ou 3) e se o vasoconstritor for administrado lentamente em mínimas doses depois de aspiração negativa.

Pacientes com pressão arterial sistólica de repouso (mínimo de 5 minutos de repouso) acima de 200 mmHg ou pressão arterial diastólica acima de 115 mmHg não devem receber atendimento odontológico eletivo até que seu problema médico mais significativo (hipertensão arterial) tenha sido corrigido. Essas pressões arteriais são consideradas ASA classe 4. Pacientes com doença cardiovascular grave (ASA classe 3 ou 4) podem ter risco grande demais para terapia odontológica eletiva; por exemplo, paciente que tenha apresentado infarto agudo do miocárdio recente (nos últimos 6 meses) com dano miocárdico significativo; paciente que venha apresentando episódios de angina em repouso diariamente ou cujos sinais e sintomas estejam aumentando de intensidade (angina pré-infarto ou instável); ou paciente cujas arritmias cardíacas sejam refratárias à terapia medicamentosa antiarrítmica.[61] A epinefrina e outros vasoconstritores podem ser administrados dentro dos limites a pacientes com doença cardiovascular leve a moderada (ASA classe 2 ou 3). Como a felipressina tem ação estimulatória cardiovascular mínima e não é arritmogênica, é o fármaco recomendado, quando disponível, para o paciente com risco cardiovascular ASA classe 3 ou 4. A epinefrina também é relativamente contraindicada em pacientes que apresentem evidências clínicas do estado de hipertireoidismo.[62] Os sinais e sintomas incluem exoftalmia, hiper-hidrose, tremor, irritabilidade e nervosismo, aumento da temperatura corporal, incapacidade de tolerar o calor, aumento da frequência cardíaca e aumento da pressão arterial. Doses mínimas de epinefrina como vasoconstritor são recomendadas durante anestesia geral quando um paciente (em qualquer categoria ASA) estiver recebendo anestésico halogenado (halotano, isoflurano, sevoflurano ou enflurano). Esses anestésicos inalatórios (gerais) sensibilizam o miocárdio, de modo que a administração de epinefrina frequentemente se associa à ocorrência de arritmias ventriculares (extrassístoles ventriculares ou fibrilação ventricular).[64] A felipressina é recomendada nessas situações; entretanto, em virtude de suas potenciais ações ocitócicas, não é recomenda para pacientes grávidas. Uma vez melhorado o comprometimento do estado clínico (p. ex., ASA classe 4 se torna classe 3), indica-se o tratamento odontológico de rotina, envolvendo administração criteriosa de anestésicos locais com vasoconstritores.

Os pacientes em tratamento com inibidores da MAO podem receber vasoconstritores dentro dos parâmetros habituais de doses odontológicas sem aumento de risco.[63,65,66] Aqueles que estejam recebendo antidepressivos tricíclicos têm maior risco de desenvolver arritmias com a administração de epinefrina. Recomenda-se que, quando a epinefrina for administrada a esses pacientes, sua dose e concentração sejam mínimas. A administração de levonordefrina ou norepinefrina é absolutamente contraindicada em pacientes que recebam antidepressivos tricíclicos.[12] Grandes doses de vasoconstritor podem induzir respostas intensas (exageradas).

As formulações de anestésicos locais com vasoconstritores também contêm um antioxidante (para retardar a oxidação do vasoconstritor). O bissulfito de sódio é o antioxidante mais frequentemente usado em tubetes odontológicos. Ele aumenta o prazo de validade da solução de anestésico com um vasoconstritor. No entanto, o bissulfito de sódio torna o anestésico local consideravelmente mais ácido que a mesma solução sem um vasoconstritor. Soluções ácidas de anestésicos locais contêm proporção maior de moléculas carregadas com cátions ($RNH^+$) do que as moléculas base sem carga (RN). Assim, a difusão da solução de anestésico local ao axoplasma é mais lenta, resultando em início de ação da anestesia (discretamente) mais demorado quando os anestésicos locais contendo bissulfito de sódio (e vasoconstritores) são injetados.

Adicionalmente, os sulfitos são alergênios. São comumente usados em restaurantes para impedir a oxidação de certos alimentos (frutas secas, suco de limão engarrafado, vinho, sucos de uva). Em 1986, a agência norte-americana Food and Drug Administration (FDA) proibiu o uso de bissulfitos em alimentos frescos.[67] Qualquer alimento contendo mais do que 10 partes por milhão de concentração de bissulfitos precisa ter essa informação declarada no rótulo.

Campbell *et al.*[68] relataram um caso de alergia a sulfito após a administração de lidocaína com epinefrina a um paciente odontológico.

Os vasoconstritores são acréscimos importantes às soluções de anestésicos locais. Muitos estudos têm demonstrado conclusivamente que a epinefrina, quando acrescentada a soluções de anestésicos locais com curta ou média duração, torna mais lenta a taxa de absorção, reduz o nível sanguíneo sistêmico, dilata a chegada ao nível sanguíneo máximo, prolonga a duração da anestesia, intensifica a profundidade da anestesia e reduz a incidência de reações sistêmicas.[18] Na prática contemporânea da odontologia, é difícil obter controle adequado da dor com duração e profundidade clínicas suficientes sem inclusão de vasoconstritores na solução de anestésico local. A menos que especificamente contraindicada por um estado clínico do paciente (ASA classe 4 ou acima) ou pela duração de tratamento exigida (curta), a inclusão de um vasoconstritor deve ser considerada de rotina. Quando esses fármacos são usados, contudo, sempre é preciso cuidado para evitar a administração intravascular acidental do vasoconstritor (bem como do anestésico local) por meio de múltiplas aspirações e administração lenta das concentrações do vasoconstritor e do anestésico local.

## Referências bibliográficas


1. Moore PA, Hersh EV. Local anesthetics: pharmacology and toxicity. *Dent Clin North Am.* 2010;54:587–599.
2. Finder RL, Moore PA. Adverse drug reactions to local anesthesia. *Dent Clin North Am.* 2002;46:447–457.
3. Brown G. The influence of adrenaline, noradrenaline vasoconstrictors on the efficacy of lidocaine. *J Oral Ther Pharmacol.* 1968;4:398–405.
4. Cowan A. Further clinical evaluation of prilocaine (Citanest), with and without epinephrine. *Oral Surg Oral Med Oral Pathol.* 1968;26:304–311.
5. Carpenter RL, Kopacz DJ, Mackey DC. Accuracy of Doppler capillary flow measurements for predicting blood loss from skin incisions in pigs. *Anesth Analg.* 1989;68:308–311.
6. Myers RR, Heckman HM. Effects of local anesthesia on nerve blood flow: studies using lidocaine with and without epinephrine. *Anesthesiology.* 1989;71:757–762.
7. Ahlquist RP. A study of adrenotropic receptors. *Am J Physiol.* 1948;153:586–600.
8. Hieble JP. Adrenoceptor subclassification: an approach to improved cardiovascular therapeutics. *Pharm Acta Helvet.* 2000;74: 63–71.
9. Smiley RM, Kwatra MM, Schwinn DA. New developments in cardiovascular adrenergic receptor pharmacology: molecular mechanisms and clinical relevance. *J Cardiothorac Vasc Anesth.* 1998;12:10–95.
10. Braun H. Über den Einfluss der Vitalität der Gewebe auf die örtlichen und allgemeinen Giftwirkungen localanästhesierender Mittel, und über die Bedeutung des Adrerenalins für die Lokalanästhesie. *Arch Klin Chir.* 1903;69:541–591.
11. Tolas AG, Pflug AE, Halter JB. Arterial plasma epinephrine concentrations and hemodynamic responses after dental injection of local anesthetic with epinephrine. *J Am Dent Assoc.* 1982;104: 41–43.
12. Jastak JT, Yagiela JA, Donaldson D, eds. *Local Anesthesia of the Oral Cavity.* Philadelphia: WB Saunders; 1995.
13. Holroyd SV, Requa-Clark B. Local anesthetics. In: Holroyd SV, Wynn RL, eds. *Clinical Pharmacology in Dental Practice.* 3rd ed. St Louis: Mosby; 1983.
14. Malamed SF. *Handbook of Local Anesthesia.* 5th ed. St Louis: Mosby; 2004.
15. Cryer PE. Physiology and pathophysiology of the human sympathoadrenal neuroendocrine system. *N Engl J Med.* 1980;303: 436–444.
16. Yagiela JA. Epinephrine and the compromised heart. *Orofac Pain Manage.* 1991;1:5–8.
17. Kaneko Y, Ichinohe T, Sakurai M, et al. Relationship between changes in circulation due to epinephrine oral injection and its plasma concentration. *Anesth Prog.* 1989;36:188–190.
18. de Jong RH. Uptake, distribution, and elimination. In: *Local Anesthetics.* St Louis: Mosby; 1994.
19. Huang KC. Effect of intravenous epinephrine on heart rate as monitored with a computerized tachometer. *Anesthesiology.* 1990; 73:A762.
20. Narchi P, Mazoit JX, Cohen S, Samii K. Heart rate response to an IV test dose of adrenaline and lignocaine with and without atropine pretreatment. *Br J Anaesth.* 1991;66:583–586.
21. Malamed SF, Sykes P, Kubota Y, et al. Local anesthesia: a review. *Anesth Pain Control Dent.* 1992;1:11–24.
22. Lipp M, Dick W, Daublander M. Examination of the central venous epinephrine level during local dental infiltration and block anesthesia using tritium marked epinephrine as vasoconstrictor. *Anesthesiology.* 1988;69:371.
23. Stanton-Hicks M, Berges PU, Bonica JJ. Circulatory effects of peridural block. IV. Comparison of the effects of epinephrine and phenylephrine. *Anesthesiology.* 1973;39:308–314.
24. Robertson VJ, Taylor SE, Gage TW. Quantitative and qualitative analysis of the pressor effects of levonordefrin. *J Cardiovasc Pharmacol.* 1984;6:929–935.
25. Chaudhry S, Iqbal HA, Izhar F, et al. Effect on blood pressure and pulse rate after administration of an epinephrine containing dental local anaesthetic in hypertensive patients. *J Pak Med Assoc.* 2011;61(11):1088–1091.
26. Scarparo HC, Maia RN, de Gois SR, Costa FW, Ribeiro TR, Soares EC. Effects of mepivacaine 2% with epinephrine on the cardiovascular activity of patients undergoing third molar surgery: a prospective clinical study. *J Craniofac Surg.* 2014;25(1): e9–e12.
27. Meral G, Tasar F, Sayin F, et al. Effects of lidocaine with and without epinephrine on plasma epinephrine and lidocaine concentrations and hemodynamic values during third molar surgery. *Oral Surg Oral Med Oral Pathol Oral Radiol Endod.* 2005;100:25–30.
28. Pereira LA, Groppo FC, Bergamaschi CD, et al. Articaine (4%) with epinephrine (1:100,000 or 1:200,000) in intraosseous injections in symptomatic irreversible pulpitis of mandibular molars: anesthetic efficacy and cardiovascular effects. *Oral Surg Oral Med Oral Pathol Oral Radiol.* 2012;116:85–91.
29. Sveen K. Effect of the addition of a vasoconstrictor to local anesthetic solution on operative and postoperative bleeding, analgesia, and wound healing. *Int J Oral Surg.* 1979;8:301–306.
30. *Epinephrine drug monograph.* ClinicalKey. Available at: http:// www.clinicalkey.com. Accessed December 18, 2017.
31. Shah R, Saltoun CA. Chapter 14: acute severe asthma (status asthmaticus). *Allergy Asthma Proc.* 2012;33(suppl 1):S47–S50.

32. Clutter WE, Bier DM, Shah SD, Cryer PE. Epinephrine plasma metabolic clearance rates and physiologic thresholds for metabolic and hemodynamic actions in man. *J Clin Invest.* 1980;66:94–101.
33. Meechan JG. The effects of dental local anaesthetics on blood glucose concentration in healthy volunteers and in patients having third molar surgery. *Br Dent J.* 1991;170:373–376.
34. Lefkowitz RJ, Hoffman BB, Taylor P. Neurohumoral transmission: the autonomic and somatic motor nervous system. In: Brunton LL, Lazo JS, Parker KL, eds. *Goodman and Gilman's the Pharmacological Basis of Therapeutics.* 11th ed. New York: McGraw-Hill; 2006.
35. Campbell RL. Cardiovascular effects of epinephrine overdose: case report. *Anesth Prog.* 1977;24:190–193.
36. Jakob W. Local anaesthesia and vasoconstrictive additional components. *Newsl Int Fed Dent Anesthesiol Soc.* 1989;2(1).
37. Pitt Ford TR, Seare MA, McDonald F. Action of adrenaline on the effect of dental local anaesthetic solutions. *Endod Dent Traumatol.* 1993;9(1):31–35.
38. Himuro H, Murata T, Tamesue A, et al. Determination of the desirable epinephrine concentration containing in dental local anesthetics. Comparison between two lidocaine solutions containing 1/80,000 and 1/200,000 epinephrine. *Fukuoka Shika Daigaku Gakkai Zasshi.* 1989;16(2):323–327.
39. Management of dental problems in patients with cardiovascular disease: report of a working conference jointly sponsored by the American Dental Association and American Heart Association. *J Am Dent Assoc.* 1964;68:333–342.
40. Use of epinephrine in connection with procaine in dental procedures: report of the Special Committee of the New York Heart Association, Inc., on the use of epinephrine in connection with procaine in dental procedures. *J Am Dent Assoc.* 1955;50:108.
41. Kaplan EL, ed. *Cardiovascular Disease in Dental Practice.* Dallas: American Heart Association; 1986.
42. Agency for Healthcare Research and Quality. *Cardiovascular Effects of Epinephrine in Hypertensive Dental Patients: Summary, Evidence Report/Technology Assessment Number 48.* AHRQ Publication Number 02-E005. Rockville: Agency for Healthcare Research and Quality; 2002. Available at: http://www.ahrq.gov/clinic/epcix.htm.
43. Buckley JA, Ciancio SG, McMullen JA. Efficacy of epinephrine concentration in local anesthesia during periodontal surgery. *J Periodontol.* 1984;55:653–657.
44. Moore PA, Doll B, Delie RA, et al. Hemostatic and anesthetic efficacy of 4% articaine HCl with 1:200,000 epinephrine and 4% articaine with 1:100,000 epinephrine when administered intraorally for periodontal surgery. *J Periodontol.* 2007;78(2): 247–253.
45. *Norepinephrine Drug Monograph.* ClinicalKey. Available at: http://www.clinicalkey.com. Accessed December 18, 2017.
46. Kaufman E, Garfunkel A, Findler M, et al. Emergencies evolving from local anesthesia. *Refuat Hapeh Vehashinayim.* 2002;19(98):13–18.
47. *Scandanest (Mepivacaine Hydrochloride and Levonordefrin Injection) Package Insert.* New Castle: Septodont Inc; 2007.
48. Lawaty I, Drum M, Reader A, Nusstein J. A prospective, randomized, double-blind comparison of 2% mepivacaine with 1:20,000 levonordefrin versus 2% lidocaine with 1:100,000 epinephrine for maxillary infiltrations. *Anesth Prog.* 2010;57(4): 139–144.
49. Su N, Liu Y, Yang X, Shi Z, Huang Y. Efficacy and safety of mepivacaine compared with lidocaine in local anaesthesia in dentistry: a meta-analysis of randomized controlled trials. *Int Dent J.* 2014;64(2):96–107.
50. Altura BM, Hershey SG, Zweifach BW. Effects of a synthetic analogue of vasopressin on vascular smooth muscle. *Proc Soc Exp Biol Med.* 1965;119:258–261.
51. Agata H, Ichinohe T, Kaneko Y. Felypressin-induced reduction in coronary blood flow and myocardial tissue oxygen tension during anesthesia in dogs. *Can J Anaesth.* 1999;46(11):1070–1075.
52. Miyachi K, Ichinohe T, Kaneko Y. Effects of local injection of prilocaine-felypressin on the myocardial oxygen balance in dogs. *Eur J Oral Sci.* 2003;111(4):339–345.
53. Inagawa M, Ichinohe T, Kaneko Y. Felypressin, but not epinephrine, reduces myocardial oxygen tension after an injection of dental local anesthetic solution at routine doses. *J Oral Maxillofac Surg.* 2010;68(5):1013–1017.
54. Sunada K, Nakamura K, Yamashiro M, et al. Clinically safe dosage of felypressin for patients with essential hypertension. *Anesth Prog.* 1996;43:408–415.
55. Newcomb GM, Waite IM. The effectiveness of local analgesic preparations in reducing haemorrhage during periodontal surgery. *J Dent.* 1972;1:37–42.
56. *Phenylephrine Drug Monograph.* ClinicalKey. Available at: http://www.clinicalkey.com. Accessed December 20, 2017.
57. Epstein S. Clinical study of prilocaine with varying concentrations of epinephrine. *J Am Dent Assoc.* 1969;78:85–90.
58. *American Dental Association: 2009 Survey of Dental Practice.* Chicago: American Dental Association; 2010.
59. van der Bijl P, Victor AM. Adverse reactions associated with norepinephrine in dental local anesthesia. *Anesth Prog.* 1992;39: 37–89.
60. Hirota Y, Hori T, Kay K, Matsuura H. Effects of epinephrine and norepinephrine contained in 2% lidocaine on hemodynamics of the carotid and cerebral circulation in older and younger adults. *Anesth Pain Control Dent.* 1992;1:343–351.
61. Goulet JP, Perusse R, Turcotte JY. Contraindications to vasoconstrictors in dentistry. Part I. Cardiovascular diseases. *Oral Surg Oral Med Oral Pathol.* 1992;74:579–686.
62. Goulet JP, Perusse R, Turcotte JY. Contraindications to vasoconstrictors in dentistry. Part II. Hyperthyroidism, diabetes, sulfite sensitivity, cortico-dependent asthma, and pheochromocytoma. *Oral Surg Oral Med Oral Pathol.* 1992;74:587–691.
63. Goulet JP, Perusse R, Turcotte JY. Contraindications to vasoconstrictors in dentistry. Part III. Pharmacologic interactions. *Oral Surg Oral Med Oral Pathol.* 1992;74:592–697.
64. Brenner GM, Stevens CW. Local and general anesthetics. In: *Brenner and Stevens' Pharmacology.* 5th ed. St Louis: Elsevier; 2018:231–241.
65. Wahl MJ. Local anesthetics and vasoconstrictors: myths and facts. *Pract Periodont Aesthet Dent.* 1997;9:649–652.
66. Hersh EV. Local anesthesia in dentistry: clinical considerations, drug interactions, and novel formulations. *Compend Cont Educ Dent.* 1993;14:1020–1028.
67. Molotsky I. *U.S. Issues Ban on Sulfites' Use in Certain Foods.* New York Times; July 9, 1986.
68. Campbell JR, Maestrello CL, Campbell RL. Allergic response to metabisulfite in lidocaine anesthetic solution. *Anesth Prog.* 2001;48:21–26.

# 4

# Ação Clínica de Agentes Específicos

## Escolha de um anestésico local

Embora muitos fármacos sejam classificados como anestésicos locais e encontrem uso entre os profissionais de saúde, apenas alguns são atualmente utilizados em odontologia. Em 1980, quando foi publicada a primeira edição deste livro, existiam estes anestésicos locais na forma de tubete odontológico nos EUA: lidocaína, mepivacaína, prilocaína e a associação de procaína e propoxicaína.[1] Nos anos que se passaram desde a primeira edição, o aumento da demanda por anestésicos locais com ação mais longa levou à introdução de tubetes odontológicos de bupivacaína (1982, Canadá; 1983, EUA) e etidocaína (1985). A molécula híbrida (éster/amida) articaína tornou-se disponível em 1975 na Alemanha e, mais tarde, em toda a Europa. A articaína foi disponibilizada para o Canadá em 1983 e para os EUA em 2000. E é classificada como anestésico local com duração intermediária.

A associação de procaína e propoxicaína foi retirada do mercado odontológico dos EUA em janeiro de 1996. A etidocaína, embora seja usada extensamente em medicina, foi retirada do mercado odontológico dos EUA em 2002.

Até o momento que este livro ia para impressão, o arsenal de anestésicos locais (disponíveis em tubetes de vidro) odontológico dos EUA incluía: articaína, bupivacaína, lidocaína, mepivacaína e prilocaína.

Com a disponibilização desses anestésicos locais em várias associações com e sem vasoconstritores, é possível para um cirurgião-dentista selecionar uma solução de anestésico que contenha as propriedades específicas de controle de dor necessárias para oferecer tratamento indolor a praticamente todos os pacientes. A Tabela 4.1 relaciona os anestésicos locais e as várias associações em que são atualmente disponibilizados nos EUA e no Canadá. O Quadro 4.1 relaciona essas associações conforme sua duração de ação clínica esperada (durações da anestesia pulpar e dos tecidos moles).

Neste capítulo, descreve-se cada um dos anestésicos locais disponíveis em suas várias associações. Além disso, apresentam-se os fundamentos para a seleção de um anestésico local apropriado para cada paciente em determinados casos. Sugere-se fortemente que o leitor – o administrador em potencial desses fármacos – familiarize-se com este material, inclusive com as contraindicações à administração de algumas associações de anestésicos locais (Tabela 4.2).

Na discussão a seguir sobre as propriedades clínicas das associações de anestésicos locais específicos, apresentam-se vários conceitos que exigem explicação. Eles incluem a duração de ação esperada do fármaco e a determinação da dose máxima recomendada (DMR).

**Tabela 4.1** Anestésicos locais disponíveis na América do Norte (fevereiro de 2019).

| Anestésico local (+ vasoconstritor) | Duração da ação[a] |
|---|---|
| **Cloridrato de articaína** | |
| 4% + epinefrina 1:100.000 | Intermediária |
| 4% + epinefrina 1:200.000 | Intermediária |
| **Cloridrato de bupivacaína** | |
| 0,5% + epinefrina 1:200.000 | Longa |
| **Cloridrato de lidocaína** | |
| 2% + epinefrina 1:50.000 | Intermediária |
| 2% + epinefrina 1:100.000 | Intermediária |
| **Cloridrato de mepivacaína** | |
| 3% | Curta |
| 2% + levonordefrina 1:20.000 | Intermediária |
| 2% + levonordefrina 1:100.000 | Intermediária |
| **Cloridrato de prilocaína** | |
| 4% | Curta (infiltração); intermediária (bloqueio nervoso) |
| 4% + epinefrina 1:200.000 | Intermediária |

[a]A classificação da duração de ação é aproximada, pois podem ser observadas variações extremas entre os pacientes. Os fármacos com curta duração oferecem anestesia pulpar ou profunda por < 30 minutos, os fármacos com duração intermediária oferecem tal anestesia por aproximadamente 60 minutos, e aqueles de longa duração oferecem anestesia por mais de 90 minutos.

## Duração

A duração da anestesia pulpar (tecido duro) e dos tecidos moles (total) citada para cada fármaco é uma aproximação. Muitos fatores afetam a profundidade e a duração da ação anestésica de um fármaco, prolongando-a ou diminuindo-a. Esses fatores incluem, entre outros, os seguintes:

1. Resposta individual ao fármaco (curva de distribuição normal, curva "em forma de sino" ou curva de Gauss).
2. Acurácia na deposição do anestésico local.
3. Condições dos tecidos no local de deposição do fármaco (vascularidade, pH).
4. Variação anatômica.
5. Tipo de injeção administrada [supraperiosteal ("infiltração") ou bloqueio nervoso].

Na discussão a seguir sobre anestésicos locais individuais, as durações da anestesia (pulpar e dos tecidos moles) são apresentadas para a parte média da curva de distribuição normal (o normorresponsivo).

1. *Curva de distribuição normal (curva de Gauss):* a variação da resposta individual a um fármaco é comum e esperada, sendo retratada na chamada curva de distribuição normal ou de Gauss (Figura 4.1). A maioria dos pacientes responde de maneira previsível às ações de um fármaco (p. ex., 60 minutos). No entanto, alguns pacientes (sem a presença de quaisquer dos

**• Quadro 4.1 Duração aproximada da ação dos anestésicos locais.**

**Curta duração** (anestesia pulpar por aproximadamente 30 min)
- Cloridrato de mepivacaína 3%
- Cloridrato de prilocaína 4% (por infiltração)

**Duração intermediária** (anestesia pulpar por aproximadamente 60 min)
- Cloridrato de articaína 4% com epinefrina 1:100.000
- Cloridrato de articaína 4% com epinefrina 1:200.000
- Cloridrato de lidocaína 2% com epinefrina 1:50.000
- Cloridrato de lidocaína 2% com epinefrina 1:100.000
- Cloridrato de mepivacaína 2% com levonordefrina 1:20.000
- Cloridrato de mepivacaína 2% com epinefrina 1:100.000
- Cloridrato de prilocaína 4% (somente para bloqueio nervoso)
- Cloridrato de prilocaína 4% com epinefrina 1:200.000

**Longa duração** (anestesia pulpar por 90 min ou mais)
- Cloridrato de bupivacaína 0,5% com epinefrina 1:200.000

outros fatores que influenciam a ação do fármaco, obviamente) obtêm duração mais curta ou mais longa da anestesia. Isso é esperado e completamente normal.

Por exemplo, se uma dose apropriada de cloridrato de lidocaína a 2% com epinefrina 1:100.000 for administrada a 100 pessoas por meio de injeção supraperiosteal acima do incisivo lateral superior e for usado um testador de polpa para avaliar a duração da anestesia, aproximadamente 70% (68,26%) terão anestesia pulpar por aproximadamente 60 minutos. Estes representam os normorresponsivos. Aproximadamente 15% terão anestesia pulpar que dure além dos 60 minutos esperados – talvez 70 ou 80 minutos, ou até mais tempo para alguns. Essas pessoas são denominadas *hiper-responsivas*. Nenhum cirurgião-dentista se queixa desses pacientes, porque o tratamento odontológico prossegue e se completa sem dor ou necessidade de repetir a injeção de anestésico local. No entanto, os últimos 15% são os hiporresponsivos, muito lembrados pelo cirurgião-dentista. Esses pacientes, quando recebem lidocaína com epinefrina, são anestesiados por 45 minutos, 30 minutos, 15 minutos ou até menos. São os pacientes sobre os quais o cirurgião-dentista

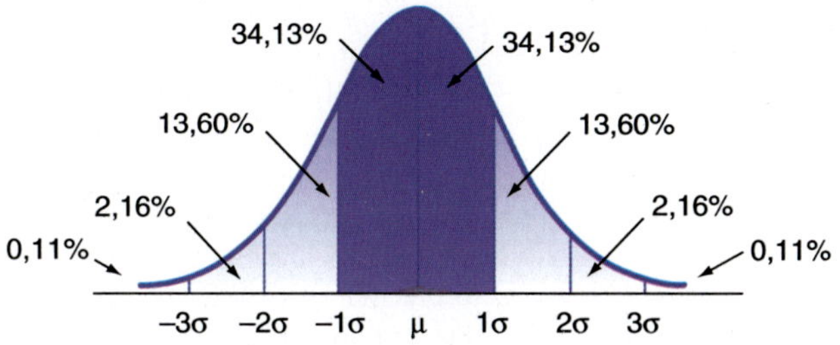


• **Figura 4.1** Curva "em forma de sino".

afirma (incorretamente): "Eles metabolizam o fármaco rapidamente". Como foi mencionado no Capítulo 2, o metabolismo (biotransformação, desintoxicação) não tem qualquer relação com os efeitos clínicos de um anestésico local em dissipação. A duração da anestesia se baseia simplesmente no modo em que algumas pessoas reagem a esse fármaco (ou grupo de fármacos).

2. *Acurácia na administração do anestésico local* é mais um fator que influencia a ação do fármaco. Embora não tão significativa em algumas técnicas (p. ex., supraperiosteal) ou com determinados fármacos (p. ex., articaína), a acurácia na deposição é um fator importante em muitos bloqueios nervosos em que espessura considerável do tecido mole precisa ser penetrada para se ter acesso ao nervo que será bloqueado. O clássico bloqueio do nervo alveolar inferior é o exemplo principal de uma técnica em que a profundidade e a duração da anestesia são altamente influenciadas pela acurácia da injeção. A deposição de anestésico local perto do nervo oferece maiores profundidade e duração da anestesia, em comparação com o mesmo anestésico depositado a uma distância maior do nervo a ser bloqueado.
3. *As condições dos tecidos em que se deposita um anestésico local* influenciam a duração observada da ação do anestésico. Presume-se a presença de tecido saudável normal no local de deposição do fármaco. Inflamação, infecção ou dor (aguda ou crônica) geralmente diminuem a profundidade e a duração prevista da anestesia. O aumento da vascularidade no local de deposição do fármaco resulta em absorção mais rápida do anestésico local e em diminuição

**Tabela 4.2** Contraindicações aos anestésicos locais.

| Problema médico | Fármacos a evitar | Tipo de contraindicação | Fármaco alternativo |
|---|---|---|---|
| Alergia documentada a anestésico local | Todos os anestésicos da mesma classe química (ésteres) | Absoluta | Anestésicos locais em diferente classe química (amidas) |
| Alergia ao bissulfito | Anestésicos locais contendo vasoconstritor | Absoluta | Qualquer anestésico local sem vasoconstritor |
| Colinesterase plasmática atípica | Ésteres | Relativa | Amidas |
| Metemoglobinemia idiopática ou congênita | Prilocaína | Relativa | Outras amidas ou ésteres |
| Disfunção hepática significativa (ASA classe 3 ou 4) | Amidas | Relativa | Amidas ou ésteres, mas criteriosamente |
| Disfunção renal significativa (ASA classe 3 ou 4) | Amidas ou ésteres | Relativa | Amidas ou ésteres, mas criteriosamente |
| Doença cardiovascular significativa (ASA classe 3 ou 4) | Altas concentrações de vasoconstritores (como nas cordas de retração gengival com epinefrina racêmica) | Relativa | Anestésicos locais com concentração de epinefrina 1:200.000 ou 1:100.000 ou mepivacaína 3% ou prilocaína 4% (bloqueios nervosos) |
| Hipertireoidismo clínico (ASA classe 3 ou 4) | Altas concentrações de vasoconstritores (como nas cordas de retração gengival com epinefrina racêmica) | Relativa | Anestésicos locais com concentração de epinefrina 1:200.000 ou 1:100.000 ou mepivacaína 3% ou prilocaína 4% (bloqueios nervosos) |

*ASA*, American Society of Anesthesiologists.

da duração da anestesia. Isso não apenas é mais notável em áreas de inflamação e infecção, como também é uma consideração na anatomia "normal". O colo do côndilo da mandíbula, alvo para deposição de anestésico local no bloqueio do nervo mandibular de Gow-Gates, é consideravelmente menos vascular que a área-alvo para o bloqueio do nervo alveolar inferior. A duração esperada da anestesia para qualquer anestésico local será maior em uma região menos vascular. O "problema" de obter o controle efetivo da dor com dentes infectados (pulpite irreversível sintomática) é discutido em profundidade nos Capítulos 16 e 19.

4. *Variação anatômica também influencia a anestesia clínica.* A anatomia normal da maxila e da mandíbula é descrita no Capítulo 12. O aspecto mais notável da anatomia "normal" é a presença de extrema variação (p. ex., no tamanho e na forma da cabeça ou na espessura do osso) entre as pessoas. (Há uma curva em forma de sino quando se descreve a anatomia "normal".) As técnicas apresentadas nos capítulos a seguir se baseiam na parte média da curva de Gauss, os chamados normorresponsivos. Variações anatômicas para fora dessa "norma" podem influenciar a duração da ação clínica do fármaco. Embora seja mais óbvia na mandíbula (altura do forame mandibular, dilatação do ramo, espessura da placa cortical do osso), essa variação também pode ser notada na maxila. Infiltração supraperiosteal, geralmente efetiva para produzir anestesia pulpar para todos os dentes superiores, oferece duração mais curta que a esperada ou profundidade de anestesia inadequada quando o osso alveolar é mais denso que o habitual. Nos casos em que o arco zigomático é mais baixo (primariamente em crianças, mas ocasionalmente em adultos), a anestesia por infiltração de primeiro e segundo molares superiores pode ter duração mais curta ou até falhar em alcançar anestesia pulpar de profundidade adequada. Em outros casos, a raiz palatina dos molares superiores pode não ser adequadamente anestesiada por infiltração de anestésico local mesmo na presença de espessura normal do osso alveolar vestibular quando a raiz se alarga mais em direção à linha média do palato do que a norma. Na mandíbula, afirma-se que a infiltração supraperiosteal não é efetiva em adultos porque sua placa de osso cortical é espessa demais; entretanto, de acordo com a curva de Gauss, 15% dos pacientes adultos têm osso cortical mais fino e, destes 15%, alguns terão osso ainda mais fino, talvez permitindo que a infiltração mandibular seja efetiva. O uso de cloridrato de articaína por infiltração mandibular em adultos tem sido demonstrado como altamente eficaz (e é discutido em detalhes nos Capítulos 15 e 20).[2-4]
5. *A duração da anestesia clínica* é influenciada – em graus variados – pelo tipo de injeção administrada. Para todos os fármacos apresentados, a administração de um bloqueio nervoso oferece duração mais longa de anestesia pulpar e de tecidos moles do que se obtém com a injeção supraperiosteal (infiltração). Isso pressupõe que o volume mínimo recomendado de anestésico seja injetado. Volumes abaixo do recomendado diminuem a duração da ação, e doses maiores que as recomendadas não oferecem aumento da duração. Por exemplo, pode-se esperar uma duração de anestesia pulpar de 10 a 15 minutos após injeção supraperiosteal com prilocaína a 4% (sem vasoconstritor), enquanto uma duração de 40 a 60 minutos é normal após bloqueio nervoso (Tabela 4.3).

## Doses máximas recomendadas de anestésicos locais

As doses dos anestésicos locais são apresentadas em termos de miligramas de fármaco por unidade de peso corporal – como miligramas por quilograma (mg/kg) ou miligramas por libra (mg/lb).

**Tabela 4.3** Duração esperada da anestesia pulpar por tipo de injeção.

| Anestésico local | Infiltração (min) | Bloqueio nervoso (min) |
|---|---|---|
| Cloridrato de mepivacaína | | |
| 3% sem vasoconstritor | 5 a 10 | 20 a 40 |
| **Cloridrato de prilocaína** | | |
| 4% sem vasoconstritor | 10 a 15 | 40 a 60 |
| **Cloridrato de bupivacaína** | | |
| 0,5% + epinefrina 1:200.000 | 60 | ≤ 360 |

Esses números, semelhantes aos apresentados para duração, refletem os valores esperados porque há uma faixa ampla (a curva de Gauss também é observada aqui) de respostas de pacientes aos níveis sanguíneos dos anestésicos locais (ou de qualquer fármaco).

Para pacientes cujas respostas aos níveis sanguíneos de anestésicos locais caiam dentro da parte média da curva de distribuição normal, a administração de uma dose máxima com base no peso corporal produz um nível sanguíneo de anestésico local abaixo do limiar habitual para uma reação de superdosagem (tóxica). Se ocorrer uma reação de superdosagem com essa dose, a resposta observada é leve (p. ex., tremor dos membros superiores e inferiores, sonolência). Os pacientes hiporresponsivos a níveis sanguíneos elevados de anestésicos locais podem não apresentar qualquer reação adversa até que o nível sanguíneo do anestésico local esteja consideravelmente acima desse limiar "normal" de superdosagem. Esses pacientes representam pouco aumento de risco quando os anestésicos locais são administrados em doses odontológicas "habituais". No entanto, os hiper-responsivos podem demonstrar sinais e sintomas clínicos de superdosagem de anestésico local em níveis sanguíneos consideravelmente mais baixos do que os normalmente necessários para produzir essas reações. Para aumentar a segurança de todos os pacientes durante a administração de anestésicos locais, mas especialmente neste último grupo, sempre se devem minimizar as doses dos fármacos, usando a menor dose clinicamente efetiva. Os volumes recomendados de anestésicos locais são apresentados para cada técnica de injeção nos Capítulos 13 a 15.

A DMR de anestésicos locais foi modificada na sexta edição deste livro (2013). Nas edições anteriores, foram apresentadas tanto a DRM do fabricante quanto a do autor. Em alguns casos, essas doses diferiam. Nessas situações, as doses recomendadas pelo autor foram mais conservadoras que as recomendadas pelo fabricante do fármaco. Nesta edição, como na anterior, somente as DRMs aprovadas pela Food and Drug Administration (FDA) e pela Health Canada estão relacionadas (Tabela 4.4).

É improvável que sejam alcançadas doses máximas na maior parte dos pacientes odontológicos, especialmente em adultos com peso corporal normal, na maioria dos procedimentos. Dois grupos de pacientes, contudo, têm maior potencial de risco com níveis sanguíneos de anestésicos locais excessivamente altos: a criança menor, menos pesada (e bem comportada), e o idoso debilitado. Deve-se dar muita atenção à administração do fármaco nesses dois grupos. A DMR calculada sempre deve ser diminuída em pessoas clinicamente comprometidas, debilitadas ou idosas.

Alterações da função hepática, da ligação às proteínas plasmáticas, do volume sanguíneo e de outras importantes funções fisiológicas influenciam a maneira pela qual os anestésicos locais se distribuem e são biotransformados no corpo.[5] O resultado dessas alterações é um aumento do nível plasmático do fármaco, o que se associa a aumento do risco de reação de superdosagem. A meia-vida de eliminação dos anestésicos locais amidas aumenta significativa-

**Tabela 4.4** Doses máximas recomendadas de anestésicos locais disponíveis na América do Norte.

| Anestésico local | Dose máxima recomendada (Food and Drug Administration) | |
|---|---|---|
| | mg/kg | mg |
| Articaína | | |
| Com vasoconstritor | 7,0 | Nenhum registro |
| **Bupivacaína** | | |
| Com vasoconstritor | Nenhum registro | 90 |
| Com vasoconstritor (Canadá) | 2,0 | 200 |
| **Lidocaína** | | |
| Com vasoconstritor | 7,0 | 500 |
| **Mepivacaína** | | |
| Sem vasoconstritor | 6,6 | 400 |
| Com vasoconstritor | 6,6 | 400 |
| **Prilocaína** | | |
| Sem vasoconstritor | 8,0 | 600 |
| Com vasoconstritor | 8,0 | 600 |

| Anestésico local | Cálculo de miligramas de anestésico local por tubete odontológico (tubete de 1,8 mℓ) | | |
|---|---|---|---|
| | Concentração percentual | mg/mℓ | × 1,8 mℓ = mg/tubete |
| Articaína | 4 | 40 | 72[a] |
| Bupivacaína | 0,5 | 5 | 9 |
| Lidocaína | 2 | 20 | 36 |
| Mepivacaína | 2 | 20 | 36 |
| | 3 | 30 | 54 |
| Prilocaína | 4 | 40 | 72 |

[a]Nos tubetes de alguns fármacos nos EUA, lê-se "1,7 mℓ cada". O volume real de todos os tubetes de anestésicos locais é de aproximadamente 1,76 mℓ.

mente na presença de diminuição da função hepática ou da perfusão.[6] Os níveis plasmáticos máximos de anestésicos locais tendem a ser mais altos e a permanecer assim por mais tempo nessas situações. A dose de fármaco calculada (com base no peso corporal) deve diminuir em todos os indivíduos "de risco" (p. ex., classe 3 ou 4 no sistema de classificação do estado físico pela American Society of Anesthesiologists – ASA). Infelizmente, não há fórmula mágica que auxilie na determinação do grau de redução de dose para determinado paciente. Sugere-se que o cirurgião-dentista avalie as necessidades de cuidados odontológicos de cada pessoa e faça um plano de tratamento que leve em consideração a necessidade dela por doses menores de anestésico local em todas as sessões de tratamento.

Um ponto que aparece em várias consultas médico-legais relacionadas com superdosagem de anestésicos locais envolve o número máximo de miligramas administrados e o efeito sobre o paciente. Suponha, por exemplo, que a DMR para um anestésico local em um paciente seja de 270 mg e que se administre 271 mg a ele. O pensamento entre leigos (e, infelizmente, também entre alguns profissionais da saúde) é de que ocorreria definitivamente uma superdosagem em qualquer dose que exceda a DMR. No entanto, pode não ser esse o caso. Como foi mencionado, muitos fatores interagem para determinar como um paciente reagirá a um fármaco. Quando a DMR é excedida, não há garantia de que ocorrerá uma superdosagem, somente que há maior probabilidade de isso acontecer. Na verdade, em alguns indivíduos, pode haver uma superdosagem com doses muito abaixo da DMR calculada (hiper-responsivos ao fármaco). Outro fator para determinar se ocorrerá uma superdosagem é o tempo durante o qual a dose de anestésico local foi administrada. Se todos os 271 mg foram administrados de uma só vez, o nível sanguíneo de anestésico local resultante será maior do que em uma situação em que a mesma dose é administrada um pouco a cada vez ao longo de várias horas. Esses pontos são discutidos com mais detalhes no Capítulo 18.

Em seu clássico tratado *Local Anesthetics*, de Jong,[7] ressalta as seguintes observações:

> [...] uma palavra aqui sobre doses "seguras" ou "recomendadas" de anestésicos locais, encontradas em bulas ou em livros de referência. É melhor perceber essas doses como estimativas, derivadas indiretamente de estudos experimentais e relatos de casos clínicos. Em geral, os limites superiores tendem a estar no lado seguramente conservador da cerca. Doses consideravelmente mais altas do que as "recomendadas" podem ser dadas (e têm sido dadas) se usadas criteriosamente.[8] Inversamente, a chamada dose segura pode ser uma total superdosagem se colocada onde não se pretende. Em minha experiência (não publicada), por exemplo, 10 mg de lidocaína ou 2,5 mg de bupivacaína produziram crises tônico-clônicas generalizadas em instantes quando injetadas acidentalmente na artéria vertebral. Essas doses são da ordem de 1/50 do limite superior recomendado.

Doses "seguras" podem ser pequenas demais ou grandes demais, dependendo das circunstâncias. Vigilância é o lema![7]

O Quadro 4.2 apresenta exemplos de como calcular as doses máximas e o número de tubetes de anestésicos locais a serem administrados a vários pacientes.

Um ponto não muito importante, mas que tem levado à confusão principalmente entre estudantes de odontologia e de técnica de saúde bucal, bem como a cirurgiões-dentistas e técnicos na prática, é que mudanças de rotulagem em alguns tubetes de anestésicos locais indicam que o volume de solução contido nele seja de 1,7 mℓ, e não o "tradicional" 1,8 mℓ. De fato, tubetes odontológicos nem sempre contêm 1,8 mℓ de solução. No final da década de 1990, durante o processo de aprovação da articaína pela FDA, foi feita a seguinte pergunta a seu fabricante: "Pode garantir que cada tubete contenha pelo menos 1,8 mℓ de solução?". A resposta foi "não". Os tubetes são preenchidos mecanicamente e pode-se notar discreta variação de volume de um tubete para outro. Quando se perguntou ao fabricante se poderia garantir que cada tubete contivesse pelo menos 1,7 mℓ de solução, a resposta foi "sim". Na verdade, o volume médio

**• Quadro 4.2 Cálculo de dose máxima e do número de tubetes (fármaco único).**

**Paciente: 22 anos, saudável, sexo feminino, 50 kg**
Anestésico local: cloridrato de lidocaína + epinefrina 1:100.000
Lidocaína 2% = 36 mg/tubete
Lidocaína 7,0 mg/kg = 350 mg (dose máxima recomendada)
Número de tubetes de 350/36 ≈ 9,75

**Paciente: 40 anos, saudável, sexo masculino, 90 kg**
Anestésico local: cloridrato de articaína + epinefrina 1:200.000
Articaína 4% = 72 mg/tubete
Articaína 7,0 mg/kg = 630 mg (dose máxima recomendada)
Número de tubetes de 630/72 ≈ 9

**Paciente: 6 anos, saudável, sexo masculino, 20 kg**
Anestésico local: cloridrato de mepivacaína sem vasoconstritor
Mepivacaína 3% = 54 mg/tubete
Mepivacaína 6,6 mg/kg = 132 mg (dose máxima recomendada)
Número de tubetes de 130/54 ≈ 2,5

da solução de anestésico local em um tubete odontológico nos EUA é de 1,76 mℓ.[9] Quando se calcula a DMR de um anestésico local para um paciente, porém, é recomendável que se utilize um volume de 1,8 mℓ.

Uma pergunta frequentemente feita é: "Como se determina a dose de cada anestésico local administrado em situações clínicas nas quais mais de um fármaco seja necessário?". A resposta, novamente, é que não existe fórmula garantida para determinar esse número. Um método é simplesmente certificar-se de que a dose total de ambos os anestésicos locais não exceda a mais baixa das duas doses máximas para cada fármaco individual.

Por exemplo, uma paciente de 45 kg que receba prilocaína a 4% com epinefrina tem uma DMR calculada como 8,0 mg/kg, ou 360 mg, durante um procedimento que dure 90 minutos (a meia-vida de eliminação aproximada desse fármaco). A paciente recebe dois tubetes (144 mg), mas a anestesia é inadequada para o tratamento prosseguir. Como muitas vezes acontece, o cirurgião-dentista culpa o anestésico local pela falta de anestesia ("Arranjei um lote ruim"), e não o erro técnico ou a anatomia incomum do paciente, o que é mais provável. O dentista decide, então, mudar para lidocaína a 2% com epinefrina 1:100.000 para fornecer anestesia. Como se determina a dose máxima de lidocaína que pode ser usada?

Se a lidocaína estivesse sendo administrada como único fármaco a essa paciente, sua DMR seria de 7,0 mg/kg, ou 315 mg. No entanto, ela já recebeu 144 mg de prilocaína nos últimos minutos. A quantidade de lidocaína sugerida é a menor dose máxima total – neste caso, 315 mg (lidocaína) *versus* 360 mg (prilocaína) – menos a dose de prilocaína já administrada (144 mg), o que permite uma dose de 171 mg de lidocaína ou aproximadamente 4,5 tubetes (Quadro 4.3).

É extremamente improvável que um "lote ruim" de anestésico local tenha sido enviado ao cirurgião-dentista. As causas mais comuns de falha em alcançar controle adequado da dor são variação anatômica e técnica equivocada. (No entanto, colocar a culpa no anestésico local quando não se consegue obter controle adequado da dor serve para acalmar o ego do dentista.)

O conceito de DMR é discutido mais inteiramente no Capítulo 18.

Os anestésicos locais clinicamente disponíveis (as amidas: articaína, bupivacaína, lidocaína, mepivacaína e prilocaína) serão discutidos em detalhes neste capítulo. Os ésteres (procaína e propoxicaína) serão mencionados de passagem, mais como questão de interesse histórico do que por necessidade. Os agentes disponíveis para aplicação tópica (anestésicos tópicos) também serão apresentados.

**• Quadro 4.3 Cálculo de dose máxima e número de tubetes (múltiplos fármacos).**

Paciente: 45 kg, sexo feminino, saudável
- Anestésico local: mepivacaína 2% com levonordefrina 1:20.000
- Mepivacaína 2% = 36 mg/tubete
- Mepivacaína 6,6 mg/kg = 297 mg (dose máxima recomendada)
- A paciente recebe dois tubetes (72 mg), mas a anestesia é inadequada.
- O dentista deseja mudar para articaína 4% com epinefrina 1:100.000.

Quanta articaína esta paciente pode receber?
- Articaína 4% = 72 mg/tubete
- Articaína 7,0 mg/kg = 315 mg (dose máxima recomendada)
- A dose total de *ambos* os anestésicos locais não deve exceder a mais baixa das duas doses calculadas, ou 297 mg.
- A paciente recebeu 72 mg (mepivacaína) e, desse modo, ainda pode receber 225 mg de articaína.
- Portanto, 225 mg/72 mg/tubete são equivalentes a 3,0 tubetes de articaína 4% com epinefrina 1:100.000.

# Anestésicos locais ésteres

## Cloridrato de procaína

### *Informações pertinentes*

***Classificação.*** Éster.

***Fórmula química.*** Cloridrato de (dietilamino) etil 4-aminobenzoato.

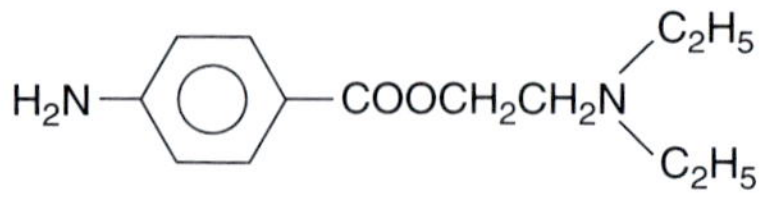


***Preparado por.*** Alfred Einhorn, 1904-5.

***Potência.*** 1 (procaína = 1).

***Toxicidade.*** 1 (procaína = 1).

***Metabolismo.*** Rapidamente hidrolisada no plasma pela pseudocolinesterase plasmática.

***Excreção.*** Mais de 2% inalterados na urina (90% como ácido *p*-aminobenzoico, 8% como dietilaminoetanol).

***Propriedades de vasodilatação.*** Produz o maior grau de vasodilatação entre todos os anestésicos locais atualmente usados.

***$pK_a$.*** 8,9.*

***pH da solução simples.*** 5,0 a 6,5.

***pH da solução contendo vasoconstritor.*** 3,5 a 5,5.

***Início da ação.*** 6 a 10 minutos.

***Concentração odontológica efetiva.*** 2 a 4%.

***Meia-vida anestésica.*** 6 minutos.

***Ação anestésica tópica.*** Não nas concentrações clinicamente aceitáveis.

**Observações.** O cloridrato de procaína, primeiro anestésico local sintético injetável, já não está disponível na América do Norte em tubetes odontológicos. No entanto, seu nome comercial, Novocain®, é sinônimo, no mundo todo, de anestesia local odontológica. Até 1996, a procaína estava à disposição em tubetes odontológicos associada a outro anestésico éster, a propoxicaína.

Usada como único anestésico local para controle de dor em odontologia, assim como ocorreu desde sua introdução em 1904 até a chegada do anestésico local do grupo amida lidocaína no final da década de 1940, a procaína a 2% (simples) essencialmente não oferecia anestesia pulpar e proporcionava de 15 a 30 minutos de anestesia de tecidos moles. Isso resultava de suas profundas propriedades vasodilatadoras. A procaína produz o maior efeito vasodilatador de todos os anestésicos locais clinicamente utilizados. Desse modo, é mais difícil manter um campo cirúrgico limpo (sem sangue) com a procaína por causa do aumento de sangramento.

Hoje em dia, a procaína tem certa importância na conduta imediata da injeção intra-arterial inadvertida de um fármaco; suas propriedades vasodilatadoras são usadas para ajudar a quebrar o arterioespasmo.[10]

Embora extremamente incomum, a incidência de alergia de início imediato à procaína e a outros anestésicos locais ésteres é maior que a de anestésicos locais amidas.[11,12]

*Para manter a uniformidade em todo o texto, os valores de $pK_a$ para todos os anestésicos locais foram tomados de uma só fonte: Liu SS. Local anesthetics and analgesia. In: Ashburn MA, RiceLJ, eds. *The Management of Pain*, New York: Churchill-Livingstone; 1997:141-170. O leitor deve estar ciente de que esses valores podem diferir um pouco dos valores de $pK_a$ da edição anterior deste livro.

Metabolizada no sangue pela colinesterase plasmática, a procaína não exibe aumento de toxicidade em pacientes com disfunção hepática; entretanto, naqueles com função alterada da pseudocolinesterase, aumenta o risco de reações adversas.[13]

A DMR de procaína usada para bloqueios nervosos periféricos é de 1.000 mg.[14]

Com uma constante de dissociação ($pK_a$) de 8,9, a procaína tem início de anestesia relativamente lento (6 a 10 minutos) – razão para inclusão de propoxicaína no tubete de anestésico.

## Cloridrato de propoxicaína

### *Informações pertinentes*

***Classificação.*** Éster.

***Fórmula química.*** Cloridrato de 2-(dietilamino)etil 4-amino-2-propoxibenzoato.

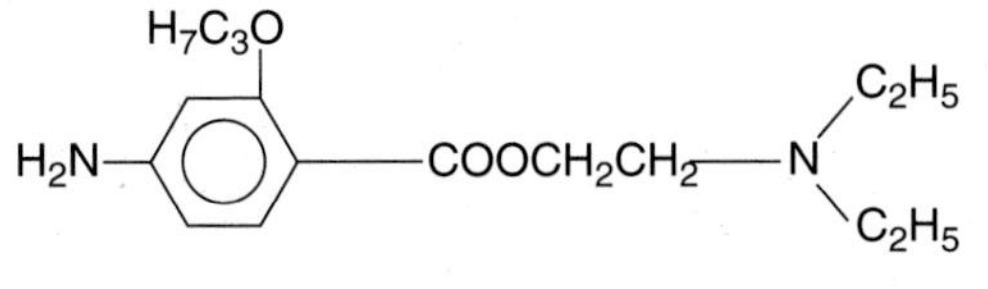


***Preparado por.*** Clinton e Laskowski, 1952.

***Potência.*** 7 a 8 (procaína = 1).

***Toxicidade.*** 7 a 8 (procaína = 1).

***Metabolismo.*** Hidrolisada no plasma e no fígado.

***Excreção.*** Por meio dos rins; quase inteiramente hidrolisada.

***Propriedades de vasodilatação.*** Sim, mas não tão profundas quanto as da procaína.

***$pK_a$.*** Não disponível.

***pH da solução simples.*** Não disponível.

***Início da ação.*** Rápida (2 a 3 minutos).

***Concentração odontológica efetiva.*** 0,4%.

***Meia-vida anestésica.*** Não disponível.

***Ação anestésica tópica.*** Não nas concentrações clinicamente aceitáveis.

**Observações.** A propoxicaína era combinada à procaína em solução para promover início de ação mais rápido e anestesia mais profunda e com duração mais longa do que se obteria unicamente com a procaína.[15] A propoxicaína não era disponibilizada isoladamente pois sua toxicidade mais alta (sete a oito vezes maior que a da procaína) limitava sua utilidade como agente isolado.

## Cloridrato de procaína mais cloridrato de propoxicaína

Embora já não fabricada ou disponível em tubetes odontológicos nos EUA, a associação dos dois anestésicos ésteres, propoxicaína e procaína, era digna de ser considerada para inclusão no arsenal de anestésicos locais do cirurgião-dentista. Indicada quando os anestésicos locais amidas eram absolutamente contraindicados (p. ex., por causa de alergia documentada, embora essa seja ocorrência extremamente improvável) ou quando vários anestésicos locais amidas falhassem em oferecer anestesia clinicamente adequada. Até sua retirada do mercado americano, em janeiro de 1996, a associação de procaína e propoxicaína com o vasoconstritor norepinefrina era o único anestésico local éster disponível na forma de tubete odontológico. Seu nome comercial era Ravocaine®.

Uma dose de propoxicaína a 0,4%/procaína a 2% com levonordefrina 1:20.000 (EUA) ou com norepinefrina 1:30.000 (Canadá) fornecia aproximadamente 40 minutos de anestesia pulpar e 2 a 3 horas de anestesia de tecidos moles. O uso de norepinefrina nas soluções de anestésicos locais já não é recomendado, especialmente em áreas nas quais isquemia prolongada possa levar à necrose tecidual. Na cavidade oral, essa ocorrência é mais provável no palato.

A DMR do fabricante era 6,6 mg/kg de peso corporal para o paciente adulto.[16] Para crianças, recomendava-se uma dose de 6,6 mg/kg até o máximo de cinco tubetes.[16]

# Anestésicos locais amidas

## Cloridrato de lidocaína

### *Informações pertinentes*

***Classificação.*** Amida.

***Fórmula química.*** Cloridrato de 2-dietilamino-2′,6-acetoxilidida.

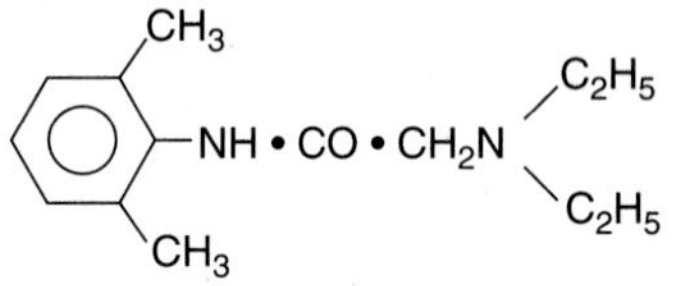


***Preparado por.*** Nils Löfgren, 1943.

***Aprovação pela FDA.*** Novembro de 1948.

***Potência.*** 2 (comparada com a procaína); procaína = 1; a lidocaína continua a ser o padrão de comparação (lidocaína = 1) para todos os anestésicos locais.

***Toxicidade.*** 2 (comparada com a procaína).

***Metabolismo.*** No fígado, pelas oxidases microssomais de função fixa, a monoetilgliceína e a xilidida; a xilidida é um anestésico local potencialmente tóxico (ver Figura 2.3).

***Excreção.*** Por meio dos rins; menos de 10% inalterados, mais de 80% por vários metabólitos.

***Propriedades de vasodilatação.*** Consideravelmente menores do que as da procaína; entretanto, maiores do que as da prilocaína ou da mepivacaína.

***$pK_a$.*** 7,9.

***pH da solução simples.*** Aproximadamente 6,5.

***pH da solução contendo vasoconstritor.*** Aproximadamente 3,5.

***Início da ação.*** Rápida (3 a 5 minutos).

***Concentração odontológica efetiva.*** 2%.

***Meia-vida anestésica.*** 1,6 hora (cerca de 90 minutos).

***Ação anestésica tópica.*** Sim; em concentrações clinicamente aceitáveis (5%).

***Classificação para gravidez.*** B.

***Lactação.*** Segura.

***Uso pediátrico.*** É difícil recomendar uma dose máxima de qualquer fármaco para pacientes pediátricos porque isso varia em função da idade e do peso. Para pacientes com menos de 10 anos que tenham massa corporal magra e desenvolvimento corporal normal, a dose máxima pode ser determinada pela aplicação de uma das fórmulas padrão para fármacos pediátricos (regra de Clark) ou pelo peso do paciente.[18]

**Dose máxima recomendada.** A DMR da FDA para a lidocaína com ou sem epinefrina é de 7,0 mg/kg de peso corporal para pacientes adultos e pediátricos, não excedendo uma dose máxima absoluta de 500 mg (Tabela 4.5).[18]

**Tabela 4.5** Cloridrato de lidocaína.

| Anestésico local (%) | Vasoconstritor | Duração (min) Pulpar | Duração (min) Tecidos moles | Dose máxima recomendada |
|---|---|---|---|---|
| 2 | Epinefrina 1:50.000 | 60 | 180 a 300 | 7,0 mg/kg<br>3,6 mg/lb<br>500 mg de máximo absoluto |
| 2 | Epinefrina 1:100.000 | 60 | 180 a 300 | 7,0 mg/kg<br>3,6 mg/lb<br>500 mg de máximo absoluto |

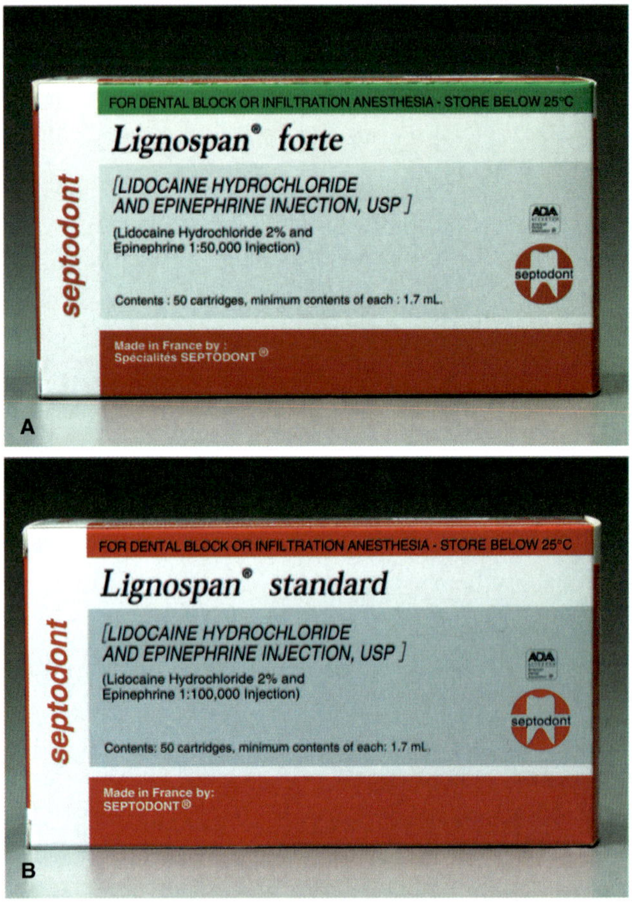


• **Figura 4.2 A.** Lidocaína 2% com epinefrina 1:50.000. **B.** Lidocaína com epinefrina 1:100.000. (Cortesia de Septodont, Inc., Lancaster, PA.)

**Observações.** O cloridrato de lidocaína foi sintetizado em 1943 e, em 1948, tornou-se o primeiro anestésico local amida a ser comercializado em tubetes odontológicos. Sua entrada na prática clínica transformou a odontologia, ao substituir a procaína (Novocain®) como fármaco de escolha para controle de dor. Comparada com a procaína, a lidocaína possui início de ação significativamente mais rápido (3 a 5 minutos *versus* 6 a 10 minutos), produz anestesia mais profunda, tem duração de ação mais longa e maior potência.

A alergia a anestésicos locais amidas praticamente não existe, e as reações alérgicas verdadeiras, documentadas e reproduzíveis são extremamente raras.[19-24] Essa é uma vantagem clínica importante da lidocaína (e de todas as amidas) sobre os anestésicos locais do tipo éster.[11]

Apenas alguns anos depois de sua introdução, a lidocaína havia substituído a procaína como o anestésico local mais amplamente usado em medicina e odontologia – posição que mantém hoje na maioria dos países. A lidocaína representa o padrão-ouro, o fármaco contra o qual todos os novos anestésicos locais são comparados.

Na América do Norte, o cloridrato de lidocaína é disponibilizado em duas formulações: 2% com epinefrina 1:50.000 e 2% com epinefrina 1:100.000 (Figura 4.2). A lidocaína a 2% com epinefrina 1:80.000 é disponibilizada no Reino Unido, na Austrália e na Nova Zelândia. Uma formulação de lidocaína a 2% com epinefrina 1:300.000 é disponibilizada em alguns países (embora não na América do Norte; fevereiro de 2019), e a lidocaína a 2% sem epinefrina (2% "simples") já não é disponibilizada em tubetes odontológicos na América do Norte.

### Cloridrato de lidocaína 2% sem vasoconstritor (lidocaína simples)

Suas propriedades de vasodilatação limitam intensamente a duração e a profundidade da anestesia pulpar (5 a 10 minutos). Esse efeito vasodilatador leva a (1) níveis sanguíneos mais altos de lidocaína, com aumento associado no risco de reações adversas, e (2) aumento da perfusão na área de deposição do fármaco. Existem poucas indicações clínicas para o uso de lidocaína 2% sem vasoconstritor na prática odontológica típica. Em agosto de 2011, a lidocaína 2% sem epinefrina (2% "simples") em tubetes odontológicos foi retirada do mercado na América do Norte, mas continua à disposição em frascos para múltiplas doses.

### Lidocaína 2% com epinefrina 1:50.000

A inclusão da epinefrina provoca queda do fluxo sanguíneo (perfusão), levando à diminuição do sangramento na área de administração do fármaco, o que é causado pelas ações α-estimulantes da epinefrina. Por causa dessa diminuição de perfusão, o anestésico local é absorvido no sistema cardiovascular mais lentamente (permanecendo no ponto de administração mais tempo, felizmente perto do nervo a ser bloqueado), o que leva ao aumento da profundidade e da duração da anestesia: aproximadamente 60 minutos de anestesia pulpar e 3 a 5 horas de anestesia de tecidos moles (Tabela 4.6). O nível sanguíneo resultante do anestésico local também diminui. Epinefrina na concentração 1:50.000 é igual a 20 μg/mℓ, ou 36 μg, de epinefrina por tubete. Para pacientes que pesem mais de 45 kg, o fator limitante para determinar a DMR dessa associação no anestésico local é a dose máxima de epinefrina de 200 μg para o paciente saudável. A DMR para indivíduos sensíveis à epinefrina [p. ex., pacientes com comprometimento cardiovascular (ASA classe 3) e pacientes com hipertireoidismo (ASA classe 3)] é de 40 μg por sessão. Isso é equivalente a aproximadamente um tubete de epinefrina 1:50.000 (ver Capítulo 22).

Na opinião do autor, o único uso recomendado da lidocaína 2% com epinefrina em concentração de 1:50.000 é para hemostasia (situação em que apenas pequenos volumes são infiltrados diretamente no sítio cirúrgico).

### Lidocaína 2% com epinefrina 1:100.000

A administração de lidocaína 2% com epinefrina 1:100.000 diminui o fluxo sanguíneo para a área de injeção. A duração da ação aumenta: aproximadamente 60 minutos de anestesia pulpar e 3 a 5 horas de anestesia dos tecidos moles (Tabela 4.7). Além do nível sanguíneo mais baixo de lidocaína, ocorre menos sangramento na área de administração do fármaco. A diluição da epinefrina é de 10 μg/mℓ, ou 18 μg por tubete. Pacientes sensíveis à epinefrina (discussão anterior sobre lidocaína com epinefrina 1:50.000) devem ficar limitados a dois tubetes de epinefrina 1:100.000 por sessão.

**Tabela 4.6** Lidocaína 2% com epinefrina 1:50.000.[a,b]

| Concentração 2%<br>Dose máxima recomendada: 7,0 mg/kg | | | Tubete contém 36 mg<br>Dose máxima recomendada: 3,2 mg/lb | | |
|---|---|---|---|---|---|
| Peso (kg) | Quantidade (mg) | Tubetes[c] | Peso (lb) | Quantidade (mg) | Tubetes[c] |
| 10 | 70 | 2,0 | 20 | 72 | 2,0 |
| 20 | 140 | 4,0 | 40 | 144 | 4,0 |
| 30 | 210 | 6,0[d] | 60 | 216 | 6,0[d] |
| 40 | 280 | 6,0[d] | 80 | 288 | 6,0[d] |
| 50 | 350 | 6,0[d] | 100 | 360 | 6,0[d] |
| 60 | 420 | 6,0[d] | 120 | 432 | 6,0[d] |
| 70 | 490 | 6,0[d] | 140 | 500 | 6,0[d] |
| 80 | 500 | 6,0[d] | 160 | 500 | 6,0[d] |
| 90 | 500 | 6,0[d] | 180 | 500 | 6,0[d] |
| 100 | 500 | 6,0[d] | 200 | 500 | 6,0[d] |

[a]Como com todos os anestésicos locais, a dose difere dependendo da área a ser anestesiada, da vascularidade dos tecidos, da tolerância individual e da técnica de anestesia. A dose mais baixa necessária para proporcionar anestesia efetiva é a que deve ser administrada.

[b]As doses indicadas são o máximo sugerido para indivíduos saudáveis normais (American Society of Anesthesiologists classe 1); elas devem ser diminuídas para pacientes debilitados ou idosos.

[c]Arredondamento para baixo até o mais próximo de meio tubete.

[d]200 μg de epinefrina é o fator dose-limitante (1:50.000 contém 36 μg de epinefrina/tubete).

**Tabela 4.7** Lidocaína 2% com epinefrina 1:100.000.[a-c]

| Concentração 2%<br>Dose máxima recomendada: 7,0 mg/kg | | | Tubete contém 36 mg<br>Dose máxima recomendada: 3,2 mg/lb | | |
|---|---|---|---|---|---|
| Peso (kg) | Quantidade (mg) | Tubetes[c] | Peso (lb) | Quantidade (mg) | Tubetes[c] |
| 10 | 70 | 2,0 | 20 | 72 | 2,0 |
| 20 | 140 | 4,0 | 40 | 144 | 4,0 |
| 30 | 210 | 6,0 | 60 | 216 | 6,0 |
| 40 | 280 | 7,5 | 80 | 288 | 8,0 |
| 50 | 350 | 9,5 | 100 | 360 | 10,0 |
| 60 | 420 | 11,0[d] | 120 | 432 | 11,0[d] |
| 70 | 490 | 11,0[d] | 140 | 500 | 11,0[d] |
| 80 | 500 | 11,0[d] | 160 | 500 | 11,0[d] |
| 90 | 500 | 11,0[d] | 180 | 500 | 11,0[d] |
| 100 | 500 | 11,0[d] | 200 | 500 | 11,0[d] |

[a]Como com todos os anestésicos locais, a dose difere dependendo da área a ser anestesiada, da vascularidade dos tecidos, da tolerância individual e da técnica de anestesia. A dose mais baixa necessária para proporcionar anestesia efetiva é a que deve ser administrada.

[b] As doses indicadas são o máximo sugerido para indivíduos saudáveis normais (American Society of Anesthesiologists classe 1); elas devem ser diminuídas para pacientes debilitados ou idosos.

[c]Arredondamento para baixo até o mais próximo de meio tubete.

[d]200 μg de epinefrina é o fator dose-limitante (1:100.000 contém 18 μg de epinefrina/tubete).

A duração e a profundidade da anestesia pulpar atingida com ambas as soluções de lidocaína-epinefrina (1:50.000 e 1:100.000) são equivalentes. Cada uma pode oferecer aproximadamente 60 minutos de anestesia pulpar em circunstâncias normais e 3 a 5 horas de anestesia de tecidos moles. Na verdade, a lidocaína 2% com epinefrina 1:200.000 ou 1:300.000 oferece a mesma duração de anestesia pulpar e de tecidos moles, embora não o mesmo nível de hemostasia.[25]

Em termos de duração e profundidade de anestesia na maioria dos procedimentos odontológicos em pacientes típicos, a lidocaína 2% com epinefrina 1:100.000 é preferida à lidocaína 2% com epinefrina 1:50.000. Ambas as formulações oferecem duração e profundidade iguais, mas a solução 1:100.000 contém apenas metade da epinefrina da solução 1:50.000. Embora a quantidade de epinefrina na solução 1:50.000 não seja significativa na maioria dos pacientes, aqueles com classes de risco 3 e 4 da ASA e com histórico de transtornos cardiovasculares podem ser exageradamente sensíveis a essas concentrações. Do mesmo modo, um paciente idoso provavelmente será mais hiper-responsivo a vasoconstritores. Nesses indivíduos, deve ser usada uma formulação de epinefrina mais diluída (1:100.000 ou 1:200.000).

Para hemostasia em procedimentos nos quais o sangramento é definitiva ou potencialmente um problema, a lidocaína a 2% com epinefrina 1:50.000 é preferível porque diminui o sangramento (durante cirurgia periodontal) em 50%, em comparação a uma diluição de epinefrina de 1:100.000.[26] Os vasoconstritores atuam diretamente no local de administração para diminuir a perfusão tecidual, e a solução 1:50.000 oferece excelente ação hemostática. A diluição 1:100.000 também pode ser usada para hemostasia, mas não é tão efetiva. Ocorre vasodilatação de rebote com epinefrina 1:50.000 e 1:100.000 à medida que diminui a concentração tecidual de epinefrina. Devem ser administrados volumes mínimos de solução para fornecer hemostasia excelente durante procedimentos cirúrgicos nos tecidos moles.

Os sinais e sintomas de toxicidade pela lidocaína (superdosagem) podem ser os mesmos – estimulação do sistema nervoso central (SNC), seguida por depressão do SNC –, como descrito no Capítulo 2. No entanto, a fase estimulatória pode ser breve ou nem se desenvolver.[27] Embora comumente ocorram tremores e crises convulsivas com níveis sanguíneos muito altos de lidocaína, os primeiros sinais e sintomas de superdosagem de lidocaína podem incluir sonolência, levando a perda de consciência e parada respiratória.

A lidocaína (2%) com epinefrina continua a ser a formulação de anestésico local mais usada em odontologia no mundo todo. Fazendo-se uma estimativa conservadora, são fabricados anualmente um bilhão de tubetes de lidocaína 2% em todas as apresentações.

## Cloridrato de mepivacaína

### *Informações pertinentes*

***Classificação.*** Amida.

***Fórmula química.*** Cloridrato de 1-metil 2′,6′-pipecoloxilidida.

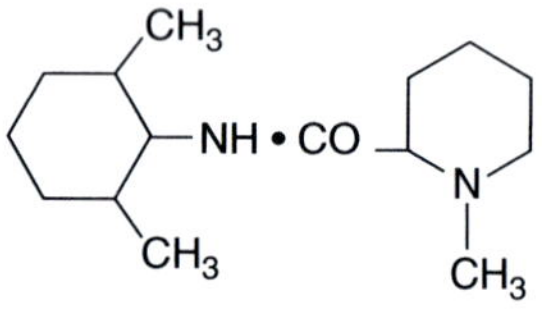


***Preparado por.*** A. F. Ekenstam, 1957; introduzida em odontologia em 1960 em solução a 2% contendo o vasoconstritor sintético levonordefrina e, em 1961, como solução a 3% sem vasoconstritor. A mepivacaína é disponibilizada na maioria dos países como solução a 2% com epinefrina 1:100.000.

***Aprovação pela FDA.*** Abril de 1960.

***Potência.*** 2 (procaína = 1; lidocaína = 2).

***Toxicidade.*** 1,5 a 2 (procaína = 1; lidocaína = 2).

***Metabolismo.*** No fígado, pelas oxidases microssomais de função fixa. A hidroxilação e a N-desmetilação têm importantes papéis no metabolismo da mepivacaína.

***Excreção.*** Por meio dos rins; aproximadamente 1 a 16% da dose do anestésico é excretada inalterada

***Propriedades de vasodilatação.*** A mepivacaína produz apenas discreta vasodilatação. A duração da anestesia pulpar com a mepivacaína sem vasoconstritor é de 20 a 40 minutos (a da lidocaína sem vasoconstritor não passa de 5 a 10 minutos; a procaína sem vasoconstritor pode produzir efeitos por até 2 minutos).

***$pK_a$.*** 7,6.

***pH da solução simples.*** Aproximadamente 5,5 a 6,0.

***pH da solução contendo vasoconstritor.*** Aproximadamente 4,0.

***Início da ação.*** Rápida (3 a 5 minutos).

***Concentração odontológica efetiva.*** 3% sem vasoconstritor; 2% com vasoconstritor.

***Meia-vida anestésica.*** 1,9 hora.

***Ação anestésica tópica.*** Não em concentrações clinicamente aceitáveis.

***Classificação para gravidez.*** C.

***Lactação.*** Segura.

***Uso pediátrico.*** A dose pediátrica máxima deve ser cuidadosamente calculada.[28]

**Dose máxima recomendada.** A DMR é de 6,6 mg/kg (3,0 mg/lb) de peso corporal, não excedendo 400 mg (Tabela 4.8).[28]

**Tabela 4.8** Cloridrato de mepivacaína.

| Anestésico local (%) | Vasoconstritor | Duração (min) Pulpar | Duração (min) Tecidos moles | Dose máxima recomendada |
|---|---|---|---|---|
| 3 | Nenhum | 20: infiltração<br>40: bloqueio nervoso | 120 a 180 | 6,6 mg/kg<br>3,0 mg/lb<br>400 mg de máximo absoluto |
| 2 | Levonordefrina | 60 | 180 a 300 | 6,6 mg/kg<br>3,0 mg/lb<br>400 mg de máximo absoluto |

**Observações.** A propriedade vasodilatadora mais leve da mepivacaína leva a uma duração mais longa da anestesia pulpar do que se observa com a maioria dos outros anestésicos locais quando administrados sem vasoconstritor. A mepivacaína simples a 3% oferece 20 a 40 minutos de anestesia pulpar (20 minutos por infiltração; 40 minutos por bloqueio nervoso) e aproximadamente 2 a 3 horas de anestesia de tecidos moles.

#### Mepivacaína 3% sem vasoconstritor

Esta formulação é recomendada para pacientes nos quais seja contraindicado um vasoconstritor e para procedimentos que não exijam anestesia pulpar longa nem profunda (Figura 4.3 e Tabela 4.9). A mepivacaína simples é comumente usada em pacientes pediátricos quando o cirurgião-dentista que faz o tratamento não é especialista pediátrico (clínico geral) e costuma ser apropriada para o tratamento de pacientes geriátricos.

#### Mepivacaína 2% com vasoconstritor, levonordefrina 1:20.000 ou epinefrina 1:100.000

A mepivacaína com vasoconstritor oferece profundidade e duração da anestesia pulpar (tecidos duros) e total (tecidos moles) similares ao que se observa com as soluções de lidocaína-epinefrina. Espera-se que a anestesia pulpar tenha aproximadamente 60 minutos de duração, e a anestesia de tecidos moles, 3 a 5 horas (Tabela 4.10). A mepivacaína é disponibilizada nos EUA associada à levonordefrina (1:20.000) e, em outros países, com epinefrina (1:100.000). Quando se deseja hemostasia, prefere-se a epinefrina à levonordefrina.

A incidência de alergia verdadeira, documentada e reproduzível à mepivacaína, um anestésico local, amida, praticamente não existe.

Os sinais e sintomas de superdosagem de mepivacaína geralmente seguem o padrão mais típico de estimulação do SNC seguida por depressão. Embora possível, a ausência de estimulação com depressão imediata do SNC (sonolência e perda de consciência, como comumente acontece com a lidocaína) é rara com a mepivacaína.

A mepivacaína é o terceiro anestésico local odontológico mais usado, sendo fabricados anualmente aproximadamente 300 milhões de tubetes.

## Cloridrato de prilocaína

### *Informações pertinentes*

***Classificação.*** Amida.

***Outro nome químico (genérico).*** Propitocaína (Japão).

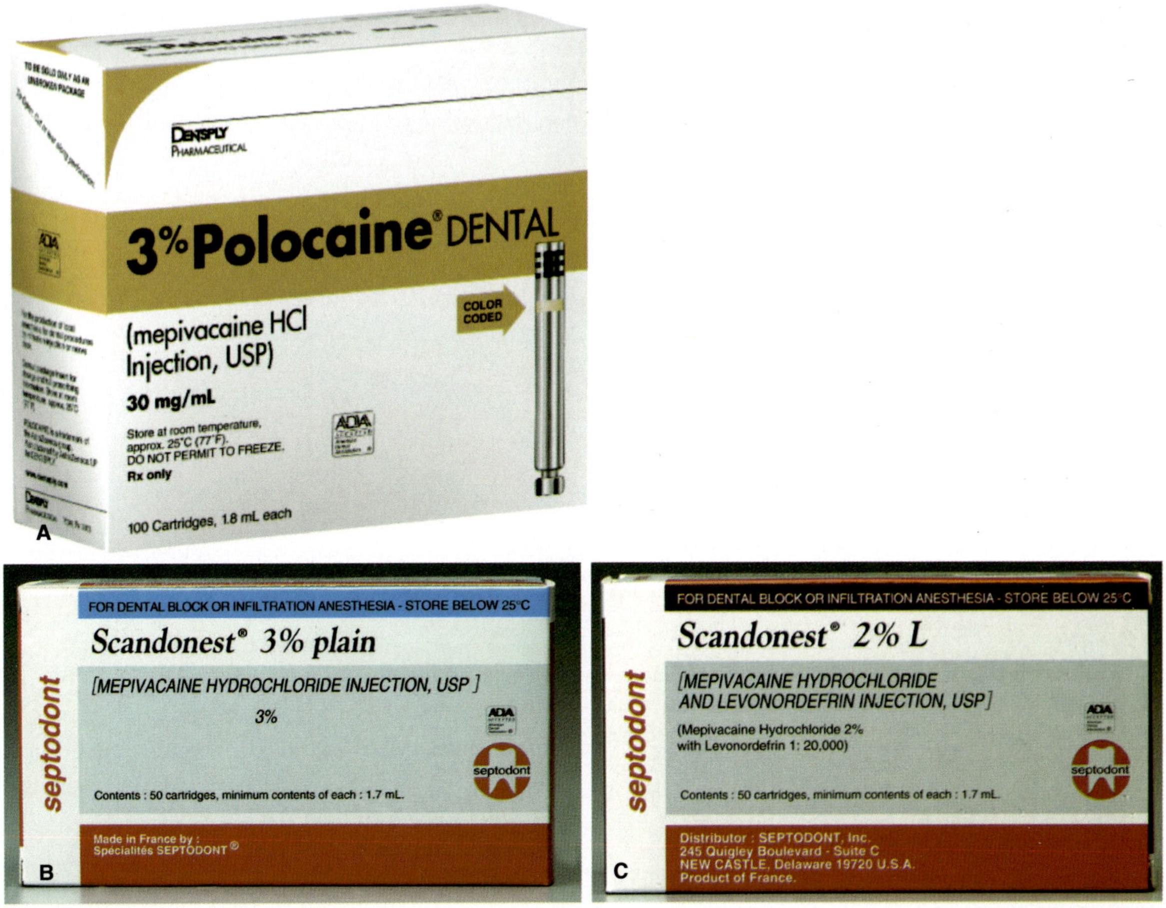


• **Figura 4.3** A e **B.** Mepivacaína 3%. **C.** Mepivacaína 2% com levonordefrina 1:20.000. ([**A**] Cortesia de Dentsply, York, Pensilvânia, EUA, [**B** e **C**] Cortesia de Septodont, Inc., Lancaster, PA.)

**Tabela 4.9** Mepivacaína 3% sem vasoconstritor.[a,b]

| Concentração 3% Dose máxima recomendada: 6,6 mg/kg | | | Tubete contém 54 mg Dose máxima recomendada: 3,0 mg/lb | | |
|---|---|---|---|---|---|
| **Peso (kg)** | **Quantidade (mg)** | **Tubetes[c]** | **Peso (lb)** | **Quantidade (mg)** | **Tubetes[c]** |
| 10 | 66 | 1,0 | 20 | 60 | 1,0 |
| 20 | 132 | 2,5 | 40 | 120 | 2,0 |
| 30 | 198 | 3,5 | 60 | 180 | 3,0 |
| 40 | 264 | 4,5 | 80 | 240 | 4,5 |
| 50 | 330 | 6,0 | 100 | 300 | 5,5 |
| 60 | 396 | 7,0 | 120 | 360 | 6,5 |
| 70 | 400 | 7,5 | 140 | 400 | 7,5 |
| 80 | 400 | 7,5 | 160 | 400 | 7,5 |
| 90 | 400 | 7,5 | 180 | 400 | 7,5 |
| 100 | 400 | 7,5 | 200 | 400 | 7,5 |

[a]Como com todos os anestésicos locais, a dose difere dependendo da área a ser anestesiada, da vascularidade dos tecidos, da tolerância individual e da técnica de anestesia. A dose mais baixa necessária para proporcionar anestesia efetiva é a que deve ser administrada.
[b]As doses indicadas são o máximo sugerido para indivíduos saudáveis normais (American Society of Anesthesiologists classe 1); elas devem ser diminuídas para pacientes debilitados ou idosos.
[c]Arredondamento para baixo até o mais próximo de meio tubete.

***Fórmula química.*** Cloridrato de 2-propilamino-*o*-propionotoluidina.

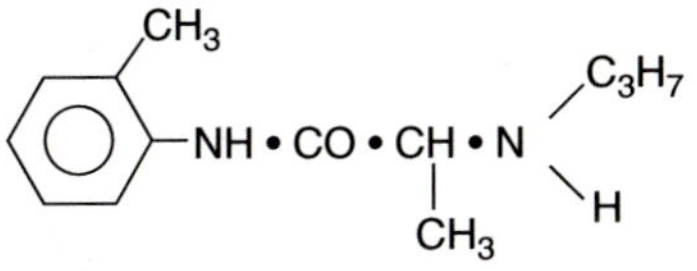


***Preparado por.*** Löfgren e Tegnér, 1953; publicação em 1960.

***Aprovação pela FDA.*** Novembro de 1965.

***Potência.*** 2 (procaína = 1; lidocaína = 2).

***Toxicidade.*** 1 (procaína = 1; lidocaína = 2); 40% menos tóxica do que a lidocaína.

**Tabela 4.10** Mepivacaína 2% com vasoconstritor.[a,b]

| Concentração 2% Dose máxima recomendada: 6,6 mg/kg | | | Tubete contém 36 mg Dose máxima recomendada: 3,0 mg/lb | | |
|---|---|---|---|---|---|
| Peso (kg) | Quantidade (mg) | Tubetes[c] | Peso (lb) | Quantidade (mg) | Tubetes[c] |
| 10 | 66 | 1,5 | 20 | 60 | 1,5 |
| 20 | 132 | 3,5 | 40 | 120 | 3,0 |
| 30 | 198 | 5,5 | 60 | 180 | 5,0 |
| 40 | 264 | 7,0 | 80 | 240 | 6,5 |
| 50 | 330 | 9,0 | 100 | 300 | 8,0 |
| 60 | 396 | 11,0 | 120 | 360 | 10,0 |
| 70 | 400 | 11,0 | 140 | 400 | 11,0 |
| 80 | 400 | 11,0 | 160 | 400 | 11,0 |
| 90 | 400 | 11,0 | 180 | 400 | 11,0 |
| 100 | 400 | 11,0 | 200 | 400 | 11,0 |

[a]Como com todos os anestésicos locais, a dose difere dependendo da área a ser anestesiada, da vascularidade dos tecidos, da tolerância individual e da técnica de anestesia. A dose mais baixa necessária para proporcionar anestesia efetiva é a que deve ser administrada.
[b]As doses indicadas são o máximo sugerido para indivíduos saudáveis normais (American Society of Anesthesiologists classe 1); elas devem ser diminuídas para pacientes debilitados ou idosos.
[c]Arredondamento para baixo até o mais próximo de meio tubete.

***Metabolismo.*** O metabolismo da prilocaína difere significativamente daquele da lidocaína e da mepivacaína. Como é uma amina secundária, a prilocaína é hidrolisada diretamente por amidases hepáticas para *o*-toluidina e *N*-propilalanina. O dióxido de carbono é um produto final importante da biotransformação da prilocaína. A eficiência da degradação da prilocaína pelo corpo é demonstrada pela fração extremamente pequena de prilocaína intacta recuperável na urina.[29] A *o*-toluidina pode induzir a formação de metemoglobina, produzindo metemoglobinemia se forem administradas grandes doses. Pequenos graus de metemoglobinemia têm sido observados após administração de benzocaína e lidocaína,[30,31] mas a prilocaína reduz consistentemente a capacidade do sangue de transportar oxigênio em tempo suficiente para causar cianose perceptível.[32-34] Limitar a dose total de prilocaína a 600 mg (recomendação da FDA) evita a cianose sintomática. Níveis sanguíneos de metemoglobina abaixo de 20% geralmente não produzem sinais clínicos ou sintomas, os quais incluem cianose acinzentada ou azul-ardósia nos lábios, nas mucosas e nos leitos ungueais, além de (infrequentemente) sofrimento respiratório e circulatório. A metemoglobinemia pode ser revertida em 15 minutos com a administração de 1 a 2 mg/kg de peso corporal de solução de azul de metileno a 1% por via intravenosa (IV) durante 5 minutos.[31] O mecanismo de produção de metemoglobina é discutido no Capítulo 10. A prilocaína sofre biotransformação mais rápida e completamente do que a lidocaína. Isso ocorre não apenas no fígado, mas também, em menor grau, nos rins e pulmões.[35,36] Os níveis plasmáticos de prilocaína diminuem mais rapidamente que os da lidocaína.[37] Desse modo, a prilocaína é considerada menos tóxica sistemicamente do que amidas anestésicas locais com potência comparável.[38] Sinais de toxicidade do SNC depois da administração de prilocaína em humanos são mais breves e menos graves do que depois da mesma dose intravenosa de lidocaína.[39]

***Excreção.*** A prilocaína e seus metabólitos são excretados primariamente pelos rins. O *clearance* renal de prilocaína é mais rápido do que para outras amidas, resultando em sua remoção mais rápida da circulação.[40]

***Propriedades de vasodilatação.*** A prilocaína é um vasodilatador. Produz maior vasodilatação do que a mepivacaína, porém menos que a lidocaína e significativamente menos que a procaína.

***pK$_a$.*** 7,9.

***pH da solução simples.*** Aproximadamente 6,0 a 6,5.

***pH da solução contendo vasoconstritor.*** Aproximadamente 4,0.

***Início da ação.*** Um pouco mais lento que o da lidocaína (3 a 5 minutos).

***Concentração odontológica efetiva.*** 4%.

***Meia-vida anestésica.*** 1,6 hora.

***Ação anestésica tópica.*** Não em concentrações clinicamente aceitáveis.

A prilocaína, em sua forma base não modificada, é parte integrante do creme EMLA® (mistura eutética dos anestésicos locais lidocaína e prilocaína), formulação que permite que os anestésicos penetrem na barreira anatômica imposta pela pele intacta. O creme EMLA® é usado para oferecer anestesia tópica da pele antes de punções venosas e outros procedimentos cosméticos dolorosos.[41,42] Oraqix®, um gel de lidocaína-prilocaína não injetável, é usado com sucesso para proporcionar alívio da dor associada à sondagem periodontal e em raspagem/aplainamento da raiz quando depositado em bolsas periodontais,[43] para colocação de diques de borracha (isolamento absoluto),[44] retração gengival[45] e colocação de dispositivos de ancoragem ortodôntica temporária.[46]

***Classificação para gravidez.*** B.

***Nutrizes.*** Não se sabe se este fármaco é excretado no leite humano. Como muitos fármacos são excretados no leite materno, recomenda-se cautela quando a prilocaína for administrada a uma lactante.[47]

***Uso pediátrico.*** As doses em crianças devem ser reduzidas, proporcionais à idade, peso corporal e condição física.[47]

**Dose máxima recomendada.** A DMR da FDA para a prilocaína é de 8,0 mg/kg de peso corporal para o paciente adulto até uma DMR de 600 mg (Tabela 4.11).[47]

**Observações.** As ações clínicas da prilocaína simples (Figura 4.4) variam significativamente com o tipo de técnica de injeção utilizada. Embora isso seja verdadeiro para todos os anestésicos, a variação entre infiltração supraperiosteal e bloqueio nervoso é mais pronunciada com a prilocaína simples (e a mepivacaína simples). A infiltração oferece curtas durações da anestesia pulpar (10 a 15 minutos) e de tecidos moles (1,5 a 2 horas), enquanto o bloqueio nervoso regional (p. ex., bloqueio do nervo alveolar inferior) propicia anestesia pulpar por até 60 minutos (comumente 40 a 60 minutos) e anestesia de tecidos moles por 2 a

**Tabela 4.11** Cloridrato de prilocaína.

| Anestésico local (%) | Vasoconstritor | Duração (min) | | Dose máxima recomendada |
|---|---|---|---|---|
| | | Pulpar | Tecidos moles | |
| 4 | Nenhum | 10 a 15: infiltração<br>40 a 60: bloqueio nervoso | 90 a 120: infiltração<br>120 a 240: bloqueio nervoso | 8,0 mg/kg<br>3,6 mg/lb<br>600 mg de máximo absoluto |
| 4 | Epinefrina 1:200.000 | 60 a 90 | 180 a 300 | 8,0 mg/kg<br>3,6 mg/lb<br>600 mg de máximo absoluto |

4 horas.[41] Desse modo, a prilocaína simples é frequentemente capaz de proporcionar anestesia com duração igual – embora não com profundidade igual – à obtida com lidocaína ou mepivacaína com um vasoconstritor.

As ações clínicas da prilocaína com epinefrina 1:200.000 não são dependentes da técnica anestésica, como ocorre com outros anestésicos locais dentais. A prilocaína com epinefrina oferece anestesia prolongada com uma solução de epinefrina menos concentrada de 1:200.000. Comumente, a anestesia pulpar dura 60 a 90 minutos, e a de tecidos moles, 8 horas. O tubete contém 9 μg de epinefrina; portanto, os indivíduos sensíveis a esse fármaco, como pacientes com doença cardiovascular (classe 3 da ASA), podem receber até quatro tubetes (36 μg) de prilocaína com epinefrina.

Nos pacientes sensíveis à epinefrina que precisem de anestesia pulpar prolongada (≥ 60 minutos), a prilocaína simples ou com epinefrina 1:200.000 é fortemente recomendada. Ela é rapidamente biotransformada e, por essa razão, considerada um anestésico local seguro (toxicidade mais baixa).[37]

A prilocaína é relativamente contraindicada em pacientes com metemoglobinemia idiopática ou congênita, hemoglobinopatias (anemia falciforme), anemia ou insuficiência cardíaca ou respiratória evidenciada por hipoxia, porque os níveis de metemoglobina aumentam, diminuindo a capacidade de transporte de oxigênio.[33,34,48] A administração de prilocaína também é relativamente contraindicada em pacientes que estejam recebendo paracetamol ou fenacetina, visto que ambos produzem elevação dos níveis de metemoglobina (Tabela 4.12).

Alega-se que a solução de cloridrato de prilocaína 4% (com ou sem vasoconstritor) se associa a um risco mais alto de parestesias, primariamente do nervo lingual, do que outras formulações anestésicas após sua administração por bloqueio do nervo alveolar inferior.[49,50,51] Embora as "evidências" continuem anedóticas, parece que a prilocaína, como formulada na América do Norte (solução a 4%), poderia ser mais neurotóxica do que outras formulações de anestésicos locais comumente utilizadas.[52] A questão das parestesias relacionadas com anestésicos locais é discutida em detalhes no Capítulo 17.

## Cloridrato de articaína

### *Informações pertinentes*

***Classificação.*** Molécula híbrida. Classificada como amida; entretanto, possui características de amida e de éster.

***Fórmula química.*** Cloridrato de 3-*N*-propilaminoproprionilamino-2-carbometoxi-4-metiltitiofeno.

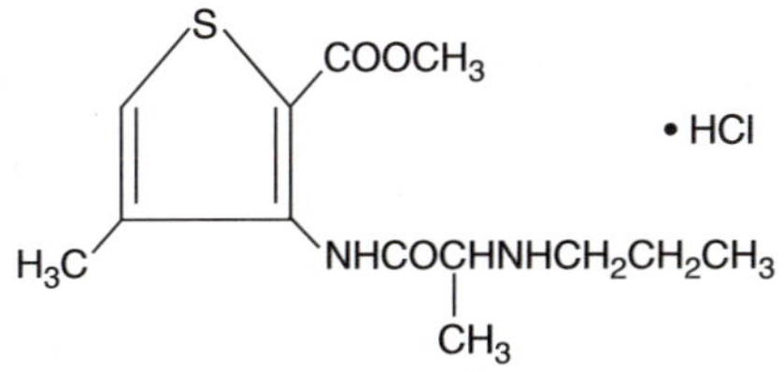


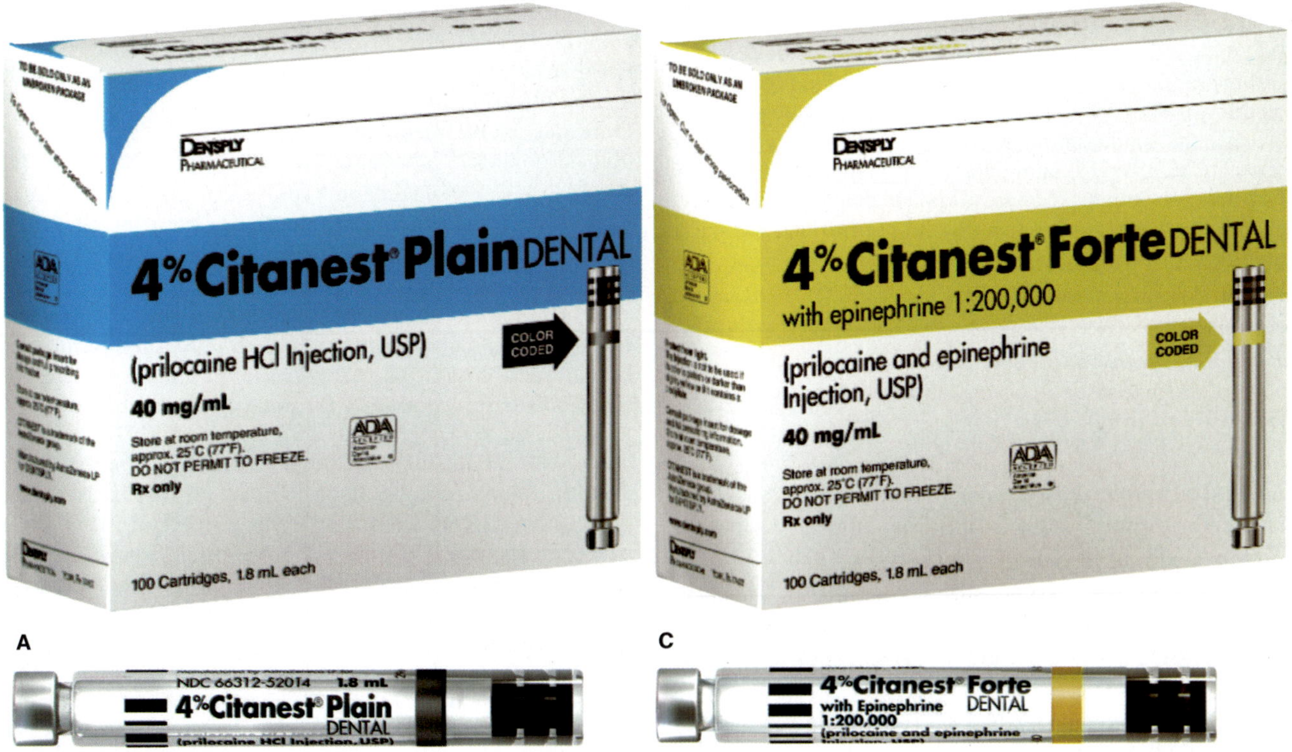


A

B

C

D

• **Figura 4.4** A e **B.** Prilocaína 4%. **C** e **D.** Prilocaína 4% com epinefrina 1:200.000. (Cortesia de Dentsply, York, Pennsylvania, EUA.)

**Tabela 4.12** Prilocaína 4% com e sem vasoconstritor.[a,b]

| Concentração 4% Dose máxima recomendada: 8,0 mg/kg | | | Tubete contém 72 mg Dose máxima recomendada: 3,6 mg/lb | | |
|---|---|---|---|---|---|
| Peso (kg) | Quantidade (mg) | Tubetes[c] | Peso (lb) | Quantidade (mg) | Tubetes[c] |
| 10 | 80 | 1,0 | 20 | 72 | 1,0 |
| 20 | 160 | 2,0 | 40 | 144 | 2,0 |
| 30 | 240 | 3,0 | 60 | 218 | 3,0 |
| 40 | 320 | 4,5 | 80 | 290 | 4,0 |
| 50 | 400 | 5,5 | 100 | 362 | 5,0 |
| 60 | 480 | 6,5 | 120 | 434 | 6,0 |
| 70 | 560 | 7,5 | 140 | 506 | 7,0 |
| 80 | 600 | 8,0 | 160 | 578 | 8,0 |
| 90 | 600 | 8,0 | 180 | 600 | 8,0 |
| 100 | 600 | 8,0 | 200 | 600 | 8,0 |

[a]Como com todos os anestésicos locais, a dose difere dependendo da área a ser anestesiada, da vascularidade dos tecidos, da tolerância individual e da técnica de anestesia. A dose mais baixa necessária para proporcionar anestesia efetiva é a que deve ser administrada.
[b] As doses indicadas são o máximo sugerido para indivíduos saudáveis normais (American Society of Anesthesiologists classe 1); elas devem ser diminuídas para pacientes debilitados ou idosos.
[c]Arredondamento para baixo até o mais próximo de meio tubete.

***Preparado por.*** H. Ruschig, G. Ehrhart, 1969.

***Aprovação pela FDA.*** Abril de 2000.

***Introdução.*** Em 1976, na Alemanha e Suíça; em 1983, no Canadá; em 2000, nos EUA.

***Potência.*** 1,5 vezes a da lidocaína; 1,9 vezes a da procaína.

***Toxicidade.*** Semelhante à da lidocaína e da procaína.

***Metabolismo.*** A articaína é o único anestésico local amida contendo um anel aromático tiofeno, e não benzeno. Como o cloridrato de articaína é o único anestésico local amida amplamente usado que também contém um grupo éster, sua biotransformação ocorre tanto no plasma (hidrólise pela esterase plasmática – similar a outros anestésicos locais ésteres) quanto no fígado (enzimas microssomais hepáticas – como outros anestésicos amida). O metabolismo do cloridrato de articaína é iniciado por hidrólise dos ácidos carboxílicos dos grupos éster para obter ácido carboxílico livre.[53] Seu metabólito primário, o ácido articaínico, é farmacologicamente inativo, sofrendo biotransformação adicional para formar glucuroneto do ácido articaínico.[53] Foram detectados metabólitos adicionais em estudos com animais.[54] Desse ponto em diante, a reação pode seguir por diversas vias: clivagem do ácido carboxílico, formação de um grupo aminoácido por ciclização interna e oxidação.

***Excreção.*** Por meio dos rins; cerca de 5 a 10% inalterados, aproximadamente 90% em metabólitos ($M_1$ com 87%, $M_2$ com 2%).

***Propriedades de vasodilatação.*** A articaína tem um efeito de vasodilatação igual ao da lidocaína. A procaína é discretamente mais vasoativa.

***p$K_a$.*** 7,8.

***pH da solução simples.*** Não disponibilizada na América do Norte (cloridrato de articaína "simples" 4% está disponível na Alemanha).

***pH da solução contendo vasoconstritor.*** 4,0 a 5,5.

***Início da ação.*** Mostrou-se que o início da anestesia se dá em 1 a 9 minutos depois da injeção de articaína. A anestesia pulpar dura aproximadamente 1 hora para infiltrações e até aproximadamente 2 horas após bloqueio nervoso.[55,56]

***Concentração odontológica efetiva.*** 4% com epinefrina 1:100.000 e 1:200.000. O cloridrato de articaína é disponibilizado com epinefrina 1:400.000 na Alemanha.

***Meia-vida anestésica.*** 0,5 hora (27 minutos).[57]

***Ação anestésica tópica.*** Não em concentrações clinicamente aceitáveis.

***Classificação para gravidez.*** C.[55]

***Nutrizes.*** Não se sabe se este fármaco é excretado no leite humano. Como muitos fármacos são excretados no leite materno, recomenda-se cautela quando a articaína for administrada a uma lactante. Ao usar articaína, as mães que amamentam podem escolher bombear e descartar o leite aproximadamente 4 horas (com base na meia-vida plasmática) após a injeção (para minimizar a ingestão pelo lactente) e depois retomar a amamentação.[55]

***Uso pediátrico.*** Não foram estabelecidas a segurança e a eficácia da articaína em pacientes pediátricos com menos de 4 anos. A quantidade de cloridrato de articaína a ser injetada em pacientes com 4 a 16 anos deve ser determinada pela idade, pelo peso da criança e pela magnitude da operação. A dose máxima de cloridrato de articaína 4% não deve exceder 7 mg/kg.[55,56]

**Dose máxima recomendada.** A DMR da FDA é de 7,0 mg/kg de peso corporal para o paciente adulto (Tabelas 4.13 e 4.14).[55,56]

**Observações.** Originalmente conhecida como *carticaína*, a nomenclatura genérica deste anestésico local foi alterada em 1984 para *articaína*. A literatura anterior a 1984 deve ser pesquisada pelo nome original.

A articaína é o único anestésico do tipo amida a possuir um anel tiofeno como parte lipofílica. Tem muitas das propriedades fisioquímicas dos outros anestésicos locais amidas e ésteres, com exceção da parte aromática e do grau de ligação proteica.

A articaína está disponível na Europa desde 1976 e no Canadá desde 1983 em duas formulações: 4% com epinefrina 1:100.000 e 4% com epinefrina 1:200.000 (Figura 4.5). Em maio de 2000, a FDA aprovou o cloridrato de articaína com epinefrina 1:100.000 para comercialização nos EUA.[58-60] A formulação com epinefrina 1:100.000 proporciona entre 60 e 75 minutos de anestesia pulpar; a formulação com 1:200.000 oferece aproximadamente 45 a 60 minutos.[61,62]

Desde sua introdução no mercado odontológico dos EUA em maio de 2000, a articaína tem se tornando cada vez mais popular. Em 2018, foi o segundo anestésico local odontológico mais usado nos EUA (cerca de 39,3% de participação no mercado).[63] Por ser o anestésico local odontológico mais recentemente comercializado, a articaína tem sido sujeita a intensa discussão e a muitas alegações

**Tabela 4.13** Cloridrato de articaína.

| Anestésico local (%) | Vasoconstritor | Duração (min) Pulpar | Duração (min) Tecidos moles | Dose máxima recomendada |
|---|---|---|---|---|
| 4 | Epinefrina 1:100.000 | 60 a 75 | 180 a 360 | 7,0 mg/kg<br>3,2 mg/lb<br>600 mg sem máximo absoluto |
| 4 | Epinefrina 1:200.000 | 45 a 60 | 120 a 300 | 7,0 mg/kg<br>3,2 mg/lb<br>600 mg sem máximo absoluto |

(anedóticas) feitas por cirurgiões-dentistas, algumas boas (início de ação mais rápido, aumento das taxas de sucesso; "não é perdida com muita frequência"), algumas ruins (aumento do risco de parestesias). Tem-se alegado que a articaína consegue se difundir através de tecidos moles e duros mais confiavelmente do que outros anestésicos locais.[64,65] Clinicamente, observa-se que, após a infiltração maxilar vestibular, a articaína ocasionalmente pode oferecer anestesia dos tecidos moles palatinos, dispensando a necessidade de injeção palatina, que, para muitas pessoas, é traumática.[65]

Algumas argumentações iniciais sobre a articaína se mostram verdadeiras, especificamente o sucesso significativo desse fármaco quando administrado por infiltração vestibular na mandíbula de pacientes adultos.[66-72] Esse aspecto do perfil clínico da articaína é discutido no Capítulo 20.

O sucesso da articaína nos EUA reflete seu sucesso em outras partes do mundo. Na Alemanha, o primeiro país a ter a articaína (1976), ela foi usada, em 1989, por 71,7% dos cirurgiões-dentistas,[73] e, em 2010, comandou 95% do mercado de anestésicos locais dentais.[74] A articaína se tornou o principal anestésico local no Canadá, que a introduziu em 1983. Nos EUA, onde está disponível desde junho de 2000, representava 38,4% do mercado de anestésicos locais, aumentando para 39,3% em 2018.[63]

No mundo todo, a articaína é o segundo anestésico local odontológico mais usado, sendo fabricados anualmente em torno de 600 milhões de tubetes.

Os relatos de parestesias depois da administração de anestésico local se tornaram mais frequentes depois da introdução da articaína nos EUA. A maioria incontestável de casos relatados ocorreu após o bloqueio do nervo alveolar inferior e envolveu primariamente o nervo lingual. A questão das parestesias relacionadas com a administração de anestésico local é abordada em detalhes nos Capítulos 17 e 20.

A articaína, como outros anestésicos locais, pode causar metemoglobinemia, particularmente em conjunto com agentes indutores de metemoglobina. Portanto, a articaína é relativamente contraindicada em pacientes com metemoglobinemia congênita ou idiopática ou naqueles que estejam recebendo tratamento com agentes indutores de metemoglobina, porque são mais suscetíveis à metemoglobinemia induzida por fármaco.[55] Essas reações haviam sido notadas depois da administração por via intravenosa de articaína para fins de anestesia regional; entretanto, não foram relatados casos quando a articaína era administrada da maneira comum e no volume habitual para procedimentos odontológicos.

**Tabela 4.14** Articaína 4% com epinefrina 1:100.000 ou 1:200.000.[a,b]

| Concentração 4% Dose máxima recomendada: 7,0 mg/kg | | | Tubete contém 72 mg Dose máxima recomendada: 3,6 mg/lb | | |
|---|---|---|---|---|---|
| **Peso (kg)** | **Quantidade (mg)** | **Tubetes[c]** | **Peso (lb)** | **Quantidade (mg)** | **Tubetes[c]** |
| 10 | 70 | 1,0 | 20 | 72 | 1,0 |
| 20 | 140 | 2,0 | 40 | 144 | 2,0 |
| 30 | 210 | 3,0 | 60 | 216 | 3,0 |
| 40 | 280 | 4,0 | 80 | 288 | 4,0 |
| 50 | 350 | 5,0 | 100 | 360 | 5,0 |
| 60 | 420 | 6,0 | 120 | 432 | 6,0 |
| 70 | 490 | 7,0 | 140 | 504 | 7,0 |
| 80 | 560 | 8,0 | 160 | 576 | 8,0 |
| 90 | 630 | 9,0 | 180 | 648 | 9,0 |
| 100 | 700 | 10,0 | 200 | 720 | 10,0 |

[a]Como com todos os anestésicos locais, a dose difere dependendo da área a ser anestesiada, da vascularidade dos tecidos, da tolerância individual e da técnica de anestesia. A dose mais baixa necessária para proporcionar anestesia efetiva é a que deve ser administrada.

[b]As doses indicadas são o máximo sugerido para indivíduos saudáveis normais (American Society of Anesthesiologists classe 1); elas devem ser diminuídas para pacientes debilitados ou idosos.

[c]Arredondamento para baixo até o mais próximo de meio tubete.

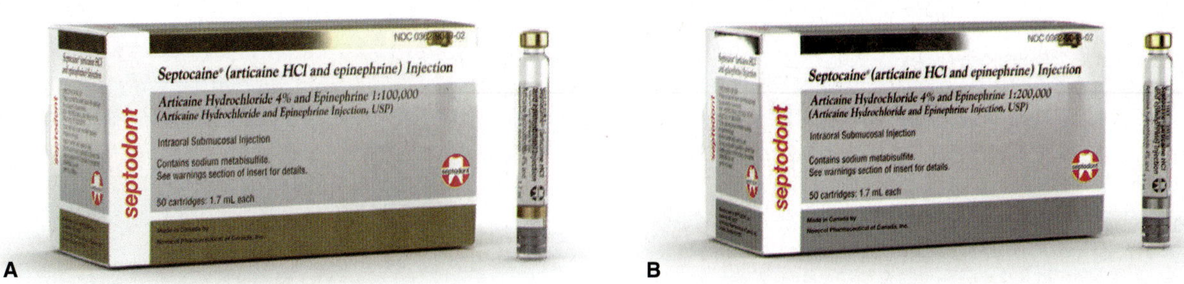


• **Figura 4.5** Articaína 4% com epinefrina 1:100.000 (**A**) e 1:200.000 (**B**). (Cortesia de Septodont, Inc., Lancaster, PA.)

O cloridrato de articaína com epinefrina é contraindicado em pessoas com conhecida hipersensibilidade a anestésicos locais do tipo amida (poucos ou nenhum) e a sulfitos (como alguns pacientes com asma do tipo alérgica, pois a formulação de anestésico local com epinefrina contém o antioxidante metabissulfito sódico). O cloridrato de articaína deve ser usado com cautela em pessoas com doença hepática e comprometimento significativo da função cardiovascular porque os anestésicos locais do tipo amida passam por biotransformação no fígado e têm propriedades depressoras do miocárdio. A articaína é listada pela FDA como fármaco classe C durante a gravidez, e deve ser usada com cautela em mulheres que estejam amamentando, porque não se sabe se é excretada no leite.[55,56] Quando a articaína é administrada a uma lactante, a FDA recomenda um período de 4 horas para "bombear e descartar o leite" para garantir que o lactente não receba o fármaco pelo leite materno.[55] A administração a crianças com menos de 4 anos não é recomendada porque existem dados insuficientes para dar apoio a essa aplicação.

Os tubetes de articaína comercializados nos EUA são relacionados como contendo "1,7 mℓ" (Figura 4.6), diferentemente de outros tubetes de anestésicos locais, que são rotulados como contendo "1,8 mℓ". Alguns poderiam interpretar que isso significa que o tubete consista em 68 mg, mas isso é incorreto. Os tubetes de cloridrato de articaína são idênticos em todos os modos a outros tubetes odontológicos. No entanto, como foi discutido anteriormente neste capítulo, fez-se mudança na rotulagem, e não no conteúdo do tubete.

## Cloridrato de bupivacaína

### *Informações pertinentes*

***Classificação.*** Amida.

***Fórmula química.*** Cloridrato de 1-butil-2′,6′-pipecoloxilidida; estruturalmente relacionada com a mepivacaína, exceto por um grupo butila que substitui um grupo metila.

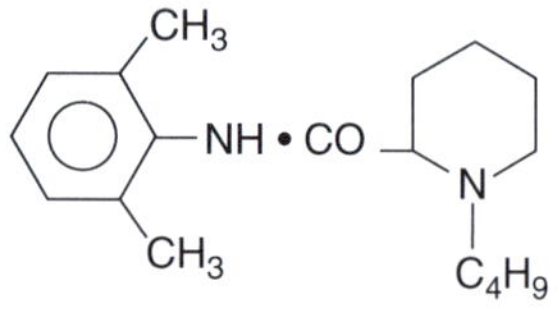


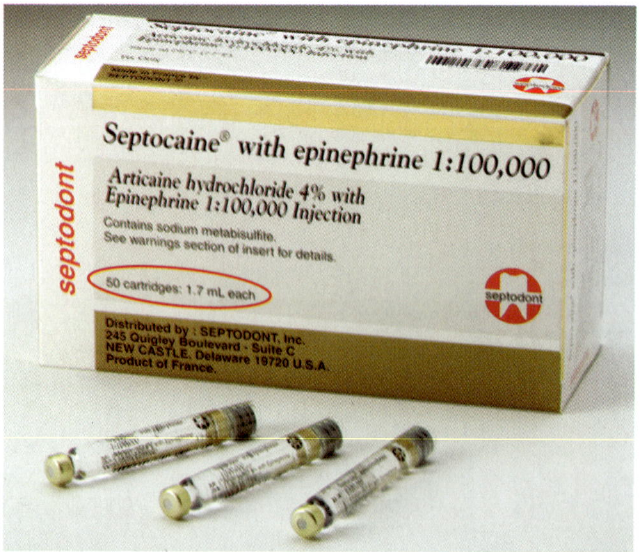


• **Figura 4.6** Caixa de articaína mostrando "1,7 mℓ cada". (Cortesia de Septodont, Inc., Lancaster, PA.)

***Preparado por.*** A. F. Ekenstam, 1957.

***Aprovação pela FDA.*** Outubro de 1972.

***Potência.*** Quatro vezes a da lidocaína, mepivacaína e prilocaína.

***Toxicidade.*** Menos de quatro vezes a da lidocaína e da mepivacaína.

***Metabolismo.*** Metabolizada no fígado por amidases.

***Excreção.*** Por meio dos rins; 16% de bupivacaína inalterada é recuperada da urina humana.

***Propriedades de vasodilatação.*** Relativamente significativas: maiores que as da lidocaína, prilocaína e mepivacaína, embora consideravelmente abaixo daquelas da procaína.

***$pK_a$.*** 8,1.

***pH da solução simples.*** 4,5 a 6,0.

***pH da solução contendo vasoconstritor.*** 3,0 a 4,5.

***Início da ação.*** Mais lento que de outros anestésicos locais comumente usados (6 a 10 minutos).

***Concentração odontológica efetiva.*** 0,5%.

***Meia-vida anestésica.*** 2,7 horas.

***Ação anestésica tópica.*** Não em concentrações clinicamente aceitáveis.

***Classificação para gravidez.*** C.

***Nutrizes.*** A FDA afirma que não se sabe se os anestésicos locais são excretados no leite humano. Como muitos fármacos são excretados no leite materno, recomenda-se cautela quando anestésicos locais forem administrados a uma lactante.[75,76] A Health Canada (equivalente à FDA) afirma que a bupivacaína é excretada no leite humano, mas em quantidades tão pequenas, que, em geral, não há risco de afetar o lactente nas doses terapêuticas.

***Uso pediátrico.*** Até que se adquira mais experiência com crianças abaixo de 12 anos, a administração da bupivacaína nesse grupo não é recomendada,[75,76] e a bula do fármaco canadense afirma: "Até que se adquira mais experiência, a bupivacaína não é recomendada para crianças com menos de 2 anos de idade."[77]

**Dose máxima recomendada.** A DMR da FDA para a bupivacaína é de 90 mg. Não há dose recomendada para a bupivacaína com base no peso corporal nos EUA (Tabela 4.15).[75,76] No Canadá, a DMR é de 2,0 mg/kg até um máximo de 200 mg.[77] Para crianças com mais de 2 anos, no Canadá, a dose máxima de bupivacaína se baseia em 2,0 mg/kg (0,9 mg/lb).[77]

**Comentários.** A bupivacaína é disponibilizada em tubetes desde fevereiro de 1982, no Canadá, e julho de 1983, nos EUA. Está disponível em solução a 0,5% com epinefrina 1:200.000 (Figura 4.7), e há duas indicações primárias para seu uso em odontologia:

1. Procedimentos odontológicos prolongados para os quais seja necessária anestesia pulpar (profunda) além de 90 minutos (reconstrução completa da boca, cirurgia de implante, procedimentos periodontais extensos).
2. Controle de dor pós-operatória (endodôntica, periodontal, exodontias).

**Tabela 4.15** Cloridrato de bupivacaína.

| Anestésico local (%) | Vasoconstritor | Duração (min) | | Dose máxima recomendada |
|---|---|---|---|---|
| | | Pulpar | Tecidos moles | |
| 0,5 | Epinefrina 1:200.000 | 90 a 180 (≤ 360) | 240 a 540 (≤ 720) | EUA: não relacionada<br>Canadá: 2,0 mg/kg, 0,9 mg/lb e 200 mg de máximo absoluto |

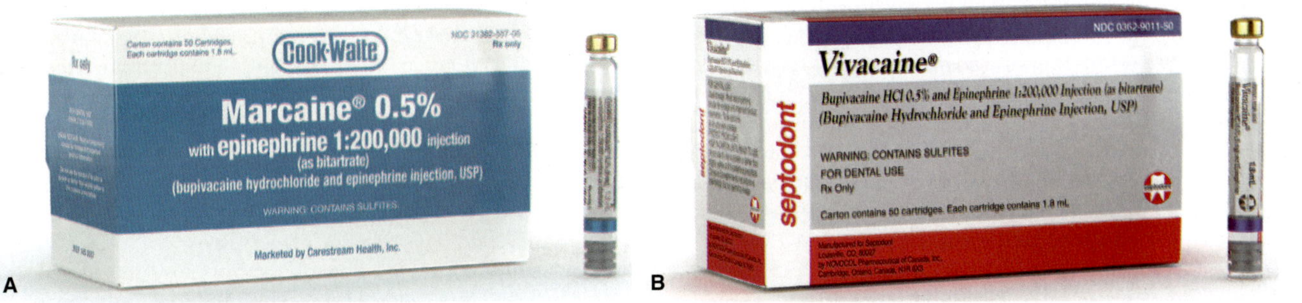


• **Figura 4.7** Bupivacaína 0,5% com epinefrina 1:200.000. Marcaíne® (**A**). Vivacaine® (**B**). ([**A**] Cortesia de Cook-Waite, Carestream Dental LLC, Atlanta, Geórgia, EUA. [**B**] Cortesia de Septodont, Inc., Lancaster, PA.)

A demanda do paciente por analgésicos opioides no pós-operatório diminui consideravelmente quando se administra bupivacaína para o controle da dor.[78] Para controle de dor pós-operatória depois de um procedimento cirúrgico curto (< 30 minutos), a bupivacaína pode ser utilizada no início do procedimento após administração do anestésico local escolhido para controle de dor (p. ex., articaína, lidocaína, mepivacaína, prilocaína). No entanto, para controle da dor pós-operatória depois de procedimentos cirúrgicos prolongados, é razoável administrar bupivacaína na conclusão do tratamento, imediatamente antes da liberação do paciente da cadeira odontológica.

Desenvolveu-se um protocolo para controle da dor pós-cirúrgica que é clinicamente bem efetivo.[79-81] Ele combina a administração de anti-inflamatórios não esteroides no pré e no pós-operatório com anestésicos locais injetáveis para controle da dor no procedimento e depois dele. O protocolo de controle da dor cirúrgica é descrito inteiramente no Capítulo 16.

O início de ação da anestesia com bupivacaína costuma demorar de 6 a 10 minutos, o que é compreensível em vista de sua $pK_a$ de 8,1. Se a bupivacaína estiver sendo usada para controle de dor *durante* um procedimento odontológico demorado, pode ser recomendável iniciar o controle da dor com uma amida de ação mais rápida (p. ex., articaína, mepivacaína, lidocaína, prilocaína), permitindo que o procedimento comece mais prontamente. Isso deve ser seguido pela administração de bupivacaína para aumento da duração do controle da dor.

A bupivacaína não é recomendada em pacientes mais jovens (abaixo de 12 anos nos EUA[75]; abaixo de 2 anos no Canadá[77]) ou naqueles para quem o risco de lesão pós-operatória de tecidos moles produzida por automutilação seja alto, como em pessoas física e mentalmente deficientes. A bupivacaína raramente é indicada em crianças porque os procedimentos odontológicos pediátricos costumam ter curta duração e pelo aumento de risco de trauma de tecidos moles autoinfligidos (p. ex., mastigação do lábio ou da língua) depois que a criança deixar o consultório odontológico.

## Anestésicos para aplicação tópica

O uso de anestésicos locais aplicados de modo tópico é componente importante da administração atraumática de anestesia local intraoral (Capítulo 11). Os anestésicos tópicos convencionais não conseguem penetrar a pele intacta, mas se difundem nela por abrasão (queimadura solar) e por qualquer mucosa. A concentração de um anestésico local aplicado de maneira tópica é tipicamente maior que a da forma injetável. Essa concentração mais alta facilita a difusão do fármaco pela mucosa. Concentrações mais altas também aumentam o risco de toxicidade local aos tecidos e sistemicamente, se o fármaco for eficientemente absorvido.[82] Como as formulações dos anestésicos tópicos não contêm vasoconstritores e os anestésicos locais têm propriedades vasodilatadoras, a absorção vascular de algumas formulações tópicas é rápida, de modo que os níveis sanguíneos podem rapidamente chegar aos obtidos por administração intravenosa direta.[82]

Muitos anestésicos locais injetáveis não têm efeito quando aplicados por via tópica (cloridrato de articaína, cloridrato de mepivacaína, cloridrato de prilocaína, cloridrato de procaína) porque as concentrações necessárias para produzir anestesia nesse tipo de aplicação são altas, aumentando significativamente a possibilidade de superdosagem e o potencial para toxicidade ao tecido local (Tabela 4.16).

Como regra geral, os anestésicos tópicos são efetivos somente em tecidos superficiais (2 a 3 mm). Tecidos mais profundos que a área de aplicação são pouco anestesiados ou sequer são anestesiados. No entanto, a anestesia superficial permite a penetração de agulha atraumática na mucosa.[83,84]

Os anestésicos tópicos com base de benzocaína e lidocaína (não a forma cloridrato usada para a injeção) são insolúveis em água. No entanto, são solúveis em álcool, propilenoglicol, polietilenoglicol e outros veículos adequados para aplicação em superfícies. As formas base da benzocaína e da lidocaína são lentamente absorvidas no sistema cardiovascular e, portanto, têm menos probabilidade de produzir uma reação de superdosagem após a aplicação odontológica típica.

Alguns anestésicos tópicos são comercializados em aerossóis pressurizados. Embora não sejam mais efetivos do que outras formas, é difícil controlar a quantidade de anestésico expelido e confiná-lo ao local de aplicação desejado. Dispositivos em *spray* que não ofereçam as doses medidas não devem ser usados por via intraoral.

## Benzocaína

A benzocaína (etil *p*-aminobenzoato) é um anestésico local éster:

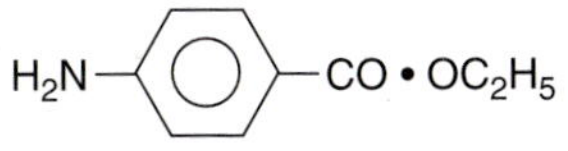


1. Pouca solubilidade em água.
2. Pouca absorção no sistema cardiovascular.

**Tabela 4.16** Concentrações efetivas para injeção e aplicação tópica de anestésicos locais.

| Agente | Concentração efetiva | | Útil como anestésico tópico |
|---|---|---|---|
| | Injeção (%) | Tópica (%) | |
| Lidocaína | 2 | 2 a 5 | Sim |
| Mepivacaína | 2 a 3 | 12 a 15 | Não |
| Procaína | 2 a 4 | 10 a 20 | Não |
| Tetracaína | 0,25 a 1 | 0,2 a 1 | Sim |

3. Reações tóxicas sistêmicas (superdosagem) praticamente desconhecidas.
4. Permanece no local de aplicação mais tempo, proporcionando duração de ação prolongada.
5. Não adequada para injeção (não é hidrossolúvel).
6. Podem ocorrer reações alérgicas localizadas depois do uso prolongado ou repetido. Embora seja rara a reação alérgica a anestésicos ésteres, os anestésicos locais ésteres são mais alergênicos que os anestésicos locais amidas.[85]
7. Inibe a ação antibacteriana das sulfonamidas.[86]
8. Disponível nas seguintes formulações em numerosas doses: aerossol, gel, adesivo em gel, pomada e solução (Figura 4.8).

## Benzocaína, butambeno e cloridrato de tetracaína

Aerossol, gel, pomada e solução: benzocaína 140 mg/mℓ; butambeno 20 mg/mℓ; cloridrato de tetracaína 20 mg/mℓ. Nome comercial: Cetacaine® (Figura 4.9).

### Cloridrato de cocaína

O cloridrato de cocaína (cloridrato de benzilmetilecgonina) atua naturalmente como sólido cristaloide branco altamente solúvel em água:

1. Usado exclusivamente por meio de aplicação tópica. A injeção de cocaína é contraindicada por causa da disponibilidade de anestésicos locais mais efetivos e muito menos tóxicos. A cocaína é um anestésico local éster.
2. O início de ação anestésica tópica é muito rápido, geralmente ocorrendo em 1 minuto.
3. A duração da ação anestésica pode chegar a 2 horas.
4. Absorvido rapidamente, mas eliminado lentamente (meia-vida de eliminação de 42 minutos).
5. Metabolizado no fígado e no plasma.
6. Pode-se encontrar cocaína não metabolizada na urina.
7. A cocaína é o único anestésico que demonstra consistentemente produzir vasoconstrição, a qual se desenvolve em decorrência de sua capacidade de potencializar as ações da epinefrina e da norepinefrina endógenas.[87] O acréscimo de vasoconstritores à cocaína, portanto, é desnecessário e potencialmente perigoso, aumentando a probabilidade de arritmias, inclusive fibrilação ventricular.
8. Classificada como fármaco Programação II sob a Lei de Substâncias Controladas. O uso repetido resulta em dependência e tolerância psicológicas.
9. A superdosagem de cocaína não é incomum após o uso ilícito, em especial porque ela é rapidamente absorvida das mucosas, e sua dose não é cuidadosamente monitorada.
10. As manifestações clínicas de superdosagem leve incluem euforia, animação, agitação, tremor, hipertensão, taquicardia e taquipneia.
11. As manifestações clínicas de superdosagem aguda de cocaína incluem animação, agitação, confusão, tremor, hipertensão, taquicardia, taquipneia, náuseas e vômitos, dor abdominal, exoftalmia e midríase, seguidas por depressão (SNC, cardiovascular e respiratória) e óbito por parada respiratória.
12. Disponibilizada em concentrações que variam de 1 a 10%.[87]
13. Recomenda-se que a concentração de cocaína não exceda 4% para aplicação tópica nas mucosas orais.
14. As soluções de cocaína são instáveis e deterioram em repouso.
15. Em razão do extremo potencial de uso abusivo da cocaína, não se recomenda sua utilização como anestésico tópico em odontologia.
16. A cocaína é ocasionalmente aplicada de modo tópico antes de procedimentos cirúrgicos por otorrinolaringologistas e oftalmologistas.

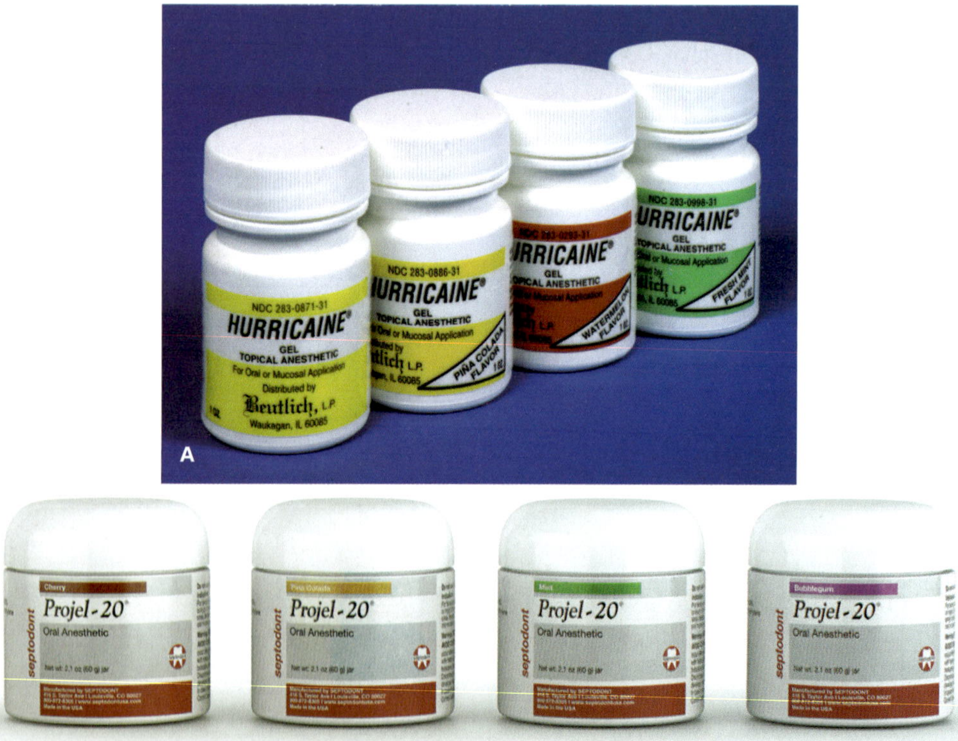


B

• **Figura 4.8** Benzocaína 20% contendo géis de anestésicos tópicos. **A** e **B.** Disponíveis em vários "sabores". ([**A**] Cortesia de Beautlich Pharmaceuticals, Waukegan, Illinois, EUA. [**B**] Cortesia de Septodont, Inc., Lancaster, PA.)

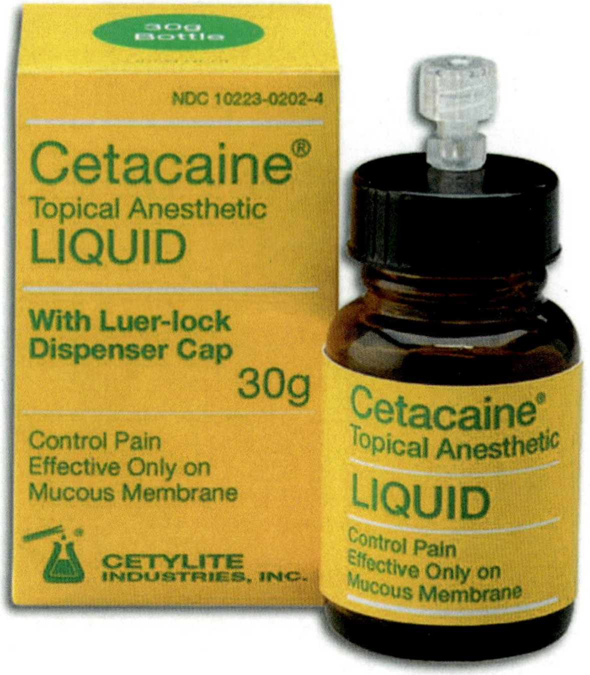


• **Figura 4.9** Cetacaine®, marca de benzocaína, butambeno e cloridrato de tetracaína. (Cortesia de Cetylite Inc., Pennsauken, New Jersey, EUA.)

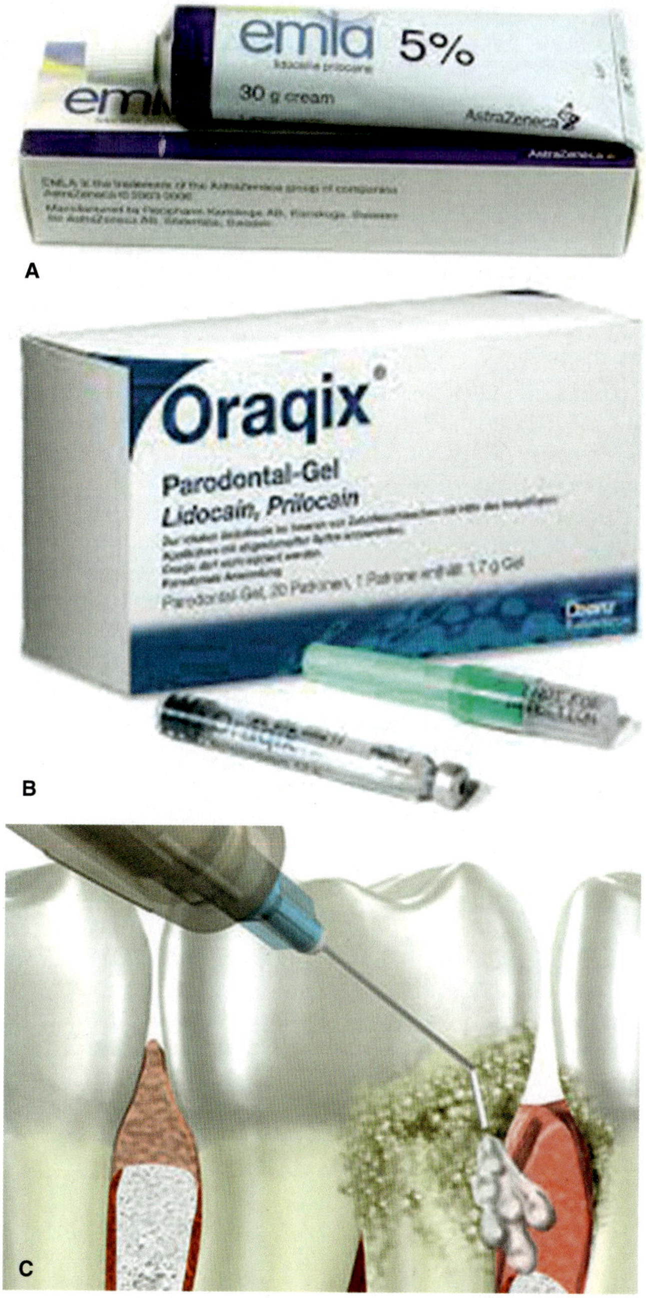


• **Figura 4.10** **A.** Creme EMLA®. Sistema de oferta Oraqix® (**B**) e seu modo de aplicação (**C**). ([**A**] Cortesia de Dentsply Sirona, York, Pensilvânia, EUA.)

## EMLA® (mistura eutética de anestésicos locais)

O creme EMLA® (composto por lidocaína a 2,5% e prilocaína a 2,5%) é uma emulsão em que a fase óleo é uma mistura eutética de lidocaína e prilocaína em uma proporção de 1:1 por peso. Foi elaborada como neurossensorial tópico capaz de proporcionar anestesia de superfície para a pele intacta (outros anestésicos tópicos não produzem anestesia na pele intacta, apenas em pele ou mucosa que tenham sofrido abrasão), sendo usada primariamente antes de procedimentos dolorosos, como a punção venosa e outras inserções de agulhas. Originalmente comercializada para uso em pediatria, o creme EMLA® adquiriu popularidade entre pessoas com fobia de agulhas (tripanofobia) e naquelas em que serão realizados outros procedimentos superficiais, porém dolorosos (p. ex., depilação).

O uso de EMLA® se tornou quase rotina durante circuncisão,[88] desbridamento de úlceras de membro inferior[89] e procedimentos ginecológicos.[90] Como a pele intacta é uma barreira à difusão de fármacos, o creme EMLA® precisa ser aplicado 1 hora antes do procedimento. Ocorre hipoestesia satisfatória da pele em 1 hora depois da aplicação, chegando ao máximo em 2 a 3 horas, e dura de 1 a 2 horas depois da remoção.

O creme EMLA® é fornecido em um tubo com 5 ou 30 g (Figura 4.10 A) ou como disco anestésico. O disco de EMLA® é branco, redondo e feito em celulose pré-carregado com a substância, embalado em laminado de proteção e cercado por fita adesiva.

O creme EMLA® é contraindicado para uso em pacientes com metemoglobinemia congênita ou idiopática, crianças com menos de 12 meses que estejam recebendo tratamento com agentes indutores de metemoglobina e pessoas com conhecida hipersensibilidade aos anestésicos locais do tipo amida ou a qualquer outro componente do produto.[91]

Como o creme EMLA® é efetivo em penetrar a pele intacta, sua capacidade de produzir anestesia tópica na cavidade oral parece óbvia. Embora a bula[92] afirmasse originalmente que "EMLA® não é recomendado para uso em mucosas", ensaios clínicos subsequentes demonstraram resultados satisfatórios.[93-96]

Bernardi *et al.*[83] demonstraram analgesia estatisticamente significativa em 52 pacientes odontológicos que precisaram da remoção de talas metálicas maxilares ou mandibulares utilizadas para conter fraturas. Eles concluíram que "os efeitos analgésicos do creme EMLA® sobre a mucosa oral permitem que a aplicação de anestesia de contato seja ampliada para cirurgia oral e odontológica, limitando-a àqueles procedimentos que não envolvam tecidos profundos e apenas exijam anestesia a curto prazo".[83]

Munshi *et al.*[94] publicaram sobre o uso do creme EMLA® em 30 pacientes pediátricos submetidos a vários procedimentos clínicos, incluindo procedimentos de extração de dentes primários móveis, de cotos de raízes e em terapia pulpar em dentes primários, nos quais o creme EMLA® é usado como anestésico único. Os resultados mostram que o uso de EMLA® poderia eliminar, até certo ponto, a utilização de agulha em procedimentos odontopediátricos.[95,96]

## Oraqix®

A formulação odontológica EMLA®, Oraqix®, é, de modo semelhante, composta por lidocaína 2,5% e prilocaína 2,5%. A aplicação do gel (Oraqix®) em bolsas periodontais produz efeito anestésico em 30 segundos. A intensidade da anestesia não aumenta além de 30 segundos. A duração é de aproximadamente 20 minutos (variação de 14 a 27 minutos). Pode ser necessária a reaplicação para manter o efeito anestésico durante todo o tempo do procedimento (Figura 4.10 B e C).

**Indicação.** A administração de Oraqix® é indicada em adultos que precisem de anestesia localizada em bolsas periodontais durante raspagem e/ou aplainamento de raiz.[97-100] Oraqix® também é usado em prostodontia para controle de dor durante a retração gengival intraperiodontal[101] e para proporcionar anestesia palatal antes da penetração de agulha[102] e, menos efetivamente, na colocação de dispositivos ortodônticos de ancoragem temporários.[103]

**Aplicação.** Oraqix® deve ser aplicado na margem gengival em torno dos dentes selecionados com o uso do aplicador com extremidade sem ponta incluído na embalagem. Deve-se aguardar 30 segundos antes de iniciar o tratamento. Um tempo de espera mais longo não potencializa a anestesia. O efeito anestésico, avaliado por sondagem das profundidades das bolsas, tem duração de aproximadamente 20 minutos (variação geral individual de 14 a 31 minutos). Se a anestesia começar a acabar, o Oraqix® pode ser reaplicado. A DMR do Oraqix® em uma sessão de tratamento é de cinco tubetes.[97]

## Lidocaína

A lidocaína é disponibilizada em duas formulações para aplicação tópica: (1) base de lidocaína, pouco solúvel em água, usada em concentração de 5%, indicada para uso em mucosa ulcerada, abrasada ou lacerada;[104] e (2) cloridrato de lidocaína, cuja preparação hidrossolúvel é usada na concentração de 2%. A forma hidrossolúvel da lidocaína penetra no tecido mais eficientemente que a forma base. No entanto, a absorção sistêmica do cloridrato de lidocaína também é maior, oferecendo mais risco de toxicidade do que a forma base, que é mais comumente usada em odontologia:

1. A lidocaína é um anestésico local amida com incidência excepcionalmente baixa de reações alérgicas.
2. A DMR da lidocaína 5% (base) após a aplicação tópica é de 5 g, contendo 250 mg (que são equivalentes a 300 mg de cloridrato de lidocaína).[104]
3. A base de lidocaína é disponibilizada em pomada, adesivo e solução em várias doses (Figura 4.11).

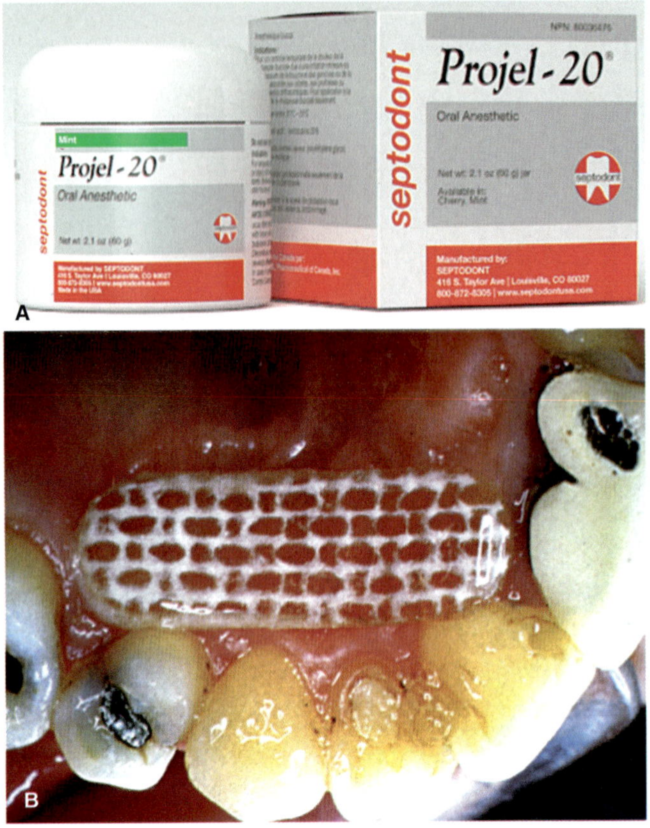


• **Figura 4.11** Anestésicos tópicos: lidocaína. **A.** Pomada de lidocaína. **B.** Dentipatch. (**[A]** Cortesia de Septodont, Inc., Lancaster, PA. **[B]** Cortesia de Noven Pharmaceuticals Inc., Miami, Flórida, EUA.)

## Cloridrato de tetracaína

O cloridrato de tetracaína (cloridrato de 2-dimetilaminoetil-4-butilaminobenzoato) é um anestésico local éster de longa duração que pode ser injetado ou aplicado de modo tópico:

1. É altamente solúvel em água.
2. Aplicado por via tópica, é cinco a oito vezes mais potente que a cocaína.
3. Seu início de ação depois da aplicação tópica é lento.
4. Sua duração de ação é de aproximadamente 45 minutos depois da aplicação tópica.
5. É metabolizado no plasma e no fígado pela pseudocolinesterase plasmática em uma taxa mais lenta que a da procaína.
6. Utiliza-se concentração de 4% para a aplicação tópica.
7. É rapidamente absorvido pelas mucosas; por isso, seu uso deve se limitar a pequenas áreas, para evitar a absorção rápida. Outros agentes absorvidos mais lentamente ou menos absorvidos devem ser usados em vez da tetracaína quando forem necessárias áreas maiores de anestesia tópica.
8. A DMR é de 20 mg quando usada para aplicação tópica. Isso representa 1 mℓ de uma solução a 2%.
9. Deve-se ter cautela em virtude do grande potencial para toxicidade sistêmica.
10. Disponibilidade (Canadá):
    - Aerossol: 0,7 mg/jato dosimetrado
        - Supracain®.
11. A tetracaína (3%) com o vasoconstritor oximetazolina demonstra oferecer anestesia pulpar de dentes não molares maxilares quando administrada por aerossol às narinas de um paciente.[105,106] O uso de anestesia local intranasal para controle de dor odontológica é discutido no Capítulo 20.

## Anestésicos locais manipulados

A manipulação é o processo pelo qual um farmacêutico ou médico associa, mistura ou altera produtos ou ingredientes para criar uma medicação personalizada de acordo com uma prescrição.[107] Os anestésicos tópicos manipulados não são regulados nem reprovados pela FDA. Algumas farmácias de manipulação contornam o processo de aprovação de fármacos da FDA, que se baseia em dados científicos confiáveis e garante que um fármaco, quando comercializado, seja seguro, efetivo, fabricado adequadamente e rotulado precisamente. Em dezembro de 2006[108] e novamente em janeiro de 2009,[109] a FDA lançou um alerta consultivo de saúde pública sobre efeitos colaterais potencialmente fatais de anestésicos tópicos manipulados. A exposição a altas concentrações de anestésicos locais pode levar a graves reações adversas, incluindo superdosagem de anestésico, crises convulsivas, arritmias cardíacas e óbito. Pelo menos dois óbitos foram atribuídos ao uso leigo de anestésicos tópicos manipulados.[46] O anestésico tópico manipulado Laser Gel Plus 10/10 foi associado ao óbito de uma mulher de 22 anos em 5 de janeiro de 2005, e o anestésico tópico manipulado Photocaine Gel ao óbito de uma mulher de 25 anos em 1º de novembro de 2004. Ambas as mulheres entraram em coma e morreram por toxicidade da lidocaína depois da aplicação do anestésico nos membros inferiores, que foram envolvidos em celofane antes de um procedimento de depilação a *laser*.

Recentemente, muitos cirurgiões-dentistas nos EUA têm utilizado géis de anestésicos tópicos manipulados. Mais comumente, a formulação consiste em lidocaína 20%, tetracaína 4% e fenilefrina 2%.[110] Outras formulações tópicas manipuladas populares incluem Profound e Profound PET. Profound contém lidocaína 10%, prilocaína 10% e tetracaína 4%.[110] Essa formulação foi desenvolvida originalmente para uso em cirurgia de tecidos moles com *laser*.[111]

Kravitz[110] relaciona os riscos associados aos anestésicos tópicos manipulados:

- Os anestésicos tópicos manipulados são embalados em frascos e tubos, o que torna difíceis as doses precisas
- A DMR é desconhecida porque a intenção, para os anestésicos tópicos manipulados, é que sejam produzidos de modo personalizado e usados somente por um paciente
- Os anestésicos tópicos manipulados têm baixo índice terapêutico (há uma diferença estreita entre a dose terapêutica ótima desses produtos e as doses em que se tornam tóxicos)
- Os anestésicos tópicos manipulados podem diferir em sua composição, na qualidade da mistura e na potência da anestesia
- Os anestésicos tópicos manipulados costumam ser rotulados inadequadamente, e os rótulos deixam de advertir o usuário sobre os riscos e as reações adversas
- Os anestésicos tópicos manipulados regularmente incluem vários anestésicos ativos, muitas vezes resultando em misturas de ésteres e amidas.

Em 2004, a então editora do *Journal of the American Dental Association*, Dra. Marjorie K. Jeffcoat, proferiu uma recomendação simples a seus leitores com referência ao uso de produtos farmacêuticos manipulados: "Não os usem."[112]

Kravitz continuou: "Não obstante recentes advertências da FDA, ainda há indiscutivelmente lugar para anestésicos tópicos manipulados prescritos pelo médico e aplicados por ele para uso em base individualizada. Até que esses fármacos sejam regulados federalmente, contudo, a produção em larga escala de alguns continua uma corrida final sobre as exigências de fabricação, e seu uso de rotina continua a ser prática terapêutica questionável que pode ter consequências potencialmente fatais".[110]

## Seleção de um anestésico local

Em razão das muitas associações de anestésicos locais injetáveis, algumas vezes é difícil selecionar um fármaco ideal para um paciente. Muitos cirurgiões-dentistas simplesmente lidam com isso usando uma formulação anestésica local para todos os procedimentos, independentemente de sua duração. Por exemplo, o cirurgião-dentista pode eleger usar lidocaína 2% com epinefrina 1:100.000 para procedimentos que durem 5 a 10 minutos, bem como para procedimentos de 90 minutos. Embora a duração da anestesia pulpar obtida com esse fármaco, em circunstâncias ideais (ponto médio da curva de Gauss), permita tratamento indolor em ambas as situações, o paciente que precise de apenas 10 minutos de anestesia pulpar permanecerá anestesiado desnecessariamente por mais 3 a 5 horas (tecidos moles), enquanto aquele que precise de 90 minutos de anestesia provavelmente apresentará dor no final do procedimento.

Uma abordagem sensata ao selecionar um anestésico local apropriado para um paciente inclui a consideração de vários fatores: (1) período para o qual seja necessário controle de dor (pulpar e/ou tecidos moles), (2) necessidade de controle de dor pós-tratamento, (3) necessidade de hemostasia e (4) se existem contraindicações à administração do anestésico local selecionado.[1] A Tabela 4.17 lista as formulações de anestésicos locais atualmente disponíveis na América do Norte de acordo com sua duração esperada de anestesia pulpar e de tecidos moles. Novamente, é preciso observar que esses números são aproximações e que a duração real da anestesia clínica pode ser um tanto mais longa ou mais curta que o indicado.

Uma segunda consideração na seleção de um anestésico local precisa ser a necessidade de controle da dor pós-operatória. Um anestésico local com longa duração pode ser administrado quando se acreditar que a dor pós-operatória é um fator. Anestésicos locais com duração mais curta de anestesia de tecidos moles, como a mepivacaína 3%, podem ser usados para procedimentos não traumáticos. Quando a dor pós-operatória for considerada provável, recomenda-se bupivacaína 0,5% (para 8 a 12 horas de anestesia de tecidos moles, via bloqueio nervoso).

Para pacientes nos quais a lesão de tecidos moles autoinfligida represente um risco em potencial, deve-se considerar um anestésico de curta duração. Esses pacientes incluem crianças pequenas, pessoas muito idosas (> 85 anos), indivíduos com alguma deficiência física ou mental que poderiam, acidental ou voluntariamente, morder ou mastigar os tecidos moles ainda adormecidos ou mesmo os lábios ou a língua, e pessoas que não podem pular uma refeição (p. ex., aquelas com diabetes tipo 1) por causa de anestesia residual. Para esses pacientes, recomenda-se a mepivacaína 3% em procedimentos curtos; entretanto, em situações nas quais seja necessária uma duração mais profunda e/ou mais longa da anestesia pulpar, deve-se utilizar um anestésico local contendo vasoconstritor. A introdução do agente de reversão de anestesia local mesilato de fentolamina (OraVerse™) tornou possível abreviar significativamente a duração da anestesia residual de tecidos moles, minimizando o risco de lesão de tecidos moles autoinfligida (mordida do lábio ou da língua).[113-115] A reversão da anestesia de tecidos moles é discutida no Capítulo 20.

Um terceiro fator ao escolher um anestésico local é a necessidade de hemostasia durante o procedimento. Recomendam-se as

**Tabela 4.17** Duração aproximada da anestesia pulpar e de tecidos moles para os anestésicos locais disponíveis.

| | Duração (min) | |
|---|---|---|
| **Formulação do fármaco** | **Pulpar** | **Tecidos moles** |
| Mepivacaína 3% (infiltração) | 5 a 10 | 90 a 120 |
| Prilocaína 4% (infiltração) | 10 a 15 | 60 a 120 |
| Prilocaína 4% (bloqueio nervoso) | 40 a 60 | 120 a 240 |
| Articaína 4% + epinefrina 1:200.000 | 45 a 60 | 180 a 240 |
| Lidocaína 2% + epinefrina 1:50.000 | 60 | 180 a 300 |
| Lidocaína 2% + epinefrina 1:100.000 | 60 | 180 a 300 |
| Mepivacaína 2% + levonordefrina 1:20.000 | 60 | 180 a 300 |
| Mepivacaína 2% + epinefrina 1:100.000 | 60 | 180 a 300 |
| Articaína 4% + epinefrina 1:100.000 | 60 a 75 | 180 a 300 |
| Prilocaína 4% + epinefrina 1:200.000 | 60 a 90 | 180 a 480 |
| Bupivacaína 0,5% + epinefrina 1:200.000 | > 90 | 240 a 720 |

soluções anestésicas contendo epinefrina em uma concentração de 1:50.000 ou 1:100.000 por meio de infiltração local no ponto cirúrgico quando a hemostasia for considerada necessária. Formulações mais diluídas de epinefrina (1:200.000, 1:400.000) não são efetivas para hemostasia, nem a levonordefrina ou a felipressina.

Um quarto fator na seleção de um anestésico local envolve a presença de qualquer contraindicação ao uso do anestésico local selecionado (ver Tabela 4.2).

As contraindicações absolutas exigem que os fármacos causadores não sejam administrados ao paciente sob circunstância alguma. O risco de uma situação potencialmente fatal é inaceitavelmente elevado. A maioria das contraindicações absolutas à administração de anestésico local é, de fato, contraindicação médica à oferta dos cuidados dentais eletivos (paciente doente demais para tolerar procedimentos odontológicos, ASA classe 4). No entanto, existe uma contraindicação absoluta à administração de anestésico local: alergia verdadeira, documentada e reproduzível. Embora a incidência de "suposta" alergia ao anestésico local seja alta, a alergia verdadeira, documentada e reproduzível é ocorrência extremamente rara com anestésicos locais amidas. A conduta para uma suposta alergia documentada a anestésicos locais é discutida no Capítulo 18.

Nos casos de uma contraindicação relativa, é preferível evitar a administração do fármaco em questão, pois aumenta o risco de ocorrência de uma reação adversa. Recomenda-se um fármaco alternativo que não seja contraindicado. No entanto, se não estiver disponível uma alternativa aceitável, pode-se usar o fármaco em questão, mas criteriosamente, administrando-se a dose mínima que proporcione controle de dor adequado após consentimento informado do paciente, pesando os riscos contra os benefícios associados ao uso dessa substância. Um exemplo de contraindicação relativa é a presença de (pseudo)colinesterase plasmática atípica, o que diminui a taxa de biotransformação dos anestésicos locais ésteres. As amidas podem ser usadas sem aumento do risco nesses pacientes. As contraindicações (absolutas e relativas) são analisadas no Capítulo 10.

O Quadro 4.4 resume os critérios usados na seleção de um anestésico local para administração a determinado paciente em uma sessão de tratamento odontológico.

A Tabela 4.18 lista os nomes comerciais de anestésicos locais injetáveis disponíveis nos EUA (desde fevereiro de 2019).

O arsenal de anestésicos locais para um cirurgião-dentista* deve, portanto, incluir fármacos de diferentes durações de ação, como:

1. Anestésico pulpar com curta duração (cerca de 30 minutos).
2. Anestésico pulpar com duração intermediária (cerca de 60 minutos).
3. Anestésico pulpar com longa duração (≥ 90 minutos).
4. Anestésico tópico para preparação do tecido antes da injeção de anestésico local.

**• Quadro 4.4 Critérios na seleção de um anestésico local para um paciente.**

1. Quantidade de tempo necessária para controle de dor.
2. Necessidade em potencial de controle de dor pós-tratamento.
3. Possibilidade de automutilação no período pós-operatório.
4. Necessidade de hemostasia.
5. Presença de alguma contraindicação (absoluta ou relativa) à solução de anestésico local selecionado para administração.

*Nos EUA, essa informação se estende ao profissional em higiene dental. No Brasil, no entanto, os técnicos em saúde bucal não têm habilitação para aplicar anestesia local.

**Tabela 4.18 Marcas comerciais dos anestésicos locais injetáveis nos EUA e no Canadá.**

| | EUA | Canadá |
|---|---|---|
| Cloridrato de articaína | Articadent, Orabloc, Septocaine, Zorcaine | Astracaine, Orabloc, Septanest, Ubestesin, Ultracaine, Zorcaine |
| Cloridrato de bupivacaína | Marcaine, Vivacaine | Marcaine, Vivacaine |
| Cloridrato de lidocaína | Lignospan, Octocaine, Xylocaine | Lignospan |
| Cloridrato de mepivacaína | Carbocaine, Isocaine, Polocaine, Scandonest | Polocaine, Scandonest |
| Cloridrato de prilocaína | Citanest | Citanest |

Recomenda-se um mínimo de duas categorias de fármacos para a maioria dos consultórios. As amidas são preferidas aos ésteres em quase todas as situações.

Os anestésicos locais são os fármacos mais seguros (quando usados apropriadamente) e efetivos para a prevenção e o controle de dor. A maioria dos procedimentos realizados cotidianamente pelos cirurgiões-dentistas no mundo todo não seria possível ou seria torturantemente dolorosa sem o uso desses fármacos notáveis.

## Referências bibliográficas


1. Malamed SF. *Handbook of Local Anesthesia*. 6th ed. St Louis: Mosby; 2013.
2. Meechan JG. Infiltration anesthesia in the mandible. *Dent Clin North Am*. 2010;54:621–629.
3. Kanaa JM, Whitworth JM, Corbett IP, Meechan JG. Articaine buccal infiltration enhances the effectiveness of lidocaine inferior alveolar nerve block. *Int Endodont J*. 2009;42:233–246.
4. Robertson D, Nusstein J, Reader A, Beck M, McCartney M. The anesthetic efficacy of articaine in buccal infiltration of mandibular posterior teeth. *J Am Dent Assoc*. 2007;138:1104–1112.
5. Iwatsubo T, Hirota N, Ooie T, et al. Prediction of in vivo drug metabolism in the human liver from in vitro metabolism data. *Pharmacol Ther*. 1997;73:147–171.
6. Thompson P, Melmon K, Richardson J, et al. Lidocaine pharmacokinetics in advanced heart failure, liver disease, and renal failure in humans. *Ann Intern Med*. 1973;78:499.
7. de Jong RH. Central nervous system effects. In: *Local Anesthetics*. St Louis: Mosby; 1994:273–274.
8. Moore DC, Bridenbaugh LD, Bridenbaugh PO, et al. Bupivacaine. A review of 2,077 cases. *JAMA*. 1970;214:713–718.
9. Haase A, Reader A, Nusstein J, Beck M, Drum M. Comparing anesthetic efficacy of articaine versus lidocaine as a supplemental buccal infiltration of the mandibular first molar after an inferior alveolar nerve block. *J Am Dent Assoc*. 2008;139:1228–1235.
10. Malamed SF. *Sedation: A Guide to Patient Management*. 6th ed. St. Louis: Mosby; 2017.
11. Wilson AW, Deacock S, Downie IP, et al. Allergy to local anesthetic: the importance of thorough investigation. *Br Dent J*. 2000;188:320–322.
12. Lukawska J, Caballero MR, Tsabouri S, Dugue P. Hypersensitivity to local anaesthetics – 6 facts and 7 myths. *Curr Allerg Clin Immunol*. 2009;22(3):117–120.
13. Rang HP, Dale MM, Ritter JM. Local anaesthetics and other drugs that affect excitable membranes. In: Rang HP, Dale MM, Ritter JM, eds. *Pharmacology*. Edinburgh: Churchill Livingstone; 1995:665–677.
14. Covino BG. Clinical pharmacology of local anesthetic agents. In: Cousins MJ, Bridenbaugh PO, eds. *Neural Blockade in Clinical Anesthesia and Management of Pain*. 2nd ed. Philadelphia: JB Lippincott; 1988.

15. Tainter ML, Wessinger GD, Lee JW. New local anesthetic solutions containing propoxycaine. *J Am Dent Assoc.* 1955;51(1):19–27.
16. Cook-Waite. *Prescribing Information: Ravocaine and Novocain With Levophed.* New York: Cook-Waite, Sterling Winthrop; 1993.
17. Moore PA, Hersh EV. Local anesthetics: pharmacology and toxicity. *Dent Clin North Am.* 2010;54:587–599.
18. *Novocol Pharmaceutical of Canada: Lidocaine 2% and Epinephrine 1:50,000 and 1:100,000 Drug Package Insert.* Cambridge: Novocol Pharmaceutical of Canada; 2013.
19. Brown RS, Paluvoi S, Choksi S, et al. Evaluating a dental patient for local anesthesia allergy. *Compend Contin Educ Dent.* 2002;23:125–128, 131–132, 134, 140.
20. Jackson D, Chen AH, Bennett CR. Identifying true lidocaine allergy. *J Am Dent Assoc.* 1994;125:1362–1366.
21. Sindel LJ, deShazo RD. Accidents resulting from local anesthetics: true or false allergy? *Clin Rev Allergy.* 1991;9:379–395.
22. Ball IA. Allergic reactions to lignocaine. *Br Dent J.* 1999;186: 524–526.
23. Baluga JC. Allergy to local anaesthetics in dentistry: myth or reality? *Rev Alerg Mex.* 2003;50:176–181.
24. Thyssen JP, Menne T, Elberling J, et al. Hypersensitivity to local anaesthetics – update and proposal of evaluation algorithm. *Contact Derm.* 2008;59:69–78.
25. Young ER, Mason DR, Saso MA, et al. Some clinical properties of Octocaine 200 (2 percent lidocaine with epinephrine 1:200,000). *J Can Dent Assoc.* 1989;55:987–991.
26. Buckley JA, Ciancio SG, McMullen JA. Efficacy of epinephrine concentration in local anesthesia during periodontal surgery. *J Periodontol.* 1984;55:653–657.
27. DeToledo JC. Lidocaine and seizures. *Ther Drug Monit.* 2000;22:320–322.
28. Novocol Pharmaceutical of Canada Inc. *Carbocaine (mepivacaine) drug package insert.* Cambridge, ON: Carestream Health, Inc by Novocol Pharmaceutical of Canada Inc; 2013.
29. Geddes IC. Metabolism of local anesthetic agents. *Int Anesthesiol Clin.* 1967;5:525–549.
30. Severinghaus JW, Xu F-D, Spellman MJ. Benzocaine and methemoglobin: recommended actions. *Anesthesiology.* 1991;74: 385–386.
31. Schroeder TH, Dieterich HJ, Muhlbauer B. Methemoglobinemia after maxillary block with bupivacaine and additional injection of lidocaine in the operative field. *Acta Anaesthesiol Scand.* 1999;43:480–482.
32. Wilburn-Goo D, Lloyd LM. When patients become cyanotic: acquired methemoglobinemia. *J Am Dent Assoc.* 1999;130: 626–631.
33. Gutenberg LL, Chen JW, Trapp L. Methemoglobin levels in generally anesthetized pediatric dental patients receiving prilocaine versus lidocaine. *Anesth Prog.* 2013;60:99–108.
34. Trapp L, Will J. Acquired methemoglobinemia revisited. *Dent Clin N Amer.* 2010;54:665–675.
35. Akerman B, Astrom A, Ross S, Telc A. Studies on the absorption, distribution and metabolism of labelled prilocaine and lidocaine in some animal species. *Acta Pharmacol Toxicol (Copenh).* 1966;24:389–403.
36. Geddes IC. The metabolism of prilocaine (Citanest), established by means of C-14 and H3 isotopes. *Anesth Analg (Paris).* 1967;24:213–224.
37. Akerman B, Astrom A, Ross S, et al. Studies on the absorption, distribution, and metabolism of labeled prilocaine and lidocaine in some animal species. *Acta Pharmacol Toxicol.* 1966;24:389–403.
38. Foldes FF, Molloy R, McNall PG, et al. Comparison of toxicity of intravenously given local anesthetic agents in man. *JAMA.* 1960;172:1493–1498.
39. Englesson S, Eriksson E, Ortengren B. Differences in tolerance to intravenous xylocaine and citanest. *Acta Anaesthesiol Scand Suppl.* 1965;16:141–145.
40. Deriksson E, Granberg PO. Studies on the renal excretion of citanest and xylocaine. *Acta Anaesthesiol Scand Suppl.* 1985;16:79–85.
41. Smith DW, Peterson MR, DeBerard SC. Local anesthesia: topical application, local infiltration, and field block. *Postgrad Med.* 1999;106:57–60, 64–66.
42. Akinturk S, Eroglu A. A clinical comparison of topical piroxicam and EMLA cream for pain relief and inflammation in laser hair removal. *Lasers Med Sci.* 2009;24:535–538.
43. Friskopp J, Huledal G. Plasma levels of lidocaine and prilocaine after application of Oraqix, a new intrapocket anesthetic, in patients with advanced periodontitis. *J Clin Periodontol.* 2001;28:425–429.
44. Yoon RK, Chussid S. Topical anesthesia for rubber dam placement in sealant placement: comparison of lidocaine/prilocaine gel and benzocaine. *Pediatr Dent.* 2009;31:377–381.
45. Kunimatsu T, Yamashita A, Hojo S, Toyoda M, Yoshida K. Usefulness of noninjectable anesthetic gel for intraperiodontal gingival retraction. *Int J Prosthodont.* 2008;21:129–130.
46. Kwong TS, Kusnoto B, Viana G, Evans CA, Watanabe K. The effectiveness of Oraqix versus TAC(a) for placement of orthodontic temporary anchorage devices. *Angle Orthod.* 2011;81:756–759.
47. Novocol Pharmaceutical of Canada Inc. *Citanest (Prilocaine) Drug Package Insert.* York, PA: Novocol Pharmaceutical of Canada Inc for Dentsply Pharmaceutical; 2012.
48. Doko Y, Iranami H, Fujii K, Yamazaki A, Shimogai M, Hatano Y. Severe methemoglobinemia after dental anesthesia: a warning about propitocaine-induced methemoglobinemia in neonates. *J Anesth.* 2010;24:935–937.
49. Haas DA, Lennon D. A 21 year retrospective study of reports of paresthesia following local anesthetic administration. *J Can Dent Assoc.* 1995;61:319–320, 323–326, 329–330.
50. Garisto GA, Gaffen AS, Lawrence HP, et al. Occurrence of paresthesia after dental local anesthetic administration in the United States. *J Am Dent Assoc.* 2010;141:836–844.
51. Piccinni C, Gissi DB, Gabusi A, Montebugnoli L, Poluzzi E. Paraesthesia after local anaesthetics: an analysis of reports to the FDA Adverse Event Reporting System. *Basic Clin Pharmacol Toxicol.* 2015;117:52–56.
52. Pogrel MA. Permanent nerve damage from inferior alveolar nerve blocks – an update to include articaine. *J Calif Dent Assoc.* 2007;35:271–273.
53. van Oss GE, Vree TB, Baars AM, et al. Pharmacokinetics, metabolism, and renal excretion of articaine and its metabolite articainic acid in patients after epidural administration. *Eur J Anaesthesiol.* 1989;6:19–56.
54. van Oss GE, Vree TB, Baars AM, et al. Clinical effects and pharmacokinetics of articainic acid in one volunteer after intravenous administration. *Pharm Weekbl Sci.* 1988;10:284–286.
55. Septodont. *Septocaine Drug Package Insert.* Louisville: Septodont Inc; 2013.
56. ClinicalKey. Articaine drug monograph. Available at: https://www.clinicalkey.com. Accessed January 10, 2018.
57. Vree TB, Baars AM, van Oss GE, et al. High performance liquid chromatography and preliminary pharmacokinetics of articaine and its 2-carboxy metabolite in human serum and urine. *J Chromatogr.* 1988;424:240–444.
58. Malamed SF, Gagnon S, Leblanc D. Safety of articaine: a new amide local anesthetic. *J Am Dent Assoc.* 2001;132:177–185.
59. Malamed SF, Gagnon S, Leblanc D. Articaine hydrochloride in pediatric dentistry: safety and efficacy of a new amide-type local anesthetic. *Pediatr Dent.* 2000;22:307–311.
60. Malamed SF, Gagnon S, Leblanc D. Efficacy of articaine: a new amide local anesthetic. *J Am Dent Assoc.* 2000;131:535–642.
61. Donaldson D, James-Perdok L, Craig BJ, et al. A comparison of Ultracaine DS (articaine HCl) and Citanest Forte (prilocaine HCl) in maxillary infiltration and mandibular nerve block. *J Can Dent Assoc.* 1987;53:38–42.

62. Knoll-Kohler E, Rupprecht S. Articaine for local anaesthesia in dentistry: a lidocaine controlled double blind cross-over study. *Eur J Pain*. 1992;13:59–63.
63. Malamed SF. Local anesthetics: dentistry's most important drugs. American Dental Association Annual Scientific Convention. Honolulu, HI. October 20, 2018.
64. Schulze-Husmann M. *Experimental Evaluation of the New Local Anesthetic Ultracaine in Dental Practice, Doctoral Dissertation*. Bonn: University of Bonn; 1974.
65. Clinical Research Associates, *Clinicians Guide to Dental Products and Techniques*. Septocaine: CRA Newsletter; 2001.
66. Kanaa MD, Whitworth JM, Corbett IP, et al. Articaine buccal infiltration enhances the effectiveness of lidocaine inferior alveolar nerve block. *Int Endod J*. 2009;42:238–246.
67. Meechan JG. Infiltration anesthesia in the mandible. *Dent Clin North Am*. 2010;54:621–629.
68. Yonchak T, Reader A, Beck M, et al. Anesthetic efficacy of infiltrations in mandibular anterior teeth. *Anesth Prog*. 2001;48: 55–60.
69. Meechan JG, Ledvinka JI. Pulpal anaesthesia for mandibular central incisor teeth: a comparison of infiltration and intraligamentary injections. *Int Endod J*. 2002;35:629–634.
70. Kanaa MD, Whitworth JM, Corbett IP, et al. Articaine and lidocaine mandibular buccal infiltration anesthesia: a prospective randomized double-blind cross-over study. *J Endod*. 2006;32:296–298.
71. Robertson D, Nusstein J, Reader A, et al. The anesthetic efficacy of articaine in buccal infiltration of mandibular posterior teeth. *J Am Dent Assoc*. 2007;138:1104–1112.
72. Haase A, Reader A, Nusstein J, et al. Comparing anesthetic efficacy of articaine versus lidocaine as a supplemental buccal infiltration of the mandibular first molar after an inferior alveolar nerve block. *J Am Dent Assoc*. 2008;139:1228–1235.
73. Jakobs W. Status of dental anesthesia in Germany. *Anesth Prog*. 1989;36:210–212.
74. GfK HealthCare. Deutscher Dentalmarkt Jahresbericht (DDM) 2010, Nuremberg, GfK HealthCare.
75. Septodont Inc. *Vivacaine (Bupivacaine HCl) Drug Package Insert*. Louisville: Septodont Inc; 2013.
76. ClinicalKey. Bupivacaine drug monograph. Available at: https://www.clinicalkey.com. Accessed January 14, 2018.
77. *Novocol Pharmaceutical of Canada: Vivacaine (Bupivacaine HCl) Drug Package Insert*. Cambridge: Novocol Pharmaceutical of Canada Inc; 2012.
78. Moore PA. Bupivacaine: a long-lasting local anesthetic for dentistry. *Oral Surg*. 1984;58:369.
79. Acute Pain Management Guideline Panel. *Acute Pain Management: Operative or Medical Procedures and Trauma. Clinical Practice Guideline. AHCPR publication number 92-0032*. Rockville: Agency for Health Care Policy and Research, Public Health Service, US Department of Health and Human Services; 1992.
80. Oxford league table of analgesics in acute pain. Available at: http://www.medicine.ox.ac.uk/bandolier/booth/painpag/acutrev/analgesics/lftab.html. Accessed January 21, 2019.
81. Hargreaves KM, Keiser K. Development of new pain management strategies. *J Dent Educ*. 2002;66:113–121.
82. Adriani J, Campbell D. Fatalities following topical application of local anesthetics to mucous membranes. *JAMA*. 1956;162:1527.
83. Jeske AH, Blanton PL. Misconceptions involving dental local anesthesia. Part 2. Pharmacology. *Tex Dent J*. 2002;119:310–314.
84. Rosivack RG, Koenigsberg SR, Maxwell KC. An analysis of the effectiveness of two topical anesthetics. *Anesth Prog*. 1990;37: 290–292.
85. Patterson RP, Anderson J. Allergic reactions to drugs and biologic agents. *JAMA*. 1982;248:2637–2645.
86. Alston TA. Antagonism of sulfonamides by benzocaine and chloroprocaine. *Anesthesiology*. 1992;76:375–476.
87. ClinicalKey. Cocaine drug monograph. Available at: www.rcoa.ac.uk/faculty-of-pain-medicine/opioids-aware/oxfor-league-table. Accessed January 22, 2018.
88. Taddio A. Pain management for neonatal circumcision. *Paediatr Drugs*. 2001;3:101–111.
89. Vanscheidt W, Sadjadi Z, Lillieborg S. EMLA anaesthetic cream for sharp leg ulcer debridement: a review of the clinical evidence for analgesic efficacy and tolerability. *Eur J Dermatol*. 2001;11:20–96.
90. Wright VC. Vulvar biopsy: techniques for reducing patient discomfort. *Adv Nurse Pract*. 2001;9:17–60.
91. ClinicalKey. EMLA. Available at: https://www.clinicalkey.com. Accessed January 22, 2018.
92. Aspen Pharmacare Canada Inc. Oak Pharmaceuticals. *EMLA (Lidocaine, Prilocaine) Drug Package Insert*. Aspen Pharmacare Canada Inc. Toronto, Ontario; 2017.
93. Bernardi M, Secco F, Benech A. Anesthetic efficacy of a eutectic mixture of lidocaine and prilocaine (EMLA) on the oral mucosa: prospective double-blind study with a placebo. *Minerva Stomatol*. 1999;48:9–43.
94. Munshi AK, Hegde AM, Latha R. Use of EMLA: is it an injection free alternative? *J Clin Pediatr Dent*. 2001;25:215–219.
95. Franz-Montan M, Ranali J, Ramacciato JC, et al. Ulceration of gingival mucosa after topical application of EMLA: report of four cases. *Br Dent J*. 2008;204:133–134.
96. Nayak R, Sudha P. Evaluation of three topical anaesthetic agents against pain: a clinical study. *Indian J Dent Res*. 2006;17: 155–160.
97. Dentsply Pharmaceutical. Oraqix (lidocaine and prilocaine periodontal gel) 2.5% / 2.5%. Drug package insert. *Manufactured by Racipharm Karlskoga AB, Karlskoga*. York, PA: Sweden for DENTSPLY Pharmaceutical; 2010.
98. Mayor-Subirana G, Yague-Garcia J, Valmaseda-Castellon E, Arnabat-Dominguez J, Berini-Aytes L, Gay-Escoda C. Anesthetic efficacy of oraqix versus hurricaine and placebo for pain control during non-surgical periodontal treatment. *Med Oral Patol Oral Cir Bucal*. 2014;19:e192–e201.
99. Magnusson I, Jeffcoat MK, Donaldson D, Otterbom IL, Henriksson J. Quantification and analysis of pain in nonsurgical scaling and/or root planning. *J Am Dent Assoc*. 2004;135:1747–1754.
100. Donaldson D, Gelskey SC, Landry RG, Matthews DC, Sandhu HS. A placebo-controlled multi-centered evaluation of an anaesthetic gel (Oraqix) for periodontal therapy. *J Clin Periodontol*. 2003;30:171–175.
101. Kunimatsu T, Yamashita A, Hojo S, Toyoda M, Yoshida K. Usefulness of noninjectable anesthetic gel for intraperiodontal gingival retraction. *Int J Prosthodont*. 2008;21:129–130.
102. Al-Melh MA, Andersson L. Reducing pain from palatal needle stick by topical anesthetics: a comparative study between two lidocaine/prilocaine substances. *J Clin Dent*. 2006;19:43–47.
103. Septodont. *Lidocaine Ointment USP 5% Drug Package Insert*. Louisville: Septodont Inc; 2016.
104. Ciancio SG, Marberger AD, Ayoub F, et al. Comparison of 3 intranasal mists for anesthetizing maxillary teeth in adults: a randomized, double-masked, multicenter phase 3 clinical trial. *J Am Dent Assoc*. 2016;147:339–347.
105. Hersh EV, Pinto A, Saraghi M, et al. Double-masked, randomized, placebo-controlled study to evaluate efficacy and tolerability of intranasal K-305 (3% tetracaine plus 0.05% oxymetazoline) in anesthetizing maxillary teeth. *J Am Dent Assoc*. 2016;147:278–287.
106. United States Pharmacopeial Convention: Good compounding practices. In: *The United States Pharmacopeia: USP 28: The National Formulary: NF 23:* by authority of the United States Pharmacopeial Convention Inc, meeting at Washington, April 12–16, 2000, Rockville, 2004, United States Pharmacopeial Convention.
107. US Food and Drug Administration. FDA warns 5 firms to stop compounding topical anesthetic creams. December 6. Available at: https://www.docguide.com/fda-warns-five-firms-stop-compounding-topical-anesthetic-creams; 2006. Accessed January 22, 2018.

108. US Food and Drug Administration. FDA public health advisory: life-threatening side effects with the use of skin products containing numbing ingredients for cosmetic procedures. Available at: www.fda.gov.cder/drug/advisory/topical_anesthetics.htm; 2009. Accessed January 22, 2018.
109. Young D. Pharmacies wanted to stop selling compounded topical anesthetics. December 11, 2006. amer S.Health-System Pharmacy; Available at: www.ashp.org/news/2006/12/11/pharmacies_warned_to_stop_selling_compounded_topical_anesthetics. Accessed January 22, 2019.
110. Kravitz ND. The use of compound topical anesthetics: a review. *J Am Dent Assoc.* 2007;138:1333–1339.
111. Graham JW. Profound needle-free anesthesia in orthodontics. *J Clin Orthod.* 2006;40:723–724.
112. Jeffcoat MK. Eye of newt, toe of frog: drug compounding: proceed with caution. *J Am Dent Assoc.* 2004;135:546–548.
113. Hersh EV, Moore PA, Papas AS, et al. Reversal of soft-tissue local anesthesia with phentolamine mesylate in adolescents and adults. *J Am Dent Assoc.* 2008;139:1080–1093.
114. Yagiela JA. What's new with phentolamine mesylate: a reversal agent for local anaesthesia? *SAAD Dig.* 2011;27:3–7.
115. Tavares M, Goodson JM, Studen-Pavlovich D, et al. Reversal of soft-tissue local anesthesia with phentolamine mesylate in pediatric patients. *J Am Dent Assoc.* 2008;139:1095–1104.

# PARTE 2

# Arsenal

Parte 2 | Arsenal

# 5 Seringa

A seringa é um dos três componentes essenciais do arsenal de anestesia local (outros incluem a agulha e o tubete). É o veículo pelo qual o conteúdo do tubete anestésico, através da agulha, é aplicado no paciente.

## Tipos de seringas

Atualmente, estão disponíveis oito tipos de seringas para administração de anestésicos locais em odontologia. Elas representam uma melhora considerável em relação às seringas anteriormente usadas para a aplicação de anestesia local. Esses vários tipos de seringas estão listados no Quadro 5.1.

As seringas sem aspiração não são discutidas, exceto para afirmar que seu uso aumenta inaceitavelmente o risco de administração intravascular inadvertida de drogas. O uso de seringas odontológicas com aspiração (capazes de aspirar sangue) representa o padrão de atendimento.

Os critérios da American Dental Association para aceitação de seringas de anestesia local incluem:[1]

1. Devem ser duráveis e capazes de resistir à esterilização repetida sem danos. (Se a unidade for descartável, deve ser embalada em um recipiente estéril.)
2. Devem ser capazes de aceitar uma grande variedade de tubetes e agulhas de fabricantes diferentes e permitir o uso repetido.
3. Devem ter custo aceitável, ser autocontidas, leves e simples de usar com uma das mãos.
4. Devem fornecer aspiração eficaz e ser elaboradas para que o sangue possa ser facilmente observado no tubete.

## Seringas não descartáveis

### *Carregamento reverso, metálica, tipo tubete, com aspiração*

A seringa metálica com carregamento reverso e do tipo tubete (Figura 5.1) é a mais comumente utilizada em odontologia. O termo *carregamento reverso* implica que o tubete seja inserido na seringa a partir do lado inferior do tubo ou corpo da seringa. A agulha é anexada ao corpo da seringa no adaptador e passa, então, para dentro do corpo, onde penetra no diafragma do tubete que contém o anestésico local. O adaptador da agulha (eixo rosqueável ou ponta conversível) é removível e, às vezes, é inadvertidamente descartado junto com a agulha descartável.

A seringa com aspiração tem um dispositivo com uma ponta afiada em forma de gancho (frequentemente chamada *arpão*) presa à haste do êmbolo, usado para penetrar no tampão de borracha de silicone (também chamado *batoque*) na extremidade oposta (da agulha) do tubete. Se a agulha for de calibre adequado, quando a pressão negativa for exercida no anel da seringa pelo administrador, o sangue entrará nela e ficará visível no tubete se a ponta da agulha estiver no interior do lúmen de um vaso sanguíneo. A pressão positiva aplicada ao anel da seringa força o anestésico local para o interior do lúmen da agulha e para os tecidos onde sua ponta estiver. O anel e os apoios de dedos dão ao administrador controle adicional sobre a seringa. Muitos fabricantes fornecem seringas com anéis "regulares" e "pequenos". Wiener *et al.*[2] compararam seringas "regulares" e "pequenas" usadas por estudantes de odontologia e técnica de saúde bucal e relataram que 62,2% preferiam a seringa pequena, uma vez que esta proporciona melhor controle durante as injeções e a aspiração (Figura. 5.2). A maioria das seringas com aspiração metálica e carregamento reverso é elaborada com latão cromado e aço inoxidável.

As vantagens e desvantagens das seringas com aspiração metálica e carregamento reverso são listadas na Tabela 5.1.

### *Carregamento reverso, plástica, tipo tubete, com aspiração*

A seringa odontológica com aspiração, plástica e reutilizável é autoclavável e quimicamente esterilizável. Quando manuseada e cuidada adequadamente, pode ser usada para várias administrações anestésicas antes de ser descartada. As vantagens e desvantagens da seringa plástica, reutilizável e com aspiração são apresentadas na Tabela 5.2.

### *Carregamento reverso, metálica, tipo tubete, autoaspiração*

Os riscos potenciais da administração intravascular de anestésicos locais são importantes e serão discutidos mais detalhadamente no Capítulo 18. A incidência de aspiração positiva pode ser de 10 a 15% com algumas técnicas de injeção (p. ex., bloqueio do nervo alveolar inferior).[3] É aceito na profissão odontológica que um teste de aspiração realizado antes da administração de um anestésico local tem grande importância. Infelizmente, porém, está bem claro que na prática clínica real pouca atenção é dada a esse procedimento (Tabela 5.3).

**• Quadro 5.1 Tipos de seringas disponíveis em odontologia.**

1. Seringas não descartáveis:
   a. Carregamento reverso, metálica, tipo tubete, com aspiração
   b. Carregamento reverso, plástica, tipo tubete, com aspiração
   c. Carregamento reverso, metálica, tipo tubete, com autoaspiração
   d. Seringa de pressão para injeção em ligamento periodontal
   e. Injetor a jato (seringa "sem agulha").
2. Seringas descartáveis.
3. Seringas de "segurança".
4. Sistemas de administração de anestésicos locais controlados por computador.

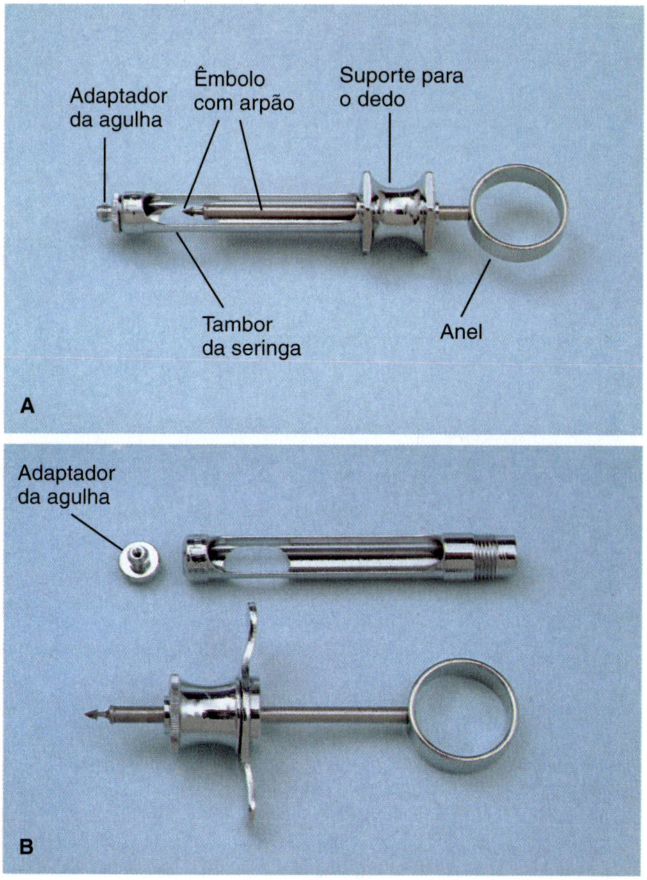


• **Figura 5.1** **A.** Seringa de carregamento reverso, metálica, tipo tubete; montada. **B.** Seringa de anestésico local desmontada.

**Tabela 5.1** Vantagens e desvantagens da seringa metálica, de carregamento reverso e com aspiração.

| Vantagens | Desvantagens |
|---|---|
| Tubete visível | Peso (mais pesada que a seringa de plástico) |
| Aspiração com uma das mãos | A seringa pode ser muito grande para operadores pequenos |
| Autoclavável | Possibilidade de infecção em caso de cuidado inadequado |
| Resistente à ferrugem | |
| Longa duração com manutenção adequada | |

**Tabela 5.2** Vantagens e desvantagens da seringa plástica, reutilizável e com aspiração.

| Vantagens | Desvantagens |
|---|---|
| Plástico elimina aparência metálica e clínica | Tamanho (pode ser muito grande para operadores pequenos) |
| Leve: proporciona melhor "sensação" durante a injeção | Possibilidade de infecção com cuidados inadequados |
| Tubete visível | Deterioração do plástico com autoclavagem repetida |
| Aspiração com uma das mãos | |
| Resistente a ferrugem | |
| Longa duração com manutenção adequada | |
| Custo mais baixo | |

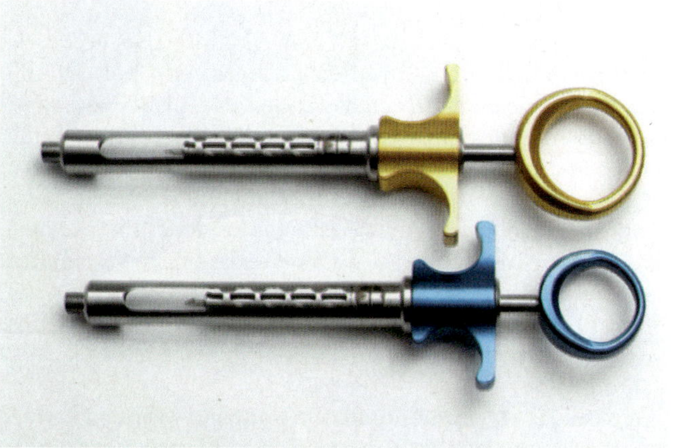

• **Figura 5.2** Seringas com aspiração tipo arpão com anéis pequenos e grandes.

Um teste de aspiração deve ser realizado propositalmente pelo administrador, antes ou durante a deposição do medicamento, com as seringas de carregamento reverso do tipo tubete, metálicas ou plásticas, comumente usadas na clínica. A palavra-chave aqui é *propositalmente*. No entanto, como demonstrado na Tabela 5.3, muitos cirurgiões-dentistas não realizam teste de aspiração antes da injeção do anestésico.[4]

Para aumentar a facilidade de aspiração, foram desenvolvidas seringas de autoaspiração (Figura 5.3). Essas seringas usam a elasticidade do diafragma de borracha no tubete anestésico para obter a pressão negativa necessária para a aspiração. O diafragma repousa sobre uma projeção de metal dentro da seringa que direciona a agulha para dentro do tubete (Figura. 5.4). A pressão que age indiretamente no tubete através da haste do êmbolo distorce (estica) o diafragma de borracha, produzindo pressão positiva dentro do tubete anestésico. Quando essa pressão é liberada – simplesmente liberando a pressão do polegar no êmbolo –, uma pressão negativa suficiente se desenvolve dentro do tubete, possibilitando a aspiração. O uso de uma seringa odontológica de autoaspiração permite o fácil desempenho de múltiplas aspirações durante o período de deposição do anestésico local.

A seringa de autoaspiração, popular no Canadá há muitos anos, foi introduzida nos EUA em 1981. Após um período inicial de entusiasmo nos EUA, sua popularidade diminuiu. Alguns cirurgiões-dentistas acreditavam que a seringa de autoaspiração não oferecia a mesma confiabilidade que a seringa de aspiração de arpão. Foi demonstrado, no entanto, que essa seringa, de fato, aspira o sangue de forma tão confiável quanto a de aspiração de arpão.[5-7] Todavia, Delgado-Molina *et al.*,[8] ao compararem duas seringas de autoaspiração com uma do sistema de aspiração comum, durante bloqueios do nervo alveolar inferior, observaram que esta última é mais confiável (5,69% de aspiração positiva) que as seringas de autoaspiração (2,03 e 1,21%).

O principal fator que influencia a capacidade de aspirar sangue não é a seringa, mas o calibre da agulha que está sendo utilizada.[7] Além disso, a maioria dos profissionais que usam a seringa de aspiração de arpão tendem a aspirar demais, ou seja, retraem o anel muito para trás e com força excessiva (e, ocasionalmente, soltam o arpão do tampão). Esses profissionais se sentem mais inseguros com a seringa de autoaspiração. A técnica apropriada de aspiração é discutida no Capítulo 11. As vantagens e desvantagens da seringa metálica e de autoaspiração estão listadas na Tabela 5.4.

**Tabela 5.3** Porcentagem de cirurgiões-dentistas que realizam teste de aspiração antes da injeção.

| | Bloqueio do nervo alveolar inferior | | Infiltração maxilar | |
|---|---|---|---|---|
| **Frequência** | **Porcentagem** | **Porcentagem cumulativa** | **Porcentagem** | **Porcentagem cumulativa** |
| Sempre | 63,2 | | 40,2 | |
| Às vezes | 14,7 | 77,9 | 24,1 | 64,3 |
| Raramente | 9,2 | 87,1 | 18,4 | 82,7 |
| Nunca | 12,9 | | 17,3 | |

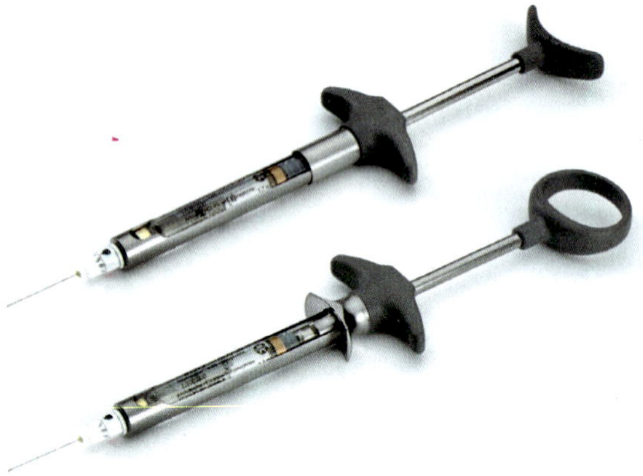

• **Figura 5.3** Seringa com autoaspiração. (Cortesia de Septodont, Inc, Lancaster, PA.)

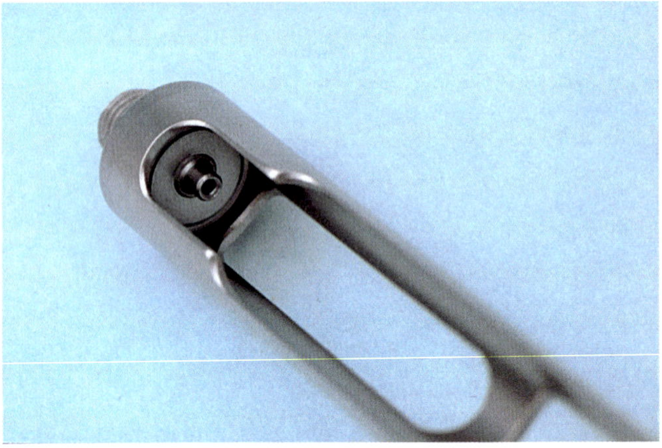

• **Figura 5.4** A projeção de metal dentro do corpo da seringa deprime o diafragma do tubete de anestésico local.

**Tabela 5.4** Vantagens e desvantagens da seringa metálica e de autoaspiração.

| Vantagens | Desvantagens |
|---|---|
| Tubete visível | Peso |
| Aspiração mais fácil para pessoas com mãos pequenas | Sensação de "insegurança" para profissionais acostumados com a seringa do tipo arpão |
| Autoclavável | Possibilidade de infecção com cuidados inadequados |
| Resistente a ferrugem | |
| Longa duração com manutenção adequada | |
| Marcação do êmbolo (indica o volume de anestésico local administrado) | |

### *Seringas de pressão*

(Re)introduzidas no fim da década de 1970, as seringas de pressão trouxeram um interesse renovado na injeção no ligamento periodontal (LPD), também conhecida como *injeção intraligamentar*. Discutida no Capítulo 15, a injeção LPD, embora utilizável para qualquer dente, possibilitou tornar a anestesia pulpar mais confiável em um dente mandibular isolado, sendo que, no passado, era necessária anestesia com bloqueio nervoso (p. ex., bloqueio do nervo alveolar inferior, bloqueio mandibular Gow-Gates), com concomitante anestesia prolongada no tecido mole (ou seja, língua, lábio e queixo).

Os dispositivos de pressão originais, Peripress® (Universal Dental Implements, Edison, Nova Jersey, EUA) e Ligmaject® (IMA Associates, Bloomington, Indiana, EUA; Figura 5.5), foram modelados com base em um dispositivo disponível em odontologia em 1905, o Wilcox-Jewett Obtunder (Figura 5.6). Esses dispositivos de primeira geração, usando uma empunhadura tipo pistola, são um pouco maiores que os mais recentes dispositivos de empunhadura tipo caneta (Figura 5.7).

Embora as seringas "especiais" como essas não sejam necessárias para uma injeção bem-sucedida no ligamento periodontal, várias vantagens estão associadas ao seu uso, principalmente a vantagem mecânica que fornecem ao administrador, tornando a aplicação do anestésico local mais fácil. Essa mesma vantagem mecânica, no entanto, torna a técnica um pouco "fácil demais", levando à injeção "muito rápida" da solução anestésica e causando desconforto ao paciente tanto durante quanto depois da injeção, quando o efeito anestésico acaba. No entanto, quando usadas lentamente, como recomendado pelos fabricantes, as seringas de pressão são benéficas na administração dessa valiosa técnica de anestesia.

As seringas de pressão oferecem vantagens sobre a seringa convencional quando usadas para injeções no LPD, porque seu gatilho fornece uma dose calibrada de anestésico local e permite que um profissional fisicamente fraco supere a resistência significativa do tecido encontrada quando a injeção é administrada adequadamente. Essa vantagem mecânica também pode ser prejudicial se o administrador depositar a solução anestésica muito rapidamente (< 20 segundos por dose de 0,2 mℓ). Todas as seringas de pressão envolvem completamente o tubete odontológico de vidro com plástico ou metal, protegendo o paciente no caso improvável de o tubete quebrar durante a injeção. As seringas de pressão originais pareciam um pouco ameaçadoras, em virtude de sua aparência arma (ver Figura 5.5). Os dispositivos mais novos, entretanto, são menores e menos ameaçadores.

A Tabela 5.5 apresenta as vantagens e desvantagens da seringa de pressão.

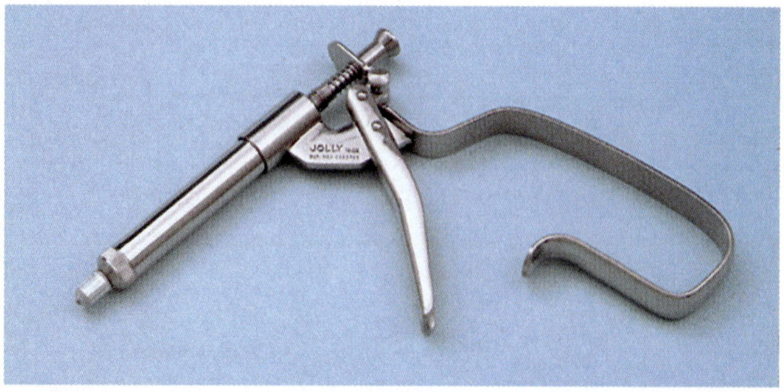

• **Figura 5.5** Projeto original de seringa de pressão para injeção do ligamento periodontal ou injeção intraligamentar.

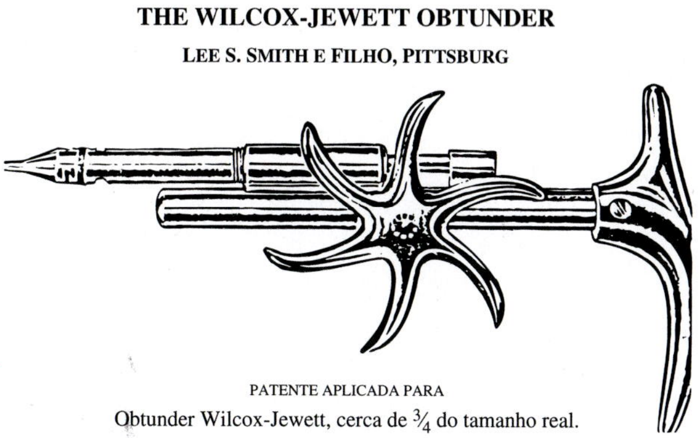


• **Figura 5.6** Seringa de pressão (1905) projetada para uma injeção periodontal.

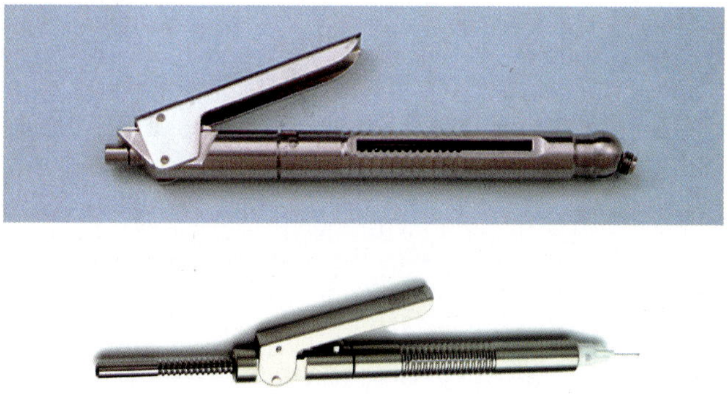

• **Figura 5.7** Seringa de segunda geração para injeção no ligamento periodontal.

## *Injetor a jato*

Em 1947, Figge e Scherer[9] introduziram uma nova abordagem à injeção parenteral: a injeção a jato, ou sem agulha. Esse fato representou a primeira mudança fundamental nos princípios básicos da injeção desde 1853, quando Alexander Wood introduziu a seringa hipodérmica. O primeiro relato do uso de injeções a jato em odontologia foi publicado em 1958 por Margetis *et al.*[10] Essa injeção baseia-se no princípio de que líquidos forçados através de aberturas muito pequenas, denominados *jatos*, sob pressão muito alta, podem penetrar na pele intacta ou na membrana mucosa (como a água fluindo através de uma mangueira de jardim cuja abertura está sendo prensada). Os injetores a jato mais frequentemente usados em odontologia são o sistema de injeção MadaJet® (Figura 5.8) e o sistema de injeção sem agulha Comfort-in®. Anteriormente, o injetor a jato Syrijet Mark II® era o favorito, mas não é mais fabricado. A MadaJet® e a Comfort-in® não utilizam o tradicional tubete anestésico local para odontologia.

**Tabela 5.5** Vantagens e desvantagens da seringa de pressão.

| Vantagens | Desvantagens |
|---|---|
| Dose calibrada | Facilidade de injetar a anestesia muito rapidamente |
| Supera a resistência do tecido | Ameaçador (dispositivos originais) |
| Não ameaçador (novos dispositivos) | |
| Tubetes protegidos | |

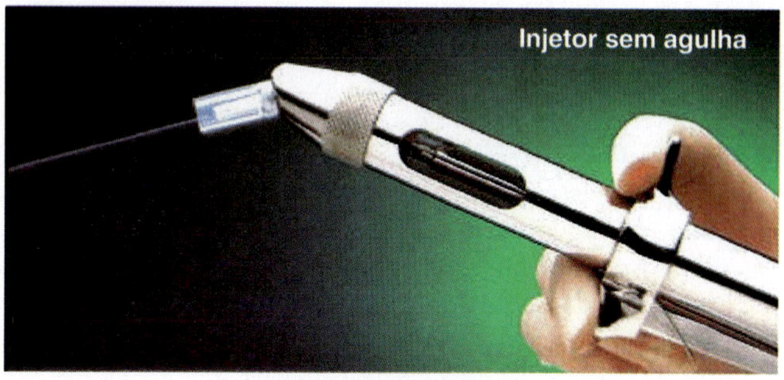


• **Figura 5.8** MadaJet®.

O objetivo principal do injetor a jato é obter anestesia tópica antes da inserção de uma agulha. Além disso, pode ser usado para promover anestesia da mucosa do palato. Bloqueios nervosos regionais ou injeções supraperiosteais ainda são necessários para a anestesia completa. O injetor a jato não é um substituto adequado para a agulha e a seringa, mais tradicionais na obtenção de anestesia pulpar ou bloqueio regional. Além disso, muitos pacientes não gostam da sensação que acompanha o uso do injetor a jato, e ainda pode ocorrer dor pós-injeção no tecido mole, mesmo com o uso adequado do dispositivo. Os anestésicos tópicos, quando aplicados adequadamente, servem ao mesmo propósito dos injetores a jato por uma fração do custo e com um mínimo de risco. As vantagens e desvantagens de injetores a jato são listadas na Tabela 5.6.

## *Seringas descartáveis*

Seringas plásticas descartáveis estão disponíveis em diversos tamanhos e com variedade de calibres de agulha. Na maioria das vezes elas são usadas para administração de drogas intramusculares (IM) ou intravenosas (IV), mas também podem ser utilizadas para injeção intraoral (Figura 5.9). Essas seringas contêm uma agulha de fixação

**Tabela 5.6** Vantagens e desvantagens do injetor de jato.

| Vantagens | Desvantagens |
|---|---|
| Não requer o uso de uma agulha (recomendado para pessoas com fobia de agulha) | Inadequado para anestesia pulpar ou bloqueio regional |
| Fornece volumes muito pequenos de anestésico local (0,01 a 0,2 mℓ) | Alguns pacientes se incomodam com o choque da injeção |
| Pode ser usado no lugar do anestésico tópico | Custo |
| | Pode danificar tecidos periodontais |

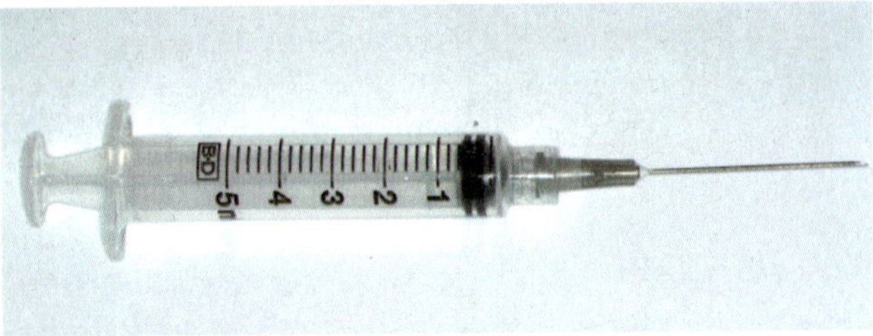


• **Figura 5.9** Seringa descartável de plástico.

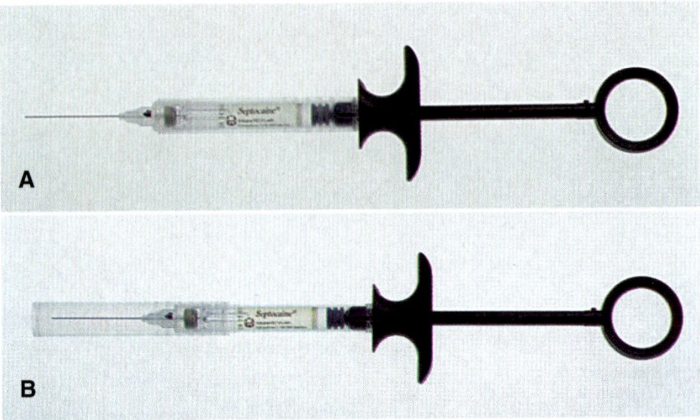


• **Figura 5.10** **A.** Seringa com aspiração Ultra Safety Plus XL® pronta para ser injetada. **B.** Seringa com aspiração Ultra Safety Plus XL® com a agulha encapada para evitar ferimentos causados por agulhas. (Cortesia de Septodont, Inc, Lancaster, PA.)

Luer-Lok®, sem ponta de aspiração. A aspiração pode ser realizada puxando o êmbolo da seringa antes ou durante a injeção. Como não há anel na extremidade do êmbolo, a aspiração com a seringa descartável de plástico requer o uso de ambas as mãos. Além disso, essas seringas não aceitam tubetes odontológicos. A agulha, presa à seringa, deve ser inserida em um frasco ou tubete de anestésico local e um volume apropriado de solução deve ser retirado. Deve-se ter cuidado para evitar contaminar o frasco multiuso durante esse procedimento. Seringas de 2 e 3 mℓ com agulhas de calibre 25 ou 27 são recomendadas quando esse sistema é escohido para administração intraoral de anestésicos locais.

A seringa plástica descartável que não suporta tubete não é recomendada para uso rotineiro, devendo ser considerada somente quando uma seringa tradicional não estiver disponível ou não puder ser utilizada. Esse sistema também é prático quando o cloridrato de difenidramina é usado como anestésico local em casos de alergia comprovada a anestésicos locais (ver Capítulo 18). A Tabela 5.7 lista as vantagens e desvantagens da seringa descartável.

### Seringas de segurança

Há um movimento favorável à introdução de *seringas de segurança* em medicina e odontologia. As seringas de segurança minimizam o risco de uma lesão acidental por picada de agulha contaminada ocorrida em um profissional de saúde bucal após a administração de um anestésico local. Essas seringas têm uma bainha que "trava" a agulha quando é removida dos tecidos do paciente, minimizando o risco de picada acidental (Figura 5.10).

O sistema de seringa com aspiração Ultra Safety Plus XL® contém um conjunto de montagem para o corpo da seringa e outro para o êmbolo (Figura 5.10 A). Uma vez que a seringa esteja devidamente montada e a injeção administrada, pode ser utilizada com segurança com uma das mãos, fazendo-se movimento delicado dos dedos indicador e médio contra o colar frontal da proteção (Figura 5.10 B). Depois de "protegida", a agulha agora contaminada está "segura" e, por isso, é praticamente impossível que os profissionais de saúde bucal sejam feridos. Após a conclusão da injeção, a seringa é descartada no receptáculo apropriado (*i. e.*, recipiente para objetos perfurocortantes).

**Tabela 5.7** Vantagens e desvantagens da seringa descartável.

| Vantagens | Desvantagens |
|---|---|
| Descartáveis, uso único | Não aceita tubetes odontológicos pré-preenchidos |
| Estéril mesmo após aberta | Aspiração difícil (requer as duas mãos) |
| Leve (pode parecer estranho para o usuário iniciante, mas proporciona sensação tátil melhor) | |

As seringas odontológicas de segurança são projetadas como itens de uso único, embora a reinjeção seja possível. Recarregar a seringa com um segundo tubete anestésico e reutilizá-la não é recomendável, pois isso elimina o importante fator de segurança do dispositivo.

Em 2000, Cuny *et al.*[11] avaliaram quatro sistemas de seringas odontológicas de segurança – o sistema de agulhas Safe-Mate® (Septodont Inc., New Castle, Delaware, EUA, http://www.septodontusa.com), a seringa Safety Plus® (Septodont Inc.), a seringa UltraSafe® (Septodont Inc.) e a seringa Hypo Safety® (Dentsply MPL Technologies, Franklin Park, Illinois, EUA) – durante 1 ano em uma faculdade de odontologia dos EUA. Eles descobriram que o uso desses dispositivos aprovados pela Food and Drug Administration (FDA) resultou em um aumento *inicial* de ferimentos causados por agulhas. Os autores afirmaram que o treinamento prático, o monitoramento e os lembretes de acompanhamento pareciam ser eficazes na redução de lesões associadas à mudança de agulhas tradicionais para agulhas de segurança. A comercialização da seringa de segurança 1-Shot® foi interrompida em outubro de 2006.[12]

As vantagens e desvantagens da seringa de segurança estão listadas na Tabela 5.8.

## Sistemas de administração de anestésico local controlados por computador

A seringa odontológica padrão descrita anteriormente é um instrumento mecânico simples que data de 1853, quando Charles Pravaz patenteou a primeira seringa.[13] Trata-se de um dispositivo de administração de medicamentos que requer que o operador simultaneamente tente controlar as variáveis da infusão de drogas e o movimento de uma agulha penetrante. A incapacidade do operador de controlar com precisão essas duas atividades durante uma injeção pode comprometer toda a técnica. Além disso, uma seringa tradicional é manuseada com uma empunhadura de polegar e palma da mão, que não é ideal para a ergonomia e o controle da agulha durante a injeção. Para alguns profissionais, como aqueles com mãos pequenas, apenas o ato de segurar uma seringa com um tubete cheio de anestésico pode ser difícil.

Em 1997, o primeiro sistema de administração de anestésico local controlado por computador (C-CLAD) foi introduzido em odontologia. O sistema The Wand® (Milestone Scientific Inc., Livingston, New Jersey, EUA) foi projetado para melhorar a ergonomia e a precisão da seringa odontológica (Figura 5.11).

**Tabela 5.8** Vantagens e desvantagens da seringa de segurança.

| Vantagens | Desvantagens |
|---|---|
| Descartável, uso único | Requer treinamento adicional |
| Estéril mesmo após aberta | Pode parecer estranha para um usuário iniciante |
| Leve (melhor sensação tátil) | |

Esse sistema permitiu ao cirurgião-dentista e ao profissional em higiene dental* manejar precisamente a posição da agulha com a acurácia das pontas dos dedos e administrar o anestésico local com um controle ativado pelo pé (ver Figura 5.11). Uma peça de mão leve (Figura 5.12), manipulada com empunhadura tipo caneta, proporciona melhor sensação tátil e maior controle em comparação com a seringa tradicional. O fluxo do fornecimento de anestésico local é controlado por computador e, portanto, se mantém constante de uma injeção para a outra. Os sistemas C-CLAD representam uma mudança significativa na maneira pela qual uma injeção de anestésico local é administrada. O operador agora é capaz de focar sua atenção no posicionamento e na inserção da agulha, permitindo que o motor no dispositivo administre a droga com um fluxo pré-programado. É provável que o maior controle ergonômico associado ao fluxo constante seja responsável pela melhor experiência durante a injeção demonstrada em muitos estudos clínicos realizados com dispositivos C-CLAD em odontologia.[14,18] Vários ensaios clínicos em medicina também demonstraram os benefícios mensuráveis dessa tecnologia.[19,20]

Hochman *et al.*[13] foram os primeiros a demonstrar uma redução acentuada na percepção da dor com injeções usando sistemas C-CLAD. Cinquenta cirurgiões-dentistas vendados participaram

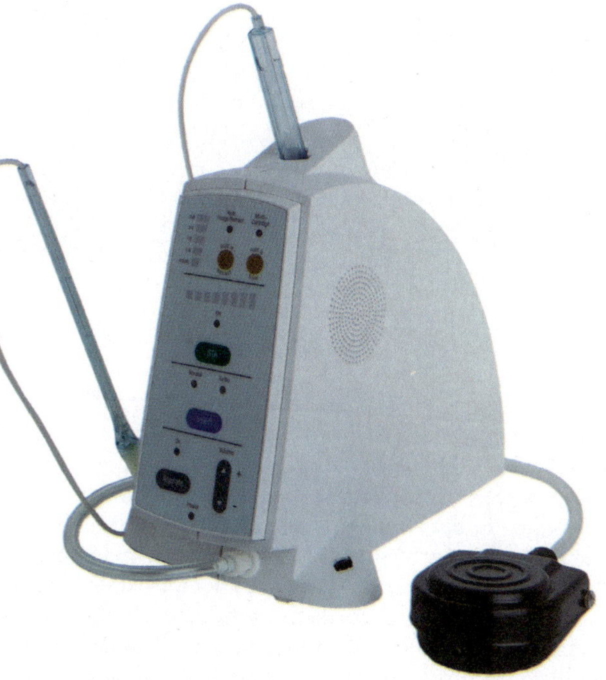

• **Figura 5.11** Sistema de administração de anestésico local controlado por computador The STA Wand®.

*Nos EUA, essa informação se estende ao profissional em higiene dental. No Brasil, no entanto, os técnicos em saúde bucal não têm habilitação para aplicar técnicas de anestesia.

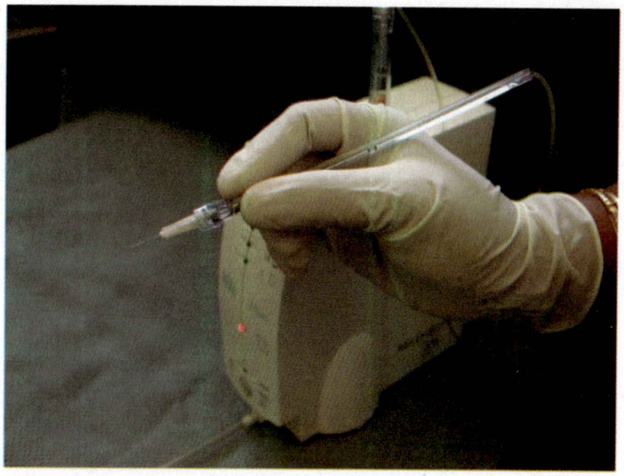

• **Figura 5.12** O sistema The Wand® tem uma peça de mão leve que proporciona melhor sensação tátil e maior controle.

(receberam a injeção) de um ensaio clínico controlado comparando a seringa manual padrão com o sistema The Wand® C-CLAD para injeção palatina. Quarenta e oito deles (96%) preferiram injeções com o sistema C-CLAD. A percepção global da dor foi reduzida de duas a três vezes quando comparada com a seringa manual padrão.

Nicholson *et al.*[15] conduziram um ensaio clínico randomizado utilizando dois operadores que administraram quatro tipos diferentes de injeções odontológicas comparando os sistemas C-CLAD com a seringa padrão. As classificações médias de desconforto por injeção foram consistentemente menores quando os sistemas C-CLAD foram utilizados em comparação com a seringa manual. Dois terços dos pacientes preferiram que futuras injeções fossem realizadas com um sistema C-CLAD. Os pesquisadores do estudo preferiram cada vez mais realizar todas as injeções com a tecnologia C-CLAD.

Perry e Loomer[16] apresentaram dados de um estudo cego cruzado comparando o C-CLAD com a injeção tradicional de anestésico local por seringa para raspagem de quadrantes e aplainamento radicular. Vinte participantes receberam injeção para bloqueio do nervo alveolar superior médio anterior (ASMA; ver Capítulo 13). As pontuações para a injeção ASMA controladas por computador revelaram diferenças altamente significativas em favor do dispositivo ($P < 0,0001$).

Fukayama *et al.*[17] realizaram um ensaio clínico controlado para avaliar a percepção da dor com um dispositivo C-CLAD. Dos 20 participantes, 17 relataram uma classificação de pouca ou nenhuma dor em escala visual analógica (EVA) para injeções palatinas administradas com sistemas C-CLAD (Figura 5.13). Os pesquisadores concluíram que "o novo sistema proporciona anestesia confortável para os pacientes e pode ser uma boa alternativa para a injeção convencional com seringas manuais".

Atualmente, existem vários sistemas C-CLAD disponíveis no mercado norte-americano: The Wand STA Single Tooth® (Milestone Scientific Inc., Livingston, New Jersey, EUA), Calaject® (Aseptico Inc., Woodinville, Washington, EUA), EZ Flow® (Denterprise International Inc., Ormond Beach, Flórida, EUA) e DentaPen® (Figura 5.14). Outro sistema, o Quick-Sleeper®, é comercializado na Europa. Dispositivos semelhantes, como o Anaeject®, são comercializados no Japão (Figura 5.15).

## *Sistema The Wand STA®*

O sistema de administração de anestésico local The Wand STA® representa um avanço significativo na tecnologia C-CLAD (ver Figura 5.11). Introduzido em 2007, esse sistema é um instrumento C-CLAD de terceira geração que representa uma inovação

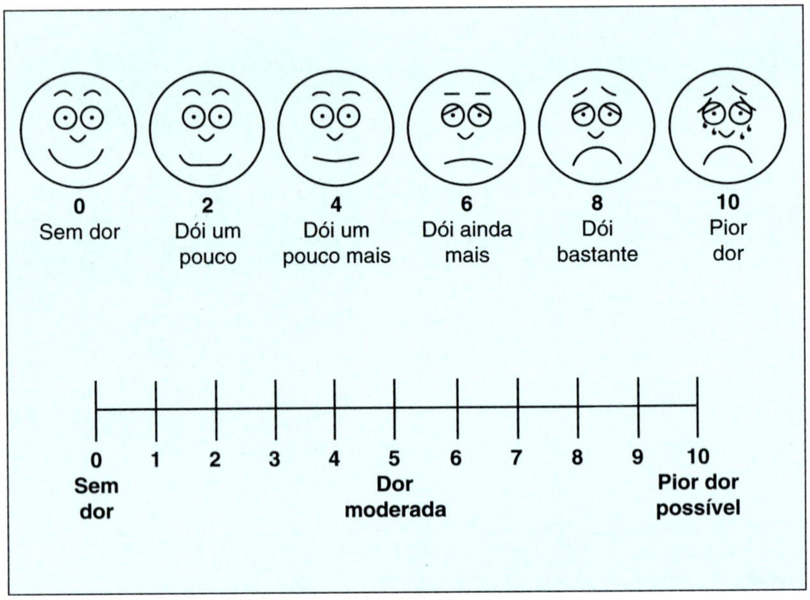


• **Figura 5.13** Escala visual analógica.

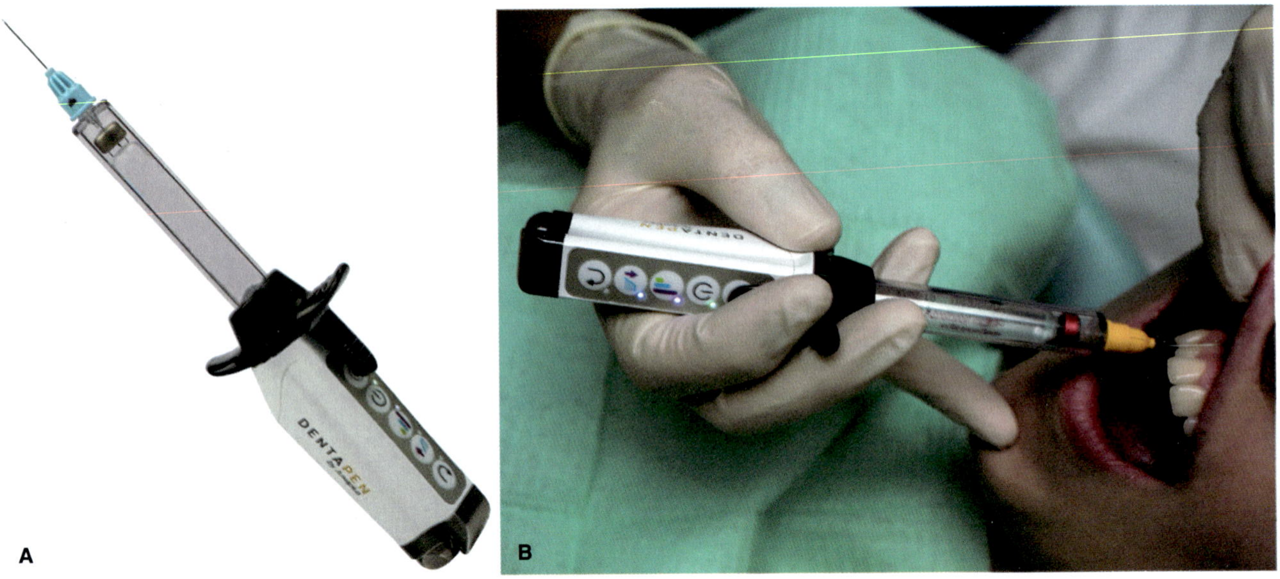


• **Figura 5.14** Dispositivo C-CLAD, Dentapen® (Juvaplus SA, Suíça) (**A**) e Dentapen® (**B**) usam empunhadura polegar e palma para manuseio e operação. (Cortesia de Dentapen®.)

significativa para injeções subcutâneas realizadas tanto em odontologia quanto em medicina.[21] O avanço tecnológico está relacionado com o desenvolvimento da chamada *tecnologia dinâmica de detecção de pressão* (tecnologia DPS).[22] A tecnologia DPS possibilita monitoramento e controle precisos da pressão do fluido na ponta da agulha quando uma injeção subcutânea é realizada. A pressão de saída do fluido na ponta da agulha é utilizada para identificar uma localização anatômica e/ou um tipo de tecido específico com base em achados reprodutíveis.[23] As informações de pressão de saída são fornecidas ao clínico em uma base contínua na forma de sons falados e/ou audíveis e indicadores visuais emitidos pelo instrumento The Wand STA®, fornecendo *feedback* contínuo em tempo real enquanto uma injeção é realizada (Figura 5.16).[24]

O sistema de administração de anestesia local The Wand STA® pode realizar todas as injeções tradicionais, bem como várias técnicas mais recentes de injeção odontológica, conforme descrito anteriormente sobre o sistema The Wand C-CLAD®. Além disso, o sistema The Wand STA® oferece uma abordagem única para realizar a injeção do LDP usando a tecnologia DPS.[25] O instrumento foi projetado para identificar a localização anatômica precisa para a injeção do ligamento.[23] O sistema The Wand STA® "orienta" visualmente e por sinal sonoro a colocação da ponta da agulha na entrada anatômica do espaço do LPD por meio da tecnologia DPS. O posicionamento adequado da agulha nesse espaço é importante para o sucesso da injeção no ligamento. O uso de uma seringa tradicional fornece pouca ou nenhuma informação para corrigir a localização da ponta da agulha, o que pode ser considerado uma abordagem "cega" para a injeção do LPD. Em contraste, a tecnologia DPS do sistema The Wand STA® informa o clínico sobre o *status* da posição da agulha com base nas informações de pressão em tempo real. Isso transforma a técnica de injeção do LDP em uma técnica "guiada" que pode ser executada de maneira mais fácil e

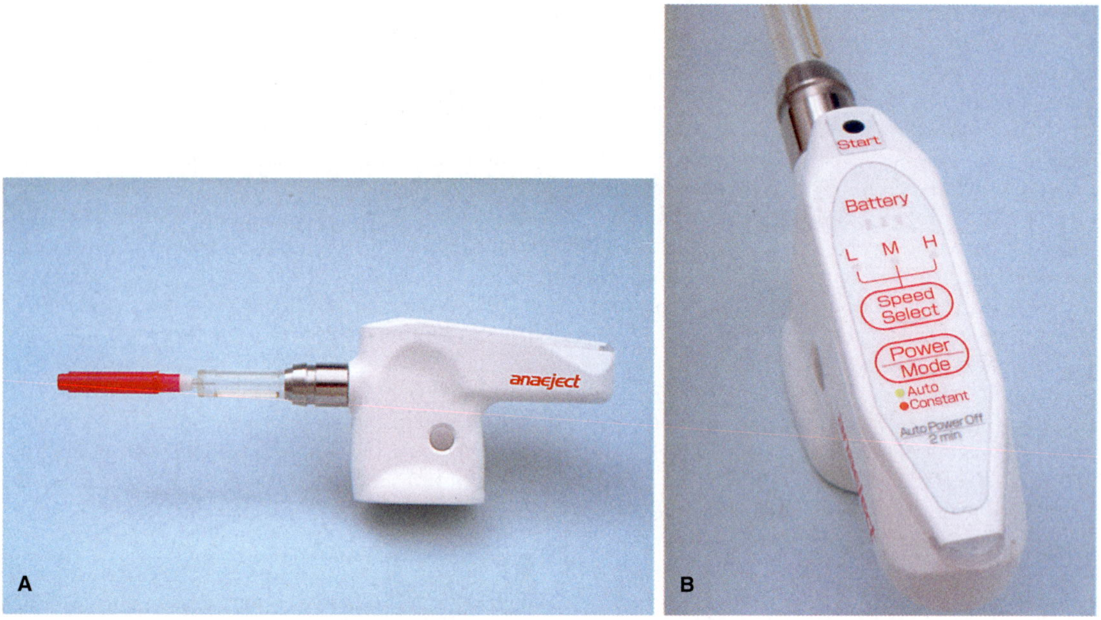


• **Figura 5.15** Dispositivo C-CLAD, Anaject® (**A**) e Anaject® (**B**) com várias seleções de velocidade. (Cortesia de Septodont, Inc, Lancaster, PA.)

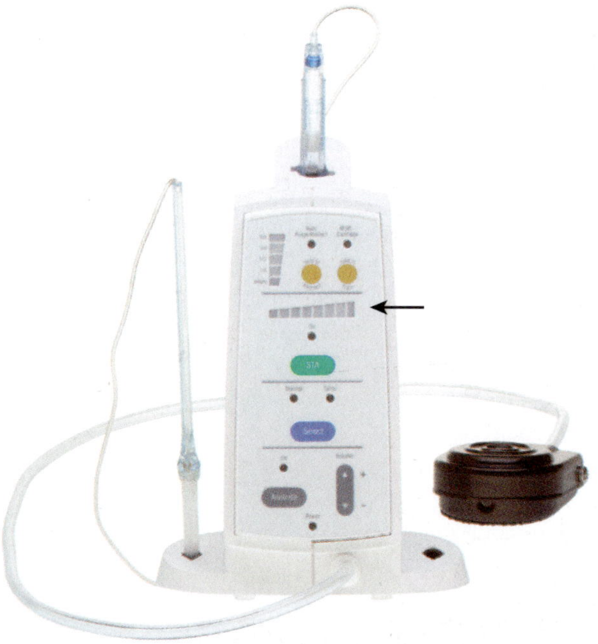

• **Figura 5.16** A detecção de pressão dinâmica no dispositivo de administração de anestésicos locais controlados por computador do sistema de anestesia para dentes individuais STA® fornece um *feedback* visual e sonoro sobre a colocação da ponta da agulha durante a injeção no LPD. Barras coloridas horizontais (*seta*) indicam pressão na ponta da agulha. Vermelho significa que a pressão é muito baixa. Laranja e amarelo-escuro indicam pressão crescente, mas ainda não adequada. Amarelo-claro significa pressão correta para injeção no LPD. Neste ponto, a unidade STA® também fornecerá uma pista sonora “LPD, LPD, LPD” para mostrar que a ponta da agulha está adequadamente posicionada. (© 2018, Milestone Scientific, Inc., Todos os direitos reservados, uso com permissão.)

precisa. Além disso, o instrumento The Wand STA® é capaz de gerar pressões de fluido precisas em intervalos muito menores em comparação com outros dispositivos de injeção. Essa capacidade de manter pressões mais baixas possibilita a absorção de volumes maiores de solução anestésica com segurança e eficácia pelos tecidos intraligamentares e pelo osso circundante.[24] Permitir que um volume maior de anestésico seja administrado com segurança resulta em duração maior da anestesia produzida pela injeção do LDP com o sistema The Wand STA® em comparação com a injeção realizada com seringas de alta pressão e/ou outros instrumentos de administração.[26]

Ferrari *et al.*[27] publicaram dados de 60 pacientes recebendo injeção do ligamento periodontal. Eles compararam o sistema STA® com dois outros instrumentos de administração: uma seringa mecânica de alta pressão (Ligmaject®, IMA Associates) e uma seringa odontológica convencional. O teste elétrico de polpa foi usado em intervalos regulares para determinar o sucesso ou a falha quando cada instrumento foi utilizado. As respostas subjetivas da dor do paciente (escores EVA) foram registradas após o tratamento. Esse estudo descobriu que o sistema The Wand STA® tem uma taxa de sucesso de 100% na obtenção de anestesia pulpar efetiva, bem como início mais rápido da anestesia. A injeção do LDP neste estudo foi realizada como uma injeção primária para atendimento odontológico restaurador em dentes inferiores. O estudo também encontrou respostas subjetivas de “dor mínima ou nenhuma dor” observadas em todos os pacientes que receberam injeções do ligamento periodontal com esse sistema. Em contraste, as injeções realizadas com os outros dois sistemas apresentaram escores de dor geralmente mais altos durante os testes. Os pesquisadores concluíram que o instrumento The Wand STA® forneceu uma injeção do LDP mais previsível, mais confiável e mais confortável do que uma seringa mecânica de alta pressão ou uma seringa odontológica convencional.[27]

Uma série de estudos clínicos tem sido publicada demonstrando a eficácia dos dispositivos C-CLAD na dor subjetiva e no comportamento de dor disruptiva em crianças submetidas a tratamento odontológico quando comparados com uma seringa convencional.[28-32] Além disso, Baghlaf *et al.*[33] confirmaram o trabalho anterior de Ashkenazi *et al.*,[34] demonstrando que o sistema The Wand STA® pode realizar com segurança e eficácia uma injeção do LDP em dentes decíduos. O sistema The Wand STA® representa uma alternativa segura e eficaz para bloqueio mandibular em crianças, o que minimiza o risco de lesão autoinfligida nos tecidos moles (p. ex., morder os lábios).

O sistema The Wand STA® tem dois componentes básicos: a peça de mão The Wand STA® e a unidade de acionamento The Wand STA®. A peça de mão The Wand STA® é leve (com peso inferior a 10 g) e de uso único (por visita do paciente; Figura 5.17). Ela oferece excelente controle tátil e tem uma empunhadura mais ergonômica e desejável. Os clínicos relataram que um instrumento C-CLAD, como o sistema The Wand STA®, é mais confortável de usar e produz menos problemas musculoesqueléticos a longo prazo.[35]

As peças de mão The Wand STA® estão disponíveis em vários tamanhos de agulhas odontológicas padrão: comprimentos de agulhas de calibre 30 de 0,5 polegada, de calibre 27 de 1,27 cm, de calibre 30 de 2,54 cm e 27 de calibre de 3,17 cm. A peça de mão The Wand STA® é esterilizada, de uso único (Figura 5.17) e está disponível em duas formas: uma com agulha pré-inserida e outra na qual a agulha precisa ser anexada no momento do tratamento. Quando a injeção do ligamento periodontal com o sistema The Wand STA® é realizada, sugere-se a utilização de uma peça de mão com agulha pré-instalada. A peça de mão The Wand STA® oferece o benefício geral de ser mais fácil e mais leve de segurar, permitindo maior acesso e mais facilidade de uso em comparação com a seringa convencional. Além disso, ela pode ser modificada em diferentes comprimentos para maior versatilidade de uso (Figura 5.18).

O segundo componente do sistema The Wand STA® é a própria unidade de acionamento (ver Figura 5.11), a qual integra dois suportes para tampa na base da unidade, permitindo, assim, o recapeamento da agulha com uma única mão de ambos os lados da unidade. Os novos recursos incluem esgotamento automático da solução anestésica da peça de mão antes do uso, retração automática do êmbolo após o término do uso e um recurso de multicartuchos que reduz o desperdício de anestésico quando mais de um tubete é necessário. O sistema The Wand STA® também conta com um recurso de modo de treinamento que fornece aos profissionais orientação instrucional falada sobre seu uso, minimizando a curva de aprendizado quando o sistema é utilizado pela primeira vez.

As vantagens e desvantagens do sistema The Wand STA® estão listadas na Tabela 5.9.

### Dentapen®

Uma adição recente ao arsenal do C-CLAD é o Dentapen® (Juvaplus SA, Neuchatel, Suíça. https://dentapen.ch), um dispositivo portátil operado por bateria que permite três fluxos de injeção: rápido

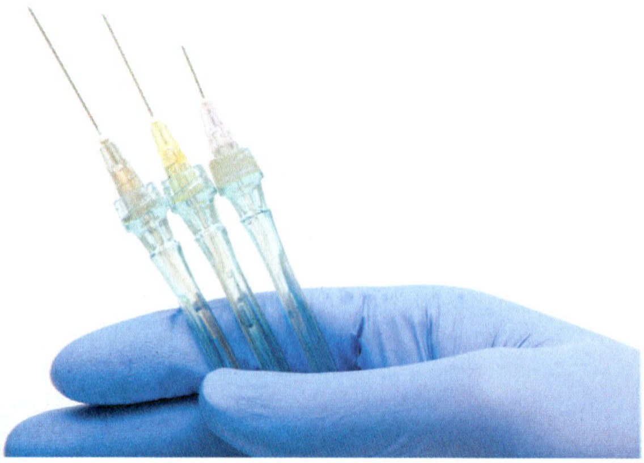

• **Figura 5.17** As peças de mão The Wand STA® estão disponíveis com agulhas de calibre 27 de 0,5 polegada, 30 de calibre de 1 polegada e 27 de calibre de 1,25 a 1⁄4 polegada.

**Tabela 5.9** Vantagens e desvantagens do sistema de anestesia de dente individual The Wand STA®.

| Vantagens | Desvantagens |
|---|---|
| A tecnologia de sensor de pressão dinâmica fornece *feedback* contínuo em tempo real quando uma injeção é realizada, resultando em um local de injeção mais previsível | Requer arsenal adicional |
| Permite que a injeção no ligamento periodontal seja usada como uma injeção primária previsível | Requer treinamento adicional |
| Pode ser usado para todas as técnicas tradicionais de injeção | |
| Recomendado para novas técnicas de injeção, como bloqueio do nervo alveolar superior médio anterior, bloqueio do nervo alveolar superior anterior palatino e injeção do ligamento periodontal | |
| Reduz o comportamento disruptivo de dor em crianças e adultos | |
| Reduz o estresse para o paciente | |
| Reduz o estresse para o operador | |

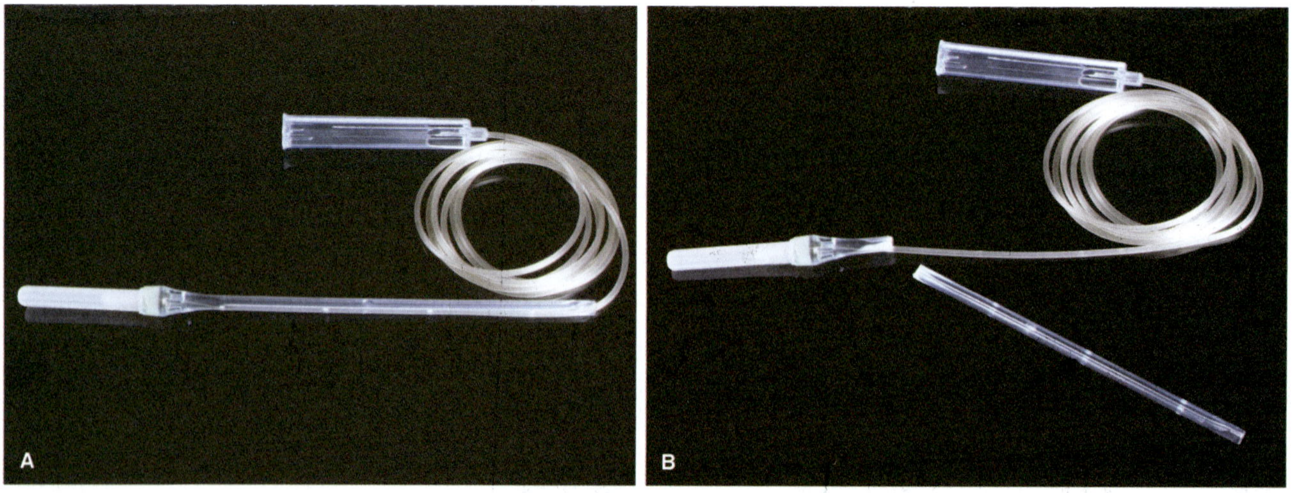


• **Figura 5.18** A peça de mão The Wand STA® é leve (menos de 10 g) (**A**) e pode ser facilmente reduzida para auxiliar na administração de algumas injeções (**B**), como as técnicas de anestesia alveolar superior média anterior ou outras técnicas palatinas.

(30 s/mℓ), médio (60 s/mℓ) e lento (90 s/mℓ; ver Figura 5.14). Para as injeções no LDP, ela incorpora um "modo de aceleração" no qual o fluxo da anestesia aumenta gradualmente para fornecer uma injeção indolor.[36]

Os dispositivos C-CLAD permitem a administração confortável de anestésicos locais em praticamente todas as áreas da cavidade oral. Isso é de maior importância no palato, onde o nível de desconforto do paciente pode ser significativo. O bloqueio do nervo nasopalatino, assim como de outras injeções palatinas (p. ex., ASMA,[37] abordagem palatina do alveolar superior anterior[38]), pode ser realizado sem traumas (classificação EVA 0 a 3; ver Tabela 5.9) na maioria dos pacientes. É razoável concluir que qualquer técnica de injeção, mesmo com uma possibilidade remota de ser desconfortável para o paciente, pode ser realizada mais confortavelmente com um dispositivo C-CLAD.

## Cuidados e manuseio de seringas

Quando adequadamente conservadas, as seringas reutilizáveis de plástico e metal são projetadas para fornecer uso a longo prazo. A seguir, um resumo das recomendações dos fabricantes sobre os cuidados com essas seringas:

1. Após cada utilização, a seringa deve ser cuidadosamente lavada e enxaguada, de modo a ficar isenta de qualquer solução anestésica local, saliva ou outras substâncias. A seringa deve ser autoclavada da mesma maneira que outros instrumentos cirúrgicos.
2. Após cada cinco autoclavagens, a seringa deve ser desmontada e todas as juntas rosqueáveis e a área onde o êmbolo entra em contato com o anel e o guia devem ser levemente lubrificados.
3. O arpão deve ser limpo com uma escova após cada uso.
4. Embora o arpão tenha sido projetado para uso a longo prazo, a utilização prolongada resultará em diminuição do fio e falha em permanecer dentro da rolha do tubete. Êmbolos e arpões de substituição estão prontamente disponíveis com baixo custo.

## Problemas

### Vazamento durante a injeção

Quando uma seringa é recarregada com um segundo tubete de anestésico local e uma agulha já está no lugar, deve-se ter cuidado para garantir que a agulha penetre no centro do diafragma de borracha. Uma perfuração descentralizada produz uma punção ovoide do diafragma, permitindo o vazamento da solução anestésica para o exterior da agulha de metal e para o interior da boca do paciente (os anestésicos locais têm gosto desagradável; Figura 5.19; ver Capítulo 7).

#### *Tubete quebrado*

Uma seringa muito desgastada pode danificar o tubete, levando-o à quebra. Isso também pode acontecer em caso de um arpão dobrado. Uma agulha que está dobrada em sua extremidade proximal (Figura 5.20) pode não perfurar o diafragma do tubete. A pressão positiva no anel da seringa aumenta a pressão dentro do tubete, podendo quebrá-lo.

#### *Arpão dobrado*

Na seringa de aspiração com arpão, este deve ser afiado e reto (Figura 5.21). Um arpão dobrado produz uma perfuração descentralizada do tampão de borracha de silicone, fazendo com que o êmbolo gire enquanto desce pelo tubete de vidro. Isso pode resultar em quebra do tubete.

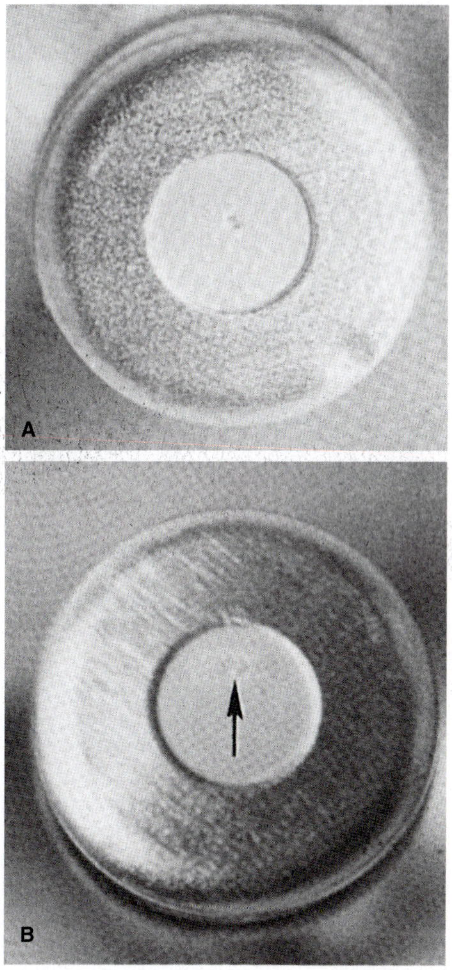


• **Figura 5.19** Perfuração excêntrica. **A.** Perfuração central do diafragma por agulha impede o vazamento durante a injeção. **B.** Perfuração descentralizada (*seta*) permite o vazamento de solução anestésica na boca do paciente.

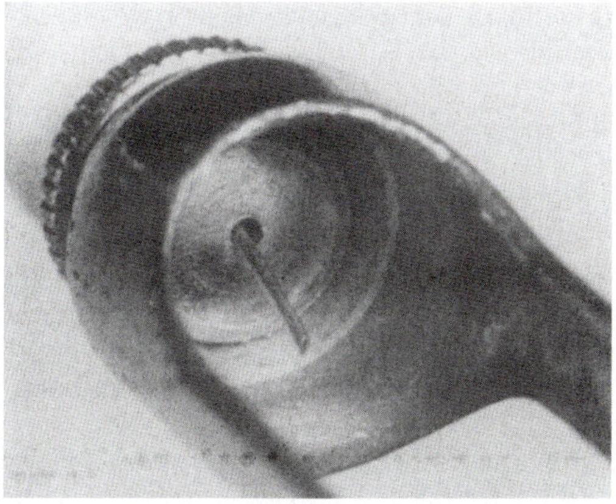

• **Figura 5.20** Agulha dobrada. Uma agulha dobrada na extremidade proximal pode não perfurar o diafragma do tubete. A pressão no anel da seringa pode levar à sua quebra.

#### *Desengate do arpão do tampão durante a aspiração*

O desengate ocorre se o arpão estiver sem fio ou se o administrador aplicar demasiada pressão ao anel da seringa durante a aspiração. Se isso acontecer, o arpão deve ser limpo e afiado ou substituído por um novo. O desengate é mais provável de ocorrer quando uma agulha odontológica de calibre 30 está sendo utilizada, porque uma

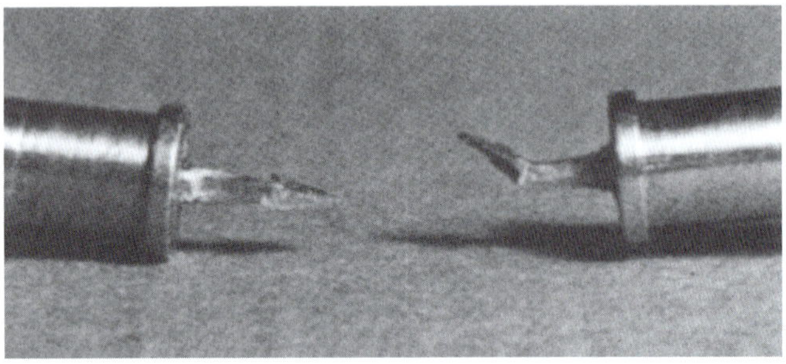

• **Figura 5.21** Observe o arpão dobrado à direita.

resistência significativa é produzida dentro do lúmen da agulha à medida que a aspiração é feita. Um movimento muito suave do êmbolo para trás é o necessário para uma aspiração bem-sucedida. Ação vigorosa não é necessária (ver Capítulo 11).

### *Depósitos de superfície*

Acúmulo de detritos, saliva e solução desinfetante interfere na função e na aparência da seringa. Os depósitos, que podem se assemelhar a ferrugem, devem ser removidos com uma limpeza completa. A limpeza ultrassônica não prejudica as seringas.

## Recomendações

Nenhuma evidência conclusiva indica que a seringa de qualquer fabricante é superior às seringas de outros fabricantes. A decisão final na seleção de uma seringa deve ficar a critério do comprador. Recomenda-se, no entanto, que antes de comprar qualquer seringa, o comprador coloque um tubete odontológico cheio e pegue a seringa como se fosse usá-la. Deve-se notar se os dedos (do polegar até os outros dedos) estão esticados ao máximo porque, para aspirar com uma seringa do tipo arpão, é preciso ser capaz de puxar o anel vários milímetros para trás. Se não for viável, a aspiração confiável não será possível. Embora a maioria das seringas disponíveis no momento tenha aproximadamente as mesmas dimensões, nota-se alguma variação. Os fabricantes produzem seringas com anéis menores ou êmbolos mais curtos. Essas modificações tornam a aspiração mais fácil para pessoas com mãos pequenas.

A seguir, recomendações adicionais:

1. Recomenda-se a utilização de uma seringa de segurança para minimizar o risco de ferimento acidental com agulha durante todas as injeções de anestésico local.
2. A seringa autoaspirante é recomendada para profissionais com mãos pequenas.
3. O sistema C-CLAD permite a administração não traumática de anestésico local em praticamente todas as áreas da cavidade oral.
4. Qualquer sistema de seringa utilizado deve ser capaz de aspiração. As seringas sem aspiração nunca devem ser usadas para injeções de anestésicos locais.
5. Todas as seringas reutilizáveis devem poder ser esterilizadas.
6. As seringas não reutilizáveis devem ser descartadas adequadamente.

## Referências bibliográficas


1. Council on Dental Materials and Devices. American National Standards Institute/American Dental Association specification no. 34 for dental cartridge syringes, ISO 9997:1999, 2016. Available at: https://www.iso.org/standard/20416.html. Accessed January 30, 2018.
2. Wiener RC, Crout RJ, Sandell J. Local anesthetic syringe ergonomics and student preferences. *J Dent Educ*. 2009;73:518–522.
3. Bartlett SZ. Clinical observations on the effects of injections of local anesthetic preceded by aspiration. *Oral Surg*. 1972;33:520.
4. Malamed SF. *Handbook of Local Anesthesia*. St Louis: Mosby; 1980.
5. Meechan JG, Blair GS, McCabe JF. Local anaesthesia in dental practice. II. A laboratory investigation of a self-aspirating system. *Br Dent J*. 1985;159:109–113.
6. Meechan JG. A comparison of three different automatic aspirating dental cartridge syringes. *J Dent*. 1988;16:40–43.
7. Peterson JK. Efficacy of a self-aspirating syringe. *Int J Oral Maxillofac Surg*. 1987;16:241–244.
8. Delgado-Molina E, Bueno-Lafuente S, Berini-Aytes L, Gay-Escoda C. Comparative study of different syringes in positive aspiration during inferior alveolar nerve block. *Oral Surg Oral Med Oral Pathol Oral Radiol Endod*. 1999;88:557–560.
9. Figge FHJ, Scherer RP. Anatomical studies on jet penetration of human skin for subcutaneous medication without the use of needles. *Anat Rec*. 1947;97:335.
10. Margetis PM, Quarantillo EP, Lindberg RB. Jet injection local anesthesia in dentistry: a report of 66 cases. *US Armed Forces Med J*. 1958;9:625–634.
11. Cuny E, Fredekind RE, Budenz AW. Dental safety needles' effectiveness: results of a one-year evaluation. *J Am Dent Assoc*. 2000;131:1443–1448.
12. USAF Dental Evaluation and Consultation Service: 1ShotTM Safety Syringe. March 2005. Updated October 2006. Available at: http://www.airforcemedicine.af.mil/Portals/1/Documents/DECS/Product_Evaluations/InfectionPrevention_Control/Safety_Devices/1SHOT_Safety_Syringe.pdf?timestamp=1435583802172. Accessed February 5, 2018.
13. Hochman MN, Chiarello D, Hochman CB, et al. Computerized local anesthesia delivery vs. traditional syringe technique. *N Y State Dent J*. 1997;63:24–29.
14. Gibson RS, Allen K, Hutfless S, et al. The Wand vs. traditional injection: a comparison of pain related behaviors. *Pediatr Dent*. 2000;22:458–462.
15. Nicholson JW, Berry TG, Summitt JB, et al. Pain perception and utility: a comparison of the syringe and computerized local injection techniques. *Gen Dent*. 2001;49:167–172.
16. Perry DA, Loomer PM. Maximizing pain control: the AMSA injection can provide anesthesia with few injections and less pain. *Dimensions Dent Hyg*. 2003;1:28–33.
17. Fukayama H, Yoshikawa F, Kohase H, et al. Efficacy of anterior and middle superior alveolar (AMSA) anesthesia using a new injection system: the Wand. *Quintessence Int*. 2003;34:737–741.
18. Tan PY, Vukasin P, Chin ID, et al. The Wand local anesthetic delivery system. *Dis Colon Rectum*. 2001;44:686–689.
19. Landsman A, DeFronzo D, Hedman J, McDonald J. A New System for Decreasing the Level of Injection Pain Associated with Local Anesthesia of a Toe (Abstract). Presented at: Annual Meeting of the American Academy of Podiatric Medicine; 2001.
20. Friedman MJ, Hochman MN. 21st century computerized injection for local pain control. *Compend Contin Educ Dent*. 1997;18:995–1003.
21. Kudo M, Ohke H, Katagiri K, et al. The shape of local anesthetic injection syringes with less discomfort and anxiety: evaluation of discomfort and anxiety caused by various types of local anesthetic injection syringes in high level trait-anxiety people. *J Jpn Dent Soc Anesthesiol*. 2001;29:173–178.
22. Hochman MN, Friedman MJ. In vitro study of needle deflection: a linear insertion technique versus a bi-directional rotation insertion technique. *Quintessence Int*. 2000;31:737–743.
23. Fuhs QM, Walker WA, Gouigh RW, et al. The periodontal ligament injection: histological effects on the periodontium in dogs. *J Endodont*. 1983;9:411–415.
24. Galili D, Kaufman E, Garfunkel AA, et al. Intraligamentary anesthesia: a histological study. *Int J Oral Surg*. 1984;12:511–516.
25. Pashley EL, Nelson R, Pashley DH. Pressures created by dental injections. *J Dent Res*. 1981;60:1742–1748.

26. Albers DD, Ellinger RF. Histologic effects of high-pressure intraligamental injections on the periodontal ligament. *Quintessence Int.* 1988;19:361–363.
27. Ferrari M, Cagidiaco MC, Vichi A, et al. Efficacy of the computer-controlled injection system STA, the Ligamaject, and the dental syringe for intraligamentary anesthesia in restorative patients. *Int Dent SA.* 2010;11:4–12.
28. Yogesh Kumar TD, John JB, Asokan S, Geetha Priya PR, Punithavathy R, Praburajan V. Behavioral response and pain perception to computer controlled local anesthetic delivery system and cartridge syringe. *J Indian Soc Pedod Prev Dent.* 2015;33:223–228.
29. Yogesh-Kumar TD, Sharath A, John JB. Cartridge syringe vs computer controlled local anesthetic delivery system: pain related behaviour over two sequential visits—a randomized controlled trial. *J Clin Exp Dent.* 2015;7:e513–e518.
30. Kwak EJ, Pang NS, Cho JH, Jung BY, Kim KD, Park W. Computer-controlled local anesthetic delivery for painless anesthesia: a literature review. *J Dent Anesth Pain Med.* 2016;16:81–88.
31. Mittal M, Kumar A, Srivastava D, Sharma P, Sharma S. Pain perception: computerized versus traditional local anesthesia in pediatric patients. *J Clin Pediatr Dent.* 2015;39:470–474.
32. Garret-Bernardin A, Cantile T, D'Antò V. Pain experience and behavior management in pediatric dentistry: a comparison between traditional local anesthesia and the wand computerized delivery system. *Pain Res Manag.* 2017:7941238.
33. Baghlaf K, Alamoudi N, Elashiry E, Farsi N, El Derwi DA, Abdullah AM. The pain-related behavior and pain perception associated with computerized anesthesia in pulpotomies of mandibular primary molars: a randomized controlled trial. *Quintessence Int.* 2015;46:799–806.
34. Ashkenazi M, Bloomer S, Eli I. Effective computerized delivery of intrasulcular anesthetic in primary molars. *J Am Dent Assoc.* 2005;136:1418–1425.
35. Murphy D. *Ergonomics and the Dental Care Worker.* Washington, DC: American Public Health Association; 1998.
36. Juvaplus: Dentapen, Juvaplus SA, Neuchatel. Available at: https://dentapen.ch.
37. Friedman MJ, Hochman MN. The AMSA injection: a new concept for local anesthesia of maxillary teeth using a computer-controlled injection system. *Quintessence Int.* 1998;29:297–303.
38. Friedman MJ, Hochman MN. P-ASA block injection: a new palatal technique to anesthetize maxillary anterior teeth. *J Esthet Dent.* 1999;11:23–71.

# 6 Agulha

## Tipos de agulhas

A agulha é o veículo que permite que a solução anestésica local se desloque do tubete odontológico para os tecidos que circundam sua ponta. Praticamente todas as agulhas odontológicas intraorais são pré-esterilizadas e descartáveis.

Agulhas reutilizáveis nunca devem ser usadas para injeções.

Como a agulha representa o componente mais perigoso do arsenal, o mais provável de causar dano acidental ao paciente ou ao profissional, *agulhas de segurança* foram desenvolvidas.[1,2] Embora essas agulhas ainda não sejam usadas em grau considerável em odontologia nos EUA, é provável que em algum momento, em um futuro não muito distante, seu uso se torne comum, se não obrigatório.

As agulhas também representam o maior causador de medo para o paciente dentre o arsenal anestésico local. O medo de agulhas é denominado *tripanofobia*.

## Anatomia da agulha odontológica

A agulha é composta de uma peça única de metal tubular em torno da qual são colocados um adaptador plástico ou metálico e o canhão (Figura 6.1).

Todas as agulhas têm os seguintes componentes em comum: bisel, haste, canhão e extremidade de penetração no tubete (Figura 6.2).

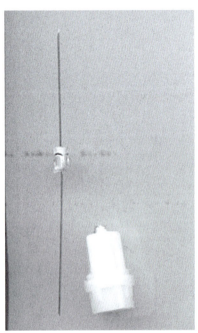

• **Figura 6.1** Agulha descartável de metal desmontada.

### Bisel

O *bisel* define a extremidade ou ponta da agulha. Uma variedade de tipos de bisel está disponível em agulhas odontológicas, incluindo curto, médio, longo, multifacetado e bisturizado (Figura 6.3).[3] Ele fornece uma superfície de corte que permite à agulha penetrar a mucosa com a menor resistência possível.[3] Os biséis com menor resistência tecidual mostraram-se capazes de aumentar o conforto do paciente.[4,5] Jastak *et al.*[6] afirmaram que a agulha multifacetada promove punção mais efetiva, causando menos trauma. O *design* do bisel bisturizado permite a inserção da agulha com menor deslocamento de tecido, exigindo menos força para penetrar a mucosa.[7]

O bisel bisturizado é recomendado para injeções do tipo infiltração e do ligamento periodontal (LPD). Não é recomendado para bloqueios nervosos em que o nervo possa ser diretamente contatado (p. ex., bloqueio do nervo alveolar inferior).[3,6]

Quanto maior for o ângulo do bisel com o longo eixo da agulha, maior será o grau de *deflexão* à medida que a agulha passa pelo hidrocoloide (ou pelos tecidos moles da boca; Figura 6.4).[4,5,8,9] Uma ponta de agulha centrada no eixo maior (Figura 6.5 A) irá defletir em menor extensão do que uma agulha de ponta biselada, cujo ponto é excêntrico (Figura 6.5 B e Tabela 6.1).

Vários fabricantes de agulhas colocaram indicadores no canhão/adaptador de plástico ou metal para auxiliar o profissional com a posição do bisel durante a inserção da agulha e a injeção do medicamento.

### Haste

A *haste* da agulha é um pedaço longo de metal tubular que vai da ponta da agulha, através do canhão, até a parte que penetra no tubete (ver Figura 6.1). Dois fatores a serem considerados sobre

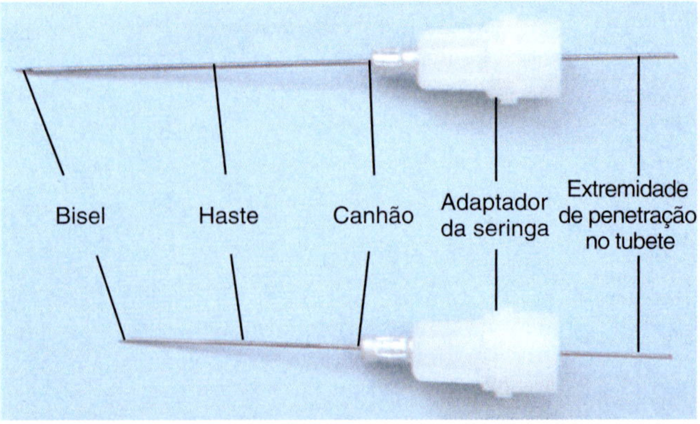


• **Figura 6.2** Componentes da agulha odontológica de anestesia local. Agulha longa (*em cima*); agulha curta (*embaixo*).

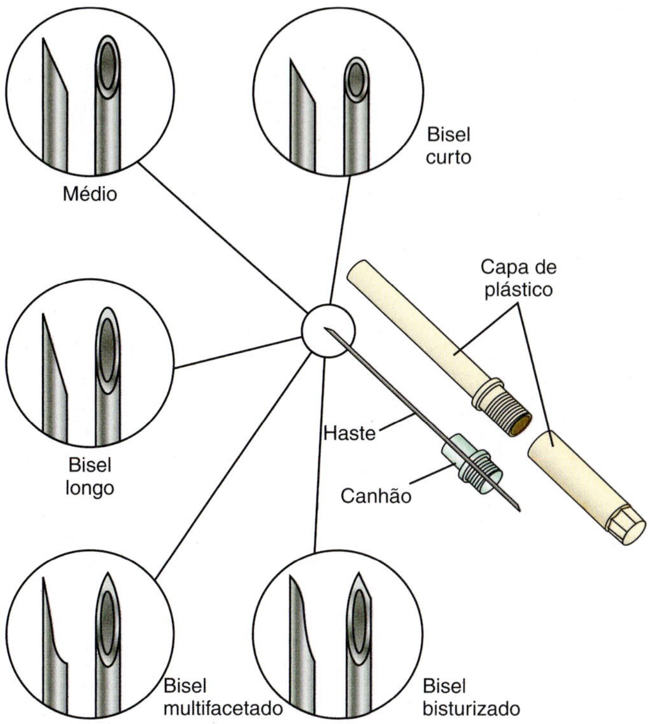


• **Figura 6.3** Tipos de bisel de agulha. (De Logothetis DD. *Local anestesia for the dental hygienist*, ed 2, St. Louis, 2017, Mosby.)

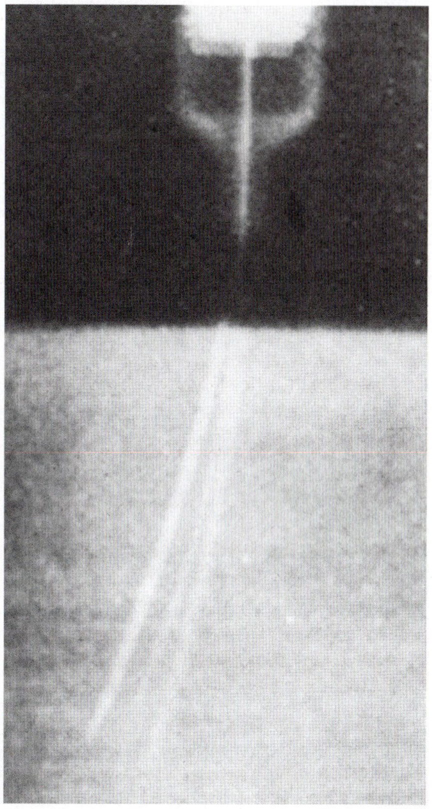

• **Figura 6.4** Radiografia demonstrando vários graus de deflexão da agulha com diferentes calibres (da *esquerda* para a *direita*, calibres 30, 27 e 25). (De Robison SF, Mayhew RB, Cowan RD *et al*. Comparative study of deflection characteristics and fragility of 25-, 27-, and 30-gauge short dental needles. *J Am Dent Assoc*. 1984;109:920–924.)

esse componente da agulha são o diâmetro de seu lúmen (p. ex., o calibre da agulha) e o comprimento do eixo da ponta até o canhão.

O *canhão* é um pedaço de plástico ou metal através do qual a agulha se conecta à seringa. A superfície interna dos canhões metálicos é pré-rosqueada, assim como a maioria dos canhões de plástico, mas não todos.

A *extremidade de penetração* no tubete da agulha odontológica se estende através do adaptador e perfura o diafragma do tubete de anestésico local. Sua extremidade sem corte repousa dentro do tubete.

Quando se está selecionando agulhas para uso em várias técnicas de injeção, dois fatores que devem ser considerados são calibre e comprimento.

## Calibre

*Calibre* refere-se ao diâmetro do lúmen da agulha: quanto menor o número, maior o diâmetro do lúmen. Uma agulha de calibre 30 tem um diâmetro interno menor que uma agulha de calibre 25. Nos EUA, as agulhas são codificadas por cores (Figura 6.6).

Há uma tendência crescente em direção ao uso de agulhas de pequeno diâmetro (maior número de calibre), com base no pressuposto de que elas são menos traumáticas para o paciente do que aquelas com diâmetros maiores (Tabela 6.2). Essa suposição não é justificável.[10] Hamburg[11] demonstrou, em 1972, que os pacientes não podem diferenciar entre agulhas de calibres 23, 25, 27 e 30. Outros autores confirmaram este achado.[12,13] Um experimento clínico demonstra este ponto:

1. Três agulhas, de calibres 25, 27 e 30, são selecionadas.
2. A mucosa bucal sobre os dentes anteriores superiores deve ser seca.
3. Nenhum anestésico tópico deve ser usado.
4. A mucosa deve estar tensa.
5. A mucosa deve ser penetrada suavemente (cerca de 2 a 3 mm) com cada uma das três agulhas, sem revelar ao paciente qual agulha está sendo utilizada. Uma área diferente deve ser selecionada para cada penetração.
6. Usando a escala visual analógica (ver Figura 5.13), deve-se pedir ao paciente que avalie sua percepção da penetração de cada agulha.

Em centenas de demonstrações clínicas dos itens discutidos, raramente um paciente determinou corretamente o calibre de cada agulha. A resposta usual era de que não percebia qualquer diferença.

Agulhas de calibre maior (p. ex., calibres 25 e 27) têm vantagens distintas sobre aquelas de calibres menores (calibre 30; Quadro 6.1): ocorre menos deflexão à medida que a agulha passa pelos tecidos (ver Tabela 6.1 e Figura 6.4). Isso leva a uma *maior precisão* durante a inserção da agulha (que segue em uma linha mais reta) e, espera-se, a maiores taxas de sucesso, especialmente para aquelas técnicas em que a profundidade dos tecidos moles penetrados é significativa [p. ex., bloqueio do nervo alveolar inferior, mandibular Gow-Gates, bloqueio do nervo alveolar superior anterior (infraorbital)]. A *quebra da agulha*, embora seja extremamente rara nos dias atuais com o uso de agulhas descartáveis, é ainda menos provável de ocorrer com uma agulha maior. Em uma revisão dos casos de quebra de agulha relatados, Malamed *et al.*[14] relataram que 95,23% das agulhas que quebraram eram de calibre 30. Muitos autores demonstraram que a *aspiração de sangue* é mais fácil e mais confiável através de um lúmen maior.[15-19] Foldes e McNall[15] relataram as seguintes descobertas com base em um estudo não publicado por Monheim:

1. 100% de aspirações positivas foram obtidas de vasos sanguíneos com agulhas de calibre 25.

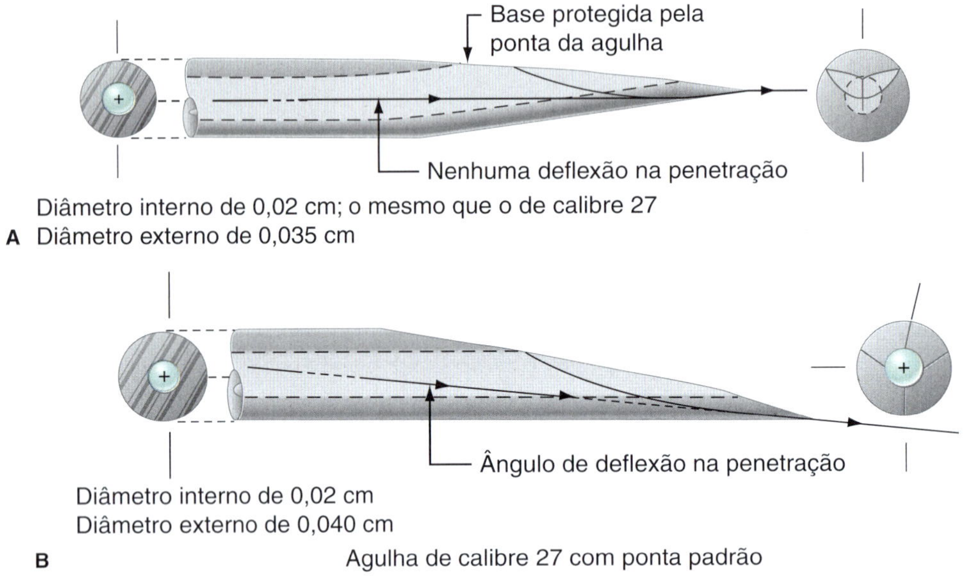


• **Figura 6.5** **A.** A ponta de uma agulha não defletora está localizada no centro do eixo, minimizando a deflexão à medida que a agulha penetra nos tecidos moles. **B.** Agulha odontológica convencional. A ponta da agulha encontra-se na borda inferior do eixo da agulha, produzindo deflexão à medida que a agulha passa através do tecido mole.

**Tabela 6.1** Deflexão de agulhas inseridas em tubos hidrocoloides até seus canhões.

| | Comprimento (ponta até canhão, mm) | Deflexão máxima da ponta (± DP, mm) |
|---|---|---|
| Calibre 25 longo (convencional) | 35 | 7,1 ± 0,81[a] |
| Calibre 27 longo (convencional) | 36 | 8,4 ± 1,2[a] |
| Calibre 27 curto (convencional) | 26 | 4,6 ± 0,97[b] |
| Calibre 28 longo (não defletora) | 31 | 1,1 ± 0,82 |
| Calibre 28 curto (não defletora) | 22 | 0,8 ± 0,91 |

[a] Uma diferença estatisticamente significativa da agulha longa não defletora ($P < 0,01$); n = 10 agulhas em cada grupo.
[b] Uma diferença estatisticamente significativa da agulha curta não defletora ($P < 0,01$); n = 10 agulhas em cada grupo.
DP, desvio padrão.
Dados modificados de Jeske AH, Boshart BF. Deflection of conventional *versus* non-deflecting dental needles *in vitro*. *Anesth Prog*. 1985;32:62-64.

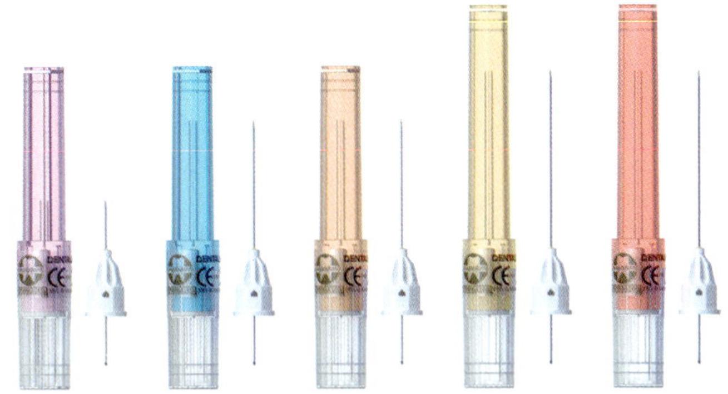

• **Figura 6.6** Código de cores por agulha: calibre 25, vermelho; calibre 27, amarelo/laranja; calibre 30, azul/lavanda. (Cortesia de Septodont, Inc, Lancaster, PA.)

2. 87% das aspirações positivas foram obtidas de vasos sanguíneos com agulhas de calibre 27.
3. 2% de aspirações positivas foram obtidas de vasos sanguíneos com agulhas de calibre 30.

Trapp e Davies[20] e Delgado *et al.*[21] relataram que o sangue humano, *in vivo*, pode ser aspirado por agulhas de calibres 23, 25, 27 e 30 sem diferença clinicamente significativa na resistência ao fluxo.

Apesar dessa ambiguidade em relação à capacidade de aspirar sangue com agulhas de vários calibres, o uso de agulhas maiores (p. ex., de calibres 25 e 27) é recomendado para qualquer técnica de injeção utilizada em uma área altamente vascularizada ou quando a deflexão da agulha através do tecido mole for um fator. Embora o sangue possa ser aspirado com agulhas de calibres 23 a 30, a resistência à aspiração é maior quando aquelas de menor calibre são utilizadas, aumentando a probabilidade de o arpão de metal ser desalojado do tampão de borracha do tubete durante a aspiração, tornando a tentativa de aspiração inútil.

Os padrões da indústria para calibre de agulha estão em vigor há anos (Tabela 6.3); entretanto, existem variações no diâmetro interno entre os fabricantes de agulhas. Agulhas de calibre maior (p. ex., calibres 25 e 27) devem ser usadas quando o risco de aspiração positiva for maior, como durante um bloqueio dos nervos alveolar inferior, alveolar superior posterior ou mentual/incisivo.

As agulhas mais comumente usadas (*i. e.*, mais frequentemente compradas) em odontologia são a agulha curta de calibre 30 e a agulha longa de calibre 27.[14] A agulha de calibre 25 (longa ou curta) continua sendo a preferida para todas as injeções, apresentando um alto risco de aspiração positiva. A agulha de calibre 27 pode ser usada para todas as outras técnicas de injeção, desde que a porcentagem de aspiração seja baixa e a profundidade de penetração do tecido não seja grande (há aumento da deflexão com agulha mais fina). A agulha de calibre 30 não é especificamente recomendada para qualquer injeção, embora possa ser usada em casos de infiltração localizada, como quando a hemostasia é alcançada durante a terapia periodontal.

A deflexão da agulha ao passar pelos tecidos moles é uma consideração quando ela tiver de penetrar uma maior espessura de tecido. Na agulha odontológica padrão (ver Figura 6.5 B), a extremidade da ponta é localizada excentricamente. À medida que a haste da agulha penetra no tecido mole, sua ponta é desviada

**Tabela 6.2** Compras de agulhas nos EUA.

| | | Dados fornecidos por | | | |
|---|---|---|---|---|---|
| | | Sullivan-Schein Inc. (2006) | | Septodont Inc. (2006) | |
| Calibre | Comprimento | | | | |
| 25 | Curto | < 1% | 1% | 0,60% | 3% |
| | Longo | 1% | | 2,30% | |
| 27 | Curto | 10% | 42% | 13% | 38% |
| | Longo | 32% | | 25% | |
| 30 | Curto | 50% | 56% | 51% | 59% |
| | Extra curto | 6% | | 8% | |

De Malamed SF, Reed KL, Poorsattar S. Needle breakage: incidence and prevention. *Dent Clin North Am.* 2010;54:745-756.

**• Quadro 6.1 Vantagens das agulhas de calibre maior sobre aquelas de calibre menor.**

1. Menos deflexão à medida que a agulha avança pelos tecidos.
2. Maior precisão da injeção.
3. Menos chance de quebra da agulha.
4. Aspiração mais fácil.
5. Nenhuma diferença perceptível no conforto do paciente.

pelo tecido pelo qual passa. Quanto maior o for ângulo do bisel, maior será o grau de deflexão da agulha. Aproximadamente a cada década, uma nova agulha é introduzida, na qual a extremidade da ponta está localizada no centro do lúmen, minimizando a deflexão à medida que a agulha passa através do tecido mole (ver Figura 6.5 A). Jeske e Boshart[5] demonstraram a eficácia dessa agulha "não defletora" (ver Tabela 6.1). No entanto, é necessário provar clinicamente que o menor grau de deflexão da agulha, que ocorre quando ela passa pelos tecidos moles, na verdade, resulta em taxa aumentada de anestesia bem-sucedida, em comparação àquela observada com as agulhas padrão. Ao longo de anos de uso, os cirurgiões-dentistas se acostumam com as agulhas defletoras que utilizam e modificam gradualmente suas técnicas de injeção para acomodar essa deflexão (eles "aprendem" a fazer as injeções funcionarem mesmo com deflexão). Mudar para uma agulha que não desvia pode levar, inicialmente, a taxas de sucesso menores até que o profissional "aprenda" a manusear a nova agulha.

### *Minimização da deflexão da agulha | Técnica de inserção birrotacional*

Uma nova abordagem para reduzir a deflexão da agulha foi descrita.[22] A inserção rotacional, apresentada como técnica de inserção birrotacional (TIBR), na qual o operador gira a peça de mão ou agulha em um movimento de rotação para frente e para trás enquanto avança a agulha no tecido mole, é semelhante às técnicas usadas para acupuntura ou instrumentação endodôntica. Hochman e Friedman[22] demonstraram que a deflexão da agulha poderia ser praticamente eliminada utilizando-se uma técnica de inserção rotacional durante o avanço da agulha. Um estudo *in vitro* de 60 inserções de agulhas, em um meio semelhante a tecido, foi realizado com agulhas de três medidas diferentes para comparar a inserção rotacional com a técnica tradicional de inserção linear não rotatória. Os pesquisadores demonstraram que a deflexão de uma agulha poderia ser minimizada ou eliminada, independentemente do comprimento ou calibre da agulha, desde que a inserção fosse realizada usando a TIBR.

**Tabela 6.3** Especificações para calibres de agulhas.[a]

| Calibre | Diâmetro externo (mm) | Diâmetro interno (mm) |
|---|---|---|
| 7 | 4,57 | 3,81 |
| 8 | 4,19 | 3,43 |
| 10 | 3,40 | 2,69 |
| 11 | 3,05 | 2,39 |
| 12 | 2,77 | 2,16 |
| 13 | 2,41 | 1,80 |
| 14 | 2,11 | 1,60 |
| 15 | 1,83 | 1,32 |
| 16 | 1,65 | 1,19 |
| 17 | 1,50 | 1,04 |
| 18 | 1,27 | 0,84 |
| 19 | 1,07 | 0,69 |
| 20 | 0,91 | 0,58 |
| 21 | 0,81 | 0,51 |
| 22 | 0,71 | 0,41 |
| 23 | 0,64 | 0,33 |
| **25** | **0,51** | **0,25** |
| 26 | 0,46 | 0,25 |
| **27** | **0,41** | **0,20** |
| **30** | **0,31** | **0,15** |

[a]Calibres de agulhas odontológicas com destaque em negrito.

A deflexão da agulha é uma consequência das forças resultantes que agem em seu bisel durante a penetração e o avanço no tecido. Uma agulha biselada de ponta excêntrica gera várias forças diferentes que atuam sobre ela durante a inserção quando uma técnica de inserção linear não rotatória é utilizada. A técnica de inserção linear é a técnica convencional, em que se utiliza a seringa odontológica tradicional, tipicamente manuseada com empunhadura de polegar e palma da mão (Figura 6.7). Durante esse tipo de inserção, uma força perpendicular ao movimento direcional para frente (vetor) atua na superfície da agulha biselada, fazendo com que ela dobre (ou desvie) na direção oposta à qual o bisel está voltado (p. ex., se a face está "para cima", o movimento de avanço faz com que uma agulha biselada desvie "para baixo"). Quanto maior for o comprimento da agulha, mais exagerada será a curvatura ou deflexão como resultado da maior distância percorrida ao longo do caminho de deflexão. Quanto menor for o diâmetro da agulha, mais exagerada será a curvatura ou deflexão, pois uma agulha de calibre menor é menos capaz de resistir à deflexão ou à força de flexão na superfície da ponta da agulha biselada (p. ex., uma agulha de calibre 30 desvia mais que uma agulha de calibre 25).

Quando a TIBR é utilizada durante a inserção da agulha, a força perpendicular que causa a deflexão é eliminada ou "neutralizada" em virtude da constante mudança da orientação do bisel à medida que é ele girado (Figura 6.8).[22] Isso permite que as agulhas excentricamente biseladas percorram um caminho reto. A seringa tradicional requer empunhadura de polegar e palma da mão (ver Figura 6.7) que não permite tal técnica. Um sistema de administração de anestésico local controlado por computador usa uma peça de mão leve que, empunhada como "caneta" ou "dardo", é facilmente girada.

Um estudo subsequente de Hochman e Friedman[23] demonstrou que a TIBR oferece o benefício adicional de reduzir a força necessária para penetração e avanço das agulhas através dos tecidos. Com a TIBR, todas as forças resultantes são direcionadas ao caminho de

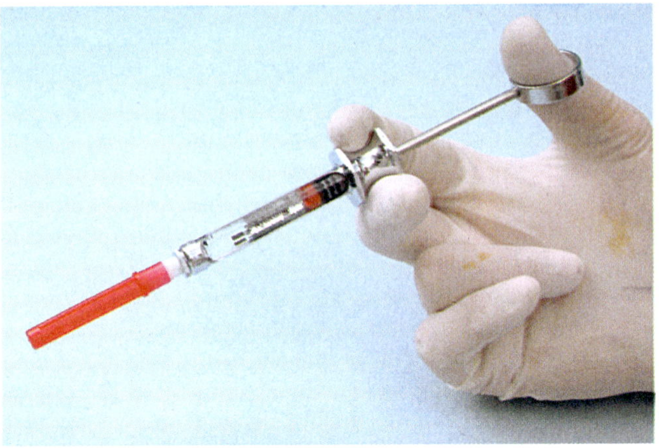

• **Figura 6.7** Seringa tradicional manuseada com empunhadura palma-polegar.

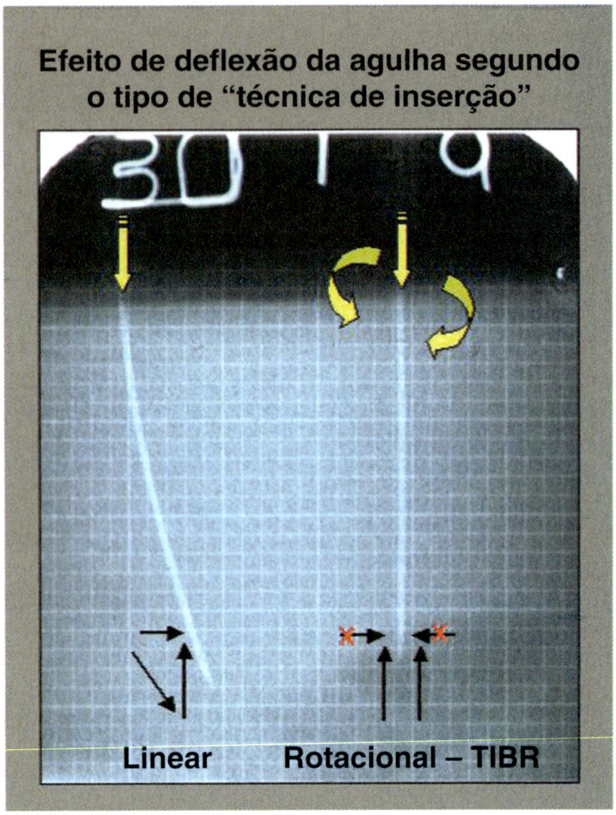


• **Figura 6.8** Técnica de inserção birrotacional (TIBR).

inserção para a frente, porque as forças de deflexão ou de curvatura foram eliminadas dessa técnica, conforme descrito anteriormente. Isso permite que o avanço da agulha ocorra mais eficientemente e com menos esforço (*i. e.*, menos força). Além disso, a rotação da agulha biselada permite que a aresta de corte entre em contato com toda a circunferência da superfície do tecido, contribuindo para a redução da força necessária durante a penetração e o avanço. Isso não é diferente do efeito rotacional que uma broca cirúrgica possui quando está perfurando tecido ou osso.

A TIBR demonstrou melhorar as técnicas de injeção porque a deflexão de uma agulha padrão durante a inserção é minimizada.[24]

## Comprimento

As agulhas odontológicas estão disponíveis em três comprimentos: longo, curto e extracurto. As agulhas extracurtas estão disponíveis apenas no calibre 30. Apesar da alegação de uniformidade de comprimento pelos fabricantes, diferenças significativas são encontradas (Tabela 6.4).

O comprimento de uma agulha curta, medido de ponta a ponta, está entre 20 e 25 mm, com um padrão de cerca de 20 mm, enquanto a agulha longa odontológica mede entre 30 e 35 mm, com um padrão de aproximadamente 32 mm (Figura 6.9).

Uma regra muito importante no que diz respeito à penetração da agulha é que "as agulhas não devem ser inseridas por completo nos tecidos, até o canhão, a menos que isso seja absolutamente necessário para o sucesso da injeção". Essa declaração apareceu em livros-texto "padrão" de anestesia local do início até a metade dos anos 1900.[25-28] Uma razão para essa precaução é que a quebra da agulha, embora extremamente rara, ocorre. A parte mais fraca da agulha (a mais rígida, aquela que recebe a maior tensão durante seu avanço pelos tecidos) é o canhão, onde a quebra acontece. Quando uma agulha inserida nos tecidos moles e seu canhão se rompem, as propriedades elásticas dos tecidos permitem que elas se recuperem e cubram (enterrem) a agulha remanescente inteiramente. A recuperação é geralmente difícil (ver Capítulo 17). Em geral, se uma pequena porção (5 mm ou mais) da haste da agulha quebrada permanecer visível dentro da cavidade oral, pode ser recuperada facilmente com uma pinça hemostática ou de captação.

Uma agulha longa é preferida para todas as técnicas de injeção nas quais a penetração de aproximadamente 20 mm ou mais de tecido mole é necessária (p. ex., bloqueio nervoso alveolar inferior, mandibular Gow-Gates, mandibular Akinosi-Vazirani, infraorbital, maxilar V2). Agulhas curtas podem ser usadas para qualquer injeção em pacientes que não necessitem da penetração de profundidades significativas de tecido mole (p. ex., próximo ou além de 20 mm). Na odontologia pediátrica, o uso de uma agulha curta é padrão, a não ser que a anatomia do paciente necessite de uma agulha odontológica longa.

**Tabela 6.4** Comprimentos de agulhas[a] em milímetros (mm).

| Fabricante | Calibre 25 | | Calibre 27 | | Calibre 30 | | |
|---|---|---|---|---|---|---|---|
| | Longo | Curto | Longo | Curto | Longo | Curto | Extracurto |
| Padrão Industrial | 32 | 20 | 32 | 20 | | | |
| Fabricante A | 30 | | 30 | 21 | 25 | 21 | |
| Fabricante B | 32 ± 1,5 | 22 ± 1,5 | 32 ± 1,5 | 22 ± 1,5 | | 21 ± 1,5 | 12 ± 1,0 |
| Fabricante C | | | 32 | 21 | 25 | 21 | |
| Fabricante D | 35 | | 35 | 25 | | 25 | 10 |
| Fabricante E | 32 | | | 21 | | 19 | |

[a]Todas as medições obtidas diretamente dos fabricantes de agulhas.

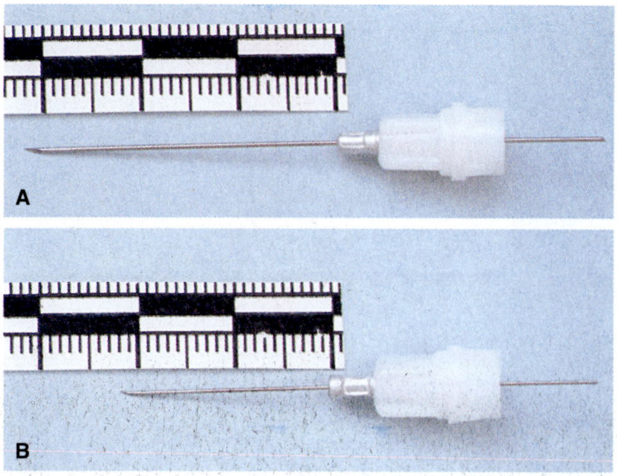


• **Figura 6.9** **A.** Agulha odontológica longa (comprimento aproximado de 32 mm). **B.** Agulha odontológica curta (comprimento aproximado de 20 mm).

## Cuidados e manuseio de agulhas

As agulhas odontológicas disponíveis atualmente são pré-esterilizadas e descartáveis. Se cuidadas e manuseadas adequadamente, não devem ser a causa de dificuldades significativas.

1. As agulhas nunca devem ser usadas em mais de um paciente.
2. As agulhas devem ser trocadas após várias penetrações teciduais (três ou quatro) no mesmo paciente. Após três ou quatro inserções, as agulhas descartáveis de aço inoxidável ficam embotadas. A penetração tecidual torna-se cada vez mais traumática, produzindo dor na inserção e quando a sensibilidade retorna após o término do efeito da anestesia.
3. As agulhas devem ser cobertas com uma bainha protetora quando não estiverem sendo usadas, a fim de evitar a picada acidental com uma agulha contaminada (ver Capítulo 9).
4. Atenção deve ser sempre dada à posição da ponta da agulha descoberta, dentro ou fora da boca do paciente. Isso minimiza o risco de possíveis danos ao paciente ou ao administrador.
5. As agulhas devem ser descartadas adequadamente após o uso para evitar possíveis ferimentos ou reutilização por pessoas não autorizadas. Elas podem ser destruídas de uma das seguintes maneiras:
   a. Agulhas contaminadas (bem como todos os outros itens contaminados com sangue ou saliva, como tubetes) devem ser descartadas em recipientes especiais para materiais "contaminados" ou "perfurocortantes" (Figura 6.10)
   b. O uso adequado de uma agulha ou de uma seringa de "segurança" (ver Capítulo 5) minimiza o risco de picada acidental de agulha
   c. Quando as agulhas são reutilizadas para injeções subsequentes (prática exclusiva da odontologia *versus* medicina ou outras profissões da área de saúde, em que injeções repetidas raramente são administradas), o recapeamento é realizado com um dispositivo de cobertura de agulha (Figura 6.11)
   d. As agulhas contaminadas nunca devem ser descartadas em recipientes de lixo abertos.

### Resumo

Em resumo, apenas uma agulha de anestesia local é necessária no consultório odontológico, a agulha longa de calibre 25, que pode ser usada para todas as técnicas anestésicas discutidas neste texto. Ela fornece uma rigidez que não está disponível com agulhas de calibre superior (menor diâmetro) – característica necessária nas

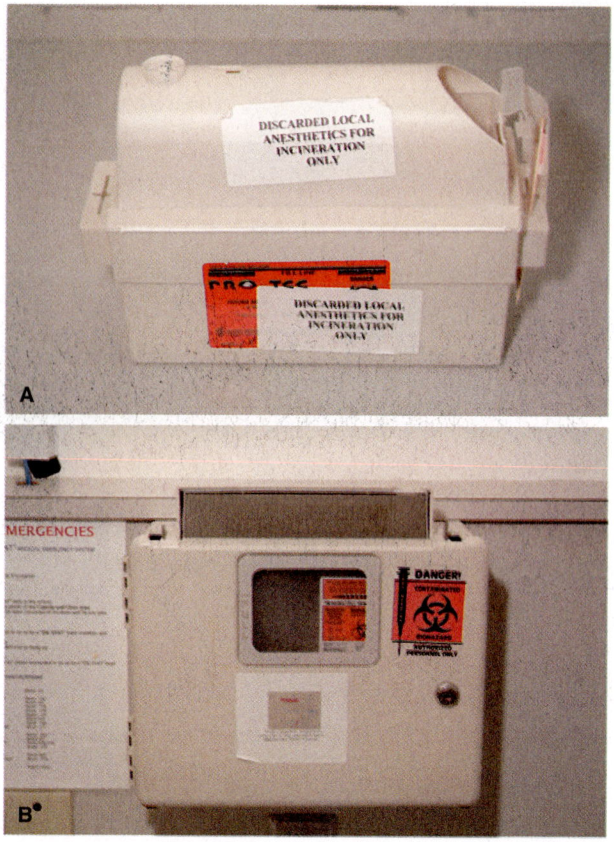


• **Figura 6.10** **A.** Recipiente para descarte de tubetes anestésicos locais inutilizados. **B.** Recipiente de materiais "perfurocortantes" para descarte de agulhas contaminadas.

injeções do LDP e intrasseptais – e desvia em menor grau que aquelas de calibre menor, além de proporcionar uma aspiração mais fácil e confiável. Como a sensibilidade do paciente não aumenta com a agulha longa de calibre 25, seu valor é ainda maior. Na realidade, entretanto, é prático ter uma segunda agulha curta de calibre menor disponível, 25 ou 27, para uso em injeções nas quais a espessura do tecido mole a ser penetrada é menor que 20 mm, e onde o risco de aspiração é mínimo, assim como em áreas da cavidade oral em que a estabilização de uma agulha longa possa ser difícil (p. ex., em dentes anteriores superiores, no palato).

Nas edições anteriores deste livro, o autor recomendou como arsenal de agulha de anestesia local "ideal" a agulha longa de calibre 25 e a agulha curta de calibre 27. No entanto, em vista do fato de que o uso da agulha de calibre 25 é mínimo, e embora seja preferível a agulha longa de calibre 25, agora ele recomenda que o arsenal de agulha "ideal" seja a agulha longa e a agulha curta de calibre 27.

## Problemas

### Dor na inserção

O uso de uma agulha embotada pode causar dor na penetração inicial da mucosa. Essa dor pode ser evitada pelo uso de agulhas afiadas, novas e descartáveis, pela aplicação de anestésico tópico no local de penetração e pelo alongamento do tecido antes da inserção da agulha. A agulha deve ser trocada após três ou quatro penetrações na mucosa, se múltiplas inserções forem necessárias. A afiação e a estrutura do bisel da agulha são vitais na redução da percepção da dor na penetração da agulha.[3,30,31] Há relatos de que

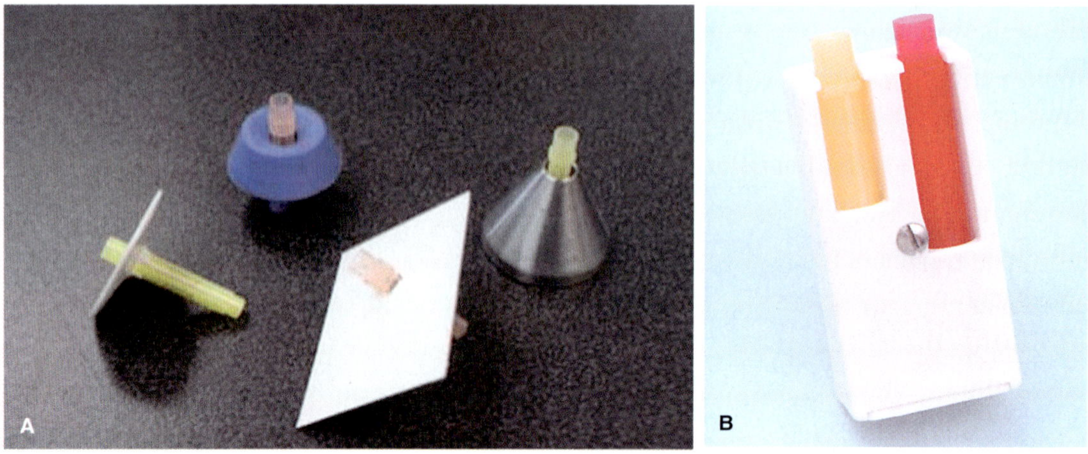

• **Figura 6.11** (A e B) Vários dispositivos para ajudar no recapeamento seguro de agulhas usadas.

o bisel com *design* de bisturi (Figura 6.12) possibilita a inserção da agulha com menor deslocamento de tecido, exigindo, portanto, menos força para penetrar a membrana mucosa.[3,7]

## Quebra

Curvaturas enfraquecem as agulhas, tornando-as mais propensas a quebrar no contato subsequente com tecidos duros, como o osso. As agulhas não devem ser dobradas se forem inseridas em tecidos moles até uma profundidade superior a 5 mm. Nenhuma técnica de injeção usada em odontologia (em que a agulha entra no tecido mole) requer que uma agulha seja dobrada para o sucesso da injeção. No entanto, muitos clínicos realizam dobras nas agulhas rotineiramente. O Dr. Greg Tuttle[32] criou o TNN Needle Guide® (http://www.tuttlenumbnow.com) e uma técnica anestésica intraóssea que permite que uma agulha seja dobrada com segurança. A curva da agulha ocorre ao longo da haste, não no canhão (Figura 6.13).

Na maioria das vezes, as agulhas são dobradas por clínicos enquanto realizam bloqueio dos nervos alveolar inferior ou alveolar superior posterior, injeção intrapulpar, injeção do LDP ou injeção intraóssea. O bloqueio dos nervos alveolar inferior e alveolar superior posterior pode ser facilmente realizado com sucesso com uma agulha reta (não inclinada; ver Capítulos 13 e 14). As injeções do LDP e intrapulpar geralmente podem ser administradas sem dobrar a agulha; no entanto, há ocasiões, como na raiz distal do segundo molar inferior (LPD), com canais radiculares em dentes posteriores (intrapulpar) ou com injeção no osso distal a um segundo molar (intraóssea), em que o local da injeção é não acessível com uma agulha reta. Nesses casos, a flexão da agulha é essencial para o sucesso. Como a agulha não entra no tecido mole além de 2 a 4 mm (PDL), ou em sua totalidade (intrapulpar), há pouco risco de a agulha não ser recuperável no caso improvável de quebra (Figuras 6.14 e 6.15).

Nenhuma tentativa deve ser feita para mudar a direção de uma agulha enquanto ela estiver no interior do tecido. Se a direção de uma agulha precisar ser trocada, primeiro a agulha deve ser retirada *quase* completamente do tecido para, então, alterar sua direção.

Nenhuma tentativa deve ser feita para forçar uma agulha contra sua resistência (as agulhas não são projetadas para penetrar no osso). Agulhas menores (calibres 30 e 27) têm maior probabilidade de quebrar do que agulhas maiores (calibre 25). Dos 105 casos de agulha quebrada que este autor examinou, 100 envolviam uma agulha curta ou extracurta de calibre 30 (95,24%). As cinco agulhas restantes eram curtas de calibre 27.[14] As agulhas recomendadas para técnicas específicas de injeção são apresentadas mais adiante em "Recomendações".

## Dor na retirada

A dor durante a retirada da agulha do tecido pode ser produzida por farpas de "anzol" na ponta ou outros defeitos de fabricação nas agulhas (Figura 6.16). As farpas de anzol podem ser produzidas durante o

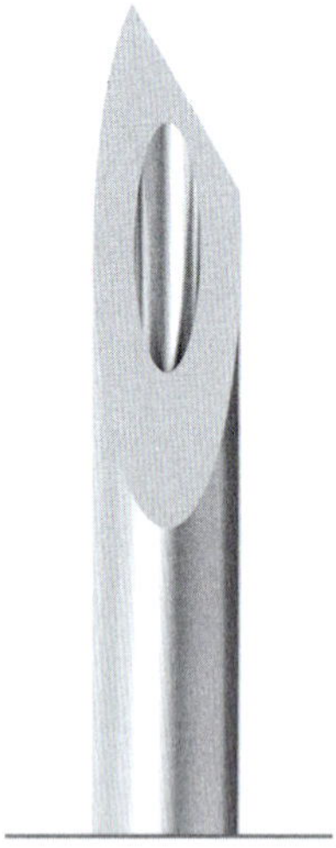

• **Figura 6.12** Agulha odontológica com bisel bisturizado.

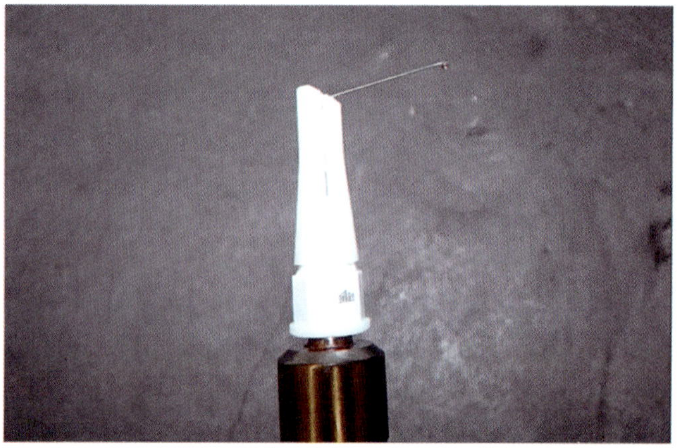

• **Figura 6.13** TNN Needle Guide®.

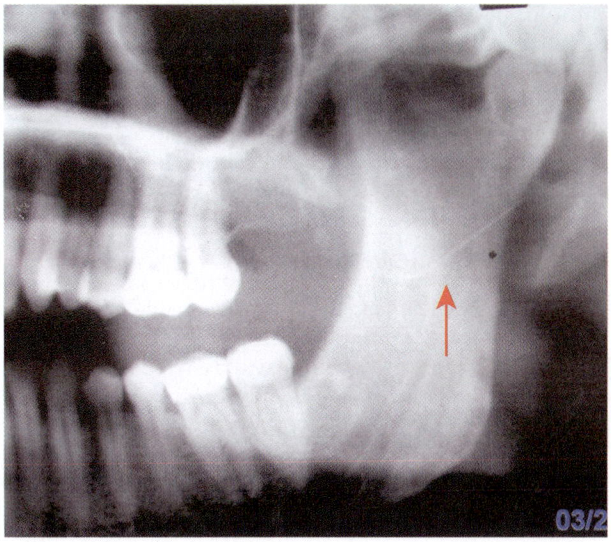


• **Figura 6.14** Agulha quebrada retida após o bloqueio do nervo alveolar inferior (*seta vermelha*).

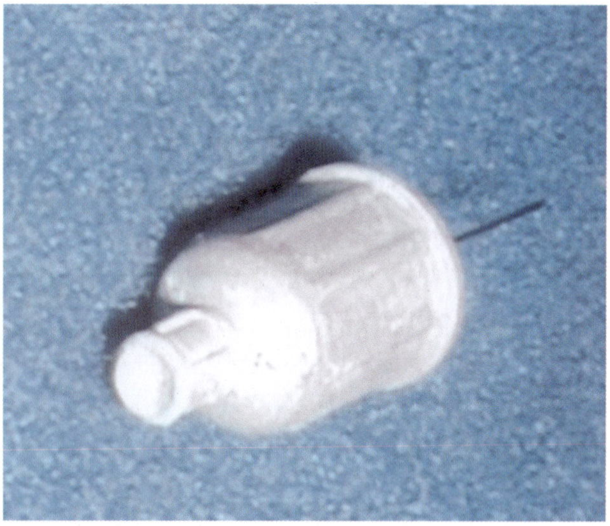

• **Figura 6.15** Restante da agulha de anestesia local retida mostrada na Figura 6.14.

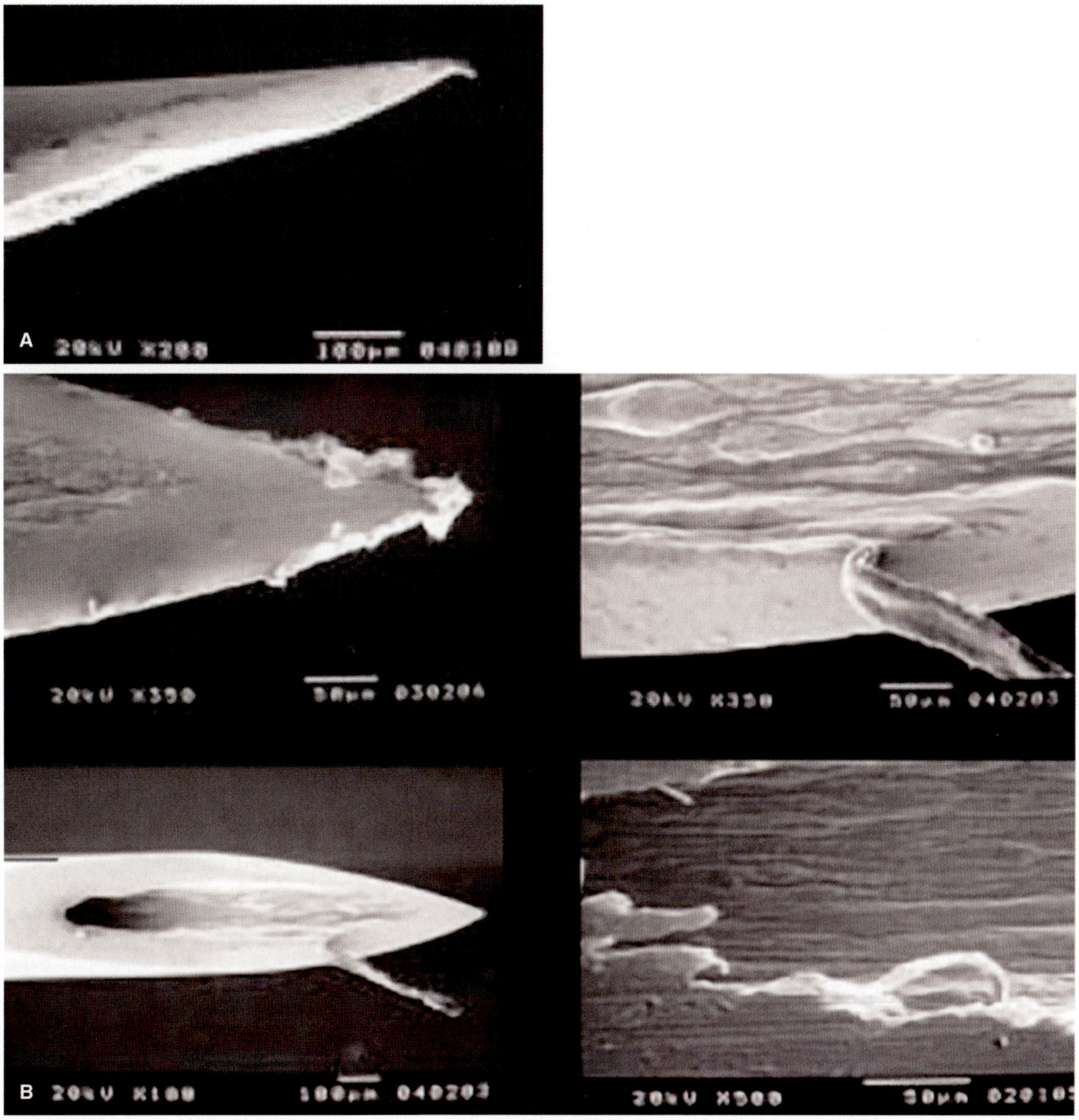


• **Figura 6.16** Farpas da agulha. **A.** Visão microscópica da farpa em uma agulha odontológica. **B.** Visões microscópicas de irregularidades em agulhas odontológicas não utilizadas.

processo de fabricação, mas é muito mais provável que elas se desenvolvam quando a ponta da agulha contata com força uma superfície dura, como o osso (Figura 6.16 A). Uma agulha nunca deve ser forçada contra sua resistência. Se houver alguma dúvida sobre a presença de farpas, a agulha deve ser trocada entre as inserções.

### Lesão ao paciente ou ao administrador

A penetração de áreas do corpo com a agulha, com lesões resultantes, pode ocorrer de forma não intencional. Uma causa importante é a desatenção do administrador, embora um movimento inesperado do paciente também seja uma causa frequente. A agulha deve permanecer encapada até que seja usada e deve ser mantida em local seguro (protegida ou reencapada) imediatamente após a retirada da boca (ver Figura 6.11).

## Recomendações

1. Devem ser utilizadas agulhas descartáveis estéreis.
2. Se múltiplas injeções forem administradas, as agulhas devem ser trocadas após três ou quatro inserções no mesmo paciente.
3. As agulhas nunca devem ser usadas em mais de um paciente.
4. As agulhas não devem ser inseridas no tecido até seu canhão, a menos que isso seja absolutamente necessário para o sucesso da injeção.
5. A direção de uma agulha não deve ser alterada enquanto ela ainda estiver no tecido.
6. Uma agulha nunca deve ser forçada contra sua resistência.
7. As agulhas devem permanecer encapadas até serem usadas e ser mantidas em local seguro imediatamente após retiradas.
8. As agulhas devem ser descartadas e destruídas após o uso, a fim de evitar ferimentos ou reutilização por pessoas não autorizadas.
9. As técnicas de injeção apresentadas na Tabela 6.5 estão listadas com as respectivas agulhas recomendadas (para adultos de tamanho médio).

**Tabela 6.5** Agulhas recomendadas para técnicas de injeção.

| Técnica | Calibre | Comprimento |
|---|---|---|
| Supraperiosteal (infiltração) | 27 | Curto |
| Bloqueio do nervo alveolar superior posterior | 27[a] | Curto[a] |
| Bloqueio do nervo alveolar superior médio | 27 | Curto |
| Bloqueio do nervo alveolar superior médio anterior | 27 | Curto |
| Bloqueio do nervo alveolar superior – abordagem palatina | 30[b] | Curto |
| Bloqueio do nervo bucal (longo) | 27[c] | Curto |
| Infiltração para hemostasia | 27 | Curto |
| Injeção no ligamento periodontal (ou injeção intraligamentar) | 27 | Curto |
| Injeção intrasseptal | 27 | Curto |
| Injeção intraóssea | 27 | Curto |
| Injeção intrapulpar | 27 | Curto |
| Bloqueio do nervo alveolar superior anterior ("infraorbital") | 25 ou 27 | Longo |
| Bloqueio do nervo maxilar (V2) | 25 ou 27 | Longo |
| Bloqueio do nervo alveolar interior ("mandibular") | 25 ou 27 | Longo |
| Bloqueio do nervo mandibular Gow-Gates | 25 ou 27 | Longo |
| Bloqueio do nervo mandibular de Vazirani-Akinosi | 25 ou 27 | Longo |

[a]Nas edições anteriores deste livro, recomendava-se uma agulha longa de calibre 25. Como um meio de minimizar o risco de hematoma após a injeção alveolar superior posterior, atualmente recomenda-se uma agulha curta. Se disponível, deve-se usar uma agulha curta de calibre 25; se não estiver disponível, recomenda-se a utilização de uma agulha curta de calibre 27. (Ver Capítulo 13 para uma discussão adicional.)
[b]Os autores do artigo sobre a abordagem palatina alveolar superior anterior recomendam o uso de uma agulha ultracurta de calibre 30.[17,18]
[c]Na maioria das situações clínicas, a agulha longa de calibre 25, empregada no bloqueio do nervo alveolar inferior, é utilizada para o bloqueio do nervo bucal, que é realizado imediatamente após o bloqueio do nervo alveolar inferior.

## Referências bibliográficas


1. Cuny EJ, Fredekind R, Budenz AW. Safety needles: new requirements of the Occupational Safety and Health Administration bloodborne pathogens rule. *J Calif Dent Assoc.* 1999;27:525–530.
2. Cuny E, Fredekind RE, Budenz AW. Dental safety needles "effectiveness": results of a one-year evaluation. *J Am Dent Assoc.* 2000;131:1143–1148.
3. Boynes SG. Evaluating the advances and use of hypodermic needles in dentistry. *Compend Contin Educ Dent.* 2014;35:649–654.
4. Aldous JA. Needle deflection: a factor in the administration of local anesthetics. *J Am Dent Assoc.* 1968;77:602–604.
5. Jeske AH, Boshart BF. Deflection of conventional versus nondeflecting dental needles in vitro. *Anesth Prog.* 1985;32:62–64.
6. Jastak JT, Yagiela JA, Donaldson D. *Local Anesthesia for the Oral Cavity.* Philadelphia: WB Saunders; 1995.
7. Steele AC, German MJ, Haas J, et al. An in vitro investigation of the effect of bevel design on the penetration and withdrawal forces of dental needles. *J Dent.* 2013;41:164–169.
8. Robison SF, Mayhew RB, Cowan RD, et al. Comparative study of deflection characteristics and fragility of 25-, 27-, and 30-gauge short dental needles. *J Am Dent Assoc.* 1984;109:920–924.
9. Delgado-Molina E, Tamarit-Borras M, Berini-Aytes L, et al. Comparative study of two needle models in terms of deflection during inferior alveolar nerve block. *Med Oral Pathol Oral Cir Bucal.* 2009;14:440–444.
10. Jeske AH, Blanton PL. Misconceptions involving dental local anesthesia. Part 2. Pharmacology. *Tex Dent J.* 2002;119: 310–314.
11. Hamburg HL. Preliminary study of patient reaction to needle gauge. *N Y State Dent J.* 1972;38:425–426.

12. Farsakinan LR, Weine FS. The significance of needle gauge in dental injections. *Compend Contin Educ Dent.* 1991;12:262–268.
13. Flanagan T, Wahl MI, Schmitt MM, et al. Size doesn't matter: needle gauge and injection pain. *Gen Dent.* 2007;55: 216–217.
14. Malamed SF, Reed KL, Poorsattar S. Needle breakage: incidence and prevention. *Dent Clin North Am.* 2010;54:745–756.
15. Foldes FF, McNall PG. Toxicity of local anesthetics in man. *Dent Clin North Am.* 1961;5:257–258.
16. Harris S. Aspirations before injection of dental local anesthetics. *J Oral Surg.* 1957;25:299–303.
17. Kramer H, Mitton V. Dental emergencies. *Dent Clin North Am.* 1973;17:443–460.
18. McClure DB. Local anesthesia for the preschool child. *J Dent Child.* 1968;35:441–448.
19. Reed KL, Malamed S, Fonner AM. Local anesthesia part 2: technical considerations. *Anesth Prog.* 2012;59:127–137.
20. Trapp LD, Davies RO. Aspiration as a function of hypodermic needle internal diameter in the in-vivo human upper limb. *Anesth Prog.* 1980;27:49–51.
21. Delgado-Molina E, Tamarit-Borras M, Berini-Aytes L, et al. Evaluation and comparison of 2 needle models in terms of blood aspiration during truncal block of the inferior alveolar nerve. *J Oral Maxillofac Surg.* 2003;61:1011–1015.
22. Hochman MN, Friedman MJ. In vitro study of needle deflection: a linear insertion technique versus a bi-directional rotation insertion technique. *Quintessence Int.* 2000;31:737–743.
23. Hochman MN, Friedman MJ. An in vitro study of needle force penetration comparing a standard linear insertion to the new bidirectional rotation insertion technique. *Quintessence Int.* 2001;32:789–796.
24. Aboushala A, Kugel G, Efthimiadis N, Krochak M. *Efficacy of a Computer-Controlled Injection System of Local Anesthesia In Vivo* [abstract 2775]. IADR Annual Meeting; 2000.
25. Cook-Waite Laboratories Inc. *Manual of Local Anesthesia in General Dentistry.* New York: Rensselaer & Springville; 1936:38.
26. Monheim L. *Local Anesthesia and Pain Control in Dental Practice.* St Louis: CV Mosby; 1957:184.
27. Allen GD. *Dental Anesthesia and Analgesia (Local and General).* 2nd ed. Baltimore: Williams & Wilkins; 1979:133.
28. Yagiela JA, Jastack JT. *Regional Anesthesia of the Oral Cavity.* St Louis: CV Mosby; 1981:105.
29. Malamed SF. Needles. In: *Handbook of Local Anesthesia.* 1st ed. St Louis: CV Mosby; 1980:68.
30. Davies RJ. Buffering the pain of local anesthetics: a systematic review. *Emerg Med (Fremantle).* 2003;15(1):81–88.
31. Farsakinan LR, Weine FS. The significance of needle gauge in dental injections. *Compend Contin Educ Dent.* 1991;12:262–268.
32. Tuttle G. Objections defended. Available at: http://www.tuttlenumbnow.com/objections-defended. Accessed February 15, 2018.

# 7 Tubete

O tubete odontológico é um cilindro de vidro contendo o anestésico local e outras substâncias. Nos EUA e em muitos outros países, pode conter 2 mℓ de solução; no entanto, como preparado atualmente, o tubete odontológico contém aproximadamente 1,8 mℓ de solução anestésica local. Os tubetes de anestésico local indicam seu volume em 1,7 mℓ (embora, na realidade, contenham aproximadamente 1,76 mℓ de solução anestésica local).[1] Em outros países, notadamente no Reino Unido, na Nova Zelândia e na Austrália, o tubete odontológico pré-abastecido contém aproximadamente 2,2 mℓ de solução de anestésico local; alguns países, incluindo a França e o Japão, têm tubetes de 1 mℓ (Figura. 7.1).

O tubete odontológico de anestésico local é, pelo uso comum, referido pelos profissionais da área odontológica como *carpule*, que, na verdade, era o nome comercial registrado para o tubete odontológico produzido pela Cook-Waite Laboratories, que o introduziu em odontologia em 1920. A patente foi originalmente emitida pelo órgão responsável por patentes dos EUA em 4 de agosto de 1925. A patente do nome *carpule* expirou em 6 de maio de 2006. Carpules não existem mais.

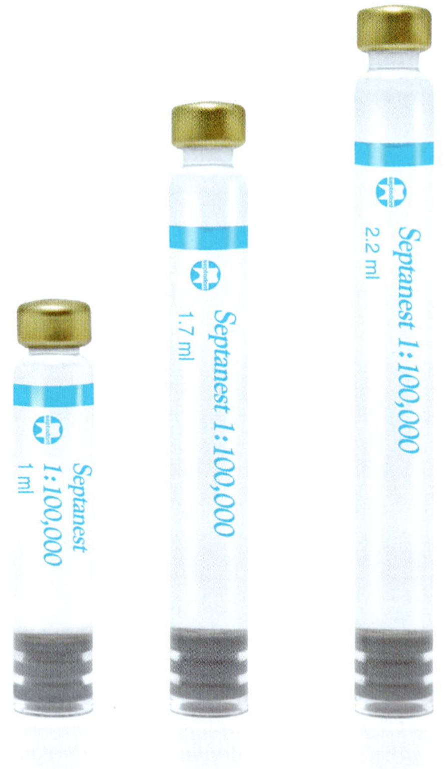


• **Figura 7.1** Tubetes com volumes de 1,0, 1,8 (1,7) e 2,2 mℓ.

A seguir, uma breve história do anestésico odontológico "carpule".[2] A anestesia local foi introduzida na Alemanha, em 1905, por Alfred Einhorn (1856-1917), com a síntese do cloridrato de procaína. O medicamento era fornecido em pó, então os cirurgiões-dentistas tinham de misturar uma nova solução cada vez que precisassem utilizá-lo. Esse processo consumia tempo e era complicado nos campos de batalha da Primeira Guerra Mundial. Infelizmente, soluções de estoque também se deterioravam rapidamente. Harvey S. Cook, cirurgião do Exército de Indiana, resolveu esse problema inventando o carpule. Inspirado pelos tubetes usados nos fuzis do Exército dos EUA, ele elaborou a primeira seringa de carpule. Cook fabricou uma seringa de latão, travou uma agulha de ponta dupla no lugar, cortou os tubos de vidro e usou borrachas de lápis como tampões. Ele passava as noites esterilizando as soluções e enchendo os carpules para o trabalho do dia seguinte. Sua invenção revolucionou o sistema de entrega para todos os tipos de medicamentos, particularmente a anestesia local em odontologia.[3,4]

Nos últimos anos, os fabricantes de anestésicos locais em alguns países (mas não na América do Norte) introduziram um tubete de anestésico local feito de plástico.[5] Os tubetes de plástico apresentam várias características negativas, principalmente vazamento de solução durante a injeção, exigência de considerável força a ser aplicada ao êmbolo da seringa [p. ex., ligamento periodontal (LPD), nasopalatina],[5] e o fato de o êmbolo não "deslizar" ao longo do tubete tão suavemente quanto no de vidro, levando a jatos súbitos de administração de anestésico local sob pressão aumentada, o que pode causar dor no paciente. Outro problema dos tubetes de plástico é que eles são permeáveis ao ar. A exposição ao oxigênio leva a uma degradação mais rápida do vasoconstritor no tubete e a uma vida útil mais curta.[6]

## Componentes

O tubete odontológico de 1,8 mℓ previamente preenchido consiste em quatro partes (Figura 7.2):

1. Tubo de vidro cilíndrico.
2. Tampão (êmbolo, batoque).
3. Capa de alumínio.
4. Diafragma.

O tampão (êmbolo, batoque) está localizado na extremidade do tubete que recebe o arpão da seringa de aspiração. O arpão afiado é incorporado no tampão de borracha de silicone (não contendo látex) com uma leve pressão manual aplicada ao anel da

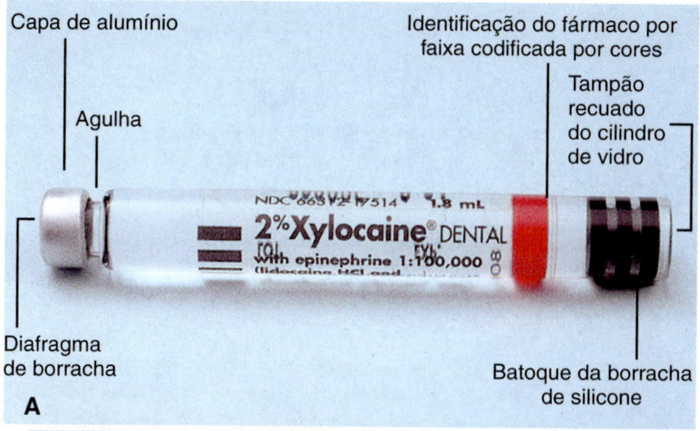


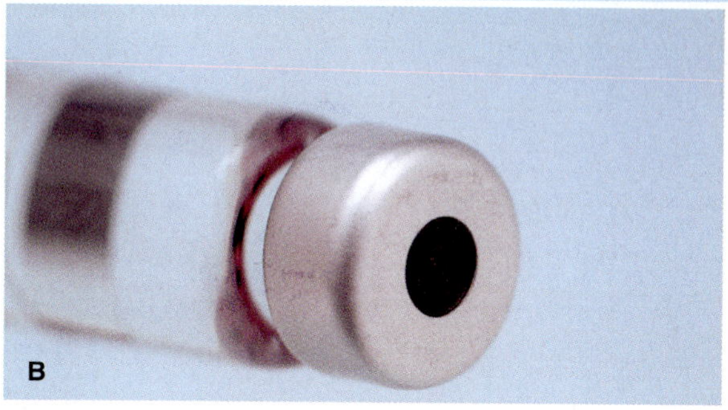


• **Figura 7.2** **A.** Componentes do tubete anestésico local odontológico de vidro. **B.** Capa de alumínio e diafragma sem látex.

seringa. O batoque ocupa um pouco menos de 0,2 mℓ do volume do tubete inteiro. Atualmente, os tampões dos anestésicos locais são tratados com silicone, eliminando a parafina e a glicerina que foram usadas no passado. "Tampões pegajosos" (que não se movem suavemente pelo tubete de vidro) são raros hoje em dia. Nos últimos anos, houve um movimento em direção ao uso de um tampão de borracha preta uniforme em todas as combinações de fármacos anestésicos locais. Os tampões vermelhos, verdes e azuis, codificados por cores e que ajudavam na identificação das substâncias praticamente desapareceram. Quando tampões pretos são utilizados, uma faixa de código de cores, exigida pela American Dental Association (ADA) desde junho de 2003 para produtos que recebem o Selo de Aprovação da ADA, é encontrada ao redor do tubete de vidro (Tabela 7.1).

Em um tubete odontológico intacto, o tampão é ligeiramente recuado da borda do cilindro de vidro (Figura 7.3). Os tubetes cujos batoques estiverem nivelados ou extrudados além do vidro do cilindro não devem ser usados. Esse problema é discutido neste capítulo (ver mais adiante em "Problemas").

Uma capa de alumínio está localizada na extremidade oposta do tubete. Ela se encaixa perfeitamente ao pescoço do tubete de vidro, mantendo o diafragma fino na posição. É prateada ou dourada na maioria dos tubetes.

O diafragma é uma membrana semipermeável através da qual a agulha penetra no tubete. Quando devidamente preparada, a perfuração da agulha é centralizada e redonda, formando uma vedação apertada ao redor da agulha. A preparação inadequada da agulha e do tubete pode produzir uma perfuração excêntrica com um orifício ovoide, o que pode levar à infiltração da solução anestésica na boca do paciente durante a injeção. O diafragma permite que qualquer solução na qual o tubete odontológico seja imerso se difunda para ele, contaminando a solução anestésica local.

No passado, pessoas com alergia ao látex poderiam ter risco aumentado de reação alérgica quando um anestésico local era administrado em um tubete de vidro.[7] Contudo, Shojaei e Haas[8]

**Tabela 7.1** Codificação por cores dos tubetes anestésicos locais, conforme o American Dental Association Council.

| Solução anestésica local | Cor da banda do tubete |
|---|---|
| Cloridrato de articaína 4% com epinefrina 1:100.000 | Dourada |
| Bupivacaína 0,5% com epinefrina 1:200.000 | Azul |
| Cloridrato de lidocaína 2% | Azul-clara |
| Cloridrato de lidocaína 2% com epinefrina 1:50.000 | Verde |
| Cloridrato de lidocaína 2% com epinefrina 1:100.000 | Vermelha |
| Cloridrato de mepivacaína 3% | Bronze |
| Cloridrato de mepivacaína 2% com levonordefrina 1:20.000 | Marrom |
| Cloridrato de prilocaína 4% | Multicolorida (*blade*) |
| Cloridrato de prilocaína 4% com epinefrina 1:200.000 | Amarela |

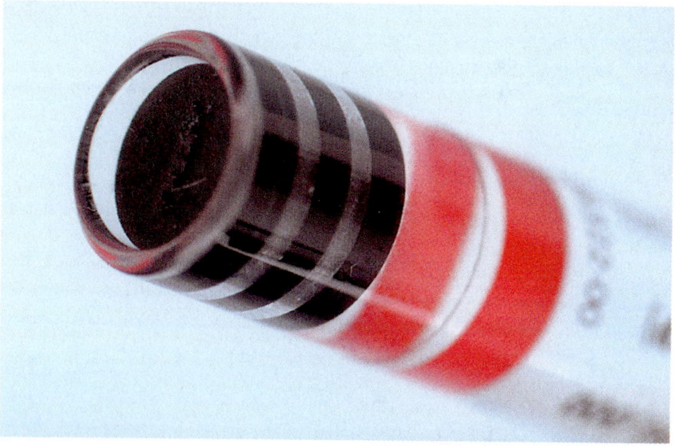

• **Figura 7.3** Batoque de borracha de silicone ligeiramente recuado da borda do vidro.

afirmam que, embora exista a possibilidade de uma reação alérgica causada pelo látex presente no tubete de anestésico local odontológico, "não há relatos de estudos ou casos em que alergia tenha sido desencadeada pelo látex dos tubetes".

Atualmente, na América do Norte, todos os tubetes de anestésicos locais odontológicos estão livres de látex.

Uma etiqueta fina de plástico Mylar® aplicada em todos os tubetes (Figura 7.4 A) serve para (1) proteger o paciente e o administrador no caso de rachaduras no vidro e (2) fornecer especificações sobre o medicamento em questão. Além disso, alguns fabricantes incluem um indicador de volume em seus rótulos, tornando mais fácil para o administrador depositar volumes precisos de anestésico (Figura 7.4 B).

## Conteúdo

A composição da solução encontrada no tubete odontológico difere se um vasoconstritor for acrescentado (Tabela 7.2).

O *anestésico local* é a razão de ser de todo o tubete odontológico. Ele interrompe o impulso nervoso propagado, impedindo-o de atingir o cérebro. O medicamento contido no tubete é listado por sua concentração percentual. O número de miligramas do anestésico local pode ser calculado pela multiplicação da concentração percentual

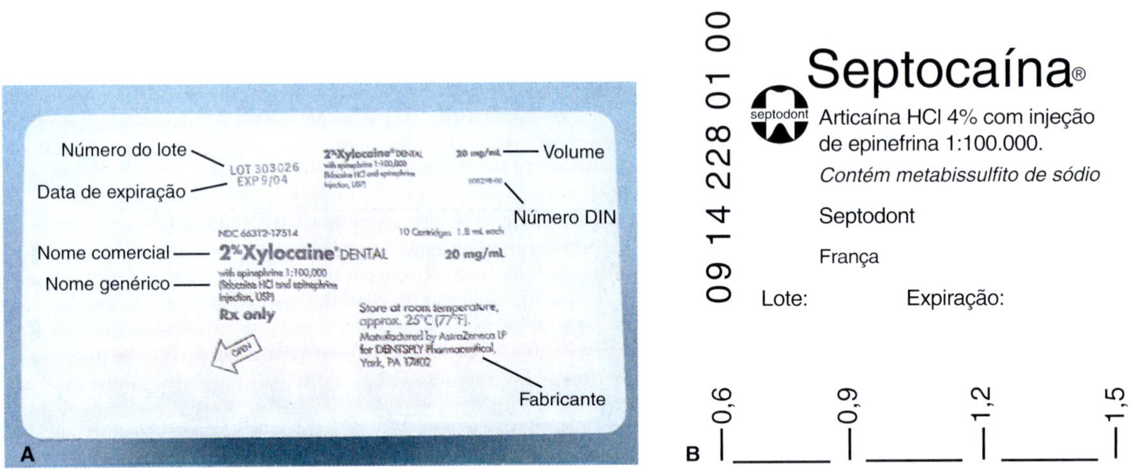


• **Figura 7.4** A. Rótulo de plástico Mylar®. **B.** Etiqueta com indicador de volume. (Cortesia de Septodont, Inc, Lancaster, PA.)

**Tabela 7.2** Composição da solução anestésica local.

| Componente | Função | Solução anestésica local "simples" | Solução anestésica local contendo vasoconstritor |
|---|---|---|---|
| Fármaco anestésico local (p. ex., cloridrato de lidocaína) | Bloqueio da condução nervosa | • | • |
| Cloreto de sódio | Isotonicidade da solução | • | • |
| Água estéril | Volume | • | • |
| Vasoconstritor (p. ex., epinefrina, levonordefrina) | Aumenta a profundidade e a duração da anestesia; diminui a absorção de anestésico local e vasoconstritor | | • |
| (Meta)bissulfito de sódio | Antioxidante | | • |
| Metilparabeno[a] | Agente bacteriostático | | |

[a]O metilparabeno não é mais incluído em tubetes odontológicos de anestésico local de uso único; no entanto, é encontrado em todos os frascos multidose de drogas injetáveis.
•Presente no tubete.

(p. ex., 2% = 20 mg/mℓ) pelo volume de fluido no tubete: 1,8 mℓ (EUA) ou 2,2 mℓ (Reino Unido). Assim, um tubete de 1,8 mℓ de uma solução a 2% contém 36 mg (Tabela 7.3). O anestésico local é estável e capaz de ser autoclavado, aquecido ou fervido sem quebrar. Contudo, outros componentes do tubete (p. ex., fármaco vasoconstritor, selos) são mais lábeis e facilmente destruídos.

Um *vasoconstritor* é incluído na maioria dos tubetes anestésicos para aumentar a segurança, a duração e a profundidade de ação do fármaco. O pH dos tubetes odontológicos contendo vasoconstritores é menor (mais ácido) que o dos tubetes que não contêm vasoconstritores, comumente na faixa de 3,3 a 4,5, contra aproximadamente 6,5 para soluções não vasoconstritoras. Devido a essa diferença de pH, os anestésicos locais comuns têm início mais rápido de ação clínica e são mais confortáveis (causam menos "queimação" na injeção).[9-11]

Os tubetes com vasoconstritor também contêm um *antioxidante*, mais frequentemente o (meta)bissulfito de sódio. O bissulfito de

**Tabela 7.3** Cálculo dos miligramas por tubete.

| Solução percentual | = | Miligramas por mililitro | × | Volume do tubete | = | Miligramas por tubete |
|---|---|---|---|---|---|---|
| 0,5 | = | 5 | × | 1,8 | = | 9 |
| 1,0 | = | 10 | × | 1,8 | = | 18 |
| 2,0 | = | 20 | × | 1,8 | = | 36 |
| 3,0 | = | 30 | × | 1,8 | = | 54 |
| 4,0 | = | 40 | × | 1,8 | = | 72 |

sódio evita a oxidação do vasoconstritor pelo oxigênio, que pode ficar retido no tubete durante sua fabricação ou difundir-se através do diafragma semipermeável (ou das paredes de um tubete de plástico) após o enchimento. O bissulfito de sódio reage com o oxigênio mais rápido do que ele é capaz de destruir o vasoconstritor. Quando oxidado, o bissulfito de sódio se transforma em bissulfato de sódio, ficando com o pH ainda mais baixo. A relevância clínica disso está no fato de que o aumento da queimação (desconforto) é experimentado pelo paciente com a injeção de um tubete "mais antigo" de anestésico com vasoconstritor em comparação com um tubete novo. A alergia aos bissulfitos deve ser considerada na avaliação médica de todos os pacientes antes da administração do anestésico local (ver Capítulo 10).[12,13]

*Cloreto de sódio* é adicionado ao tubete para tornar a solução isotônica aos tecidos do corpo. No passado, casos isolados foram relatados, nos quais soluções anestésicas locais contendo excesso de cloreto de sódio (soluções hipertônicas) produziram edema ou parestesia nos tecidos, algumas vezes durando vários meses após a administração do medicamento.[14] Isso não é mais um problema.

A *água destilada* é usada como diluente para fornecer o volume de solução no tubete.

Uma mudança significativa na composição do tubete nos EUA e em muitos outros países foi a remoção do *metilparabeno*, um agente bacteriostático. Uma decisão da Food and Drug Administration (FDA) determinou a remoção do metilparabeno de tubetes de anestésico local fabricados após 1 de janeiro de 1984.[15] O metilparabeno tem propriedades bacteriostáticas, fungistáticas e antioxidantes. Ele e compostos relacionados (etilparabeno, propilparabeno e butilparabeno) são comumente usados como conservantes em pomadas, cremes, loções e dentifrícios. Além disso, os conservantes parabenos são encontrados em todos os frascos de medicamentos de múltiplas doses. O metilparabeno é comumente usado na concentração de 0,1% (1 mg/mℓ). Sua retirada dos tubetes de anestésico local foi baseada em dois fatos. Primeiro, os tubetes de anestésico local odontológico são itens de uso único destinados a serem descartados, e não reutilizados. Por isso, a inclusão de um agente bacteriostático é injustificada. E segundo, porque a exposição repetida ao parabeno levou a relatos de aumento de reações alérgicas em algumas pessoas.[16,17] As respostas foram limitadas a edema localizado, prurido e urticária. Felizmente, até o momento, não houve reação alérgica sistêmica a um parabeno. A remoção do metilparabeno diminuiu ainda mais um risco já mínimo de alergia a substâncias anestésicas locais.

## Cuidados e manuseio

Os anestésicos locais são comercializados em embalagens de (geralmente) cinco blísteres de 10 tubetes cada (Figura 7.5). Em alguns países, os anestésicos locais ainda estão disponíveis em latas de 50 tubetes. Embora nenhum fabricante faça qualquer reivindicação de esterilidade em relação à superfície exterior do tubete, as culturas bacterianas feitas imediatamente ao abrir um recipiente geralmente não produzem qualquer crescimento. Portanto, parece óbvio que medidas extraordinárias relacionadas com a esterilização de tubetes são injustificadas. De fato, o tubete odontológico de vidro não deve ser autoclavado. As vedações do tubete não podem suportar as temperaturas extremas da autoclavagem, e os vasoconstritores termicamente instáveis serão destruídos no processo. Tubetes de plástico não podem ser autoclavados.

Os tubetes de anestésico local devem ser armazenados em seu recipiente original, preferencialmente em temperatura ambiente (p. ex., 21 a 22°C) e em local escuro. Não há necessidade de "preparar" um tubete antes de usá-lo: o cirurgião-dentista, técnico ou auxiliar de saúde bucal simplesmente o insere na seringa. No entanto, alguns clínicos se sentem compelidos a "esterilizar" o tubete de alguma forma. Quando este desejo surgir, deve-se aplicar um pano embebido em álcool, umedecido com 91% de álcool isopropílico ou 70% de álcool etílico no diafragma de borracha (Figura 7.6).

Se um dispensador de tubetes de plástico transparente for utilizado, deve-se colocar 1 dia de suprimentos de tubetes com a capa de alumínio e o diafragma voltados para baixo (Figura 7.7). Várias (duas ou três) compressas de gaze estéril seca de 5 x 5 cm (2 × 2 polegadas) são colocadas no centro do dispensador e umedecidas com (não imersas em) 91% de álcool isopropílico ou 70% de álcool etílico. Nenhum álcool líquido deve estar presente ao redor dos tubetes. Antes de a seringa ser carregada, a capa de alumínio e o diafragma de borracha devem ser esfregados contra a gaze umedecida.

Os tubetes não devem ser embebidos com álcool ou outras soluções de esterilização porque o diafragma semipermeável permite a difusão dessas soluções no recipiente, contaminando-o.[18] Recomenda-se que os tubetes de anestésico local sejam mantidos em seu recipiente original até a sua utilização.

Aquecedores de tubete são desnecessários; ocasionalmente eles podem provocar problemas. O superaquecimento da solução anestésica local pode levar a (1) desconforto do paciente durante a injeção e (2) degradação mais rápida de um vasoconstritor termicamente instável (proporcionando menor duração da anestesia e mais queimação na injeção). Foi demonstrado que, após o tubete de vidro aquecido ser removido do aquecedor e colocado em uma seringa de metal com a solução forçada através de uma agulha de metal fino, sua temperatura diminuiu quase até a temperatura ambiente.[6,9,19,20]

Os aquecedores de tubete, desenvolvidos para manter as soluções anestésicas na "temperatura do corpo", não são necessários nem recomendados. Anestésicos locais em tubetes mantidos em temperatura ambiente (20 a 22°C) não causam desconforto ao paciente durante a injeção nos tecidos; eles não se queixam de a solução estar muito fria.[20] Por outro lado, soluções anestésicas locais aquecidas a 27°C ou mais têm incidência muito maior de serem descritas como muito quentes ou queimarem durante a injeção.[19]

Os tubetes de anestésico local não devem ficar expostos à luz solar direta, pois alguns conteúdos podem sofrer deterioração acelerada. O principal efeito clínico disso será a destruição (oxidação)

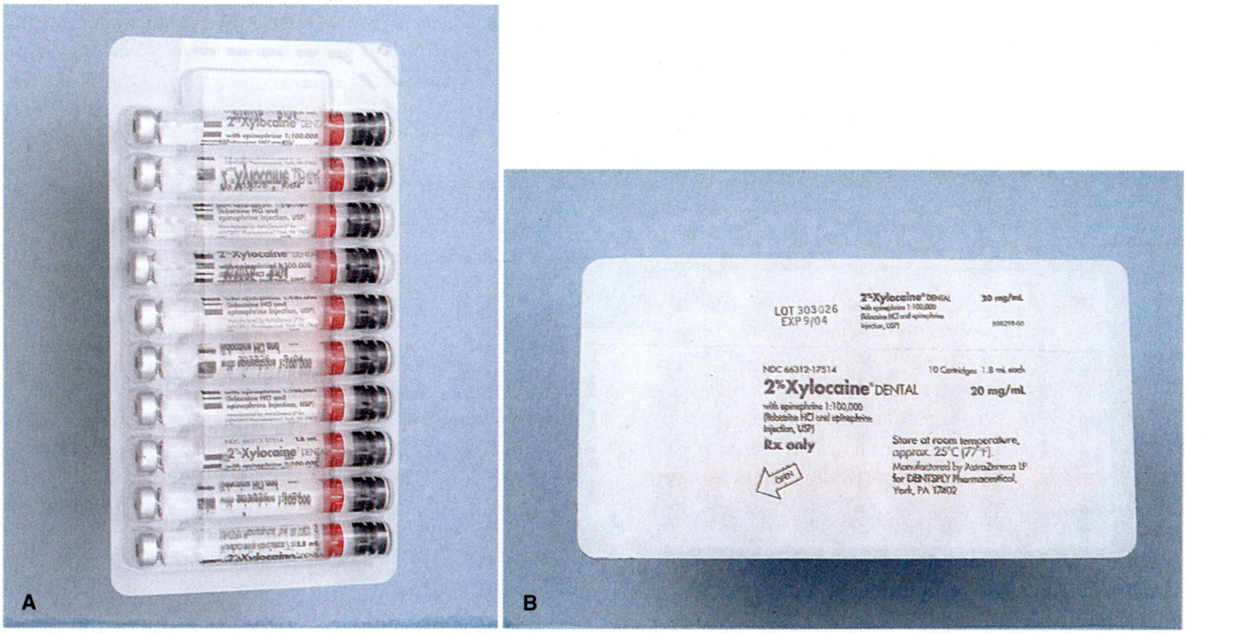


• **Figura 7.5 A.** Dez tubetes de anestésico local estão contidos em um blister lacrado. **B.** A parte de trás do blister contém informações sobre o medicamento. (Cortesia de Dentsply Sirona.)

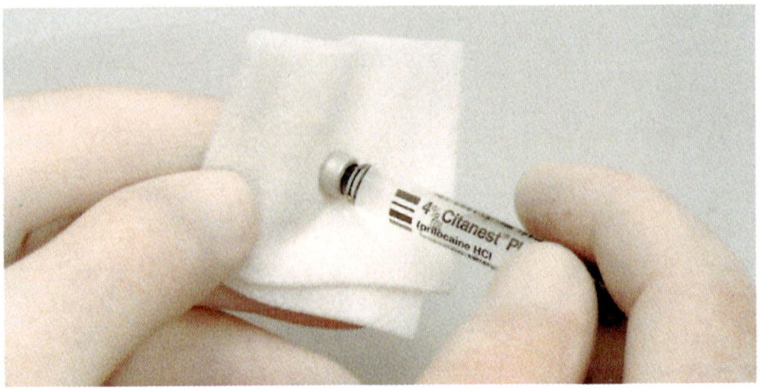

• **Figura 7.6** Preparação do tubete anestésico local para uso com a limpeza do diafragma de borracha com álcool.

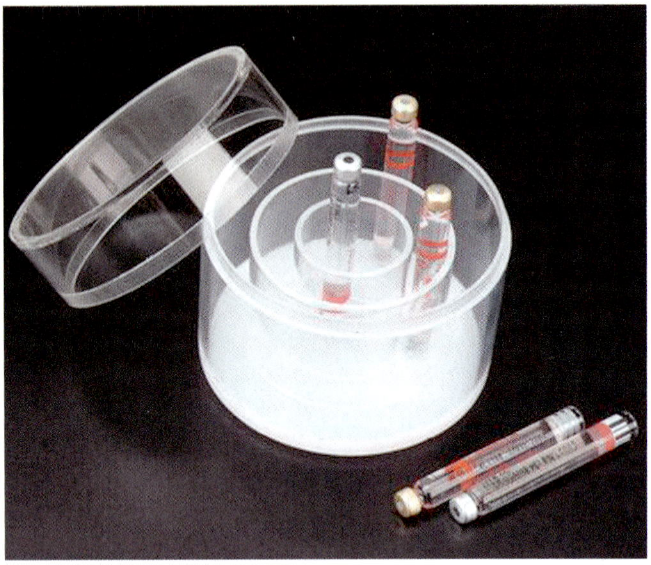

• **Figura 7.7** Dispensador de tubete anestésico local para odontologia.

do vasoconstritor, com diminuição (mínima) correspondente na duração da ação clínica da solução anestésica, juntamente com aumento do desconforto ao paciente, como resultado da maior acidez da solução anestésica, causada pela oxidação do vasoconstritor.

Em cada pacote de anestésico local está incluído um documento importante: a bula informativa do medicamento. Ela contém informações valiosas sobre a solução de anestésico local, como dosagens, avisos, precauções e instruções de cuidado e manuseio. Todas as pessoas envolvidas no manuseio ou na administração de anestésicos locais devem revisar esse documento periodicamente (Figura 7.8).

## Problemas

Ocasionalmente acontecem problemas com tubetes de anestésicos locais odontológicos. Embora a maioria dos problemas seja pequena, produzindo mínimas inconveniências para o administrador, outros são mais significativos e podem ser prejudiciais para o paciente:

1. Bolha no tubete.
2. Tampão extrudado.
3. Queimação durante a injeção.
4. Tampão aderente.
5. Capa corroída.
6. Ferrugem na capa.
7. Vazamento durante a injeção.
8. Tubete quebrado.

### Bolha no tubete

Uma pequena bolha de aproximadamente 1 a 2 mm de diâmetro (descrita como tamanho "BB") é frequentemente encontrada no tubete odontológico. É composta de gás nitrogênio, que é borbulhado na solução anestésica local durante o processo de preenchimento do tubete para evitar que o oxigênio fique preso em seu interior, potencialmente destruindo o vasoconstritor. A bolha de nitrogênio pode nem sempre ser visível em um tubete normal (Figura 7.9 A).

Uma bolha maior, que pode ser visível com um batoque extrudado além da borda do tubete, é o resultado do congelamento da solução anestésica (Figura 7.9 B). Esses tubetes não devem ser usados, pois a esterilidade da solução não pode mais ser assegurada. Em vez disso, devem ser devolvidos ao fabricante para substituição.

### Tampão extrudado

O tampão pode ficar extrudado quando um tubete é congelado e o líquido interno se expande. Nesse caso, a solução não pode mais ser considerada estéril e não deve ser usada para injeção. Os tubetes congelados podem ser identificados pela presença de uma bolha grande (> 2 mm), juntamente com tampão extrudado.

Um tampão extrudado sem bolha é indicativo de armazenamento prolongado em uma solução de desinfecção química e difusão da solução no tubete (Figura 7.10). Shannon e Wescott[21] demonstraram que o álcool entra em um tubete através do diafragma, em quantidades mensuráveis em um dia, se este estiver imerso em álcool. As soluções anestésicas locais que contêm álcool produzem uma queimação desconfortável na injeção. O álcool em concentração suficientemente alta é um agente neurolítico capaz de produzir parestesia a longo prazo. A maior concentração de álcool relatada até o momento em um tubete odontológico é de 8%, o que provavelmente não produzirá lesão nervosa significativa a longo prazo.

Comprimidos antiferrugem não devem ser usados em soluções desinfetantes. O nitrato de sódio (ou agente similar) que eles contêm é capaz de liberar íons metálicos que têm sido relacionados com o aumento na incidência de edema após a administração do anestésico local.[23]

É importante lembrar que pequenas quantidades de solução de esterilização podem se difundir em um tubete odontológico sem deslocamento visível do batoque. Cuidados devem sempre ser tomados no armazenamento de tubetes de anestésicos locais.

### Queimação durante a injeção

Sensação de queimação durante a injeção de solução anestésica pode ser o resultado de um dos seguintes fatores:

1. Resposta normal ao pH ácido da droga.
2. Tubete com solução de esterilização.
3. Tubete superaquecido.
4. Tubete com vasoconstritor.

Durante poucos segundos imediatamente após a deposição de uma solução anestésica local, o paciente pode se queixar de uma leve sensação de queimação. Essa resposta é normal e causada pelo pH da solução anestésica local; dura apenas 1 ou 2 segundos, até que o anestésico produza efeito, e é notada principalmente por pacientes sensíveis quando recebem anestésicos locais contendo epinefrina ou levonordefrina (pH geralmente entre 3,3 e 4,5).

Uma queimadura mais intensa experimentada pelo paciente geralmente é resultado da difusão da solução desinfetante no tubete odontológico e sua subsequente injeção nas membranas mucosas

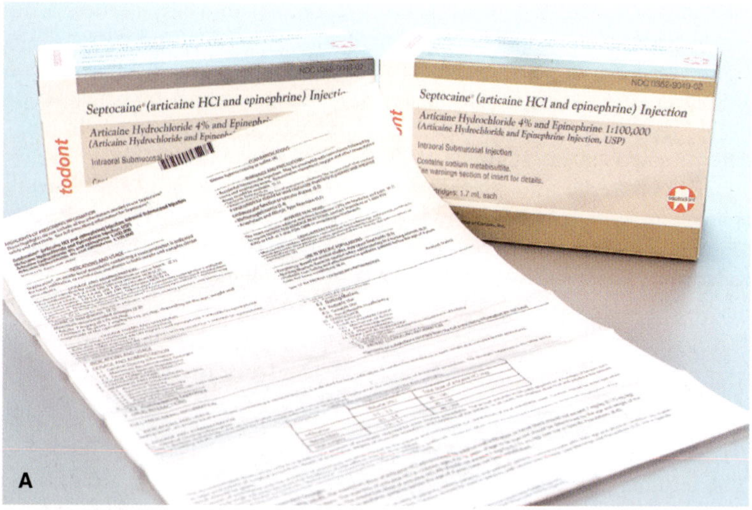


A

**ADVERTÊNCIAS**

PROFISSIONAIS DE SAÚDE BUCAL QUE UTILIZAM ANESTÉSICOS LOCAIS EM SEUS CONSULTÓRIOS DEVEM TER CONHECIMENTO SOBRE DIAGNÓSTICO E TRATAMENTO DE EMERGÊNCIAS QUE PODEM RESULTAR DE SEU USO. EQUIPAMENTOS DE REANIMAÇÃO, OXIGÊNIO E OUTRAS DROGAS PARA REANIMAÇÃO DEVEM ESTAR DISPONÍVEIS PARA O USO IMEDIATO.

Reações que resultaram em fatalidade ocorreram em raras ocasiões com o uso de anestésicos locais, mesmo na ausência de história de hipersensibilidade.

B

• **Figura 7.8** A. Todos os recipientes de anestésico local contêm um folheto informativo do produto, que deve ser lido. (Cortesia de Septodont, Inc, Lancaster, PA.) **B.** Informações importantes estão contidas em todas as bulas. (Cortesia de Dentsply Sirona.)

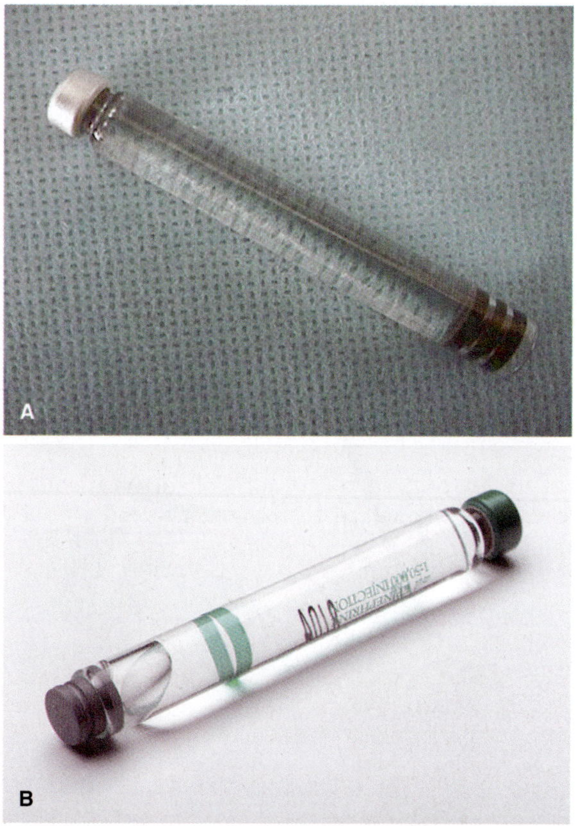

• **Figura 7.9** **A.** Tubete normal sem bolha ou uma pequena bolha de tamanho BB. O tampão de borracha está recuado do aro de vidro. **B.** Tubete de anestesia local com tampão extrudado e uma grande bolha causada por congelamento.

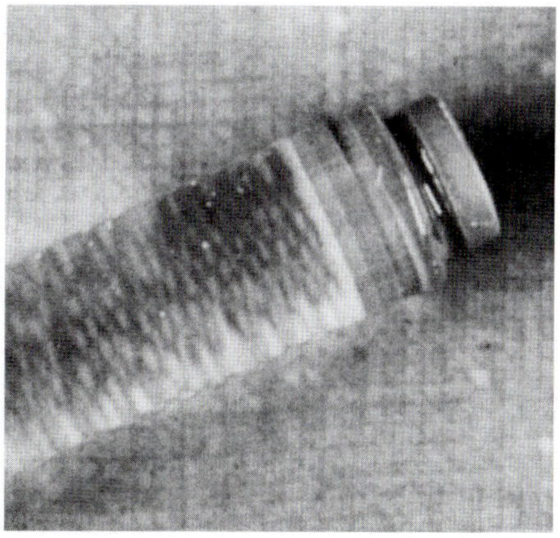

• **Figura 7.10** Batoque extrudado no tubete de anestésico local.

orais. Embora a queimação seja mais frequentemente um mero aborrecimento, a inclusão de agentes desinfetantes, como o álcool, em tubetes odontológicos pode levar a sequelas mais graves, como parestesia pós-injeção e edema tecidual.[21]

O superaquecimento da solução em um aquecedor de tubete pode produzir queimação na injeção. O aquecedor de tubete de tipo lâmpada (árvore de Natal) é o mais frequentemente culpado nesse sentido. A menos que os tubetes de anestésico local estejam excepcionalmente frios, há pouca justificativa para o uso de um tubete mais quente. Soluções anestésicas locais injetadas a temperatura ambiente são bem toleradas por tecidos e pacientes.[6,19,20]

O uso de uma solução anestésica local contendo vasoconstritor pode ser responsável pela sensação de queimação na injeção. A adição de um vasoconstritor e de um antioxidante (bissulfito de sódio) reduz o pH da solução para aproximadamente 3,3 a 4,5, tornando-a significativamente mais ácida do que as que não contêm vasoconstritor (pH cerca de 6,5).[9-11,22] Os pacientes são mais propensos a experimentar a sensação de ardor com essas soluções. Uma diminuição adicional no pH da solução do anestésico local resulta da oxidação do bissulfito de sódio em bissulfato de sódio. Essa resposta pode ser minimizada pela verificação cuidadosa da data de validade de todos os tubetes antes do uso. Por outro lado, o aumento do pH da solução anestésica tem o efeito de tornar a administração do anestésico local consideravelmente mais confortável para o paciente.[22-26]

## Tampão aderente

O "tampão aderente" é uma raridade atualmente, após a inclusão do silicone como lubrificante e a remoção da parafina como selante no tubete. Nos casos em que a parafina ainda é utilizada, a dificuldade em avançar o tampão pode ocorrer porque a parafina endurece em dias mais frios (abaixo de 16°C). O uso de tubetes a temperatura ambiente minimiza esse problema; o uso de tampões revestidos com silicone elimina-o. Os tubetes de plástico estão associados a esse problema em maior grau que os tubetes de vidro.

## Capa corroída

A capa de alumínio em um tubete de anestésico local pode ser corroída se estiver imersa em soluções desinfetantes que contêm sais de amônio quaternário, como cloreto de benzalcônio (p. ex., solução de esterilização "fria"). Esses sais são eletroliticamente incompatíveis com o alumínio. Os tubetes selados em alumínio podem ser desinfetados em álcool isopropílico a 91% ou álcool etílico a 70%. Tubetes com capas corroídas não devem ser usados. A corrosão pode ser facilmente distinguida da ferrugem, que aparece como um depósito vermelho em uma capa de alumínio intacta.

## Ferrugem na capa

A ferrugem encontrada em um tubete indica que pelo menos um tubete no recipiente de lata quebrou ou vazou. O recipiente de "lata" (na verdade, aço mergulhado em lata derretida) enferruja e o depósito cai nos tubetes. Tubetes contendo ferrugem não devem ser usados. Se algum tubete contiver ferrugem, estiver com a capa amassada ou apresentar uma rachadura visível, todos os tubetes do recipiente devem ser cuidadosamente verificados antes do uso. Com a introdução de embalagens não metálicas (p. ex., blísteres), a ferrugem raramente é vista.

## Vazamento durante a injeção

O vazamento de solução anestésica local na boca do paciente durante a injeção ocorre se o tubete e a agulha tiverem sido preparados incorretamente e a punção da agulha do diafragma for ovoide e excêntrica. Colocada corretamente na seringa depois que o tubete é inserido, a agulha produz uma perfuração redonda e central no diafragma, que se fecha hermeticamente ao redor da agulha. Quando é aplicada pressão ao êmbolo durante a injeção, toda a solução é direcionada para o lúmen da agulha. Se o tubete for colocado em uma seringa de carregamento reverso *após* a agulha ter sido anexada, pode ocorrer uma perfuração ovoide excêntrica. Com a pressão no êmbolo, alguma solução é direcionada para o lúmen da agulha, enquanto outras porções podem vazar para fora do tubete, entre a agulha e o diafragma, e para a boca do paciente (ver Figura 5.19). Quando uma seringa de segurança é utilizada, é necessário inserir o tubete após a agulha ter sido anexada; no entanto, como o tubete desliza diretamente para a seringa, não do lado, o vazamento durante a injeção raramente é um problema. Comunicações verbais e escritas de médicos indicam que a ocorrência de vazamentos parece ser consideravelmente maior quando tubetes de plástico são utilizados.

O tubete odontológico de plástico não suporta a aplicação da pressão de injeção tão bem quanto o tubete de vidro tradicional. Meechan *et al.*[5] aplicaram pressões iguais àquelas obtidas durante a injeção LPD com tubetes de anestésico local de vidro e plástico. O vazamento de anestésico ocorreu em 1,4% dos tubetes de vidro e em 75,1% dos tubetes de plástico.

## Tubete quebrado

A causa mais comum de quebra de tubete é o uso de um tubete que foi rachado ou lascado durante o transporte. Recipientes de metal amassados e caixas danificadas devem ser devolvidos ao fornecedor imediatamente para troca. Se um tubete quebrado for encontrado em um recipiente, todos os tubetes restantes devem ser examinados quanto a rachaduras ou lascas. Duas áreas que devem ser examinadas com cuidado são o pescoço fino do tubete, onde ele se une à capa de alumínio (Figura 7.11) e o vidro ao redor do batoque. Sujeitar um tubete rachado à pressão da injeção geralmente faz com que ele quebre ou "exploda". Se isso ocorrer dentro da boca do paciente, sequelas graves podem resultar da ingestão de vidro. É essencial aspirar completamente a boca do paciente e consultar um médico ou a equipe do departamento de emergência sobre a terapia de acompanhamento antes de o paciente receber alta. A adição de uma etiqueta plástica Mylar® fina ao tubete de vidro minimiza essa lesão. Além disso, se a capa de alumínio do tubete estiver danificada, o tubete não deve ser usado, porque o vidro subjacente também pode ter sido danificado (ver Figura 7.11).

Os tubetes de plástico não quebram quando são submetidos a pressões de injeção do LPD.[1]

A força excessiva usada para acoplar o arpão de aspiração no tampão resultou em numerosos casos de tubetes estilhaçados (Figura 7.12). Embora eles não tenham quebrado na boca do paciente, foi relatado ferimento à equipe odontológica. Deve-se evitar bater o anel da seringa na tentativa de engatar o arpão no tampão de borracha. Se essa técnica for essencial para embutir o arpão no tampão de borracha (como é com a seringa de segurança plástica), uma das mãos deve ser usada para cobrir toda a superfície de vidro do tubete (Figura 7.13). A preparação adequada do arsenal (ver Capítulo 9) minimiza esse risco.

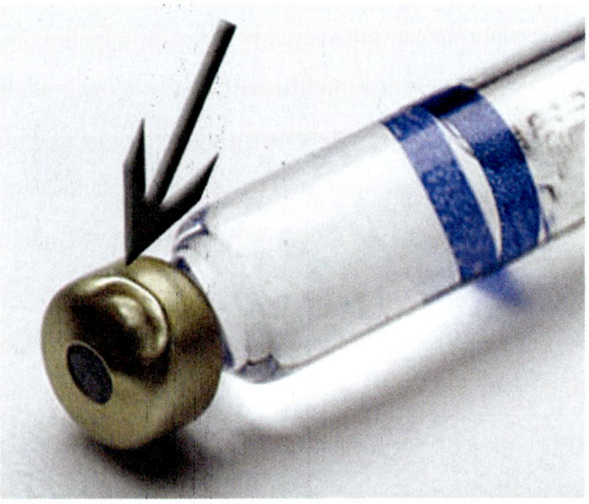

• **Figura 7.11** Tubete de anestésico local com capa danificada. O vidro em volta do pescoço do tubete deve ser cuidadosamente examinado em busca de rachaduras.

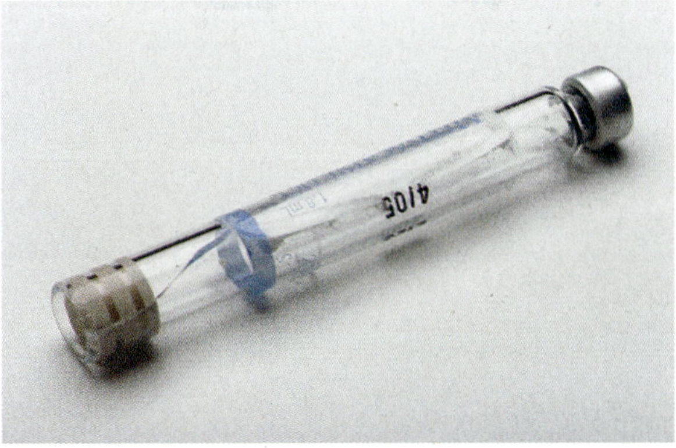

• **Figura 7.12** Vidro rachado no tubete odontológico.

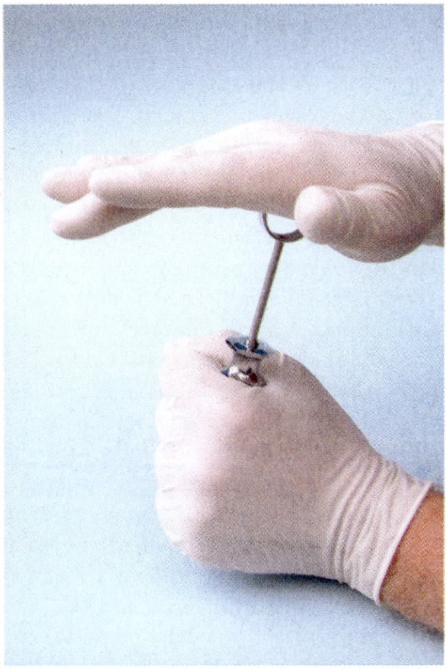

• **Figura 7.13** Se for necessário forçar a inserção do arpão no batoque de borracha, a face de vidro da seringa deve ser coberta com a mão.

A quebra também pode ocorrer como resultado da tentativa de usar um tubete com um batoque extrudado. Se for o caso, os batoques extrudados apenas voltam para o tubete se forçados com dificuldade. Tubetes com batoques extrudados não devem ser usados.

Seringas com arpões dobrados podem causar ruptura dos tubetes (ver Figura 5.21). Agulhas tortas que não são mais pérvias criam acúmulo de pressão dentro do tubete durante a tentativa de injeção (ver Figura 5.20). Nenhuma tentativa deve ser feita para forçar a solução anestésica local de um tubete odontológico contra resistência significativa.

## Recomendações

1. Tubetes odontológicos são itens de uso único e nunca devem ser utilizados em mais de um paciente.
2. Os tubetes devem ser armazenados a temperatura ambiente.
3. Não é necessário aquecer os tubetes antes de utilizá-los.
4. Os tubetes não devem ser usados além de sua data de validade.
5. Os tubetes devem ser cuidadosamente verificados quanto a rachaduras, lascas e integridade do tampão e da capa antes do uso.

## Referências bibliográficas


1. Haase A, Reader A, Nusstein J, Beck M, Drum M. Comparing anesthetic efficacy of articaine versus lidocaine as a supplemental buccal infiltration of the mandibular first molar after an inferior alveolar nerve block. *J Am Dent Assoc*. 2008;139:1228–1235.
2. Hyson JM Jr, Whitehorne JWA, Greenwood JT. *A history of dentistry in the US Army to World War II*. Washington, DC: Office of The Surgeon General at TMM Publications; 2008:508–509.
3. Asbell MB. *Dentistry: A Historical Perspective*. Bryn Mawr: Dorrance & Co; 1988:178.
4. Lufkin AW. *A History of Dentistry*. Philadelphia: Lea & Febiger; 1948:346–347.
5. Meechan JG, McCabe JF, Carrick TE. Plastic dental anaesthetic cartridges: a laboratory investigation. *Br Dent J*. 1990;169:254–256.
6. Meechan JG, Donaldson D, Kotlicki A. The effect of storage temperature on the resistance to failure of dental local anesthetic cartridges. *J Can Dent Assoc*. 1995;61:143–144.
7. Sussman GL, Beezhold DH. Allergy to latex rubber. *Ann Intern Med*. 1995;122(1):43–46.
8. Shojaei AR, Haas DA. Local anesthetic cartridges and latex allergy: a literature review. *J Can Dent Assoc*. 2002;68(10):622–626.
9. Jeske AH, Blanton PL. Misconceptions involving dental local anesthesia. Part 2, pharmacology. *Tex Dent J*. 2002;119(4):310–314.
10. Wahl MJ, Schmitt MM, Overton DA, Gordon MK. Injection of bupivacaine with epinephrine vs. prilocaine plain. *J Am Dent Assoc*. 2002;133(12):1652–1656.
11. Wahl MJ, Overton DA, Howell J, et al. Pain on injection of prilocaine plain vs. lidocaine with epinephrine: a prospective double-blind study. *J Am Dent Assoc*. 2001;132(10):1396–1401.
12. Seng GF, Gay BJ. Dangers of sulfites in dental local anesthetic solutions: warning and recommendations. *J Am Dent Assoc*. 1986;113:769–770.
13. Perusse R, Goulet JP, Turcotte JY. Contraindications to vasoconstrictors in dentistry. Part II. Hyperthyroidism, diabetes, sulfite sensitivity, cortico-dependent asthma, and pheochromocytoma. *Oral Surg*. 1992;74(5):687–691.
14. Nickel AA. Paresthesia resulting from local anesthetics. *J Oral Maxillofac Surg*. 1984;42(5):279.
15. *Cleveland Clinic, Center for Continuing Education. Pharmcotherapy Update. Allergic Reactions. Did You Know. Volume IV, Number 1*. January/February 2001. http://www.clevelandclinicmeded.com/medicalpubs/pharmacy/JanFeb2001/allergicreaction.htm. Accessed 11 November 2018 Accessed February 20, 2018.
16. Wurbach G, Schubert H, Pillipp I. Contact allergy to benzyl alcohol and benzyl paraben. *Contact Dermatitis*. 1993;28(3):187–188.
17. Klein CE, Gall H. Type IV allergy to amide-type anesthetics. *Contact Dermatitis*. 1991;25(1):45–48.
18. Meechan JG, McCabe JF. Effect of different storage methods on the performance of dental local anaesthetic cartridges. *J Dent*. 1992;29:38–43.
19. Volk RJ, Gargiulo AV. Local anesthetic cartridge warmer—first in, first out fresh. *Ill Dent J*. 1984;53(2):92–94.
20. Rogers KB, Fielding AF, Markiewicz SW. The effect of warming local anesthetic solutions prior to injection. *Gen Dent*. 1989;37(6):496–499.
21. Shannon IL, Wescott WB. Alcohol contamination of local anesthetic cartridges. *J Acad Gen Dent*. 1974;22:20–21.
22. Moorthy AP, Moorthy SP, O'Neil R. A study of pH of dental local anesthetic solutions. *Br Dent J*. 1984;157(11):394–395.
23. Crose VW. Pain reduction in local anesthetic administration through pH buffering. *J Indiana Dent Assoc*. 1991;70(2):24–25.
24. Hanna MN, Elhassan A, Veloso PM, et al. Efficacy of bicarbonate in decreasing pain on intradermal injection of local anesthetics: a meta-analysis. *Reg Anesth Pain Med*. 2009;34:122–125.
25. Malamed SF, Falkel M. Buffered local anesthetics: the importance of pH and $CO_2$. *SAAD Dig*. 2013;29:9–17.
26. Malamed SF, Hersh E, Poorsattar S, Falkel M. Faster onset and more comfortable injection with alkalinized 2% lidocaine with epinephrine 1:100,000. *Compend Contin Educ Dent*. 2013;34(Spec No 1):1–11.

# 8

# Arsenal Adicional

Os três componentes principais do arsenal de anestesia local – seringa, agulha e tubete – foram apresentados nos Capítulos 5, 6 e 7. No entanto, outros itens importantes também devem fazer parte do arsenal de anestesia local, incluindo:

1. Antisséptico tópico.
2. Anestésico tópico.
3. Aplicadores.
4. Gaze de algodão (5 × 5 cm [2 × 2 polegadas]).
5. Pinça hemostática.
6. Dispositivo de recapeamento de agulha.

## Antisséptico tópico

Um antisséptico tópico pode ser usado para preparar os tecidos no local da injeção antes da penetração inicial da agulha. Sua função é produzir uma diminuição transitória na população bacteriana no local da injeção, minimizando qualquer risco de infecção pós-injeção.

O antisséptico tópico, em um aplicador, é colocado no local da injeção por 15 a 30 segundos. Não há necessidade de colocar uma grande quantidade no aplicador; deve ser suficiente apenas para umedecer a parte de algodão da haste.

Os agentes disponíveis incluem iodopovidona (Betadine®) e timerosal (Merthiolate®). Antissépticos tópicos contendo álcool (p. ex., tintura de iodo, tintura de timerosal) não devem ser usados, porque o álcool causa irritação nos tecidos. Além disso, a alergia a compostos contendo iodo é comum.[1,2] Antes que qualquer antisséptico tópico contendo iodo seja aplicado nos tecidos, o paciente deve ser questionado para determinar se reações adversas ao iodo já foram desenvolvidas anteriormente.

Em um levantamento das técnicas anestésicas locais na prática odontológica, 7,9% dos cirurgiões-dentistas mencionaram que sempre usavam antissépticos tópicos antes da injeção, 22,4% os utilizavam às vezes, e 69,7% nunca os utilizavam.

Infecções pós-injeção, embora extremamente raras na odontologia, podem ocorrer – e ocorrem. O uso rotineiro de um antisséptico tópico pode praticamente eliminá-las. Se um antisséptico tópico não estiver disponível, deve-se utilizar uma gaze estéril para preparar os tecidos adequadamente antes da injeção.

A aplicação de um antisséptico tópico é considerada uma etapa opcional na preparação de tecido antes da injeção intraoral.

## Anestésico tópico

Preparações anestésicas tópicas são discutidas detalhadamente no Capítulo 4. Seu uso antes da penetração inicial da agulha na mucosa é altamente recomendado. Com a aplicação adequada, a penetração da membrana mucosa em qualquer parte da cavidade oral geralmente pode ser feita sem que o paciente perceba.

Para eficácia, recomenda-se que uma quantidade mínima de anestésico tópico seja aplicada na ponta do aplicador e colocada diretamente no local de penetração da agulha por pelo menos 1 minuto, mas preferencialmente por 2 minutos. Gill e Orr[4] demonstraram que, quando os anestésicos tópicos são aplicados de acordo com as instruções do fabricante (aproximadamente 10 a 15 segundos), sua eficácia não é maior que a de um placebo, especialmente para injeções palatinas. Stern e Giddon[5] mostraram que a aplicação de um anestésico tópico na membrana mucosa por 2 a 3 minutos promove analgesia profunda dos tecidos moles.

Uma variedade de agentes anestésicos tópicos está disponível para uso atualmente. A maioria contém o anestésico do tipo éster benzocaína. A probabilidade de ocorrência de reações alérgicas aos ésteres, embora mínima, é ainda maior que a dos anestésicos tópicos do tipo amida; no entanto, como a benzocaína não é absorvida sistemicamente, as reações alérgicas – quando ocorrem – costumam ser circunscritas ao local da aplicação. Das amidas, apenas a lidocaína possui atividade anestésica tópica em concentrações clinicamente aceitáveis. O risco de superdosagem com anestésicos tópicos amida é maior do que com os ésteres e aumenta conforme a área de aplicação. Ocorreram mortes por superdosagem de anestésico local tópico em ambientes não odontológicos quando o anestésico foi aplicado em grandes áreas do corpo antes de procedimentos estéticos, como tatuagens e remoção delas, dermoabrasão e depilação a *laser*, para minimizar a dor.[6,7] Em 16 de janeiro de 2009, a agência norte-americana Food and Drug Administration (FDA) emitiu um aviso de saúde pública alertando os consumidores de que esses cremes para "entorpecimento da pele" podem causar efeitos colaterais fatais, incluindo batimentos cardíacos irregulares, convulsões e morte.[8]

Formas tópicas de lidocaína estão disponíveis como pomadas, géis, pastas e *sprays*.

A EMLA® (do inglês *eutectic mixture of local anesthetics* – mistura eutética de anestésicos locais) é uma combinação de lidocaína e prilocaína em uma formulação tópica de creme projetada para fornecer anestesia de superfície na pele intacta. Suas principais indicações são para uso antes de punção venosa e procedimentos cirúrgicos pediátricos, como a circuncisão.[9,10] A EMLA® tem sido utilizada de forma eficaz intraoralmente; entretanto, não foi criada para administração intraoral e, portanto, não contém agentes aromatizantes, apresentando sabor amargo.[11,12] A apresentação para uso odontológico de EMLA®, Oraqix®, é aplicada no lugar de anestésicos locais injetáveis em procedimentos de tecidos moles, como curetagem.[13 14]

Os *sprays* sem dosadores de anestésicos tópicos, por serem potencialmente perigosos, não são recomendados para uso rotineiro. Como esses anestésicos requerem maior concentração para penetrar nas membranas mucosas, e como a maioria dos anestésicos tópicos é absorvida rapidamente no sistema cardiovascular, apenas pequenas doses calibradas devem ser administradas. Os *sprays* anestésicos tópicos que têm fluxo contínuo de anestésico até serem inativados são capazes de oferecer doses excessivamente altas do produto. Se este for absorvido pelo sistema cardiovascular, o nível sanguíneo de anestésico resultante pode se aproximar dos níveis de superdosagem. Os *sprays* com dosador que entregam uma dose fixa em cada administração, independentemente de por quanto tempo o bocal é pressionado, são preferidos para formulações tópicas que são absorvidas sistemicamente. Um exemplo dessa forma de *spray* anestésico tópico é o *spray* de xilocaína, que distribui 10 mg por administração.

Ainda outro problema potencial com *sprays* de anestésicos tópicos é a dificuldade em manter o bocal de pulverização estéril. Essa é uma consideração muito importante quando a forma do anestésico tópico a ser usado é selecionada. Atualmente, a maioria dos *sprays* anestésicos tópicos vem com bicos aplicadores descartáveis (Figura 8.1).

É necessário lembrar que algumas formulações anestésicas tópicas contêm conservantes, como metilparabeno, e outros ingredientes que podem ser significativos em casos de alergia a anestésicos locais.

## Aplicadores

Os aplicadores devem estar disponíveis como parte do arsenal de anestesia local. São hastes de madeira com um tufo de algodão em uma das extremidades. Podem ser usados para aplicar soluções antissépticas e anestésicas tópicas nas membranas mucosas (Figura 8.2) e comprimir o tecido durante as injeções palatinas.

## Gaze de algodão

A gaze de algodão faz parte do arsenal de anestesia local para (1) limpar a área da injeção antes da penetração da agulha e (2) secar a membrana mucosa para ajudar na retração dos tecidos moles para maior visibilidade.

Muitos cirurgiões-dentistas escolhem a gaze em vez de solução antisséptica tópica para limpar o tecido mole no local de penetração da agulha. A gaze seca efetivamente o local da injeção e remove qualquer resíduo bruto da área (Figura 8.3). Não é tão eficaz quanto o antisséptico tópico, mas é um substituto aceitável.

A retração dos lábios e das bochechas é importante para melhorar o acesso e a visibilidade do local da injeção durante todas as injeções intraorais. Muitas vezes, essa tarefa se torna desnecessariamente difícil se esses tecidos estiverem úmidos, e fica ainda mais irritante em virtude do uso das luvas. A gaze de algodão seca facilita a apreensão e a retração dos tecidos.

Uma variedade de tamanhos de gaze de algodão está disponível para retração de tecido, mas a mais prática e comumente utilizada é a de 5 × 5 cm (2 × 2 polegadas). Entretanto, quando a gaze é colocada intraoralmente para interromper a hemorragia, não devem ser utilizados quadrados deste tamanho, preferindo-se gazes maiores, de 10 x 10 cm (4 × 4 polegadas), pois minimizam o risco de aspiração na faringe posterior, que levaria à obstrução das vias respiratórias.[15,16] Além disso, sempre que a gaze é

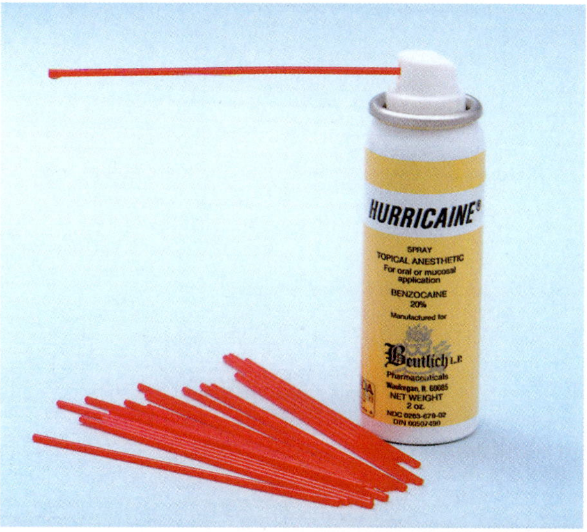


• **Figura 8.1** Cânula descartável para anestésico tópico em *spray*.

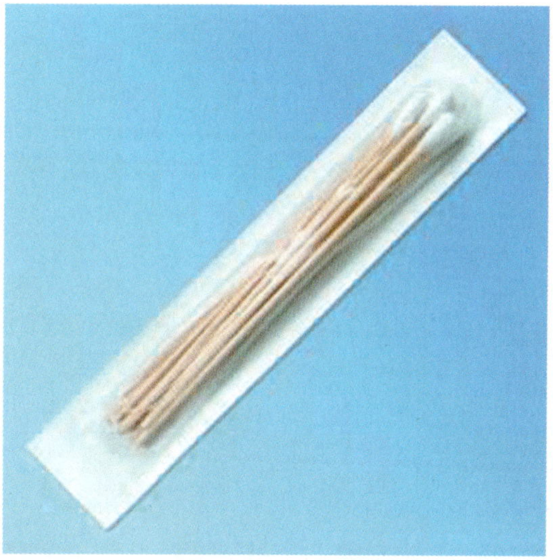

• **Figura 8.2** Hastes de aplicadores com ponta de algodão.

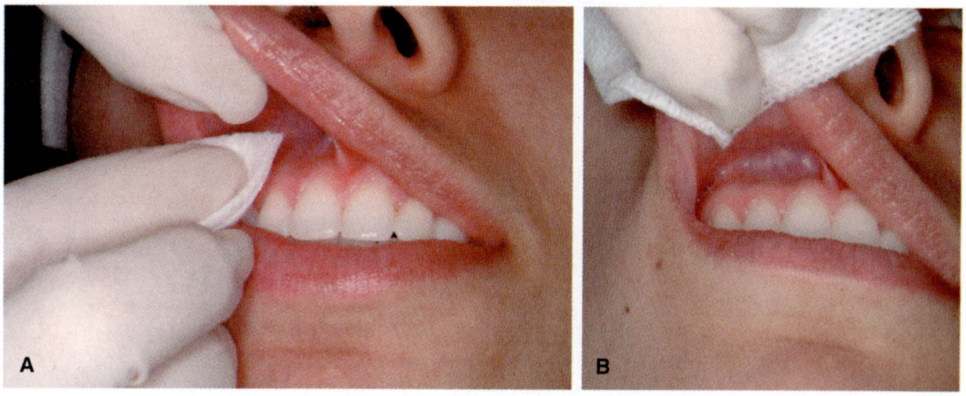


• **Figura 8.3** A gaze estéril é usada (**A**) para limpar a membrana mucosa no local da penetração da agulha e (**B**) para auxiliar na retração do tecido, se necessário.

colocada e deixada na boca por um período, um fio dental deve ser amarrado em torno dela, de modo que, se necessário, ela possa ser retirada rapidamente da boca (Figura 8.4).

## Pinça hemostática

Embora não seja considerado um elemento essencial do arsenal de anestesia local, uma pinça hemostática ou outro tipo de pinça de apreensão deve estar prontamente disponível em todos os momentos no consultório odontológico. Sua principal função na anestesia local é a remoção de uma agulha dos tecidos moles da boca, no caso altamente improvável de ela se romper (Figura 8.5).

## Dispositivo de recapeamento de agulha

Lesões com agulhas, embora raras, acontecem. A maioria dessas lesões na profissão de cirurgião-dentista ocorre após a injeção ter sido concluída, quando o administrador do anestésico local tenta recapear a agulha. A odontologia continua sendo uma das poucas profissões de saúde em que uma agulha pode ser reutilizada para várias injeções. Embora seringas de segurança (ver Capítulo 5) estejam disponíveis, sua adoção por cirurgiões-dentistas em todo o mundo tem sido extremamente lenta. Um dispositivo de reencape de agulha deve estar disponível em todos os consultórios nos quais essas injeções são utilizadas (Figura 8.6).

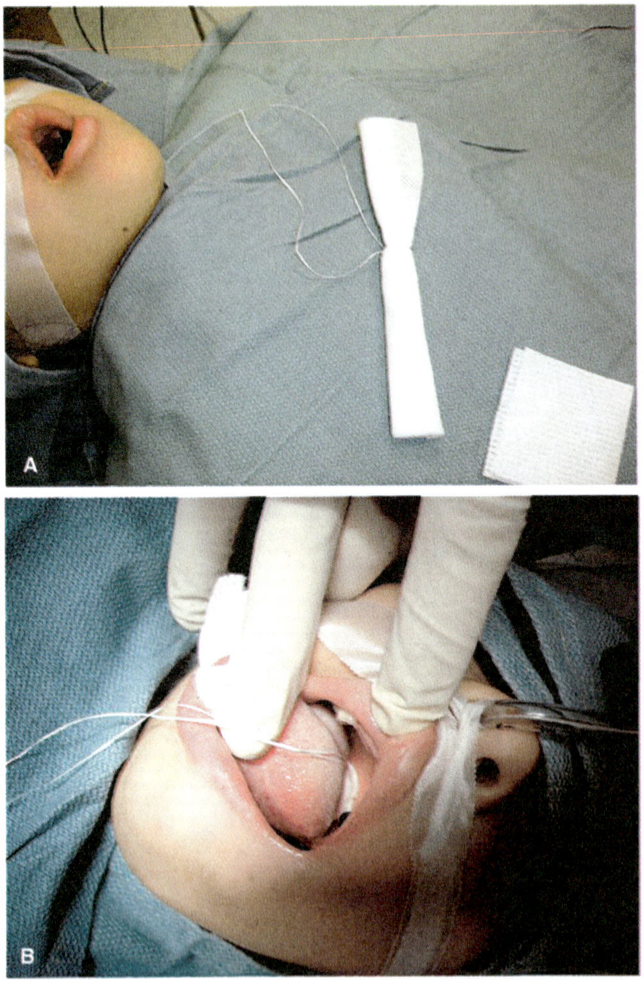

• **Figura 8.4** O fio dental amarrado em torno de um quadrado de gaze facilita a sua retirada.

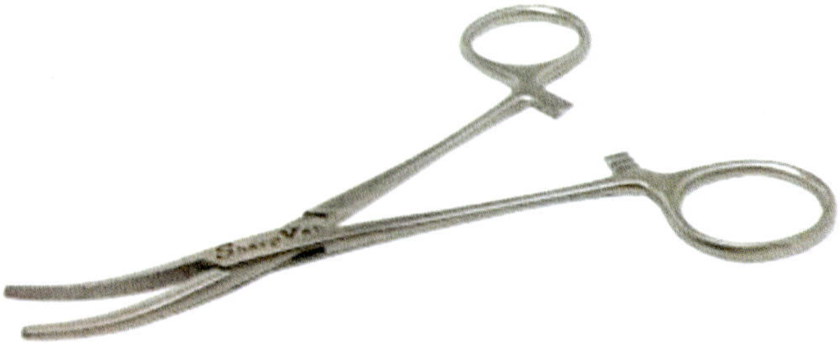

• **Figura 8.5** Pinça hemostática.

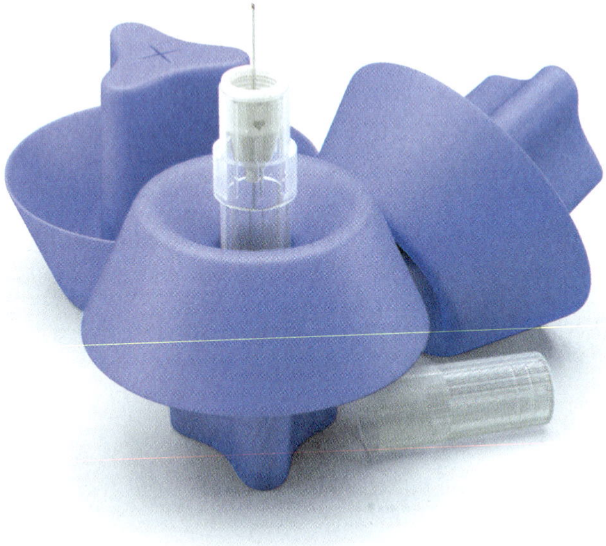

• **Figura 8.6** Dispositivo de recapeamento de agulhas.

## Referências bibliográficas


1. Bennasr S, Magnier S, Hassan M, et al. Anaphylactic shock and low osmolarity contrast medium. *Arch Pediatr*. 1994;1:155–157.
2. Palobart C, Cros J, Orsel I, et al. Anaphylactic shock to iodinated povidone. *Ann Fr Anesth Reanim*. 2009;28:168–170.
3. Malamed SF. *Handbook of Local Anesthesia*. 1st ed. St Louis: Mosby; 1980.
4. Gill CJ, Orr II DL. A double blind crossover comparison of topical anesthetics. *J Am Dent Assoc*. 1979;98:213–214.
5. Stern I, Giddon DB. Topical anesthesia for periodontal procedures. *Anesth Prog*. 1975;22:105–108.
6. Alster T. Review of lidocaine/tetracaine cream as a topical anesthetic for dermatologic laser procedures. *Pain Ther*. 2013;2:11–19.
7. Berkman S, MacGregor J, Alster T. Adverse effects of topical anesthetics for dermatologic procedures. *Expert Opin Drug Saf*. 2012;11:415–423.
8. FDA issues public health advisory alert of skin numbing products. 19 January 2009. www.ohsonline.com. Accessed 13 November 2018.
9. Fetzer SJ. Reducing venipuncture and intravenous insertion pain with eutectic mixture of local anesthetic: a meta-analysis. *Nurs Res*. 2002;51:119–124.
10. Taddio A. Pain management for neonatal circumcision. *Paediatr Drugs*. 2001;3:101–111.
11. Bernardi M, Secco F, Benech A. Anesthetic efficacy of a eutectic mixture of lidocaine and prilocaine (EMLA) on the oral mucosa: prospective double-blind study with a placebo. *Minerva Stomatol*. 1999;48:39–43.
12. Munshi AK, Hegde AM, Latha R. Use of EMLA: is it an injection free alternative? *J Clin Pediatr Dent*. 2001;25:215–219.

13. Magnusson I, Jeffcoat MK, Donaldson D, Otterbom IL, Henriksson J. Quantification and analysis of pain in nonsurgical scaling and/or root planning. *J Am Dent Assoc.* 2004;135: 1747–1754.
14. Donaldson D, Gelskey SC, Landry RG, Matthews DC, Sandhu HS. A placebo-controlled multi-centered evaluation of an anaesthetic gel (Oraqix) for periodontal therapy. *J Clin Periodontol.* 2003;30:171–175.
15. Chen S. *San Diego man dies while getting wisdom teeth pulled.* San Diego: Fox 5; 2013. http://fox5sandiego.com/2013/04/01/san-diego-man-dies-while-getting-wisdom-teeth-pulled. Accessed 13 November 2018.
16. Patton-Bey S. Utah college student dies during dentist visit after choking on gauze. *New York Daily News.* October 26, 2016. http://www.nydailynews.com/news/national/utah-college-student-chokes-gauze-dies-visit-dentist-article-1.2846133. Accessed 13 November 2018.

# 9

# Preparação do Arsenal

O cuidado e o manuseio apropriados do arsenal de anestesia local podem prevenir ou pelo menos minimizar o desenvolvimento de complicações associadas à agulha, à seringa e ao tubete. Muitas dessas complicações foram discutidas nos capítulos anteriores. Outros problemas e aborrecimentos menores podem ser evitados por meio da preparação adequada do arsenal.

## Seringa de carregamento reverso, metálica ou plástica, tipo tubete

1. Retire a seringa esterilizada do seu recipiente (Figura 9.1).
2. Recolha completamente o êmbolo antes de tentar carregar o tubete (Figura 9.2).
3. Insira o tubete na seringa enquanto o êmbolo está totalmente retraído. Insira primeiro a extremidade do tampão de borracha do tubete (Figura 9.3).
4. Engate o arpão. Enquanto segura a seringa como se estivesse injetando o anestésico, empurre suavemente o êmbolo para frente até que o arpão esteja firmemente engajado no tampão de borracha (Figura 9.4). Força excessiva não é necessária. Não bata no êmbolo em um esforço para engatar o arpão, pois isso frequentemente leva a quebras ou rachaduras dos tubetes de vidro (Figura 9.5).
5. Coloque a agulha na seringa. Retire a tampa protetora de plástico branco ou transparente da extremidade de penetração no tubete e coloque a agulha na seringa (Figura 9.6). A maioria das agulhas de metal e plástico é pré-rosqueada, facilitando seu uso na seringa; no entanto, algumas seringas com canhão de plástico não são pré-rosqueadas, exigindo que a agulha seja empurrada na direção do centro metálico da seringa enquanto estiver sendo girada.
6. Remova com cuidado a tampa protetora de plástico colorido da extremidade oposta da agulha e despeje algumas gotas de solução para testar se o fluxo está adequado.
7. Agora a seringa está pronta para o uso.

*Nota:* É prática comum em odontologia anexar a agulha à seringa antes de colocar o tubete. Essa sequência requer que o êmbolo atinja com força o arpão no tampão de borracha – um processo que pode ocasionar quebra de tubetes de vidro ou vazamento de solução anestésica na boca do paciente durante a injeção. A sequência recomendada, como já descrita, praticamente elimina essa possibilidade e sempre deve ser obedecida.

## Recapeamento da agulha

Após a remoção da seringa da boca do paciente, a agulha deve ser recapeada imediatamente. O recapeamento é um dos dois momentos em que os profissionais de saúde estão mais propensos a se ferir com uma agulha (a outra ocasião comum para ferimentos causados por agulhas é durante a injeção, quando um dedo da mão oposta acidentalmente fica preso à agulha, devido a algum movimento repentino e inesperado do paciente); é, provavelmente,

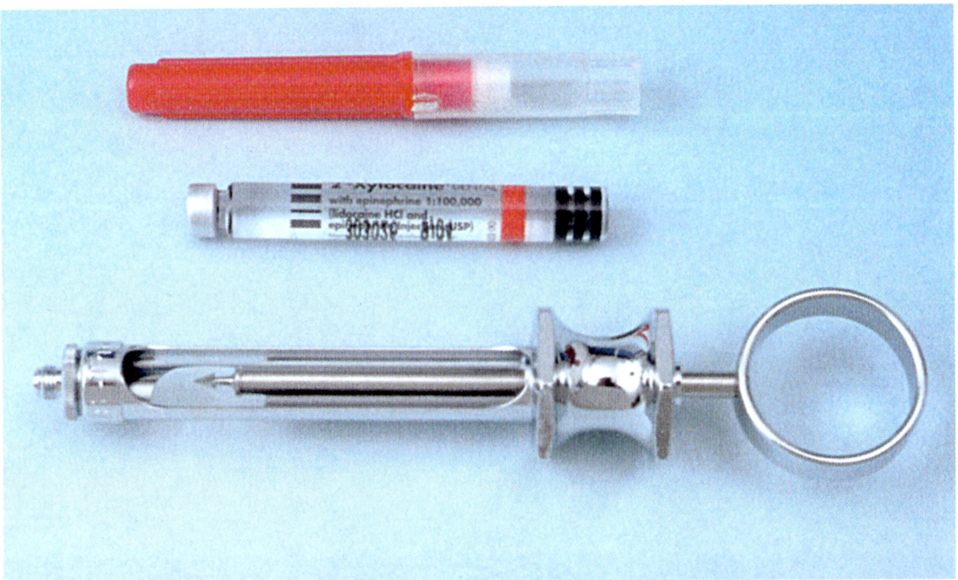

• **Figura 9.1** Arsenal de anestesia local (*a partir de cima*): agulha, tubete e seringa.

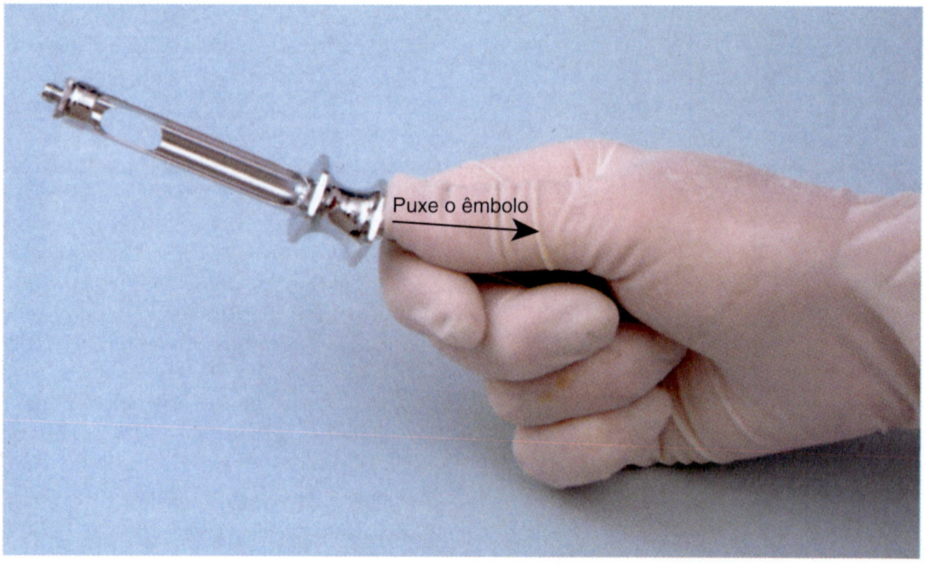


• **Figura 9.2** Recolha o êmbolo.

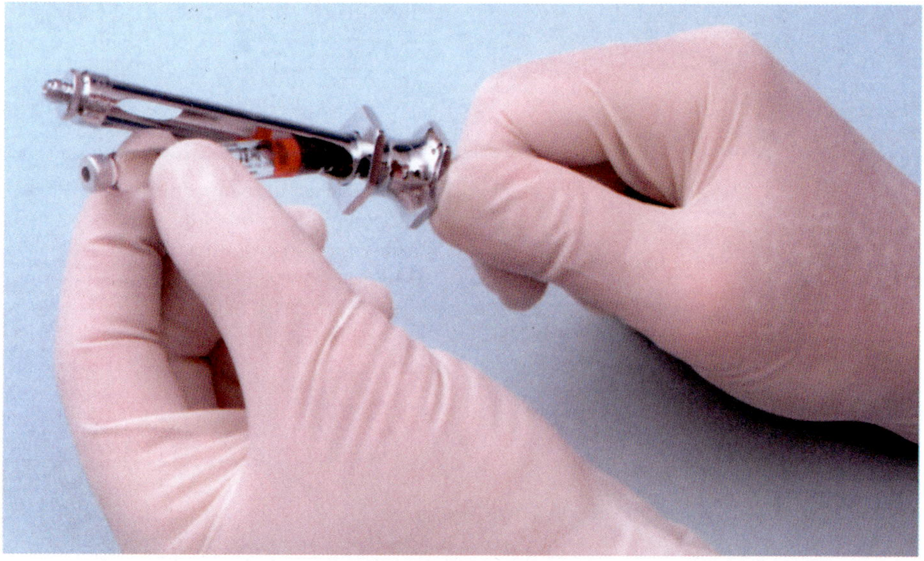

• **Figura 9.3** Insira o tubete.

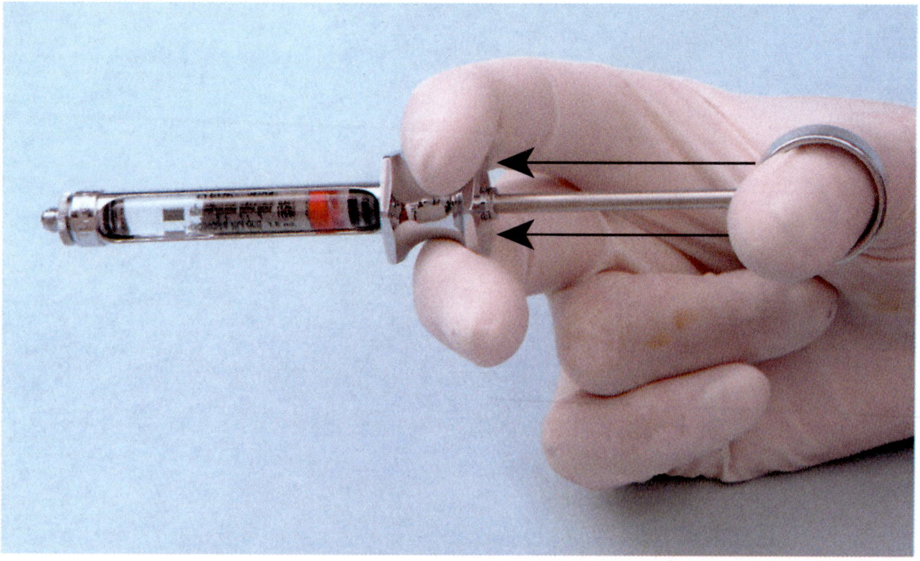

• **Figura 9.4** Engate o arpão do êmbolo com pressão suave dos dedos.

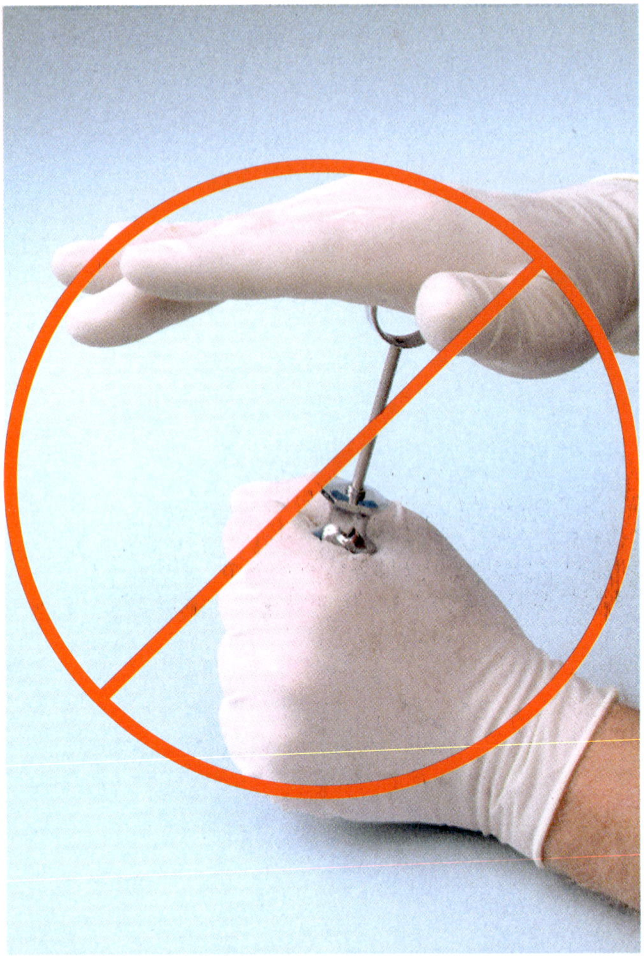

• **Figura 9.5** Não exerça força sobre o êmbolo; o vidro pode quebrar.

o momento mais perigoso para se ferir porque então a agulha estará contaminada com sangue, saliva e detritos. Embora uma variedade de técnicas e dispositivos para recapeamento tenha sido sugerida, a técnica recomendada pela maioria das agências estaduais de saúde e segurança é denominada *técnica de escavar* (Figura 9.7), na qual a agulha desencapada é inserida na tampa da agulha sobre a bandeja de instrumentos ou mesa. Até que um método melhor seja projetado, a técnica de escavar deve ser usada para o recapeamento de agulhas.

Agulhas e seringas de segurança para uso em odontologia ainda estão em fase de desenvolvimento. A maioria dos sistemas atualmente disponíveis para uso odontológico deixa muito a desejar.

Vários porta-tampas de agulhas estão disponíveis, fabricados comercialmente (Figura 9.8) ou feitos pelo próprio profissional (de acrílico), mantendo a tampa fixa enquanto a agulha está sendo inserida nela, o que torna a realização do recapeamento mais fácil.

## Descarregamento de seringa de carregamento reverso, metálica ou plástica, do tipo tubete

Após a administração do anestésico local, sugere-se a seguinte sequência para remoção do tubete usado:

1. Recolha o êmbolo e puxe o tubete para longe da agulha, com o polegar e o indicador, enquanto retrai o êmbolo (Figura 9.9), até que o arpão se desprenda dele.
2. Retire o tubete da seringa, invertendo-a, permitindo que o tubete caia livremente (Figura 9.10).
3. Descarte adequadamente a agulha usada. Todas as agulhas devem ser descartadas após sua utilização a fim de evitar ferimentos ou uso indevido intencional por pessoas não autorizadas. Retire com cuidado a agulha agora recuada, tomando cuidado para não descartar acidentalmente o adaptador de agulha de metal (Figura 9.11). Recomenda-se o uso de um recipiente para objetos cortantes (Figura 9.12) para o descarte de agulha.

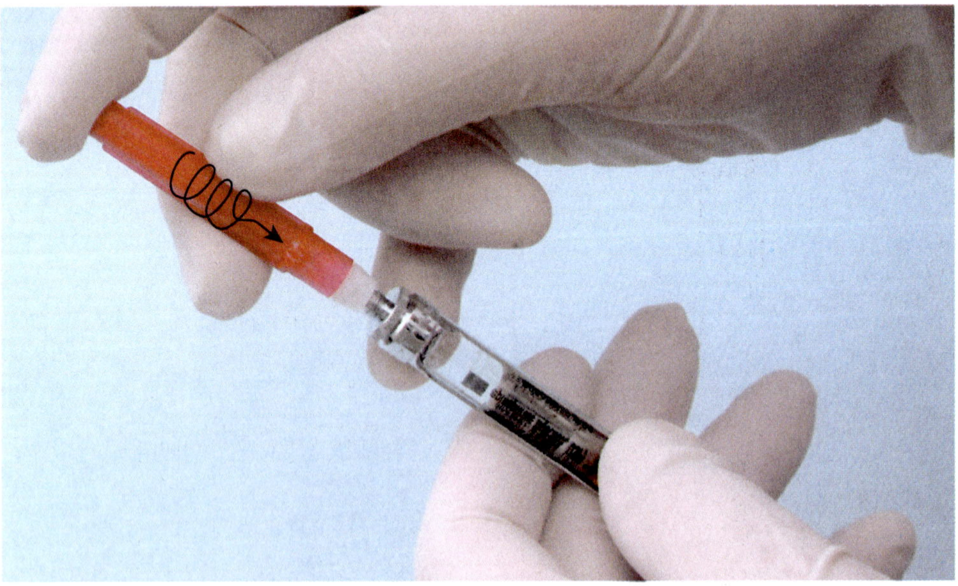

• **Figura 9.6** Se o canhão plástico da agulha não for pré-rosqueado, ela deve ser colocada na seringa e, ao mesmo tempo, empurrada para dentro do adaptador de agulha metálico.

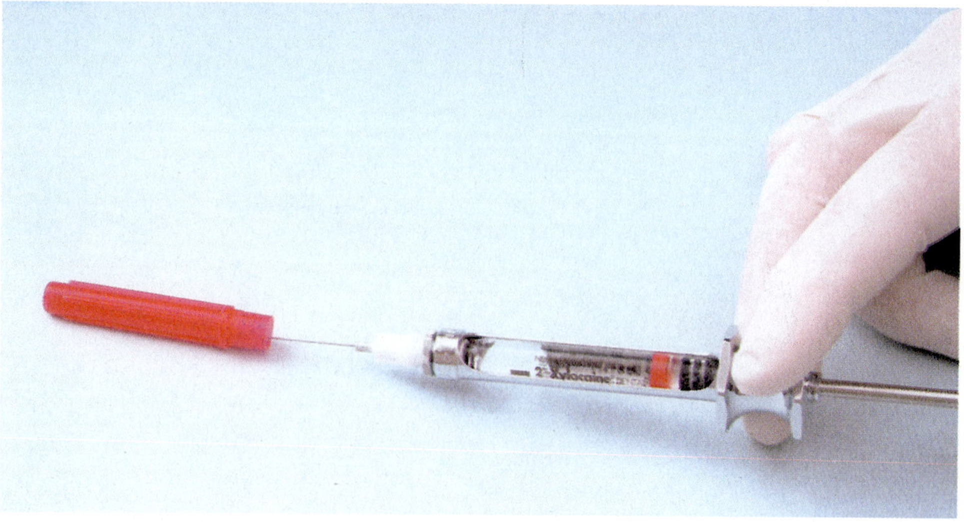

• **Figura 9.7** Técnica "escavar" para recapear uma agulha após o uso.

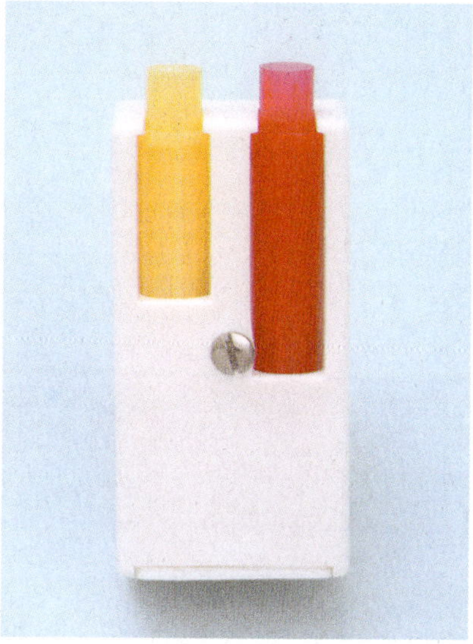

• **Figura 9.8** Porta-tampa de agulhas de plástico.

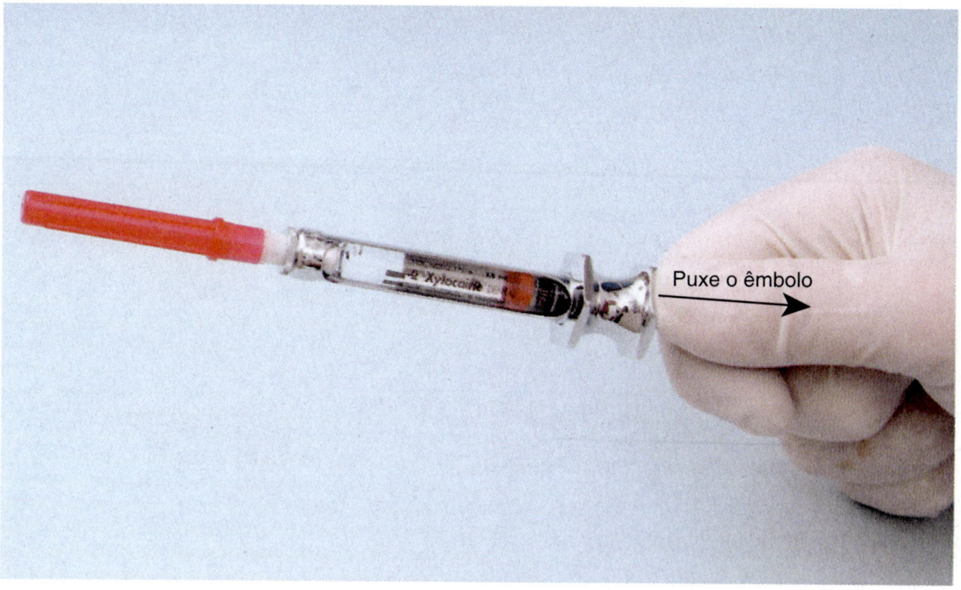


• **Figura 9.9** Recolha o êmbolo.

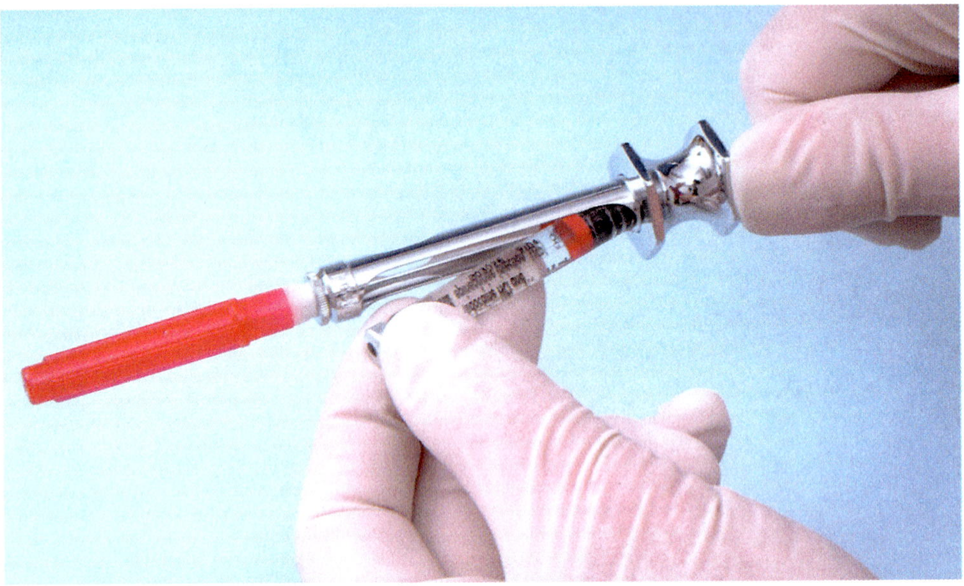

• **Figura 9.10** Remova o tubete usado.

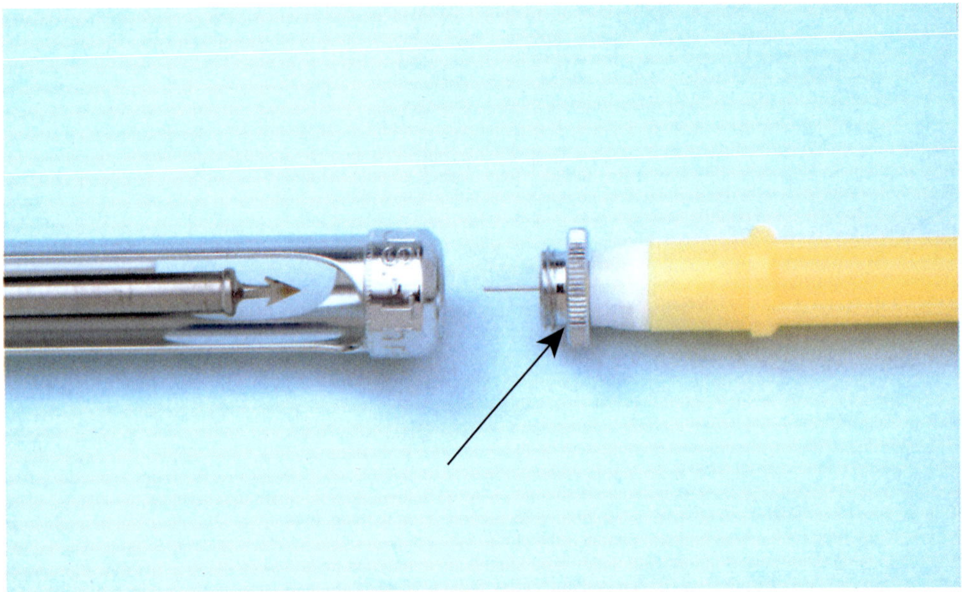

• **Figura 9.11** Ao descartar a agulha, verifique se o adaptador metálico da seringa também não foi descartado inadvertidamente (*seta*).

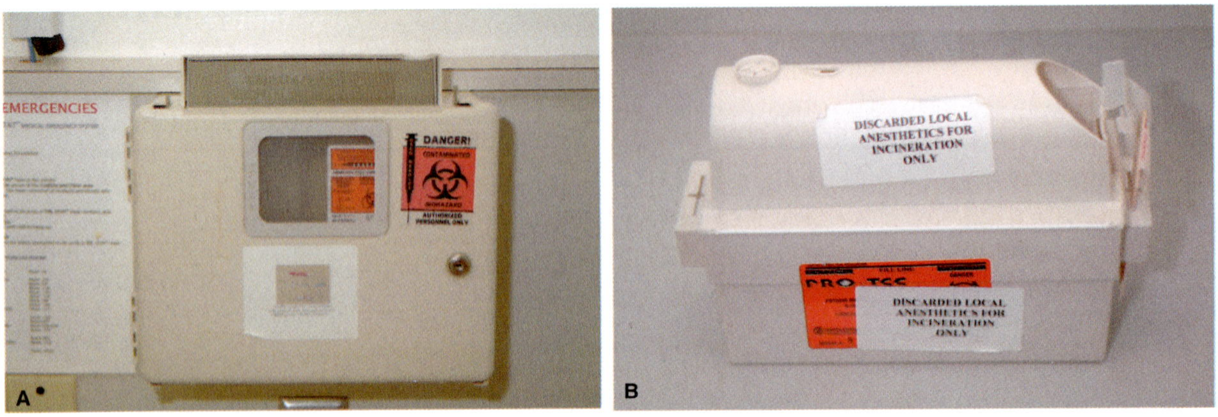


• **Figura 9.12** **A.** Um coletor para objetos cortantes é necessário para o armazenamento de agulhas contaminadas descartadas. **B.** Recomenda-se um recipiente selado separado para o descarte de tubetes de anestésicos locais.

## Colocação de um tubete adicional em uma seringa (tradicional)

Ocasionalmente, é necessário colocar um tubete adicional de solução anestésica local. Para tanto, sugere-se a seguinte sequência com a seringa de carregamento reverso, metálica ou de plástico:

1. Recapeie a agulha usando a técnica de escavar (ou outro método apropriado). Retire a agulha da seringa.
2. Recolha o êmbolo (desengate o arpão do tampão de borracha).
3. Remova o tubete usado.
4. Insira o novo tubete.
5. Incorpore o arpão.
6. Recoloque a agulha.

O tempo estimado necessário para concluir este procedimento é de 10 a 15 segundos.

## Seringa de autoaspiração

1. Insira o tubete (como nas instruções anteriores).
2. Coloque a agulha.
3. A seringa está agora pronta para uso.*

Por não haver um arpão, o carregamento e o descarregamento da seringa de autoaspiração são procedimentos simples.

## Seringa de segurança Ultra Safety Plus XL®

Para carregar a seringa de segurança:

1. Ao segurar com firmeza o corpo da seringa, insira totalmente o tubete de anestésico na extremidade aberta do sistema injetável (Figura 9.13).
2. Segure a alça com o êmbolo, colocando o polegar por trás do suporte para os dedos. Introduza a ponta da alça no corpo do sistema injetável, atrás do tubete (Figura 9.14).
3. Deslize a bainha no corpo da seringa, protegendo a agulha, na direção da alça até ouvir um clique (isso ocorre quando a bainha atinge a alça e trava a unidade; Figura 9.15).
4. Todos os movimentos agora estão longe da agulha. Remova a tampa da agulha e descarte-a. O sistema agora está pronto para uso (Figura 9.16).**

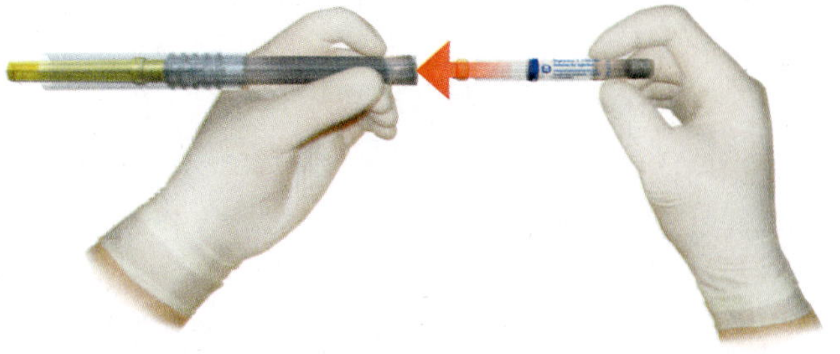

• **Figura 9.13** Insira o tubete de anestésico local na seringa de segurança. (Cortesia de Septodont, Inc., Lancaster, PA.)

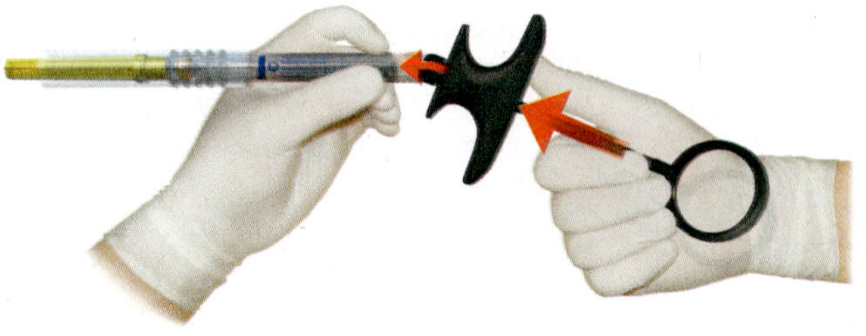

• **Figura 9.14** Introduza a ponta da alça no cilindro do sistema injetável, atrás do tubete. (Cortesia de Septodont, Inc., Lancaster, PA.)

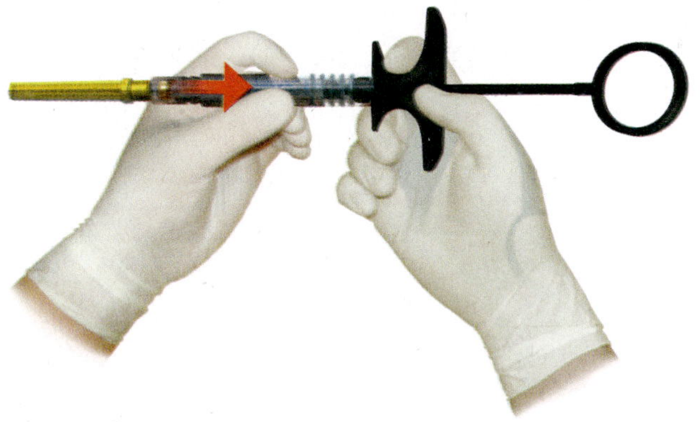

• **Figura 9.15** Enquanto protege a agulha, deslize a bainha no corpo da seringa para trás em direção à alça até ouvir um clique. (Cortesia de Septodont, Inc., Lancaster, PA.)

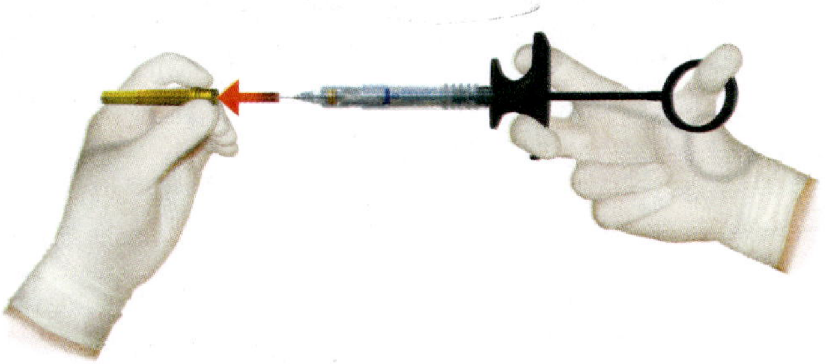

• **Figura 9.16** Remova a tampa da agulha e descarte-a. (Cortesia de Septodont, Inc., Lancaster, PA.)

## Aspiração

### *Aspiração passiva (autoaspiração)*

Na base do tubete do sistema injetável, há uma pequena protuberância. Ela aparece como uma gota de cola que prende a agulha centralizada, a extremidade da agulha que penetra no diafragma do tubete quando inserido. No início da injeção, o diafragma é pressionado contra essa protuberância; ocorre uma depressão e, quando liberada (a injeção é interrompida), o diafragma se afasta da protuberância e ocorre a aspiração (Figura 9.17 A).

### *Aspiração ativa*

A aspiração ativa é obtida pelo topo de silicone no cabo do êmbolo, criando vácuo quando o profissional coloca o polegar no anel e puxa o êmbolo para trás (Figura 9.17 B). O batoque (tampão de silicone) segue a ponta do êmbolo, proporcionando aspiração ativa, que é mais bem observada quando um mínimo de 0,25 a 0,35 mℓ de solução (fornecendo espaço) foi expelido ou usado do tubete.

1. Quando apenas um tubete é usado.

   *Nota:* Durante os procedimentos de injeção múltipla usando um tubete, o profissional pode seguramente reter a seringa para uso posterior, movendo a bainha em direção à agulha até alcançar a posição de retenção (Figura 9.18). Se for necessário inserir um segundo tubete, segue-se o procedimento a partir da etapa 3 (seguinte).

*De Dentsply Sirona (www.dentsplysirona.com). Essas etapas fazem parte das instruções fornecidas com as seringas desse fabricante.

**De Septodont Inc., Lancaster, Pensilvânia, EUA.

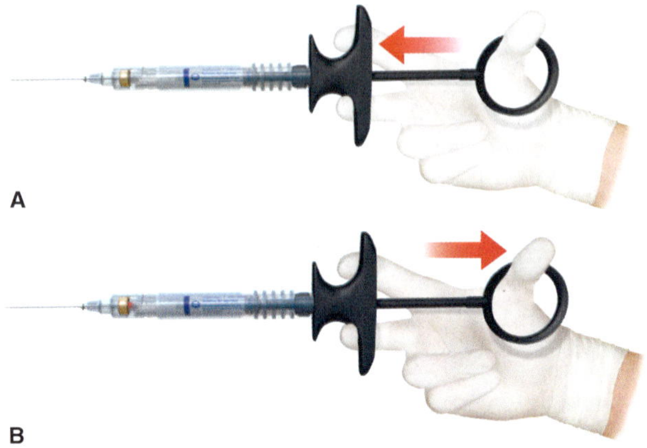


• **Figura 9.17** **A.** Aspiração passiva. **B.** Aspiração ativa. (Cortesia de Septodont, Inc., Lancaster, PA.)

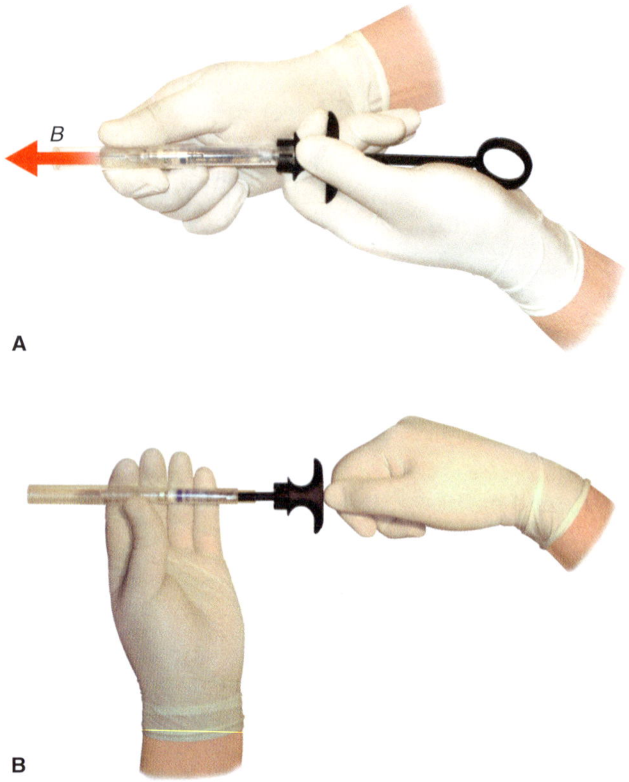


• **Figura 9.19** **A.** Para travar a seringa, deslize a bainha de proteção em direção à posição de travamento (*B*), que é o segundo entalhe na extremidade do cilindro. **B.** Seringa de segurança bloqueada. (Cortesia de Septodont, Inc., Lancaster, PA.)

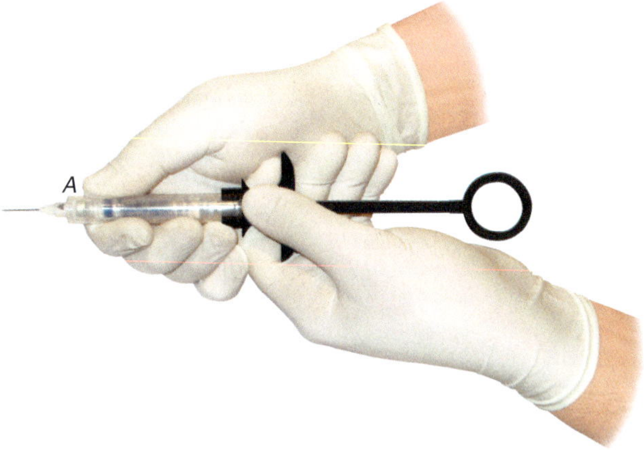


• **Figura 9.18** Mova a bainha em direção à agulha até que ela alcance a posição de espera (*A*) para que a seringa possa ser usada novamente. (Cortesia de Septodont, Inc., Lancaster, PA.)

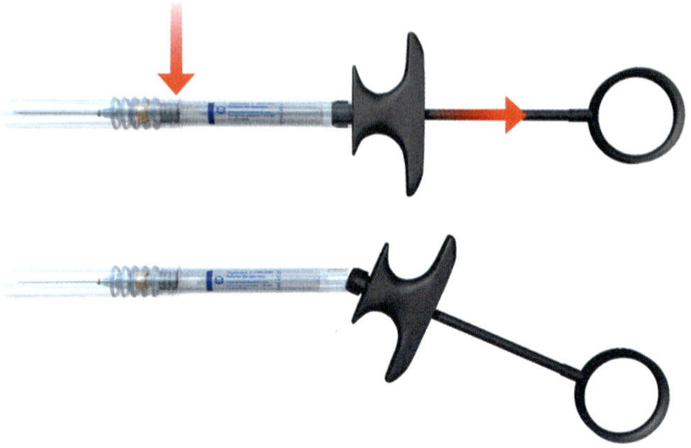

• **Figura 9.20** Remova a alça do êmbolo após o uso. Depois de travar o sistema injetável em posição (ver Figura 9.19 A), segure-o com uma das mãos e, com a outra mão, coloque um dedo no anel da alça e puxe o êmbolo para trás até sua total retração. Depois de ter recolhido completamente o êmbolo, retire a alça em um único movimento. (Cortesia de Septodont, Inc., Lancaster, PA.)

Para concluir o procedimento, deslize a capa protetora para a posição de travamento, que é o segundo entalhe no final do cilindro (Figura 9.19). Isso bloqueia a agulha com segurança na bainha de proteção.

2. Remova o cabo do êmbolo após o uso. Depois de ter travado o sistema injetável na posição (*B*), segure o cilindro do sistema injetável com uma das mãos e, enquanto estiver usando a outra mão, coloque um dedo no anel da alavanca do êmbolo e puxe-o para trás até ficar totalmente retraído. Depois de ter recolhido completamente o êmbolo, retire a alça em um único movimento (Figura. 9.20). Agora o sistema injetável pode ser descartado com segurança. A alça pode ser autoclavada.
3. Quando um segundo tubete é inserido.

   *Nota:* Durante os procedimentos que requeiram mais de um tubete, retraia a bainha para a posição de espera (*A*) como um dispositivo de prevenção contra picada de agulha. Caso o sistema seja inadvertidamente bloqueado por completo na posição (*B*), nenhuma tentativa deve ser feita para desbloqueá-lo. Use um novo sistema de injeção.

   Segure o corpo da seringa com uma das mãos e, com a outra, coloque um dedo no anel da alça e puxe o êmbolo para trás até que esteja totalmente retraído. Uma vez que o êmbolo esteja completamente retraído, retire a alça em um único movimento.
4. Segure a alça do sistema de injeção e puxe-a de volta para o anel. Insira a ponta do êmbolo no tubete vazio, que está dentro do sistema injetável. Puxe o tubete preso ao êmbolo pela ponta de silicone, remova o tubete do êmbolo e descarte-o com segurança. Agora tudo está pronto para se inserir um tubete novo e prosseguir a partir do passo 1.

   A seringa de segurança Ultra Safety Plus XL® está disponível com agulhas longas de calibres 25 e 27 e agulhas curtas e extracurtas de calibre 30.

# PARTE 3

# Técnicas de Anestesia Regional na Odontologia

Parte 3 | Técnicas de Anestesia Regional na Odontologia

# 10

# Avaliação Física e Psicológica

Antes de iniciar qualquer procedimento odontológico, o cirurgião-dentista ou técnico em saúde bucal deve determinar se o paciente pode tolerar, com relativa segurança, o tratamento planejado. Se não for este o caso, deve determinar as modificações específicas necessárias para diminuir o risco. Isso é especialmente importante sempre que houver a administração de medicamentos como analgésicos, sedativos, agentes de sedação inalatória ($N_2O$-$O_2$) e anestésicos locais durante o tratamento. Antes da administração dos anestésicos locais, o cirurgião-dentista deve determinar o risco relativo apresentado pelo paciente, porque esses medicamentos agem em muitas partes do corpo (ver Capítulo 2). As ações dos anestésicos locais incluem efeitos depressores sobre as membranas excitáveis, isto é, as membranas do sistema nervoso central (SNC), do sistema cardiovascular (SCV) e do miocárdio. Como os anestésicos locais sofrem biotransformação, principalmente no fígado (as amidas) ou no sangue (os ésteres), deve-se determinar o estado funcional desses sistemas antes de administrá-los. Pequena porcentagem de todo anestésico local injetado é excretada de forma ativa (não metabolizada) pelos rins; por isso, deve-se avaliar a função renal. Outras perguntas devem ser feitas: o paciente já recebeu anestésico local para atendimento médico ou odontológico? Em caso afirmativo, foram observadas quaisquer reações adversas?

A maioria das reações indesejáveis aos anestésicos locais é produzida não pelos medicamentos, mas como resposta à administração da substância.[1,2] Essas reações geralmente são psicogênicas e têm o potencial de ameaçar a vida se não forem reconhecidas e tratadas prontamente. As duas reações psicogênicas mais comuns são a síncope vasodepressora e a hiperventilação. Outras reações psicogenicamente induzidas e observadas como resposta à administração dos anestésicos locais podem incluir convulsões tônico-clônicas, broncospasmo e angina de peito.

No entanto, os anestésicos locais não são substâncias absolutamente inócuas, assim como sua administração não é totalmente benigna. O cirurgião-dentista deve procurar descobrir o máximo de informação possível sobre o estado físico e mental do paciente antes de administrar um anestésico local. Felizmente, os meios para fazê-lo existem na forma de questionário do histórico médico, diálogo sobre o histórico e exame físico do paciente. O uso adequado dessas ferramentas pode levar à determinação precisa do estado físico do paciente e prevenir até 90% de todas as emergências médicas com risco à vida na prática odontológica.[3]

## Objetivos da avaliação física e psicológica

Na discussão a seguir, há a descrição de um programa abrangente, mas fácil de usar, da avaliação física.[4,5] Se usado conforme a recomendação, ele permite que a equipe odontológica determine com precisão, antes do início do tratamento, qualquer risco potencial apresentado pelo paciente. Pode-se usar esse sistema para atender aos seguintes objetivos:

1. Determinar a capacidade do paciente de tolerar *fisicamente* o estresse envolvido no tratamento odontológico planejado.
2. Determinar a capacidade do paciente de tolerar *psicologicamente* o estresse envolvido no tratamento odontológico planejado.
3. Determinar se alguma modificação é indicada para possibilitar que o paciente tolere melhor o estresse associado ao tratamento odontológico.
4. Determinar se é indicado o uso de psicossedação.
5. Determinar qual técnica de sedação é mais apropriada para o paciente.
6. Determinar se existem contraindicações para (a) o tratamento odontológico planejado ou (b) quaisquer das substâncias a serem usadas.

Os dois primeiros objetivos envolvem a capacidade do paciente de tolerar o estresse envolvido no atendimento odontológico planejado. O estresse pode ser de natureza fisiológica ou psicológica. Pacientes com problemas médicos subjacentes podem ser menos capazes de tolerar os níveis habituais de estresse associados a vários tipos de atendimento odontológico. É mais provável que esses pacientes sofram forte exacerbação do(s) problema(s) médico(s) subjacente(s) durante períodos de maior estresse. Esses processos incluem angina de peito, distúrbios convulsivos, asma e doença falciforme. Embora a maioria desses pacientes consiga tolerar o atendimento odontológico planejado com relativa segurança, é obrigação da equipe odontológica determinar se realmente existe um problema e sua gravidade, e avaliar como ele pode afetar o plano de tratamento odontológico proposto.

O estresse excessivo pode ser prejudicial também para pacientes sem comprometimento médico (*i. e.*, "saudáveis"). O medo, a ansiedade e a dor aguda produzem mudanças abruptas na homeostase do corpo, que podem ser prejudiciais. Muitos pacientes "saudáveis" sofrem emergências relacionadas com o medo, incluindo a hiperventilação e a síncope vasodepressora (também conhecida como síncope *vasovagal* e "*desmaio*").

O terceiro objetivo é determinar se o regime usual de tratamento para o paciente deve ser modificado para que ele tolere melhor o estresse da terapia. Em alguns casos, o paciente saudável estará psicologicamente incapaz de tolerar o tratamento planejado. Pode-se modificar o planejamento para minimizar o estresse enfrentado por esse paciente. O indivíduo com comprometimento médico também se beneficiará da modificação do tratamento visando a minimizar o estresse. Os protocolos de redução de estresse (PRE) descritos neste capítulo são designados para ajudar o cirurgião-dentista e o técnico em saúde bucal a minimizarem o estresse relacionado com o tratamento tanto para pacientes saudáveis quanto para aqueles com comprometimento médico.

Quando se acredita que o paciente necessitará de alguma assistência para lidar com o tratamento odontológico, deve-se considerar o uso da psicossedação. Os últimos três objetivos envolvem a determinação da necessidade do uso de psicossedação, a seleção da técnica mais apropriada e a escolha da(s) substância(s) mais apropriada(s) para o tratamento do paciente.

## Avaliação física

Utiliza-se o termo *avaliação física* para descrever as etapas envolvidas no cumprimento dos objetivos mencionados anteriormente. Em odontologia, a avaliação física consiste nos seguintes três componentes:

1. Questionário do histórico médico.
2. Exame físico.
3. Dálogo sobre o histórico.

Com a coleta de informação (banco de dados) a partir dessas três etapas, o cirurgião-dentista e o técnico em saúde bucal estarão mais capacitados para (1) determinar o estado físico e psicológico do paciente (estabelecer a classificação de fator de risco); (2) procurar consulta médica, se indicada; e (3) modificar adequadamente o tratamento odontológico planejado, se necessário. Cada uma das três etapas do processo de avaliação é discutida em termos gerais, com ênfase na importância da avaliação do paciente que receberá anestesia local.

### Questionário do histórico médico

O uso do questionário do histórico médico escrito, preenchido pelo paciente, é uma necessidade moral e legal na prática tanto de medicina quanto de odontologia. Tais questionários fornecem ao cirurgião-dentista e ao técnico em saúde bucal informações valiosas sobre o estado físico e, em alguns casos, sobre o estado psicológico do paciente.

Muitos tipos de questionários do histórico médico estão disponíveis; no entanto, a maioria simplesmente representa modificações de dois tipos básicos: o formulário "curto" e o formulário "longo". O *formulário curto* do questionário do histórico médico fornece informações básicas e é mais adequado para ser usado por um cirurgião-dentista ou técnico com considerável experiência clínica em avaliação física. Ao usar o histórico de forma resumida, o cirurgião-dentista ou técnico devem ter o domínio do diálogo sobre o histórico apropriado necessário para que se determine o risco relativo apresentado pelo paciente. O cirurgião-dentista ou técnico deve ser experiente no uso de técnicas de avaliação física e interpretação dos resultados. Infelizmente, a maioria dos consultórios odontológicos usa o formulário curto do questionário do histórico médico ou a modificação dele, principalmente como conveniência para os pacientes e para os próprios cirurgiões-dentistas. Por outro lado, o *formulário longo* resulta em um banco de dados mais detalhado sobre a condição física do paciente. Ele é utilizado com maior frequência com fins didáticos e é um instrumento mais indicado para o ensino da avaliação física.

Nos últimos anos, foram desenvolvidos questionários do histórico médico gerados por computador.[6] Esses questionários permitem que os pacientes digitem suas respostas às perguntas eletronicamente. Sempre que respondem positivamente, o computador faz perguntas adicionais relacionadas com a resposta. Com efeito, o computador faz as perguntas solicitadas no diálogo sobre o histórico.

Qualquer questionário do histórico médico pode se mostrar extremamente valioso ou totalmente inútil. O valor final do questionário reside na capacidade do cirurgião-dentista ou do técnico de interpretar o significado das respostas e obter informações adicionais por meio do exame físico e do diálogo sobre o histórico.

O protótipo do questionário do histórico de saúde do adulto, desenvolvido pela University of the Pacific (UOP) School of Dentistry, em conjunto com a MetLife Dental, está incluído como exemplo de excelente formulário longo do questionário do histórico médico (Figura 10.1).[7] A Figura 10.2 mostra um exemplo de questionário de histórico médico pediátrico.

O histórico de saúde da UOP foi traduzido para 36 idiomas, contemplando as línguas faladas por 95% das pessoas do mundo. O custo da tradução foi pago por várias organizações, incluindo a California Dental Association, mas mais extensivamente a MetLife Dental. Modelos de histórico de saúde (ver Figura 10.1), suas traduções, folha de entrevista (Figura 10.3), formulário de consulta médica (Figura 10.4) e protocolos norte-americanos para tratamento odontológico de pacientes com problemas médicos complexos podem ser encontrados no *site* da UOP em http://www.dental.pacific.edu/departments-and-groups/professional-services-and-resources/dental-practice-documents, em "Health History Forms". Os protocolos para tratamento dos pacientes com problemas médicos complexos podem ser encontrados na mesma página em "Dental Management Protocols". As traduções do formulário de histórico médico podem ser encontradas em https://www.metdental.com, em "Resource Center" e, em seguida, "Multi-Language Health History Forms".

O histórico de saúde foi traduzido mantendo a mesma sequência numérica das perguntas. Assim, um cirurgião-dentista de língua inglesa que cuida de um paciente que não fala inglês pode pedir que ele complete o histórico de saúde em seu próprio idioma. Em seguida, o cirurgião-dentista compara o histórico de saúde em inglês com aquele respondido pelo paciente, rastreando a versão traduzida para as respostas SIM. Quando o cirurgião-dentista encontra um SIM, basta ver o número da pergunta e combiná-lo com o número na versão em inglês. Por exemplo, o cirurgião-dentista saberia que a resposta SIM à pergunta 34 na versão não inglesa é a mesma da pergunta 34 na versão em inglês, que se refere à hipertensão arterial. Por esse motivo, um cirurgião-dentista que fala mandarim pode usar o histórico de saúde para vários idiomas com um paciente de língua inglesa e ter as mesmas informações de referência. Um cirurgião-dentista que fale espanhol pode usar o histórico de saúde para vários idiomas com um paciente que fale francês. Com a sequência uniforme de perguntas do histórico de saúde, as traduções atendem pacientes e cirurgiões-dentistas em todo o mundo.

O histórico de saúde é dividido em seções relacionadas com os sinais e sintomas ("Você já sentiu?"), doenças diagnosticadas ("Você tem ou teve?"), tratamentos médicos (incluindo medicamentos e outros compostos fisiologicamente ativos) e várias questões misturadas.

Embora os formulários longos e curtos dos questionários do histórico médico sejam valiosos para determinar a condição física do paciente, uma das críticas à maioria dos questionários disponíveis é a ausência de perguntas relacionadas com as atitudes do paciente em relação à odontologia. Recomenda-se, portanto, que uma ou mais perguntas relacionadas com esse assunto tão importante sejam incluídas:

1. Você se sente muito nervoso em relação ao tratamento odontológico?
2. Você já teve alguma experiência ruim em um consultório odontológico?

As perguntas 5 e 6 do questionário do histórico médico da UOP abordam esses pontos.

A seguir, o questionário do histórico médico da UOP discutindo o significado de cada ponto.

MetLife **HISTÓRICO DE SAÚDE** **University of the Pacific**

English

Nome do paciente: ______________________ Número de identificação do paciente: __________

Data de nascimento: ______________

**I. CIRCULE A RESPOSTA APROPRIADA** (deixe em branco se você não entender a pergunta):

| | | | |
|---|---|---|---|
| 1. | Sim | Não | Sua saúde geral é boa? |
| 2. | Sim | Não | Houve alteração na sua saúde no último ano? |
| 3. | Sim | Não | Você foi hospitalizado ou teve doença grave nos últimos 3 anos? Se sim, por quê? ______________ |
| 4. | Sim | Não | Você está em tratamento médico? Para quê? ______________ Data do último exame médico: __________ Data do último exame odontológico: __________ |
| 5. | Sim | Não | Você teve problemas com o tratamento odontológico anterior? |
| 6. | Sim | Não | Você está com dor? |

**II. VOCÊ JÁ SENTIU:**

| | | | | | | | |
|---|---|---|---|---|---|---|---|
| 7. | Sim | Não | Dor no peito (angina)? | 18. | Sim | Não | Vertigem? |
| 8. | Sim | Não | Tornozelos inchados? | 19. | Sim | Não | Zumbido nos ouvidos? |
| 9. | Sim | Não | Dificuldade respiratória? | 20. | Sim | Não | Dor de cabeça? |
| 10. | Sim | Não | Perda de peso recente, febre, suores noturnos? | 21. | Sim | Não | Episódios de desmaios? |
| 11. | Sim | Não | Tosse persistente, com sangue? | 22. | Sim | Não | Visão embaçada? |
| 12. | Sim | Não | Problemas com sangramento, hematomas que surgem facilmente? | 23. | Sim | Não | Convulsões? |
| 13. | Sim | Não | Problemas de sinusite? | 24. | Sim | Não | Sede excessiva? |
| 14. | Sim | Não | Dificuldade de deglutição? | 25. | Sim | Não | Micção frequente? |
| 15. | Sim | Não | Diarreia, constipação intestinal, sangue nas fezes? | 26. | Sim | Não | Boca seca? |
| 16. | Sim | Não | Vômito frequente, náuseas? | 27. | Sim | Não | Icterícia? |
| 17. | Sim | Não | Dificuldade para urinar, sangue na urina? | 28. | Sim | Não | Dor, rigidez nas articulações? |

**III. VOCÊ TEM OU JÁ TEVE:**

| | | | | | | | |
|---|---|---|---|---|---|---|---|
| 29. | Sim | Não | Doença cardíaca? | 40. | Sim | Não | AIDS |
| 30. | Sim | Não | Ataque cardíaco, defeitos cardíacos? | 41. | Sim | Não | Tumores, câncer? |
| 31. | Sim | Não | Sopro cardíaco? | 42. | Sim | Não | Artrite, reumatismo? |
| 32. | Sim | Não | Febre reumática? | 43. | Sim | Não | Doenças oculares? |
| 33. | Sim | Não | Derrame, endurecimento das artérias? | 44. | Sim | Não | Doenças cutâneas? |
| 34. | Sim | Não | Hipertensão arterial? | 45. | Sim | Não | Anemia? |
| 35. | Sim | Não | Asma, tuberculose, enfisema, outras doenças pulmonares? | 46. | Sim | Não | Infecções sexualmente transmissíveis (sífilis ou gonorreia)? |
| 36. | Sim | Não | Hepatite, outras doenças hepáticas? | 47. | Sim | Não | Herpes? |
| 37. | Sim | Não | Problemas de estômago, úlceras? | 48. | Sim | Não | Doença no rim, na bexiga? |
| 38. | Sim | Não | Alergias a substâncias, alimentos, medicamentos, látex? | 49. | Sim | Não | Doença na tireoide, na adrenal? |
| 39. | Sim | Não | Histórico familiar de diabetes, problemas cardíacos, tumores? | 50. | Sim | Não | Diabetes? |

**IV. VOCÊ FAZ OU JÁ FEZ:**

| | | | | | | | |
|---|---|---|---|---|---|---|---|
| 51. | Sim | Não | Tratamento psiquiátrico? | 56. | Sim | Não | Já foi hospitalizado? |
| 52. | Sim | Não | Radioterapia? | 57. | Sim | Não | Recebeu transfusão sanguínea? |
| 53. | Sim | Não | Quimioterapia? | 58. | Sim | Não | Já fez cirurgias? |
| 54. | Sim | Não | Já colocou válvula protética cardíaca? | 59. | Sim | Não | Usa marca-passo? |
| 55. | Sim | Não | Tem articulação artificial? | 60. | Sim | Não | Usa lentes de contato? |

**V. VOCÊ FAZ USO:**

| | | | | | | | |
|---|---|---|---|---|---|---|---|
| 61. | Sim | Não | Drogas recreativas? | 63. | Sim | Não | Tabaco em qualquer forma? |
| 62. | Sim | Não | Substâncias, medicamentos, medicamentos de venda livre (incluindo ácido acetilsalicílico), remédios naturais? | 64. | Sim | Não | Álcool? |

Por gentileza, liste: ______________________________

**VI. APENAS PARA AS MULHERES:**

65. Sim Não Você está ou poderia estar grávida ou está amamentando? 66. Sim Não Toma pílula anticoncepcional?

**VII. TODOS OS PACIENTES:**

67. Sim Não Você tem ou teve quaisquer outras doenças ou problemas médicos NÃO listados neste formulário?

Se sim, por favor, explique: ______________________________

*Tanto quanto sei, respondi a todas as perguntas de forma completa e precisa. Informarei meu cirurgião-dentista sobre qualquer mudança na minha saúde e/ou medicação.*

Assinatura do paciente: ______________________ Data: __________

**CONSULTA DE REVISÃO:**

1. Assinatura do paciente ______________________ Data: __________
2. Assinatura do paciente ______________________ Data: __________
3. Assinatura do paciente ______________________ Data: __________

O histórico de saúde é criado e mantido pela University of the Pacific School of Dentistry, San Francisco, California.
O suporte para a tradução e a distribuição dos Históricos de Saúde vem da MetLife Dental Care.

• **Figura 10.1** Questionário do histórico de saúde do adulto. (Reimpresso com permissão da University of the Pacific Arthur A. Dugoni School of Dentistry, San Francisco, California, EUA.)

Nome da criança: ______________ Data de nascimento: ______ Idade: ______ Data: ______

Endereço: ______________ Telefone: ( )

Nome do médico: ______________ Telefone: ( )

*Por favor, circule a resposta apropriada.*

1. Seu filho tem algum problema de saúde? SIM NÃO
2. Já foi hospitalizado? SIM NÃO
3. Data do último exame físico: ______
4. Está sob tratamento médico? SIM NÃO
5. Está tomando alguma medicação? SIM NÃO
   Se estiver, para quê? ______
6. Já teve alguma doença ou cirurgia grave? SIM NÃO
7. Se sim, explique: ______
8. Tem (ou já teve) alguma das seguintes doenças?
   a. Febre reumática ou doença cardíaca reumática SIM NÃO
   b. Doença cardíaca congênita SIM NÃO
   c. Doença cardiovascular (problemas cardíacos, ataque cardíaco, insuficiência coronariana, oclusão coronária, hipertensão arterial, arteriosclerose, derrame) SIM NÃO
   d. Alergia? Alimentos ☐ Medicamentos ☐ Outros ☐ SIM NÃO
   e. Asma ☐ Febre do feno ☐ SIM NÃO
   f. Urticária ou erupção cutânea SIM NÃO
   g. Desmaios ou convulsões SIM NÃO
   h. Hepatite, icterícia ou doença hepática SIM NÃO
   i. Diabetes SIM NÃO
   j. Reumatismo inflamatório (articulações doloridas ou inchadas) SIM NÃO
   k. Artrite SIM NÃO
   l. Úlceras estomacais SIM NÃO
   m. Problemas renais SIM NÃO
   n. Tuberculose SIM NÃO
   o. Tosse persistente ou com sangue SIM NÃO
   p. Doença venérea SIM NÃO
   q. Epilepsia SIM NÃO
   r. Doença de célula falciforme SIM NÃO
   s. Doença na tireoide SIM NÃO
   t. AIDS SIM NÃO
   u. Enfisema SIM NÃO
   v. Tratamento psiquiátrico SIM NÃO
   w. Fenda labial/palatal SIM NÃO
   x. Paralisia cerebral SIM NÃO
   y. Atraso no desenvolvimento mental SIM NÃO
   z. Deficiências na capacidade auditiva SIM NÃO
   aa. Deficiências no desenvolvimento SIM NÃO
   Se sim, explique: ______
   bb. Seu filho nasceu prematuro? SIM NÃO
   Se sim, de quantas semanas? ______
   cc. Outros: ______
9. Seu filho precisa urinar mais de 6 vezes/dia? SIM NÃO
10. Ele fica com sede a maior parte do tempo? SIM NÃO
11. Seu filho teve sangramento anormal associado a cirurgia anterior, extrações de dente ou acidentes? SIM NÃO
12. Ele se machuca facilmente? SIM NÃO
13. Já precisou de transfusão de sangue? SIM NÃO
14. Tem qualquer disfunção sanguínea, como anemia etc.? SIM NÃO
15. Já fez cirurgia, radiografia ou quimioterapia voltados a tumor, crescimento ou outra condição? SIM NÃO
16. Tem alguma deficiência que impeça o tratamento no consultório odontológico? SIM NÃO
17. Está tomando algum dos seguintes medicamentos?
   a. Antibióticos ou medicamentos com sulfa SIM NÃO
   b. Anticoagulantes (diluentes do sangue) SIM NÃO
   c. Remédio para pressão alta SIM NÃO
   d. Cortisona ou esteroides SIM NÃO
   e. Tranquilizantes SIM NÃO
   f. Ácido acetilsalicílico® SIM NÃO
   g. Dilantin® ou outro anticonvulsivante SIM NÃO
   h. Insulina, tolbutamida, Orinase® ou medicamento similar SIM NÃO
   i. Algum outro? ______
18. É alérgico ou já reagiu negativamente a alguma das substâncias a seguir?
   a. Anestésicos locais SIM NÃO
   b. Penicilina ou outros antibióticos SIM NÃO
   c. Medicamento à base de sulfa SIM NÃO
   d. Barbitúricos, sedativos ou comprimidos para dormir SIM NÃO
   e. Ácido acetilsalicílico® SIM NÃO
   f. Algum outro? ______
19. Teve algum problema grave associado a qualquer tratamento odontológico anterior? SIM NÃO
   Se sim, por favor, explique: ______
20. Esteve em alguma situação que poderia expô-lo a raios X ou outra radiação ionizante? SIM NÃO
21. Data do último exame odontológico: ______
22. Já fez tratamento ortodôntico (usou aparelho)? SIM NÃO
23. Já foi tratado por alguma doença de gengiva (gengivite, periodontite, boca de trincheira, piorreia)? SIM NÃO
24. A gengiva dele sangra ao escovar os dentes? SIM NÃO
25. Range ou aperta os dentes? SIM NÃO
26. Tem dor de dente frequentemente? SIM NÃO
27. Tem feridas frequentes na boca? SIM NÃO
28. Teve algum ferimento na boca ou maxilas? SIM NÃO
   Se sim, explique: ______
29. Tem alguma dor ou inchaço na boca ou maxilas? SIM NÃO
30. Você ficou satisfeito com o atendimento odontológico anterior de seu filho? SIM NÃO

**MULHERES ADOLESCENTES:**

31. Você está grávida ou pensa que pode estar? SIM NÃO
32. Você espera engravidar? SIM NÃO
33. Você está tomando a pílula? SIM NÃO

Tanto quanto sei, todas as respostas anteriores são verdadeiras e estão corretas. Se o meu filho tiver alguma alteração na sua saúde ou nos seus medicamentos, informarei o cirurgião-dentista na próxima consulta sem falhar.

Assinatura do responsável: ______________ Data: ______

HISTÓRICO MÉDICO/REVISÃO DO EXAME FÍSICO

| Data | Acréscimo | Assinatura do estudante/professor | |
|---|---|---|---|
| | | | |
| | | | |
| | | | |

• **Figura 10.2** Questionário de histórico médico pediátrico. (De Malamed SF. *Medical Emergencies in the Dental Office*. 7th ed. St. Louis: Mosby; 2015.)

## I. Circule a resposta apropriada: (deixe em branco se você não entender a pergunta)

### 1. Sua saúde geral é boa?

***Comentário:*** Perguntas sobre observações gerais buscam o estado da saúde dos pacientes. Estudos demonstraram que a resposta SIM a essa questão não se correlaciona, necessariamente, com o estado de saúde atual do paciente.[8]

### 2. Houve mudança na sua saúde no último ano?

### 3. Você foi hospitalizado ou teve doença grave nos últimos 3 anos?

Se sim, por qual motivo?

### 4. Você está em tratamento médico? Para quê?

Data do último exame médico?
Data do último exame odontológico?

MetLife

## ENTREVISTA SOBRE O HISTÓRICO DE SAÚDE

University of the Pacific

Nome do Paciente:_______________________________________________

| ACHADOS MÉDICOS SIGNIFICATIVOS | CONSIDERAÇÕES DO TRATAMENTO ODONTOLÓGICO | DATA |
|---|---|---|
| | | |
| | | |
| | | |
| | | |
| | | |

Registre a seguir o número e os detalhes de qualquer resposta SIM sobre o histórico de saúde, e os detalhes sobre qualquer resposta SIM no questionário de A a F.

A. Sim/Não Problemas cardiovasculares
B. Sim/Não Doenças infecciosas
C. Sim/Não Alergia a medicamentos
D. Sim/Não Problemas hematológicos, sangramento
E. Sim/Não Medicamentos
F. Sim/Não Outros problemas médicos não perguntados?

_______________ _______________________________________________
Data Assinatura do cirurgião-dentista

Este formulário de histórico de saúde foi criado e é mantido pela University of the Pacific School of Dentistry, San Francisco, Califórnia.
O suporte para a tradução e a distribuição dos históricos de saúde são da MetLife Dental Care.

• **Figura 10.3** Folha da entrevista sobre o histórico de saúde. (Reimpressa com autorização da University of the Pacific Arthur A. Dugoni School of Dentistry, San Francisco, California, EUA.)

MetLife **PEDIDO DE CONSULTA MÉDICA** University of the Pacific

Para: Dr. ____________________ Por gentileza, preencha o formulário a seguir e devolva-o para

____________________ Dr. ____________________

____________________ ____________________

RE: ____________________ ____________________

____________________

Data de nascimento Telefone: ____________________

Fax: ____________________

Nosso paciente apresenta o(s) seguinte(s) problema(s) médico(s): ____________________

____________________

____________________

O seguinte tratamento está agendado em nossa clínica: ____________________

____________________

A maioria dos pacientes sentiu o seguinte com os procedimentos planejados:

Hemorragia: • mínimo (< 50 mℓ) • significativo (> 50 mℓ)

Estresse e ansiedade: • baixo • médio • alto

____________________ ____________________

Assinatura do cirurgião-dentista Data

## RESPOSTA DO MÉDICO

Por gentileza, forneça qualquer informação sobre a necessidade do paciente supracitado para profilaxia antibiótica, condição cardiovascular atual, capacidade de coagulação e o histórico e estado das doenças infecciosas. Normalmente, utilizamos anestésico local com lidocaína 2%, epinefrina 1:100.000. Para alguns procedimentos cirúrgicos, a concentração de epinefrina pode ser maior, 1:50.000 para hemostasia. A dose de epinefrina NUNCA excede 0,2 mg no total.

MARQUE TUDO QUE SE APLICA

- OK para PROCEDER com tratamento odontológico; NÃO são necessárias precauções especiais e NEM profilaxia antibiótica
- A profilaxia antibiótica É necessária para o tratamento odontológico, de acordo com as diretrizes atuais da American Heart Association e/ou da American Academy of Orthopaedic Surgeons
- Outras precauções são necessárias (Por gentileza, liste): ____________________

____________________

- NÃO prossiga com o tratamento. (Por gentileza, justifique.) ____________________

____________________

O tratamento pode prosseguir em (data) ____________________

- O paciente tem doença infecciosa:
  - AIDS (por gentileza, forneça os resultados atuais do laboratório)
  - TB (PPD+/ativo)
  - Hepatite tipo ______ (aguda/portador)
  - Outra (especificar) ____________________
- As informações médicas e/ou laboratoriais relevantes solicitadas estão anexadas.

____________________ ____________________

Assinatura do médico Data

## CONSENTIMENTO DO PACIENTE

Concordo com a liberação de minhas informações médicas à University of the Pacific School of Dentistry.

____________________ ____________________

Assinatura do paciente Data

Este formulário de consulta médica foi criado e é mantido pela University of the Pacific School of Dentistry, San Francisco, Califórnia. O suporte para a tradução e a distribuição dos históricos de saúde é da MetLife Dental Care.

• **Figura 10.4** Formulário de consulta médica. (Reimpresso com autorização da University of the Pacific Arthur A. Dugoni School of Dentistry, San Francisco, California, EUA.)

*Comentário:* As perguntas 2, 3 e 4 buscam informações sobre mudanças recentes na condição física do paciente. Em todos os casos de resposta positiva, o diálogo aprofundado sobre o histórico deve assegurar a determinação da natureza precisa da mudança no estado de saúde, o tipo de procedimento cirúrgico ou doença e os nomes de quaisquer medicamentos que o paciente possa estar tomando para ajudar no tratamento do problema.

### 5. Você teve problemas com o tratamento odontológico anterior?

*Comentário:* Muitos adultos relutam em admitir verbalmente ao cirurgião-dentista, ao técnico ou auxiliar em saúde bucal seus medos sobre o tratamento, por temor de serem rotulados de "bebês". Isso é especialmente verdade para homens jovens, no fim da adolescência ou início da segunda década de vida, que tentam "ter atitude de homem" ou "sorrir e suportar" em vez de admitir seus medos. Como o medo mais comum mencionado pelos pacientes odontológicos é o da injeção (a "picada", em suas palavras), muitas vezes esse comportamento resulta em um episódio de síncope vasodepressora. Embora muitos desses pacientes não admitam verbalmente terem medo, eles darão essas informações por escrito.

### 6. Você está com dor?

*Comentário:* O objetivo principal desta pergunta está relacionado com a necessidade de atendimento odontológico imediato. Sua finalidade é determinar o que levou o paciente a procurar atendimento. Se a dor estiver presente, o cirurgião-dentista pode precisar tratar o paciente imediatamente, em caráter de emergência, mas mais comumente o tratamento pode ser adiado para futuras consultas. Isso pode afetar o uso da anestesia local, uma vez que o controle efetivo da dor tende a ser mais difícil de se obter na presença de infecção e dor crônica, que então causam dor aguda no paciente com medo.

## II. Você já sentiu

### 7. Dor no peito (angina)?

*Comentário:* O histórico de angina (definida, em parte, como dor torácica causada por esforço e aliviada com repouso) geralmente indica a presença de doença arterial coronariana, com concomitante isquemia do miocárdio. O fator de risco para o paciente típico, com angina estável, está na classe 3 do sistema de classificação do estado físico da American Society of Anesthesiologists (ASA; esse sistema é discutido em detalhes mais adiante neste capítulo). Na presença de temor ao tratamento odontológico, a sedação está absolutamente indicada ao paciente anginoso. Dá-se preferência à sedação por inalação de $N_2O$-$O_2$. O controle efetivo da dor – anestesia local com vasoconstritor – é absolutamente indicado. Os pacientes com angina instável ou de início recente representam risco ASA classe 4.

### 8. Tornozelos inchados (ou edemaciados)?

*Comentário:* Inchaço nos tornozelos (edema por insuficiência venosa ou edema dependente) indica possível insuficiência cardíaca (IC). No entanto, veias varicosas, gravidez e disfunção renal são outras causas de edema nessa área. Pessoas saudáveis que ficam em pé por longos períodos (p. ex., carteiros, membros da equipe odontológica) também podem desenvolver edema no tornozelo, que não é uma ameaça à vida, mas algo apenas esteticamente desagradável.

### 9. Dificuldade respiratória?

*Comentário:* Embora o paciente possa responder negativamente a questões específicas (questões 29 a 35, na Seção III) com relação à presença de vários distúrbios cardíacos e pulmonares (p. ex., angina, IC, enfisema pulmonar), podem ser evidentes os sinais e sintomas clínicos dessas doenças. A resposta positiva a esta questão nem sempre indica que o paciente sofre de alguma doença. Para determinar com mais precisão o estado do paciente, antes do início do atendimento odontológico, sugere-se avaliação mais aprofundada.

### 10. Perda de peso recente, febre, suores noturnos?

*Comentário:* A pergunta refere-se principalmente ao ganho ou à perda de peso *inesperada*, não à perda de peso intencional (p. ex., por dieta). As mudanças de peso inesperadas podem indicar IC, hipotireoidismo (aumento de peso), hipertireoidismo, câncer metastático ou diabetes melito não controlado (perda de peso) ou uma série de outras alterações. A presença de febre e/ou de suores noturnos deve ser investigada para determinar se é inofensiva ou um possível indício da presença de problema mais significativo, como a tuberculose.

### 11. Tosse persistente, com sangue?

*Comentário:* A resposta positiva a essa pergunta exige um diálogo aprofundado sobre o histórico, para determinar a causa da tosse persistente ou da hemoptise (expectoração com sangue). As causas mais comuns de hemoptise são bronquite, bronquiectasia, neoplasias e tuberculose.

A tosse crônica pode indicar tuberculose ativa ou outros distúrbios respiratórios crônicos, como a bronquite crônica. A tosse associada à infecção do trato respiratório superior confere ao paciente risco ASA classe 2, enquanto a bronquite crônica em um paciente que fuma mais de um maço de cigarros por dia, há muitos anos, pode indicar doença pulmonar crônica e conferir ao paciente risco ASA classe 3.

### 12. Problemas de sangramento, hematomas frequentes?

*Comentário:* Os distúrbios hemorrágicos, como a hemofilia, estão associados a sangramento prolongado ou a hematomas frequentes e podem levar à modificação de certas modalidades da terapia odontológica (p. ex., cirurgia, técnica de administração de anestésico local, punção venosa); portanto, devem ser informados ao cirurgião-dentista antes do início do tratamento.

Antes da inserção da agulha nos tecidos moles vasculares da cavidade bucal, deve-se determinar se o paciente está em risco de sangramento excessivo. Na presença de coagulopatias ou outros distúrbios hemorrágicos, deve-se evitar, se possível, as técnicas de injeção com maior incidência de aspiração positiva, preferindo-se técnicas supraperiosteais, no ligamento periodontal, intraósseas ou outras com menor probabilidade de produzir sangramento. As técnicas que podem ser evitadas quando da presença de distúrbios hemorrágicos incluem o bloqueio do nervo maxilar (V2; abordagem no alto da tuberosidade), o bloqueio do nervo alveolar superior posterior, o bloqueio do nervo alveolar inferior e provavelmente tanto a técnica de Gow-Gates quanto a de Akinosi-Vazirani para bloqueio do nervo mandibular. Embora as duas últimas técnicas tenham taxas de aspiração positivas relativamente baixas, é provável que ocorra sangramento profundo nos tecidos após sua administração, sendo de mais difícil controle. As modificações devem ser anotadas no prontuário do paciente.

## 13. Sinusite?

***Comentário:*** Os problemas de sinusite podem indicar a presença de alergia (ASA classe 2), que deve ser bem avaliada no diálogo sobre o histórico, ou de infecção no trato respiratório superior (ASA classe 2), como o resfriado comum. O paciente pode sentir algum desconforto respiratório quando colocado em posição supina; esse desconforto também pode ocorrer com o uso do isolamento dental absoluto. Modificações específicas do tratamento, postergando-o até que o paciente seja capaz de respirar mais confortavelmente, mesmo com limitação do grau de reclinação da cadeira odontológica e uso de isolamento dental absoluto, são aconselháveis.

## 14. Dificuldade na deglutição?

***Comentário:*** A disfagia, ou incapacidade de engolir, pode ter muitas causas. Antes do início de qualquer tratamento odontológico, o cirurgião-dentista deve procurar determinar a causa e a gravidade do problema do paciente.

## 15. Diarreia, constipação intestinal, sangue nas fezes?

***Comentário:*** Esta avaliação visa a determinar se há problemas gastrintestinais (GI), muitos dos quais requerem que os pacientes sejam medicados. As causas de sangue nas fezes podem variar de eventos benignos e autolimitados a doenças graves com risco à vida. As causas mais comuns incluem fissuras anais, uso de medicamentos contendo ácido acetilsalicílico, distúrbios hemorrágicos, varizes esofágicas, traumatismo por corpo estranho, hemorroidas, neoplasias, uso de esteroides administrados por via oral (VO), presença de pólipos intestinais e trombocitopenia.

## 16. Vômito frequente, náuseas?

***Comentário:*** Uma infinidade de causas pode levar a náuseas e vômitos. Os medicamentos, no entanto, estão entre as mais comuns.[9-11] Opiáceos, digitálicos, levodopa e muitos medicamentos para câncer atuam na zona de gatilho do quimiorreceptor na área posterior, que induz o vômito. Os medicamentos que frequentemente provocam náuseas incluem os anti-inflamatórios não esteroides, eritromicina, antidisrítimicos cardíacos, anti-hipertensivos, diuréticos, antidiabéticos orais, contraceptivos orais e outros para o trato gastrintestinal, como a sulfassalazina.[9-11]

As infecções gastrintestinais, sistêmicas, virais e bacterianas são a segunda causa mais comum de náuseas e vômito.

## 17. Dificuldade em urinar, sangue na urina?

***Comentário:*** A hematúria, presença de sangue na urina, requer avaliação para determinar a causa. É potencialmente indicativa de infecção ou obstrução do trato urinário.

## 18. Vertigem?

***Comentário:*** A resposta positiva pode indicar hipotensão postural crônica (ortostática), hipotensão sintomática, anemia ou ataque isquêmico transitório, uma forma de pré-derrame. Além disso, os pacientes com determinados tipos de distúrbios convulsivos, como a queda repentina (*drop attack*), podem relatar desmaios ou tonturas. O cirurgião-dentista pode ser aconselhado a realizar avaliação adicional, incluindo uma consulta com o clínico-geral do paciente. Um ataque isquêmico transitório representa risco ASA classe 3, enquanto a hipotensão postural crônica normalmente representa risco ASA classe 2 ou 3.

## 19. Zumbido nos ouvidos?

***Comentário:*** *Tinnitus* (sensação auditiva na ausência de som, em um ou ambos os ouvidos, como zumbidos, zunido, assobio ou estalidos) é um efeito colateral comum de certos medicamentos, incluindo o salicilato, a indometacina, o propranolol, o levodopa, a aminofilina e a cafeína. Pode ser observado em casos de esclerose múltipla, tumor e infarto isquêmico.

## 20. Dor de cabeça?

***Comentário:*** Deve-se avaliar a presença de dor de cabeça para determinar a causa. As razões comuns incluem cefaleias diárias, crônicas; cefaleias em salvas, enxaquecas e cefaleias do tipo tensional. Se necessário, é justificada a consulta com o clínico-geral do paciente. Deve-se determinar as medicações pelo paciente para o tratamento desses sintomas, porque muitos agentes podem afetar a coagulação do sangue e influenciar a escolha da técnica anestésica local (p. ex., evitar técnicas com taxa de aspiração positiva mais alta).

## 21. Desmaio?

***Comentário:*** O desmaio (síncope vasodepressora) é a emergência médica mais comum em odontologia. É mais provável que ocorra durante a administração do anestésico local, como resultado de fobia por agulha (tripanofobia ou aicmofobia).[12] O reconhecimento prévio da fobia por agulha geralmente pode resultar na prevenção do episódio sincopal.

## 22. Visão embaçada?

***Comentário:*** A visão embaçada é um achado cada vez mais comum conforme o avanço da idade dos pacientes. As principais causas de visão embaçada e cegueira incluem o glaucoma, a retinopatia diabética e a degeneração macular. A visão dupla, ou diplopia, geralmente resulta do desequilíbrio do músculo extraocular, e a causa deve ser encontrada. As razões mais comuns incluem dano ao terceiro, quarto ou sexto nervo craniano, secundário a miastenia *gravis*, distúrbio vascular e tumor intracraniano.

## 23. Convulsão?

***Comentário:*** As convulsões são emergências comuns no ambiente odontológico. O candidato mais provável a ter uma convulsão é o paciente epiléptico. Mesmo quando as crises são bem controladas com medicamentos antiepilépticos, esse paciente pode sofrer convulsões em situações estressantes, como as que ocorrem no consultório odontológico. Antes de iniciar o tratamento, o cirurgião-dentista precisa determinar o tipo de convulsão, a frequência de ocorrência, e o(s) medicamento(s) usado(s) para evitá-la. A modificação do tratamento com o uso de PRE (discutidos mais adiante neste capítulo) é desejável para pacientes com distúrbios convulsivos conhecidos. A sedação é altamente recomendada para o paciente odontológico epiléptico que esteja com medo, visando a evitar uma crise durante o tratamento. Os pacientes epilépticos cujas convulsões estão sob controle (ocorrem com pouca frequência) são de risco ASA classe 2, já aqueles com convulsões mais frequentes representam risco ASA classe 3 ou 4. A superdosagem clássica de anestésico local manifesta-se como atividade convulsiva tônico-clônica.

## 24. Sede excessiva?

***Comentário:*** A polidipsia, ou sede excessiva é, muitas vezes, observada nos pacientes com diabetes melito, diabetes insípido e hiperparatireoidismo.

## 25. Micção frequente?

***Comentário:*** A poliúria, ou micção frequente, pode ser benigna (ingestão excessiva de líquidos) ou um dos sintomas do diabetes melito, diabetes insípido, síndrome de Cushing ou hiperparatireoidismo.

## 26. Boca seca? (xerostomia)

***Comentário:*** O medo é uma causa comum de boca seca, especialmente no ambiente odontológico. São conhecidas muitas outras causas de xerostomia, incluindo a síndrome de Sjögren.

## 27. Icterícia?

***Comentário:*** A icterícia, ou tom amarelado da pele, do branco dos olhos e das mucosas, ocorre em virtude do depósito de pigmento biliar resultante do excesso de bilirrubina no sangue (hiperbilirrubinemia). É causada, frequentemente, por obstrução dos ductos biliares, destruição excessiva de hemácias (hemólise) ou distúrbios no funcionamento das células hepáticas. A icterícia pode ser um sinal indicativo de problema benigno, como cálculo biliar, obstruindo o ducto biliar comum, ou ocorrer em virtude de carcinoma pancreático, envolvendo a abertura do ducto biliar comum no duodeno. Como a amida dos anestésicos locais sofre biotransformação, principalmente no fígado, a presença de disfunção hepática significativa (p. ex., ASA classe 4) pode representar contraindicação relativa ou absoluta à administração dessas substâncias. É preferível o cloridrato de articaína, que sofre biotransformação tanto no fígado quanto (principalmente) no sangue (pela enzima colinesterase plasmática), nessa população de pacientes, porque tem meia-vida de eliminação de 27 minutos (*vs.* 90 minutos para a maioria dos outros anestésicos locais com amida).

## 28. Dor, rigidez nas articulações?

***Comentário:*** Histórico de dor e rigidez (artrite) nas articulações pode estar associado ao uso prolongado de salicilato (ácido acetilsalicílico) ou de outros medicamentos anti-inflamatórios não esteroides, alguns dos quais podem alterar a coagulação sanguínea. Os pacientes artríticos que recebem terapia prolongada com corticosteroides podem estar em risco maior de insuficiência adrenal aguda, especialmente aqueles que recentemente pararam de tomar o medicamento. Embora o risco seja mínimo, esses pacientes podem necessitar de curso menor de terapia com esteroides ou modificação (aumento) da dose de corticosteroide durante os procedimentos odontológicos estressantes, para que o organismo seja mais capaz de responder a qualquer estresse adicional que possa estar associado ao tratamento. Se houver alguma dúvida sobre a indicação do uso de corticosteroides, recomenda-se a consulta com o médico do paciente.

Em virtude das possíveis dificuldades em posicionar o paciente confortavelmente, podem ser necessárias modificações para acomodar sua incapacidade física. A maioria dos pacientes que recebem corticosteroides é classificada como risco ASA classe 2 ou 3, dependendo do motivo da medicação e do grau de incapacidade presente. Os pacientes com artrite significativamente incapacitante são risco ASA classe 3. Os problemas secundários à artrite podem exigir modificação no posicionamento durante a injeção de anestésico local.

# III. Você tem ou já teve

## 29. Doença cardíaca?

***Comentário:*** Esta é uma pergunta do questionário que procura detectar a existência de qualquer e todo tipo de doença cardíaca. Na presença de resposta SIM, o cirurgião-dentista deve buscar informações mais específicas sobre a natureza e a gravidade do problema e a lista de todos os medicamentos tomados pelo paciente para controlar a situação. Como a presença do estresse exacerba muitas formas de doença cardíaca, a consideração do PRE torna-se cada vez mais importante.

## 30. Ataque cardíaco, defeitos cardíacos?

***Comentário:*** *Ataque cardíaco* é o termo leigo para o infarto do miocárdio (IM). O cirurgião-dentista deve determinar o tempo decorrido desde que o paciente sofreu o IM, a gravidade deste e o grau de dano residual ao miocárdio para decidir se há indicação de modificações do tratamento. O atendimento odontológico eletivo tradicionalmente tem sido negado nos primeiros 6 meses após o IM,[13] embora evidências recentes demonstrem que muitos pacientes são capazes de tolerar o estresse em apenas 3 a 4 semanas após o evento.[14,15] A maioria dos pacientes pós-IM é considerada risco ASA classe 3, 6 meses ou mais após o evento; entretanto, o paciente que tenha sofrido infarto do miocárdio dentro de 6 meses antes do tratamento odontológico planejado deve ser considerado risco ASA classe 4 até que seja obtida uma consulta com seu cardiologista. Quando há pouco ou nenhum dano residual ao miocárdio, o paciente pode ser considerado risco ASA classe 2, após 6 meses.

No caso de insuficiência cardíaca (IC), deve-se avaliar o grau de insuficiência (fraqueza da "bomba") por meio do diálogo sobre o histórico. Quando um paciente apresenta alguma condição mais grave, como IC congestiva ou dispneia (dificuldade respiratória) em repouso, justificam-se modificações específicas do tratamento. Nessa situação, o cirurgião-dentista deve considerar se o paciente necessita de suplementação de $O_2$ durante o tratamento. Enquanto a maioria dos pacientes com IC é classificada como ASA classe 2 (IC leve sem incapacidade) ou ASA classe 3 (incapacidade que se desenvolve com esforço ou estresse), a presença de dispneia em repouso representa risco ASA classe 4. O controle efetivo da dor é essencial no paciente com IC ASA classe 2 ou 3, mas deve-se ter cuidado ao selecionar os medicamentos e a técnica para evitar aumento significativo na carga de trabalho cardíaca. Os anestésicos locais com vasoconstritores são definitivamente indicados nesses pacientes, por serem mais propensos a fornecer controle eficaz da dor nos procedimentos odontológicos em comparação aos anestésicos locais "simples". Deve-se usar o menor volume da concentração mais baixa de epinefrina (1:200.000 na América do Norte).

No caso de lesões cardíacas congênitas, é necessário diálogo aprofundado sobre o histórico para determinar a natureza da lesão e o grau de incapacidade presente. Os pacientes podem representar risco ASA classe 2, 3 ou 4. O cirurgião-dentista pode recomendar consulta médica, especialmente para o paciente pediátrico, para avaliação da gravidade da lesão. Alguns tratamentos odontológicos requerem profilaxia antibiótica.

## 31. Sopro cardíaco?

***Comentário:*** O sopro cardíaco é comum, mas nem todos os sopros são clinicamente significativos. O cirurgião-dentista deve determinar se o sopro é funcional (não patológico, ou ASA classe 2), se estão presentes os sinais e sintomas clínicos de estenose valvular ou regurgitação (ASA classe 3 ou 4) e se é justificada a profilaxia antibiótica. O principal sintoma clínico de sopro significativo (orgânico) é a fadiga excessiva. A Tabela 10.1 fornece as diretrizes para a profilaxia antibiótica para as alterações cardiovasculares (revisada em 2007).[16] O Quadro 10.1 classifica os problemas cardíacos quanto às suas necessidades para a profilaxia antibiótica e o Quadro 10.2 aborda especificamente a profilaxia e os procedimentos odontológicos. Conforme observado nas diretrizes, a profilaxia antibiótica *não* é indicada para a administração de técnicas rotineiras de injeção odontológica em tecidos não infectados. As diretrizes para profilaxia antibiótica em pacientes ortopédicos com substituição total de articulações foram publicadas inicialmente em 2003[17] e revisadas pela última vez em 2010.[18]

## 32. Febre reumática?

***Comentário:*** O histórico de febre reumática deve levar o cirurgião-dentista a realizar o diálogo aprofundado sobre o histórico para a presença de doença reumática cardíaca (DRC). Na presença de DRC, pode-se indicar a profilaxia antibiótica como meio de minimizar o risco de desenvolvimento de endocardite bacteriana subaguda. Dependendo da gravidade da doença e da presença de deficiência, os pacientes com DRC podem ser risco ASA classe 2, 3 ou 4. Pode ser aconselhável fazer modificações adicionais no tratamento.

## 33. Derrame, endurecimento das artérias?

***Comentário:*** O cirurgião-dentista deve prestar muita atenção a derrame, acidente vascular cerebral (AVC) ou "ataque cerebral" (o termo cada vez mais usado para transmitir ao público leigo e profissionais de cuidado em saúde a urgência necessária do tratamento imediato da pessoa que teve AVC). O paciente que teve AVC está em maior risco de sofrer outro AVC ou convulsão caso se torne hipóxico. O controle efetivo da dor, por meio da administração de soluções anestésicas locais com vasoconstritores, não pode ser exagerado. A concentração de epinefrina deve ser minimizada (p. ex., 1:200.000), mas deve ser incluída na solução anestésica local, pois aumenta sua eficácia (p. ex., a profundidade e a duração da anestesia aumentam). O cirurgião-dentista deve ser especialmente sensível à presença de isquemia cerebral transitória, precursora do AVC, que é risco ASA classe 3. O paciente pós-AVC é risco ASA classe 4 dentro de 6 meses do AVC, tornando-se risco ASA classe 3 em 6 meses ou mais após o incidente (se a recuperação se der sem intercorrências). Em casos raros, o paciente pós-AVC pode ser risco ASA classe 2.

## 34. Pressão arterial elevada?

***Comentário:*** Medidas da pressão arterial elevadas (PAE) são frequentemente encontradas no ambiente odontológico, secundárias ao estresse adicional que muitos pacientes associam à visita ao consultório. Com o histórico de PAE, o cirurgião-dentista deve determinar os medicamentos que o paciente está tomando, os potenciais efeitos colaterais desses medicamentos e quaisquer possíveis interações com outros medicamentos que possam ser usados durante o tratamento odontológico. As diretrizes para a avaliação clínica do risco (categorias ASA) com base nos valores da PA no adulto são apresentadas mais adiante neste capítulo. O PRE é um fator significativo na minimização de maior elevação da PA durante o tratamento.

## 35. Asma, tuberculose, enfisema, outras doenças pulmonares?

***Comentário*:** Determinar a natureza e a gravidade dos problemas respiratórios é parte essencial da avaliação do paciente. Muitos problemas agudos que se desenvolvem no ambiente odontológico estão relacionados com o estresse, aumentando a carga de trabalho do SCV e a necessidade de $O_2$ de muitos tecidos e órgãos do corpo. A presença de doença respiratória grave pode influenciar bastante o tratamento odontológico planejado e a escolha de medicamentos e técnicas, caso a sedação seja necessária.

A *asma* (broncospasmo) é marcada por obstrução parcial da via respiratória inferior. O cirurgião-dentista deve determinar a natureza

**Tabela 10.1** Profilaxia antibiótica 2007.[a]

| Situação | Agente | Adultos | Crianças |
|---|---|---|---|
| Capaz de tomar medicação oral | Amoxicilina | 2 g | 50 mg/kg |
| Incapaz de tomar medicação oral | Ampicilina | 2 g IM ou IV | 50 mg/kg IM ou IV |
| | Cefazolina ou ceftriaxona | 1 g IM ou IV | 50 mg/kg IM ou IV |
| Alérgico à penicilina ou à ampicilina e capaz de tomar medicação oral | Cefalexina[b,c] | 2 g | 50 mg/kg |
| | Clindamicina | 600 mg | 20 mg/kg |
| | Azitromicina ou claritromicina | 500 mg | 15 mg/kg |
| Alérgico à penicilina ou à ampicilina e incapaz de tomar medicação oral | Cefazolina ou ceftriaxona[c] | 1 g IM ou IV | 50 g/kg IM ou IV |
| | Clindamicina | 600 mg IM ou IV | 20 g/kg IM ou IV |

[a]Dose única 30 a 60 minutos antes do procedimento.
[b]Ou outra cefalosporina oral de primeira ou segunda geração, em dose equivalente para adultos ou pediátrica.
[c]As cefalosporinas não devem ser usadas em pessoas com histórico de anafilaxia, angioedema ou urticária causados por penicilina ou ampicilina.
IM, intramuscular; IV, intravenosa.
De Wilson W, Taubert KA, Gewitz M *et al*. Prevention of infective endocarditis: guidelines from the American Heart Association: a guideline from the American Heart Association Rheumatic Fever, Endocarditis, and Kawasaki Disease Committee, Council on Cardiovascular Disease in the Young, and the Council on Clinical Cardiology, Council on Cardiovascular Surgery and Anesthesia, and the Quality of Care and Outcomes Research Interdisciplinary Working Group. *Circulation*. 2007;116:1736-1754.

**• Quadro 10.1 Condições cardíacas associadas a maior risco de resultado adverso de endocardite, para as quais se recomenda a profilaxia com os procedimentos odontológicos.**

Válvula cardíaca protética
Endocardite infecciosa prévia
Doença cardíaca congênita (exceto para as condições listadas anteriormente, a profilaxia antibiótica não é mais recomendada para nenhuma forma de cardiopatia congênita)
Doença cardíaca congênita cianótica não reparada, incluindo desvios e condutos paliativos
Defeito cardíaco congênito completamente reparado com material ou dispositivo protético, colocado por cirurgia ou por intervenção de cateter, durante os primeiros 6 meses após o procedimento (recomenda-se a profilaxia porque a endotelização do material protético ocorre dentro de 6 meses após o procedimento)
Doença cardíaca congênita reparada com defeitos residuais no local ou adjacente ao local de um adesivo ou dispositivo protético (que inibe a endotelização)
Beneficiários de transplante cardíaco que desenvolveram valvulopatia cardíaca

**• Quadro 10.2 Procedimentos odontológicos para os quais se recomenda profilaxia para endocardite.**

*Todos os procedimentos odontológicos* que envolvem manipulação do tecido gengival, da região periapical dos dentes ou perfuração da mucosa bucal.
Os procedimentos e eventos a seguir não precisam de profilaxia: injeções anestésicas rotineiras em tecido não infectado, radiografias odontológicas, instalação de próteses removíveis ou de aparelhos ortodônticos, ajuste de aparelhos ortodônticos, cimentação de bráquetes ortodônticos, esfoliação de dentes decíduos e sangramento por trauma nos lábios ou na mucosa bucal.

da asma – intrínseca (alérgica) ou extrínseca (não alérgica) –, a frequência dos episódios agudos, os fatores causais, o método de tratamento dos episódios agudos e os medicamentos que o paciente pode estar tomando para minimizar sua ocorrência. O estresse é um fator precipitante comum nos episódios agudos asmáticos. O paciente asmático bem controlado representa risco ASA classe 2, enquanto o paciente asmático bem controlado, mas induzido pelo estresse, é risco ASA classe 3. Pacientes cujos episódios agudos são frequentes e/ou difíceis de terminar (requerendo hospitalização por estado asmático) são risco ASA classe 3 ou 4.

Com o histórico de *tuberculose*, o cirurgião-dentista deve, primeiro, determinar se a doença está ativa ou latente. (A tuberculose latente é risco ASA classe 2.) Recomendam-se consulta médica e modificação no tratamento odontológico quando tal informação não é facilmente determinada.

O *enfisema* é a forma da doença pulmonar obstrutiva crônica (DPOC), também chamada *doença obstrutiva crônica do pulmão*. O paciente enfisematoso tem a reserva respiratória diminuída da qual extrair $O_2$ se as células do corpo necessitarem de suprimento adicional, o que ocorre em situações de estresse. Recomenda-se terapia suplementar com $O_2$ durante o tratamento odontológico nos casos graves de enfisema; entretanto, o paciente gravemente enfisematoso (ASA classe 3 e 4) não deve receber mais de 3 ℓ de $O_2$/min.[19] Essa restrição do fluxo ajuda a assegurar que o cirurgião-dentista não eliminará o estímulo hipóxico, que é o principal estímulo do paciente enfisematoso para respirar. O paciente enfisematoso é risco ASA classe 2, 3 ou 4, dependendo do grau de incapacidade.

## 36. Hepatite, outras doenças hepáticas?

***Comentário*:** As doenças hepáticas podem ser transmissíveis (hepatite A e hepatite B) e indicam a presença de disfunção hepática. O histórico de transfusão de sangue ou dependência de drogas no passado ou presente deve alertar o cirurgião-dentista para provável aumento no risco de disfunção hepática. (Disfunção hepática é um achado comum no paciente que faz uso abusivo de medicamento parenteral.) A hepatite C é responsável por mais de 90% dos casos de hepatite pós-transfusão, mas apenas 4% dos casos são atribuídos à transfusão de sangue; até 50% estão relacionados com o uso de substâncias intravenosas. A incubação da hepatite C é, em média, de 6 a 7 semanas. A enfermidade clínica é leve, geralmente assintomática e caracterizada por alto índice (> 50%) de hepatite crônica.[20] Como a maioria dos medicamentos sofre biotransformação no fígado, deve-se tomar cuidado ao selecionar medicamentos específicos e técnicas de administração para o paciente com disfunção hepática significativa. Em geral, indicam-se anestésicos locais com vasoconstritores, considerando a diminuição da dose nos pacientes com disfunção hepática grave (p. ex., ASA classe 4).

## 37. Problemas estomacais, úlceras?

***Comentário:*** A presença de úlceras estomacais ou intestinais pode ser indicativa de ansiedade aguda ou crônica e do possível uso de medicamentos como tranquilizantes, inibidores de H1 e antiácidos. O conhecimento de quais medicamentos são tomados é importante antes da prescrição de medicamentos adicionais no consultório odontológico. Inúmeros inibidores de H1 são, atualmente, de venda livre. Como muitos pacientes não consideram os produtos de venda livre medicamentos "reais", o cirurgião-dentista deve perguntar especificamente sobre eles. A presença de úlceras não representa risco maior durante o tratamento. Na ausência de problemas médicos adicionais, o paciente pode representar risco ASA classe 1 ou 2.

## 38. Alergias a: medicamentos, alimentos, látex?

***Comentário:*** O cirurgião-dentista deve avaliar cuidadosamente as alergias do paciente antes de iniciar o tratamento odontológico ou de prescrever medicamentos. A importância desta questão e sua avaliação completa não podem deixar de ser enfatizadas. Deve-se questionar sobre o histórico completo antes do início de qualquer tratamento, especialmente quando o histórico presumido ou documentado de alergia a medicamentos estiver presente. As reações adversas a medicamentos (RAM) não são incomuns. Muitas, se não a maioria, são rotuladas como "alergia" pelo paciente e também, ocasionalmente, pelo profissional de cuidado em saúde. No entanto, apesar da grande frequência de relatos de alergia, as reações alérgicas a medicamento verdadeiras, documentadas e reproduzíveis, são relativamente raras. Revisão recente sobre alergia alimentar revelou 30% de relatos de "alergia alimentar" pela população estudada, quando a realidade é que a verdadeira alergia alimentar é observada em 8% das crianças e 5% dos adultos.[21]

Todos as RAMs devem ser avaliadas minuciosamente, em especial quando o cirurgião-dentista planeja administrar ou prescrever medicações durante o tratamento odontológico. Frequentemente há relato de "alergia a novocaína".

A incidência de alergia verdadeira, documentada e reproduzível, à amida dos anestésicos locais é praticamente nula.[22,23] Entretanto, relatos de alergia a anestésicos locais são comuns.[24,25] A investigação completa da suposta alergia é essencial se o paciente não for designado como "alérgico a todos os medicamentos -caína", suprimindo, assim, os cuidados odontológicos (e cirúrgicos) normais. Nesses casos, deve-se evitar o atendimento odontológico ou receber cuidados sob anestesia geral.

Relatos de alergia a "epinefrina" ou "adrenalina" também devem ser cuidadosamente avaliados. Na maioria das vezes, estes provam ser simplesmente uma resposta fisiológica exagerada do paciente à epinefrina injetada ou, mais comumente, à liberação endógena de catecolaminas em resposta ao ato de receber a injeção (a "compressão adrenal", como um colega denominou recentemente).

Duas perguntas essenciais que devem ser feitas em todos os casos de alergia alegada são as seguintes: (1) "você pode descrever sua reação?" e (2) "como foi tratado?".

A presença de alergia sozinha representa risco ASA classe 2. Nenhuma situação de emergência é tão assustadora para os profissionais de cuidado em saúde quanto a reação alérgica sistêmica aguda conhecida como *anafilaxia*. A prevenção dessa situação ameaçadora à vida é mais significativa do que o tratamento da anafilaxia, uma vez desenvolvida.

A investigação no relato do paciente de "alergia a anestesia local" é tão importante que é discutida de maneira aprofundada no Capítulo 18.

## 39. Histórico familiar de diabetes, problemas cardíacos, tumores?

***Comentário:*** O conhecimento do histórico familiar pode ajudar a determinar a presença de vários distúrbios com componente hereditário.

## 40. AIDS?

***Comentário:*** Os pacientes que têm resultado positivo do teste para o vírus da imunodeficiência humana (HIV) são representativos em todas as áreas da população. Deve-se usar as técnicas de barreira habituais para minimizar o risco de infecção cruzada, tanto para o paciente quanto para os membros da equipe. Os pacientes positivos para HIV são considerados ASA classe 2, 3, 4 ou 5, dependendo do estado atual da infecção.

Deve-se ter cuidado ao manusear a seringa/agulha de anestésico local, como em todas as situações, para evitar ferimentos acidentais por picada de agulha.

## 41. Tumores, câncer?

***Comentário:*** A presença ou a existência prévia de câncer de cabeça ou pescoço pode exigir modificação específica da terapia odontológica. Os tecidos irradiados diminuem a resistência à infecção, a vascularização e a capacidade de cicatrização. Não existem contraindicações específicas para a administração de medicamentos para o controle da dor ou da ansiedade nesses pacientes; entretanto, as técnicas de administração de anestesia local podem, em raras ocasiões, ser contraindicadas, se os tecidos na área de depósito tiverem sido irradiados. Muitas pessoas com câncer podem estar recebendo terapia a longo prazo com depressores do SNC, como medicamentos ansiolíticos, hipnóticos e opioides. Recomenda-se, nesses casos, consulta com o oncologista do paciente antes do início do tratamento odontológico. Câncer passado ou atual não aumenta necessariamente a situação de risco ASA. No entanto, os pacientes debilitados, hospitalizados ou em condições físicas precárias podem representar risco ASA classe 4 ou 5.

## 42. Artrite, reumatismo?

***Comentário:*** veja ***Comentário*** na pergunta 28.

## 43. Doenças oculares?

***Comentário:*** Em pacientes com *glaucoma*, deve ser abordada a necessidade da administração de medicamento que diminua as secreções das glândulas salivares. Os anticolinérgicos, como a atropina, a escopolamina e o glicopirrolato, são contraindicados em pacientes com glaucoma agudo de ângulo fechado, porque esses medicamentos produzem aumento da pressão intraocular. Os pacientes com glaucoma, geralmente, são risco ASA classe 2. Não há contraindicação para a administração de anestésico local com ou sem vasoconstritores.

## 44. Doenças cutâneas?

***Comentário:*** A pele é uma cobertura elástica, resistente, autorregeneradora e protetora para o corpo. Ela também é a principal apresentação física para o mundo e, como tal, exibe uma variedade de sinais clínicos de processos de doença, incluindo alergias e distúrbios cardíacos, respiratórios, hepáticos e endócrinos.[26]

## 45. Anemia?

***Comentário:*** A anemia é uma doença relativamente comum em adultos, especialmente entre as mulheres adultas jovens (anemia ferropriva). O cirurgião-dentista deve determinar o tipo de anemia presente, pois a capacidade do sangue de transportar $O_2$ ou de deixar $O_2$ para as outras células é menor em pacientes anêmicos. Essa diminuição pode se tornar significativa durante os procedimentos em que haja a possibilidade do desenvolvimento de hipoxia. Não há contraindicação para a administração de anestésico local com ou sem vasoconstritores.

A anemia falciforme era vista predominantemente em pacientes negros. Períodos de estresse incomum ou de deficiência de $O_2$ (hipoxia) podem precipitar a crise das células falciformes. Recomenda-se a administração de $O_2$ durante o tratamento para os pacientes com doença falciforme. As pessoas com traço falciforme representam risco ASA classe 2, enquanto aquelas com doença falciforme são risco ASA classe 2 ou 3.

Além disso, a metemoglobinemia congênita ou idiopática, embora rara, representa contraindicação relativa à administração do anestésico local prilocaína com amida.[27]

## 46. Infecções sexualmente transmissíveis (sífilis ou gonorreia)?

## 47. Herpes?

***Comentário:*** Ao tratar pacientes com doenças sexualmente transmissíveis, os cirurgiões-dentistas e os membros da equipe estão em risco de infecção. Na presença de lesões orais, pode-se adiar o atendimento odontológico eletivo. As técnicas padrão de barreira, como luvas de proteção, óculos e máscaras, fornecem aos operadores alguma proteção, mas não proteção total. Tais pacientes, geralmente, representam riscos ASA classe 2 e 3, mas podem ser risco ASA classe 4 ou 5 em situações extremas quando a doença está em estágio avançado.

## 48. Doença no rim, na bexiga?

***Comentário:*** O cirurgião-dentista deve avaliar a natureza do distúrbio renal. As modificações no tratamento, incluindo a profilaxia antibiótica, podem ser apropriadas para as várias formas de doença renal crônica. Pacientes funcionalmente anéfricos são risco ASA classe 3 ou 4, enquanto aquelas com a maioria das outras formas de disfunção renal podem ser risco ASA classe 2 ou 3. O Quadro 10.3 apresenta uma amostra de carta de encaminhamento odontológico para um paciente que recebe tratamento de hemodiálise de longa duração, como resultado de doença renal crônica.

## 49. Doença na tireoide, na adrenal?

***Comentário:*** A presença clínica de disfunção da glândula tireoide ou adrenal – hiper ou hipofunção – deve levar o cirurgião-dentista a ter cautela na administração de certos grupos de substâncias (p. ex., epinefrina em pacientes com hipertireoidismo, depressores do SNC em pacientes com hipotireoidismo). Na maioria dos casos, no entanto, o paciente já consultou um médico e foi submetido a tratamento para distúrbio da tireoide no momento em que procura por tratamento odontológico. Nesse caso, é provável que o paciente esteja em estado eutireoidiano (níveis sanguíneos normais do hormônio tireoidiano) em virtude de intervenção cirúrgica, irradiação e/ou terapia medicamentosa. O estado eutireoidiano representa risco ASA classe 2, enquanto os sinais e sintomas clínicos de hiper ou hipotireoidismo representam risco ASA classe 3 ou, em casos raros, risco ASA classe 4. Clinicamente, os pacientes com hipertireoidismo têm maior probabilidade de resposta acentuada a doses "usuais" de epinefrina (p. ex., desenvolver taquicardia, elevar a PA). Nessas situações, deve-se monitorar os sinais vitais no pré-operatório, no perioperatório e no pós-operatório.

Os pacientes com hipofunção do córtex adrenal têm doença de Addison e recebem doses diárias de reposição de glicocorticosteroides. Em situações extremamente estressantes, o corpo desses pacientes pode ser incapaz de responder adequadamente, levando à perda de consciência. A hipersecreção de cortisona, síndrome de Cushing, raramente resulta em situação aguda com risco à vida.

**• Quadro 10.3 Carta de hemodiálise.**

Caro doutor:

O paciente que lhe apresenta esta carta está passando por hemodiálise a longo prazo em virtude de doença renal crônica. Ao prestar-lhe assistência odontológica, por gentileza, observe as seguintes precauções.

O tratamento odontológico é realizado com maior segurança 1 dia após a última sessão de diálise ou pelo menos 8 horas depois. A heparina residual pode dificultar a hemostasia. (Alguns pacientes recebem terapia anticoagulante a longo prazo.)

Estamos preocupados com a inoculação bacteriana dos dispositivos de desvio arteriovenosos e das válvulas cardíacas. Recomendamos profilaxia antibiótica antes e depois do tratamento odontológico. A seleção e a dosagem do antibiótico podem ser difíceis na insuficiência renal.

Recomendamos 3 g de amoxicilina 1 hora antes do procedimento e 1,5 g 6 horas depois. Para pacientes com alergia a penicilina, recomendamos 1 g de eritromicina 1 hora antes do procedimento e 500 mg 6 horas depois.

Atenciosamente,

Recomenda-se considerar a sedação na presença de ansiedade quanto ao tratamento odontológico.

## 50. Diabetes?

***Comentário:*** O paciente que responde positivamente a esta pergunta requer investigação adicional para determinar o tipo, a gravidade e o grau de controle de sua condição diabética. O paciente com diabetes melito tipo 1 (insulino-dependente, DMID) ou tipo 2 (não insulino-dependente, NDMID) raramente apresenta grande risco de complicações relacionadas com o diabetes enquanto recebe atendimento ou medicamentos de uso odontológico habituais (p. ex., anestésicos locais, epinefrina, antibióticos, depressores do SNC). O paciente NDMID geralmente é risco ASA classe 2, o paciente DMID bem controlado é risco ASA classe 3 e o DMID mal controlado é risco ASA classe 3 ou 4.

As maiores preocupações durante o tratamento odontológico estão relacionadas com os possíveis efeitos dos cuidados dentários na alimentação subsequente e o desenvolvimento de hipoglicemia (baixo nível de glicose no sangue). Os pacientes que deixam o consultório odontológico com anestesia residual no tecido mole, especialmente na mandíbula (p. ex., língua, lábios), geralmente adiam a alimentação até que a sensação retorne, um período potencialmente de 5 horas (lidocaína, mepivacaína, articaína, prilocaína com vasoconstritor) ou mais (até 12 horas) (bupivacaína com vasoconstritor). Pacientes diabéticos precisam modificar suas doses de insulina se não mantiverem hábitos alimentares normais. A administração de agente de reversão do anestésico local, o mesilato de fentolamina, na conclusão do tratamento odontológico, pode minimizar significativamente a duração da anestesia residual dos tecidos moles.[28,29]

# IV. Você tem ou já teve

## 51. Cuidados psiquiátricos?

***Comentário:*** O cirurgião-dentista deve estar ciente de qualquer nervosismo (em geral ou especificamente relacionado com a odontologia) ou histórico de atendimento psiquiátrico antes de tratar o paciente, pois ele talvez esteja recebendo medicamentos para controle dos distúrbios que podem, potencialmente, interagir com aqueles que o cirurgião-dentista utiliza no controle da dor e da ansiedade (Tabela 10.2). Deve-se considerar a consulta médica nesses casos. Os pacientes extremamente amedrontados são risco ASA classe 2, enquanto aqueles que recebem tratamento psiquiátrico e terapia medicamentosa são risco ASA classe 2 ou 3.

## 52. Radioterapia?

## 53. Quimioterapia?

***Comentário:*** ver ***Comentário*** na pergunta 41.

## 54. Válvula cardíaca protética?

***Comentário:*** Os pacientes com válvulas cardíacas protéticas (artificiais) não são mais incomuns. A principal preocupação do cirurgião-dentista é determinar se é necessária a profilaxia antibiótica. Os protocolos de profilaxia antibiótica foram apresentados anteriormente neste capítulo.[16] O cirurgião-dentista deve consultar o médico do paciente (*i. e.*, o cardiologista, o cirurgião cardiotorácico) antes de fornecer o tratamento. Pacientes com válvulas cardíacas protéticas geralmente representam risco ASA classe 2 ou 3,

**Tabela 10.2** Interações dos medicamentos odontológicos com anestésicos locais e vasoconstritores.[a]

| Medicamento odontológico | Interação medicamentosa | Consideração | Ação |
|---|---|---|---|
| AL | Cimetidina, bloqueador beta-adrenérgico (propranolol) | Pode haver redução do metabolismo hepático do AL com amida | Usar os ALs com cautela, especialmente doses repetidas |
| | Antidisrítmicos (mexiletina, tocainida) | Aditivo do SNC, depressor do SCV | Usar os ALs com cautela – manter a dose mais baixa possível para alcançar a anestesia |
| | ***Depressores do SNC: álcool, antidepressivos, anti-histamínicos, benzodiazepínicos, antipsicóticos, anti-hipertensivos de ação central, relaxantes musculares, outros ALs, opioides*** | ***Possível aditivo ou supra-aditivo do SNC, depressão respiratória*** | ***Considerar limitar a dose máxima dos ALs, especialmente com os opioides*** |
| | Inibidores da colinesterase: antimiastênicos, medicamentos antiglaucomatosos | A dose do medicamento antimiastênico pode exigir ajuste, porque o AL inibe a transmissão neuromuscular | Consulta médica |
| Vasoconstritores; epinefrina | Bloqueadores alfa-adrenérgicos (fenoxibenzamina, prazosina); antipsicóticos (haloperidol, entacapona) | Possível resposta hipotensiva após grande dose de epinefrina | Usar vasoconstritor com cautela – a dose mais baixa possível |
| | Inibidores da catecolamina O-metiltransferase (tolcapona, entacapona) | Pode potencializar as ações sistêmicas dos vasoconstritores | Usar vasoconstritor com cautela – a dose mais baixa possível |
| | Estimulantes do SNC (anfetamina, metilfenidato); derivados de cravagem (di-hidroergotamina, metisergida) | Pode ocorrer efeito estimulante ou vasoconstritor | Usar vasoconstritor com cautela – a dose mais baixa possível |
| | ***Cocaína*** | ***Os efeitos vasoconstritores podem resultar em parada cardíaca*** | ***Evitar o uso de vasoconstritor no paciente sob influência de cocaína*** |
| | Glicosídios digitálicos (digoxina, digitoxina) | Risco de disritmias cardíacas | Consulta médica |
| | Levodopa, hormônios tireoidianos (levotiroxina, liotironina) | Grandes doses de qualquer um (além das doses de reposição) podem causar toxicidade cardíaca | Usar vasoconstritor com cautela – a dose mais baixa possível |
| | ***Antidepressivos tricíclicos (amitriptilina, doxepina, imipramina)*** | ***Pode potencializar as ações sistêmicas dos vasoconstritores*** | ***Evitar o uso de levonordefrina ou norepinefrina; usar epinefrina com cautela – a dose mais baixa possível*** |
| | Betabloqueadores não seletivos (propranolol, nadolol) | Pode levar a respostas hipertensivas, especialmente com a epinefrina | Monitorar a pressão arterial após injeção inicial do AL |

[a]As interações medicamentosas de maior significado clínico estão destacadas para dar ênfase.
SNC, sistema nervoso central; SCV, sistema cardiovascular; AL, anestésico local.
De Ciancio SG. AD/PDR Guide to Dental Therapeutics. 5th ed. Chicago: American Dental Association; 2010.

indicando-se a administração de anestésicos locais com vasoconstritores. A profilaxia antibiótica não é indicada para a administração de técnicas odontológicas rotineiras de injeção em tecidos não infectados.[16]

## 55. Articulação artificial?

***Comentário:*** Mais de 1 milhão de artroplastias totais de articulação são realizadas anualmente nos EUA.[18] Um painel de especialistas em odontologia, cirurgiões ortopédicos e especialistas em doenças infecciosas, convocado pela American Dental Association e pela American Academy of Orthopaedic Surgeons, realizou uma revisão completa dos dados disponíveis para determinar a necessidade de profilaxia antibiótica na prevenção de infecção hematogênica na articulação protética em pacientes odontológicos submetidos à artroplastia total. O painel concluiu que a profilaxia antibiótica não é recomendada para pacientes odontológicos com pinos, placas e parafusos ou para aqueles submetidos à substituição total da articulação. No entanto, os cirurgiões-dentistas devem considerar a pré-medicação com antibiótico em um pequeno número de pacientes que possam estar em risco maior de desenvolver infecção hematogênica da articulação total (Tabela 10.3).[17]

## 56. Hospitalização?

***Comentário:*** Determinar o motivo da hospitalização, a duração da internação e quaisquer medicamentos prescritos que possam estar em uso pelo paciente.

## 57. Transfusões de sangue?

***Comentário:*** Determinar o motivo da transfusão de sangue (p. ex., sangramento prolongado, acidente, tipo de cirurgia).

## 58. Cirurgias?

***Comentário:*** Determinar a natureza (eletiva, de emergência) e o tipo de cirurgia (cosmética, gastrintestinal, cardíaca etc.) e o estado físico do paciente no momento.

**Tabela 10.3** Profilaxia ortopédica.

| Tipo de paciente | Condição de risco para o paciente |
|---|---|
| Todos os pacientes durante os primeiros 2 anos após a substituição da articulação | Não aplicável |
| Pacientes imunocomprometidos/imunossuprimidos | Artropatias inflamatórias, como artrite reumatoide, lúpus eritematoso sistêmico |
| Pacientes com comorbidades[a] | Infecção anterior à articulação protética<br>Desnutrição<br>Hemofilia<br>Infecção pelo vírus da imunodeficiência humana<br>Diabetes insulino-dependente (tipo 1)<br>Malignidade |

[a]Pacientes potencialmente com maior risco de sofrer infecção articular total hematogênica.
Dados da American Dental Association, American Academy of Orthopedic Surgeons: antibiotic prophylaxis for dental patients with total joint replacements. J Am Dent Assoc. 2003;134:895-898.

## 59. Marca-passo?

***Comentário:*** Os marca-passos cardíacos são implantados sob a pele da parte superior do tórax ou do abdome com fios de estimulação que se estendem ao miocárdio. A indicação mais frequente para o uso do marca-passo é a presença de disritmia clinicamente significativa. Os marca-passos de taxa fixa fornecem frequência cardíaca regular e contínua, independentemente do ritmo inerente ao coração, enquanto os marca-passos de demanda, mais comumente utilizados, são ativados apenas quando a frequência cardíaca cai em oscilação anormal. Embora haja pouca indicação para a administração de antibiótico nesses pacientes, aconselha-se a consulta médica antes do início do tratamento, para obtenção das recomendações específicas do médico. Comumente, o paciente com marca-passo é risco ASA classe 2 ou 3 durante o tratamento odontológico.

Nos últimos anos, pessoas que apresentam risco significativo de morte súbita (p. ex., parada cardíaca) como resultado da instabilidade elétrica do miocárdio (p. ex., fibrilação ventricular) tiveram desfibriladores cardioversores implantáveis colocados sob a pele do tórax. Recomenda-se a consulta médica para esses pacientes.

## 60. Lentes de contato?

***Comentário:*** As lentes de contato são comumente utilizadas por pessoas com problemas visuais. As considerações odontológicas para esses pacientes incluem a remoção das lentes durante a administração de qualquer técnica de sedação. Os pacientes sedados podem não fechar os olhos com a mesma frequência que aqueles sem sedação, aumentando, assim, a probabilidade de irritação da esclera e da córnea. Isso é particularmente recomendado quando do uso da sedação por inalação ($N_2O$-$O_2$), porque qualquer vazamento de gás da máscara nasal pode irritar os olhos.

# V. Você faz uso

## 61. Drogas recreativas?

***Comentário:*** Embora a maioria dos pacientes não admita o uso de drogas recreativas, é importante fazer essa pergunta. Isso torna-se particularmente relevante quando o cirurgião-dentista considera o uso de medicamentos depressores do SNC para a sedação ou de anestésicos locais com ou sem vasoconstritor, como a epinefrina.

## 62. Substâncias, medicamentos, remédios de venda livre (incluindo ácido acetilsalicílico), remédios naturais?

***Comentário:*** Como muitos pacientes fazem distinção entre os termos *droga* e *medicação*, os questionários devem usar ambos os termos para determinar quais medicamentos (substâncias farmaceuticamente ativas) o paciente toma. Infelizmente, no mundo de hoje, o termo *droga* frequentemente conota o uso ilícito de medicamentos (p. ex., os opioides). Na mente de muitos pacientes, as pessoas "usam" drogas, mas "tomam" medicamentos para o tratamento das condições médicas. Além disso, os remédios naturais contêm substâncias ativas, algumas das quais podem interagir com os medicamentos comumente usados em odontologia.[30,31]

O cirurgião-dentista deve estar ciente de todos os medicamentos e substâncias que seus pacientes consomem para controlar e tratar os problemas médicos. Frequentemente, os pacientes tomam medicamentos sem conhecer a condição a que eles são designados para tratar; muitos nem sabem os nomes das substâncias que estão tomando. Portanto, é importante que os cirurgiões-dentistas tenham disponíveis um ou mais meios para identificar esses medicamentos e determinar suas indicações, seus efeitos colaterais e as possíveis interações medicamentosas. Muitas fontes excelentes estão disponíveis, incluindo serviços *online*, como ClinicalKey (https://www.clinicalkey.com), Lexicomp (http://www.wolterskluwercdi.com/lexicomponline/) e Epocrates (http://www. epocrates.com). O *Physicians' Desk Reference (PDR)*,[32] tanto em cópia impressa quanto *online*, fornece uma seção de fotos que ajuda na identificação de medicamentos comumente prescritos. O PDR também conta com a *Physicians' Desk Reference for Herbal Medicines*.[33] O *ADA Guide to Dental Therapeutics* é outra referência valiosa para os medicamentos comumente usados em odontologia e para aqueles mais frequentemente prescritos pelos médicos. As potenciais complicações e interações medicamentosas são apontadas.[34]

O conhecimento das substâncias e dos medicamentos que os pacientes estão tomando permite que os cirurgiões-dentistas identifiquem problemas médicos, possíveis efeitos colaterais – alguns dos quais podem ser importantes no tratamento odontológico (p. ex., a hipotensão postural) – e possíveis interações entre esses medicamentos e as substâncias administradas durante o tratamento odontológico (ver Tabela 10.2).

## 63. Tabaco em alguma forma?

## 64. Álcool?

***Comentário:*** O uso de tabaco e/ou álcool por longos períodos pode levar ao desenvolvimento de problemas potencialmente fatais, incluindo neoplasias, disfunção hepática e, nas mulheres, complicações durante a gravidez.

# VI. Apenas para mulheres

## 65. Você está ou poderia estar grávida ou está amamentando?

***Comentário:*** A gravidez é uma contraindicação relativa para o atendimento odontológico eletivo extenso, particularmente durante o primeiro trimestre. Recomenda-se a consulta com o ginecologista-obstetra da paciente antes do início de qualquer tratamento odontológico. A administração de anestésicos locais com ou sem epinefrina é aceitável durante esse período. As categorias de risco durante a gravidez da Food and Drug Administration (FDA) são apresentadas no Quadro 10.4 e os efeitos conhecidos no feto, dos anestésicos locais e dos vasoconstritores são apresentados na Tabela 10.4.

### 66. Toma pílula anticoncepcional?

## VII. Todos os pacientes

### 67. Você tem ou teve quaisquer outras doenças ou problemas médicos NÃO listados neste formulário?

***Comentário:*** O paciente é encorajado a comentar assuntos específicos não mencionados anteriormente. Exemplos de várias alterações possivelmente significativas incluem a porfiria aguda intermitente, a metemoglobinemia, a colinesterase plasmática atípica e a hipertermia maligna (HM).

**Tanto quanto sei, respondi a todas as perguntas de forma completa e precisa. Informarei meu cirurgião-dentista sobre qualquer mudança na minha saúde e/ou medicação.**

***Comentário:*** Esta afirmação final é importante do ponto de vista médico-legal porque, embora as ocorrências de mentiras propositais no histórico de saúde sejam raras, elas ocorrem. Esta declaração deve ser acompanhada pela data em que o histórico foi preenchido e pela assinatura tanto do paciente (ou dos pais ou tutor, se o paciente for menor ou não legalmente competente) quanto do cirurgião-dentista que revisar o histórico. Isso, na verdade, torna-se um contrato que obriga o paciente, pai ou responsável a relatar quaisquer mudanças na saúde ou nos medicamentos do indivíduo. Brady e Martinoff[8] demonstraram que a análise da saúde pessoal do paciente é frequentemente muito otimista e que as questões de saúde pertinentes, às vezes, não são relatadas imediatamente.

O questionário do histórico médico deve ser atualizado regularmente, aproximadamente a cada 3 a 6 meses ou após qualquer intervalo prolongado no tratamento. Na maioria dos casos, não é necessário refazer o questionário do histórico médico inteiro. O cirurgião-dentista ou o auxiliar precisam apenas fazer as seguintes perguntas:

1. Você teve alguma mudança na sua saúde geral desde a última consulta odontológica?
2. Você está sob cuidado médico? Se sim, qual é a condição que está sendo tratada?
3. Você está tomando alguma substância, medicamento ou produtos vendidos sem receita médica?

Se alguma dessas questões suscitar resposta positiva, é necessário um diálogo detalhado sobre o histórico. Por exemplo, um paciente pode responder que nenhuma mudança ocorreu na saúde geral, mas querer notificar ao cirurgião-dentista sobre uma pequena alteração na condição, como o fim da gravidez, o diagnóstico recente de NDMID ou asma.

Em qualquer situação, deve-se anexar o registro escrito da atualização do histórico às anotações do progresso do paciente ou ao formulário do histórico de saúde. Quando o estado de saúde do paciente mudou significativamente desde o preenchimento do último formulário, todo o histórico deve ser refeito (p. ex., se doença cardiovascular foi diagnosticada recentemente em um paciente e ele está tratando com uma variedade de medicamentos que não tomava anteriormente).

Na realidade, a maioria das pessoas não sofre mudanças significativas na saúde com regularidade. Assim, o questionário sobre o histórico de saúde pode permanecer atual por muitos anos. A capacidade de demonstrar que o histórico médico do paciente foi atualizado regularmente torna-se, portanto, ainda mais importante.

O questionário do histórico médico deve ser preenchido à tinta. As correções e as exclusões são feitas pelo desenho de uma linha sobre a escrita original, sem obliterá-la. A alteração é então adicionada, juntamente com a data da mudança. O cirurgião-dentista rubrica a modificação.

Deve-se colocar uma anotação escrita na ficha clínica sempre que o paciente revelar informações significativas durante o diálogo sobre o histórico. Por exemplo, quando um paciente responde afirmativamente à pergunta sobre "ataque cardíaco", a anotação do cirurgião-dentista pode mostrar "2016" (o ano em que ocorreu o IM).

**• Quadro 10.4 Categorias de risco na gravidez segundo a Food and Drug Administration.**

A: Estudos não demonstraram risco ao feto em qualquer trimestre.
B: Os estudos de reprodução animal não demonstraram risco ao feto; não há disponibilidade de estudo em seres humanos.
C: A ser determinado somente após os riscos ao feto serem considerados; os estudos de reprodução animal mostraram efeitos adversos no feto; não há disponibilidade de estudo em seres humanos.
D: Riscos definitivos em fetos humanos; se necessário, podem ser considerados, apesar dos riscos, em circunstâncias de perigo de morte.
X: Anomalias fetais absolutas; não usar em momento algum durante a gravidez, porque os riscos ultrapassam os benefícios.

Categorias de risco da FDA para os anestésicos locais durante a gravidez: B – lidocaína, prilocaína; C – articaína, bupivacaína, mepivacaína. Disponível em: https://che mm.nlm.nih.gov/pregnancycategories.htm. Acessado em 29 novembro de 2018.

**Tabela 10.4** Efeitos fetais conhecidos das drogas.

| Substância | Efeito |
|---|---|
| Anestésicos locais | Nenhum efeito adverso relatado em odontologia |
| Articaína | Nenhum efeito adverso relatado em odontologia |
| Bupivacaína | Nenhum efeito adverso relatado em odontologia |
| Epinefrina | Nenhum efeito adverso relatado em odontologia |
| Lidocaína | Nenhum efeito adverso relatado em odontologia |
| Mepivacaína | Nenhum efeito adverso relatado em odontologia |
| Prilocaína | Nenhum efeito adverso relatado em odontologia |

De Malamed SF. Sedation. *A Guide to Patient Management*. 6th ed. St. Louis: Mosby; 2018.

## Exame físico

O questionário do histórico médico é muito importante para a avaliação geral do estado físico e psicológico do paciente. No entanto, esse questionário tem algumas limitações. Para que ele seja valioso, o paciente deve (1) estar ciente da presença de qualquer condição médica e (2) estar disposto a compartilhar essa informação com o cirurgião-dentista.

A maioria dos pacientes não engana conscientemente seu cirurgião-dentista, omitindo informações importantes do questionário do histórico médico, embora haja registro de casos em que tal engano ocorreu. O paciente que procura tratamento para um dente com inflamação aguda decide recusar ao cirurgião-dentista a informação de que teve IM 2 meses antes, porque sabe que se disser isso provavelmente não receberá o tratamento desejado (p. ex., extração).

O outro fator, o conhecimento do paciente sobre sua condição física, é uma causa muito mais provável de desinformação sobre o questionário. A maioria das pessoas "saudáveis" não visita seu médico regularmente para exames de rotina. Informação recente sugere que a recomendação de exame físico seja descontinuada no paciente saudável mais jovem, porque não tem provado ser de tão grande ajuda na medicina preventiva quanto foi considerado antes.[35] Além disso, a maioria dos pacientes simplesmente não visita o médico regularmente, o fazendo apenas quando se sente enferma. A partir dessa premissa, cogita-se que o verdadeiro estado da condição física do paciente possa ser desconhecido por ele. Sentir-se bem, embora geralmente seja um bom indicador de saúde, não garante a boa saúde.[8] Muitas doenças podem estar presentes por um período considerável sem exibir sinais ou sintomas evidentes que alertem o paciente sobre sua presença (p. ex., HPA, diabetes melito, câncer). Quando os sinais e sintomas estão presentes, são frequentemente confundidos com outros problemas mais benignos. Embora os pacientes possam responder às perguntas sobre o questionário do histórico médico com o melhor de seu conhecimento, eles não podem dar resposta positiva a uma pergunta a menos que estejam cientes de que apresentam a condição. Na maioria dos questionários, as primeiras perguntas sobre o histórico referem-se ao tempo que se passou desde o último exame físico do paciente. O valor das respostas restantes, lidando com os processos específicos da doença, pode ser medido a partir das respostas às questões iniciais.

Em razão desses problemas, que são inerentes ao uso do questionário sobre o histórico médico preenchido pelo paciente, o cirurgião-dentista deve procurar fontes de informações adicionais sobre seu estado físico. O exame físico fornece muitas dessas informações, e inclui:

1. Monitoramento dos sinais vitais.
2. Inspeção visual do paciente.
3. Testes de função, conforme indicado.
4. Ausculta cardíaca e pulmonar e exames laboratoriais, conforme indicado.

A avaliação física mínima para todos os pacientes em potencial deve consistir (1) na medição dos sinais vitais e (2) na inspeção visual do paciente.

O principal valor do exame físico é que ele fornece ao cirurgião-dentista informações importantes (atualizadas) sobre a condição física do paciente imediatamente antes do início do tratamento, em contraste com o questionário, que fornece informação sobre o histórico (fatos datados). O paciente deve se submeter à avaliação física mínima, na visita inicial ao consultório, antes do início de qualquer tratamento odontológico. As leituras obtidas nesse momento, denominadas *sinais vitais de referência*, são registradas na ficha clínica do paciente.

## Sinais vitais

Os seis sinais vitais são:

1. Pressão arterial.
2. Frequência (pulso) e ritmo cardíaco.
3. Frequência respiratória.
4. Temperatura.
5. Altura.
6. Peso:
   a. Índice de massa corporal (IMC).

Os sinais vitais e as orientações para sua interpretação são apresentados a seguir.

### Pressão arterial

#### Técnica

Recomenda-se a seguinte técnica para a determinação manual precisa da PA.[36] Os equipamentos necessários são o estetoscópio e o esfigmomanômetro (manguito para PA). O mais preciso e confiável desses dispositivos é o manômetro de gravidade de mercúrio. O manômetro aneroide, provavelmente o mais utilizado, é calibrado para ser lido em milímetros de mercúrio (mmHg) e também é bastante preciso, se bem mantido. O manuseio brusco do manômetro aneroide pode levar a leituras erradas. Recomenda-se que ele seja recalibrado, no mínimo, anualmente, verificando-o com um manômetro de mercúrio. Atualmente, os monitores automáticos de PA têm se tornado comuns, uma vez que sua precisão tem aumentado e seu custo tem diminuído, variando de menos de U$ 100 a vários milhares de dólares. Da mesma forma, a precisão deles difere. O uso dos monitores automáticos simplifica o monitoramento dos sinais vitais, mas os cirurgiões-dentistas devem verificar periodicamente a exatidão desses dispositivos (comparando os valores aos daqueles de um manômetro de mercúrio ou aneroide).

Embora os manômetros de mercúrio sejam os mais precisos, seu uso tem se tornado cada vez mais raro, pois são muito volumosos para o transporte e o derramamento de mercúrio é potencialmente perigoso.[37]

Os manômetros aneroides são fáceis de usar, porém um pouco menos precisos que os manômetros de mercúrio, e mais delicados, exigindo recalibração pelo menos uma vez ao ano ou quando são derrubados ou batidos.[37]

Os dispositivos automáticos, com todos os equipamentos em uma unidade, dispensam a necessidade de estetoscópio e manômetro separados. A maioria é fácil de usar, enquanto os dispositivos mais caros têm sistemas automáticos de enchimento e esvaziamento e impressões legíveis da PA e da frequência cardíaca. Tal como com o manômetro aneroide, os sistemas automáticos são um pouco frágeis, exigindo recalibragem regular ou quando caem ou sofrem alguma batida. Os movimentos corporais podem influenciar a precisão, de modo que mesmo os dispositivos mais precisos não funcionam em algumas pessoas.[37]

Os monitores automáticos de PA que se encaixam no pulso do paciente também estão disponíveis e são fáceis de usar. No entanto, as medidas da PA no punho podem não ser tão precisas quanto as medidas na parte superior do braço, ocorrendo erros sistemáticos como resultado de diferenças na posição do punho em relação ao coração (ver discussão posterior).[38,39]

Para o monitoramento pré-operatório de rotina da PA, o paciente deve estar sentado na posição vertical. O braço deve estar no nível do coração – relaxado, levemente flexionado e apoiado em uma superfície firme (p. ex., o apoio de braço da cadeira odontológica). O paciente deve sentar-se por pelo menos 5 minutos antes do registro da PA. Isso permitirá ele relaxe um pouco para que a PA registrada fique mais próxima da leitura da avaliação inicial. Durante esse tempo, pode-se realizar outros procedimentos não estressantes, como a revisão do questionário do histórico médico.

O manguito de PA deve ser esvaziado antes de ser colocado no braço e envolvê-lo uniforme e firmemente, com o centro da porção inflável sobre a artéria braquial e o tubo de borracha situado ao longo do lado medial do braço. A margem inferior do manguito deve ser colocada aproximadamente 2 a 3 cm acima da fossa cubital (o paciente ainda deve ser capaz de flexionar o cotovelo com o manguito no lugar). O manguito de PA estará muito apertado se não for possível colocar dois dedos sob a borda inferior. O manguito muito apertado diminui o retorno venoso do braço, levando a medições erradas. E estará muito frouxo (problema mais comum) se puder ser facilmente retirado do braço com um puxão. Deve haver leve resistência quando o manguito está posicionado corretamente.

O pulso radial no punho deve ser palpado e a pressão no manguito aumentada rapidamente para um ponto aproximadamente 30 mmHg acima daquele em que o pulso desaparece. O manguito deve, então, ser esvaziado lentamente a uma taxa de 2 a 3 mmHg/s até o pulso radial retornar. Isso é denominado pressão sistólica palpatória. A pressão residual no manguito deve ser liberada para permitir a drenagem venosa do braço.

A determinação da PA pelo método auscultatório mais preciso requer a palpação da artéria braquial, localizada no lado medial da fossa cubital. Os auriculares do estetoscópio devem ser colocados firmemente e voltados para a frente nas orelhas de quem for fazer a medição. Deve-se colocar o diafragma do estetoscópio firmemente no lado medial da fossa cubital, sobre a artéria braquial. Para reduzir o ruído, o estetoscópio não deve tocar no manguito nem no tubo de borracha.

O manguito deve ser rapidamente insuflado até o nível de 30 mmHg acima da pressão sistólica palpatória previamente determinada. A pressão no manguito deve ser liberada gradualmente (2 a 3 mm/s) até que o primeiro *som* (um som de batida) seja ouvido por meio do estetoscópio. Isso é chamado de *pressão arterial sistólica*.

À medida que o manguito esvazia ainda mais, o som sofre alterações na qualidade e na intensidade. Conforme a pressão do manguito se aproxima da pressão diastólica, o som torna-se lento e abafado e depois cessa. A PA diastólica é mais bem indicada como o ponto do término completo do som. Em alguns casos, no entanto, o término completo do som não ocorre – ele desaparece gradualmente. Nesses casos, o ponto em que o som se torna abafado é a pressão diastólica. O manguito deve ser lentamente esvaziado para um ponto de 10 mmHg além do ponto de desaparecimento e, em seguida, totalmente esvaziado.

Se registros adicionais forem necessários, deve-se esperar pelo menos 15 segundos antes de novo enchimento do manguito. Isso permite que o sangue preso no braço saia, fornecendo leituras mais precisas.

A PA é registrada na ficha clínica do paciente como uma fração: 130/90 D ou E (com "D" e "E" referindo-se ao braço direito e ao braço esquerdo, respectivamente, sendo o braço no qual a PA é registrada).

### Erros comuns na técnica

Alguns erros comuns associados ao registro da PA levam a leituras imprecisas (muito altas ou muito baixas). A falta de conscientização sobre isso pode causar encaminhamentos desnecessários à consulta médica, encargo financeiro adicional ao paciente e perda de confiança no cirurgião-dentista.

1. A aplicação muito frouxa do manguito produz leituras falsamente elevadas. Este é provavelmente o erro mais comum no registro da PA.[40]
2. O uso do manguito de tamanho errado pode resultar em leituras incorretas. O manguito para "adulto normal" colocado no braço de um paciente obeso produzirá leituras falsamente elevadas. Este mesmo manguito posicionado em um braço muito fino produzirá leituras falsamente baixas. Os esfigmomanômetros estão disponíveis em vários tamanhos. O manguito "ideal" deve ter 20% a mais do comprimento da bolsa de borracha e a largura de pelo menos 40% da circunferência do braço.[38] Os tamanhos recomendados de manguito estão apresentados na Tabela 10.5.[37]
3. Pode haver lacuna auscultatória (Figura 10.5), representando a perda de som (um período de silêncio) entre a pressão sistólica e a diastólica, com o som reaparecendo em nível mais baixo. Por exemplo, os sons sistólicos são notados a 230 mmHg, mas desaparecem a 198 mmHg, reaparecendo aproximadamente a 160 mmHg. Todo o som é perdido a 90 mmHg. A lacuna auscultatória ocorre entre 160 e 198 mmHg. Nessa situação, se a pessoa que registrou a PA não estimou a PA sistólica por palpação antes da ausculta, o manguito poderia ser inflado a alguma pressão arbitrária (p. ex., 165 mmHg). Nesse nível, o registro não capta nenhum som porque está dentro da lacuna auscultatória. Os sons seriam primeiramente notados a 160 mmHg, desaparecendo a 90 mmHg, níveis dentro dos limites da terapia (ver as diretrizes para a PA na próxima subseção). Na realidade, este paciente tem PA de 230/90 de mmHg, significativamente elevada, que representa risco maior durante o tratamento (o paciente não é considerado um candidato para o cuidado odontológico eletivo). Embora a lacuna auscultatória ocorra com pouca frequência, a possibilidade de erro pode ser eliminada pelo uso da técnica palpatória. O pulso palpável *estará* presente em todo o intervalo (aparecendo em nosso exemplo a 230 mmHg), mesmo o som não estando presente. Embora não haja significado patológico para sua presença, encontra-se a lacuna auscultatória com mais frequência em pacientes com PAE.
4. O paciente pode estar ansioso. Ter a PA medida por alguém pode causar ansiedade, denominada hipertensão do jaleco branco,[41] o que provoca elevações transitórias da PA, principalmente da pressão sistólica (até 7,9 mmHg[42]). Por essa razão, recomenda-se que as medidas da avaliação inicial dos sinais vitais sejam obtidas em uma visita antes do começo do tratamento, talvez na primeira visita ao consultório, quando o paciente somente estará preenchendo vários formulários. É mais provável que, nesse momento, as medições estejam dentro dos limites normais para o paciente.
5. A PA está baseada nos sons de Korotkoff (Figura 10.6), produzidos pela passagem do sangue através de artérias ocluídas, parcialmente ocluídas ou não ocluídas. Observar a coluna de mercúrio ou a agulha no manômetro aneroide para as "pulsações" leva a pressões sistólicas falsamente elevadas. As pulsações da agulha são notadas aproximadamente 10 a 15 mmHg antes de se ouvirem os primeiros sons de Korotkoff.
6. O uso do braço esquerdo ou do braço direito produzirá diferenças no registro da PA. Pode ocorrer diferença maior que 10 mmHg nas leituras entre os braços em aproximadamente 20% dos pacientes.[43] Não há padrão claro. A diferença não parece ser determinada pelo fato de o paciente ser destro ou canhoto.[43]

### Diretrizes para a avaliação clínica

O sistema de avaliação física da University of Southern California (USC) School of Dentistry baseia-se no sistema de classificação do estado físico ASA.[44] Ele detalha quatro categorias de risco com base no histórico médico e na avaliação física do paciente. As categorias ASA para o registro da PA em adultos são apresentadas na Tabela 10.6.[45,46]

**Tabela 10.5** Tamanhos recomendados de manguito para pressão arterial.

| Circunferência do braço (cm) | Manguito | Tamanho do manguito (cm) |
|---|---|---|
| 22 a 26 | Adulto pequeno | 12 × 22 |
| 27 a 34 | Adulto | 16 × 30 |
| 35 a 44 | Adulto grande | 16 × 36 |
| 45 a 52 | Coxa do adulto | 16 × 42 |

De Pickering TG, Hall JE, Appel LJ *et al*. Recommendations for blood pressure measurement in humans and experimental animals: part 1: blood pressure measurement in humans: a statement for professionals from the subcommittee of professional and public education of the American Heart Association Council on High Blood Pressure Research. *Hypertension*. 2005;45:142–161.

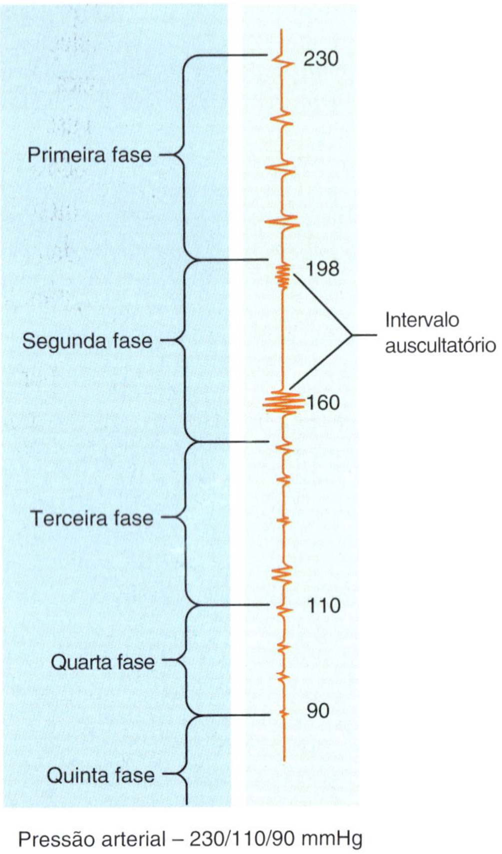


• **Figura 10.5** Intervalo auscultatório. (De Malamed SF. Sedation. *A Guide to Patient Management*. 6th ed. St. Louis: Mosby; 2018.)

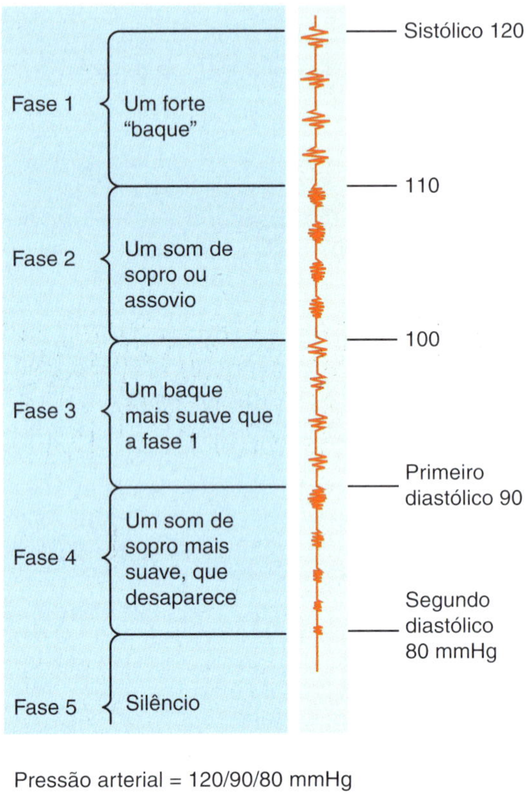


• **Figura 10.6** Sons de Korotkoff. (De Malamed SF. Sedation. *A Guide to Patient Management*. 6th ed. St. Louis: Mosby; 2018.)

**Tabela 10.6** Diretrizes para pressão arterial (adulto).

| Pressão arterial (mmHg) | Classificação da American Society of Anesthesiologists | Consideração para tratamento odontológico |
|---|---|---|
| < 140 (sistólica) e < 90 (diastólica) | 1 | 1. Tratamento odontológico de rotina<br>2. Verificar novamente em 6 meses, a menos que tratamento específico requeira monitoramento mais frequente |
| 140 a 159 e/ou 90 a 94 | 2 | 1. Verificar novamente a pressão arterial antes do tratamento odontológico, em três consultas consecutivas; se todas as medições excederem os níveis de referência, consulta médica é indicada<br>2. Tratamento odontológico de rotina<br>3. Protocolo de redução de estresse conforme indicado |
| 160 a 199 e/ou 95 a 114 | 3 | 1. Verificar novamente a pressão arterial em 5 minutos<br>2. Se a pressão arterial ainda estiver elevada, justifica-se a consulta médica antes da terapia odontológica<br>3. Terapia odontológica de rotina<br>4. Protocolo de redução de estresse |
| ≥ 200 e/ou ≥ 115 | 4 | 1. Verificar novamente a pressão arterial em 5 minutos<br>2. Consulta médica imediata se a pressão arterial ainda estiver elevada<br>3. Sem tratamento odontológico, de rotina ou emergencial,[a] até que a pressão arterial elevada seja corrigida<br>4. Encaminhamento ao hospital, se o tratamento odontológico imediato for indicado |

[a] Quando a pressão arterial do paciente estiver ligeiramente acima do valor de corte para a categoria 4 e ele estiver ansioso, a sedação por inalação pode ser usada em um esforço para reduzir a pressão arterial (por meio da eliminação do estresse).

Para o paciente adulto com PA inicial nos limites da ASA classe 1 (< 140/< 90 mmHg), sugere-se que a PA seja registrada a cada 6 meses, a menos que procedimentos odontológicos específicos exijam monitoramento mais frequente. A administração parenteral de qualquer substância (anestesia local; sedação intramuscular, intravenosa, nasal ou por inalação; anestesia geral) exige registro mais frequente dos sinais vitais.

Pacientes com PA na categoria ASA classe 2, 3 ou 4 devem ser monitorados com maior frequência (p. ex., em todas as consultas), conforme descrito nas diretrizes. Os pacientes com PAE conhecida também devem ter a PA monitorada a cada visita, para determinar se ela está adequadamente controlada. É impossível avaliar a PA "olhando" para uma pessoa ou perguntando como ela se sente. O monitoramento rotineiro da PA em todos os pacientes, de acordo com as diretrizes de tratamento, minimiza efetivamente a ocorrência de complicações agudas da PAE (p. ex., AVC hemorrágico).

Ainda outra razão para o monitoramento de rotina da PA está relacionada com o controle das emergências médicas. Após as etapas básicas de tratamento (P → C → A → B) em cada emergência, algumas etapas específicas são necessárias para o tratamento definitivo (D). A principal é o monitoramento dos sinais vitais, principalmente a PA. A PA registrada durante uma situação de emergência fornece um indicador importante do estado do SCV. No entanto, a menos que a medida da PA na avaliação inicial ou não emergencial tenha sido registrada anteriormente, a PA obtida na emergência é menos relevante. O registro de 80/50 mmHg é menos assustador em um paciente com uma leitura pré-operatória de 100/60 mmHg do que um registro pré-tratamento de 190/110 mmHg. A ausência de PA é sempre indicação de reanimação cardiopulmonar.

A faixa normal da PA nos pacientes mais jovens é um pouco menor do que nos adultos. A Tabela 10.7 apresenta a faixa normal dos sinais vitais (incluindo a PA) em bebês e crianças.

## *Frequência (pulso) e ritmo cardíacos*

### Técnica

A frequência (pulso) e o ritmo cardíacos podem ser medidos em qualquer artéria facilmente acessível (Figura 10.7). As mais comumente utilizadas para a mensuração de rotina são a artéria braquial, localizada no lado medial da fossa cubital, e a artéria radial, localizada no lado radial e ventral do punho.

Ao palpar a artéria, deve-se usar as partes carnudas dos dedos indicador e médio, aplicando-se pressão suave para sentir a pulsação. Não se deve pressionar tão firmemente a ponto de ocluir a artéria, de modo que não seja sentida nenhuma pulsação. Não se deve usar o polegar para monitorar o pulso, pois ele contém uma artéria de tamanho razoável.

Os dispositivos automáticos de PA e oxímetros de pulso fornecem a medida da frequência cardíaca.

### Diretrizes para a avaliação clínica

Devem-se avaliar três fatores enquanto se monitora o pulso:

1. A frequência cardíaca (registrada como batimentos por minuto).
2. O ritmo do coração (regular ou irregular).
3. A qualidade do pulso (irregular, fraco, pulsante, cheio).

A frequência cardíaca deve ser avaliada por no mínimo 30 segundos, se possível por 1 minuto. A frequência cardíaca normal do adulto em repouso varia de 60 a 110 bpm. Muitas vezes é mais baixo em um atleta bem condicionado, e elevado no indivíduo com medo. No entanto, doença clinicamente significativa também pode produzir frequência cardíaca lenta (bradicardia, < 60 bpm) ou rápida (taquicardia, > 110 bpm). Sugere-se que qualquer frequência cardíaca abaixo de 60 ou acima de 110 bpm (adulto) seja avaliada (inicialmente por meio de diálogo sobre o histórico de saúde). Quando não há a presença de causa nítida (p. ex., esportes de resistência, ansiedade, e medicamentos prescritos, como betabloqueadores), deve-se considerar a consulta médica.

O coração saudável mantém o ritmo relativamente regular. Deve-se confirmar as irregularidades do ritmo e avaliá-las por meio de diálogo sobre o histórico e/ou consulta médica antes do início do tratamento. A *contração ventricular prematura* (CVP) ocasional é tão comum que não é necessariamente considerada anormal. Ela pode ser produzida por tabagismo, fadiga, estresse, substâncias (p. ex., epinefrina) e álcool. Frequentes CVPs costumam estar associadas a dano ou isquemia no miocárdio. Entretanto, quando houver cinco ou mais CVPs por minuto, especialmente se aparecem em intervalos irregulares, deve-se procurar consulta médica. Os pacientes com cinco ou mais CVPs por minuto são considerados de maior risco de morte súbita, cardíaca (fibrilação ventricular) e mais propensos ao implante de desfibriladores automáticos.[47,48] Clinicamente, as CVPs detectadas por palpação aparecem como pausa no ritmo geralmente regular, onde se nota ("sente") uma pausa mais longa que o normal (uma "batida salteada"), seguida pela retomada do ritmo regular.

O segundo distúrbio do pulso é denominado pulso alternante (*pulsus alternans*).[49] Não é verdadeiramente uma disritmia, mas é uma frequência cardíaca regular caracterizada por pulso em que há alternância de batidas fortes e fracas. É produzido pela força contrátil alternada do ventrículo esquerdo doente. Frequentemente, observa-se pulso alternante na insuficiência ventricular esquerda grave, na hipertensão arterial aguda grave e na doença arterial coronariana. Indica-se a consulta médica.

**Tabela 10.7** Sinais vitais normais de acordo com a idade.

| Idade | Frequência cardíaca (bpm) | Pressão arterial (mmHg) | Frequência respiratória (rpm) |
|---|---|---|---|
| 3 a 6 meses | 90 a 120 | 70 a 90/50 a 65 | 30 a 45 |
| 6 a 12 meses | 80 a 120 | 80 a 100/55 a 65 | 25 a 40 |
| 1 a 3 anos | 70 a 110 | 90 a 105/55 a 70 | 20 a 30 |
| 3 a 6 anos | 65 a 110 | 95 a 110/60 a 75 | 20 a 25 |
| 6 a 12 anos | 60 a 95 | 100 a 120/60 a 75 | 14 a 22 |
| Acima de 12 anos | 55 a 85 | 110 a 135/65 a 85 | 12 a 18 |

Modificada de Hartman ME, Cheifitz IM. Pediatric emergencies and resuscitation. In: Kliegman RM, Stanton BF, St Geme JW III, Schor NF, Behrman RE, eds. Nelson Textbook of Pediatrics. 19th ed. Philadelphia: Saunders; 2011.

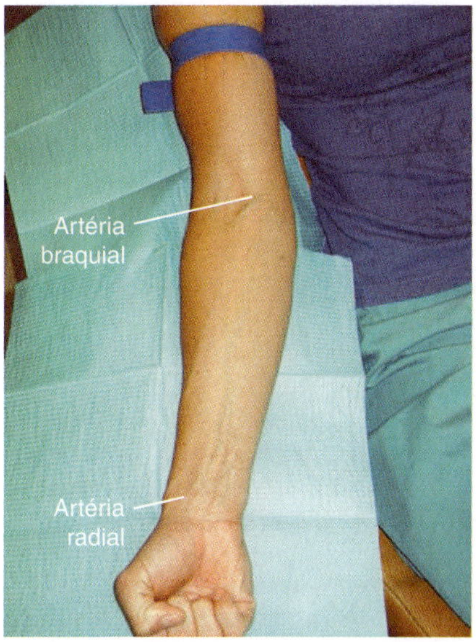


• **Figura 10.7** O pulso pode ser medido em qualquer artéria acessível. (De Malamed SF. *Medical Emergencies in the Dental Office*. 7th ed. St. Louis: Mosby; 2015.)

Podem-se notar muitas outras disritmias pela palpação do pulso. A "irregularidade irregular" da *fibrilação atrial* é observada nos pacientes com hipertireoidismo e justifica a consulta pré-tratamento. A *disritmia sinusal* é detectada com frequência nos pacientes adolescentes saudáveis. É notada como o aumento na frequência cardíaca seguido por diminuição na frequência que se correlaciona ao ciclo respiratório (a frequência cardíaca aumenta durante a inspiração e diminui com a expiração). A disritmia sinusal não é indicativa de qualquer anormalidade cardíaca e, portanto, não requer consulta antes do tratamento.

A qualidade do pulso é comumente descrita como cheia, pulsante, irregular ou fraca. Esses adjetivos referem-se à "sensação" subjetiva do pulso e são usados para descrever situações como o pulso "pulsante total" (como observado na hipertensão arterial grave) ou "fraco irregular" (frequentemente observado nos pacientes hipotensos com sinais de choque). A Tabela 10.7 apresenta as faixas de frequências cardíacas normais em crianças de diferentes idades.

## *Frequência respiratória*

### Técnica

Deve-se determinar a frequência respiratória furtivamente. Os pacientes conscientes de que sua respiração é observada não respirarão normalmente. Recomenda-se, portanto, que a respiração seja monitorada imediatamente após a frequência cardíaca. O observador coloca os dedos no pulso radial ou braquial do paciente após a determinação da frequência cardíaca; no entanto, deve contar as respirações (observando a subida e a descida do tórax) por um mínimo de 30 segundos, se possível por 1 minuto.

### Diretrizes para a avaliação clínica

A frequência respiratória normal para um adulto é de 14 a 18 respirações por minuto. A bradipneia (taxa anormalmente lenta) pode ser produzida, entre outras causas, pela administração de opiáceos, enquanto a taquipneia (taxa anormalmente rápida) é observada com febre, medo (p. ex., hiperventilação) e alcalose. A alteração mais comum na ventilação, observada no ambiente odontológico, é a hiperventilação – aumento anormal na frequência e na profundidade da respiração. Vê-se também, mas com muito menos frequência no ambiente odontológico, a cetoacidose diabética. A causa mais comum de hiperventilação nos ambientes odontológicos e cirúrgicos é o estresse psicológico extremo.

Deve-se avaliar qualquer variação significativa na frequência respiratória antes do tratamento. A ausência de ventilação espontânea é sempre indicação para ventilação controlada (também conhecida como "respiração de resgate"; P → A → B). A Tabela 10.7 apresenta a variação normal da frequência respiratória em diferentes idades.

A PA, a frequência e o ritmo cardíacos e a frequência respiratória fornecem informações sobre o funcionamento do sistema cardiorrespiratório. Recomenda-se que sejam registrados como parte da avaliação física de rotina para todos os pacientes. O registro dos demais sinais vitais (temperatura, altura, peso e IMC), embora desejável, pode ser considerado opcional.

## *Temperatura*

### Técnica

Deve-se monitorar a temperatura pela boca. Coloca-se o termômetro, esterilizado e em temperatura baixa, sob a língua do paciente, que não deve ter comido, fumado ou bebido nos 10 minutos anteriores. O termômetro permanece na boca fechada por 2 minutos. Os termômetros descartáveis (Figura 10.8) e os termômetros digitais (Figura 10.9) são igualmente precisos e fáceis de usar. Os termômetros de testa são eficazes quando o comportamento do paciente não permite o uso do termômetro oral (Figura 10.10).

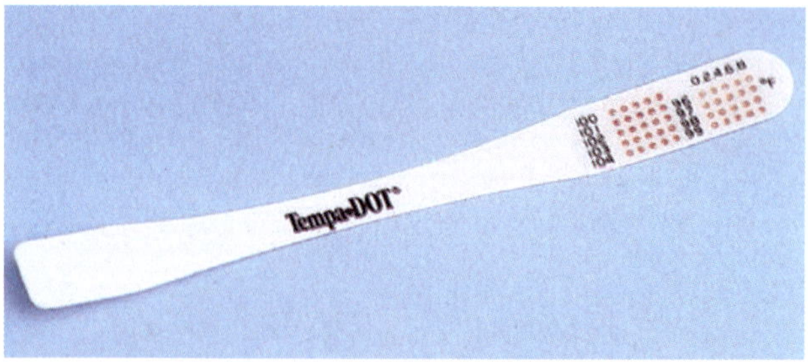


• **Figura 10.8** Termômetro descartável. (De Potter PA, Perry AG. *Fundamentals of Nursing*. 7th ed. St. Louis: Mosby; 2009.)

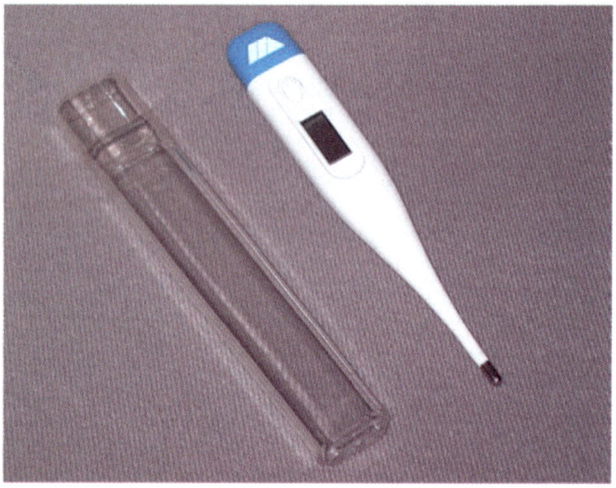

• **Figura 10.9** Termômetro digital. (Cortesia de Sedation Resource, Lone Oak, Texas, EUA.)

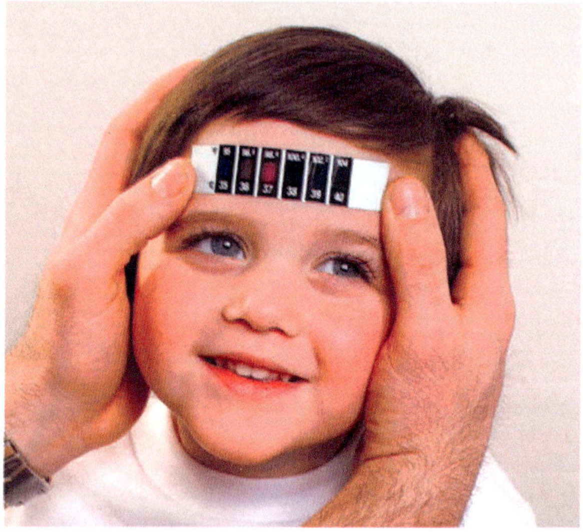

• **Figura 10.10** Os termômetros de testa são eficazes quando o comportamento do paciente não favorece o uso do termômetro oral. (De Gerdin J. *Health Careers Today*. 7th ed. St. Louis: Mosby; 2007.)

### Diretrizes para a avaliação clínica

A temperatura oral "normal" de 37°C é apenas uma média. Considera-se a variação real do normal entre 36,11°C e 37,56°C. A temperatura varia durante o dia, sendo mais baixa no início da manhã e mais alta no final da tarde.

A febre representa o aumento na temperatura além de 37,5°C. Temperatura acima de 38,33°C geralmente indica a presença de processo ativo de doença. Nesse caso, é necessária a avaliação da causa da febre antes do tratamento. Quando se considera a infecção dentária ou periodontal causa provável de temperatura elevada, o tratamento imediato (p. ex., incisão e drenagem, extirpação pulpar ou extração) e a terapia antibiótica e antipirética estão indicados. Se a temperatura do paciente for de 40°C ou superior, é necessário realizar consulta médica antes do tratamento. Deve-se adiar o tratamento planejado, se possível, até que a causa da temperatura elevada seja determinada e tratada.

## *Altura e peso*

### Técnica

Deve-se solicitar aos pacientes que declarem sua altura e seu peso. A faixa de altura e do peso normais é bastante variável e está disponível em gráficos desenvolvidos por várias seguradoras. Foram publicadas novas diretrizes da faixa de altura e peso normais, apresentadas na Tabela 10.8.

### Diretrizes para a avaliação clínica

Pacientes extremamente obesos ou excessivamente abaixo do peso podem ter um processo ativo de doença. A obesidade é notada em vários distúrbios endócrinos, como a síndrome de Cushing, enquanto a perda extrema de peso pode ser observada na tuberculose pulmonar, na malignidade e no hipertireoidismo. A anorexia nervosa também deve ser considerada nos indivíduos extremamente abaixo do peso. Em todos os casos em que a obesidade acentuada ou a perda extrema de peso estão presentes, recomenda-se consulta médica pré-tratamento.

Quando excessivamente altas denominam-se pessoas com gigantismo, enquanto as mais baixas, são chamadas de pessoas com nanismo. Em ambos os casos, pode estar presente disfunção de glândula endócrina. A consulta médica geralmente não é necessária para esses pacientes.

## *Índice de massa corporal*

### Técnica

O IMC é um número calculado com base no peso e na altura de uma pessoa. Trata-se de um indicador bastante confiável de gordura corporal para a maioria das pessoas e é usado principalmente como dispositivo de avaliação para as categorias de peso que podem estar associadas a problemas de saúde.[50] O IMC não mede a adiposidade corporal diretamente, mas pesquisas demonstraram que se correlaciona com as medidas diretas de adiposidade corporal, como pesagem submersa e absorciometria radiológica de dupla energia.[51,52] É utilizado como ferramenta de avaliação, não como ferramenta diagnóstica, para identificar possíveis problemas de peso em adultos e crianças. Se o IMC indicar excesso de peso, o profissional de saúde realiza avaliações adicionais (medidas da espessura das pregas cutâneas e avaliações de atividade física, dieta e histórico familiar) para determinar se o excesso de peso representa risco à saúde. Os indivíduos com sobrepeso e obesidade estão em risco maior para muitas doenças (comorbidades) e condições de saúde (Quadro 10.5).[53]

As variações do IMC (Tabela 10.9) baseiam-se na relação entre peso corporal, doença e morte.[54] Calcula-se o IMC da mesma forma para adultos e crianças e o cálculo baseia-se nas seguintes fórmulas:

Com o sistema métrico, a fórmula para o cálculo do IMC é:

$$\text{Peso (kg)} \div [\text{Altura (m)}]^2$$

Para libras e polegadas, a fórmula para o cálculo do IMC é:

$$\text{Peso (lb)} \div [\text{Altura (in)}]^2 \times 703$$

Para um paciente com peso de 70 kg e 1,7 m (170 cm) de altura, o cálculo é:

$$70 \div (1{,}7)^2 = 24{,}22$$

Para um paciente com peso de 154 Ib e 66 polegadas de altura, o cálculo é:

$$154 \div (66)^2 \times 703 = 24{,}85$$

### Diretrizes para a avaliação clínica

Para adultos de ambos os sexos (com 20 anos de idade ou mais), as categorias de peso padrão estão incluídas na Tabela 10.9. Uma calculadora do IMC é apresentada na Tabela 10.10.

Estima-se que entre 5 milhões e 11 milhões de americanos são obesos mórbidos – cerca de 1 em cada 20 pessoas.[55]

A correlação entre o IMC e a gordura corporal é bastante forte; no entanto, a correlação varia por sexo, etnia e idade.[56,57] Para o mesmo IMC, mulheres tendem a ter mais adiposidade corporal do que homens; idosos tendem a ter mais adiposidade corporal do que os adultos mais jovens; e atletas altamente treinados podem ter o IMC elevado por causa do aumento da massa muscular, e não da adiposidade corporal.[57]

O IMC é útil em odontologia como um meio de determinar o risco potencial de um paciente desenvolver problemas médicos agudos. Pessoas com IMC de 30 a 39,9 (obesas) são consideradas ASA classe 2 ou 3, enquanto aquelas com valores de 40 ou acima (obesidade mórbida) são consideradas ASA classe 3 ou 4 após avaliação adicional do histórico médico para determinar a presença e a gravidade das comorbidades associadas à obesidade (Quadro 10.5).

**Tabela 10.8** Peso aceitável (em kg) para homens e para mulheres.[a]

| | Idade (anos) | |
|---|---|---|
| **Altura (cm)** | **19 a 34** | **≥ 35** |
| 152 | 44 a 58 | 49 a 62,5 |
| 155 | 46 a 60 | 50 a 65 |
| 157 | 47 a 62 | 52 a 67 |
| 160 | 4 | 54 a 69 |
| 162,5 | 50 a 66 | 55 a 71 |
| 165 | 52 a 68 | 57 a 73 |
| 168 | 53,5 a 71 | 59 a 76 |
| 170 | 55 a 72,5 | 61 a 78 |
| 173 | 57 a 74 | 62,5 a 81 |
| 175 | 58,5 a 77 | 64 a 83 |
| 178 | 60 a 79 | 66 a 85 |
| 180 | 62 a 81 | 68 a 88 |
| 183 | 63,5 a 83 | 70 a 90 |
| 185 | 65 a 86 | 72 a 93 |
| 188 | 67 a 88 | 74 a 95 |

[a]Pesos sem sapatos e roupas.
Modificada do Department of Health & Human Services, Department of Agriculture. Dietary Guidelines for Americans. Washington, DC: Department of Health & Human Services/Department of Agriculture; 2005.

**Tabela 10.9** Classificação do índice de massa corporal.

| Índice de massa corporal | Situação do peso |
|---|---|
| < 18,5 | Abaixo do peso |
| 18,5 a 24,9 | Normal |
| 25,0 a 29,9 | Sobrepeso |
| 30,0 a 39,9 | Obeso |
| 40,0 a 49,9 | Obesidade mórbida |
| ≥ 50 | Superobesidade mórbida |

De Malamed SF. *Medical Emergencies in the Dental Office*. 7th ed. St. Louis: Mosby; 2015.

**Tabela 10.10** Cálculo do índice de massa corporal.

| Altura (cm) | Peso (kg) | | | | | | | | | | | | | | | |
|---|---|---|---|---|---|---|---|---|---|---|---|---|---|---|---|---|
| | 45 | 50 | 54 | 59 | 63,5 | 68 | 72,5 | 77 | 82 | 86 | 91 | 95 | 100 | 104 | 109 | 113 |
| 152 | 20 | 21 | 23 | 25 | 27 | 29 | 31 | 33 | 35 | 37 | 39 | 41 | 43 | 45 | 47 | 49 |
| 155 | 19 | 21 | 23 | 25 | 26 | 28 | 30 | 32 | 34 | 36 | 38 | 40 | 42 | 43 | 45 | 47 |
| 157 | 18 | 20 | 22 | 24 | 26 | 27 | 29 | 31 | 33 | 35 | 37 | 38 | 40 | 42 | 44 | 46 |
| 160 | 18 | 19 | 21 | 23 | 25 | 27 | 28 | 30 | 32 | 34 | 35 | 37 | 39 | 41 | 43 | 44 |
| 162,5 | 17 | 19 | 21 | 22 | 24 | 26 | 27 | 29 | 31 | 33 | 34 | 36 | 38 | 39 | 41 | 43 |
| 165 | 17 | 18 | 20 | 22 | 23 | 25 | 27 | 28 | 30 | 32 | 33 | 35 | 37 | 38 | 40 | 42 |
| 168 | 16 | 18 | 19 | 21 | 23 | 24 | 26 | 27 | 29 | 31 | 32 | 34 | 36 | 37 | 39 | 40 |
| 170 | 16 | 17 | 19 | 20 | 22 | 23 | 25 | 27 | 28 | 30 | 31 | 33 | 34 | 36 | 38 | 39 |
| 173 | 15 | 17 | 18 | 20 | 21 | 23 | 24 | 26 | 27 | 29 | 3 0 | 32 | 33 | 35 | 36 | 38 |
| 175 | 15 | 16 | 18 | 19 | 21 | 22 | 24 | 25 | 27 | 28 | 30 | 32 | 32 | 34 | 35 | 37 |
| 178 | 14 | 16 | 17 | 19 | 20 | 22 | 23 | 24 | 26 | 27 | 29 | 30 | 32 | 33 | 34 | 36 |
| 180 | 14 | 15 | 17 | 18 | 20 | 21 | 22 | 24 | 25 | 26 | 27 | 28 | 30 | 32 | 33 | 35 |
| 183 | 14 | 15 | 16 | 18 | 19 | 20 | 22 | 23 | 24 | 26 | 27 | 28 | 30 | 31 | 33 | 34 |
| 185 | 13 | 15 | 16 | 17 | 18 | 20 | 21 | 22 | 24 | 25 | 26 | 28 | 29 | 30 | 32 | 33 |
| 188 | 13 | 14 | 15 | 17 | 18 | 19 | 21 | 22 | 23 | 24 | 26 | 27 | 28 | 30 | 31 | 32 |
| 190,5 | 12 | 14 | 15 | 16 | 17 | 19 | 20 | 21 | 22 | 24 | 25 | 26 | 27 | 29 | 30 | 31 |
| 193 | 12 | 13 | 15 | 16 | 17 | 18 | 19 | 21 | 22 | 23 | 24 | 26 | 27 | 28 | 29 | 30 |

Modificada de Malamed SF. *Medical Emergencies in the Dental Office*. 7th ed. St. Louis: CV Mosby; 2015 e https://www.health.harvard.edu/topic/BMICalculator. Acessado em 29 de outubro de 2013.

**• Quadro 10.5 Comorbidades associadas a sobrepeso e obesidade nos adultos.**

Hipertensão arterial
Dislipidemia (p. ex., nível elevado de LDL; nível baixo de HDL)
Diabetes tipo 2
Doença arterial coronariana
Apneia do sono e problemas respiratórios
Acidente vascular cerebral
Doença da vesícula biliar
Osteoartrite
Alguns casos de câncer (endometrial, mama e cólon)

HDL, lipoproteína de alta densidade; LDL, lipoproteína de baixa densidade.
De Malamed SF, Sedation. *A Guide to Patient Management*. 6th ed. St. Louis: Mosby; 2018.

## Inspeção visual do paciente

A observação visual do paciente fornece ao cirurgião-dentista informações valiosas sobre o estado médico e o nível de apreensão em relação ao tratamento planejado. A observação da postura do paciente, dos movimentos, da fala e da pele pode auxiliar no diagnóstico de alterações possivelmente significativas que não tenham sido detectadas anteriormente. São indicados outros livros para uma discussão mais detalhada da inspeção visual do paciente odontológico.[26,58,59]

## Procedimentos adicionais de avaliação

Após a conclusão dessas três etapas (questionário do histórico médico, medição dos sinais vitais e exame físico), ocasionalmente será necessário seguir com avaliação adicional para problemas médicos específicos. Esse exame pode incluir ausculta do coração e dos pulmões, teste de níveis glicêmicos na urina ou no sangue, exame de retina, testes de função do estado cardiorrespiratório (p. ex., teste de obstrução respiratória, teste de compatibilidade), exame eletrocardiográfico e composição sanguínea. Atualmente, muitos desses testes são usados nos consultórios odontológicos, mas não representam o padrão de atendimento em odontologia.

## Diálogo sobre o histórico

Depois da coleta das informações sobre o paciente, o cirurgião-dentista revisa com ele qualquer resposta positiva no questionário, procurando determinar a gravidade desses problemas e qualquer risco que possam representar durante o tratamento planejado. Esse processo é denominado *diálogo sobre o histórico* e é parte integrante da avaliação do paciente. O cirurgião-dentista deve usar todo seu conhecimento sobre a doença para avaliar o grau de risco para o paciente.

Vários exemplos de diálogo sobre o histórico são apresentados nas seções a seguir. Para a descrição mais aprofundada do diálogo sobre o histórico de estados de doença específicos, recomenda-se o *Medical Emergencies in Dental Office*.[58]

Na resposta afirmativa à pergunta "Você é diabético?", o diálogo sobre o histórico inclui as seguintes questões:

1. Que tipo de diabetes você tem (insulino-dependente, tipo 1; ou não insulino-dependente, tipo 2)?
2. Como você controla seu diabetes (medicamentos orais ou insulina injetável)?
3. Com que frequência você verifica seu nível de glicose no sangue e quais são as medidas (monitoramento do grau de controle da doença)?
4. Você já foi hospitalizado por sua condição diabética?

A seguir, o diálogo sobre o histórico iniciado com a resposta positiva à angina de peito:

1. O que precipita sua angina?
2. Com que frequência você apresenta crises de angina?
3. Quanto tempo duram suas crises anginosas?
4. Descreva uma crise de angina típica.
5. Como a nitroglicerina afeta a crise?
6. Quantos comprimidos ou *sprays* você normalmente precisa para cessar a crise?

7. Suas crises são estáveis (semelhantes em natureza) ou houve mudança recente de frequência, intensidade, padrão de irradiação dor ou resposta à nitroglicerina (buscando angina instável ou pré-infarto)?

O diálogo sobre o histórico deve ser preenchido para cada resposta positiva observada no questionário. Deve-se incluir uma nota escrita que resuma a resposta do paciente às perguntas. Por exemplo, "ataque cardíaco" é circulado. Escrita ao lado do questionário pelo cirurgião-dentista, a declaração "junho de 2016" significa que o paciente afirmou que o ataque cardíaco ocorreu em junho de 2016.

O diálogo sobre o histórico relacionado com a administração de anestésico local nos pacientes com alergia alegada é apresentado no Capítulo 18.

## Determinação de risco médico

Uma vez que todos os componentes da avaliação física e o exame odontológico total estiverem completos, o cirurgião-dentista deve reunir todas essas informações e responder às seguintes perguntas:

1. O paciente é capaz, física e psicologicamente, de tolerar, em relativa segurança, o estresse envolvido no tratamento proposto?
2. O paciente tem risco maior (de morbidade ou morte) do que o normal durante o tratamento?
3. Se o paciente realmente tiver risco maior, quais modificações serão necessárias no tratamento planejado para minimizar esse risco?
4. O risco é grande demais para o paciente ser tratado com segurança, como paciente ambulatorial no consultório odontológico?

Em um esforço para responder a essas perguntas, a Herman Ostrow School of Dentistry of USC desenvolveu um sistema de avaliação física que auxilia o cirurgião-dentista na classificação de risco dos pacientes.[60] Sua função é atribuir ao paciente a categoria de risco apropriada para que o atendimento odontológico possa ser fornecido com conforto e segurança. O sistema é baseado no sistema de classificação do estado físico ASA, descrito a seguir.

## Sistema de classificação do estado físico

Em 1962, a ASA adotou o que agora é chamado de *sistema de classificação do estado físico ASA*.[61] Esse sistema representa um meio de estimar o risco médico apresentado por um paciente submetido a procedimento cirúrgico. Está em uso contínuo desde 1962, praticamente sem alterações, e provou ser um método valioso para determinar o risco cirúrgico e anestésico antes do procedimento.[61,62] O sistema de classificação é o seguinte:

- Classe 1: paciente saudável (sem anormalidades fisiológicas, físicas ou psicológicas)
- Classe 2: paciente com doença sistêmica leve, sem limitação das atividades diárias
- Classe 3: paciente com doença sistêmica grave, que limita a atividade, mas não é incapacitante
- Classe 4: paciente com doença sistêmica incapacitante, que é uma constante ameaça à vida
- Classe 5: paciente moribundo, que não se espera sobreviver 24 horas, com ou sem operação
- Classe 6: paciente com morte cerebral, cujos órgãos estão sendo removidos para doação.

Quando se adapta esse sistema para uso no ambiente odontológico ou médico ambulatorial típico, eliminam-se as classes ASA 5 e 6 na tentativa de correlacionar as quatro classificações restantes com possíveis modificações para o tratamento odontológico.[60] A Figura 10.11 ilustra o formulário de avaliação física da USC no qual é apresentado um resumo do estado físico e psicológico do paciente, juntamente com as modificações do tratamento planejado.

Na discussão das categorias ASA a seguir, o termo *atividade normal* ou *usual* é utilizado juntamente com o termo *dificuldade*. A *atividade normal* ou *usual* é definida como a capacidade de subir um lance de escada ou caminhar dois quarteirões urbanos; *dificuldade* é definida como fadiga excessiva, falta de ar ou dor no peito. A Figura 10.12 ilustra o sistema de classificação ASA baseado na capacidade de subir um lance de escadas.

## ASA Classe 1

O paciente na categoria ASA classe 1 é definido como normal e saudável. Depois de revisar as informações disponíveis, o cirurgião-dentista

| ASA | PROBLEMAS MÉDICOS ATUAIS | Medicação atual | | |
|---|---|---|---|---|
| I | 1 | 1 | PA | Altura |
| II | 2 | 2 | Pulso | Peso |
| III | 3 | 3 | Frequência respiratória | Temperatura |
| IV | 4 | 4 | | |

MODIFICAÇÕES DA TERAPIA:
– Geral – Específica

RESUMO DO DIAGNÓSTICO ODONTOLÓGICO:

SEQUÊNCIA DO PLANO DE TRATAMENTO

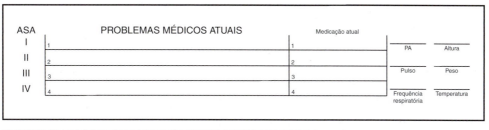

• **Figura 10.11** Formulário da síntese da avaliação física da Herman Ostrow School of Dentistry of University of Southern California.

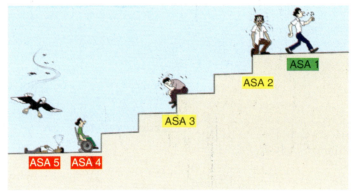


• **Figura 10.12** Classificação da American Society of Anesthesiologists (ASA). (Cortesia do Dr. Lawrence Day.)

determina que o coração, os pulmões, o fígado, os rins e o SNC do paciente estão saudáveis, que a PA está abaixo de 140/90 mmHg e que ele não é excessivamente fóbico em relação ao tratamento odontológico. O paciente na categoria ASA classe 1 é um excelente candidato para o tratamento cirúrgico ou odontológico eletivo, com risco mínimo de sofrer um evento médico adverso durante o tratamento. As modificações no tratamento, geralmente, não são justificadas neste grupo de pacientes. O paciente ASA classe 1 representa luz verde ("ir") para o tratamento.

## ASA classe 2

O paciente na categoria ASA classe 2 tem doença sistêmica leve ou é uma pessoa saudável (ASA classe 1) que demonstra extrema ansiedade e medo em relação à odontologia. Os pacientes classificados como ASA classe 2 geralmente são um pouco menos capazes de tolerar o estresse do que aqueles classificados como ASA classe 1; no entanto, eles ainda estão em risco mínimo durante o tratamento odontológico. A classificação ASA classe 2 representa "luz amarela" para o cirurgião-dentista (proceder com cautela). O atendimento odontológico eletivo é justificado, com aumento do risco mínimo para o paciente durante o tratamento. Entretanto, o cirurgião-dentista deve considerar possíveis modificações.

Exemplos de pacientes ASA classe 2 são (1) paciente do sexo feminino, saudável grávida; (2) paciente saudável, mas extremamente fóbico; (3) paciente com alergia a medicamentos ou que seja atópico (múltiplas alergias presentes); (4) paciente adulto com PA sistólica entre 140 e 159 mmHg e/ou PA diastólica entre 90 e 94 mmHg; (5) paciente NDMID (diabetes tipo 2); (6) paciente com epilepsia bem controlada (sem convulsão no último ano); (7) paciente com asma bem controlada; (8) paciente com histórico de hiper ou hipotireoidismo, que esteja sob cuidados e atualmente em condição eutireoidiana; (9) paciente ASA classe 1 apresentando infecções do trato respiratório superior; e (10) paciente com IMC entre 30,0 e 39,9 (com base apenas no IMC).[63]

## ASA classe 3

O paciente na categoria ASA classe 3 tem doença sistêmica grave, que limita a atividade, mas não é incapacitante. Em repouso, esse paciente não apresenta sinais e sintomas de dificuldade (como fadiga excessiva, falta de ar e dor no peito); no entanto, quando estressado, física ou psicologicamente, exibe tais sinais e sintomas. Um exemplo é o paciente com angina que está sem dor enquanto na sala de espera, mas desenvolve dor no peito quando se senta na cadeira odontológica. Similarmente à ASA classe 2, a classificação ASA classe 3 indica que o cirurgião-dentista deve proceder com cautela. O atendimento odontológico eletivo não é contraindicado, embora o paciente apresente risco maior durante o tratamento. O cirurgião-dentista deve considerar seriamente a implementação de modificações no tratamento.

Exemplos de pacientes ASA classe 3 incluem: (1) paciente com DMID bem controlada (diabetes tipo 1); (2) paciente com doença tireoidiana sintomática (hipo ou hipertireoidismo); (3) paciente que teve IM há mais de 6 meses, sem complicações residuais; (4) paciente que teve AVC há mais de 6 meses, sem complicações residuais; (5) paciente adulto com PA sistólica entre 160 e 199 mmHg e/ou PA diastólica entre 95 e 114 mmHg; (6) paciente com epilepsia não bem controlada (várias convulsões por ano); (7) paciente com asma não bem controlada, induzida por estresse ou exercício e/ou histórico de hospitalização em virtude do estado asmático; (8) paciente com angina de peito (angina estável; p. ex., angina por esforço); (9) paciente com IC, com ortopneia (que utiliza mais de dois travesseiros) e/ou edema no tornozelo; (10) paciente com DPOC (enfisema ou bronquite crônica); (11) paciente funcionalmente nefrônico (que faz diálise renal); e (12) paciente com IMC 40 ou maior (com base apenas no IMC).[63]

## ASA classe 4

O paciente na categoria ASA classe 4 tem doença sistêmica incapacitante que é constante risco à vida. Os pacientes com essa classificação têm problemas médicos ou problemas de maior significância que o tratamento odontológico planejado. O cirurgião-dentista deve adiar o atendimento odontológico eletivo até que a condição física do paciente tenha melhorado para, pelo menos, a classificação ASA classe 3. O paciente na categoria ASA classe 4 exibe sinais e sintomas clínicos de doença mesmo em repouso. Essa classificação representa sinal vermelho, um alerta de que o risco envolvido no tratamento do paciente é grande demais para possibilitar o atendimento eletivo. Nas emergências odontológicas, como nos casos de infecção ou dor, os cirurgiões-dentistas devem tratar os pacientes de maneira conservadora, no consultório odontológico, até que a condição médica melhore. Quando possível, o tratamento emergencial deve ser não invasivo, consistindo em medicamentos, como analgésicos para dor e antibióticos para infecção. Quando o cirurgião-dentista acredita que a intervenção imediata é necessária (p. ex., incisão e drenagem, extração, extirpação pulpar), sugere-se que o paciente receba atendimento em estabelecimento de tratamento intensivo (*i. e.*, no hospital), sempre que possível.

Os exemplos de ASA classe 4 incluem: (1) paciente com angina de peito instável (angina pré-infarto); (2) paciente que teve IM há menos de 6 meses; (3) paciente que teve AVC há menos de 6 meses; (4) paciente adulto com PA sistólica de 200 mmHg e/ou PA diastólica de 115 mmHg ou superior; (5) paciente com disritmias não controladas (requer consulta médica antes do início do tratamento); (6) paciente com IC grave ou DPOC, limitando-o à cadeira de rodas e/ou exigindo terapia suplementar de $O_2$; (7) paciente com epilepsia não controlada; (8) paciente com DMID descontrolada; e (9) paciente com IMC 40 ou maior (na presença de comorbidades significativas).

## ASA classe 5

A classificação ASA classe 5 indica o paciente moribundo, que não sobreviverá por 24 horas sem cirurgia. Os pacientes nesta categoria quase sempre estão hospitalizados e são doentes terminais. Em muitas instituições, esses pacientes não são reanimados se sofrerem parada respiratória ou cardíaca – eles são denominados *DNR* ("não reanimar"). O tratamento odontológico eletivo é contraindicado; no entanto, o atendimento de emergência no campo do tratamento paliativo (*i. e.*, alívio da dor e/ou da infecção) pode ser necessário. A classificação ASA classe 5 é "luz vermelha" no que diz respeito ao cuidado odontológico.

Os exemplos de ASA classe 5 incluem: (1) paciente com câncer em estágio final; (2) paciente com doença cardíaca e/ou pulmonar em estágio terminal; (3) paciente com doença hepática em estágio terminal; e (4) paciente com doença infecciosa terminal. O sistema de avaliação física ASA é bastante simples de usar quando o paciente tem um problema médico isolado. Entretanto, muitos pacientes são vistos com histórico de várias doenças significativas. Nesses casos, o cirurgião-dentista deve pesar o significado de cada doença e fazer o julgamento quanto à categoria ASA apropriada. O sistema não pretende ser inflexível, visando a funcionar como um sistema de valores relativos com base no julgamento clínico do cirurgião-dentista. Quando o cirurgião-dentista não consegue determinar o significado clínico de um ou mais processos patológicos, recomenda-se consultar o médico do paciente ou outros colegas médicos ou cirurgiões-dentistas. Entretanto, em todos os casos, a decisão final de tratar o paciente ou de adiar o tratamento deve ser tomada pelo cirurgião-dentista que vai tratá-lo. A responsabilidade e o risco estão unicamente nas mãos do cirurgião-dentista que trata, ou não, o paciente.

A Tabela 10.11 resume o sistema de classificação do estado físico ASA, modificado para uso em odontologia.

# Interações medicamentosas e contraindicações

As potenciais interações medicamentosas envolvendo anestésicos locais ou vasoconstritores e três contraindicações relativas à administração de anestésicos locais – hipertermia maligna, colinesterase plasmática atípica e metemoglobinemia idiopática ou congênita – são detalhadas na discussão a seguir. Uma quarta – a alergia (contraindicação absoluta) – é discutida no Capítulo 18.

A importância de cada potencial interação é listada na avaliação do significado elaborada por Moore *et al.*[64] O sistema de classificação está definido no Quadro 10.6.

## Interações medicamentosas

### *Anestésicos locais com amida com inibidores do metabolismo (p. ex., cimetidina, lidocaína) (classificação de significância 5)*

A cimetidina, bloqueador do receptor $H_2$ (Tagamet®), modifica a biotransformação da lidocaína, competindo com ela para ligar-se às enzimas oxidativas hepáticas. Outros bloqueadores do receptor $H_2$, como a ranitidina e a famotidina, não inibem a biotransformação da lidocaína.[65,66] O resultado concreto dessa interação com a cimetidina é o aumento da meia-vida do anestésico local circulante. Com o uso de anestésicos locais na prática odontológica normal, essa interação é de menor importância clínica. A interação entre a amida dos anestésicos locais e a cimetidina pode ser de maior significado clínico na presença de histórico de IC (ASA classe 3 ou superior), em que a porcentagem do débito cardíaco entregue ao fígado diminui, enquanto a porcentagem do débito cardíaco entregue ao cérebro aumenta.[67] Com os níveis sanguíneos de lidocaína elevados, secundários à cimetidina e a porcentagem maior no sangue sendo entregue ao cérebro na IC,

**Tabela 10.11** Sistema de classificação do estado físico da American Society of Anesthesiologists.

| Classe | Definição | Exemplo | Recomendações de tratamento |
|---|---|---|---|
| 1 | Paciente saudável | – | Nenhuma precaução especial |
| 2 | Paciente com doença sistêmica leve | Gravidez, diabetes tipo 2 bem controlada, epilepsia, asma, disfunção tireoidiana, pressão arterial de 140 a 159/90 a 94 mmHg | Cuidados eletivos feitos; considerar modificação no tratamento |
| 3 | Paciente com doença sistêmica grave, que limita a atividade, mas não é incapacitante | Angina de peito estável, infarto do miocárdio > 6 meses, acidente vascular cerebral > 6 meses, asma induzida por exercício, diabetes tipo 1 (controlada), epilepsia (menos bem controlada), disfunção tireoidiana sintomática, pressão arterial de 160 a 199/95 a 114 mmHg | Cuidados eletivos feitos; considerar seriamente modificação no tratamento |
| 4 | Paciente com doença sistêmica incapacitante, que é constante ameaça à vida | Angina de peito instável, infarto do miocárdio < 6 meses, convulsões não controladas, pressão arterial > 200/> 115 mmHg | Cuidado eletivo contraindicado; atendimento de emergência: não invasivo (p. ex., medicamento) ou em ambiente controlado |
| 5 | Paciente moribundo não deve sobreviver por 24 horas sem cirurgia | Câncer em estágio terminal, doença infecciosa terminal, doença cardiovascular em estágio terminal, disfunção hepática terminal | Cuidado paliativo |

Modificada de Malamed SF. Knowing your patient. *J Am Dent Assoc.* 2010;141:3S-7S.

**• Quadro 10.6 Avaliação do significado das interações medicamentosas em odontologia.**

| Avaliação | Definição |
|---|---|
| 1 | Principais reações estabelecidas, prováveis ou suspeitas |
| 2 | Reações moderadas estabelecidas, prováveis ou suspeitas |
| 3 | Reações menores estabelecidas, prováveis ou suspeitas |
| 4 | Reações maiores ou menores possíveis |
| 5 | Reações menores possíveis; todas as reações improváveis |

**Avaliação da gravidade**

*Maior*: risco potencial à vida ou possibilidade de causar dano permanente
*Moderada*: poderia causar deterioração do estado clínico do paciente; pode ser necessário tratamento adicional ou hospitalização
*Menor*: efeitos leves incômodos ou despercebidos; não deve afetar significativamente o resultado terapêutico

**Avaliação da documentação**

*Estabelecida*: ocorreu comprovadamente em estudos bem controlados
*Provável*: muito provável, mas sem comprovação clínica
*Suspeita*: pode ocorrer; existem bons dados, mas são necessários mais estudos
*Possível*: pode ocorrer; os dados são muito limitados
*Improvável*: duvidosa; não há evidência consistente e confiável de efeito clínico alterado

o risco de superdosagem de anestésico local é maior. A inibição do metabolismo do anestésico local tem pouco efeito sobre o pico dos níveis plasmáticos de anestésico quando administrado como única injeção.[68] Essa combinação de fatores – cimetidina e ASA classe 3 mais IC – representa contraindicação relativa à administração de anestésicos locais com amida. Devem-se administrar doses mínimas de anestésicos locais com amida.

### *Somatório das interações com anestésicos locais (classificação de significância 1)*

A combinação de anestésicos locais pode ser administrada sem o aumento desnecessário do risco de desenvolvimento de reação tóxica (superdosagem). A toxicidade dos anestésicos locais é aditiva quando são administrados em combinação. Para minimizar esse risco, a dose total de todos os anestésicos locais administrados não deve exceder a mais baixa das doses máximas recomendadas de cada um dos fármacos.

### *Sulfonamidas e ésteres (classificação de significância 5)*

Os anestésicos locais do grupo éster, como a procaína e a tetracaína, podem inibir a ação bacteriostática das sulfonamidas. Com o uso incomum das sulfonamidas atualmente, junto à administração (extremamente rara) de anestésicos locais ésteres em odontologia, é improvável que essa potencial interação medicamentosa seja notada. Como regra geral, os anestésicos locais ésteres não devem ser administrados em pacientes que recebem sulfonamidas.

### *Anestésicos locais com sedação opioide (classificação de significância 1)*

A sedação com analgésicos opioides pode aumentar o risco de superdosagem do anestésico local. Esta é a principal preocupação nas crianças mais jovens e com menos peso. Portanto, a dose de anestésico local deve, como sempre, ser minimizada.

### *Metemoglobinemia induzida por anestésico local (classificação de significância 4)*

A metemoglobinemia pode ocorrer quando há administração de prilocaína em doses excessivas.[69] O risco de metemoglobinemia induzida por anestésico local é discutido mais adiante neste capítulo.

### *Vasoconstritor e antidepressivo tricíclico (p. ex., levonordefrina e amitriptilina) (classificação de significância 1)*

Os antidepressivos tricíclicos (ADTs) são comumente prescritos no tratamento da depressão acentuada. Eles podem aumentar as ações cardiovasculares dos vasoconstritores administrados exogenamente. Esse aumento da atividade é de aproximadamente cinco a dez vezes com a levonordefrina e a norepinefrina, mas de somente duas vezes com a epinefrina e a fenilefrina.[70] Há relatos sobre essa interação resultar em uma série de crises hipertensivas, uma das quais levou à morte do paciente (após pequena dose de norepinefrina, a qual não está disponível entre os anestésicos locais odontológicos utilizados na América do Norte).[71] Deve-se evitar a administração de norepinefrina e levonordefrina em pacientes que recebem os ADTs. Os pacientes que recebem anestésicos locais contendo epinefrina devem receber a menor dose efetiva. Yagiela *et al.*[72] recomendam limitar a dose de epinefrina para os pacientes que recebem ADT a 0,05 mg ou 5,4 mℓ de epinefrina na concentração de 1:100.000. Os ADTs comumente prescritos estão listados na Tabela 10.12.

### *Vasoconstritores e antagonista (betabloqueador) do receptor beta-adrenérgico não seletivo (p. ex., propranolol e epinefrina) (classificação de significância 1)*

A administração de vasoconstritores nos pacientes em tratamento com betabloqueadores não seletivos aumenta a probabilidade de elevação grave da PA, acompanhada por bradicardia reflexa. Vários casos foram relatados na literatura médica e parecem estar relacionados com a dose.[73,74] Ocorreram reações com doses de epinefrina variando de 0,04 a 0,32 mg, o equivalente à administração de 4 a 32 mℓ de anestésico local, com concentração de 1:100.000 de epinefrina.[75] A Tabela 10.13 relaciona os betabloqueadores não seletivos e cardiosseletivos.

O monitoramento dos sinais vitais pré-operatórios – especificamente a PA, a frequência cardíaca e o ritmo cardíaco – é altamente recomendado para todos os pacientes, mas é especialmente para aqueles que recebem betabloqueadores. Sugere-se o remonitoramento desses sinais 5 a 10 minutos após a administração do anestésico local contendo vasoconstritor.

### *Vasoconstritor com anestésico por inalação, com hidrocarboneto (p. ex., Halotano® ou Enflurano® e epinefrina) (classificação de significância 1)*

Há maior possibilidade de disritmias cardíacas quando se administra epinefrina em pacientes que recebem determinados gases anestésicos gerais halogenados.[76,77] Sugere-se discussão com o anestesiologista antes da administração do anestésico local durante a anestesia geral.

### *Vasoconstritor com cocaína (classificação de significância 1)*

A cocaína é um anestésico local que tem efeitos estimulantes significativos no SNC e no SCV. Ela estimula a liberação de norepinefrina e inibe sua recaptação nas terminações nervosas adrenérgicas, produzindo um estado de hipersensibilidade à catecolamina.[78,79]

**Tabela 10.12** Medicamentos antidepressivos.

| Antidepressivos tricíclicos | Inibidores da monoaminaoxidase |
|---|---|
| Amitriptilina (Elavil®) | Isocarboxazida (Marplan®) |
| Nortriptilina (Aventyl®, Pamelor®) | Fenelzina (Nardil®) |
| Imipramina (Tofranil®) | Tranilcipromina (Parnate®) |
| Doxepina (Sinequan®) | Trimipramina (Surmontil®) |
| Amoxapina (Asendin®) | |
| Desipramina (Norpramin®) | |
| Protriptilina (Vivactil®) | |
| Clomipramina (Anafranil®) | |

**Tabela 10.13** Antagonistas do receptor beta-adrenérgico (betabloqueadores).

| Betabloqueadores não cardiosseletivos | Betabloqueadores cardiosseletivos |
|---|---|
| | Atenolol (Tenormin®) |
| Carvedilol (Coreg CR®) | Betaxolol (Kerlone®) |
| Pindolol (Visken®) | Metoprolol (Lopressor®) |
| Timolol (Blocadren®) | Acebutolol (Sectral®) |
| Sotalol (Betapace®) | Esmolol (Brevibloc®) |
| Nadolol (Corgard®) | Bisoprolol (Zebeta®) |
| Propranolol (Inderal®, Betachron®) | |
| Labetalol (Normodyne®) | |

Frequentemente se observa taquicardia e hipertensão com a administração de cocaína, ambas as quais aumentam o débito cardíaco e as necessidades de oxigênio no miocárdio.[80] Quando isso resulta em isquemia miocárdica, pode causar disritmias potencialmente letais, dor anginosa, IM ou parada cardíaca.[81-83] O risco desses problemas é ainda maior em odontologia quando o anestésico local contendo vasoconstritor é acidentalmente administrado por via intravascular no paciente com níveis já elevados de cocaína no sangue. Após a aspiração da cocaína, os níveis sanguíneos máximos se desenvolvem em 30 minutos e, geralmente, desaparecem após 4 a 6 horas.[84] Sempre que possível, os anestésicos locais contendo vasoconstritores não devem ser administrados nos pacientes que usaram cocaína no dia da consulta odontológica.[85] Infelizmente, é raro o consumidor abusivo de cocaína que, voluntariamente, fornece essa informação ao cirurgião-dentista. O uso de fio retrator impregnado com epinefrina, embora não recomendado para uso em qualquer paciente odontológico, é absolutamente contraindicado em usuários de cocaína.

A administração de anestésicos locais nos usuários que fazem uso abusivo de cocaína também pode aumentar o risco de superdosagem da substância anestésica. Se houver alguma suspeita de que o paciente tenha usado cocaína recentemente, ele deve ser questionado de forma direta. Se a cocaína tiver sido usada nas 24 horas anteriores à consulta odontológica, ou se houver suspeita de uso nesse período, o tratamento odontológico planejado deve ser adiado.[86,87]

### Vasoconstritor com antipsicótico ou outro bloqueador do receptor adrenérgico tipo α (classificação de significância 4)

Os bloqueadores do receptor adrenérgico tipo α, como a fenoxibenzamina e a prazosina (Minipress®) e medicamentos antipsicóticos, como o haloperidol (Haldol®) e a tioridazina (Mellaril®), podem produzir hipotensão significativa como resultado da superdosagem. O efeito hipotensor pode ser intensificado com grandes doses de vasoconstritores, que devem ser usados com cautela.[88]

### Vasoconstritor com bloqueador adrenérgico neuronal (classificação de significância 4)

Os efeitos simpatomiméticos podem ser intensificados; por isso, vasoconstritores devem ser usados com cautela.[89] As fenotiazinas são medicamentos psicotrópicos geralmente prescritos para o tratamento de transtornos psicóticos graves. O efeito colateral das fenotiazinas mais comumente observado no SCV é a hipotensão postural. As fenotiazinas suprimem as ações vasoconstritoras da epinefrina, permitindo que sua ação vasodilatadora mais leve funcione sem oposição. Não é provável que essa resposta se desenvolva quando os anestésicos locais são administrados por via extravascular; entretanto, a administração intravascular acidental de um anestésico local contendo vasoconstritor pode levar à hipotensão nos pacientes que recebem fenotiazina.[87]

Os anestésicos locais contendo vasoconstritores não são contraindicados nos pacientes que recebem fenotiazinas; entretanto, recomenda-se administrar o menor volume da menor concentração de anestésico local contendo vasoconstritor que seja compatível com o controle da dor.

A fenotiazina comumente prescrita inclui o cloridrato de clorpromazina (Amplictil®) e a prometazina (Fenergan®).

### Vasoconstritor com hormônio tireoidiano (p. ex., epinefrina e tiroxina) (classificação de significância 4)

A soma dos efeitos é possível quando os hormônios tireoidianos são tomados em excesso. Deve-se usar os vasoconstritores com cautela quando os sinais e sintomas clínicos do hipertireoidismo estiverem presentes.[90,91]

### Vasoconstritores e inibidores da monoaminaoxidase (classificação de significância 5)

Os inibidores da monoaminaoxidase (IMAO) são prescritos para o tratamento de depressão acentuada, alguns estados de ansiedade fóbica e transtornos obsessivo-compulsivos (Tabela 10.14).[87] Eles são capazes de potencializar as ações dos vasoconstritores usados nos anestésicos locais odontológicos, inibindo a biodegradação pela enzima monoaminaoxidase a nível do neurônio pré-sináptico.[78]

Historicamente, a administração de anestésicos locais contendo vasoconstritores tem sido absolutamente contraindicada para os pacientes que recebem IMAO, em virtude do aumento do risco

**Tabela 10.14** Inibidores da monoaminaoxidase.

| Nome genérico | Nome comercial |
|---|---|
| Clorgilina | – |
| Isocarboxazida | Marplan® |
| Moclobemida | Aurorix® |
| Pargilina | Eutonil® |
| Fenelzina | Nardil® |
| Selegilina | L-deprenil®, Eldepril® |
| Tranilcipromina | Parnate® |
| Brofaromina | Consonar® |
| Iproniazida | Marsilid® |
| Isoniazida | – |
| MDMA (metilenodioximetanfetamina) | – |
| Fluoxetina | Prozac® |

de crise hipertensiva. No entanto, Yagiela *et al.*[72] e Perusse *et al.*[87] demonstraram que tal interação entre a epinefrina, a levonordefrina, a norepinefrina e a monoaminaoxidase não ocorreu. Essa resposta, a crise hipertensiva, desenvolveu-se com a fenilefrina, um vasoconstritor não mais utilizado atualmente nas soluções anestésicas locais odontológicas.

Portanto, é apropriado afirmar que "parece não haver restrição, com base teórica, para usar anestésico local com vasoconstritor diferente da fenilefrina nos pacientes tratados com IMAO".[87]

Para uma revisão completa das interações medicamentosas potencialmente significativas que ocorrem em odontologia, indica-se ao leitor a excelente série de artigos publicados em 1999 no *Journal of the American Dental Association*.[64,68,92-94]

A maioria das interações medicamentosas conhecidas que envolvem os anestésicos locais ou os vasoconstritores ocorre com os depressores do SNC e do SCV. Sempre que uma potencial interação medicamentosa é conhecida, deve-se diminuir as doses dos anestésicos locais. Não há fórmula para o grau correto de redução. Entretanto, a prudência dita que devem ser usadas doses menores de anestésico local ou vasopressor que sejam eficazes clinicamente.

O conhecimento de todas as substâncias e medicamentos, incluindo aqueles prescritos e não prescritos, bem como remédios à base de ervas usados pelo paciente, capacita melhor o cirurgião-dentista a avaliar seu bem-estar geral físico e psicológico. As referências de medicamentos, como o ClinicalKey (https://www.clinicalkey.com), o *Compendium of Pharmaceuticals and Specialties* (Canadá), Lexicomp (http://www.wolterskluwercdi.com/lexicomponline/) e o Epocrates (http://www.epocrates.com) são recursos valiosos para a obtenção de informações sobre medicamentos, incluindo o potencial para interações medicamentosas. A atualização dos medicamentos deve ser listada na ficha clínica odontológica.[5,6]

## Hipertermia maligna

A hipertermia maligna (HM – hiperpirexia maligna) é uma das complicações mais intensas e potencialmente fatais associadas à administração de anestesia geral. Ela é rara, com incidência entre 1:15.000 crianças que receberam anestesia geral e 1:50.000 adultos.[95] A síndrome é transmitida geneticamente por um gene autossômico dominante. A penetrância reduzida e a expressividade variável entre irmãos nas famílias que herdam a síndrome também são características da transmissão genética. A HM é vista com mais frequência em homens do que em mulheres – um achado que aumenta com a idade. Até o momento, o caso mais jovem de HM relatado ocorreu em um menino de 2 meses de idade, e o mais velho em um homem de 78 anos.

Relatos de HM na América do Norte parecem estar agrupados em três regiões: Toronto (Canadá), Wisconsin e Nebraska (EUA). A maioria das pessoas com HM é funcionalmente normal; a presença da doença torna-se conhecida apenas quando o indivíduo é exposto a agentes desencadeantes ou por meio de testes específicos.

Durante muitos anos, acreditava-se que a HM poderia ser desencadeada quando os pacientes suscetíveis eram expostos à amida dos anestésicos locais.[96] No entanto, descobertas recentes[97-99] e publicações da Malignant Hyperthermia Association of United States (MHAUS)[100] demonstraram que os anestésicos locais com amida não são prováveis de desencadear tais episódios. Assim, a HM tem sido reclassificada como contraindicação relativa.

### Causas

Todos os casos relatados de HM (associados à administração de medicamentos) ocorreram durante a administração de anestesia geral.[101] Não se observou associação ao tipo de procedimento cirúrgico realizado. Houve relato de vários casos de HM em pacientes que receberam anestesia geral para atendimento odontológico, incluindo um caso em consultório.[102,103]

Os agentes anestésicos associados aos casos de HM são: succinilcolina, halotano, enflurano, isoflurano, desflurano e sevoflurano.

Dois fármacos estão associados à preponderância dos casos de HM: a succinilcolina, um relaxante muscular esquelético (77% dos casos); e o anestésico inalatório halotano (60%).[104] Para a odontologia, é importante o fato de dois anestésicos locais (com amida) comumente usados, a lidocaína e a mepivacaína, terem sido administrados juntamente com outros potenciais agentes desencadeantes nos casos em que houve o desenvolvimento da HM. Há algum tempo, o histórico documentado de HM ou o alto risco de HM foi considerado contraindicação absoluta da administração de todos os anestésicos locais com amida. No entanto, evidências recentes demonstram que a HM não é uma ocorrência provável com os anestésicos locais com amida usados em odontologia e, portanto, deve ser considerada uma contraindicação relativa. A MHAUS (https://www.mhaus.org) tem uma posição sobre o uso de anestésicos locais:[105] "Com base em evidências clínicas e laboratoriais limitadas, todas as substâncias anestésicas locais parecem ser seguras para indivíduos suscetíveis à HM". Essa declaração seguiu vários relatos na literatura, incluindo um por Adragna,[106] que declarou:

> Depois de extensa pesquisa na literatura, não consegui encontrar quaisquer relatos de qualquer crise de hipertermia maligna causada apenas pelo uso de anestésicos locais com amida, sem epinefrina [...] De fato, a lidocaína tem sido usada com sucesso para o tratamento das arritmias de HM de reação grave e, de fato, a lidocaína tem sido utilizada rotineiramente como anestésico local sem problemas nos pacientes com a SHM [síndrome de HM] em pelo menos uma instituição [...] A pergunta que estou colocando é clara: Existe alguma evidência de que os anestésicos locais com amida sejam contraindicados nos pacientes com SHM ou nosso hábito de evitá-los é apenas um hábito?

Como a síndrome de HM ainda não foi relatada em situações nas quais o anestésico local foi a única substância administrada, é razoável que o cirurgião-dentista trate as necessidades odontológicas desses pacientes usando anestésicos locais com amida ou éster. Sugere-se consulta prévia com o médico do paciente.

Adriani e Sundin[107] relataram que, nos pacientes suscetíveis, a HM pode ser precipitada por outros fatores além dos medicamentos listados. Esses fatores incluem os emocionais (excitação e estresse) e os físicos (infecção leve, lesão muscular, exercício vigoroso e temperaturas ambientais elevadas). Parece, então, que o consultório odontológico é um local onde o paciente suscetível, exposto a estresses excessivos, como dor e medo, pode apresentar sintomas de HM.

### Reconhecimento do paciente de alto risco para a hipertermia maligna

Atualmente, nenhuma pergunta nos questionários do histórico médico usados em odontologia aborda especificamente a HM. As únicas perguntas no questionário do histórico de saúde que podem obter essas informações são:

- Pergunta 56: Você já foi hospitalizado?
- Pergunta 58: Você já foi operado?
- Pergunta 67: Você tem ou teve quaisquer outras doenças ou problemas médicos NÃO listados neste formulário?

O paciente com HM ou membro de família de risco geralmente fornecerá essa informação ao seu cirurgião-dentista na primeira visita.

Os familiares geralmente são avaliados quanto ao risco após a ocorrência de HM. A avaliação inicial envolve a determinação dos níveis sanguíneos de creatinina quinase (CK).[108] Observam-se níveis elevados de CK quando ocorre dano muscular. Com o nível elevado de CK, é necessária a segunda fase da avaliação, que envolve o exame histológico de uma amostra retirada do músculo quadríceps (com o paciente sob um tipo de anestesia reconhecidamente seguro) e teste da amostra para a resposta de aumento da contratura, quando exposta a halotano e cafeína.

### Tratamento odontológico do paciente com hipertermia maligna

Ao revelar a presença de HM ou quando o risco de ocorrência é alto, recomenda-se que o cirurgião-dentista entre em contato com o clínico-geral do paciente para discutir as opções de tratamento.

Na maioria dos casos, indica-se o tratamento odontológico em ambiente ambulatorial, com anestésicos locais como únicas substâncias administradas; entretanto, nos pacientes de alto risco, pode ser prudente realizar o tratamento dentro dos limites hospitalares, onde os cuidados de emergência imediatos estarão disponíveis caso a síndrome de HM seja desencadeada. Podem ser utilizadas doses "normais" de anestésicos locais com amida, com pouco aumento do risco.[105] Os vasoconstritores podem ser incluídos para proporcionar períodos mais longos de controle da dor ou da hemostasia.

O Quadro 10.7 relaciona a lista MHAUS de anestésicos seguros para os pacientes com HM.

## Colinesterase plasmática atípica

Os substratos de éster colina, como o relaxante muscular despolarizante succinilcolina e os anestésicos locais éster, são hidrolisados no sangue pela enzima colinesterase plasmática, que é produzida no fígado. A hidrólise desses produtos químicos geralmente é muito rápida e os níveis sanguíneos diminuem rapidamente, cessando a ação da substância (succinilcolina) ou minimizando o risco de sobredosagem (anestésicos locais éster).

Aproximadamente 1 em cada 2.820 pessoas apresenta uma forma atípica de colinesterase plasmática, transmitida como traço hereditário autossômico recessivo.[109] Embora muitas variações genéticas de colinesterase plasmática atípica sejam identificáveis, nem todas produzem sinais e sintomas clinicamente significativos.

### Determinação

Na maioria dos casos, a presença de colinesterase plasmática atípica é determinada pela resposta do paciente à succinilcolina, um relaxante despolarizante da musculatura esquelética. A succinilcolina é comumente administrada durante a indução da anestesia geral para facilitar a intubação traqueal. A apneia é produzida por um breve período, com o retorno da ventilação espontânea à medida que a succinilcolina é hidrolisada pela colinesterase plasmática. Quando há colinesterase plasmática atípica, o período apneico é prolongado de minutos a muitas horas. O tratamento do paciente envolve a manutenção do controle da ventilação até que os esforços respiratórios espontâneos efetivos retornem. Após a recuperação, o paciente e seus familiares são testados para a pesquisa de colinesterase sérica. O número de dibucaína é determinado a partir de amostra de sangue. Os pacientes normais apresentam o número de dibucaína entre 66 e 86. Já aqueles com colinesterase plasmática atípica que exibem resposta prolongada à succinilcolina têm número de dibucaína abaixo de 20, com outras variantes genéticas exibindo valores intermediários. Os pacientes com o número de dibucaína baixo são mais propensos a exibir apneia induzida pela succinilcolina prolongada.[110]

**• Quadro 10.7 Anestésicos seguros para pacientes suscetíveis à hipertermia maligna.**

**Barbitúricos/Anestésicos intravenosos**
Diazepam
Etomidato (Amidate®)
Hexobarbital
Cetamina (Ketalar®)
Metoexital (Bervital®)
Midazolam
Narcobarbital
Propofol (Diprivan®)
Tiopental (Pentotal®)

**Narcóticos (opioides)**
Alfentanila (Alfenta®)
Anileridina
Codeína
Diacetilmorfina
Fentanila (Sublimaze®)
Hidromorfona (Dilaudid®)
Meperidina (Demerol®)
Metadona
Morfina
Naloxona
Oxicodona
Fenoperidina
Remifentanila
Sufentanila (Sufenta®)

**Relaxantes musculares seguros**
Pipecurônio (Arduan®)
Curare (o ingrediente ativo é a tubocurarina)
Galamina
Metocurina
Mivacúrio (Mivacron®)
Cloreto de doxacúrio (Nuromax®)
Cisatracúrio (Nimbex®)
Brometo de vecurônio (Norcuron®)
Brometo de pancurônio (Pavulon®)
Besilato de atracúrio (Tracrium®)
Brometo de rocurônio (Zemuron®)

**Anestésico geral não volátil inalado**
Óxido nitroso

**Anestésicos locais**
Tetracaína
Articaína
Bupivacaína
Dibucaína
Etidocaína
Eucaína
Lidocaína (Xilocaína®)
Levobupivacaína
Mepivacaína (Carbocaína®)
Procaína (Novocaína®)
Prilocaína (Citanest®)
Ropivacaína
Amilocaína (Stovaine®)

**Ansiolíticos**
Lorazepam (Ativan®)
Prazepam (Centrax®)
Monocloridrato de flurazepam (Dalmane®)
Triazolam (Halcion®)
Clonazepam (Klonopin®)
Clordiazepóxido-brometo de clidínio (Librax®)
Clordiazepóxido (Librium®)
Midazolam (Versado®)
Halazepam (Paxipam®)
Temazepam (Restoril®)
Oxazepam (Serax®)
Clorazepato dipotássico (Tranxene®)
Diazepam (Valium®)

Dados da Malignant Hyperthermia Association of the United States. Anesthetic list for MH-susceptible patients. Disponível em: http://www.mhaus.org. Acessado em junho de 2008.

### Significado em odontologia

A presença da colinesterase plasmática atípica deve alertar o cirurgião-dentista para o maior risco de apneia prolongada nos pacientes que recebem succinilcolina durante a anestesia geral. Também, e de grande significância no paciente odontológico ambulatorial típico, não recebendo anestesia geral ou succinilcolina, é o maior risco de desenvolver níveis sanguíneos elevados dos anestésicos locais éster. Os sinais e sintomas de superdosagem de anestésico local são mais prováveis de serem notados nesses pacientes, mesmo com doses "normais". Como os anestésicos locais éster injetáveis são raramente usados em odontologia, a presença de colinesterase plasmática atípica é uma contraindicação relativa à sua administração. Por sofrerem biotransformação no fígado, os anestésicos locais amida não apresentam risco maior de níveis sanguíneos excessivamente elevados nesses pacientes. Os anestésicos éster podem ser administrados, se considerados necessários pelo cirurgião-dentista, mas as doses devem ser minimizadas.

## Metemoglobinemia

A metemoglobinemia é uma condição em que se desenvolve estado semelhante à cianose na ausência de anormalidades cardíacas ou respiratórias. Quando a condição é grave, o sangue parece marrom-chocolate e notam-se sinais e sintomas clínicos, incluindo a depressão respiratória e a síncope. A metemoglobinemia pode resultar em morte, embora improvável, e pode ocorrer em virtude de problemas congênitos do metabolismo ou ser adquirida por meio da administração de medicamentos ou substâncias químicas que aumentem a formação da metemoglobina. Demonstrou-se que o anestésico local com prilocaína produz metemoglobinemia clinicamente significativa quando administrado em grandes doses nos pacientes com metemoglobinemia subclínica.[111,112]

A administração de prilocaína em pacientes com metemoglobinemia congênita ou outras síndromes clínicas, nas quais a capacidade de transporte de oxigênio do sangue é reduzida, deve ser evitada em razão do aumento do risco de produzir metemoglobinemia clinicamente significativa. O anestésico tópico com benzocaína também pode provocar metemoglobinemia, mas somente quando administrado em doses muito altas.[113,114]

### Causas

Normalmente, o ferro está presente no estado reduzido ou ferroso ($Fe^{2+}$) na molécula de hemoglobina. Cada molécula de hemoglobina contém quatro átomos ferrosos, cada um fracamente ligado a uma molécula de oxigênio. No estado ferroso, a hemoglobina pode transportar oxigênio, que está disponível para os tecidos. Como, no eritrócito, a hemoglobina é inerentemente instável, ela está continuamente oxidada à forma férrica ($Fe^{3+}$), situação em que a molécula de oxigênio está unida mais firmemente e não pode ser liberada para os tecidos. Essa forma de hemoglobina é chamada *metemoglobina*. Para permitir que haja capacidade adequada de transporte de oxigênio no sangue, está presente um sistema enzimático que reduz continuamente a forma férrica para a forma ferrosa. Nas situações clínicas habituais, encontra-se aproximadamente 97 a 99% da hemoglobina no estado ferroso, mais funcional, e 1 a 3% no estado férrico. Esse sistema enzimático é comumente conhecido como *metemoglobina redutase* (diaforase do nucleotídio eritrocitário) e atua para reconverter o ferro do estado férrico ao estado ferroso, em uma taxa de 0,5 g/dℓ/h, mantendo o nível de menos de 1% de metemoglobina (0,15 g/dℓ) no sangue, a qualquer momento. Se os níveis de metemoglobina no sangue aumentam, tornam-se visíveis os sinais e sintomas clínicos de cianose e de dificuldade respiratória. Na maioria dos casos, eles não são observados até que seja atingido o nível de 1,5 a 3 g/dℓ de metemoglobina no sangue (10 a 20% de metemoglobina).[115]

### Metemoglobinemia adquirida

Embora a prilocaína possa produzir níveis elevados de metemoglobina, outros produtos químicos e substâncias também podem fazer isso, incluindo a acetanilida, os derivados de anilina (p. ex., lápis de cera, tinta, graxa para sapato, produtos dermatológicos), derivados de benzeno, cianetos, azul de metileno em grandes doses, nitratos' (antianginosos), ácido *p*-aminossalicílico e sulfonamidas.[26] Sarangi e Kumar[116] relataram uma fatalidade devido à metemoglobinemia quimicamente induzida por tinta de escrever. Daly *et al.*[117] relataram o caso de uma criança nascida com 16% de metemoglobina (2,3 g/dℓ) que supostamente aconteceu porque a mãe, ainda grávida, havia ficado com os pés descalços e molhados em cima de um tapete de banheiro colorido com corante de anilina. Nessas situações, os nitratos da caneta e do corante foram absorvidos e convertidos em nitritos, que oxidaram o ferro ferroso em ferro férrico, produzindo a metemoglobinemia.

### Metemoglobinemia adquirida – prilocaína

A produção de metemoglobina pela prilocaína está relacionada com a dose. O tolueno está presente na molécula de prilocaína, que, à medida que a substância é biotransformada, torna-se *o*-toluidina, um composto capaz de oxidar o ferro ferroso em ferro férrico e de bloquear as vias da metemoglobina redutase. Os níveis sanguíneos máximos de metemoglobina desenvolvem-se aproximadamente 3 a 4 horas após a administração da substância e persistem por 12 a 14 horas.

### Sinais e sintomas clínicos e tratamento

Geralmente, os sinais e sintomas da metemoglobinemia aparecem 3 a 4 horas após a administração de grandes doses de prilocaína, nos pacientes saudáveis, ou em doses menores, naqueles com distúrbio congênito. Após esse período, a maioria dos pacientes odontológicos já terá deixado o consultório, resultando em um telefonema preocupado ao cirurgião-dentista. Embora os sinais e sintomas variem com os níveis sanguíneos de metemoglobina, normalmente o paciente parece letárgico e com dificuldade respiratória; as mucosas e os leitos ungueais estarão cianóticos e a pele acinzentada e pálida. O diagnóstico de metemoglobinemia é feito com a apresentação de cianose não responsiva à administração de oxigênio e de coloração marrom característica do sangue arterial.[106] A administração de oxigênio a 100% não leva à melhora significativa (o ferro férrico não pode fornecer oxigênio aos tecidos). O sangue venoso (punção gengival) pode parecer castanho-chocolate e não ficará vermelho quando exposto ao oxigênio. O tratamento definitivo dessa situação requer a administração intravenosa e lenta de azul de metileno a 1% (1,5 mg/kg). Essa dose pode ser repetida a cada 4 horas, se a cianose persistir ou retornar. O azul de metileno atua como receptor na transferência dos elétrons para a metemoglobina, acelerando a conversão do ferro férrico em ferro ferroso. No entanto, se administrado em excesso, pode causar metemoglobinemia.

Outro tratamento, embora não atue tão rapidamente quanto o azul de metileno e, portanto, não seja tão popular, é a administração intravenosa ou intramuscular de ácido ascórbico (100 a 200 mg/dia). O ácido ascórbico acelera as vias metabólicas que produzem ferro ferroso.

A metemoglobinemia não deve se desenvolver no paciente odontológico ambulatorial saudável, desde que as doses de cloridrato de prilocaína permaneçam dentro dos limites recomendados. A presença de metemoglobinemia congênita continua sendo uma contraindicação relativa à administração de prilocaína. Embora a prilocaína possa ser administrada, se absolutamente necessária, sua dose deve ser minimizada. Sempre que possível, devem-se utilizar anestésicos locais alternativos.

A dose máxima recomendada de prilocaína indicada pela FDA está listada como 8 mg/kg. É improvável que a metemoglobinemia se desenvolva em doses abaixo desse nível.

## Referências bibliográficas


1. Daublander M, Muller R, Lipp MD. The incidence of complications associated with local anesthesia in dentistry. *Anesth Prog.* 1997;44:132–141.
2. Malamed SF. Managing medical emergencies. *J Am Dent Assoc.* 1993;124:40–53.
3. McCarthy FM. *Essentials of Safe Dentistry for the Medically Compromised Patient.* Philadelphia: WB Saunders; 1989.
4. McCarthy FM. Stress reduction and therapy modifications. *J Calif Dent Assoc.* 1981;9:41–47.
5. McCarthy FM, Malamed SF. Physical evaluation system to determine medical risk and indicated dental therapy modifications. *J Am Dent Assoc.* 1979;99:181–184.
6. Chestnutt IG, Morgan MZ, Hoddell C, Playle R. A comparison of a computer-based questionnaire and personal interviews in determining oral health-related behaviours. *Community Dent Oral Epidemiol.* 2004;32:410–417.
7. Jacobsen PL, Fredekind R, Budenz AW, et al. *The Medical Health History in Dental Practice: Metlife Quality Resource Guide.* MetLife: Bridgewater; 2003.
8. Brady WF, Martinoff JT. Validity of health history data collected from dental patients and patient perception of health status. *J Am Dent Assoc.* 1980;101:642–645.
9. Jeske AH, ed. *Mosby's Dental Drug Reference.* 9th ed. St Louis: Mosby; 2009.
10. Fukuda K. Intravenous anesthetics. In: Miller RD, ed. *Miller's Anesthesia.* 6th ed. Philadelphia: Elsevier; 2005.
11. Skidmore-Roth L. *Mosby's 2010 Nursing Drug Reference.* St Louis: Mosby; 2010.
12. Hamilton JG. Needle phobia—a neglected diagnosis. *J Fam Pract.* 1995;41:169–175.
13. Gottlieb SO, Flaherty JT. Medical therapy of unstable angina pectoris. *Cardiol Clin.* 1991;9:19–98.
14. Little JW. Ischemic heart disease. In: Little JW, Falace DA, Miller CS, Rhodus NL, eds. *Dental Management of the Medically Compromised Patient.* 9th ed. St Louis: Elsevier Health Sciences; 2017.
15. Shah KB, Kleinman BS, Sami H, et al. Reevaluation of perioperative myocardial infarction in patients with prior myocardial infarction undergoing noncardiac operations. *Anesth Analg.* 1990;71:231–235.
16. Wilson W, Taubert KA, Gewitz M, et al. Prevention of infective endocarditis: guidelines from the American Heart Association: a guideline from the American Heart Association Rheumatic Fever, Endocarditis, and Kawasaki Disease Committee, Council on Cardiovascular Disease in the Young, and the Council on Clinical Cardiology, Council on Cardiovascular Surgery and Anesthesia, and the Quality of Care and Outcomes Research Interdisciplinary Working Group. *J Am Dent Assoc.* 2008;139(suppl):3S–24S.
17. American Dental Association, American Academy of Orthopedic Surgeons. Antibiotic prophylaxis for dental patients with total joint replacements. *J Am Dent Assoc.* 2003;134:895–898.
18. Public Relations Department, American Academy of Orthopedic Surgeons. *Information Statement 1033: Antibiotic Prophylaxis for Bacteremia in Patients With Joint Replacements.* Rosemont: American Academy of Orthopedic Surgeons; 2010.
19. National Collaborating Centre for Chronic Conditions, Chronic Obstructive Pulmonary Disease: National clinical guideline on management of chronic obstructive pulmonary disease in adults in primary and secondary care. *Thorax.* 2004;59(suppl 1): 1–232.
20. Yakahane Y, Kojima M, Sugai Y, et al. Hepatitis C virus infection in spouses of patients with type C chronic liver disease. *Ann Intern Med.* 1994;120:748–752.
21. Chafen JJ, Newberry SJ, Riedl MA, et al. Diagnosing and managing common food allergies: a systematic review. *JAMA.* 2010;303:1848–1856.
22. Haas DA. An update on local anesthetics in dentistry. *J Can Dent Assoc.* 2002;68:546–551.
23. Yagiela JA. Injectable and topical local anesthetics. In: *American Dental Association: ADA/PDR Guide to Dental Therapeutics.* 5th ed. Chicago: American Dental Association; 2010.
24. Jackson D, Chen AH, Bennett CR. Identifying true lidocaine allergy. *J Am Dent Assoc.* 1994;125:1362–1366.
25. Shojaei AR, Haas DA. Local anesthetic cartridges and latex allergy: a literature review. *J Can Dent Assoc.* 2002;68:622–626.
26. Ball JW, Dains JE, Flynn JA, Solomon BS, eds. *Seidel's Guide to Physical Examination: An Interprofessional Approach (Mosby's Guide to Physical Examination).* 9th ed. St Louis: CV Mosby; 2019.
27. Gutenberg LL, Chen JW, Trapp L. Methemoglobin levels in generally anesthetized pediatric dental patients receiving prilocaine versus lidocaine versus. *Anesth Prog.* 2013;60:99–108.
28. Hersh EV, Moore PA, Papas AS, et al. Reversal of soft tissue local anesthesia with phentolamine mesylate. *J Am Dent Assoc.* 2008;139:1080–1093.
29. Malamed SF. Reversing local anesthesia. *Inside Dent.* 2008;4:2–3.
30. DerMarderosian A, Beutler JA, eds. *The Review of Natural Products.* St Louis: Drug Facts and Comparisons; 2017.
31. Fetrow CH, Avila JR. *Professional's Handbook of Complementary and Alternative Medicine.* Philadelphia: Lippincott Williams & Wilkins; 2003.
32. *Physicians' Desk Reference.* 71st ed. Oradell: Medical Economics; 2017.
33. Gruenwald J, Brendler T, Jaenicke C, eds. *Physicians' Desk Reference for Herbal Medicines.* Oradell: Medical Economics; 2011.
34. American Dental Association. *ADA/PDR Guide to Dental Therapeutics.* 5th ed. Chicago: Association Dental Association; 2010.
35. Smith DM, Lombardo JA, Robinson JB. The preparticipation evaluation, primary care. *Clin Off Pract.* 1991;18:777–807.
36. Perloff D, Grim C, Flack J, Frolich E, et al. Human blood pressure determination by sphygmomanometry. *J Amer Med Assoc.* 1993;88(5):2460–2470.
37. Pickering TG, Hall JE, Appel LJ, et al. Recommendations for blood pressure measurement in humans and experimental animals: part 1: blood pressure measurement in humans: a statement for professionals from the Subcommittee of professional and public education of the American Heart Association Council on High Blood Pressure Research. *Hypertension.* 2005;45:142–161.
38. Mitchell PT, Parlin RW, Blackburn H. Effect of vertical displacement of the arm on indirect blood pressure measurement. *N Engl J Med.* 1964;271:72–74.
39. Wonka F, Thümmler M, Schöppe A. Clinical test of a blood pressure measurement device with a wrist cuff. *Blood Press Monit.* 1996:361–366.
40. Manning DM, Kuchirka C, Kaminski J. Miscuffing: inappropriate blood pressure cuff application. *Circulation.* 1983;68:763–766.
41. Manning G, Rushton L, Millar-Craig MW. Clinical implications of white coat hypertension: an ambulatory blood pressure monitoring study. *J Human Hypertens.* 1999;13:817.
42. La Batide-Alamore A, Chatellier G, Bobrie G, et al. Comparison of nurse- and physician-determined clinic blood pressure levels in patients referred to a hypertension clinic: implications for subsequent management. *J Hypertens.* 2000;18:391–398.
43. Lane D, Beevers M, Barnes N, et al. Inter-arm differences in blood pressure: when are they clinically significant? *J Hypertens.* 2002;20:1089–1095.

44. American Society of Anesthesiologists. New classification of physical status. *Anesthesiology*. 1963;24:111.
45. Malamed SF. Blood pressure evaluation and the prevention of medical emergencies in dental practice. *J Prev Dent*. 1980;6:183.
46. Malamed SF. Prevention. In: Malamed SF. *Handbook of Medical Emergencies in the Dental Office*. 7th ed. St Louis: CV Mosby; 2015:43.
47. Ryan TJ, Antman EM, Brooks NH, et al. update: ACC/AHA guidelines for the management of patients with acute myocardial infarction: a report of the American College of Cardiology/American Heart Association Task Force on Practice Guidelines (Committee on Management of Acute Myocardial Infarction). *J Am Coll Cardiol*. 1999;34:890–911.
48. Epstein AE, DiMarco JP, Ellenbogen KA, et al. ACC/AHA/HRS 2008 guidelines for device-based therapy of cardiac rhythm abnormalities: a report of the American College of Cardiology/American Heart Association Task Force on Practice Guidelines (Writing Committee to Revise the ACC/AHA/NASPE 2002 Guideline Update for Implantation of Cardiac Pacemakers and Antiarrhythmia Devices): developed in collaboration with the American Association for Thoracic Surgery and Society of Thoracic Surgeons. *Circulation*. 2008;117:e350–e408.
49. Weber M. Pulsus alternans. A case study. *Crit Care Nurse*. 2003;23(3):51–54.
50. Centers for Disease Control and Prevention. Body mass index. Available from: http://www.cdc.gov/healthyweight/assessing/bmi/. Accessed July 30, 2015.
51. Mei Z, Grummer-Strawn LM, Pietrobelli A, et al. Validity of body mass index compared with other body-composition screening indexes for the assessment of body fatness in children and adolescents. *Am J Clinic Nutr*. 2002;75:978–985.
52. Garrow JS, Webster J. Quetelet's index (W/H2) as a measure of fatness. *Int J Obesity*. 1985;9:147–153.
53. National Heart, Lung and Blood Institute. *Clinical Guidelines on the Identification, Evaluation, and Treatment of Overweight and Obesity in Adults: The Evidence Report*. Bethesda: National Heart, Lung and Blood Institute; 1996.
54. World Health Organization. *Physical Status: The Use and Interpretation of Anthropometry*. Geneva: World Health Organization; 1995.
55. Sturm R. Increases in morbid obesity in the USA: 2000–2005. *Public Health*. 2007;121:492–496.
56. Prentice AM, Jebb SA. Beyond body mass index. *Obesity Rev*. 2001;2:141–147.
57. Gallagher D, Visser M, Sepulveda D, et al. How useful is BMI for comparison of body fatness across age, sex and ethnic groups? *Am J Epidemiol*. 1996;143:228–239.
58. Malamed SF. Prevention. In: Malamed SF, ed. *Medical Emergencies in the Dental Office*. 7th ed. St Louis: Mosby; 2015.
59. Little JW, Falace DA, Miller CS, Rhodus NL, eds. *Dental Management of the Medically Compromised Patient*. 9th ed. St Louis: Elsevier Health Sciences; 2017.
60. McCarthy FM, Malamed SF. Physical evaluation system to determine medical risk and indicated dental therapy modifications. *J Am Dent Assoc*. 1979;99:181–184.
61. American Society of Anesthesiologists. New classification of physical status. *Anesthesiology*. 1963;24:111.
62. Lagasse RS. Anesthesia safety: model or myth? A review of the published literature and analysis of current original data. *Anesthesiology*. 2002;97:1609–1617.
63. American Society of Anesthesiologists. *ASA physical status classification system*; 2014. http://www.asahq.org/quality-and-practice-management/standards-guidelines-and-related-resources/asa-physical-status-classification-system. Accessed March 8, 2018.
64. Moore PA, Gage TW, Hersh EV, et al. Adverse drug interactions in dental practice: professional and educational implications. *J Am Dent Assoc*. 1999;130:17–54.
65. Kishikawa K, Namiki A, Miyashita K, et al. Effects of famotidine and cimetidine on plasma levels of epidurally administered lignocaine. *Anaesthesia*. 1990;45:719–721.
66. Wood M. Pharmacokinetic drug interactions in anaesthetic practice. *Clin Pharmacokinet*. 1991;21:85–307.
67. Wu FL, Razzaghi A, Souney PE. Seizure after lidocaine for bronchoscopy: case report and review of the use of lidocaine in airway anesthesia. *Pharmacotherapy*. 1993;13:12–78.
68. Moore PA. Adverse drug interactions in dental practice: interactions associated with local anesthetics, sedatives and anxiolytics. Part IV of a series. *J Am Dent Assoc*. 1999;130:441–554.
69. Wilburn-Goo D, Lloyd LM. When patients become cyanotic: acquired methemoglobinemia. *J Am Dent Assoc*. 1999;130:26–31.
70. Jastak JT, Yagiela JA. Vasoconstrictors and local anesthesia: a review and rational use. *J Am Dent Assoc*. 1983;107:623–630.
71. Boakes AJ, Laurence DR, Lovel KW, et al. Adverse reactions to local anesthetic vasoconstrictor preparations: a study of the cardiovascular responses to Xylestesin and Hostcain with noradrenaline. *Br Dent J*. 1972;133:137–140.
72. Yagiela JA, Duffin SR, Hunt LM. Drug interactions and vasoconstrictors used in local anesthetic solutions. *Oral Surg*. 1985;59:565–571.
73. Hansbrough JF, Near A. Propranolol-epinephrine antagonism with hypertension and stroke. *Ann Intern Med*. 1980;92:717.
74. Kram J, Bourne HR, Melmon KL, et al. Propanolol. *Ann Intern Med*. 1974;80:282.
75. Foster CA, Aston SJ. Propranolol-epinephrine interaction: a potential disaster. *Reconstr Surg*. 1983;72:74–78.
76. Ghoneim MM. Drug interactions in anaesthesia: a review. *Can Anaesthet Soc J*. 1971;18:353–375.
77. Reichle FM, Conzen PF. Halogenated inhalational anaesthetics: best practice and research. *Clin Anaesthesiol*. 2003;17:19–46.
78. Hardman JG, Limbird LE, eds. *Goodman and Gilman's the Pharmacological Basis of Therapeutics*. 10th ed. New York: McGraw-Hill; 2001.
79. Hoffman BB, Lefkowitz RJ, Taylor P. Neurotransmission: the autonomic and somatic motor nervous systems. In: *Goodman and Gilman's the Pharmacological Basis of Therapeutics*. 9th ed. New York: McGraw-Hill; 1996.
80. Benzaquen BS, Cohen V, Eisenberg MJ. Effects of cocaine on the coronary arteries. *Am Heart J*. 2001;142:302–410.
81. Gradman AH. Cardiac effects of cocaine: a review. *Biol Med*. 1988;61:137–141.
82. Vasica G, Tennant CC. Cocaine use and cardiovascular complications. *Med J Austral*. 2002;177:260–262.
83. Hahn IH, Hoffman RS. Cocaine use and acute myocardial infarction. *Emerg Med Clin North Am*. 2001;19:493–510.
84. Myerburg RJ. Sudden cardiac death in persons with normal (or near normal) hearts. *Am J Cardiol*. 1997;79:3–9.
85. Van Dyke D, Barash PG, Jatlow P, et al. Cocaine: plasma concentrations after intranasal application in man. *Science*. 1976;191:859–861.
86. Friedlander AH, Gorelick DA. Dental management of the cocaine addict. *Oral Surg*. 1988;65:45–48.
87. Perusse R, Goulet J-P, Turcotte J-Y. Contraindications to vasoconstrictors in dentistry. Part III. Pharmacologic interactions. *Oral Surg Oral Med Oral Pathol*. 1992;74:592–697.
88. Debruyne FM. Alpha blockers: are all created equal? *Urology*. 2000;56(5 suppl 1):20–22.
89. Emmelin N, Engstrom J. Supersensitivity of salivary glands following treatment with bretylium or guanethidine. *Br J Pharmacol Chemother*. 1961;16:15–319.
90. McDevitt DG, Riddel JG, Hadden DR, et al. Catecholamine sensitivity in hyperthyroidism and hypothyroidism. *Br J Clin Pharmacol*. 1978;6:97–301.
91. Johnson AB, Webber J, Mansell P, et al. Cardiovascular and metabolic responses to adrenaline infusion in patients with short-term hypothyroidism. *Clin Endocrinol*. 1995;43:647–751.
92. Yagiela JA. Adverse drug interactions in dental practice: interactions associated with vasoconstrictors. Part V of a series. *J Am Dent Assoc*. 1999;130:501–709.

93. Hersh EV. Adverse drug interactions in dental practice: interactions involving antibiotics. Part II of a series. *J Am Dent Assoc.* 1999;130:236–251.
94. Haas DA. Adverse drug interactions in dental practice: interactions associated with analgesics. Part III of a series. *J Am Dent Assoc.* 1999;130:397–407.
95. Rosenberg H, Fletcher JE. An update on the malignant hyperthermia syndrome. *Ann Acad Med Singapore.* 1994;23(suppl 6):84–97.
96. Carson JM, Van Sickels JE. Preoperative determination of susceptibility to malignant hyperthermia. *J Oral Maxillofac Surg.* 1982;40:432–435.
97. Gielen M, Viering W. 3-in-1 lumbar plexus block for muscle biopsy in malignant hyperthermia patients: amide local anaesthetics may be used safely. *Acta Anaesthesiol Scand.* 1986;30:581–583.
98. Paasuke RT, Brownell AKW. Amine local anaesthetics and malignant hyperthermia. *Can Anaesth Soc J.* 1986;33:126–129.
99. Ording H. Incidence of malignant hyperthermia in Denmark. *Anesth Analg.* 1985;64:700–704.
100. Malignant Hyperthermia Association of the United States: Anesthetic list for MH-susceptible patients. https://www.mhaus.org. Accessed 29 November 2018.
101. Jurkat-Rott K, McCarthy T, Lehmann-Horn F. Genetics and pathogenesis of malignant hyperthermia. *Muscle Nerve.* 2000;23:1–17.
102. Steelman R, Holmes D. Outpatient dental treatment of pediatric patients with malignant hyperthermia: report of three cases. *ASDC J Dent Child.* 1992;59:12–65.
103. Amato R, Giordano A, Patrignani F, et al. Malignant hyperthermia in the course of general anesthesia in oral surgery: a case report. *J Int Assoc Dent Child.* 1981;12:15–28.
104. The European Malignant Hyperpyrexia Group. A protocol for the investigation of malignant hyperpyrexia (MH) susceptibility. *Br J Anaesth.* 1984;56:1267–1269.
105. Malignant Hyperthermia Association of the United States. MHAUS Professional Advisory Council adopts new policy statement on local anesthetics. *Communicator.* 1985;3:4.
106. Adragna MG. Medical protocol by habit: avoidance of amide local anesthetics in malignant hyperthermia susceptible patients. *Anesthesiology.* 1985;62:99–100 (letter).
107. Adriani J, Sundin R. Malignant hyperthermia in dental patients. *J Am Dent Assoc.* 1984;108:180–184.
108. Kaus SJ, Rockoff MA. Malignant hyperthermia. *Pediatr Clin North Am.* 1994;41:121–237.
109. Williams FM. Clinical significance of esterases in man. *Clin Pharmacokinet.* 1985;10:392–403.
110. Abernethy MH, George PM, Herron JL, et al. Plasma cholinesterase phenotyping with use of visible-region spectrophotometry. *Clin Chem.* 1986;32:194–197. 1 Pt 1.
111. Prilocaine-induced methemoglobinemia-Wisconsin, 1993. *MMWR Morb Mortal Wkly Rep.* 1994;43:555–657.
112. Bellamy MC, Hopkins PM, Hallsall PJ, et al. A study into the incidence of methaemoglobinaemia after "three-in-one" block with prilocaine. *Anaesthesia.* 1992;47:1084–1085.
113. Guertler AT, Pearce WA. A prospective evaluation of benzocaine-associated methemoglobinemia in human beings. *Ann Emerg Med.* 1994;24:426–630.
114. Rodriguez LF, Smolik LM, Zbehlik AJ. Benzocaine-induced methemoglobinemia: a report of a severe reaction and review of the literature. *Ann Pharmacother.* 1994;28:543–649.
115. Eilers MA, Garrison TE. General management principles. In: Marx J, Hockberger R, Walls R, eds. *Rosen's Emergency Medicine: Concepts and Clinical Practice.* 5th ed. St Louis: Mosby; 2002.
116. Sarangi MP, Kumar B. Poisoning with writing ink. *Indian Pediatr.* 1994;31:756–857.
117. Daly DJ, Davenport J, Newland MC. Methemoglobinemia following the use of prilocaine. *Br J Anaesth.* 1964;36:737–739.

# 11

# Técnica Básica de Injeção

Para os pacientes, absolutamente nada do que é feito pelo cirurgião-dentista é de maior importância do que a administração segura de um medicamento que previna a dor durante o tratamento odontológico.[1] Ainda assim, o próprio ato da administração do anestésico local comumente provoca grande ansiedade ou está associado a dor no receptor. Frequentemente, os pacientes mencionam que preferem qualquer coisa à injeção, ou "picada" (termo que os pacientes utilizam para se referir à injeção da anestesia). A injeção de anestésico local não só pode produzir medo e dor, como também é um fator de ocorrência de emergências médicas. Em uma revisão de emergências desenvolvida nos consultórios odontológicos japoneses, Matsuura[2] verificou que 54,9% das situações de emergência surgiram durante a administração do anestésico local ou nos 5 minutos imediatamente após sua aplicação. A maioria dessas situações estava diretamente relacionada com o aumento do estresse associado ao recebimento do anestésico (a injeção), e não à substância utilizada. Além disso, em uma pesquisa sobre a ocorrência de emergências médicas nos consultórios odontológicos na América do Norte, 4.309 cirurgiões-dentistas responderam que mais de 30.000 situações de emergência ocorreram em seus consultórios nos últimos 10 anos.[3] Desses entrevistados, 95% afirmaram que aconteceram emergências médicas em seus consultórios nesse período. Mais da metade dessas emergências (15.407) foi de síncope vasodepressora (desmaio comum), a maioria das quais ocorreu durante ou imediatamente após a administração do anestésico local.

Os anestésicos locais podem e devem ser administrados de maneira não dolorosa ou atraumática. A maioria das primeiras injeções dos estudantes de odontologia foi dada em algum colega de classe representando o "paciente", e este, depois, também aplicou uma injeção no colega. Provavelmente, esses estudantes se esforçarão para tornar suas injeções o mais indolores possível. Na Herman Ostrow School of Dentistry of the USC, essas primeiras injeções geralmente são atraumáticas. Os estudantes são rotineiramente surpreendidos com isso, pois alguns tomaram a injeção mais comum (*i. e.*, dolorosa) em algum momento no passado quando eram pacientes odontológicos "reais". Mas por que deveria haver diferença nas injeções dentárias e no grau de dor entre as injeções administradas por um estudante principiante, inexperiente e aquelas dadas por um profissional mais experiente? Muitas vezes, quanto mais tempo o cirurgião-dentista está fora da escola, mais a administração da anestesia local torna-se traumática para o paciente. E essa situação desanimadora pode ser corrigida?

A administração de anestésico local não precisa e não deve ser dolorosa. Cada uma das técnicas anestésicas locais apresentadas nos capítulos a seguir pode ser feita atraumaticamente, incluindo a administração de anestésicos locais no palato (a área mais sensível da cavidade bucal). Várias habilidades e atitudes são exigidas do administrador do medicamento, sendo a empatia a mais importante delas. Se o administrador realmente acredita que as injeções de anestésico local não precisam ser dolorosas, então, por meio de um esforço consciente ou subconsciente, fará pequenas alterações na técnica para que os procedimentos anteriormente traumáticos sejam menos dolorosos para o paciente.

Além disso, a capacidade de tamponamento da solução anestésica local para um pH mais fisiológico, de aproximadamente 7,6, a partir do pH 3,5 no tubete (do fármaco contendo vasoconstritor), tem ajudado muito no processo da injeção atraumática.[4-6]

A injeção atraumática tem dois componentes: o aspecto técnico e o aspecto de comunicação.

## Passo 1 | Uso de agulha afiada esterilizada

As agulhas descartáveis de aço inoxidável utilizadas atualmente em odontologia são afiadas e raramente produzem qualquer dor na inserção ou na retirada. No entanto, como essas agulhas são fabricadas em série, ocasionalmente (embora muito raro) pode ficar uma farpa na ponta delas, como se fosse um anzol (Figura 11.1). Isso resulta na inserção atraumática da agulha, mas seguida de retirada dolorosa, já que a farpa rasga o tecido não anestesiado. Essa situação pode ser evitada com o uso de uma compressa estéril de gaze de 5 × 5 cm (2 × 2 polegadas). Coloca-se a ponta da agulha contra a gaze e puxa-se a agulha. Se a gaze ficar presa, significa que há uma farpa e esta agulha não deverá ser usada. (Este procedimento é opcional e pode ser descartado se o receio de contaminação da agulha for grande.)

As agulhas descartáveis estão afiadas na primeira inserção. Entretanto, a cada penetração sucessiva, a afiação diminui. Na terceira ou quarta penetração, o cirurgião-dentista pode sentir aumento na resistência do tecido à penetração da agulha. Clinicamente, isso é evidenciado pelo aumento da dor à penetração – já que a agulha rasga o tecido, em vez cortá-lo – e pelo maior desconforto

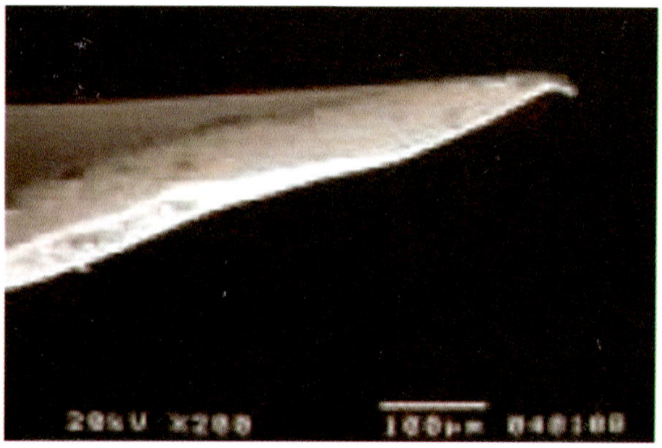


• **Figura 11.1** Visão microscópica da farpa em uma agulha odontológica.

do tecido no período pós-anestésico. Recomenda-se que as agulhas de aço inoxidável descartáveis sejam trocadas depois de três ou quatro penetrações teciduais.

Deve-se determinar o calibre da agulha somente pela injeção a ser administrada. A dor causada pela penetração da agulha na ausência da aplicação de anestesia tópica adequada pode ser eliminada em odontologia pelo uso de agulhas com calibres não maiores que 25. Vários estudos demonstraram que os pacientes não diferenciam entre as agulhas de calibres 25, 27 e 30 inseridas na mucosa, mesmo sem o benefício da anestesia tópica.[7-9] As agulhas de calibre 23 ou maiores estão associadas a aumento da dor na primeira inserção.

## Passo 2 | Verificação do fluxo da solução anestésica local

Após a inserção correta do tubete na seringa e com a ponta do aspirador (arpão) incorporado ao êmbolo (a menos que esteja sendo utilizada uma seringa com autoaspiração), devem-se expelir algumas gotas do anestésico do tubete. Isso garante o fluxo livre da solução quando ela for depositada na área de destino. Os êmbolos do tubete de anestésico são feitos de silicone para garantir facilidade na administração. Deve-se expelir apenas algumas gotas da solução pela agulha, para verificar se ocorre fluxo livre da solução.

## Passo 3 | Aquecimento do tubete anestésico ou da seringa

Se o tubete estiver armazenado à temperatura ambiente (aproximadamente 22°C), não há razão para aquecê-lo antes da aplicação do anestésico nos tecidos moles. O paciente não perceberá que a solução anestésica local armazenada em temperatura ambiente está muito fria ou muito quente quando injetada.

A maioria das queixas a respeito de anestésicos locais excessivamente quentes refere-se àqueles armazenados em aquecedores elétricos de tubetes (lâmpada similar às utilizadas em árvores de Natal). As temperaturas dentro desses tubetes frequentemente ficam excessivas, levando ao desconforto do paciente e causando efeitos negativos no conteúdo do tubete (ver Capítulo 7).[10]

Os tubetes armazenados em refrigeradores ou em outras áreas frias devem ser postos em temperatura ambiente antes do uso.

Algumas pessoas defendem ligeiro aquecimento da seringa de metal antes do uso. A justificativa é que um objeto metálico frio é psicologicamente mais incômodo para o paciente do que o mesmo objeto em temperatura ambiente. Recomenda-se que tanto o tubete de anestésico local quanto a seringa metálica estejam o mais próximo possível da temperatura ambiente, preferencialmente sem o uso de quaisquer dispositivos mecânicos para atingir essa temperatura. Segurar a seringa metálica, já com o tubete, na palma da mão por 30 segundos antes da injeção aquece o metal. As seringas de plástico não causam esse problema.

## Passo 4 | Posicionamento do paciente

Qualquer paciente que receba injeções de anestésico local deve estar na posição fisiologicamente correta antes e durante a injeção.

A síncope vasodepressora (desmaio comum), a emergência médica mais comumente presenciada em odontologia, ocorre com maior frequência antes, durante e, às vezes, imediatamente após a administração do anestésico local. O principal componente fisiopatológico dessa situação é a isquemia cerebral, secundária à incapacidade do coração de fornecer ao cérebro o volume adequado de sangue oxigenado. Quando o paciente está sentado na posição ereta, o efeito da gravidade é tal que a pressão sanguínea nas artérias cerebrais diminui 2 mmHg a cada 3 cm acima do nível do coração.

Na presença de ansiedade, o fluxo sanguíneo é cada vez mais direcionado aos músculos esqueléticos à custa de outros sistemas orgânicos, como o trato gastrintestinal (a resposta "lutar ou fugir"). Na ausência de movimento muscular ("eu posso aguentar como um homem!"), permanece o volume elevado de sangue nos músculos esqueléticos, diminuindo o retorno venoso para o coração e o volume de sangue disponível para ser bombeado por ele (para cima) para o cérebro. A diminuição do fluxo sanguíneo cerebral é evidenciada pelo aparecimento dos sinais e sintomas da síncope vasodepressora (p. ex., tontura, vertigem, taquicardia, palpitações). Se a situação continuar, o fluxo sanguíneo cerebral diminuirá ainda mais e o paciente perderá a consciência.

Para evitar que isto aconteça, recomenda-se que, durante a administração do anestésico local, o paciente seja colocado em decúbito dorsal (cabeça e coração paralelos ao chão) com os pés levemente elevados (Figura 11.2). Embora essa posição possa variar de acordo com a preferência do cirurgião-dentista e do paciente, o estado clínico do paciente e a técnica específica da injeção, todas as técnicas de anestesia de bloqueio regional podem ser realizadas com sucesso se o paciente estiver nessa posição fisiológica.

## Passo 5 | Secagem do tecido

Deve-se utilizar uma compressa de gaze de 5 × 5 cm para secar o tecido no local e ao redor do local de penetração da agulha e remover qualquer excesso de resíduo (Figura 11.3). Além disso, se o lábio tiver de ser puxado para obtenção de adequada visibilidade durante a injeção, ele também deve ser seco para facilitar a retração (Figura 11.4).

## Passo 6 | Aplicação de antisséptico tópico (opcional)

Após a secagem dos tecidos, deve-se aplicar um antisséptico tópico adequado no local da injeção. Isso diminui ainda mais o risco de introdução de materiais sépticos nos tecidos moles, produzindo inflamação ou infecção. Os antissépticos utilizados incluem iodopovidona (Betadine®) e timerosal (Merthiolate®). Os antissépticos que contêm álcool podem causar queimadura do tecido mole e devem ser evitados. (Esta etapa é opcional; no entanto, a etapa anterior de secagem do tecido não deve ser eliminada.)

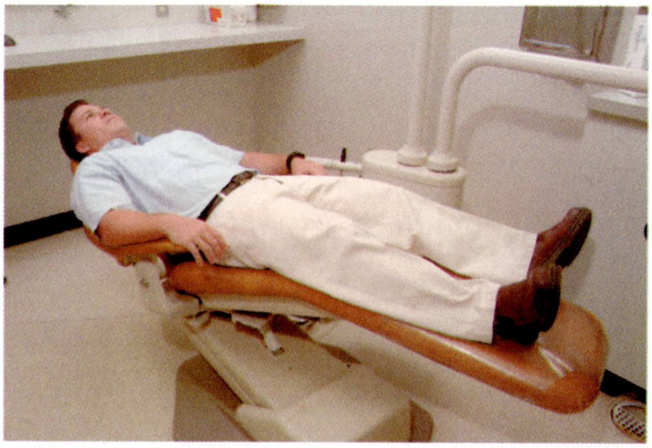

• **Figura 11.2** Posição fisiológica do paciente para receber a injeção de anestésico local.

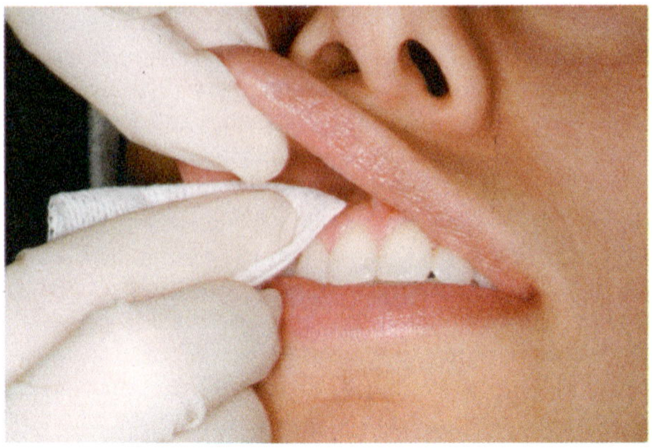

• **Figura 11.3** Uso de gaze esterilizada para limpar suavemente o tecido no local da penetração da agulha.

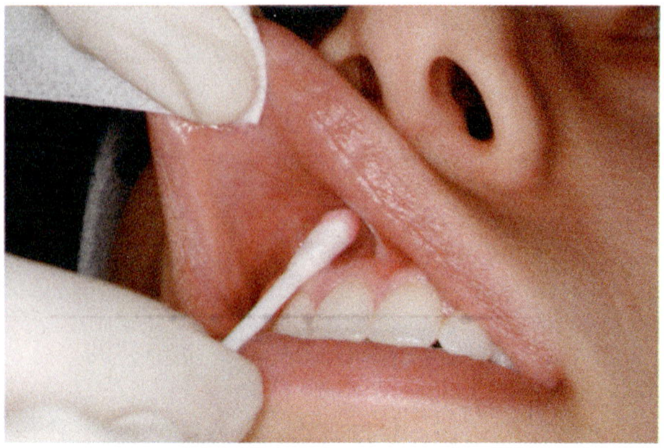

• **Figura 11.5** Uma pequena quantidade de anestésico tópico é colocada no local da penetração da agulha e mantida no lugar por, no mínimo, 1 minuto.

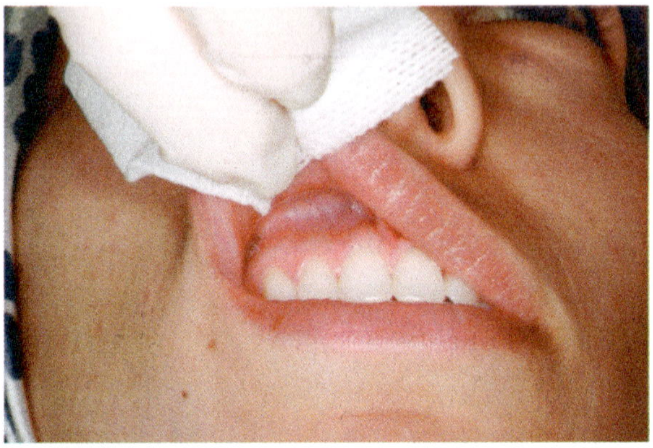

• **Figura 11.4** Gaze esterilizada também pode ser utilizada para auxiliar na retração do tecido.

## Passo 7A | Aplicação de anestésico tópico

Aplica-se o anestésico tópico após o antisséptico. Assim como o antisséptico tópico, o anestésico deve ser aplicado apenas no local de penetração da agulha. Muitas vezes, utilizam-se quantidades excessivas de anestésico tópico sobre grandes áreas de tecido mole, o que produz anestesia de áreas indesejáveis (p. ex., palato mole, faringe), sabor desagradável e, talvez ainda mais importante com alguns anestésicos tópicos (como a lidocaína), absorção rápida para o sistema cardiovascular, levando a níveis sanguíneos mais altos de anestésicos locais, o que aumenta o risco de sobredosagem. Por isso, deve-se colocar apenas pequena quantidade de anestésico tópico no cotonete e aplicar diretamente no local da injeção (Figura 11.5).

Os anestésicos tópicos anestesiam uma área de 2 ou 3 mm da mucosa periférica, um tecido bastante sensível. Se possível, o anestésico tópico deve permanecer em contato com o tecido por 2 minutos, para assegurar sua eficácia.[11, 12] Recomenda-se que o tempo mínimo de aplicação seja de 1 minuto.

## Passo 7B | Comunicação com o paciente

Durante a aplicação do anestésico tópico, é desejável que o cirurgião-dentista fale com o paciente sobre as razões pelas quais a substância está sendo utilizada. Deve dizer ao paciente: "Estou aplicando um anestésico tópico no tecido para que o restante do procedimento seja muito mais confortável". Essa afirmação coloca uma ideia positiva na mente do paciente sobre a iminente injeção.

Note que não se utilizam as palavras *injeção*, *picada*, *dor* e *machucar*. Essas palavras têm conotação negativa e tendem a aumentar o medo do paciente. O uso delas deve ser evitado sempre que possível. Elas podem ser substituídas por palavras mais positivas (menos ameaçadoras). Diz-se "administrar o anestésico local" em vez de "dar uma injeção" ou "dar uma picada". Esta última é uma escolha de palavras particularmente inadequadas e deve ser evitada. A palavra *congelar* é comumente usada pelos cirurgiões-dentistas canadenses, como "vou *congelar* você agora". A declaração "isso não vai machucar" também deve ser evitada. Os pacientes ouvem apenas a palavra *machucar*, ignorando o resto da declaração. O mesmo acontece com a palavra *dor*. Uma alternativa é a palavra *desconforto*. Embora os significados sejam semelhantes, *desconforto* é muito menos ameaçador e causa menos receio.

## Passo 8 | Estabelecimento de apoio firme para a mão

Após a remoção do cotonete com o anestésico tópico, deve-se pegar a seringa preparada com anestésico local (ver Capítulo 9). É essencial manter controle total sobre ela em todos os momentos. Para isso, é necessário o apoio da mão para realizar a penetração no tecido com precisão e sem cortes inadvertidos. É necessário que o cirurgião-dentista tenha um apoio firme para a mão. Os tipos de apoio diferem de acordo com preferência, limitação e habilidades físicas do cirurgião-dentista. Os profissionais com dedos longos podem apoiar o dedo no rosto do paciente para muitas técnicas, já aqueles com dedos mais curtos podem precisar de descanso para o cotovelo. As Figuras 11.6 a 11.8 ilustram vários apoios para mão e dedos que podem ser usados para estabilização da seringa de anestésico local.

Qualquer apoio para o dedo ou para a mão que permita estabilizar a seringa, sem aumentar o risco para o paciente, é aceitável. Duas técnicas a serem evitadas são: (1) não usar qualquer tipo de estabilização para a seringa e (2) colocar o braço da mão que a segura diretamente no braço ou no ombro do paciente (Figura 11.9). Na primeira situação, é altamente improvável que a agulha seja adequadamente estabilizada sem o uso de alguma forma de apoio. O cirurgião-dentista tem menos controle sobre a seringa, aumentando a possibilidade de movimento inadvertido da agulha e lesão. Apoiar no braço ou no ombro do paciente também é perigoso e pode levar à lesão por ferimento com a agulha no paciente ou no cirurgião-dentista. Se o paciente se mover durante a injeção, pode ocorrer dano conforme a ponta da agulha se deslocar no interior da boca. Os pacientes apreensivos, especialmente as crianças, frequentemente movem os braços durante a administração do anestésico local.

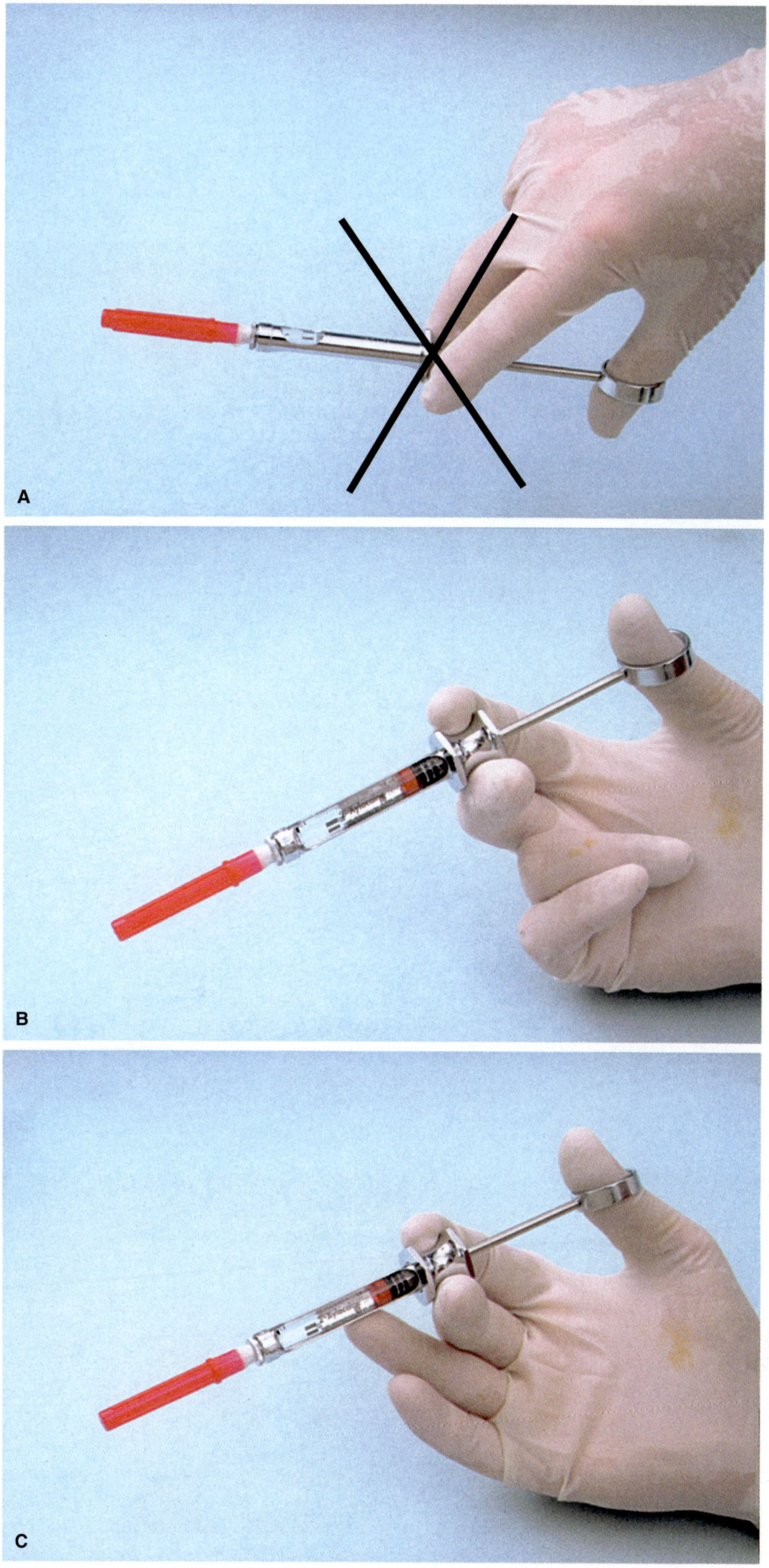


• **Figura 11.6** Posições da mão para as injeções. **A.** Palma da mão para baixo: controle ruim sobre a seringa; não recomendada. **B.** Palma da mão para cima: melhor controle sobre a seringa, porque ela é apoiada pelo pulso; recomendada. **C.** Palma da mão para cima e apoio do dedo: maior estabilização; altamente recomendada.

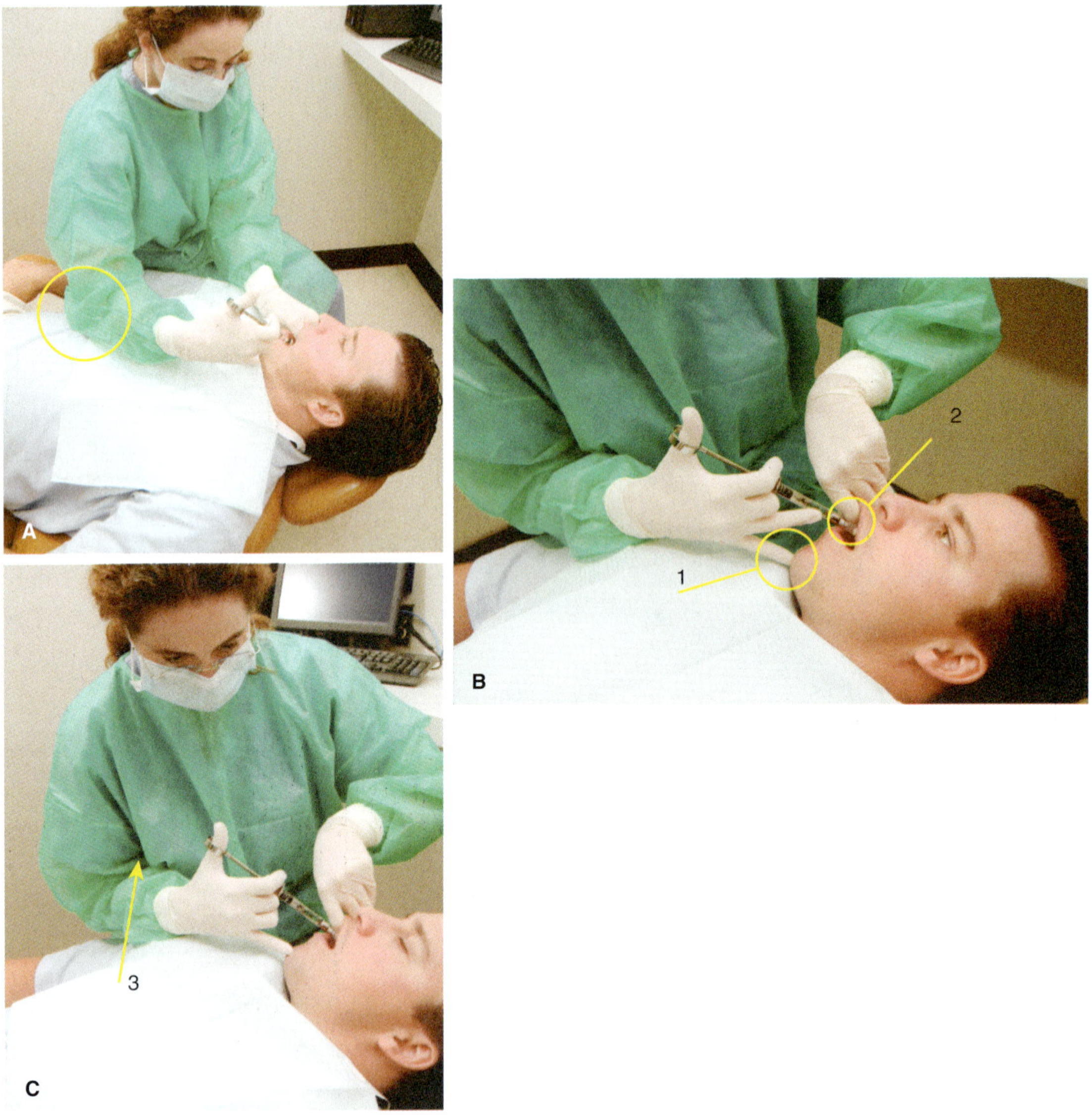


• **Figura 11.7** A. Uso do tórax do paciente para a estabilização da seringa durante o bloqueio do nervo alveolar inferior direito (círculo). Nunca use o braço do paciente para estabilizar a seringa. **B.** Uso do queixo (1) como apoio para o dedo, com o corpo da seringa estabilizado pelo lábio do paciente (2). **C.** Quando necessário, pode-se aumentar a estabilização com o cirurgião-dentista puxando o braço contra o próprio peito (3).

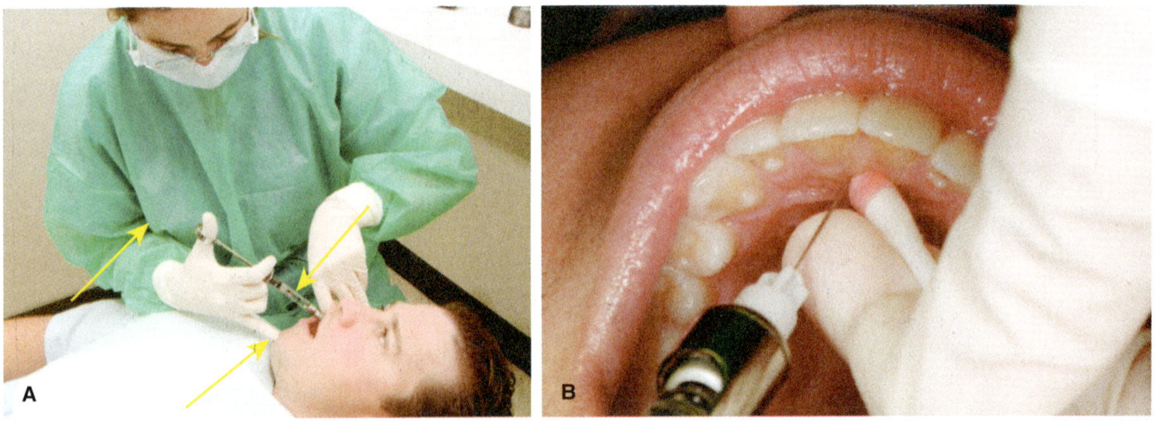


• **Figura 11.8** A. Estabilização da seringa para o bloqueio do nervo alveolar superior posterior direito: o corpo da seringa no lábio do paciente, um dedo apoiado no queixo e outro no corpo da seringa (*setas*), antebraço mantido perto do tórax do cirurgião-dentista, para maximizar a estabilidade. **B.** Estabilização da seringa para o bloqueio do nervo nasopalatino: dedo indicador usado para estabilizar a agulha, corpo da seringa apoiado no canto da boca do paciente.

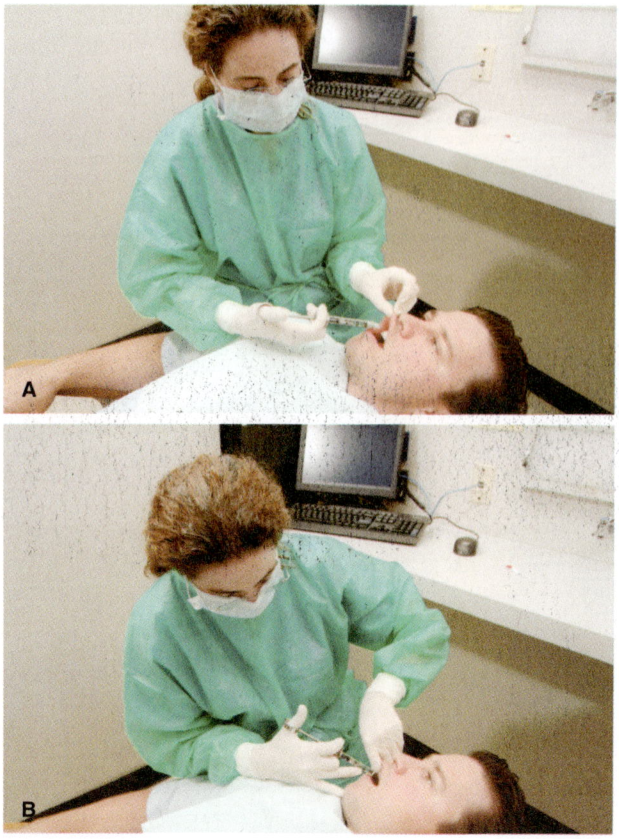


• **Figura 11.9** **A.** Posição incorreta: não há apoio para mão ou dedo, para a estabilização da seringa. **B.** Posição incorreta: cirurgião-dentista apoiando o cotovelo no braço do paciente.

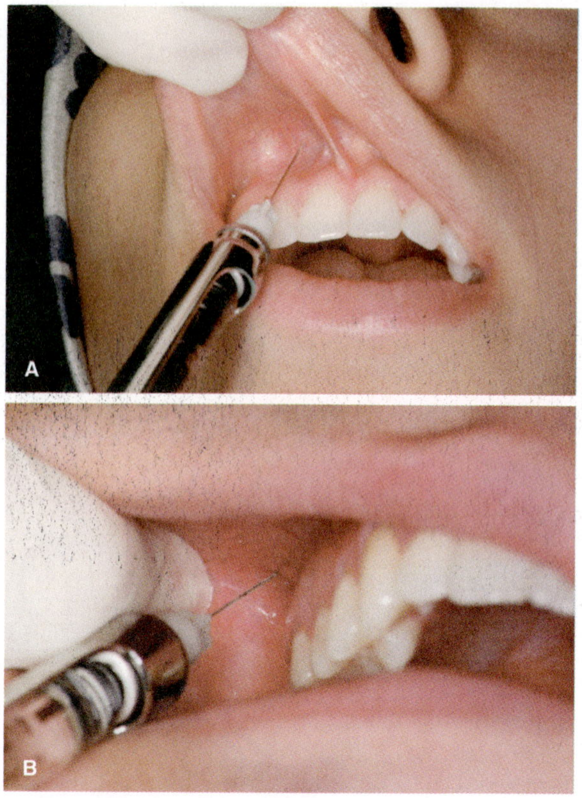


• **Figura 11.10** **A.** O tecido no local de penetração da agulha está esticado, auxiliando tanto a visibilidade quanto a inserção atraumática da agulha. **B.** O tecido esticado proporciona excelente visibilidade do local de penetração para o bloqueio do nervo alveolar superior posterior.

## Passo 9 | Manutenção do tecido esticado

Os tecidos no local da penetração da agulha devem ser esticados antes de sua inserção (Figura 11.10). Isso pode ser feito em todas as áreas da boca, exceto no palato (onde os tecidos são naturalmente muito tesos). O alongamento dos tecidos permite que a agulha de aço inoxidável, afiada, corte a membrana mucosa com o mínimo de resistência. Tecidos frouxos, por outro lado, são empurrados e dilacerados pela agulha à medida que esta é inserida, produzindo maior desconforto e aumento da dor pós-operatória.

As técnicas que direcionam a atenção do paciente para outro alvo também são eficazes a esse respeito. Alguns cirurgiões-dentistas movem o lábio quando inserem a agulha, outros recomendam deixar a ponta da agulha parada e puxar os tecidos moles sobre ela (Figura 11.11). Existem dispositivos que são conectados à seringa e que produzem vibração conforme a injeção é aplicada. Dois exemplos desses aparatos são o DentalVibe® (BING Innovations LLC, Boca Raton, Florida, EUA; Figura 11.12) e o VibraJect® (VibraJect LLC, Newport Coast, California, EUA; Figura 11.13). Embora não haja de errado em utilizá-las com os pacientes, geralmente as técnicas de distração não são necessárias. Como o cirurgião-dentista deve manter o olhar na ponta da agulha durante todo o procedimento, ele não deve inseri-la às cegas no tecido, como é necessário em algumas das técnicas de distração (p. ex., puxar o lábio sobre a ponta da agulha).

A aplicação adequada do anestésico tópico, tensionando os tecidos e apoiando firmemente a mão, pode fornecer penetração inicial nos tecidos imperceptível em praticamente 100% dos casos.

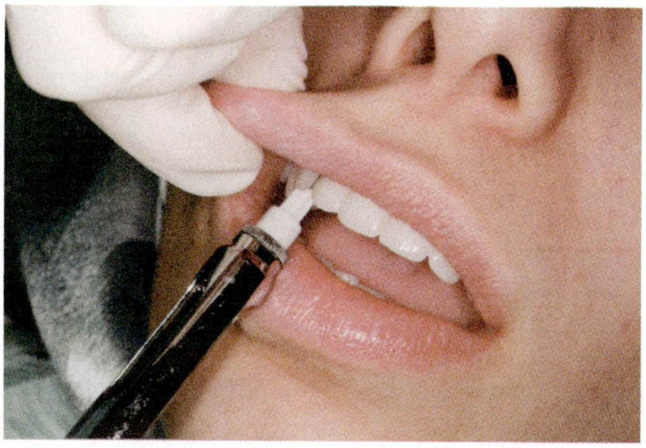

• **Figura 11.11** Quando os tecidos moles são puxados sobre a agulha, a visualização do local da injeção é prejudicada.

## Passo 10 | Manutenção da seringa fora da linha de visão do paciente

Com o tecido preparado e o paciente posicionado, o auxiliar deve passar a seringa para o cirurgião-dentista fora da linha de visão do paciente, atrás da cabeça dele (Figura 11.14) ou transversal e na sua frente (Figura 11.15). O cirurgião-dentista destro administrando a injeção do lado direito pode sentar-se de frente para o paciente ou, se administrar a injeção do lado esquerdo, posicionar-se voltado para a mesma direção dele. Em todos os casos, é melhor que a seringa não esteja visível para o paciente. O posicionamento adequado para os cirurgiões-dentistas canhotos é

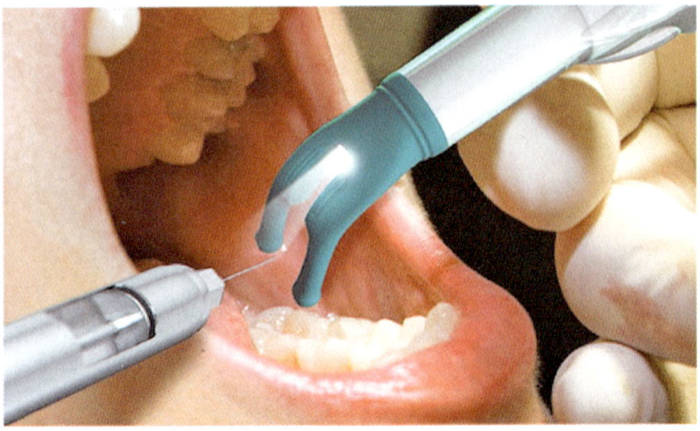

• **Figura 11.12** DentalVibe®.

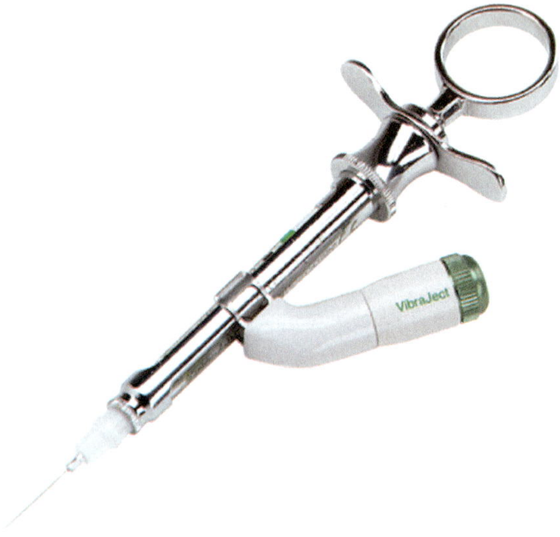


• **Figura 11.13** VibraJect®. (Cortesia de GoldenDent Inc.)

a imagem espelhada daquela para os destros. (As recomendações específicas para o posicionamento do cirurgião-dentista durante a aplicação do anestésico local são discutidas nos Capítulos 13 e 14.)

## Passo 11A | Inserção da agulha na mucosa

Com o bisel da agulha corretamente orientado (consulte a técnica de injeção específica para a orientação do bisel; entretanto, como regra geral, o bisel da agulha deve estar orientado para o osso), insira a agulha delicadamente no tecido, no local da injeção (onde foi aplicado o anestésico tópico) até a profundidade do bisel. Com o apoio firme da mão e o preparo adequado do tecido, esse procedimento, potencialmente traumático, pode ocorrer sem que o paciente perceba.

## Passo 11B | Observação e comunicação com o paciente

Durante o passo 11A, deve-se olhar para o paciente e comunicar-se com ele; é necessário observar o rosto do paciente quanto a evidências de desconforto durante a penetração da agulha. Sinais como franzir a sobrancelha ou a testa e piscar os olhos podem indicar

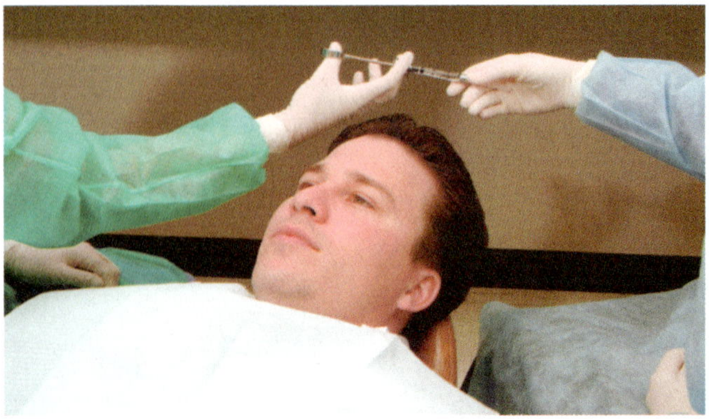

• **Figura 11.14** Passagem da seringa do auxiliar para o cirurgião-dentista por trás do paciente, fora do campo de visão dele.

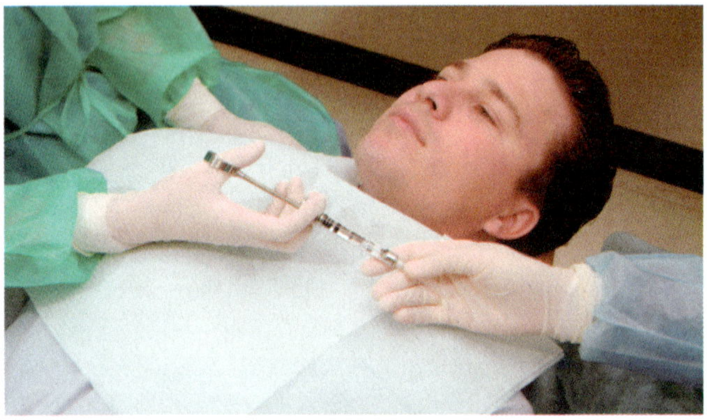

• **Figura 11.15** Passagem da seringa do auxiliar para o cirurgião-dentista abaixo do campo de visão do paciente.

desconforto (Figura 11.16). Mais frequentemente, nenhuma alteração será notada na expressão facial do paciente nesse momento (indicando inserção da agulha indolor ou atraumática).

O cirurgião-dentista deve comunicar-se com o paciente à medida que realiza a etapa 11A. Deve mantê-lo informado de maneira positiva: "Espero que você não sinta isto", enquanto a agulha penetra nos tecidos. E evitar dizeres como "Isto não vai doer", pois esta é uma afirmação negativa e o paciente ouve apenas a palavra *doer*.

## Passo 12 | Injeção de algumas gotas de solução anestésica (opcional)

## Passo 13 | Avanço gradual da agulha em direção ao alvo

Os passos 12 e 13 são executados juntos. Pode-se anestesiar o tecido mole à frente da agulha com algumas gotas da solução anestésica. Depois de 2 ou 3 segundos, tempo gasto para a anestesia "pegar", deve-se avançar a agulha por essa área e depositar um pouco mais de anestésico para, então, avançar a agulha novamente. Pode-se repetir esses procedimentos até que a agulha atinja a área desejada. O uso de anestésico local tamponado aumentará o conforto do paciente durante a injeção, como resultado (1) do aumento do pH da solução anestésica (7,35 a 7,5) e (2) da presença de $CO_2$ na solução tamponada, que tem propriedades anestésicas.[13]

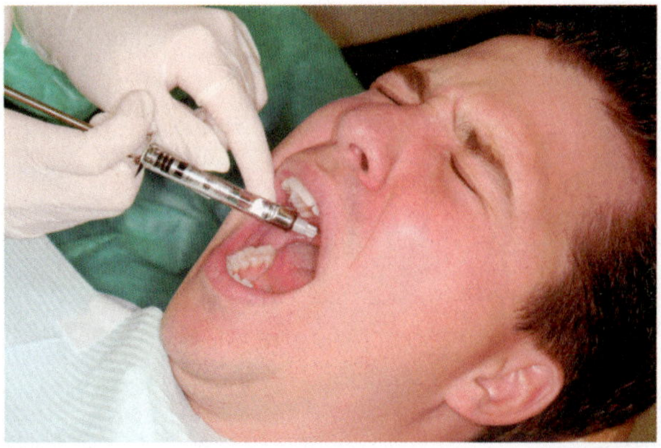

• **Figura 11.16** O cirurgião-dentista deve observar o rosto do paciente durante a administração do anestésico local; qualquer franzido dos olhos ou das sobrancelhas indica desconforto.

Entretanto, na maioria dos pacientes, a injeção do anestésico local durante a inserção da agulha na direção da área-alvo é totalmente desnecessária. Eles raramente sentem dor entre a mucosa superficial e o mucoperiósteo. Se após a injeção os pacientes forem questionados sobre o que sentiram enquanto a agulha avançava através dos tecidos moles (como no bloqueio do nervo alveolar inferior ou do nervo alveolar superior posterior), a resposta usual é que eles estavam cientes de que algo estava lá, mas que não machucava.

Por outro lado, os pacientes que ficam apreensivos com as injeções de anestésicos locais provavelmente reagem a qualquer sensação como se fosse dolorosa. Diz-se que esses pacientes têm limiar de dor reduzido. Os pacientes apreensivos devem ser informados: "Para ficar mais confortável, vou depositar um pouco de anestésico enquanto avanço (a agulha) em direção ao alvo". Deve-se injetar quantidades mínimas do anestésico local à medida que o processo avança. Em uma anestesia como o bloqueio do nervo alveolar inferior, para a qual a profundidade média da inserção da agulha é de 20 a 25 mm, deve-se depositar não mais do que um terço de um tubete do anestésico local à medida que se penetram os tecidos moles. Não é necessário realizar a aspiração nesse estágio, pois a quantidade de solução anestésica é pequena e depositada continuamente em local variável. Quando se penetra um vaso durante esse procedimento, apenas uma ou duas gotas (< 1 mg) de anestésico seriam depositadas intravascularmente – um volume inócuo. À medida que a agulha avança, ela sai do vaso. No entanto, deve-se sempre realizar a aspiração antes de depositar qualquer volume significativo de solução (passos 15 e 16).

Quando os pacientes mais sensíveis estão em tratamento ou quando se injeta anestésico local em tecidos mais sensíveis, o uso de soluções anestésicas locais tamponadas é de grande benefício, tornando a penetração dos tecidos moles mais confortável.

## Passo 14 | Depósito de gotas de anestésico local antes de tocar o periósteo

Nas técnicas de bloqueio anestésico regional nas quais a agulha toca ou aproxima-se do periósteo, deve-se depositar várias gotas da solução imediatamente antes do contato. O periósteo é ricamente inervado e o contato com a ponta da agulha produz dor. A anestesia do periósteo permite o contato atraumático. As técnicas de injeção para o bloqueio regional que exigem esse cuidado são o bloqueio do nervo alveolar inferior e a técnica mandibular de Gow-Gates e alveolar superior anterior (infraorbital).

O conhecimento de quando depositar o anestésico local vem com a prática. A profundidade da penetração no tecido mole em qualquer local de injeção difere entre os pacientes; portanto, o periósteo pode ser contatado inadvertidamente. Entretanto, o cirurgião-dentista desenvolve o sentido tátil apurado com a repetição, favorecendo o uso suave da agulha como uma sonda. Isso permite detectar mudanças sutis na densidade do tecido à medida que a agulha se aproxima do osso. Com a prática e o desenvolvimento desse sentido tátil, um pequeno volume da solução anestésica local pode ser depositado imediatamente antes do contato com o periósteo.

## Passo 15 | Aspiração

Deve-se sempre realizar a aspiração antes que o volume do anestésico local seja depositado em qualquer local. A aspiração minimiza drasticamente a possibilidade de injeção intravascular. O objetivo desse passo é determinar onde a ponta da agulha está situada (dentro ou fora de um vaso sanguíneo). Para aspirar, deve-se criar pressão negativa dentro do tubete anestésico. A seringa autoaspirante faz isso sempre que o cirurgião-dentista deixa de aplicar pressão positiva no anel da seringa (êmbolo). Com a seringa de aspiração com arpão tradicional, o cirurgião-dentista deve fazer esforço consciente para criar essa pressão negativa dentro do tubete.

A aspiração adequada requer que a ponta da agulha permaneça imóvel, nem empurrada para dentro dos tecidos nem puxada para fora durante o teste de aspiração. É obrigatória a estabilização adequada. Os principiantes tendem a puxar a seringa para fora do tecido enquanto tentam aspirar.

Quando se usa a seringa de aspiração com arpão, deve-se puxar o anel suavemente para trás, em um movimento de 1 ou 2 mm. Isso produz pressão negativa dentro do tubete, que se converte para a ponta da agulha. O que quer que esteja nos tecidos moles, ao redor da ponta da agulha (p. ex., sangue, tecido [ou ar, se testado fora da boca]) será puxado para dentro do tubete anestésico. Ao observar a extremidade da agulha visível dentro do tubete, em busca de sinais de retorno do sangue, o cirurgião-dentista pode determinar se ocorreu aspiração positiva. Qualquer sinal de sangue representa aspiração positiva, e não se deve depositar solução anestésica local nessa área (Figura 11.17). Nenhum retorno, ou pequena bolha de ar, indica aspiração negativa. É preciso realizar a aspiração *pelo menos duas vezes* antes da administração de maior volume de anestésico local (conforme exigido pela técnica de injeção utilizada), com a orientação do bisel alterada (girado cerca de 45° para o segundo teste de aspiração) para garantir que ele não esteja dentro de um vaso sanguíneo adjacente à parede do vaso, fornecendo falsa aspiração negativa (Figura 11.18). Há vários testes adicionais de aspiração durante a administração da substância anestésica, que servem para duas funções: (1) diminuir a velocidade da administração do anestésico e (2) impedir o depósito de grandes volumes de anestésico no sistema cardiovascular.

Um fator importante que determina se é possível realizar a aspiração de forma confiável é o calibre da agulha. Recomendam-se as agulhas de calibre maior (p. ex., calibre 25) com mais frequência do que as de calibre menor (p. ex., calibres 27 e 30) sempre que houver maior risco de aspiração positiva.

## Passo 16A | Depósito lento da solução anestésica

Com a agulha posicionada na área-alvo e após (duas) aspirações negativas, o cirurgião-dentista deve pressionar suavemente o êmbolo da seringa para começar a administrar o volume predeterminado

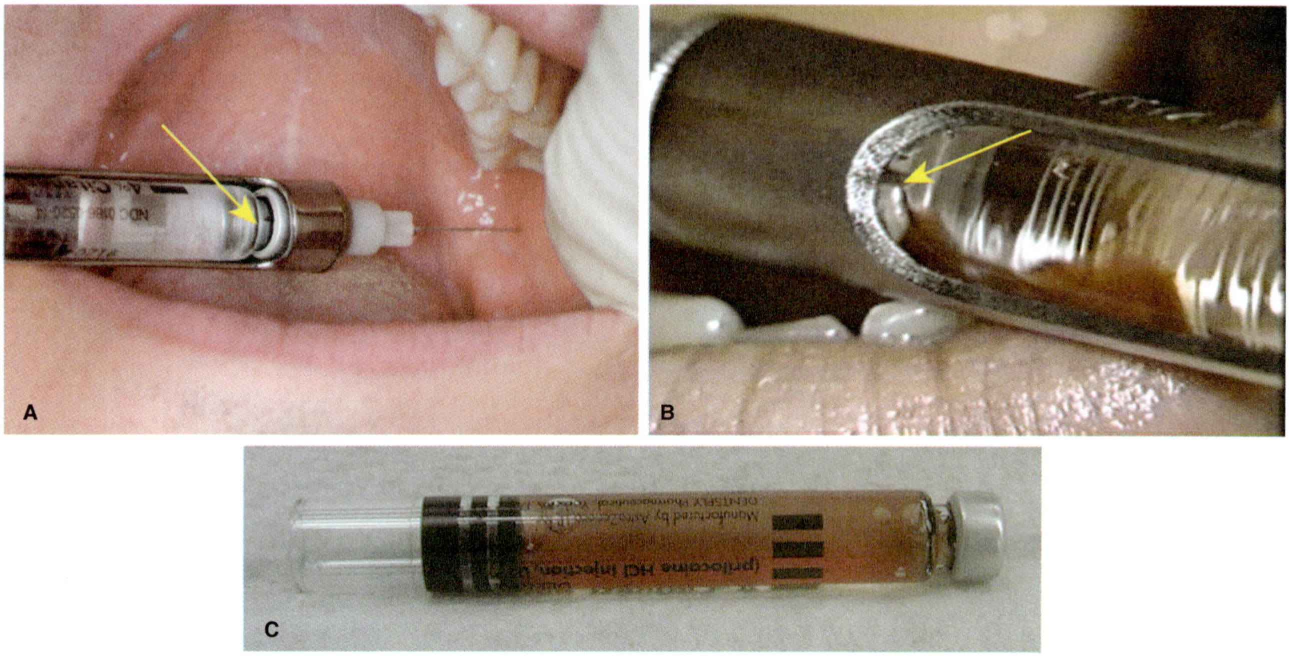

• **Figura 11.17** **A.** Aspiração negativa (sem sangue). Com a agulha posicionada, no local da injeção, o cirurgião-dentista puxa 1 ou 2 mm o anel da seringa de aspiração com arpão. Não se deve mover a ponta da agulha. Verifica-se o tubete no local onde a agulha penetrou o diafragma (*seta*) para avaliar o aparecimento de bolha ou sangue. **B.** Aspiração positiva. Geralmente o aparecimento de ligeira coloração avermelhada na extremidade do diafragma do tubete (*seta*) durante a aspiração indica penetração venosa. Reposiciona-se a agulha, aspira-se novamente e, se negativa, deposita-se a solução. **C.** Aspiração positiva. Sangue vermelho e brilhante preenchendo rapidamente o tubete, em geral, indica penetração arterial. Retira-se a seringa da boca, muda-se o tubete e repete-se o procedimento.

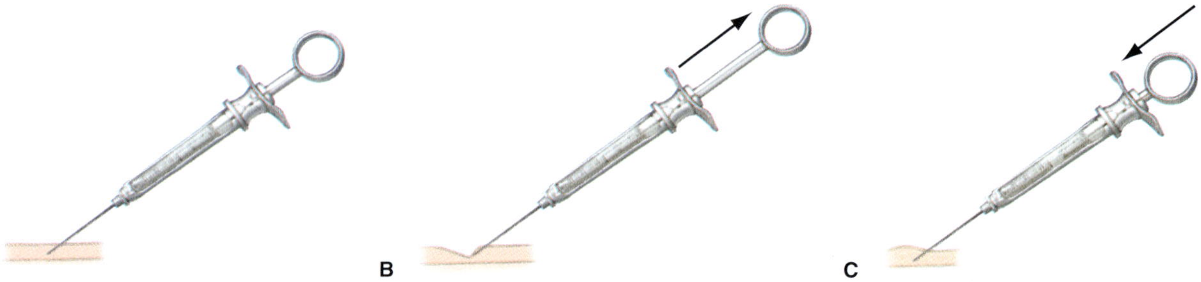


• **Figura 11.18** **A.** Ponta da agulha dentro do vaso sanguíneo, mas o bisel encosta na parede da veia. **B.** Na aspiração, a parede da veia é sugada para dentro da ponta da agulha, produzindo resultado falso-negativo no teste de aspiração. **C.** Girar a seringa 45° e aspirar novamente fornecerá verdadeira aspiração "positiva" neste cenário.

de anestésico (para a técnica de injeção). A injeção lenta é vital por dois motivos: (1) é fator segurança (discutido em mais detalhes no Capítulo 18) e (2) impede que a solução dilacere o tecido em que é depositada. Kanaa *et al.*[14] demonstraram que a injeção "lenta" no bloqueio do nervo alveolar inferior produzia início mais rápido e maior eficácia da anestesia. A injeção rápida resultou em desconforto imediato (por alguns segundos) seguido por dor prolongada (dias), quando a dormência fornecida pelo anestésico local se dissipa mais tarde.

A injeção lenta é definida preferencialmente como o depósito de 1 mℓ da solução anestésica local em não menos que 60 segundos. Portanto, um tubete cheio, de 1,8 mℓ requer aproximadamente 2 minutos para ser depositado. Por meio do depósito lento, a solução se difunde ao longo dos planos teciduais normais, sem produzir desconforto durante ou após a injeção.

A maioria dos cirurgiões-dentistas tende a injetar os anestésicos locais muito rapidamente. Em uma pesquisa com 209 cirurgiões-dentistas, 84% afirmaram que o tempo médio gasto para depositar 1,8 mℓ de solução anestésica local era inferior a 20 segundos.[15]

Na prática clínica atual, parece altamente improvável esperar que os cirurgiões-dentistas mudem a velocidade da injeção, de menos de 20 segundos, para o tempo seguro, confortável e mais eficaz de 2 minutos por tubete. Um intervalo de tempo mais realista na situação clínica é de 60 segundos para um tubete cheio, de 1,8 mℓ. Essa velocidade do depósito da solução não produz dano tecidual durante ou após a anestesia e, no caso de injeção intravascular acidental, não causa reação extremamente grave. Poucas técnicas de injeção requerem a administração de 1,8 mℓ para o sucesso anestésico.

Por muitos anos, o autor deste livro tem usado um método específico para diminuir a velocidade da injeção. Depois de duas aspirações negativas, ele deposita um volume de solução (aproximadamente 1/4 do total a ser depositado) e, então, aspira novamente. Se a aspiração for negativa, ele deposita outro quarto da solução, aspira novamente e continua esse processo até que o volume de solução apropriado para a injeção seja depositado. Isso permite que ele faça duas coisas positivas durante a injeção: (1) reafirmar, por meio de várias aspirações negativas, que a solução está sendo de fato depositada extravascularmente e (2) interromper a injeção para a aspiração, o que diminui automaticamente a velocidade da administração e minimiza o desconforto do paciente. Na primeira situação, se ocorrer a aspiração positiva após o depósito de 1/4 do tubete, apenas 9 mg da solução a 2%, ou 13,5 mg da solução a 3%, ou 18 mg da solução a 4%, terão sido depositados intravascularmente – dose improvável de provocar reação adversa relacionada com a substância. A ponta da agulha deve ser reposicionada e a aspiração negativa (duas vezes) alcançada para, então, continuar a injeção. Dessa maneira, o risco de reação adversa secundária à injeção intravascular é minimizado.

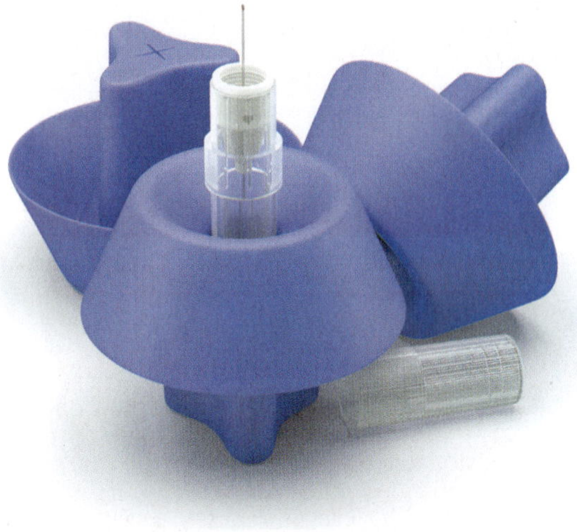

• **Figura 11.20** Suporte plástico para a capa da agulha. (Cortesia de Septodont, Inc, Lancaster, PA.)

## Passo 16B | Comunicação com o paciente

É necessário comunicar-se com o paciente durante o depósito do anestésico local. A maioria dos pacientes está acostumada a receber rapidamente as injeções anestésicas. Declarações como "Estou depositando a solução lentamente para que fique mais confortável, mas você não está recebendo mais do que o usual" ou "Estou fazendo isso devagar para que fique mais confortável, mas você não está recebendo mais do que o habitual" diminuem a apreensão do paciente nesse momento. A segunda parte da afirmação é importante, pois alguns pacientes podem não perceber que existe um volume fixo de solução anestésica na seringa. Um lembrete de que eles não estão recebendo mais do que o usual é confortante para o paciente.

## Passo 17 | Retirada lenta da seringa

Após a conclusão da injeção, deve-se retirar lentamente a seringa dos tecidos moles e manter a agulha segura, colocando imediatamente a capa de plástico, pela técnica de recolocação sem o uso das mãos (Figura 11.19) ou outro dispositivo de segurança (Figura 11.20).

As preocupações sobre a possibilidade de lesão por picada de agulha e a disseminação de infecção causada por lesões inadvertidas com agulhas contaminadas levaram à formulação de diretrizes para a recolocação da capa plástica nas agulhas para os prestadores de cuidados em saúde.[16] Foi demonstrado que o momento que os profissionais de saúde têm maior probabilidade de serem feridos com agulhas é quando estão colocando a capa nela após a administração de uma injeção.[17,18] Após a injeção, a agulha está contaminada com sangue, tecido e saliva. Dispositivos têm sido comercializados para ajudar os profissionais de saúde na recolocação da capa plástica de maneira segura.[19] A proteção da agulha, colocada sobre a capa antes da injeção, impede que os dedos sejam furados durante a recolocação da capa. Embora as diretrizes ainda não estejam em vigor, menciona-se o seguinte para evitar picada acidental de agulha: (1) as agulhas não devem ser reutilizadas; (2) após o uso, elas devem ser imediatamente descartadas em um recipiente de materiais perfurocortantes. Essa política, embora aplicável em quase todas as situações hospitalares não odontológicas nas quais apenas uma injeção é administrada, muitas vezes é impraticável em odontologia, em que várias injeções são comuns. A técnica de recolocar a capa sem usar as mãos (ver Figura 11.19) – na qual a capa da agulha está colocada na bandeja de instrumento e, após a injeção, o cirurgião-dentista simplesmente desliza a ponta da agulha para dentro dela (sem tocar fisicamente na capa), recolhendo a capa da agulha – pode ser usada para várias injeções sem risco maior. A agulha com a capa é, então, descartada em um recipiente de materiais perfurocortantes (Figura 11.21).

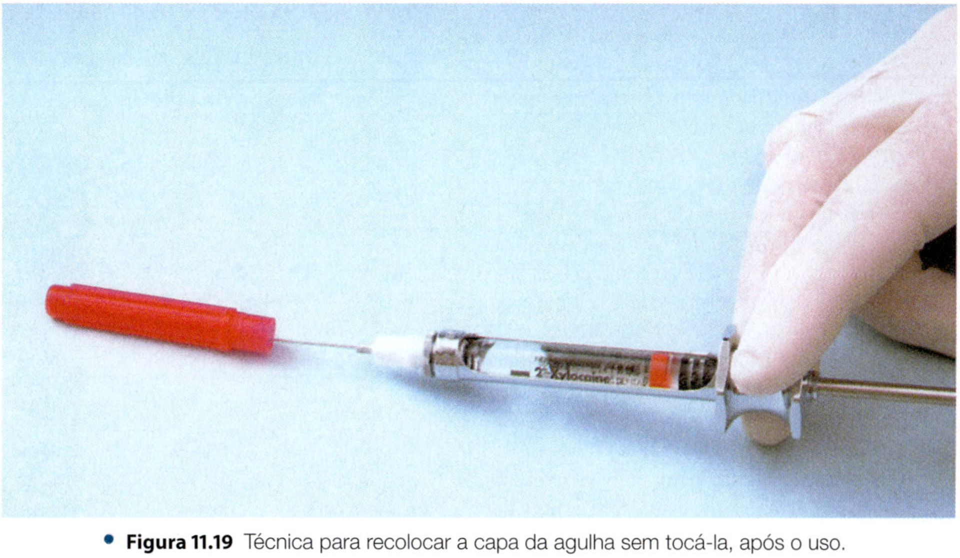

• **Figura 11.19** Técnica para recolocar a capa da agulha sem tocá-la, após o uso.

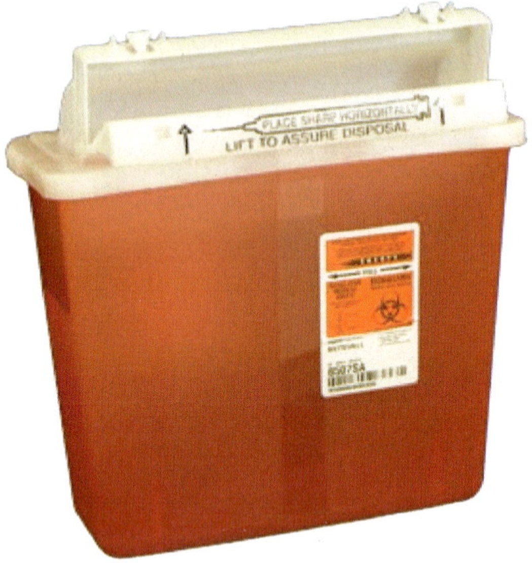

• **Figura 11.21** Recipiente de perfurocortantes para agulhas.

## Passo 18 | Observação do paciente

Após a conclusão da injeção, o cirurgião-dentista, técnico ou auxiliar de saúde bucal deve permanecer com o paciente enquanto o anestésico começa a fazer efeito (e o seu nível sanguíneo aumenta). A maioria das reações adversas medicamentosas verdadeiras, especialmente aquelas relacionadas com os anestésicos locais administrados intraoralmente, desenvolvem-se durante a injeção ou dentro de 5 a 10 minutos após o término da aplicação. Muitas vezes, ouvem-se relatos de situações em que o anestésico local foi administrado, o cirurgião-dentista deixou o paciente sozinho por alguns minutos e, ao voltar, o encontrou inconsciente ou tendo uma convulsão. Matsuura[2] relatou que 54,9% de todas as emergências médicas relatadas nos consultórios odontológicos japoneses ocorreram durante a injeção de anestésico local ou nos 5 minutos imediatamente após a aplicação. *Os pacientes não devem ficar desacompanhados após a administração do anestésico local.*

## Passo 19 | Registro da injeção no prontuário odontológico do paciente

Deve-se anotar a substância anestésica local usada, o vasoconstritor aplicado (se houver), a dose (em miligramas) da(s) solução(ões) usada(s), a(s) agulha(s) utilizada(s), a(s) injeção(ões) dada(s) e a reação do paciente. Por exemplo, nas anotações do progresso odontológico do paciente, pode-se escrever o seguinte: *D-BNAI, longa-25, lido a 2% + epi 1:100.000, 36 mg. Procedimento bem tolerado.*

O cirurgião-dentista que administra os anestésicos locais seguindo esses passos desenvolve uma reputação entre os pacientes de "cirurgião-dentista indolor". Não é possível garantir que todas as injeções sejam absolutamente atraumáticas, porque as reações do paciente e do cirurgião-dentista são muito variáveis. No entanto, mesmo quando os pacientes sentem algum desconforto, eles afirmam, invariavelmente, que a injeção foi melhor do que qualquer outra que tenham tomado antes. Este deve ser o objetivo desejado com toda injeção de anestésico local.

A técnica de injeção atraumática foi desenvolvida ao longo de muitos anos pelo Dr. Nathan Friedman e pelo Department of Human Behavior at the University of Southern California School of Dentistry. Os seguintes princípios estão incorporados nesta seção:

### TÉCNICA DE INJEÇÃO ATRAUMÁTICA

1. Use uma agulha afiada e esterilizada.
2. Verifique o fluxo da solução anestésica local.
3. Determine se irá aquecer o tubete anestésico ou a seringa.
4. Posicione o paciente.
5. Seque o tecido.
6. Aplique o antisséptico tópico (opcional).
7a. Aplique o anestésico tópico.
7b. Comunique-se com o paciente.
8. Estabeleça apoio firme para a mão.
9. Mantenha o tecido esticado.
10. Mantenha a seringa fora do campo de visão do paciente.
11a. Insira a agulha na mucosa.
11b. Observe o paciente e comunique-se com ele.
12. Injete algumas gotas da solução anestésica local (opcional).
13. Avance lentamente a agulha em direção ao alvo.
14. Deposite algumas gotas de anestésico local antes de tocar o periósteo.
15. Aspire duas vezes.
16a. Deposite lentamente a solução anestésica local.
16b. Comunique-se com o paciente.
17. Retire lentamente a seringa. Tampe a agulha e descarte-a.
18. Observe o paciente após a injeção.
19. Registre a injeção na ficha clínica do paciente.

## Referências bibliográficas


1. de St Georges J. How dentists are judged by patients. *Dent Today*. 2004;23(96):98–99.
2. Matsuura H. Analysis of systemic complications and deaths during dental treatment in Japan. *Anesth Prog*. 1989;36:219–228.
3. Malamed SF. Emergency medicine: preparation and basics of management. *Dent Today*. 2001;20(64):66–67.
4. Hanna MN, Elhassan A, Veloso PM, et al. Efficacy of bicarbonate in decreasing pain on intradermal injection of local anesthetics: a meta-analysis. *Reg Anesth Pain Med*. 2009;34:122–125.
5. Burns CA, Ferris G, Feng C, et al. Decreasing the pain of local anesthesia: a prospective, double-blind comparison of buffered, premixed 1% lidocaine with epinephrine versus 1% lidocaine freshly mixed with epinephrine. *J Am Acad Dermatol*. 2006;54:128–131.
6. Malamed SF, Falkel M. Buffered local anesthetics: the importance of pH and $CO_2$. *SAAD Dig*. 2013;29:9–17.
7. Mollen AJ, Ficara AJ, Provant DR. Needles—25 gauge versus 27 gauge—can patients really tell? *Gen Dent*. 1981;29:417–418.
8. Flanagan T, Wahl MJ, Schmitt MM, Wahl JA. Size doesn't matter: needle gauge and injection pain. *Gen Dent*. 2007;55:216–217.
9. Benko K, Fiechtl J, Gray-Eurom K, et al. Fixing faces painlessly: facial anesthesia in emergency medicine. *Emerg Med Pract*. 2009;11:1–19.
10. Rogers KB, Fielding AF, Markiewicz SW. The effect of warming local anesthetic solutions before injection. *Gen Dent*. 1989;37:496–499.
11. Gill CJ, Orr DL. A double blind crossover comparison of topical anesthetics. *J Am Dent Assoc*. 1979;98:213.
12. Jeske AH, Blanton PL. Misconceptions involving dental local anesthesia. Part 2. Pharmacology. *Tex Dent J*. 2002;119:310–314.
13. Catchlove RF. The influence of $CO_2$ and pH on local anesthetic action. *J Pharm Exp Ther*. 1972;181:298–309.
14. Kanaa MD, Meechan JG, Corbett IP, Whitworth JM. Speed of injection influences efficacy of inferior alveolar nerve blocks: a double-blind randomized controlled trial in volunteers. *J Endod*. 2006;32:919–923.
15. Malamed SF. Results of a survey of 209 dentists. In: *Handbook of Local Anesthesia*. 4th ed. St Louis: Mosby; 1997.
16. Goldwater PN, Law R, Nixon AD, et al. Impact of a recapping device on venipuncture-related needlestick injury. *Infect Control Hosp Epidemiol*. 1989;10:11–25.

# 12

# Considerações Anatômicas

## Nervo trigêmeo

O entendimento do tratamento da dor na odontologia requer conhecimento completo do quinto nervo craniano (V; Figura 12.1). O nervo trigêmeo dos lados direito e esquerdo fornecem, entre outras funções, a maior parte da inervação sensitiva dos dentes, ossos e tecidos moles da cavidade bucal. Ele é o maior dos 12 nervos cranianos e é composto de uma pequena raiz motora e uma raiz sensitiva consideravelmente maior (tripartida). A raiz motora supre os músculos da mastigação e outros músculos da região. Os três ramos da raiz sensitiva suprem a pele de toda a face e a mucosa craniana e da cavidade bucal, além dos dentes, com exceção da faringe e da base da língua. A Tabela 12.1 resume as funções do nervo trigêmeo e dos outros 11 nervos cranianos.

### Raiz motora

A raiz motora do nervo trigêmeo surge separadamente da raiz sensitiva, originando-se no núcleo motor dentro da ponte e do bulbo (*medulla oblongata*; Figura 12.2). Suas fibras, que formam uma pequena raiz nervosa, seguem na direção anterior junto (mas totalmente separada) da raiz sensitiva, maior, para a região do gânglio trigeminal (ou de

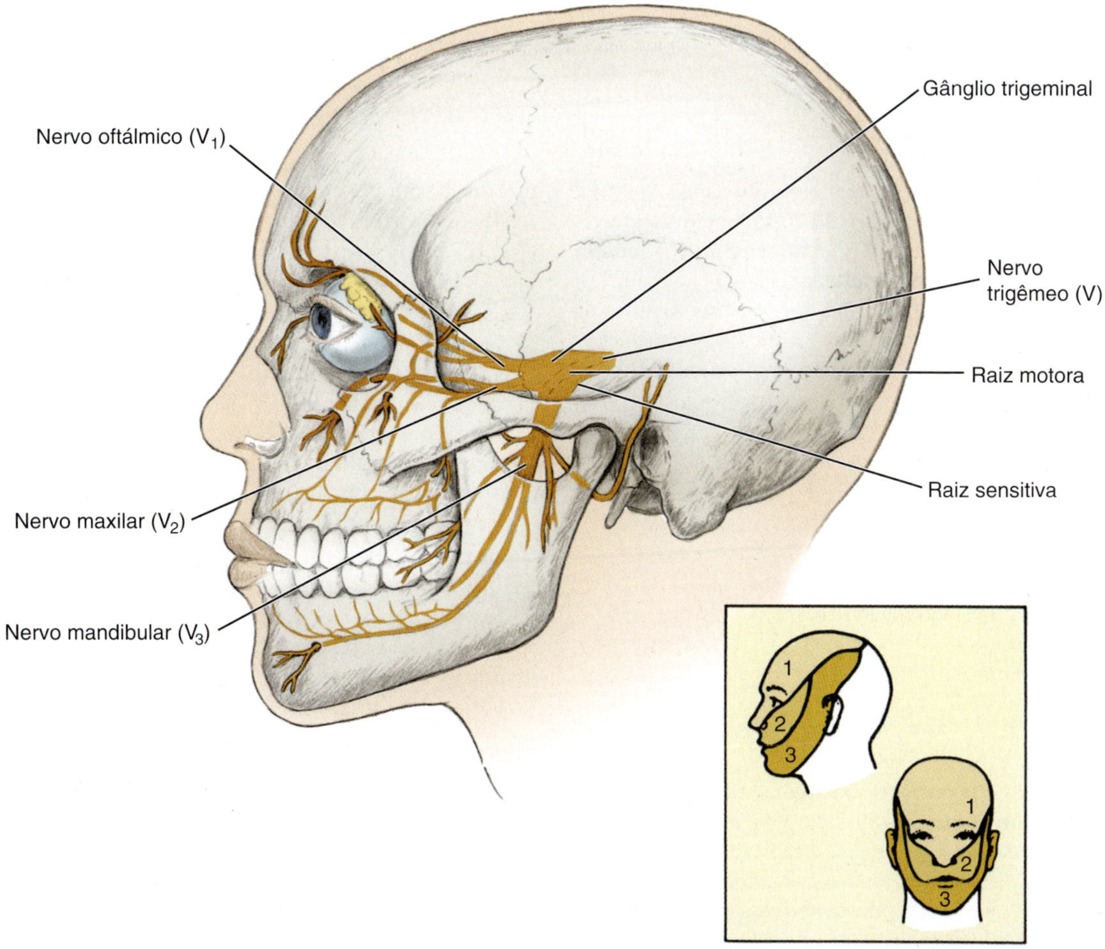


• **Figura 12.1** Percurso do trigêmeo, ou quinto nervo craniano, e suas raízes motoras e sensitivas e as três divisões (a figura menor mostra o padrão de inervação para cada divisão nervosa). (De Fehrenbach MJ, Herring SW. *Anatomy of the Head and Neck*. 3rd ed. St. Louis: Saunders; 2007.)

**Tabela 12.1** Nervos cranianos.

| Número | Nome | Tipo | Função |
|---|---|---|---|
| I | Olfatório | Sensitivo | Olfato |
| II | Óptico | Sensitivo | Visão |
| III | Oculomotor | Motor | Supre quatro dos seis músculos extraoculares do olho e o músculo da pálpebra superior |
| IV | Troclear | Motor | Inerva o músculo oblíquo superior (vira o olho para baixo e lateralmente) |
| V | Trigêmeo | Misto | |
| $V_1$<br>$V_2$<br>$V_3$ | Oftálmico<br>Maxilar<br>Mandibular | Sensitivo<br>Sensitivo<br>Sensitivo e motor | $V_1$: sensibilidade dos músculos da testa<br>$V_2$: sensibilidade da pálpebra inferior, do zigoma e do lábio superior<br>$V_3$: sensibilidade do couro cabeludo lateral, da pele anterior à orelha, da bochecha inferior, do lábio inferior e do lado anterior da mandíbula; motor para os músculos da mastigação (temporal, masseter, pterigóideo medial e lateral, tensor do véu palatino e tensor do tímpano) |
| VI | Abducente | Motor | Inerva o músculo reto lateral do olho |
| VII | Facial | Motor | Inerva os músculos da expressão da face; sensação de paladar dos dois terços anteriores da língua e dos palatos duro e mole; inervação secretomotora das glândulas salivares (exceto a parótida) e glândula lacrimal |
| VIII | Auditivo (vestibulococlear) | Sensitivo | Ramo vestibular = equilíbrio; ramo coclear = audição |
| IX | Glossofaríngeo | Misto | Paladar do terço posterior da língua; inervação secretomotora à glândula parótida; motor para o músculo estilofaríngeo |
| X | Vago | Misto | Motor para os músculos voluntários da faringe e da laringe (exceto o estilofaríngeo); parassimpático para o músculo liso e as glândulas da faringe e da laringe e vísceras do tórax e do abdome; sensibilidade dos receptores do volume atrial do arco aórtico e quimiorreceptores dos corpos aórticos; controla os músculos para a voz e a ressonância e o palato mole |
| XI | Acessório | Motor | Motor para os músculos esternocleidomastóideo e trapézio; inerva os músculos da laringe e da faringe |
| XII | Hipoglosso | Motor | Motor para os músculos da língua e outros músculos intrínsecos e extrínsecos da língua |

Gasser). No gânglio trigeminal, a raiz motora direciona-se lateral e inferiormente sob o gânglio em direção ao forame oval, através do qual deixa a fossa média do crânio juntamente com a terceira divisão da raiz sensitiva, o nervo mandibular (Figuras 12.3 e 12.4). Logo após deixar o crânio, a raiz motora une-se à raiz sensitiva da divisão mandibular para formar um único tronco nervoso.

As fibras motoras do nervo trigêmeo suprem os seguintes músculos:

1. Da mastigação:
   a. Masseter
   b. Temporal
   c. Pterigóideo medial
   d. Pterigóideo lateral.
2. Milo-hióideo.
3. Ventre anterior do músculo digástrico.
4. Tensor do tímpano.
5. Tensor do véu palatino.

## Raiz sensitiva

As fibras da raiz sensitiva do nervo trigêmeo constituem os processos centrais das células ganglionares localizadas no gânglio trigeminal (semilunar ou de Gasser). Dois gânglios estão presentes, cada um inervando cada lado da face. Eles estão localizados na cavidade de Meckel, na superfície anterior da porção petrosa do osso temporal (ver Figura 12.3). Os gânglios são planos e em forma de meia-lua e medem aproximadamente 1,0 × 2,0 cm; suas convexidades estão voltadas anteriormente e para baixo. As fibras da raiz sensitiva entram na porção côncava de cada meia-lua e as três divisões sensitivas do nervo trigêmeo saem pela convexidade:

1. A divisão oftálmica ($V_1$) segue anteriormente, da parede lateral do seio cavernoso para a parte medial da fissura orbital superior, através da qual sai do crânio para dentro da órbita.
2. A divisão maxilar ($V_2$) segue anteriormente e para baixo, para sair do crânio através do forame redondo para dentro da porção superior da fossa pterigopalatina.
3. A divisão mandibular ($V_3$) segue quase diretamente para baixo, para sair do crânio, juntamente com a raiz motora, através do forame oval. Essas duas raízes se misturam, formando um tronco nervoso que entra na fossa infratemporal.

Ao sair do crânio através de seus respectivos forames, as três divisões do nervo trigêmeo dividem-se em vários ramos sensitivos.

Cada uma das três divisões do nervo trigêmeo será descrita, mas maior ênfase será dada às divisões maxilar e mandibular, em virtude de sua importância no controle da dor em odontologia. A Figura 12.5 ilustra a distribuição sensitiva do nervo trigêmeo.

### *Divisão oftálmica ($V_1$)*

A divisão oftálmica é o primeiro ramo do nervo trigêmeo. É puramente sensitiva e é a menor das três divisões. Ela deixa o crânio e entra na órbita através da fissura orbital superior (Figura 12.6). O tronco nervoso tem aproximadamente 2,5 cm de comprimento e supre o globo ocular, a conjuntiva, a glândula lacrimal, partes da mucosa do nariz e dos seios paranasais e a pele da testa, das pálpebras e do nariz. Quando o nervo oftálmico ($V_1$) é paralisado, a conjuntiva ocular torna-se insensível ao toque.

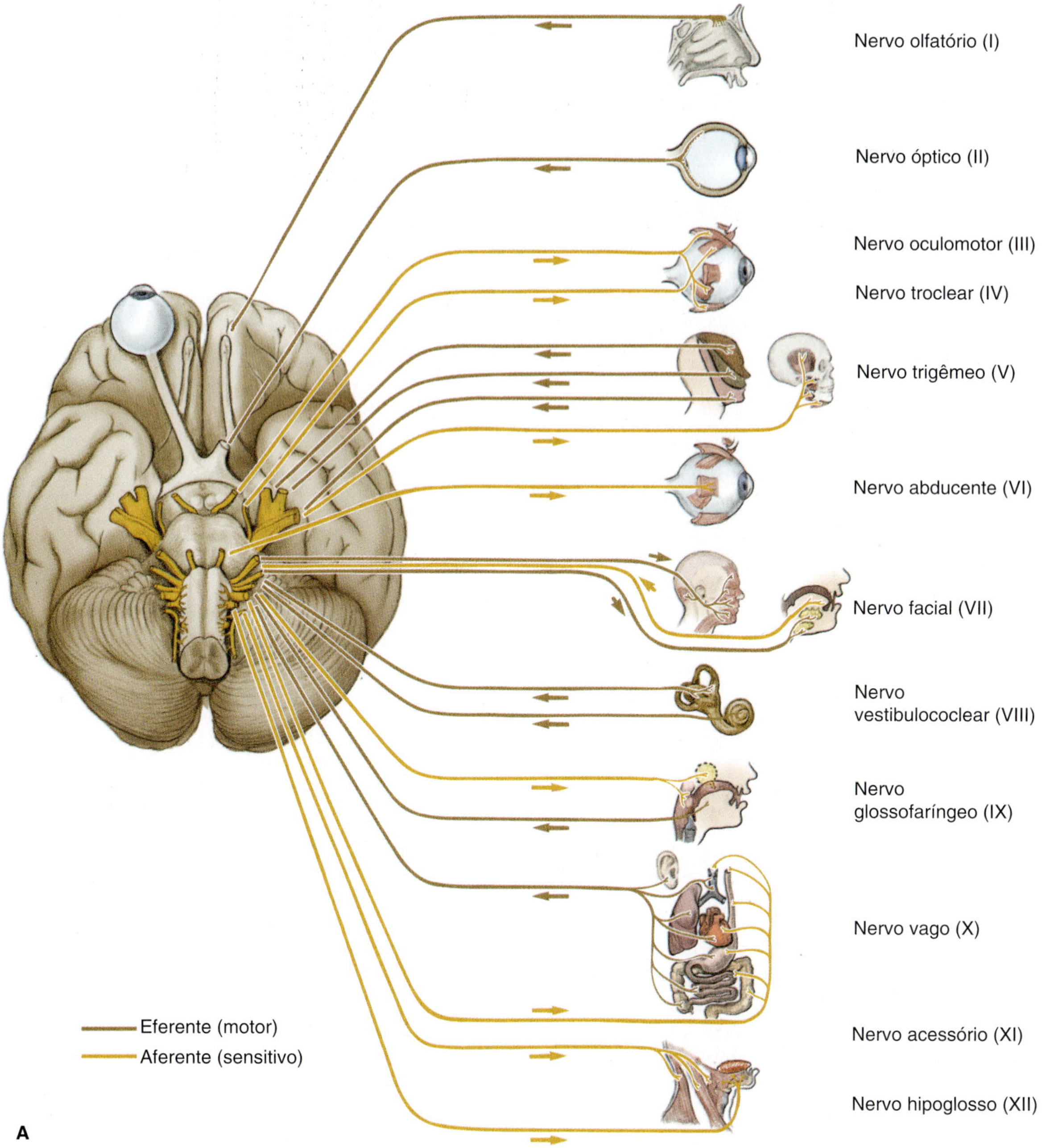


• **Figura 12.2** **A.** Visão inferior do cérebro mostrando os nervos cranianos e os órgãos e tecidos que eles inervam. (*continua*)

Imediatamente antes de o nervo oftálmico passar pela fissura orbital superior, ele se divide em seus três principais ramos: nervos nasociliar, frontal e lacrimal.

### Nervo nasociliar

O nervo nasociliar corre ao longo da borda medial do teto orbital, dando ramos para a cavidade nasal, e termina na pele na raiz do nariz. Em seguida, ramifica-se nos nervos etmoidal anterior e no ramo nasal externo. O ramo nasal interno (do nervo etmoidal anterior) supre a mucosa da parte anterior do septo nasal e a parede lateral da cavidade nasal. O gânglio ciliar contém fibras sensitivas que seguem para o globo ocular via nervos ciliares curtos. Dois ou três nervos ciliares longos suprem a íris e a córnea. O nervo infratroclear supre a pele do saco lacrimal e da carúncula lacrimal, o nervo etmoidal posterior supre os seios etmoidais e esfenoidais e o ramo nasal externo supre a pele sobre o ápice (ponta) e a asa do nariz.

### Nervo frontal

O nervo frontal segue anteriormente na órbita, dividindo-se em dois ramos: supratroclear e supraorbital. O nervo frontal é o maior ramo da divisão oftálmica. O nervo supratroclear supre a conjuntiva e a pele do lado medial da pálpebra superior e a pele sobre os lados inferior e mesial da testa. O nervo supraorbital é sensitivo para a pálpebra superior, o escalpo até a parte posterior do osso parietal e a sutura lambdóidea.

### Nervo lacrimal

O nervo lacrimal é o menor ramo da divisão oftálmica. Ele supre a parte lateral da pálpebra superior e pequena área adjacente da pele.

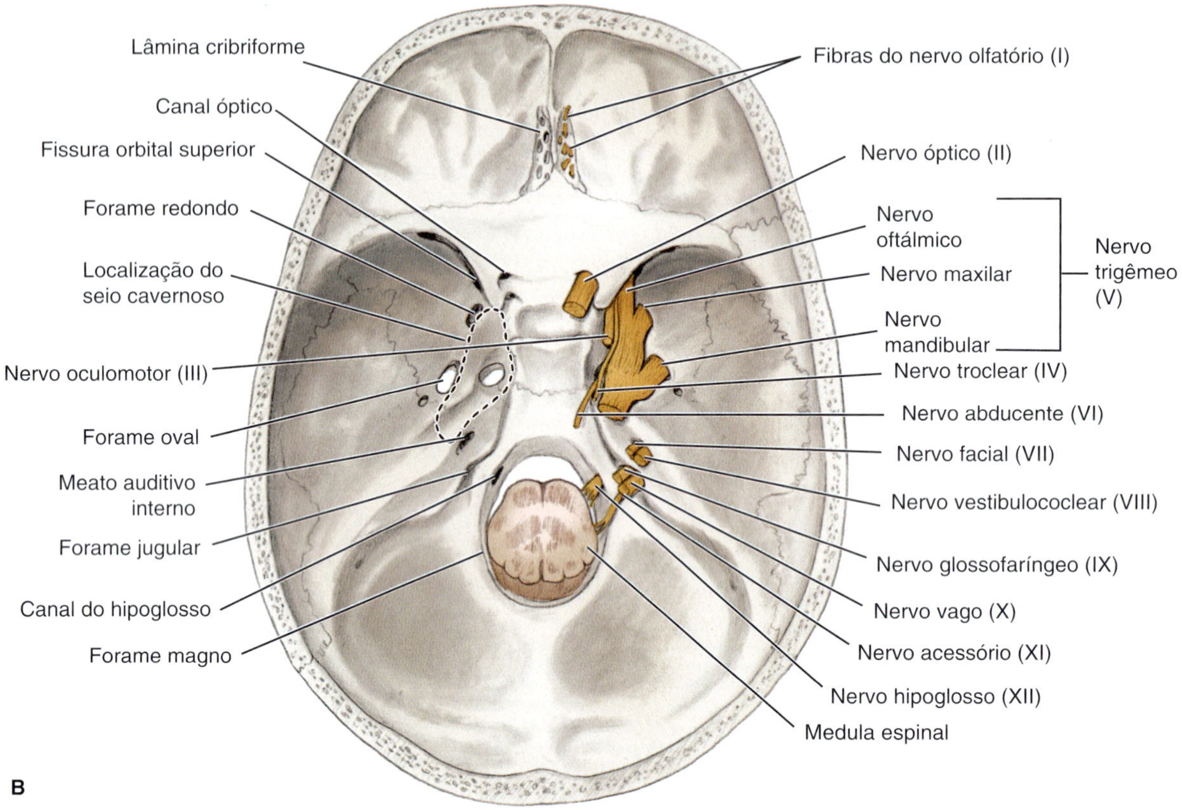


• **Figura 12.2** *(continuação)* **B.** Visão interna da base do crânio mostrando os nervos cranianos saindo ou entrando nele. (De Fehrenbach MJ, Herring SW. *Anatomy of the Head and Neck*. 3rd ed. St. Louis: Saunders; 2007.)

## *Divisão maxilar ($V_2$)*

A divisão maxilar do nervo trigêmeo surge a partir do meio do gânglio trigeminal. De tamanho intermediário entre as divisões oftálmica e mandibular, tem função puramente sensitiva.

### Origens

O nervo maxilar segue horizontalmente, deixando o crânio através do forame redondo (ver Figura 12.3), que está localizado na asa maior do osso esfenoide. Uma vez fora do crânio, o nervo maxilar cruza a parte mais superior da fossa pterigopalatina, entre a lâmina pterigoide do osso esfenoide e o osso palatino. Conforme atravessa a fossa pterigopalatina, ele origina ramos para o gânglio esfenopalatino, o nervo alveolar superior posterior (ASP) e os ramos zigomáticos. Em seguida, inclina-se lateralmente em um sulco na superfície posterior da maxila e entra na órbita por meio da fissura orbital inferior. Dentro da órbita, ocupa o sulco infraorbital e se torna o nervo infraorbital, que corre anteriormente pelo canal infraorbital.

A divisão maxilar emerge sobre a superfície anterior da face pelo forame infraorbital, onde se divide em seus ramos terminais, suprindo a pele da face, do nariz, da pálpebra inferior e do lábio superior (Figura 12.7). A seguir, faz-se um resumo da inervação da divisão maxilar:

1. Pele:
   a. Porção média da face
   b. Pálpebra inferior
   c. Lateral do nariz
   d. Lábio superior.
2. Mucosa:
   a. Nasofaringe
   b. Seio maxilar
   c. Palato mole
   d. Tonsila palatina
   e. Palato duro.
3. Dentes e tecidos periodontais superiores.

### Ramos

A divisão maxilar fornece ramos para quatro regiões: interior do crânio, fossa pterigopalatina, canal infraorbital e face.

**Ramo interno do crânio.** Imediatamente após a separação do gânglio trigeminal, a divisão maxilar fornece um pequeno ramo, o nervo meníngeo médio, que segue com a artéria meníngea média para fornecer inervação sensitiva à dura-máter.

**Ramos na fossa pterigopalatina.** Depois de sair do crânio por meio do forame redondo, a divisão maxilar cruza a fossa pterigopalatina, onde se originam vários ramos (Figura 12.8): o nervo zigomático, os nervos pterigopalatinos e o nervo ASP.

O nervo zigomático sai da divisão maxilar na fossa pterigopalatina, segue anteriormente e entra na órbita por meio da fissura orbital inferior, onde se divide nos nervos zigomaticotemporal e zigomaticofacial: o nervo zigomaticotemporal supre a inervação sensitiva da pele, na lateral da testa, e o nervo zigomaticofacial supre a pele sobre a proeminência da bochecha. Pouco antes de deixar a órbita, o nervo zigomático envia um ramo que se comunica com o nervo lacrimal da divisão oftálmica. Este ramo transporta fibras secretoras do gânglio esfenopalatino para a glândula lacrimal.

Os nervos pterigopalatinos são dois troncos curtos que se unem no gânglio pterigopalatino e são redistribuídos em vários ramos. Eles também servem de comunicação entre o gânglio pterigopalatino e o nervo maxilar ($V_2$). As fibras secretomotoras pós-ganglionares ao gânglio pterigopalatino passam por esses nervos e retornam ao longo do nervo maxilar até o nervo zigomático, através do qual se encaminham para o nervo lacrimal e a glândula lacrimal.

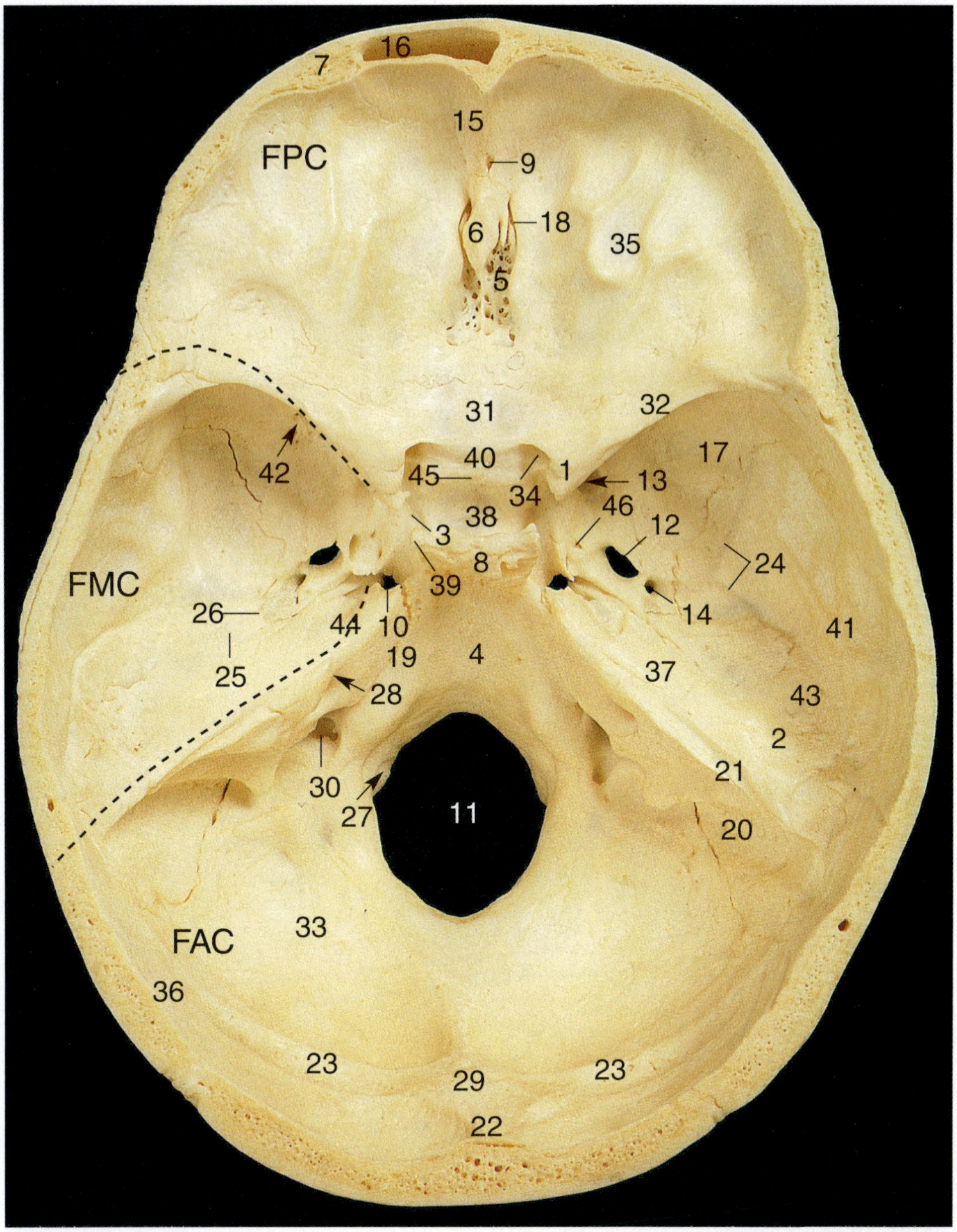


• **Figura 12.3** Superfície interna da base do crânio (fossa do crânio). FAC, Fossa anterior do crânio; FMC, Fossa média do crânio; FPC, Fossa posterior do crânio; 1, processo clinoide anterior; 2, eminência arqueada do temporal; 3, sulco carótico do esfenoide; 4, clivo; 5, lâmina cribriforme do osso etmoide; 6, crista etmoidal; 7, díploe; 8, dorso da sela; 9, forame cego; 10, forame lacerado; 11, forame magno; 12, forame oval; 13, forame redondo; 14, forame espinhoso; 15, crista frontal; 16, seio frontal; 17, asa maior do esfenoide; 18, sulco para o nervo etmoidal anterior e vasos; 19, sulco para o seio petroso inferior; 20, sulco para o seio sigmóideo; 21, sulco para o seio petroso superior; 22, sulco para o seio sagital superior; 23, sulco para o seio transverso; 24, sulcos para os vasos da meníngea média; 25, hiato e sulco para o nervo petroso maior; 26, hiato e sulco para o nervo petroso menor; 27, canal do hipoglosso; 28, meato auditivo interno; 29, protuberância occipital interna; 30, forame jugular; 31, jugo esfenoidal; 32, asa menor do osso esfenoide; 33, osso occipital; 34, canal óptico; 35, parte orbital do osso frontal; 36, osso parietal (somente o ângulo posteroinferior); 37, parte petrosa do osso temporal; 38, sela turca; 39, processo clinoide posterior; 40, sulco pré-quiasmático; 41, parte escamosa do osso temporal; 42, fissura orbital superior; 43, tegme timpânico; 44, impressão trigeminal; 45, tubérculo da sela; 46, forame venoso. (De Abrahams PH, Marks SC Jr, Hutchings RT. *McMinn's Color Atlas of Human Anatomy*. 5th ed. St. Louis: Mosby; 2003.)

Os ramos dos nervos pterigopalatinos incluem aqueles que suprem quatro áreas: órbita, nariz, palato e faringe:

1. Os ramos da órbita suprem o periósteo da órbita.
2. Os ramos nasais suprem a mucosa das conchas nasais superior e média, o revestimento dos seios etmoidais posteriores e a porção posterior do septo nasal. Um ramo significativo em odontologia é o nervo nasopalatino, que atravessa o teto da cavidade nasal para baixo e para a frente, onde fica entre a mucosa e o periósteo do septo nasal. O nervo nasopalatino continua para baixo, alcançando o assoalho da cavidade nasal, e fornece ramos à parte anterior do septo nasal e ao assoalho do nariz. Em seguida, ele entra no canal incisivo, por meio do qual passa para a cavidade bucal através do forame incisivo localizado na linha média do palato, cerca de 1 cm posterior aos incisivos centrais superiores. Os nervos nasopalatinos direito e esquerdo emergem juntos através desse forame e proporcionam sensação à mucosa do palato, na região da pré-maxila (dos caninos até os incisivos centrais; Figura 12.9).

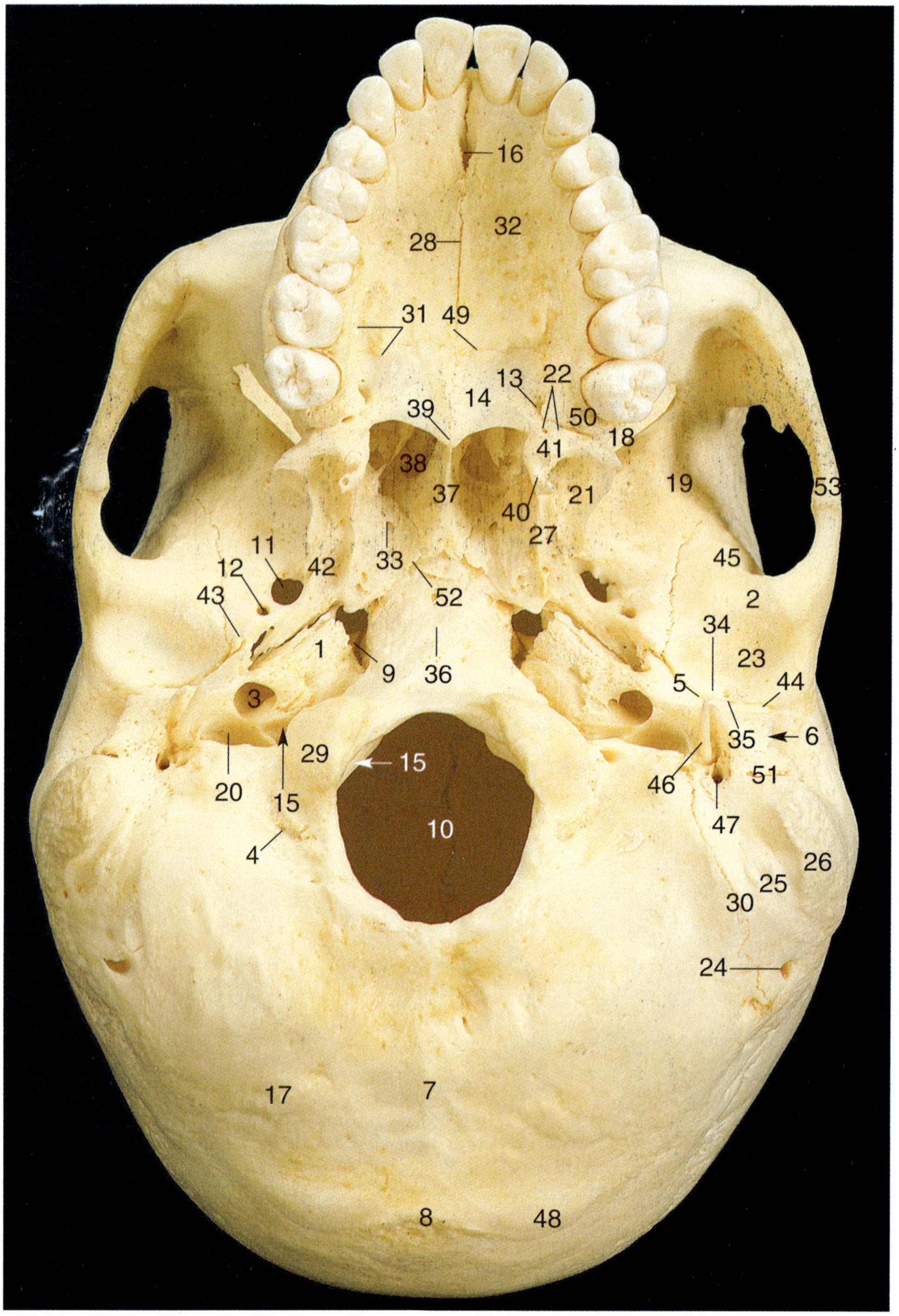


• **Figura 12.4** Superfície externa da base do crânio. 1, ápice da parte petrosa do temporal; 2, tubérculo articular do temporal; 3, canal carótico; 4, canal condilar (posterior); 5, borda do tegme timpânico; 6, meato auditivo externo; 7, crista occipital externa; 8, protuberância occipital externa; 9, forame lacerado; 10, forame magno; 11, forame oval; 12, forame espinhoso; 13, forame palatino maior; 14, lâmina horizontal do osso palatino; 15, canal do hipoglosso (anterior condilar); 16, fossa incisiva; 17, linha nucal inferior; 18, fissura orbital inferior; 19, crista infratemporal da asa maior do esfenoide; 20, forame jugular; 21, lâmina lateral do pterigoide; 22, forames palatinos menores; 23, fossa mandibular; 24, forame mastóideo; 25, incisura mastóidea; 26, processo mastoide; 27, lâmina lateral do pterigoide; 28, sutura palatina mediana (intermaxilar); 29, côndilo occipital; 30, sulco occipital; 31, sulco e crista palatina; 32, processo palatino da maxila; 33, canal palatovaginal; 34, fissura petroescamosa; 35, fissura petrotimpânica; 36, tubérculo faríngeo; 37, borda posterior do vômer; 38, abertura nasal posterior (cóanos); 39, espinha nasal posterior; 40, hâmulo pterigóideo; 41, processo piramidal do palatino; 42, fossa escafóidea; 43, espinha do esfenoide; 44, fissura timpanoescamosa; 45, parte escamosa do temporal; 46, processo estiloide; 47, forame estilomastóideo; 48, linha nucal superior; 49, sutura palatina transversa (palatomaxilar); 50, túber da maxila; 51, parte timpânica do temporal; 52, canal vomerovaginal; 53, arco zigomático. (De Abrahams PH, Marks SC Jr, Hutchings RT. *McMinn's Color Atlas of Human Anatomy*. 5th ed. St. Louis: Mosby; 2003.)

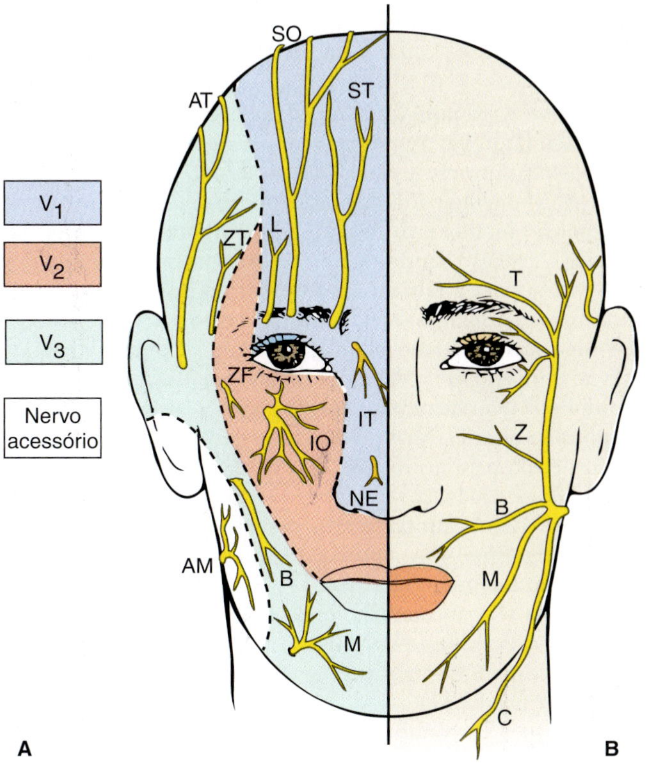


• **Figura 12.5** **A.** Nervos cutâneos da face. Nervo oftálmico ($V_1$): nervo nasal externo (NE), nervo infratroclear (IT), nervo lacrimal (L), nervo supraorbital (SO), nervo supratroclear (ST). Nervo maxilar ($V_2$): nervo infraorbital (IO), nervo zigomaticofacial (ZF), nervo zigomaticotemporal (ZT). Nervo mandibular ($V_3$): nervo auriculotemporal (AT), nervo bucal (B), nervo mentual (M). Nervo acessório: nervo auricular magno (AM). **B.** Nervos motores para os músculos da expressão facial. Ramos faciais do nervo craniano VII: ramos bucais (B), ramos cervicais (C), ramos mandibulares (M), ramos temporais (T), ramos zigomáticos (Z). (De Liebgott B. *The Anatomical Basis of Dentistry*. 3rd ed. St. Louis: Mosby; 2010.)

3. Os ramos palatinos incluem o nervo palatino maior (ou anterior) e os nervos palatinos menores (médio e posterior; Figura 12.10). O nervo palatino maior (ou anterior) desce pelo canal pterigopalatino e emerge no palato duro através do forame palatino maior (que geralmente está localizado cerca de 1 cm em direção à linha média palatina, distal ao segundo molar). Sicher e DuBrul afirmaram que o forame palatino maior pode estar localizado 3 a 4 mm em frente à borda posterior do palato duro.[1] O nervo percorre na direção anterior entre o mucoperiósteo e o osso do palato duro, suprindo a inervação sensitiva dos tecidos moles e o osso do palato até o primeiro pré-molar, onde se comunica com as fibras terminais do nervo nasopalatino (ver Figura 12.10). Ele também fornece inervação sensitiva para algumas partes do palato mole. O nervo palatino médio emerge do forame palatino menor, juntamente com o nervo palatino posterior, e fornece inervação sensitiva à mucosa do palato mole; a região tonsilar é inervada, em parte, pelo nervo palatino posterior.
4. O ramo faríngeo é um pequeno nervo que sai da parte posterior do gânglio pterigopalatino, passa pelo canal faríngeo e é distribuído para a mucosa da parte nasal da faringe, posterior à tuba auditiva (trompa de Eustáquio). O nervo ASP desce do tronco principal da divisão maxilar, na fossa pterigopalatina, imediatamente antes de a divisão maxilar entrar no canal infraorbital (ver Figura 12.7). Comumente, existem dois ramos do ASP, mas às vezes surge apenas um tronco. Eles passam para baixo através da fossa pterigopalatina e alcançam a superfície inferior do temporal (posterior) da maxila. Quando os dois troncos estão presentes, um permanece externo ao osso e continua para baixo na superfície posterior da maxila, para fornecer inervação sensitiva à região vestibular da gengiva na região dos molares superiores e das superfícies adjacentes da mucosa facial, enquanto o outro ramo entra na maxila (juntamente com um ramo da artéria maxilar interna) através do canal ASP para percorrer a parede posterior ou posterolateral do seio maxilar, proporcionando inervação sensitiva à mucosa do seio. Continuando para baixo, este segundo ramo do nervo

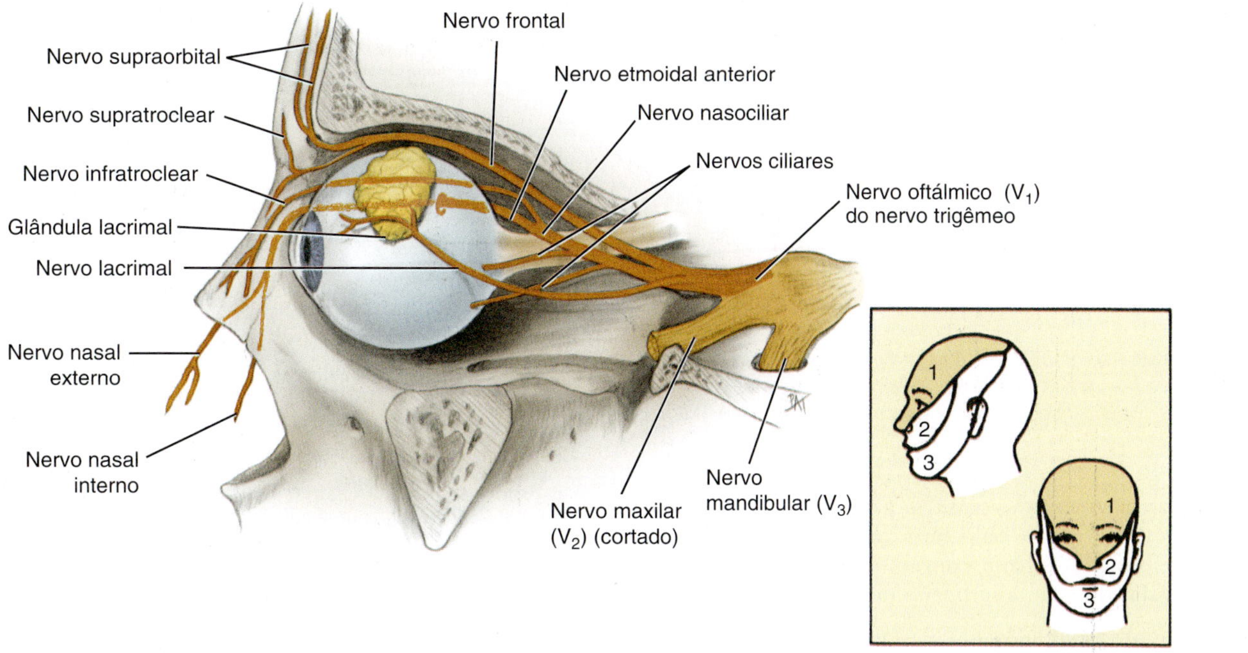


• **Figura 12.6** Visão lateral de corte da órbita com o percurso do nervo oftálmico do nervo trigêmeo destacado. (De Fehrenbach MJ, Herring SW. *Anatomy of the Head and Neck*. 3rd ed. St. Louis: Saunders; 2007.)

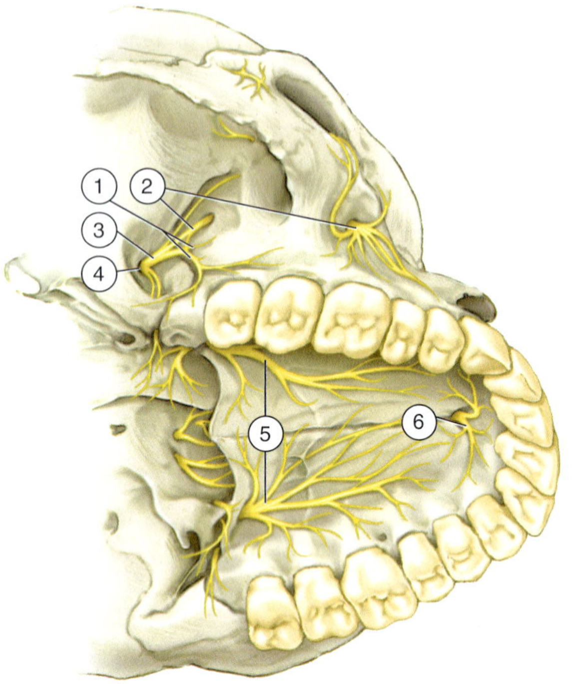


• **Figura 12.7** Distribuição da divisão maxilar ($V_2$). 1, ramos alveolares superiores posteriores; 2, nervo infraorbital; 3, nervo maxilar; 4, forame redondo; 5, nervo palatino maior; 6, nervo nasopalatino. (De Haglund J, Evers H. *Local Anaesthesia in Dentistry*. 2nd ed. Sodertalje: Astra Lakemedel.)

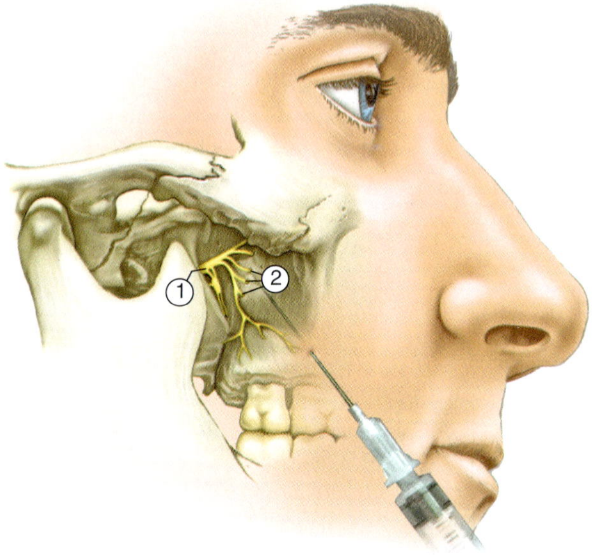


• **Figura 12.8** Ramos do nervo maxilar ($V_2$) na fossa pterigopalatina. 1, nervo maxilar; 2, ramos alveolares superiores posteriores. (De Haglund J, Evers H. *Local Anaesthesia in Dentistry*. 2nd ed. Sodertalje: Astra Lakemedel.)

ASP fornece inervação sensitiva para os alvéolos, ligamentos periodontais e tecidos pulpares ao terceiro, segundo e primeiro molares superiores (com exceção, em 28% dos pacientes, da raiz mesiovestibular do primeiro molar).

**Ramos no canal infraorbital.** Dentro do canal infraorbital, a divisão maxilar ($V_2$) fornece dois ramos de significado na odontologia: o nervo alveolar superior médio (ASM) e o nervo alveolar superior anterior (ASA). Enquanto a divisão maxilar está no sulco e no canal infraorbital, é conhecida como *nervo infraorbital.*

O nervo ASM ramifica o tronco nervoso principal ($V_2$) dentro do canal infraorbital para formar parte do plexo dentário superior,[1] composto pelos nervos ASP, ASM e ASA. O local de origem do nervo ASM difere a partir da porção posterior do canal infraorbital até a porção anterior próxima ao forame infraorbital. O nervo ASM fornece inervação sensitiva para os dois pré-molares superiores e, às vezes, para a raiz mesiovestibular do primeiro molar e os tecidos periodontais, o tecido mole e o osso vestibular na região dos pré-molares. Tradicionalmente, afirma-se que o nervo ASM está ausente em 30[2] a 54%[3] dos indivíduos. Loetscher e Walton[4] descobriram que o nervo ASM estava presente em 72% das amostras examinadas por eles. Na sua ausência do nervo, a inervação costuma ser fornecida pelo nervo ASP ou pelo nervo ASA – este último com maior frequência.[1]

O nervo ASA, um ramo relativamente grande, ramifica-se do nervo infraorbital ($V_2$) aproximadamente 6 a 10 mm antes de este sair do forame infraorbital. Descendo por dentro da parede anterior do seio maxilar, ele fornece inervação ao tecido pulpar dos incisivos centrais e laterais e ao canino e inervação sensitiva aos tecidos periodontais, ao osso e à mucosa vestibular desses dentes (Figura 12.11).

O nervo ASA comunica-se com o nervo ASM e fornece um pequeno ramo nasal, que inerva a parte anterior da cavidade nasal juntamente com os ramos dos nervos pterigopalatino. Nas pessoas que não têm o nervo ASM, o nervo ASA frequentemente supre a inervação sensitiva aos pré-molares e, ocasionalmente, à raiz mesiovestibular do primeiro molar.

A inervação de cada raiz dos dentes, ossos e estruturas periodontais na maxila e na mandíbula deriva dos ramos terminais de nervos maiores na região. Essas redes nervosas são denominadas *plexo dentário.*

O plexo dentário superior é composto de fibras nervosas menores dos três nervos alveolares superiores (e na mandíbula, do nervo alveolar inferior). Três tipos de nervos emergem desses plexos: os nervos dentários, os ramos interdentais e os ramos inter-radiculares. Cada um é acompanhado, em seu percurso, por uma artéria correspondente.

Os nervos dentários são aqueles que entram em um dente pelo forame apical e dividem-se em muitos pequenos ramos dentro da polpa. A inervação pulpar de todos os dentes deriva dos nervos dentários. Embora, na maioria dos casos, um nervo facilmente identificável seja responsável, algumas vezes (geralmente o primeiro molar superior) mais de um nervo está envolvido.

Os ramos interdentais (também denominados *ramos perfurantes*) percorrem toda a altura do septo inter-radicular, fornecendo inervação sensitiva ao ligamento periodontal dos dentes adjacentes através do osso alveolar. Eles emergem na altura da crista do septo interalveolar e entram na gengiva para inervar as papilas interdentais e a área vestibular da gengiva.

Os ramos inter-radiculares atravessam toda a altura do septo inter-radicular ou interalveolar, fornecendo inervação sensitiva ao ligamento periodontal das raízes adjacentes. Eles terminam no ligamento periodontal nas furcas das raízes.

**Ramos da face.** O nervo infraorbital emerge do forame infraorbital para a face e divide-se em seus ramos terminais: palpebral inferior, nasal externo e labial superior. Os ramos palpebrais inferiores suprem a pele da pálpebra inferior com inervação sensitiva, os ramos nasais externos fornecem inervação sensitiva à pele sobre a lateral do nariz e os ramos labiais superiores proporcionam inervação sensitiva à pele e à mucosa do lábio superior.

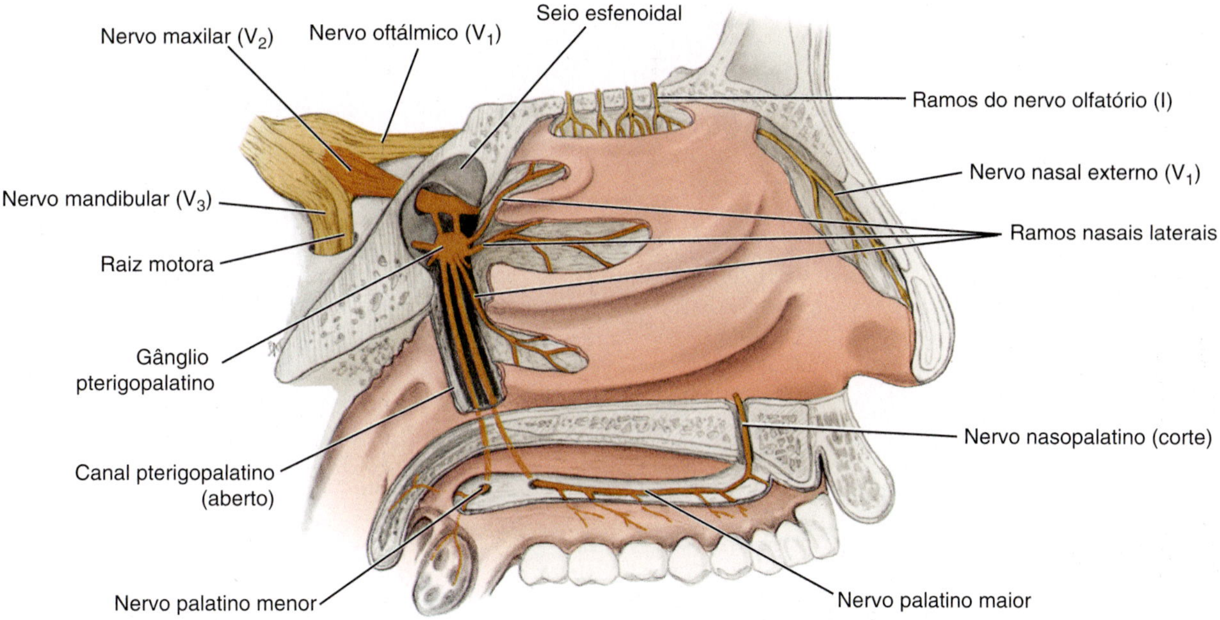


• **Figura 12.9** Visão medial da parede nasal lateral e do canal pterigopalatino aberto destacando o nervo maxilar e seus ramos palatinos. O septo nasal foi removido, cortando o nervo nasopalatino. (De Fehrenbach MJ, Herring SW. *Anatomy of the Head and Neck*. 3rd ed. St. Louis: Saunders; 2007.)

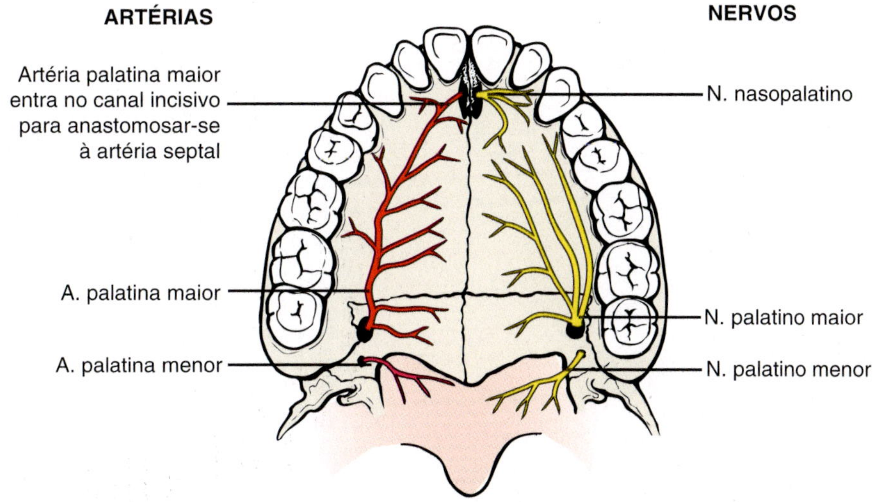


• **Figura 12.10** Suprimento de sangue e do nervo sensitivo para o palato duro e mole. *A*, artéria; *N*, nervo. (De Liebgott B. *The Anatomical Basis of Dentistry*. 3rd ed. St. Louis: Mosby; 2010.)

Embora a anestesia desses nervos não seja necessária para o controle adequado da dor durante o tratamento odontológico, geralmente eles são bloqueados durante a realização de outros procedimentos anestésicos.

## Resumo

A seguir, um resumo dos ramos da divisão maxilar (os nervos em itálico são os de especial importância no controle da dor em odontologia):

1. Ramos internos do crânio.
   a. Nervo meníngeo médio.
2. Ramos dentro da fossa pterigopalatina.
   a. Nervo zigomático:
      i. Nervo zigomaticotemporal
      ii. Nervo zigomaticofacial.
   b. Nervos pterigopalatinos
      i. Ramos orbitais
      ii. Ramos nasais
      *Nervo nasopalatino*
      iii. Ramos palatinos
      *Nervo palatino maior (anterior)*
      Nervos palatinos menores (médio e posterior)
      iv. Ramo faríngeo
   c. *Nervo ASP*.
3. Ramos dentro do canal infraorbital.
   a. *Nervo ASM*
   b. *Nervo ASA* (Figura 12.12).
4. Ramos da face.
   a. Ramos palpebrais inferiores
   b. Ramos nasais externos
   c. Ramos labiais superiores.

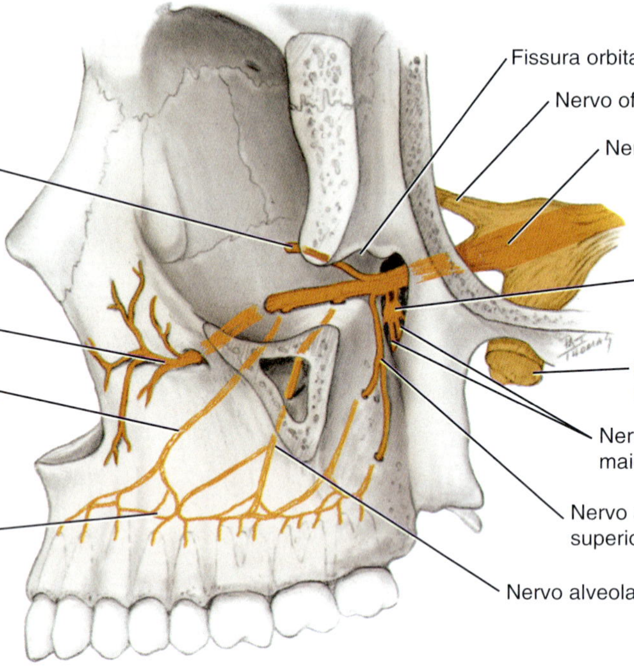

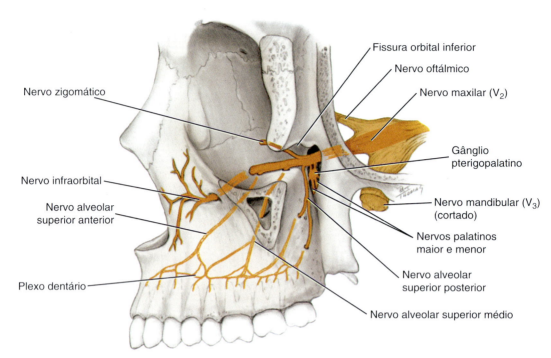

• **Figura 12.11** Visão lateral do crânio (a porção da parede lateral da órbita foi removida) com os ramos do nervo maxilar em destaque. (De Fehrenbach MJ, Herring SW. *Anatomy of the Head and Neck*. 3rd ed. St. Louis: Saunders; 2007.)

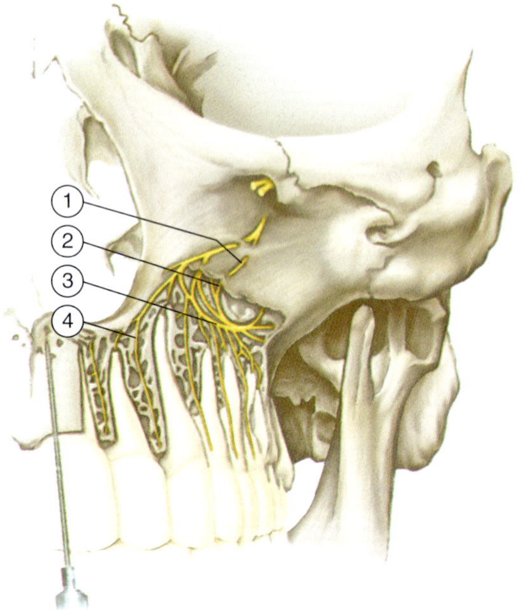


• **Figura 12.12** Nervo alveolar superior anterior (ASA; osso sobre os nervos removidos). 1, ramos do nervo ASA; 2, plexo dentário superior; 3, ramos dentários; 4, ramos interdentais e inter-radiculares. (De Haglund J, Evers H. *Local Anaesthesia in Dentistry*. 2nd ed. Sodertalje: Astra Lakemedel.)

## Divisão mandibular ($V_3$)

A divisão mandibular é o maior ramo do nervo trigêmeo. É um nervo misto com duas raízes: uma grande e sensitiva e outra menor e motora (esta representa todo o componente motor do nervo trigêmeo). A raiz sensitiva da divisão mandibular origina-se no ângulo inferior do gânglio trigeminal, enquanto a raiz motora surge nas células motoras localizadas na ponte e no bulbo. As duas raízes emergem do crânio separadamente através do forame oval, a raiz motora situada medialmente à raiz sensitiva. Elas se unem do lado de fora do crânio e formam o tronco principal da terceira divisão. Este tronco permanece inteiro por apenas 2 a 3 mm antes de se dividir em uma parte pequena, anterior, e uma parte grande, posterior (Figuras 12.13 e 12.14).

As áreas inervadas pela divisão mandibular são:

1. Raiz sensitiva.
   a. Pele
      i. Região temporal
      ii. Aurícula
      iii. Meato auditivo externo
      iv. Bochecha
      v. Lábio inferior
      vi. Parte inferior da face (região do queixo)
   b. Mucosa
      i. Bochecha
      ii. Língua (dois terços anteriores)
      iii. Células mastoides
   c. Dentes inferiores e tecidos periodontais
   d. Osso da mandíbula
   e. Articulação temporomandibular
   f. Glândula parótida.
2. Raiz motora.
   a. Músculos da mastigação
      i. Masseter
      ii. Temporal
      iii. Pterigóideo medial
      iv. Pterigóideo lateral
   b. Milo-hióideo
   c. Ventre anterior do músculo digástrico
   d. Tensor do tímpano
   e. Tensor do véu palatino.

### Ramos

A terceira divisão do nervo trigêmeo fornece ramos em três áreas: do nervo não dividido e das divisões anterior e posterior.

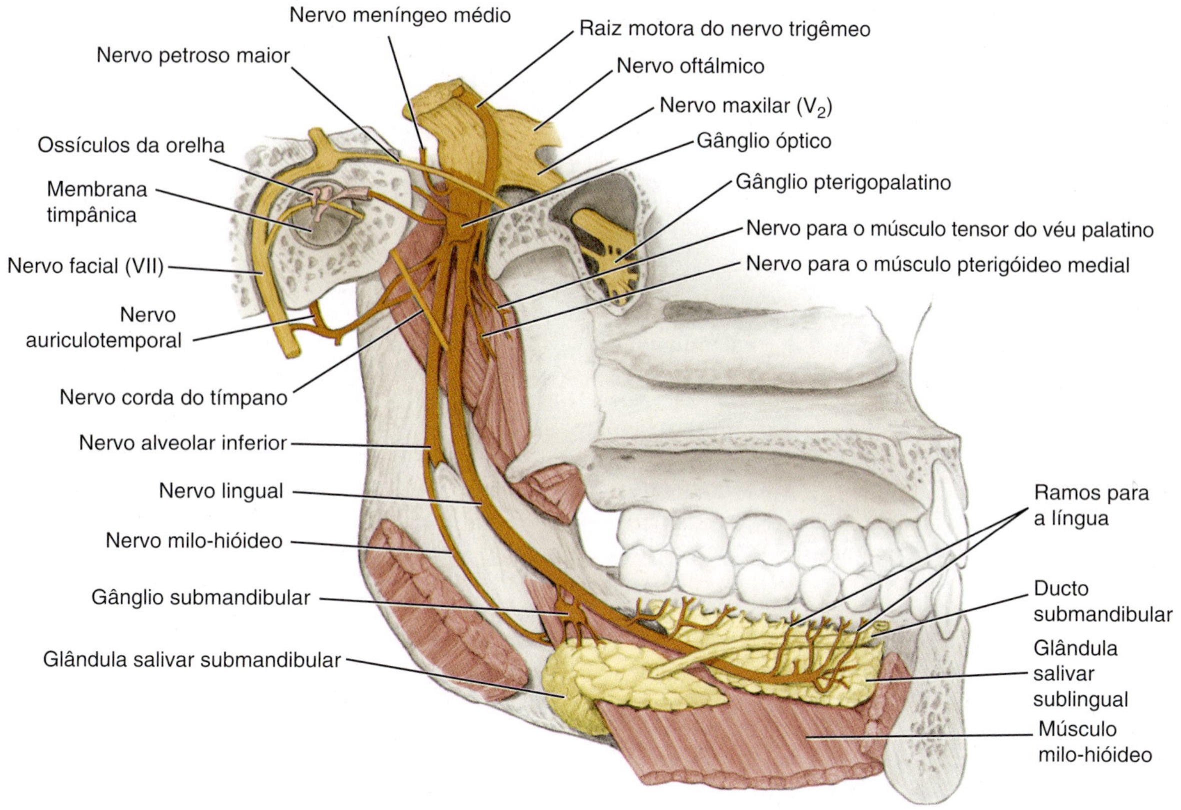


• **Figura 12.13** Visão medial da mandíbula com os ramos motores e sensitivos do nervo mandibular em destaque. (De Fehrenbach MJ, Herring SW. *Anatomy of the Head and Neck*. 3rd ed. St. Louis: Saunders; 2007.)

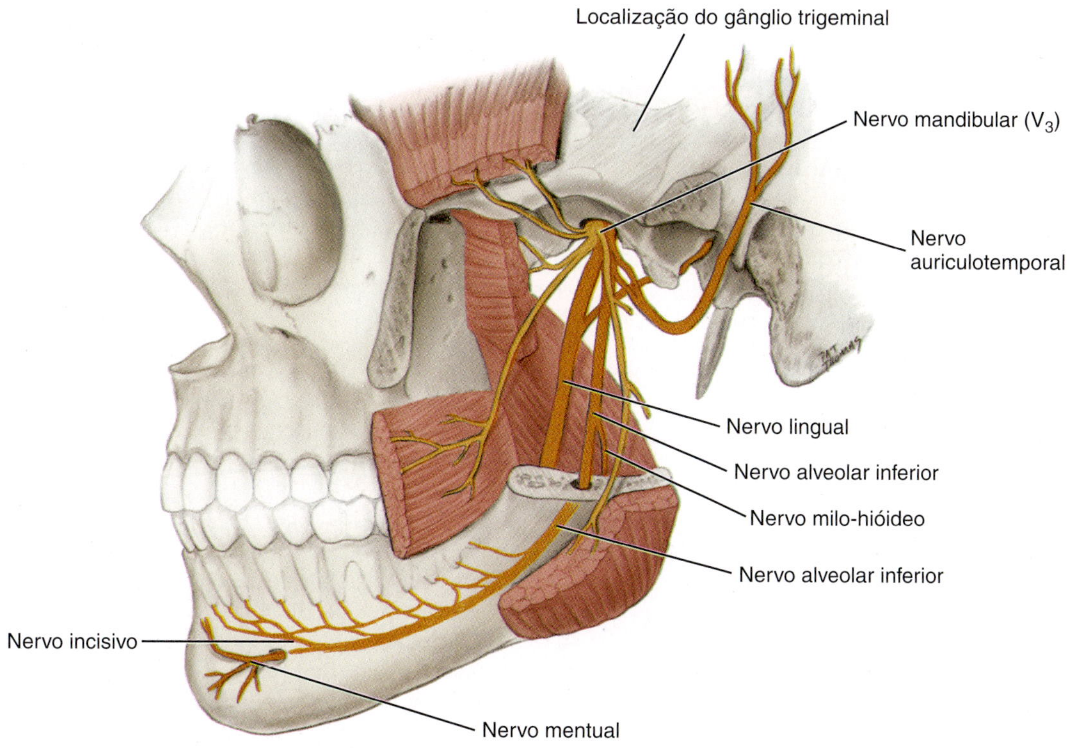


• **Figura 12.14** Trajeto do tronco posterior do nervo mandibular do nervo trigêmeo em destaque. (De Fehrenbach MJ, Herring SW. *Anatomy of the Head and Neck*. 3rd ed. St. Louis: Saunders; 2007.)

**Ramos do nervo não dividido.** Ao sair do forame oval, o principal tronco do nervo não dividido fornece dois ramos durante 2 a 3 mm de curso. Estes são o ramo meníngeo do nervo mandibular e o nervo pterigóideo medial. O ramo meníngeo do nervo mandibular entra novamente no crânio através do forame espinhoso, juntamente com a artéria meníngea média, para suprir a dura-máter e as células mastóideas. O nervo pterigóideo medial é um nervo motor para o músculo pterigóideo medial (interno). Ele fornece pequenos ramos motores para o tensor do véu palatino e o tensor do tímpano.

**Ramos da divisão anterior.** Os ramos da divisão anterior do nervo mandibular ($V_3$) fornecem inervação motora aos músculos da mastigação e inervação sensitiva à mucosa da bochecha e à mucosa vestibular dos molares inferiores.

A divisão anterior é significativamente menor que a divisão posterior. Ela segue para a frente, sob o músculo pterigóideo lateral (externo), por uma curta distância e atinge a superfície externa deste músculo, passando entre seus dois feixes ou, menos frequentemente, insinuando-se sobre a borda superior. A partir desse ponto, é conhecida como *nervo bucal*. Apesar de estar sob o músculo pterigóideo lateral, o nervo bucal fornece vários ramos: os nervos temporais profundos (para o músculo temporal) e os nervos masseter e pterigóideo lateral (fornecendo inervação motora para os respectivos músculos).

O nervo bucal, também conhecido como *nervo bucinador* e (incorretamente) *nervo bucal longo*, geralmente passa entre os dois feixes do pterigoide lateral para alcançar a superfície externa do músculo. Segue, então, a parte inferior do músculo temporal e emerge sob a borda anterior do músculo masseter, continuando na direção anterolateral. Do nível do plano oclusal do terceiro ou do segundo molar inferior, ele cruza em frente à borda anterior do ramo e entra na bochecha através do músculo bucinador. As fibras sensitivas são distribuídas para a pele da bochecha. Outras fibras passam pelo trígono retromolar, fornecendo inervação sensitiva à gengiva vestibular dos molares inferiores e à prega mucovestibular na região. O nervo bucal não inerva o músculo bucinador; quem inerva é o nervo facial. Ele também não fornece inervação sensitiva ao lábio inferior nem à comissura labial. Isso é significativo porque alguns cirurgiões-dentistas não administram a injeção bucal "longa" imediatamente após a conclusão do bloqueio do nervo alveolar inferior até que o lábio inferior do paciente fique dormente. O pensamento é que o bloqueio do nervo bucal fornecerá anestesia ao lábio inferior e, portanto, pode levá-los a acreditar que o bloqueio do nervo alveolar inferior foi bem-sucedido, quando, na verdade, ele foi perdido. Essa preocupação é injustificada. O bloqueio do nervo bucal pode ser administrado imediatamente após o bloqueio do nervo alveolar inferior.

A anestesia do nervo bucal é importante para os procedimentos odontológicos que requerem manipulação de tecido mole na superfície vestibular dos molares inferiores.

**Ramos da divisão posterior.** A divisão posterior do nervo mandibular ($V_3$) é principalmente sensitiva, com um pequeno componente motor. Ela segue, por uma pequena distância, para baixo e medialmente ao músculo pterigóideo lateral, onde se ramifica nos nervos auriculotemporal, lingual e alveolar inferior.

O nervo auriculotemporal não é muito significativo na odontologia. Ele atravessa a parte superior da glândula parótida e cruza a porção posterior do arco zigomático. Tem inúmeros ramos, todos sensitivos, que incluem a comunicação com o nervo facial, que fornece fibras sensitivas para a pele sobre as áreas de inervação dos seguintes ramos motores do nervo facial: zigomático, bucal e mandibular; a comunicação com o gânglio óptico, que fornece fibras sensitivas, secretoras e vasomotoras à glândula parótida; os ramos auriculares anteriores, que suprem a pele sobre a hélice e o trago da orelha; os ramos para o meato auditivo externo, que inervam a pele sobre o meato e a membrana timpânica; os ramos articulares para a porção posterior da articulação temporomandibular; e os ramos temporais superficiais, que suprem a pele sobre a região temporal.[1-6]

O nervo lingual é o segundo ramo da divisão posterior do nervo mandibular. Ele passa para baixo, medial ao músculo pterigóideo lateral e, ao descer, coloca-se entre o ramo e o músculo pterigóideo medial no espaço pterigomandibular. Ele segue anterior e medialmente ao nervo alveolar inferior, cujo caminho é paralelo, continua para baixo e para a frente, profundo na rafe pterigomandibular e abaixo da inserção do constritor superior da faringe, até alcançar a lateral da base da língua, ligeiramente abaixo e atrás do terceiro molar inferior (ver Figuras 12.13 e 12.14). Neste local, ele fica logo abaixo da mucosa, no sulco lateral da língua, o qual, em algumas pessoas, é tão superficial, que pode ser visto logo abaixo da mucosa. Em seguida, ele avança transversal e anteriormente aos músculos da língua e faz uma volta para baixo e para medial do ducto submandibular (Wharton) até a superfície profunda da glândula sublingual, onde se divide em seus ramos terminais.

O nervo lingual é o trato sensitivo para os dois terços anteriores da língua. Ele fornece tanto a sensação geral quanto a gustação (paladar) para essa região. É o nervo que provém fibras para a sensação geral, enquanto o nervo corda do tímpano (um ramo do nervo facial) fornece fibras para o paladar. Além disso, o nervo lingual proporciona inervação sensitiva para a mucosa do assoalho da boca e para a gengiva na parte lingual da mandíbula. O nervo lingual é o mais comumente associado aos casos de parestesia (dano prolongado ou permanente do nervo sensitivo).

O nervo alveolar inferior é o maior ramo da divisão mandibular (ver Figura 12.14). Ele desce medial ao músculo pterigóideo lateral e lateroposterior ao nervo lingual até a região entre o ligamento esfenomandibular e a superfície medial do ramo mandibular, onde entra no canal mandibular no nível do forame mandibular. Ao longo de sua trajetória, é acompanhado pela artéria alveolar inferior (um ramo da artéria maxilar interna) e pela veia alveolar inferior. A artéria encontra-se bastante anterior ao nervo. O nervo, a artéria e a veia seguem anteriormente, no canal mandibular, até adiante do forame mentual, onde o nervo se divide em seus ramos terminais: o nervo incisivo e o nervo mentual.

O nervo alveolar inferior e o canal mandibular bífido (do latim, que significa "fenda em duas partes") foram observados radiograficamente e classificados por Langlais *et al.*[5] Entre as 6.000 radiografias panorâmicas estudadas, os canais mandibulares bífidos estavam evidentes em 0,95%. O canal mandibular bífido é clinicamente significativo, pois aumenta a dificuldade em alcançar a anestesia adequada na mandíbula por meio das técnicas convencionais. Isso é especialmente verdade na variação do tipo 4 (Figura 12.15), em que dois forames mandibulares separados estão presentes em cada lado da boca.

O nervo milo-hióideo se ramifica a partir do nervo alveolar inferior antes da entrada deste no canal mandibular (ver Figuras 12.13 e 12.14). Ele segue para baixo e para a frente, no sulco milo-hióideo na superfície medial do ramo e ao longo do corpo da mandíbula, para alcançar o músculo milo-hióideo. O nervo milo-hióideo é um nervo misto, motor para o músculo milo-hióideo e para o ventre anterior do músculo digástrico. Acredita-se que contenha fibras sensitivas, as quais suprem a pele nas superfícies inferior e anterior da protuberância mentual. Ele pode também fornecer inervação sensitiva aos incisivos inferiores. Evidências sugerem que o nervo milo-hióideo também está envolvido no suprimento da inervação pulpar para partes dos molares inferiores em algumas pessoas, geralmente na raiz mesial do primeiro molar.[6]

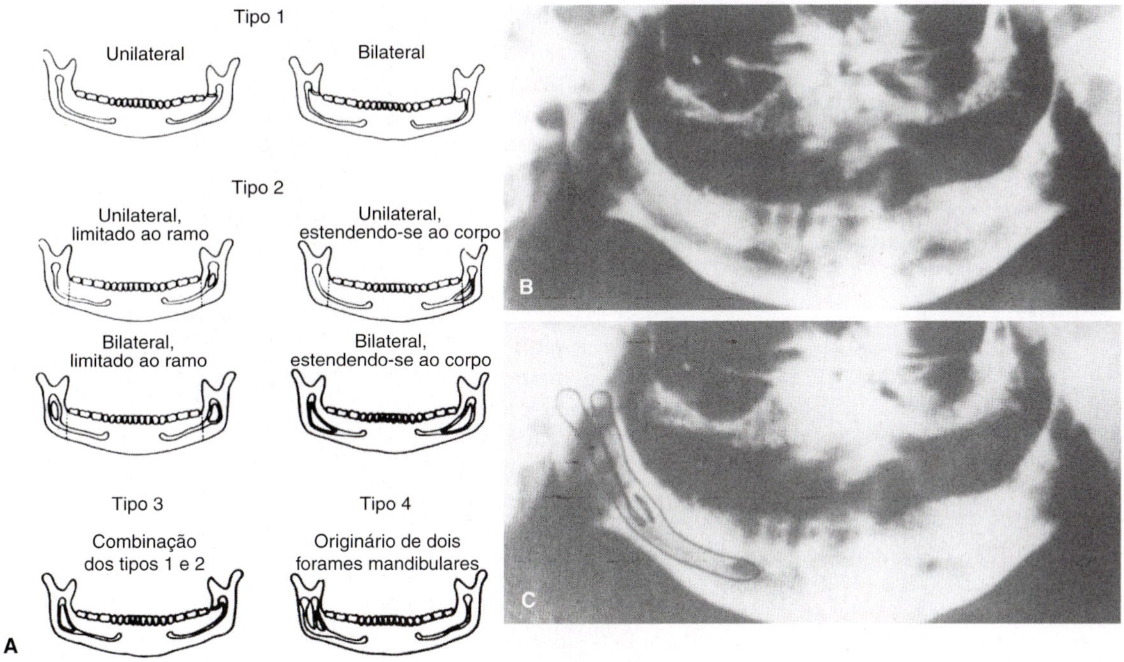


• **Figura 12.15** A. Variações nos canais mandibulares bífidos. **B** e **C**. Radiografias de um canal mandibular tipo 4 bífido (**B**, à direita do paciente; **C**, delineado). (De Langlais RP, Broadus R, Glass BJ. Bifid mandibular canals in panoramic radiographs. *J Am Dent Assoc*. 1985;110: 923–926.)

Uma vez que o nervo alveolar inferior está dentro do canal mandibular, ele segue anteriormente junto da artéria e da veia alveolar inferior. O plexo dentário serve os dentes inferiores posteriores, entrando por meio de seus vértices e proporcionando a inervação pulpar. Outras fibras suprem a inervação sensitiva para os tecidos periodontais vestibulares desses mesmos dentes.

O nervo alveolar inferior divide-se em seus dois ramos terminais: o nervo incisivo e o nervo mentual no forame mentual (ver Figura 12.14). O nervo incisivo permanece dentro do canal mandibular e forma o plexo nervoso, que inerva os tecidos pulpares do primeiro pré-molar, canino e incisivos inferiores, via ramos dentários. O nervo mentual sai do canal pelo forame mentual e se divide em três ramos, que inervam a pele do queixo, bem como a pele e a mucosa do lábio inferior.

### Resumo

O esquema a seguir resume os ramos da divisão mandibular (os nervos em itálico denotam aqueles especialmente significativos no controle da dor em odontologia):

1. Nervo inteiro.
   a. Ramo meníngeo do nervo mandibular
   b. Nervo para o músculo pterigóideo medial.
2. Nervo dividido.
   a. Divisão anterior:
      i. Nervo para o músculo pterigóideo lateral
      ii. Nervo para o músculo masseter
      iii. Nervo para o músculo temporal
      iv. *Nervo bucal.*
   b. Divisão posterior:
      i. Nervo auriculotemporal
      ii. *Nervo lingual*
      iii. *Nervo milo-hióideo*
      iv. *Nervo alveolar inferior: ramos dentários*
      v. *Ramo incisivo: ramos dentários*
      vi. *Nervo mentual.*

## Osteologia | Maxila

Além da neuroanatomia do controle da dor na odontologia, deve-se estar atento à relação desses nervos com os ossos e os tecidos moles pelos quais eles percorrem.

A maxila (mais corretamente, os maxilares direito e esquerdo) é o maior osso da face, depois da mandíbula. Sua superfície anterior (ou facial; Figura 12.16) é direcionada para a frente e lateralmente. Em suas bordas inferiores há uma série de eminências, que correspondem às raízes dos dentes superiores. A mais proeminente, em geral, é encontrada sobre o dente canino e é frequentemente chamada de *eminência canina*. Superior à fossa canina (localizada distal à eminência canina) está o forame infraorbital, por meio do qual emergem os vasos sanguíneos e os ramos terminais do nervo infraorbital. O osso na região dos dentes superiores costuma ser de variedade esponjosa mais porosa, levando à incidência significativamente maior de anestesia clinicamente adequada do que nas áreas onde há osso cortical mais denso, como na mandíbula. Em muitas áreas, o osso sobre os vértices dos dentes superiores é fino como lenço de papel ou mostra evidência de deiscência.

A superfície temporal inferior da maxila é direcionada para trás e lateralmente (Figura 12.17). Sua superfície posterior é trespassada por vários canais alveolares, que conduzem os nervos ASP e vasos sanguíneos. A tuberosidade maxilar, uma eminência arredondada, é encontrada na superfície posterior inferior. Na superfície superior, há um sulco, direcionado lateral e ligeiramente superior, por onde passa o nervo maxilar. Este sulco é contínuo ao sulco infraorbital.

Os processos palatinos da maxila são projeções horizontais espessas que formam grande porção do assoalho do nariz e do céu da boca. Neste local, o osso é consideravelmente mais espesso anterior que posteriormente. Sua superfície inferior (ou palatina) constitui os três quartos anteriores do palato duro (Figura 12.18) e tem muitos forames (passagens para vasos sanguíneos nutrientes) que o perfuram. Ao longo da borda lateral, na junção com o processo alveolar, há um sulco por onde o nervo palatino anterior passa a partir do forame

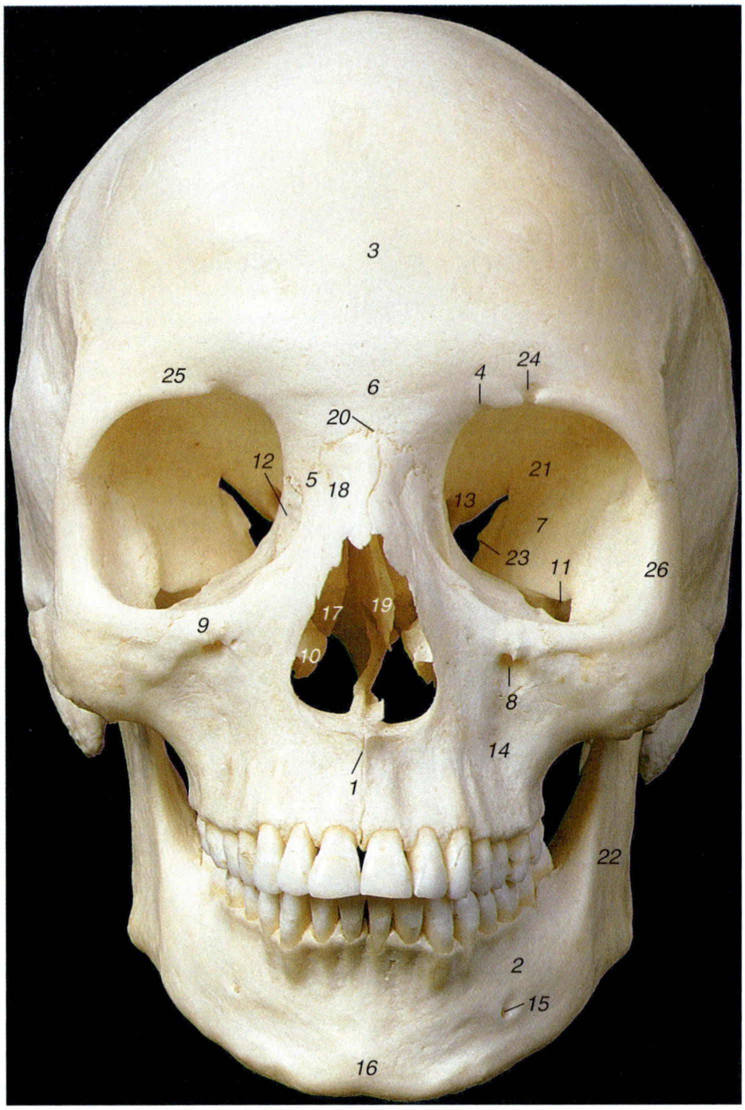


• **Figura 12.16** Visão anterior do crânio. 1, espinha nasal anterior; 2, corpo da mandíbula; 3, osso frontal; 4, incisura frontal; 5, processo frontal da maxila; 6, glabela; 7, asa maior do esfenoide; 8, forame infraorbital; 9, margem infraorbital; 10, concha nasal inferior; 11, fissura orbital inferior; 12, osso lacrimal; 13, asa menor do esfenoide 14, maxila; 15, forame mentual; 16, protuberância mentual; 17, concha nasal média; 18, osso nasal; 19, septo nasal; 20, násio; 21, órbita (cavidade orbital); 22, ramo da mandíbula; 23, fissura orbital superior; 24, forame supraorbital; 25, margem supraorbital; 26, osso zigomático. (De Abrahams PH, Marks SC Jr, Hutchings RT. *McMinn's Color Atlas of Human Anatomy*. 5th ed. St. Louis: Mosby; 2003.)

palatino maior. Na linha média, na região anterior, está a abertura em forma de funil do forame incisivo. Quatro canais estão localizados nessa abertura: dois para as artérias palatinas descendentes e dois para os nervos nasopalatinos. Em muitos crânios, especialmente naqueles de crianças com menos de 6 anos de idade, uma fina linha de sutura se estende lateralmente, do forame incisivo até a borda do processo palatino, pelos dentes caninos. A pequena área anterior a esta sutura é denominada *pré-maxila*.

A placa horizontal do osso palatino forma o quarto posterior do palato duro. Sua borda anterior articula-se com o processo palatino da maxila e sua borda posterior serve de inserção para o palato mole. Os forames estão presentes sobre sua superfície, representando a extremidade inferior do canal pterigopalatino, por meio dos quais seguem os vasos sanguíneos palatinos descendentes e o nervo palatino anterior.

## Osteologia | Mandíbula

A mandíbula é o maior e mais forte osso da face. Ela consiste em uma porção horizontal curva (o corpo) e duas porções perpendiculares (os ramos). A placa cortical vestibular da mandíbula adulta, na maioria das vezes, é suficientemente densa para impedir a eficácia da infiltração da anestesia nessa região.[7]

A superfície externa (lateral) do corpo da mandíbula é marcada, na linha média, por uma tênue crista, indicação da sínfise dos dois pedaços de osso a partir dos quais a mandíbula é criada (Figura 12.19 A e C). Geralmente, o osso que forma os processos alveolares vestibular e lingual na região anterior (incisivos) é menos denso do que aquele sobre os dentes posteriores, permitindo o uso da anestesia infiltrativa (supraperiosteal) com alguma expectativa de sucesso.[8,9] Na região do segundo pré-molar de cada lado, no meio entre as bordas superior e inferior do corpo, está o forame mentual. Phillips *et al.*,[10] em uma avaliação de 75 mandíbulas humanas, adultas e secas, determinaram que a posição usual do forame mentual é abaixo da coroa do segundo pré-molar. O nervo, a artéria e a veia mentual saem do canal mandibular neste local. O osso ao longo dessa superfície externa da mandíbula, comumente, é osso cortical espesso.

A borda lingual do corpo da mandíbula é côncava de lado a lado (Figura 12.19 B e D). Estendendo-se para cima e para trás está a linha milo-hióidea, que dá origem ao músculo milo-hióideo. O osso ao

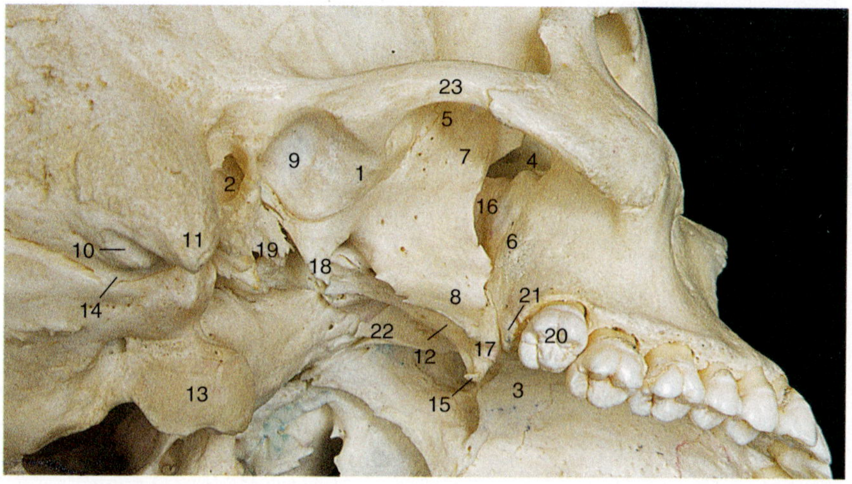


• **Figura 12.17** Lado infratemporal da maxila. 1, tubérculo articular do temporal; 2, meato auditivo externo; 3, lâmina horizontal do osso palatino; 4, fissura orbital inferior; 5, crista infratemporal; 6, superfície infratemporal (posterior) da maxila; 7, superfície infratemporal da asa maior do osso esfenoidal; 8, lâmina pterigóidea lateral; 9, fossa mandibular; 10, incisura mastóidea; 11, processo mastoide; 12, lâmina pterigoide medial; 13, côndilo occipital; 14, sulco occipital; 15, hâmulo pterigóideo; 16, fissura pterigomaxilar e fossa pterigopalatina; 17, processo piramidal de osso palatino; 18, espinha do esfenoide; 19, bainha do processo estiloide; 20, dente terceiro molar; 21, túber da maxila; 22, vômer; 23, arco zigomático. (Dados de Abrahams PH, Marks SC Jr, Hutchings RT. *McMinn's Color Atlas of Human Anatomy*. 5th ed. St. Louis: Mosby; 2003.)

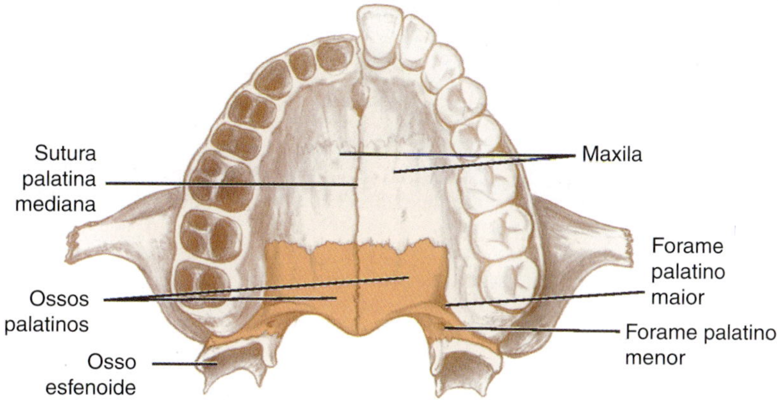


• **Figura 12.18** Visão inferior do palato duro. (De Fehrenbach MJ, Herring SW. *Illustrated Anatomy of the Head and Neck*. 2nd ed. Philadelphia: WB Saunders; 2002.)

longo do lado lingual da mandíbula, geralmente, é bastante espesso; entretanto, em aproximadamente 68% das mandíbulas, o forame lingual está localizado na região posterior (molar).[11] A função desse forame ainda não está clara, mas alguns podem conter fibras sensitivas do nervo milo-hióideo, que inervam partes dos molares inferiores.[2] Além disso, o osso na superfície lingual dos dentes incisivos frequentemente demonstra várias pequenas perfurações, explicando, talvez, recentes ensaios clínicos nos quais a infiltração lingual mandibular teve sucesso significativo em fornecer anestesia pulpar.[8]

A superfície lateral de cada ramo é plana, composta de osso cortical denso, e fornece inserção para o músculo masseter ao longo da maior parte de sua superfície (ver Figura 12.19 C). A superfície medial (ver Figura 12.19 D) contém o forame mandibular, localizado aproximadamente a meio caminho entre as bordas superior e inferior e dois terços a três quartos de distância da borda anterior do ramo à sua borda posterior.[12] Outros estudos da localização anteroposterior do forame mandibular forneceram locais diferentes. Hayward *et al.*[13] encontraram o forame com maior frequência no terceiro quadrante da parte anterior do ramo, Monheim[14] encontrou-o no ponto médio do ramo e Hetson *et al.*[15] localizaram-no 55% distal ao ramo anterior (variação 44,4 a 65,5%). O canal mandibular estende-se obliquamente para baixo e anteriormente, dentro do ramo. Então, ele segue horizontalmente para a frente do corpo, distribuindo pequenos ramos dentários para os dentes inferiores posteriores ao forame mentual. O forame mandibular é o ponto pelo qual o nervo, a artéria e a veia alveolar inferior entram no canal mandibular. A altura desse forame difere muito, variando de 1 a 19 mm ou mais, acima do nível do plano oclusal.[13] Uma crista proeminente, a língula da mandíbula, fica na margem anterior do forame. Ela serve como inserção para o ligamento esfenomandibular. Na extremidade inferior do forame mandibular, começa o sulco milo-hióideo, que segue obliquamente para baixo e anteriormente. Neste sulco estão o nervo milo-hióideo e os vasos.

O osso ao longo da superfície lingual da mandíbula geralmente é denso (Figura 12.19 D). Em raras ocasiões, o osso sobre o lado lingual das raízes do terceiro molar é menos denso, permitindo chance maior de sucesso na anestesia supraperiosteal. No entanto, a proximidade do nervo lingual a este local gera precaução contra a tentativa de infiltração lingual na região dos molares inferiores.

A borda superior do ramo tem dois processos: o coronoide, anteriormente, e o condilar, posteriormente. Entre os processos há uma concavidade profunda, a incisura da mandíbula (sigmoide). O processo coronoide é mais fino que o processo condilar. Sua borda anterior é côncava – a incisura coronoide, um ponto de referência para a determinação da altura da penetração da agulha na técnica do bloqueio do nervo alveolar inferior. O processo

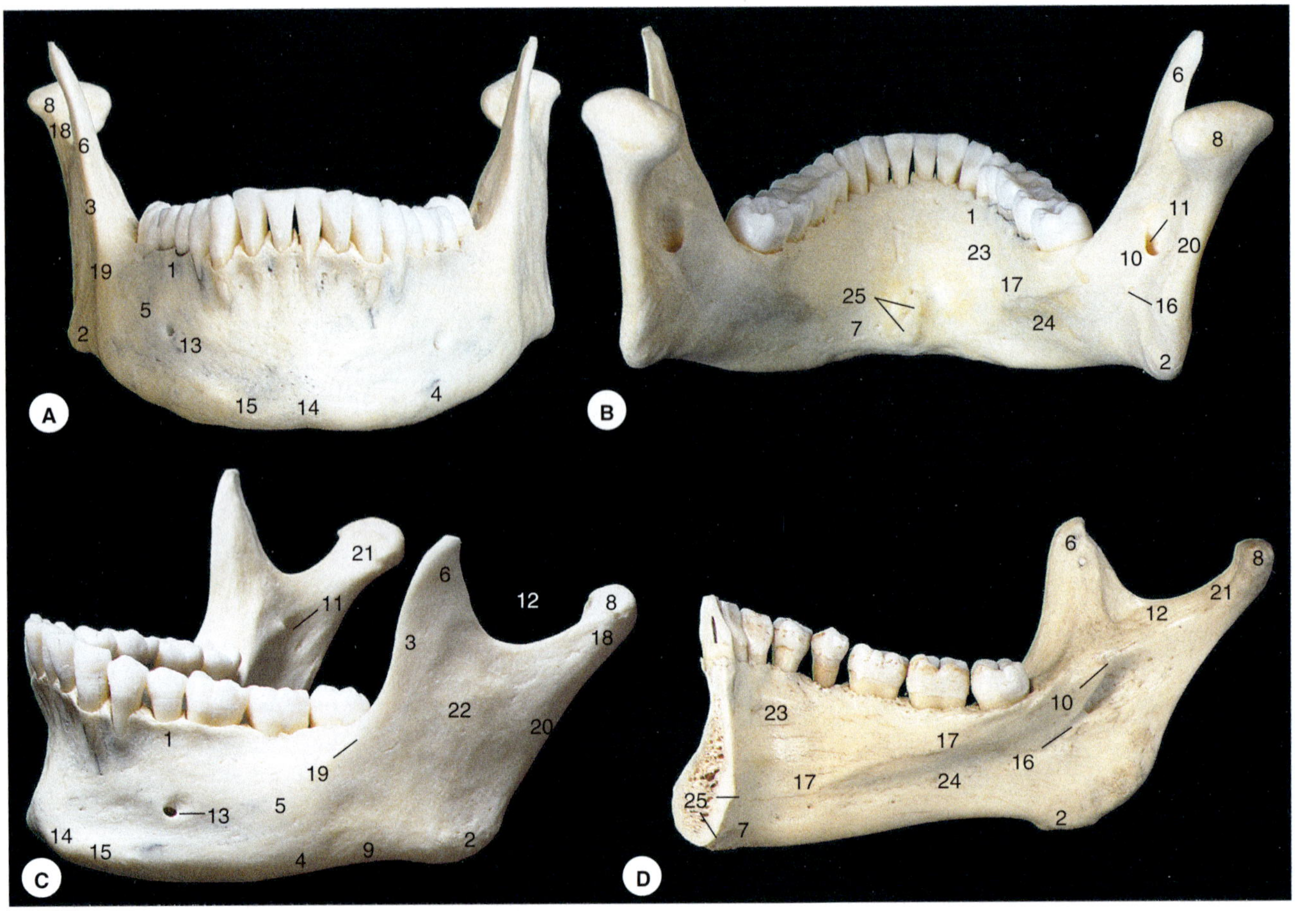


• **Figura 12.19** A mandíbula (**A**) de frente, (**B**) de trás e de cima, (**C**) da esquerda e de frente, e (**D**) visão interna da esquerda. 1, parte alveolar; 2, ângulo; 3, borda anterior do ramo 4, base; 5, corpo; 6, processo coronoide; 7, fossa digástrica; 8, cabeça; 9, borda inferior do ramo; 10, língula; 11, forame mandibular; 12, incisura da mandíbula; 13, forame mentual; 14, protuberância mentual; 15, tubérculo mentual; 16, sulco milo-hióideo; 17, linha milo-hióidea; 18, pescoço; 19, linha oblíqua; 20, borda posterior do ramo; 21, fóvea pterigóidea; 22, ramo; 23, fóvea sublingual; 24, fóvea submandibular; 25, espinhas mentuais superior e inferior (espinha geniana). (De Abrahams PH, Marks SC Jr, Hutchings RT. *McMinn's Color Atlas of Human Anatomy*. 5th ed. St. Louis: Mosby; 2003.)

condilar é mais espesso que o processo coronoide. A cabeça do côndilo, sua porção articular espessa, fica no topo do seu pescoço, o qual é achatado da frente para trás. A inserção para o músculo pterigóideo externo é na sua superfície anterior.

Quando cortado horizontalmente, no nível do forame mandibular, o ramo da mandíbula pode ser mais espesso em sua região anterior do que posteriormente. Isso é de importância clínica durante o bloqueio do nervo alveolar inferior. A espessura dos tecidos moles entre a penetração da agulha e os tecidos ósseos do ramo, no nível do forame mandibular, é de, em média, 20 a 25 mm. Em razão do aumento da espessura do osso no terço anterior do ramo, a espessura do tecido mole diminui na mesma proporção (aproximadamente 10 mm). O conhecimento da profundidade de penetração no tecido mole antes de entrar em contato com os tecidos ósseos pode ajudar o cirurgião-dentista a determinar o posicionamento correto da ponta da agulha.

## Referências bibliográficas


1. DuBrul EL. *Sicher's Oral Anatomy*. 7th ed. St Louis: Mosby; 1980.
2. Heasman PA. Clinical anatomy of the superior alveolar nerves. *Br J Oral Maxillofac Surg*. 1984;22:439–447.
3. McDaniel WL. Variations in nerve distributions of the maxillary teeth. *J Dent Res*. 1956;35:916–921.
4. Loetscher CA, Walton RE. Patterns of innervation of the maxillary first molar: a dissection study. *Oral Surg*. 1988;65:86–90.
5. Langlais RP, Broadus R, Glass BJ. Bifid mandibular canals in panoramic radiographs. *J Am Dent Assoc*. 1985;110:923–926.
6. Frommer J, Mele FA, Monroe CW. The possible role of the mylohyoid nerve in mandibular posterior tooth sensation. *J Am Dent Assoc*. 1972;85:113–117.
7. Blanton PL, Jeske AH. The key to profound local anesthesia: neuroanatomy. *J Am Dent Assoc*. 2003;134:753–760.
8. Yonchak T, Reader A, Beck M, et al. Anesthetic efficacy of infiltrations in mandibular anterior teeth. *Anesth Prog*. 2001;48:55–60.
9. Meechan JG, Ledvinka JI. Pulpal anaesthesia for mandibular central incisor teeth: a comparison of infiltration and intraligamentary injections. *Int Endod J*. 2002;35:629–634.
10. Phillips JL, Weller N, Kulild JC. The mental foramen. Part III. Size and position on panoramic radiographs. *J Endodont*. 1992; 18:383–386.
11. Shiller WR, Wiswell OB. Lingual foramina of the mandible. *Anat Rec*. 1954;119:387–390.
12. Bremer G. Measurements of special significance in connection with anesthesia of the inferior alveolar nerve. *Oral Surg*. 1952;5:966–988.
13. Hayward J, Richardson ER, Malhotra SK. The mandibular foramen: its anteroposterior position. *Oral Surg*. 1977;44:837–843.
14. Monheim LM. *Local Anesthesia and Pain Control in Dental Practice*. 4th ed. St Louis: Mosby; 1969.
15. Hetson G, Share J, Frommer J, et al. Statistical evaluation of the position of the mandibular ramus. *Oral Surg*. 1988;65:32–34.

# 13

# Técnicas de Anestesia Maxilar

Existem diversas técnicas para obtenção do controle da dor com anestésicos locais. O local do depósito do fármaco em relação à área de intervenção operatória determina o tipo de injeção administrada. Podem-se diferenciar três principais tipos de injeção de anestésico local: a infiltração local, o bloqueio de campo e o bloqueio de nervo.

## Infiltração local

As pequenas terminações nervosas na área do tratamento odontológico são inundadas com a solução anestésica. Em seguida, faz-se a incisão (ou a realização do tratamento) na mesma área em que o anestésico local foi depositado (Figura 13.1). Um exemplo de infiltração local é a administração de anestésico na papila interproximal antes do alisamento radicular. O termo *infiltração* é de uso comum em odontologia para definir a injeção utilizada para fazer o depósito da solução anestésica acima ou no ápice do dente a ser tratado. Embora, tecnicamente, este termo seja incorreto – essa técnica é o *bloqueio de campo* (ver a seguir) –, neste capítulo será utilizado por ser o mais comum para esse tipo de injeção.

## Bloqueio de campo

O anestésico local é depositado perto dos ramos nervosos terminais maiores, de modo que a área anestesiada ficará circunscrita, impedindo a passagem de impulsos do dente para o sistema nervoso central. A seguir, faz-se uma incisão em uma área longe do local da injeção do anestésico (Figura 13.2). As injeções maxilares administradas acima do ápice do dente a ser tratado são, apropriadamente, denominadas *bloqueios de campo* (ainda que o uso comum as identifique como *infiltração* ou *injeções supraperiosteais*).

## Bloqueio nervoso

O anestésico local é depositado próximo ao tronco nervoso principal, geralmente distante do local da intervenção (Figura 13.3). As injeções no nervo alveolar superior posterior, alveolar inferior e nasopalatino são exemplos de bloqueios nervosos maxilares.

## Discussão

Tecnicamente, em odontologia, a injeção comumente denominada infiltração local é o bloqueio de campo, porque a solução anestésica é depositada acima ou no ápice do dente a ser tratado. Os ramos nervosos terminais para a polpa e os tecidos moles, distais ao local da injeção, são anestesiados.

O bloqueio de campo e o bloqueio nervoso podem ser diferenciados pela extensão do alcance da anestesia. Em geral, os bloqueios de campo são mais circunscritos, envolvendo os tecidos e o entorno de um ou dois dentes, enquanto os bloqueios nervosos afetam uma área maior (como se observa após o bloqueio do nervo alveolar inferior ou do nervo alveolar superior anterior).

O tipo de injeção administrada para determinado tratamento é definido pela extensão da área operatória. Para o tratamento de áreas pequenas e localizadas, como no fornecimento de hemostasia para procedimentos em tecidos moles, a anestesia infiltrativa pode ser suficiente. Quando dois ou três dentes serão restaurados, o bloqueio de campo é indicado; já para o controle da dor para a realização de dentística em um quadrante, recomenda-se a anestesia de bloqueio regional.

## Técnicas de injeção maxilar

Inúmeras técnicas de injeção estão à disposição para fornecer anestesia clinicamente adequada aos dentes e tecidos moles e duros na maxila. Em grande parte, a seleção da técnica específica a ser utilizada é determinada pela natureza do tratamento a ser fornecido. As seguintes técnicas estão disponíveis:

1. Supraperiosteal (infiltração), recomendada para protocolos de tratamento limitados.
2. Injeção no ligamento periodontal (LPD; intraligamentar), recomendada como complemento a outras técnicas ou para protocolos de tratamento limitados.
3. Injeção intrasseptal, recomendada principalmente para as técnicas cirúrgicas periodontais.
4. Injeção na crista óssea, recomendada para um dente (principalmente os molares inferiores) quando outras técnicas falharam.
5. Injeção intraóssea, recomendada para um dente (principalmente os molares inferiores) quando outras técnicas falharam.
6. Bloqueio do nervo alveolar superior posterior (ASP), recomendado para o tratamento de vários molares em um quadrante.
7. Bloqueio do nervo alveolar superior médio (ASM), recomendado para o tratamento dos pré-molares em um quadrante.
8. Bloqueio do nervo alveolar superior anterior (ASA), recomendado para o tratamento dos dentes anteriores em um quadrante.
9. Bloqueio do nervo maxilar ($V_2$, segunda divisão), recomendado para o tratamento extensivo vestibular, palatino e pulpar em um quadrante.
10. Bloqueio do nervo palatino maior (anterior), recomendado para o tratamento dos tecidos mole e ósseo do palato, distal ao canino, em um quadrante.
11. Bloqueio do nervo nasopalatino, recomendado para o tratamento dos tecidos mole e ósseo do palato, de canino a canino, bilateralmente.
12. Bloqueio do nervo alveolar superior médio e anterior (ASMA), recomendado para o tratamento extenso dos dentes anteriores e dos tecidos moles e duros palatinos e vestibulares.

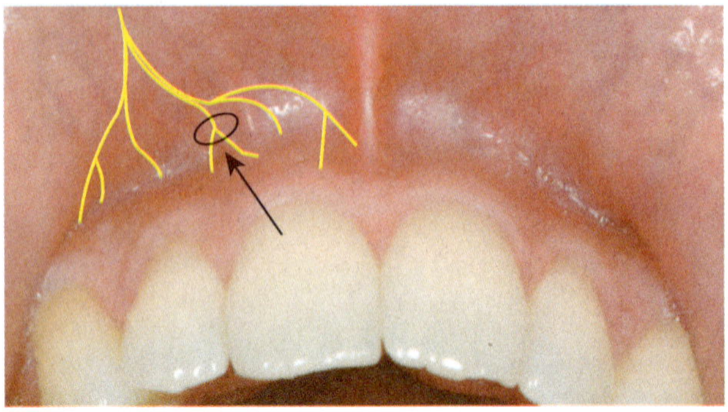

• **Figura 13.1** Infiltração local. A área de tratamento é inundada com anestésico local. Uma incisão é feita na mesma área (*seta*).

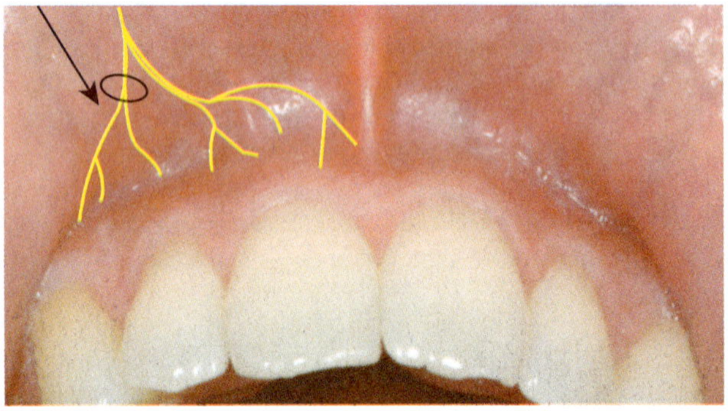

• **Figura 13.2** Bloqueio de campo. O anestésico local é depositado perto das terminações nervosas terminais maiores (*seta*). Uma incisão é feita longe do local da injeção.

13. Bloqueio do nervo ASA, com abordagem palatina (P-ASA), recomendado para o tratamento dos dentes anteriores superiores e seus tecidos moles e duros palatinos e vestibulares.

As injeções supraperiosteal, LPD, intrasseptal e intraóssea são apropriadas para a administração tanto na maxila quanto na mandíbula. Em virtude do grande sucesso da injeção supraperiosteal na maxila, ela será discutida neste capítulo. As injeções LPD, intrasseptal, na crista óssea e intraóssea, injeções suplementares de importância consideravelmente maior na mandíbula, estão descritas no Capítulo 15.

# Dentes e tecidos moles e duros vestibulares

## Injeção supraperiosteal

A injeção supraperiosteal, mais comumente (mas incorretamente) chamada *infiltração local*, é a técnica mais utilizada para a obtenção da anestesia pulpar nos dentes superiores. Embora seja um procedimento simples, com alto índice de sucesso, existem várias razões válidas para o uso de outras técnicas (p. ex., os bloqueios nervosos regionais) sempre que mais de dois ou três dentes estiverem envolvidos no tratamento.

Várias injeções supraperiosteais requerem muitas penetrações de agulha, cada uma com o potencial de produzir dor, seja durante o procedimento, seja após o término do efeito anestésico, ou danos, permanentes ou temporários, aos tecidos envolvidos (vasos sanguíneos, nervos). Além disso, e talvez ainda mais importante, o uso das injeções supraperiosteais para a anestesia pulpar em vários dentes requer a administração de volume maior de anestésico local, com o aumento concomitante (embora geralmente menor nos adultos) do risco de complicações sistêmicas e locais.

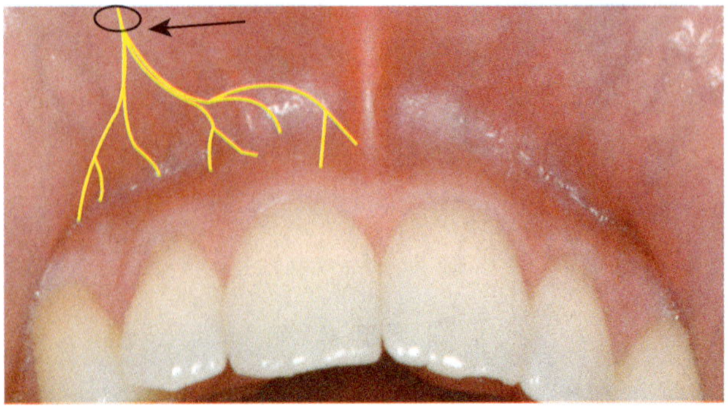

• **Figura 13.3** Bloqueio do nervo. O anestésico local é depositado próximo ao tronco nervoso principal, localizado distante do local da incisão (*seta*).

A injeção supraperiosteal é indicada sempre que os procedimentos odontológicos estiverem restritos a uma área relativamente circunscrita na região dos incisivos superiores ou inferiores.

### Outros nomes comuns

Infiltração local, injeção paraperiosteal.

### Nervos anestesiados

Os grandes ramos terminais do plexo dentário.

### Áreas anestesiadas

Toda a região inervada pelos grandes ramos terminais desse plexo: polpa e área radicular do dente, periósteo, tecido conjuntivo e mucosa vestibular (Figura 13.4).

### Indicações

1. Anestesia pulpar dos dentes superiores, quando o tratamento estiver limitado a um ou dois dentes.
2. Anestesia do tecido mole, para procedimentos cirúrgicos em área circunscrita.

### Contraindicações

1. Infecção ou inflamação aguda na área da injeção.
2. Ápices dos dentes cobertos por osso denso (pode ser determinado apenas por tentativa e erro; muito provavelmente sobre o primeiro molar superior permanente em crianças, pois o ápice pode estar localizado abaixo do osso zigomático, que é relativamente denso). O ápice do incisivo central do adulto também pode estar localizado abaixo de osso mais denso (p. ex., do nariz), aumentando, assim, o índice de falha (embora não significativamente).

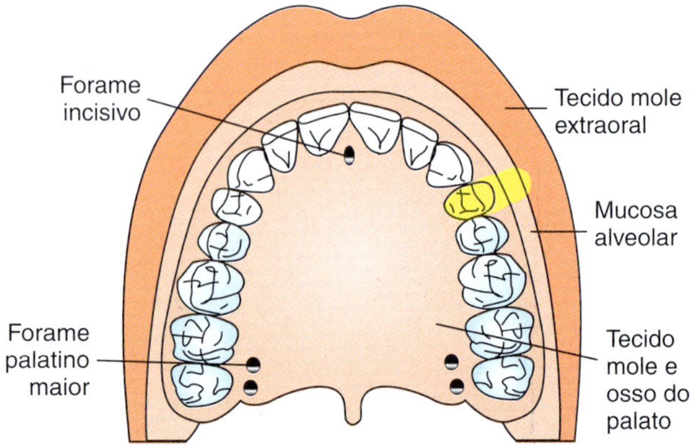


• **Figura 13.4** Injeção supraperiosteal na região anterior da maxila. Observe a área anestesiada (*amarelo*).

### Vantagens

1. Alto índice de sucesso (> 95%).
2. Injeção tecnicamente fácil.
3. Em geral, totalmente atraumática.

### Desvantagens

Não é recomendada para grandes áreas, em virtude da necessidade de se realizar várias inserções da agulha e administrar volumes totais maiores de anestésico local.

### Aspiração positiva

Insignificante, mas possível (< 1%).

### Alternativas

Injeção LPD, intraóssea, bloqueio regional do nervo.

### Técnica

1. Uma agulha curta de calibre 27 é recomendada.
2. Área de inserção: altura do sulco mucovestibular, acima do ápice do dente a ser anestesiado.
3. Área-alvo: região apical do dente a ser anestesiado.
4. Pontos de referência:
   a. Sulco mucovestibular
   b. Coroa clínica do dente
   c. Contorno da raiz do dente.
5. Orientação do bisel:* em direção ao osso.
6. Procedimento:
   a. Preparo do tecido no local da injeção:
      i. Limpeza com gaze seca estéril
      ii. Aplicação do antisséptico tópico (opcional)
      iii. Aplicação do anestésico tópico por, no mínimo, 1 minuto.
   b. Orientar a agulha de modo que o bisel fique voltado para o osso
   c. Levantar o lábio esticando o tecido, se possível com o uso de um espelho clínico (para minimizar o risco de ferimento acidental com agulha, no administrador)
   d. Manter a seringa paralela ao longo eixo do dente (Figura 13.5)
   e. Inserir a agulha na altura do sulco mucovestibular, sobre o dente-alvo
   f. Avançar a agulha até que o bisel esteja na região apical do dente ou acima dela (Tabela 13.1). Na maioria dos casos, a profundidade da penetração é de apenas alguns milímetros. Como a agulha está no tecido mole (sem tocar o osso), não deve haver resistência ao seu avanço, nem qualquer desconforto para o paciente com a injeção
   g. Aspirar duas vezes, girando 90° entre as aspirações:
      i. Se negativa, depositar aproximadamente 0,6 mℓ (um terço do tubete) lentamente, durante 20 segundos. (Não permitir que os tecidos edemaciem.)
   h. Retirar lentamente a seringa
   i. Manter a agulha em local seguro.

Aguardar de 3 a 5 minutos antes do início do procedimento odontológico.

*A orientação do bisel está especificada para todas as técnicas de injeção nos Capítulos 13 e 14. Não se trata de um fator significativo no sucesso ou na falha da técnica anestésica e essa recomendação não precisa ser rigidamente observada; no entanto, haverá maior expectativa de sucesso da anestesia se for seguida, desde que todos os outros princípios técnicos e anatômicos sejam mantidos. Em geral, sempre que possível, o bisel da agulha deve estar voltado para o osso; então, no caso improvável de a agulha entrar em contato com ele, o bisel deslizará sobre o periósteo, provocando menor desconforto, mas sem rompê-lo. Se o bisel estiver ao contrário, a ponta cortante da agulha poderá entrar em contato com o periósteo, rompendo-o e tornando a injeção mais dolorosa (subperiosteal). O desconforto pós-injeção é consideravelmente maior com as injeções subperiosteais do que com as injeções supraperiosteais.

### Sinais e sintomas

1. Subjetivo: sensação de dormência na área da administração.
2. Objetivo: uso de "*spray* de resfriamento" (p. ex., Endo-Ice®) ou do teste pulpar elétrico (TPE) com a potência máxima (80/80), sem resposta do dente.
3. Ausência de dor durante o tratamento.

### Aspectos de segurança

1. Risco mínimo de administração intravascular.
2. Injeção lenta do anestésico; aspiração (duas vezes).

**Tabela 13.1** Comprimento médio do dente.

| | Comprimento da coroa (mm) | + | Comprimento da raiz (mm) | = | Comprimento do dente (mm) |
|---|---|---|---|---|---|
| **Superiores** | | | | | |
| Incisivos centrais | 11,6 | | 12,4 | | 24 |
| Incisivos laterais | 9 a 10,2 | | 12,3 a 13,5 | | 22,5 |
| Caninos | 10,9 | | 16,1 | | 27 |
| Primeiros pré-molares | 8,7 | | 13 | | 21,7 |
| Segundos pré-molares | 7,9 | | 13,6 | | 21,5 |
| Primeiros molares | 7,7 | | 13,6 | | 21,3 |
| Segundos molares | 7,7 | | 13,4 | | 21,1 |
| Terceiros molares | Extremamente variável | | Extremamente variável | | Extremamente variável |
| **Inferiores** | | | | | |
| Incisivos centrais | 9,4 | | 12 | | 21,4 |
| Incisivos laterais | 9,9 | | 13,3 | | 23,2 |
| Caninos | 11,4 | | 14 | | 25,4 |
| Primeiros pré-molares | 7,5 a 11 | | 11 a 16 | | 18,5 a 27 |
| Segundos pré-molares | 8,5 | | 14,7 | | 23,2 |
| Primeiros molares | 8,3 | | 14,5 | | 22,8 |
| Segundos molares | 8,1 | | 14,7 | | 22,8 |
| Terceiros molares | Extremamente variável | | Extremamente variável | | Extremamente variável |

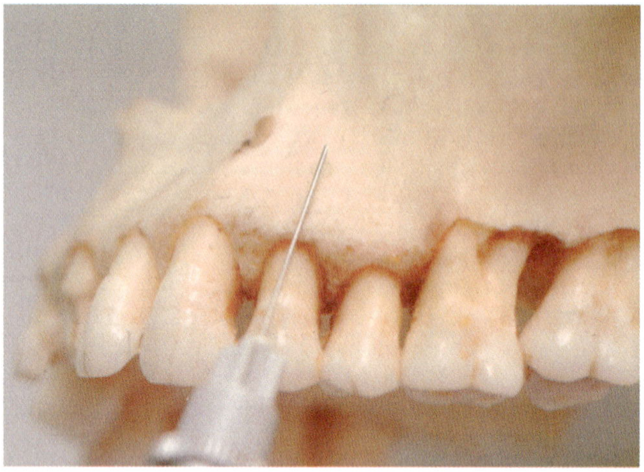

• **Figura 13.5** A seringa deve ser mantida paralela ao longo eixo do dente e inserida na altura do sulco mucovestibular sobre ele.

### *Precauções*

A injeção supraperiosteal não é recomendada para áreas maiores de tratamento. O número maior de penetrações do tecido aumenta a possibilidade de dor tanto durante quanto após a injeção, e o maior volume de solução administrado aumenta a possibilidade de dose excessiva de anestésico local (nos pacientes de pouco peso) e de dor após a injeção. Além disso, a perfuração do tecido com a agulha pode levar a dano permanente ou temporário das estruturas na área, como os vasos sanguíneos (hematoma) e os nervos (parestesia).

### *Falhas da anestesia*

1. A ponta da agulha fica abaixo do ápice (ao longo da raiz) do dente (ver Tabela 13.1). O depósito da solução anestésica nesse local superior resulta em excelente anestesia do tecido mole, mas em anestesia pulpar ausente ou deficiente.
2. A ponta da agulha fica muito longe do osso (solução depositada nos tecidos moles vestibulares). Para corrigir: redirecionar a agulha para mais perto do periósteo.

### *Complicações*

Dor na inserção da agulha com a ponta contra o periósteo. Para corrigir: retirar a agulha e reinseri-la mais longe do periósteo.

## Bloqueio do nervo alveolar superior posterior

O bloqueio do nervo ASP é comumente usado em odontologia. Embora seja uma técnica altamente bem-sucedida (> 95%), várias questões devem ser ponderadas quando se considera o seu uso. Essas questões incluem a extensão da anestesia produzida e o potencial para a formação de hematomas.

Quando usado para obter anestesia pulpar, o bloqueio do nervo ASP é eficaz para o terceiro, segundo e primeiro molares superiores (primeiro molar em 77 a 100% dos pacientes).[1] Entretanto, a raiz mesiovestibular do primeiro molar superior não é regularmente inervada pelo nervo ASP. Em um estudo de dissecção de Loetscher *et al.*,[1] o nervo ASM fornecia a inervação sensitiva à raiz mesiovestibular do primeiro molar superior em 28% das amostras examinadas. Portanto, é indicada uma segunda injeção, geralmente supraperiosteal, após o bloqueio do nervo ASP quando não ocorrer anestesia eficaz do primeiro molar. Loetscher *et al.*[1] concluíram afirmando que o nervo ASP geralmente fornece inervação pulpar somente para o primeiro molar superior e que o bloqueio desse nervo promove anestesia pulpar clinicamente adequada.

O risco de potencial complicação deve ser considerado sempre que se realiza bloqueio do nervo ASP. A inserção da agulha muito longe distalmente pode levar a hematoma temporário inestético (10 a 14 dias; Figura 13.6).[2] Quando o bloqueio do nervo ASP é administrado, deve-se sempre considerar o tamanho do crânio do paciente para determinar a profundidade da penetração nos tecidos moles. A profundidade "média" de penetração em um paciente com crânio menor do que a média pode produzir hematoma, enquanto a inserção "adequada" da agulha em um paciente com crânio maior pode não fornecer anestesia para qualquer dente. Como meio de diminuir o risco de formação de hematoma após o bloqueio do nervo ASP, recomenda-se o uso de agulha odontológica "curta" para todos, exceto para os pacientes maiores. Como a profundidade média de penetração nos tecidos moles, do local de inserção (o sulco mucovestibular sobre o segundo molar superior) à área do nervo ASP, é de 16 mm, uma agulha odontológica curta (~20 mm) pode ser usada com sucesso e segurança. A inserção exagerada da agulha é menos provável de ocorrer, minimizando, assim, o risco de hematoma. Uma agulha curta de calibre 27 é recomendada, desde que a aspiração seja realizada com cuidado e o anestésico local seja injetado lentamente. É preciso lembrar de aspirar várias vezes antes e durante o depósito da substância durante o bloqueio do nervo ASP, a fim de evitar a injeção intravascular inadvertida.

### *Outros nomes comuns*

Bloqueio da tuberosidade, bloqueio zigomático.

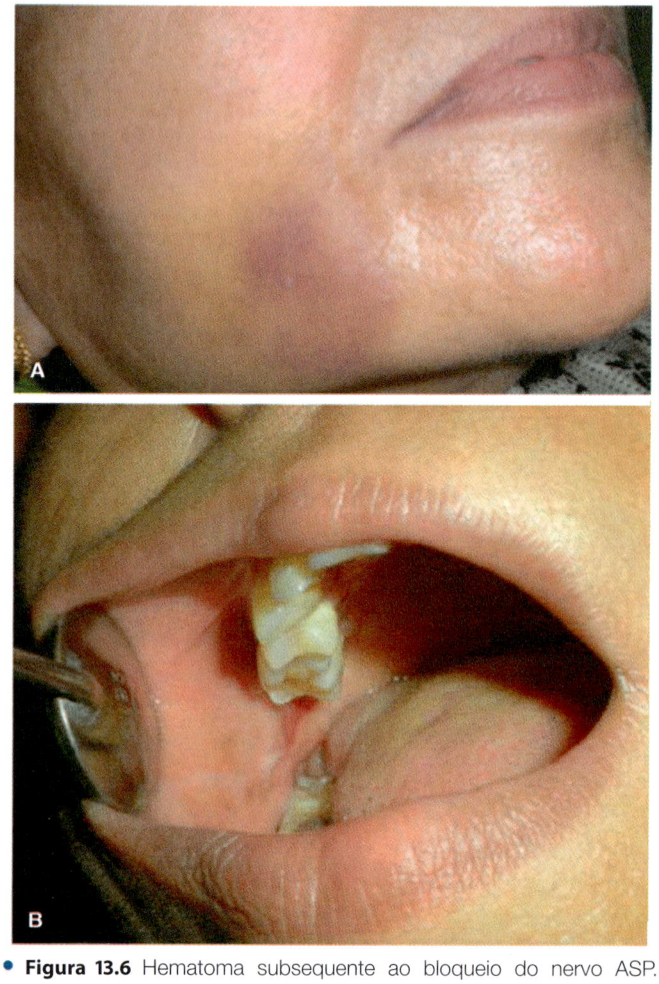


• **Figura 13.6** Hematoma subsequente ao bloqueio do nervo ASP. **A.** Extraoral. **B.** Intraoral.

### Nervos anestesiados

Nervo ASP e seus ramos.

### Áreas anestesiadas

1. Polpa do terceiro, segundo e primeiro molares superiores (primeiro molar inteiro = 72% de índice de sucesso; raiz mesiovestibular do primeiro molar superior não anestesiada = 28% dos bloqueios do nervo ASP).
2. Periodonto e osso vestibular cobrindo esses dentes (Figura 13.7).

### Indicações

1. Quando o tratamento envolve dois ou mais molares superiores.
2. Quando há contraindicação da injeção supraperiosteal (p. ex., com infecção ou inflamação aguda).
3. Quando a injeção supraperiosteal se mostrou ineficaz.

### Contraindicações

Quando o risco de hemorragia é muito grande (p. ex., com os hemofílicos, pacientes que tomam medicamentos que podem aumentar o sangramento, como o Coumadin® ou o clopidogrel [Plavix®]), recomenda-se a injeção supraperiosteal ou LPD.

### Vantagens

1. Atraumático. Quando administrado adequadamente, o paciente que recebe o bloqueio do nervo ASP não sente qualquer dor, visto que a área de tecido mole na qual o anestésico local é depositado é relativamente grande e que não há contato com o osso.
2. Alto índice de sucesso (> 95%).
3. Número mínimo de injeções necessárias:
   a. Uma injeção comparada à opção de três infiltrações.
4. Minimiza o volume total de solução anestésica local administrada:
   a. O volume equivalente de solução anestésica necessário para três injeções supraperiosteais é de 1,8 mℓ.

### Desvantagens

1. Risco de hematoma, que geralmente é difuso, desconfortável e visualmente desagradável para o paciente (ver Figura 13.6).
2. Técnica um pouco arbitrária: nenhum ponto de referência ósseo durante a inserção.
3. Necessidade de uma segunda injeção para o tratamento do primeiro molar (raiz mesiovestibular) em 28% dos pacientes.

### Aspiração positiva

Aproximadamente 3,1%.

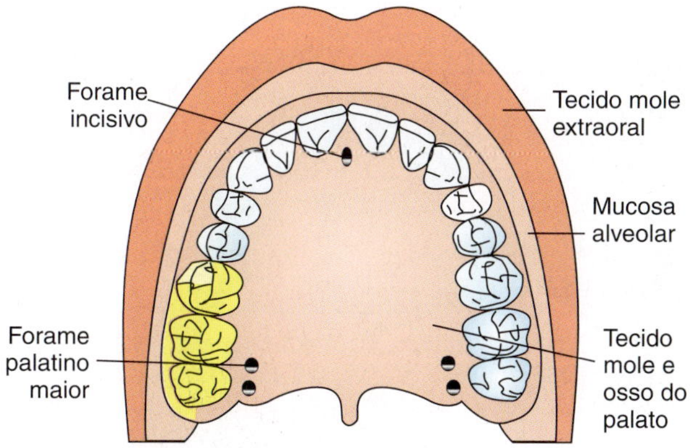


• **Figura 13.7** Área anestesiada pelo bloqueio do nervo alveolar superior posterior.

### Alternativas

1. Injeções supraperiosteais ou LPD para a anestesia pulpar e radicular.
2. Infiltrações para o periodonto e os tecidos duros vestibulares.
3. Bloqueio do nervo maxilar.

### Técnica

1. Recomenda-se uma agulha curta de calibre 27.
2. Área de inserção: altura do sulco mucovestibular acima do segundo molar superior.
3. Área-alvo: nervo ASP – posterior, superior e medial à borda posterior da maxila (Figura 13.8).
4. Pontos de referência:
   a. Sulco mucovestibular
   b. Tuberosidade da maxila
   c. Processo zigomático da maxila.
5. Orientação do bisel: em direção ao osso durante a injeção. Se o osso for acidentalmente tocado, a sensação é menos desagradável.
6. Procedimento:
   a. Posição correta (Figura 13.9):
      i. Para o bloqueio do nervo ASP do lado esquerdo, o cirurgião-dentista destro deve sentar-se na posição de 10 horas, voltado para o paciente
      ii. Para o bloqueio do nervo ASP do lado direito, o cirurgião-dentista destro deve sentar-se na posição de 8 horas, voltado para o paciente.
   b. Preparar os tecidos na altura do sulco mucovestibular para a penetração:
      i. Secagem com gaze estéril
      ii. Aplicação do antisséptico tópico (opcional)
      iii. Aplicação do anestésico tópico por, no mínimo, 1 minuto.
   c. Orientar o bisel da agulha em direção ao osso
   d. Abrir parcialmente a boca do paciente, puxando a mandíbula para o lado da injeção
   e. Afastar a bochecha do paciente (para visibilidade), se possível usando o espelho clínico (para minimizar o risco de ferimento acidental com agulha no administrador)
   f. Manter os tecidos esticados no local da injeção
   g. Inserir a agulha na altura do sulco mucovestibular sobre o segundo molar (Figura 13.10)
   h. Avançar a agulha lentamente para cima, para dentro e para trás (Figura 13.11) em um movimento (não três):
      i. Para cima: superiormente em ângulo de 45° em relação ao plano oclusal
      ii. Para dentro: medialmente, em direção à linha média, em ângulo de 45° em relação ao plano oclusal (Figura 13.12)
      iii. Para trás: posteriormente, em ângulo de 45° em relação ao longo eixo do segundo molar.
   i. Avançar lentamente a agulha pelos tecidos moles:
      i. Não deve haver resistência e, portanto, nenhum desconforto para o paciente
      ii. Se houver resistência (osso), é porque o ângulo da agulha em direção à linha média é muito grande:
         a. Retirar a agulha levemente (mas não removê-la totalmente dos tecidos) e aproximar o corpo da seringa ao plano oclusal
         b. Avançar novamente a agulha.
   j. Avançar a agulha até a profundidade desejada (ver Figura 13.12):
      i. Em um adulto de estatura normal, a penetração em profundidade de 16 mm coloca a ponta da agulha nas proximidades imediatas dos forames, através dos quais os nervos ASP entram na superfície posterior da maxila. Quando se utiliza uma agulha longa (comprimento médio

de 32 mm), metade do seu comprimento é inserida no tecido. Com uma agulha curta (comprimento médio de 20 mm), devem permanecer visíveis aproximadamente 4 mm. O uso de uma agulha curta minimiza o risco de inserção exagerada, com a possível formação de hematoma

ii. Para os adultos menores e as crianças, é prudente interromper o avanço da agulha curta antes de sua penetração usual para evitar possível hematoma causado pela inserção exagerada. A penetração na profundidade de 10 a 14 mm coloca a ponta da agulha na área-alvo na maioria dos pacientes com crânio menor.

*Observação: o objetivo é depositar o anestésico local próximo aos nervos ASP, localizados posterosuperior e medialmente à tuberosidade da maxila.*

k. Aspirar em dois planos:
   i. Girar o corpo da seringa (bisel da agulha) em 90° e aspirar novamente.
l. Se ambas as aspirações forem negativas:
   i. Lentamente, depositar de 0,9 a 1,8 mℓ de solução anestésica durante 30 a 60 segundos

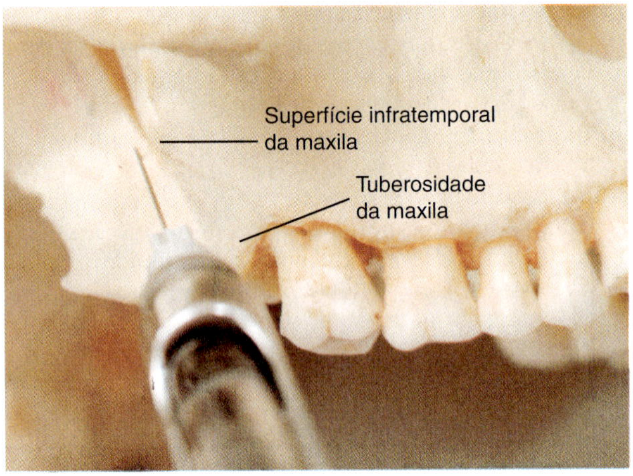


• **Figura 13.8** Agulha na área-alvo para o bloqueio do nervo alveolar superior posterior.

   ii. Aspirar mais algumas vezes (em um plano) durante a administração da substância
   iii. A injeção ASP costuma ser atraumática em razão do grande espaço de tecido disponível para acomodar a solução anestésica e do fato de o osso não ser tocado.
m. Retirar lentamente a seringa
n. Manter a agulha em local seguro
o. Aguardar, no mínimo, 3 a 5 minutos, antes de iniciar o procedimento odontológico.

## Sinais e sintomas

1. Subjetivo: geralmente nenhum, o paciente tem dificuldade em alcançar a região para determinar a extensão da anestesia.
2. Objetivo: uso de "*spray* de resfriamento" (p. ex., Endo-Ice®) ou TPE com potência máxima (80/80), sem resposta do dente.
3. Ausência de dor durante o tratamento.

## Aspectos de segurança

1. Injeção lenta, repetidas aspirações.
2. Nenhum reparo anatômico de segurança para evitar a inserção excessiva da agulha; por isso, é necessária observação cuidadosa.

## Precaução

Deve-se verificar a profundidade da penetração da agulha: a inserção excessiva (muito profunda) aumenta o risco de hematoma; a inserção um pouco mais superficial pode fornecer anestesia adequada.

## Falhas da anestesia

1. Agulha muito lateral. Para corrigir: redirecionar a ponta da agulha medialmente (ver complicação 2).
2. Agulha não suficientemente alta. Para corrigir: redirecionar a ponta da agulha para cima.
3. Agulha muito posterior. Para corrigir: retirar a agulha até a profundidade adequada.

## Complicações

1. Hematoma:
a. O hematoma é comumente produzido pela inserção da agulha muito posteriormente no plexo venoso pterigóideo. Além

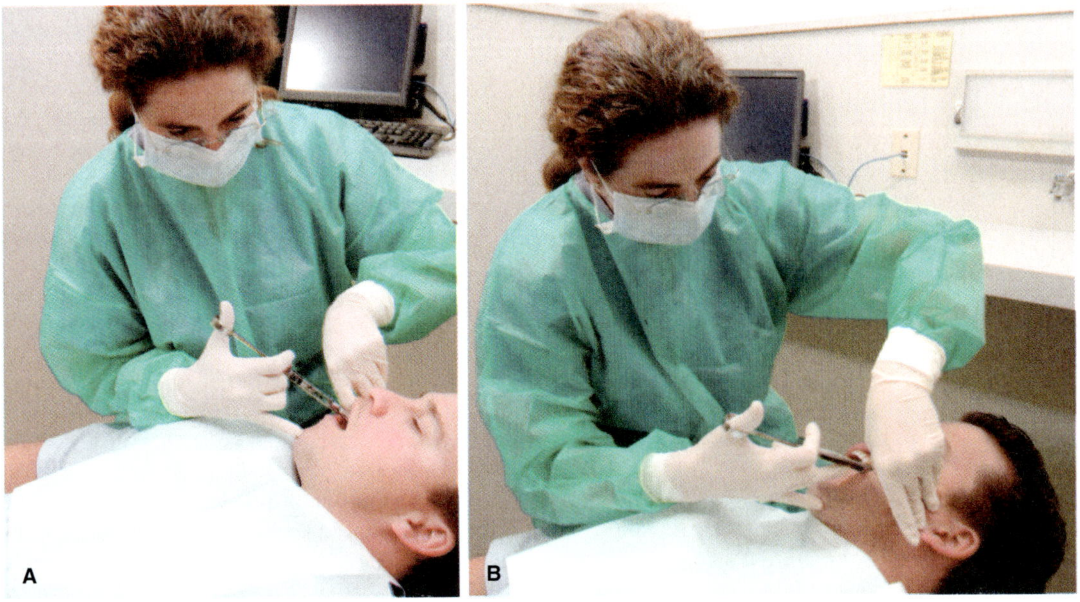


• **Figura 13.9** Posição do cirurgião-dentista para o bloqueio do nervo alveolar superior posterior (**A**) direito e (**B**) esquerdo.

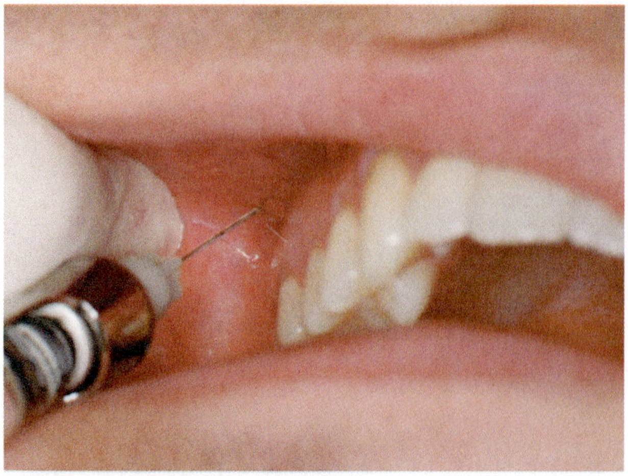

• **Figura 13.10** Bloqueio do nervo alveolar superior posterior. Tecido afastado no local da penetração. Observe a orientação da agulha: para dentro, para cima, para trás.

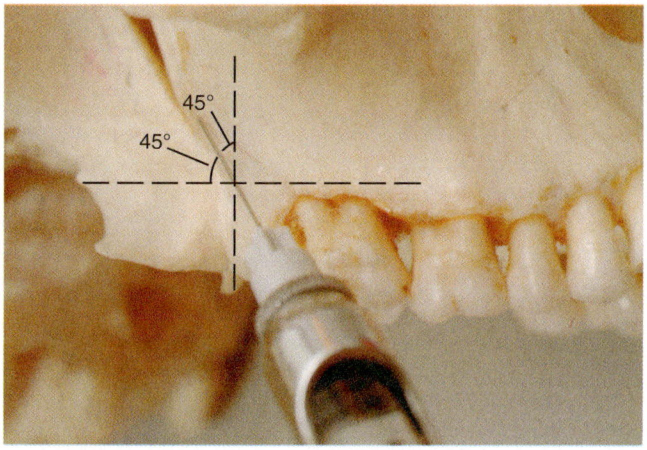


• **Figura 13.11** Avance a agulha para cima, para dentro e para trás.

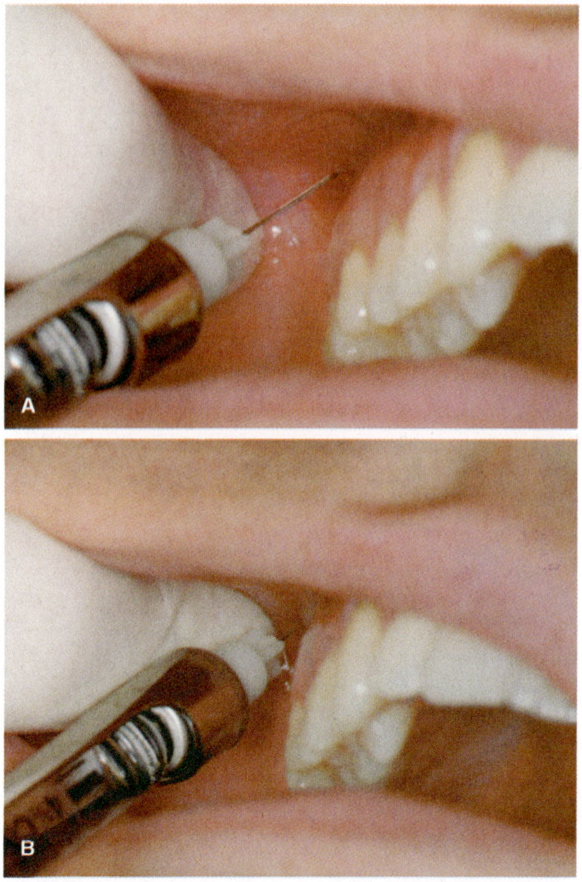


• **Figura 13.12 A.** Com uma agulha odontológica "longa" (> 32 mm de comprimento) em um adulto de estatura mediana, a profundidade da penetração é a metade do seu comprimento. O uso de uma agulha "longa" para o bloqueio do nervo alveolar superior posterior aumenta o risco de inserção excessiva e hematoma. **B.** Bloqueio do nervo alveolar superior posterior usando uma agulha odontológica "curta" (~ 20 mm de comprimento). A inserção excessiva é menos provável.

disso, pode ocorrer perfuração da artéria maxilar (raramente). O uso de agulha curta minimiza o risco de punção do plexo pterigóideo

b. Desenvolvimento de visível hematoma intraoral em poucos minutos, geralmente observado nos tecidos vestibulares da região mandibular (ver Capítulo 17):
   i. Não há área intraoral de fácil acesso onde se possa aplicar pressão para interromper a hemorragia
   ii. O sangramento continua até que a pressão do sangue extravascular seja igual ou maior que a do sangue intravascular.

2. Anestesia mandibular:
   a. A divisão mandibular do quinto nervo craniano ($V_3$) está localizada lateralmente aos nervos ASP. O depósito de anestésico local lateralmente à área desejada pode produzir vários graus de anestesia mandibular. Na maioria das vezes, quando isso ocorre, os pacientes mencionam que a língua e, às vezes, o lábio inferior estão anestesiados.

## Bloqueio do nervo alveolar superior médio

O nervo ASM está presente em cerca de 28% da população, o que limita a utilidade clínica do seu bloqueio. No entanto, quando o bloqueio do nervo ASA falha no fornecimento de anestesia pulpar distal ao canino superior, indica-se o bloqueio do nervo ASM para os procedimentos nos pré-molares e na raiz mesiovestibular do primeiro molar superior. O índice de sucesso do bloqueio do nervo ASM é alto.

### Nervos anestesiados

O nervo ASM e seus ramos terminais.

### Áreas anestesiadas

1. Polpa dos pré-molares superiores e raiz mesiovestibular do primeiro molar superior.
2. Tecido periodontal e osso vestibular sobre esses mesmos dentes (Figura 13.13).

### Indicações

1. Quando há falha no bloqueio do nervo ASA no fornecimento de anestesia pulpar distal ao canino superior.
2. Procedimentos odontológicos que envolvam apenas os pré-molares superiores.

### Contraindicações

1. Infecção ou inflamação na área da injeção, da inserção da agulha ou do depósito do anestésico.
2. Quando o nervo ASM está ausente, a inervação é feita por meio do nervo ASA; os ramos deste nervo, que inervam os pré-molares e a raiz mesiovestibular do primeiro molar, podem ficar anestesiados por meio da técnica do ASM.

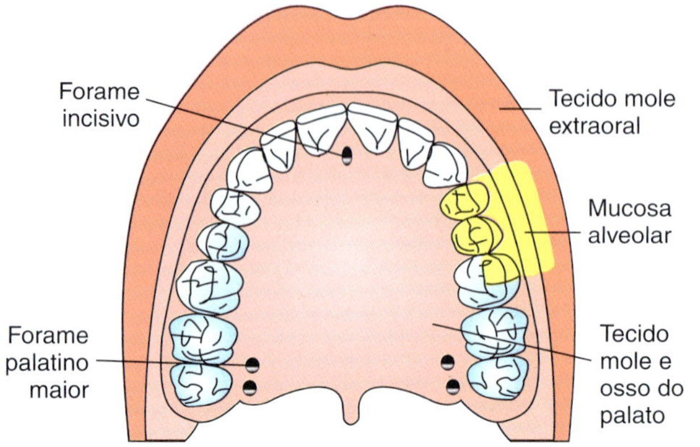


• **Figura 13.13** Área anestesiada pelo bloqueio do nervo alveolar superior médio.

### *Vantagens*

Minimiza o número de injeções e o volume da solução.

### *Desvantagens*

Nenhuma.

### *Aspiração positiva*

Insignificante (< 3%).

### *Alternativas*

1. Infiltração local (supraperiosteal), injeção do LPD, injeções intraósseas.
2. Bloqueio do nervo ASA para o primeiro e o segundo pré-molar e a raiz mesiovestibular do primeiro molar.

### *Técnica*

1. Uma agulha curta de calibre 27 é recomendada.
2. Área de inserção: altura do sulco mucovestibular, acima do segundo pré-molar superior.
3. Área-alvo: osso maxilar, acima do ápice do segundo pré-molar superior (Figura 13.14).
4. Ponto de referência: sulco mucovestibular, acima do segundo pré-molar superior.
5. Orientação do bisel: em direção ao osso.
6. Procedimento:
   a. Assumir a posição correta (Figura 13.15):
      i. Para o bloqueio do nervo ASM direito, o cirurgião-dentista destro deve sentar-se voltado para o paciente, na posição de 10 horas
      ii. Para o bloqueio do nervo ASM do lado esquerdo, o cirurgião-dentista destro deve sentar-se na frente do paciente, na posição 8 ou 9 horas.
   b. Preparo dos tecidos no local da injeção:
      i. Secar com gaze estéril
      ii. Aplicação do antisséptico tópico (opcional)
      iii. Aplicação do anestésico tópico por, no mínimo, 1 minuto.
   c. Esticar o lábio superior do paciente para deixar os tecidos tensionados e ganhar visibilidade, se possível com o uso de um espelho clínico (para minimizar o risco de picada acidental com a agulha)
   d. Inserir a agulha na altura do sulco mucovestibular, acima do segundo pré-molar, com o bisel voltado para o osso
   e. Penetrar a mucosa e lentamente avançar a agulha até que sua ponta esteja localizada bem acima do ápice do segundo pré-molar (Figura 13.16)

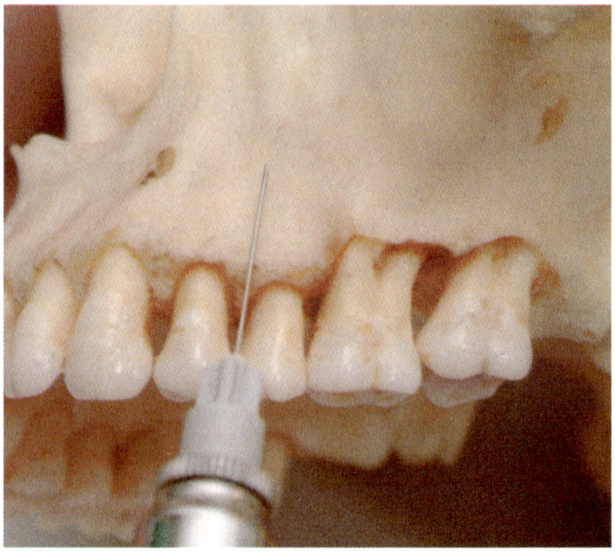

• **Figura 13.14** Posição da agulha entre os pré-molares superiores para o bloqueio do nervo alveolar superior médio.

   f. Aspirar em dois planos
   g. Depositar lentamente de 0,9 a 1,2 mℓ (metade a dois terços do tubete) da solução (aproximadamente 30 a 40 segundos)
   h. Retirar a seringa e manter a agulha em local seguro
   i. Aguardar, no mínimo, 3 a 5 minutos, antes de iniciar o procedimento odontológico.

### *Sinais e sintomas*

1. Subjetivo: dormência do lábio superior.
2. Objetivo: uso de "*spray* de resfriamento" (p. ex., Endo-Ice®) ou TPE, com potência máxima (80/80), sem resposta do dente.
3. Ausência de dor durante o tratamento.

### *Aspectos de segurança*

Área relativamente avascular, anatomicamente segura.

### *Precauções*

Para evitar dor, não inserir a agulha muito perto do periósteo e não injetar o anestésico muito rapidamente; a injeção no ASM deve ser atraumática.

### *Falhas da anestesia*

1. Não depositar a solução anestésica muito acima do ápice do segundo pré-molar:
   a. Para corrigir: verificar as radiografias e aumentar a profundidade da penetração.
2. Depositar a solução muito longe do osso maxilar, com a agulha colocada nos tecidos laterais à altura do sulco mucovestibular:
   a. Para corrigir: reinserir a agulha na altura do sulco mucovestibular.
3. O osso do arco zigomático no local da injeção impede a difusão do anestésico:
   a. Para corrigir: usar a injeção supraperiosteal, ASA ou ASP em vez da injeção no ASM.

### *Complicações (raras)*

Pode haver o desenvolvimento de hematoma no local da injeção. Deve-se aplicar pressão com gaze estéril sobre o local edemaciado e com alteração da cor pelo período mínimo de 60 segundos.

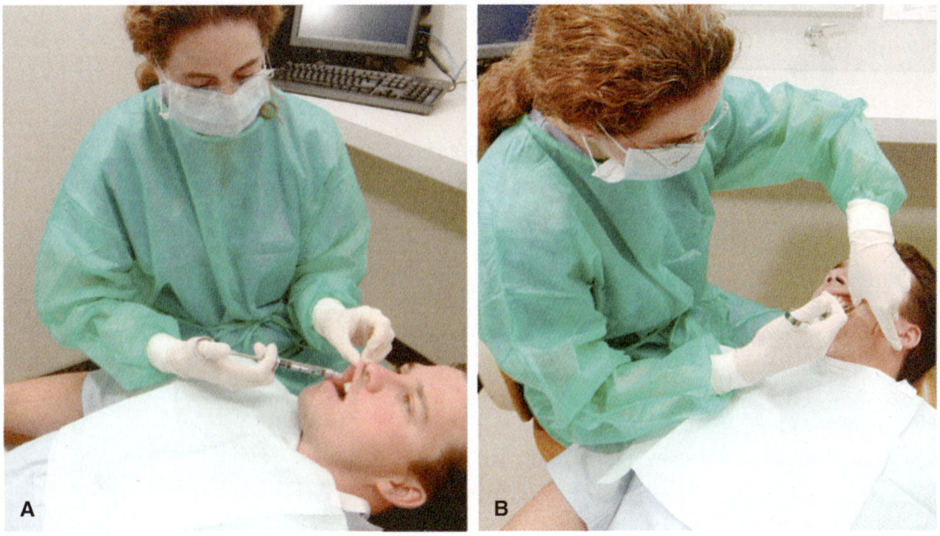


• **Figura 13.15** Posição do cirurgião-dentista para o bloqueio do nervo alveolar superior médio direito (**A**) e esquerdo (**B**).

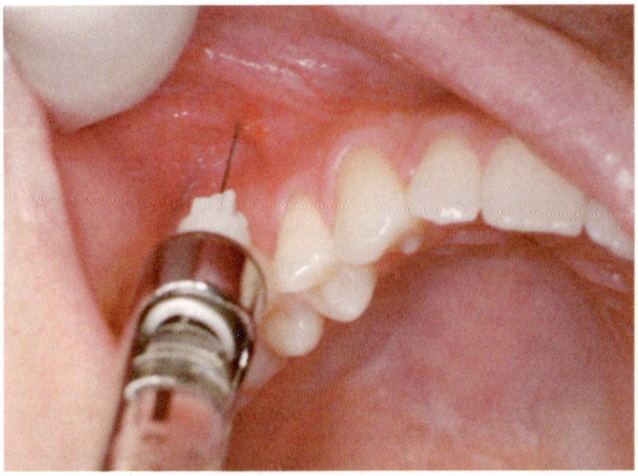

• **Figura 13.16** Penetração da agulha para o bloqueio do nervo alveolar superior médio.

## Bloqueio do nervo alveolar superior anterior (bloqueio do nervo infraorbital)

O bloqueio do nervo ASA não é tão popular quanto o bloqueio do nervo ASP, principalmente em razão da falta geral de experiência com essa técnica altamente eficaz e extremamente segura. Ele proporciona intensa anestesia pulpar e do tecido mole vestibular do incisivo central superior até os pré-molares (pré-molares 72%).

Usado no lugar da injeção supraperiosteal, o bloqueio do nervo ASA necessita de volume menor de solução de anestésico local para obter a anestesia equivalente: 0,9 a 1,2 mℓ contra 3 mℓ para as injeções supraperiosteais dos mesmos dentes.

De modo geral, o principal fator que inibe os cirurgiões-dentistas de usarem o bloqueio do nervo ASA é o medo de causar lesões no olho do paciente. Felizmente, esse medo é infundado. A adesão ao protocolo a seguir leva a alto índice de sucesso, sem complicações e efeitos colaterais.

### *Outros nomes comuns*

Bloqueio do nervo infraorbital (tecnicamente, o bloqueio do nervo infraorbital fornece anestesia aos tecidos moles da porção anterior da face, não aos dentes ou aos tecidos moles e duros intraorais; portanto, não é correto chamar o bloqueio do nervo ASA de bloqueio do nervo infraorbital quando o objetivo é a anestesia dos dentes).

### *Nervos anestesiados*

1. Nervo alveolar superior anterior.
2. Nervo ASM.
3. Nervo infraorbital:
   a. Palpebral inferior
   b. Nasal lateral
   c. Labial superior.

### *Áreas anestesiadas*

1. Polpa dos incisivos centrais superiores até o canino, no lado anestesiado.
2. Em aproximadamente 72% dos pacientes, a polpa dos pré-molares superiores e a raiz mesiovestibular do primeiro molar superior.
3. O periodonto e o osso vestibular (labial) desses mesmos dentes.
4. Pálpebra inferior, lateral do nariz, lábio superior (Figura 13.17).

### *Indicações*

1. Procedimentos odontológicos que envolvam mais de dois dentes anteriores superiores (incisivos até pré-molares) e seus tecidos vestibulares sobrejacentes.

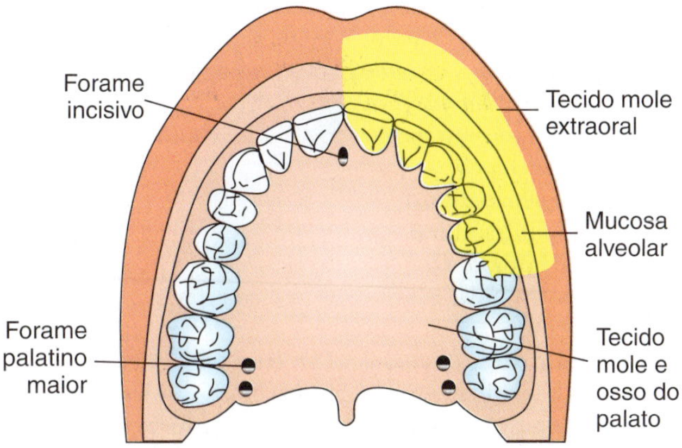


• **Figura 13.17** Bloqueio do nervo alveolar superior anterior, mostrando a área anestesiada (pré-molares, 72% de sucesso quando o nervo ASM está presente).

2. Inflamação ou infecção (que contraindique a injeção supraperiosteal): se houver a presença de celulite, indica-se o bloqueio do nervo maxilar em vez do bloqueio do nervo ASA.
3. Quando as injeções supraperiosteais forem ineficazes por causa da densidade do osso cortical.

### Contraindicações

1. Áreas de tratamento pequenas (um ou dois dentes apenas, a preferência é a injeção supraperiosteal).
2. A hemostasia de áreas localizadas, quando desejável, não pode ser adequadamente alcançada com essa injeção; a infiltração local na área de tratamento é indicada para essa finalidade.

### Vantagens

1. Técnica comparativamente simples.
2. Comparativamente segura; minimiza o volume da solução usada e o número necessário de punções da agulha para alcançar a anestesia.

### Desvantagens

1. Psicológicas:
   a. Administrador: pode haver medo inicial de lesão no olho do paciente (com a experiência, desenvolve-se confiança na técnica)
   b. Paciente: a abordagem extraoral do nervo infraorbital pode ser perturbadora; entretanto, as técnicas intraorais raramente são um problema.
2. Anatômica: dificuldade na definição dos pontos de referência (raro).

### Aspiração positiva

Insignificante (< 0,7%).

### Alternativas

1. Supraperiosteal, injeção LPD ou injeção intraóssea para cada dente.
2. Infiltração para o periodonto e os tecidos duros.
3. Bloqueio do nervo maxilar.

### Técnica

1. É recomendada agulha longa, de calibres 25 ou 27, embora também seja possível usar agulha curta de calibre 27, especialmente para crianças e adultos menores.
2. Área de inserção: altura do sulco mucovestibular diretamente sobre o primeiro pré-molar.
   *Observação: a agulha pode ser inserida na altura do sulco mucovestibular sobre qualquer dente desde a mesial do segundo pré-molar até o incisivo central. O caminho seguro de penetração é em direção à área-alvo, o forame infraorbital. O primeiro pré-molar geralmente fornece o caminho mais curto para essa área.*
3. Área-alvo: forame infraorbital (abaixo do rebordo infraorbital).
4. Pontos de referência:
   a. Sulco mucovestibular
   b. Rebordo infraorbital
   c. Forame infraorbital.
5. Orientação do bisel: em direção ao osso.
6. Procedimento:
   a. Posição correta (Figura 13.18). Para o bloqueio do nervo infraorbital direito ou esquerdo, o cirurgião-dentista destro deve sentar-se na posição de 10 horas, voltado diretamente para o paciente ou para a mesma direção dele
   b. Posicionamento do paciente em supino (preferível) ou semissupino, com o pescoço ligeiramente estendido. Se o pescoço do paciente não ficar estendido, o tórax pode interferir no corpo da seringa
   c. Preparo dos tecidos no local da injeção (altura do sulco mucovestibular) para a penetração:
      i. Secar com gaze estéril
      ii. Aplicar antisséptico tópico (opcional)
      iii. Aplicar anestésico tópico por, no mínimo, 1 minuto.
   d. Localizar o forame infraorbital (Figura 13.19)
      i. Sentir o rebordo infraorbital
      ii. Mover o dedo para baixo a partir da incisura, aplicando leve pressão nos tecidos
      iii. O osso imediatamente inferior à incisura é convexo (sentido como uma saliência). Ele representa a borda inferior da órbita e o teto do forame infraorbital (ver Figura 13.19 B)
      iv. Conforme o dedo continua inferiormente, sente-se uma concavidade, que é o forame infraorbital
      v. Ao aplicar pressão, sentem-se os contornos do forame infraorbital nesse local. O paciente sente ligeiro incômodo quando se apalpa o forame, pois o nervo infraorbital é pressionado contra o osso.
   e. Manter o dedo sobre o forame ou marcar a pele no local (Figura 13.20)
   f. Afastar o lábio, puxando os tecidos no sulco mucovestibular e aumentando a visibilidade. Colocar uma compressa de gaze estéril (5 × 5 cm) sob o dedo ajuda no afastamento do lábio durante a injeção no ASA. Se possível, usar um espelho clínico para minimizar o risco de o cirurgião-dentista se ferir acidentalmente com a agulha
   g. Inserir a agulha na altura do sulco mucovestibular sobre o primeiro pré-molar, com o bisel voltado para o osso (Figura 13.21)
   h. Orientar a seringa em direção ao forame infraorbital
   i. Manter a agulha paralela ao longo eixo do dente à medida que ela avança para evitar o contato prematuro com o osso (Figura 13.22)

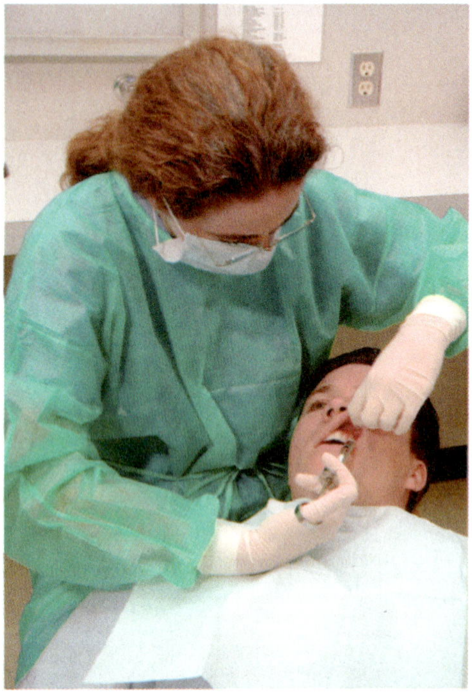

• **Figura 13.18** Posição do cirurgião-dentista para o bloqueio do nervo alveolar superior anterior direito ou esquerdo. A cabeça do paciente deve ser virada levemente para melhorar a visibilidade.

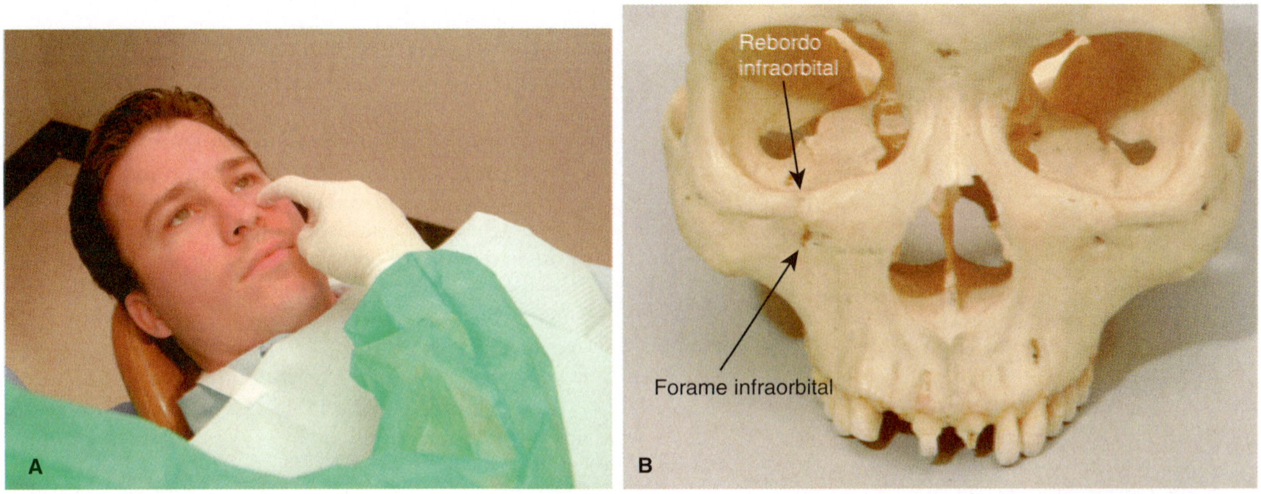


• **Figura 13.19** A. Palpação do rebordo infraorbital. B. Localização do forame infraorbital em relação ao rebordo infraorbital.

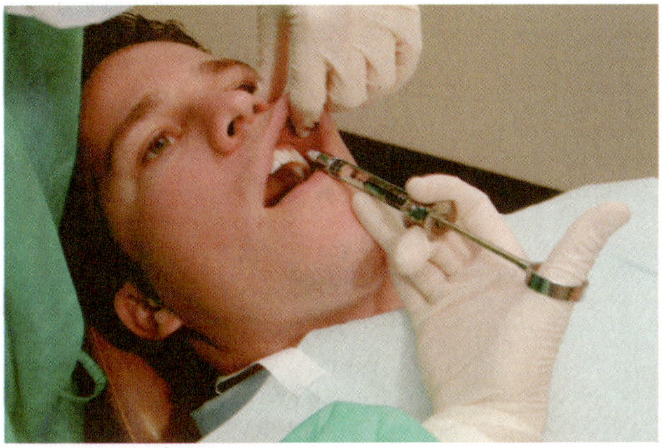

• **Figura 13.20** Colocando um dedo sobre o forame, levante o lábio e segure os tecidos no sulco mucovestibular esticado.

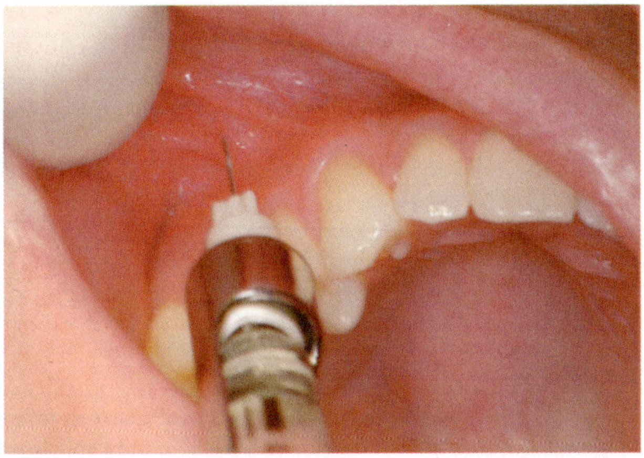

• **Figura 13.21** Insira a agulha para o bloqueio do nervo alveolar superior anterior no sulco mucovestibular, sobre o primeiro pré-molar superior.

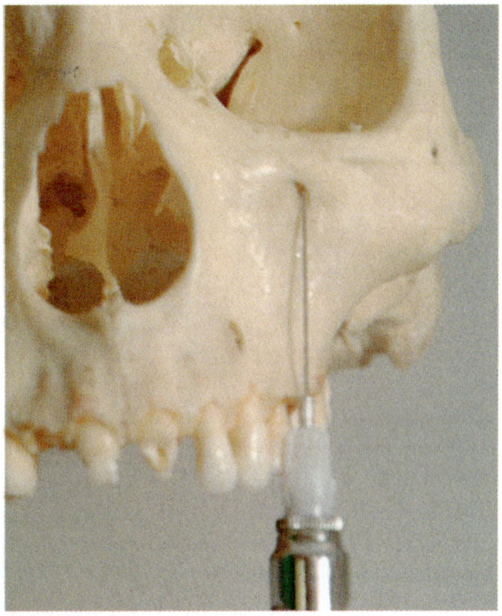

• **Figura 13.22** Avance a agulha paralelamente ao longo eixo do dente para impedir o contato prematuro com o osso. Observe como o osso da maxila se torna côncavo entre a eminência da raiz e o forame infraorbital (observe a sombra).

j. Avançar a agulha lentamente até que o osso seja suavemente tocado:
   i. O ponto de contato deve ser a borda superior do forame infraorbital
   ii. A profundidade média da penetração da agulha é de 16 mm para um adulto de estatura média (equivalente a cerca de metade do comprimento de uma agulha longa)
   iii. A profundidade da penetração difere. Em um paciente com o sulco mucovestibular alto (profundo) ou o forame infraorbital baixo, é necessária menor penetração tecidual do que no paciente com o sulco mucovestibular raso ou o forame infraorbital alto
   iv. A aproximação pré-injeção da profundidade da penetração pode ser feita colocando-se um dedo sobre o forame infraorbital e outro no local da injeção no sulco mucovestibular, fazendo uma estimativa da distância entre eles.

k. Antes de injetar a solução anestésica, verificar:
   i. A profundidade de penetração da agulha (adequada para alcançar o forame)
   ii. Qualquer desvio lateral da agulha em relação ao forame infraorbital (corrigir antes de injetar a solução)
   iii. Orientação do bisel: (em direção ao osso).

l. Posicionar a ponta da agulha durante a injeção com o bisel voltado para o forame infraorbital e a ponta tocando o teto do forame (Figura 13.23)

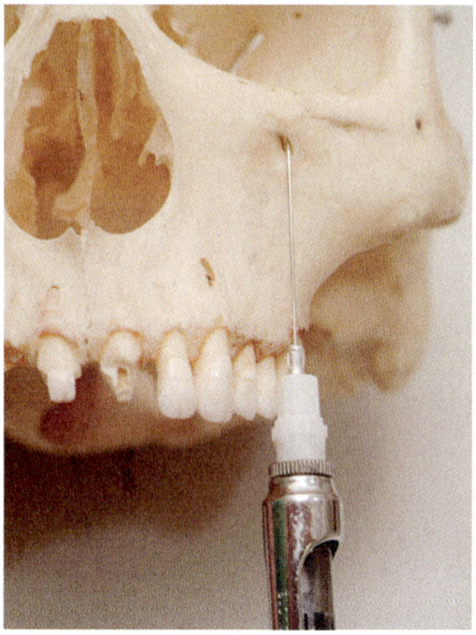

• **Figura 13.23** Posição da ponta da agulha antes do depósito do anestésico local no forame infraorbital.

m. Aspirar em dois planos
n. Depositar lentamente 0,9 a 1,2 mℓ (mais de 30 a 40 segundos). Pouco ou nenhum inchaço deve ser visível à medida que a solução é depositada. Se a ponta da agulha estiver inserida corretamente na abertura do forame, a solução é direcionada para o forame:
   i. O administrador é capaz de "sentir" a solução anestésica sob o dedo, conforme ela é depositada no forame, se a ponta da agulha estiver na posição correta. Ao concluir a injeção, o forame não deve mais ser palpável (em virtude do volume de anestésico nessa posição).

Nesse momento, o bloqueio do nervo infraorbital (que fornece anestesia aos tecidos moles da porção anterior da face e na lateral do nariz) está completo. Para transformá-lo no bloqueio do nervo ASA (fornecendo anestesia aos dentes e suas estruturas de suporte), é preciso:

1. Manter pressão firme com o dedo sobre o local da injeção durante o procedimento e pelo menos 1 minuto depois (para aumentar a difusão da solução anestésica no forame infraorbital).
2. Retirar a seringa lentamente e manter a agulha em local seguro.
3. Manter pressão direta do dedo sobre o local da injeção por, no mínimo, 1 minuto, mas preferencialmente 2 minutos, após a injeção.
4. Aguardar o mínimo de 3 a 5 minutos após o término da injeção antes de iniciar o procedimento odontológico.

### Sinais e sintomas

1. Subjetivo: formigamento e dormência na pálpebra inferior, na lateral do nariz e no lábio superior indicam a anestesia do nervo infraorbital, não do nervo ASA ou ASM (a anestesia do tecido mole se desenvolve quase instantaneamente à medida que o anestésico é administrado).
2. Subjetivo e objetivo: dormência nos dentes e tecidos moles ao longo da distribuição dos nervos ASA e ASM (desenvolvimento dentro de 3 a 5 minutos, se for mantida pressão no local da injeção).
3. Objetivo: uso de "*spray* de resfriamento" (p. ex., Endo-Ice®) ou TPE com potência máxima (80/80), sem resposta do dente.
4. Ausência de dor durante o tratamento.

### Aspectos de segurança

1. O contato da agulha com o osso, no teto do forame infraorbital, impede a inserção excessiva inadvertida e a possível punção da órbita.
2. O posicionamento do dedo sobre o forame infraorbital ajuda a direcionar a agulha em direção ao forame:
   a. Não se deve sentir a agulha; ela não pode ser palpável. Se a agulha for sentida, significa que o trajeto está muito superficial (longe do osso). Se isso ocorrer, deve-se retirar a agulha com cuidado e redirecioná-la para a área-alvo
   b. Na maioria dos pacientes, não é possível palpar a agulha pelos tecidos moles sobre o forame, a menos que esteja muito superficial. No entanto, nos pacientes com musculatura facial menos desenvolvida, a agulha posicionada adequadamente pode ser palpável.

### Precauções

1. Para dor no momento da inserção da agulha e ruptura do periósteo, reinserimos a agulha em posição mais lateral (longe do osso) ou depositamos a solução à medida que a agulha avança através do tecido mole.
2. Para impedir a inserção excessiva da agulha, estima-se a profundidade da penetração antes da injeção (reveja o procedimento) e faz-se pressão do dedo sobre o forame infraorbital:
   a. A inserção excessiva é improvável por causa da borda do osso que forma a borda superior do forame infraorbital. A ponta da agulha entra em contato com essa borda.

### Falhas da anestesia

1. Agulha em contato com o osso abaixo (inferior ao) do forame infraorbital: pode haver a anestesia da pálpebra inferior, da região lateral do nariz e do lábio superior com pouca ou nenhuma anestesia dos dentes; podemos sentir o *bolus* de solução anestésica sob a pele na área do depósito, que fica distante do forame infraorbital (que ainda é palpável após a injeção da solução anestésica local). Essas são, de longe, as causas mais comuns de falha anestésica na distribuição no nervo ASA. Essencialmente, a falha no ASA é o excesso supraperiosteal da injeção no primeiro pré-molar. Para corrigir:
   a. Manter a agulha alinhada ao forame infraorbital durante a penetração. Não direcionar a agulha para o osso
   b. Fazer a estimativa da profundidade da penetração antes de injetar o anestésico.
2. Desvio da agulha medial ou lateral ao forame infraorbital. Para corrigir:
   a. Direcionar a agulha para o forame imediatamente após inseri-la e antes de avançá-la pelo tecido
   b. Verificar novamente a colocação da agulha antes de aspirar e depositar a solução anestésica.

### Complicações

Pode haver o desenvolvimento de hematoma (raro) transversal à pálpebra inferior e aos tecidos, entre a pálpebra e o forame infraorbital. Para controlar, aplicar pressão no tecido mole sobre o forame por 2 a 3 minutos. O hematoma é extremamente raro porque a pressão é aplicada rotineiramente no local da injeção, tanto durante quanto após a administração do bloqueio do nervo ASA.

## Anestesia palatina

A anestesia do palato duro é necessária para os procedimentos odontológicos que envolvem a manipulação de tecidos do palato mole ou duro. Para muitos pacientes, as injeções no palato são uma experiência traumática. Para boa parte dos cirurgiões-dentistas, a administração da anestesia palatina é um dos procedimentos mais traumáticos realizados em odontologia.[3] De fato, muitos cirurgiões-dentistas e membros da equipe auxiliar informam seus pacientes que esperam que eles sintam dor (os profissionais normalmente usam o termo *desconforto* em vez de *dor* quando descrevem procedimentos dolorosos) durante as injeções palatinas. Avisar o paciente sobre a dor do procedimento permite que ele fique mais preparado psicologicamente e alivia o cirurgião-dentista da responsabilidade quando a dor ocorre. Quando o paciente reconhece a existência de dor, o cirurgião-dentista pode consolá-lo com um encolher de ombros e uma palavra amável, confirmando novamente que as injeções no palato sempre doem.

Entretanto, pode-se obter a anestesia palatina sem trauma. Na melhor das hipóteses, os pacientes não estão cientes da penetração da agulha nos tecidos moles e do depósito da solução anestésica local (eles nem sentem). Na pior das hipóteses, quando as técnicas a seguir são observadas, os pacientes afirmam que, embora ainda estivessem um pouco desconfortáveis, a injeção palatina foi a menos dolorosa que já receberam.

Com a introdução dos sistemas de aplicação de anestésico local controlados por computador (C-CLAD; The Wand, Confort Control Syringe, and STA Single Tooth Anesthesia System – ver Capítulo 5), a aplicação atraumática das injeções palatinas ficou ainda mais simples.[4-7]

As etapas na administração atraumática da anestesia palatina são:

1. Aplicar anestesia tópica adequada no local da penetração da agulha.
2. Usar anestesia sob pressão no local antes e durante a inserção da agulha e o depósito da solução.
3. Manter controle sobre a agulha.
4. Depositar lentamente a solução anestésica.
5. Confiar em si mesmo; acreditar que pode concluir o procedimento atraumaticamente.

Pode-se fornecer anestesia tópica adequada ao local da injeção mantendo-se o anestésico em contato com os tecidos moles por, pelo menos, 2 minutos. O palato é a área na boca onde o cirurgião-dentista deve manter o aplicador (haste com extremidade de algodão) em posição o tempo todo.

A anestesia por pressão pode ser produzida aplicando pressão considerável nos tecidos adjacentes ao local da injeção com um objeto firme, como o aplicador usado para o anestésico tópico. Também podem ser usados outros objetos, como o cabo do espelho clínico, mas por serem de metal ou de plástico, são mais propensos a machucar o paciente. O objetivo é produzir a anestesia dos tecidos moles por meio do uso da teoria de controle do portão da dor.[8] O aplicador deve ser pressionado com firmeza suficiente para produzir isquemia (branqueamento) dos tecidos no local da penetração e sensação de pressão intensa (incômoda e tolerável, não aguda e dolorosa; Figura 13.24). A anestesia por pressão deve ser mantida durante a penetração da agulha nos tecidos moles e durante todo o tempo em que a agulha permanecer nos tecidos moles palatinos.

O controle sobre a agulha é, provavelmente, de maior importância na anestesia palatina do que em outras injeções intrabucais. Para obter esse controle, o cirurgião-dentista deve assegurar apoio firme para a mão. Várias posições estão ilustradas no Capítulo 11. Quando a anestesia palatina é administrada, é possível, ocasionalmente, estabilizar a agulha com ambas as mãos (Figura 13.25). A perfeição dessa técnica é alcançada apenas com a experiência.

Uma agulha curta de calibre 27 é recomendada para as técnicas de injeção palatina porque os pacientes não conseguem distinguir a "sensação" entre uma agulha de calibre 27 e uma de calibre 30.[9]

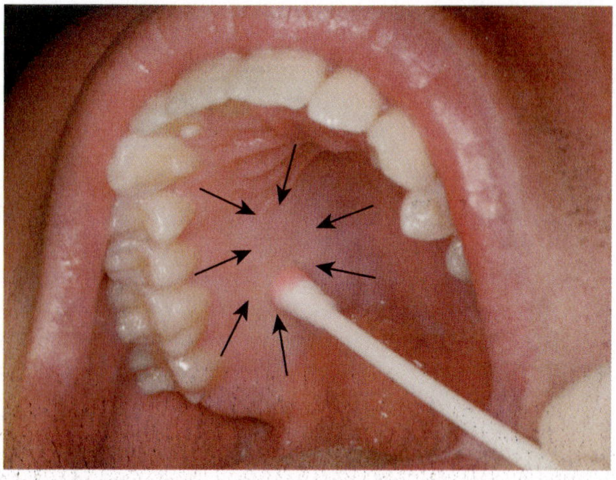

• **Figura 13.24** Observe a isquemia (*setas*) dos tecidos palatinos produzida pela pressão do aplicador (haste com extremidade de algodão).

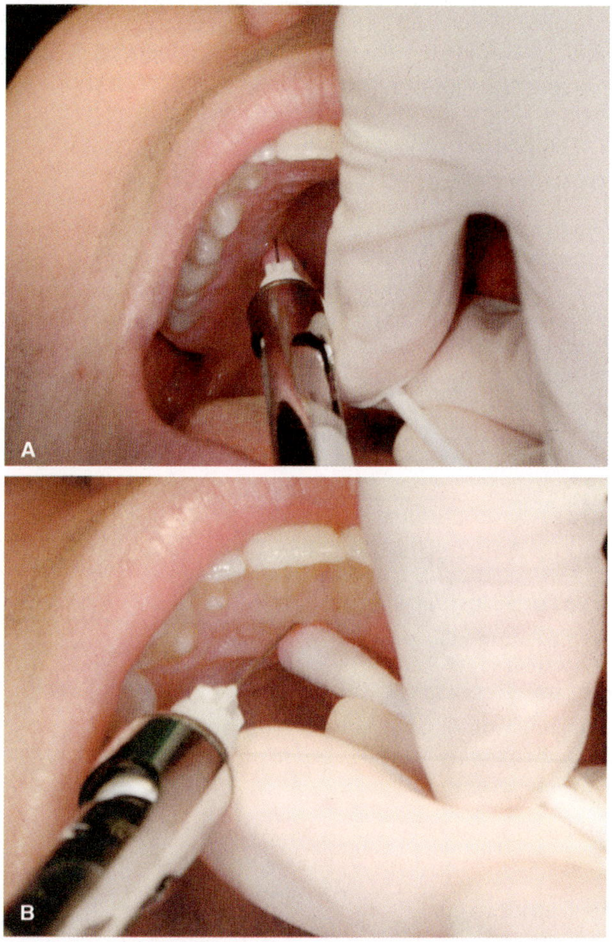


• **Figura 13.25** Estabilização da agulha para o bloqueio do nervo palatino maior (**A**) e do nervo nasopalatino (**B**). Com ambas as injeções, o corpo da seringa deve estar apoiado no lábio inferior do paciente.

O depósito lento do anestésico local é importante em todas as técnicas de injeção, não apenas como dispositivo de segurança, mas também como meio de fornecer injeção atraumática. Em virtude da densidade dos tecidos moles palatinos e de sua firme aderência ao osso subjacente, o depósito lento é ainda mais importante. A injeção rápida da solução produz alta pressão tecidual, que lacera os tecidos moles palatinos e causa dor na injeção e dor localizada ao final da ação anestésica. A injeção lenta do anestésico local não é desconfortável para o paciente.

Provavelmente, o fator mais importante no fornecimento da injeção palatina atraumática é a crença, do cirurgião-dentista, de que isso pode ser feito sem dor; a partir dessa crença, tomam-se cuidados especiais para minimizar o desconforto do paciente, o que, geralmente, resulta em uma injeção palatina mais confortável.

Melhor ainda é a capacidade de obtenção de um grau de anestesia do tecido mole palatino sem necessidade de injeção. A introdução, em 2016, da inalação intranasal de anestésico local (tetracaína 3% com oximetazolina 0,05%, Kovanaze®) fornece um grau de anestesia do tecido mole palatino na região do segundo pré-molar ao segundo pré-molar oposto quando administrado bilateralmente.[10] O anestésico local em *spray* intranasal é apresentado detalhadamente no Capítulo 19.

Cinco injeções palatinas são descritas. Três – o bloqueio do nervo palatino anterior (ou maior), que fornece anestesia da porção posterior do palato duro; o bloqueio do nervo nasopalatino, que produz anestesia na parte anterior do palato duro; e a infiltração local do palato duro – são usadas, principalmente, para a obtenção de anestesia e hemostasia do tecido mole antes dos procedimentos cirúrgicos. Nenhuma delas fornece qualquer anestesia pulpar dos dentes superiores. As técnicas ASMA e P-ASA, recentemente introduzidas, fornecem áreas extensas de anestesia pulpar e palatina.[5,6,11]

## Bloqueio do nervo palatino maior

O bloqueio do nervo palatino maior é útil para os procedimentos odontológicos que envolvem os tecidos moles palatinos, distais ao canino. Volumes mínimos de solução (0,45 a 0,6 mℓ) proporcionam profunda anestesia nos tecidos duros e moles. Embora potencialmente traumático, o bloqueio do nervo palatino maior é menos impactante que o bloqueio do nervo nasopalatino, porque os tecidos que circundam o forame palatino maior não são tão firmemente aderidos ao osso e, portanto, têm maior capacidade de acomodar o volume recomendado de solução anestésica.

### Outros nomes comuns

Bloqueio do nervo palatino anterior.

### Nervos anestesiados

Nervo palatino maior.

### Áreas anestesiadas

A porção posterior do palato duro e seus tecidos moles sobrejacentes, anteriormente até o primeiro pré-molar e medialmente até a linha média (Figura 13.26).

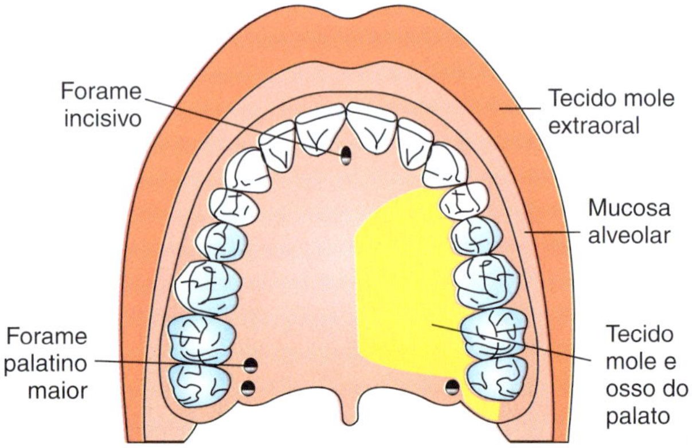


• **Figura 13.26** Área anestesiada pelo bloqueio do nervo palatino maior.

### Indicações

1. Quando a anestesia do tecido mole palatino é necessária para a terapia restauradora em mais de dois dentes (p. ex., restaurações subgengivais, com inserção de matriz subgengivalmente).
2. Controle da dor durante procedimentos periodontais ou cirúrgicos que envolvam os tecidos palatinos moles e duros.

### Contraindicações

1. Inflamação ou infecção no local da injeção.
2. Áreas menores de terapia (um ou dois dentes).

### Vantagens

1. Minimiza a quantidade de penetrações da agulha e o volume da solução.
2. Minimiza o desconforto do paciente.

### Desvantagens

1. Sem hemostasia, exceto na área imediata da injeção.
2. Potencialmente traumático.

### Aspiração positiva

Menos de 1%.

### Alternativas

1. Infiltração local em regiões específicas.
2. Bloqueio do nervo maxilar.

### Técnica

1. Agulha curta de calibre 27 é recomendada.
2. Área de inserção: tecido mole ligeiramente anterior ao forame palatino maior.
3. Área-alvo: nervo palatino maior (anterior), conforme ele passa anteriormente entre os tecidos moles e o osso do palato duro (Figura 13.27).
4. Pontos de referência: forame palatino maior e junção do processo alveolar maxilar e o osso do palato.
5. Via de inserção: avanço da seringa do lado oposto da boca em ângulo reto à área-alvo.
6. Orientação do bisel: em direção aos tecidos moles palatinos.

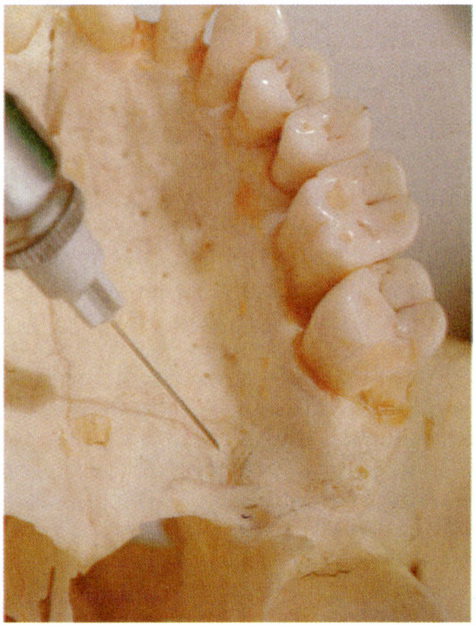

• **Figura 13.27** Área-alvo para o bloqueio do nervo palatino maior.

7. Procedimento:
   a. Posição correta do cirurgião-dentista (Figura 13.28):
      i. Para o bloqueio do nervo palatino maior do lado direito, o cirurgião-dentista destro deve sentar-se voltado para o paciente na posição 7 ou 8 horas
      ii. Para o bloqueio do nervo palatino maior do lado esquerdo, o cirurgião-dentista destro deve sentar-se na mesma direção do paciente, na posição 11 horas.
   b. Pedir ao paciente, então em decúbito dorsal (Figura 13.29 A), para fazer o seguinte:
      i. Abrir bem a boca
      ii. Estender o pescoço
      iii. Girar a cabeça para a esquerda ou para a direita (a fim de obter melhor visibilidade).
   c. Localizar o forame palatino maior (Figura 13.29 B e Tabela 13.2):
      i. Colocar um aplicador na junção do processo alveolar maxilar e o palato duro
      ii. Começar na região do primeiro molar superior, pressionando firmemente os tecidos com o aplicador. Enquanto mantém a pressão, continuar a mover o aplicador posteriormente
      iii. O aplicador "cai" na depressão criada pelo forame palatino maior (Figura 13.30)
      iv. Normalmente, o forame está localizado distal ao segundo molar superior, mas pode estar anterior ou posterior à sua posição usual (ver a seção "Bloqueio do nervo maxilar", p. 233).

**Tabela 13.2** Localização do forame palatino maior.[a]

| Localização | Número | Porcentagem |
|---|---|---|
| Metade anterior do segundo molar | 0 | 0 |
| Metade posterior do segundo molar | 63 | 39,87 |
| Metade anterior do terceiro molar | 80 | 50,63 |
| Metade posterior do terceiro molar | 15 | 9,49 |

[a]Medições de 158 crânios com a presença dos segundos e terceiros molares superiores.
De Malamed SF, Trieger N. Intraoral maxillary nerve block: an anatomical and clinical study. *Anesth Prog*. 1983;30:44-48.

   d. Preparo do tecido no local da injeção, apenas 1 a 2 mm anterior ao forame palatino maior:
      i. Limpeza e secagem com gaze estéril
      ii. Aplicação do antisséptico tópico (opcional)
      iii. Aplicação do anestésico tópico por 2 minutos.
   e. Após 2 minutos da aplicação do anestésico tópico, mover o aplicador posteriormente para que fique diretamente sobre o forame palatino maior:
      i. Aplicar pressão considerável na área do forame com o aplicador na mão esquerda (se for destro)
      ii. Observar a isquemia (branqueamento dos tecidos moles) no local da injeção
      iii. Pressionar por, no mínimo, 30 segundos e, enquanto faz isso, proceder as etapas seguintes.

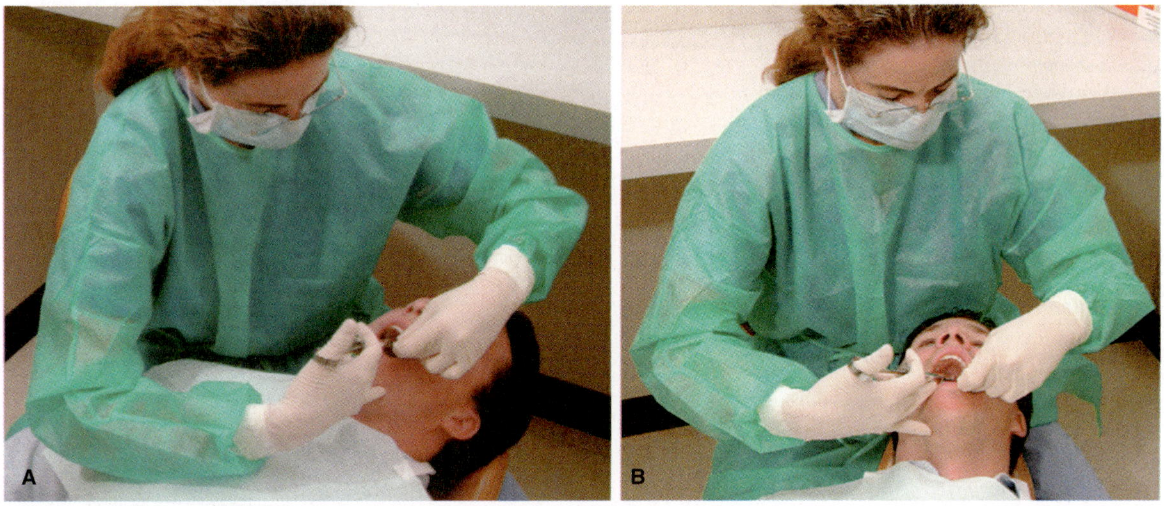


• **Figura 13.28** Posição do cirurgião-dentista para o bloqueio do nervo palatino maior direito (**A**) e esquerdo (**B**).

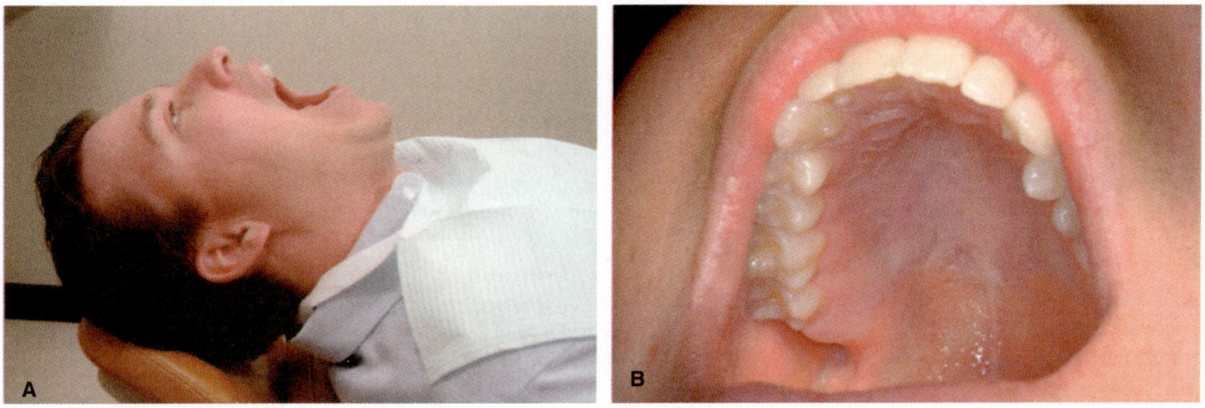


• **Figura 13.29** **A.** Posição do paciente para bloqueio do nervo palatino maior. **B.** Visão do cirurgião-dentista do palato duro quando o paciente está adequadamente posicionado.

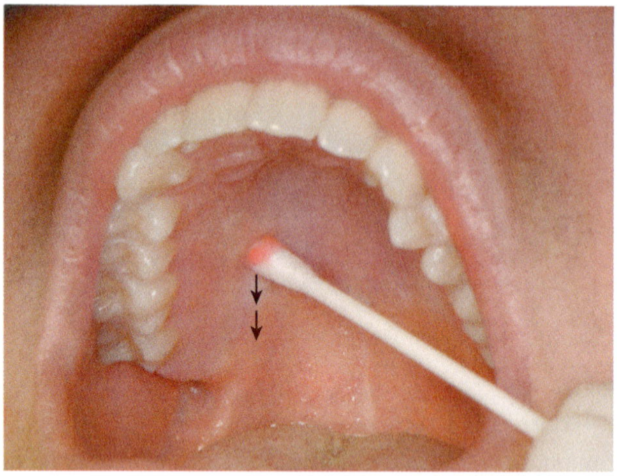

• **Figura 13.30** Um aplicador é pressionado contra o palato duro, na junção do processo alveolar maxilar e osso do palato. O aplicador é movido lentamente para distal (*setas*) até que se sinta uma depressão no tecido, que é o forame palatino maior (anterior).

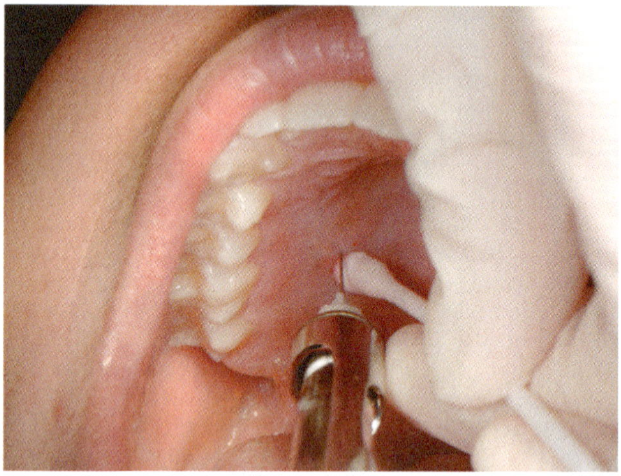

• **Figura 13.31** Observe o ângulo de entrada da agulha na boca. A inserção é feita nos tecidos isquêmicos, ligeiramente anterior ao aplicador. O corpo da seringa está estabilizado pelo canto da boca e pelos dentes.

f. Direcionar a seringa para o interior da boca a partir do lado oposto, com a agulha se aproximando do local da injeção em ângulo reto (Figura 13.31)
g. Colocar o bisel (não a ponta) da agulha delicadamente contra o tecido mole esbranquiçado (isquêmico) no local da injeção. Ele deve estar bem estabilizado para evitar a penetração acidental nos tecidos
h. Com o bisel contra o tecido:
   i. Aplicar pressão suficiente para curvar ligeiramente a agulha
   ii. Depositar pequeno volume de anestésico. A solução é forçada contra a mucosa e forma-se uma gotícula (Figura 13.32).
i. Endireitar a agulha e permitir que o bisel penetre a mucosa:
   i. Continuar o depósito de pequenos volumes de anestésico durante todo o procedimento
   ii. A isquemia se espalha para os tecidos adjacentes à medida que se deposita o anestésico (geralmente com vasoconstritor; Figuras 13.33 e 13.34).
j. Continuar a aplicação da anestesia sob pressão durante o depósito da solução anestésica (ver Figura 13.33). A isquemia se espalha à medida que o vasoconstritor diminui a perfusão tecidual
k. Avançar a agulha lentamente até que o osso do palato seja gentilmente tocado:
   i. A profundidade de penetração, geralmente, é de cerca de 5 mm
   ii. Continuar o depósito de pequenos volumes de anestésico. À medida que o tecido é penetrado, pode-se observar ligeiro aumento na resistência ao depósito da solução, o que é inteiramente normal no bloqueio do nervo palatino maior.
l. Aspirar em dois planos.
m. Se negativa, depositar lentamente (mínimo de 30 segundos) não mais que 1/4 a 1/3 de um tubete (0,45 a 0,6 mℓ)
n. Retirar a seringa
o. Manter a agulha em local seguro
p. Aguardar 2 a 3 minutos antes do início do procedimento odontológico.

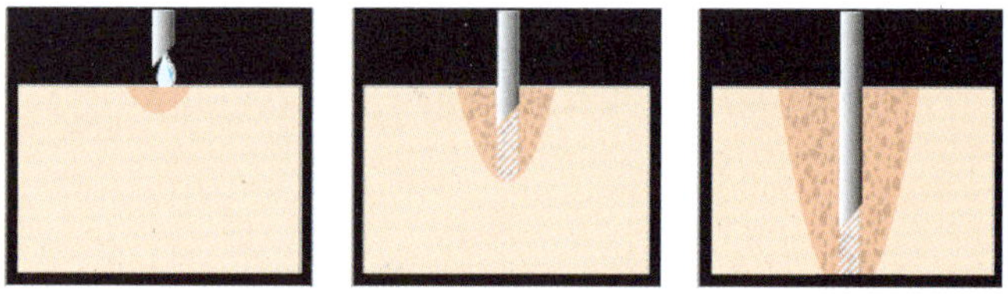

• **Figura 13.32** Técnica de pré-punção: bisel da agulha colocado no tecido mole; pressão exercida pelo aplicador; solução anestésica local depositada antes que a agulha entre nos tecidos.

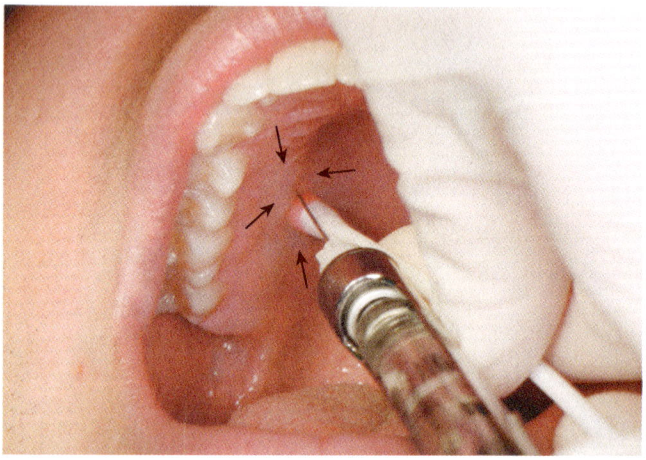

• **Figura 13.33** Observe a propagação da isquemia (*setas*) à medida que o anestésico é depositado.

## Sinais e sintomas

1. Subjetivo: dormência na porção posterior do palato.
2. Objetivo: sem dor durante a terapia odontológica.

## Aspectos de segurança

1. Contato com osso.
2. Aspiração.

## Precauções

Não entrar no canal palatino maior. Embora isso não seja prejudicial, não é necessário entrar no canal para que a técnica seja bem-sucedida.

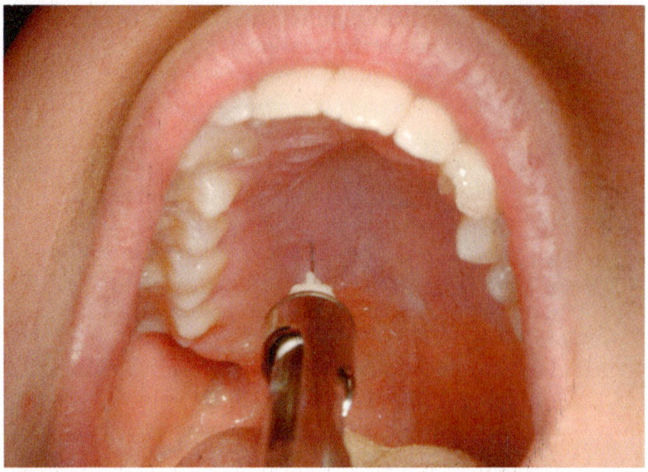

• **Figura 13.34** O aplicador é removido quando acaba o depósito da solução.

### Falhas da anestesia

1. O bloqueio do nervo palatino maior não é tecnicamente difícil de administrar; as falhas são raras. A incidência de sucesso está acima de 95%.
2. Se o anestésico local for depositado muito antes do forame, pode não ocorrer a anestesia adequada do tecido mole palatino posterior ao local da injeção (sucesso parcial).
3. A anestesia no palato na área do primeiro pré-molar superior pode se mostrar inadequada em virtude da sobreposição das fibras do nervo nasopalatino (sucesso parcial):
   a. Para corrigir, a infiltração local pode ser necessária como suplemento na área de anestesia inadequada.

### Complicações

1. Pouca relevância.
2. Isquemia e necrose dos tecidos moles quando se utiliza solução vasoconstritora altamente concentrada (p. ex., 1:50.000) repetidamente para a hemostasia, durante período prolongado.
   a. Nunca se deve usar a norepinefrina para hemostasia nos tecidos moles do palato (a norepinefrina não está disponível nos anestésicos locais odontológicos nos EUA nem no Canadá).
3. O hematoma é possível, mas é raro, por conta da densidade e da aderência firme dos tecidos palatinos ao osso subjacente.
4. Alguns pacientes podem ficar desconfortáveis se o palato mole se tornar anestesiado; esta é uma forte possibilidade quando o nervo palatino médio tem saída próxima ao local da injeção.

## Bloqueio do nervo nasopalatino

O bloqueio do nervo nasopalatino é uma técnica inestimável para o controle da dor palatina, já que, com a administração de volume mínimo de solução anestésica (no máximo 1/4 do tubete), é possível alcançar ampla área de anestesia do tecido mole palatino, minimizando a necessidade de várias injeções. Infelizmente, o bloqueio do nervo nasopalatino tem o diferencial de ser uma injeção potencialmente muito traumática (*i. e.*, dolorosa). A anestesia local em *spray* intranasal fornece excelente resultado na área nasopalatina, evitando a necessidade de injeção (ver Capítulo 20). Em nenhuma outra técnica de injeção a necessidade de adesão estrita ao protocolo de injeção atraumática é tão importante quanto no bloqueio do nervo nasopalatino. Duas abordagens para essa injeção são apresentadas. Os leitores devem se familiarizar com ambas as técnicas e, em seguida, usar aquela com a qual se sintam mais confortáveis (*i. e.*, que funcione melhor em suas mãos).

A primeira abordagem envolve apenas uma penetração tecidual, lateral à papila incisiva no lado palatino dos incisivos centrais superiores. O tecido mole nessa área é denso, firmemente aderido ao osso subjacente e bastante sensível; esses três fatores se combinam para aumentar o desconforto do paciente durante a injeção. A segunda abordagem foi recomendada por vários leitores de edições anteriores deste livro. Ela envolve três punções de agulha, mas, quando realizada de maneira adequada, é significativamente menos traumática do que a técnica mais direta com uma punção. Nela, anestesiam-se os tecidos moles vestibulares, entre os incisivos centrais superiores (injeção 1) e, em seguida, a agulha é direcionada para o lado vestibular através da papila interproximal entre os incisivos centrais em direção à papila incisiva no palato para anestesiar os tecidos superficiais na área (injeção 2). Uma terceira injeção, diretamente nos tecidos moles palatinos, já parcialmente anestesiados, sobrejacentes ao nervo nasopalatino, é necessária. Embora a técnica de uma punção com agulha seja preferida sempre que possível, a segunda abordagem pode produzir anestesia nasopalatina efetiva com o mínimo de desconforto.

### Outros nomes comuns

Bloqueio do nervo incisivo (confusão com o "outro" bloqueio do nervo incisivo na mandíbula, descrito no Capítulo 14), bloqueio do nervo esfenopalatino.

### Nervos anestesiados

Nervos nasopalatinos bilateralmente.

### Áreas anestesiadas

Porção anterior do palato duro (tecidos moles e duros) bilateralmente a partir da face mesial do primeiro pré-molar direito até a face mesial do primeiro pré-molar esquerdo (Figura 13.35).

### Indicações

1. Quando a anestesia do tecido mole palatino é necessária para tratamento restaurador em mais de dois dentes (p. ex., restaurações subgengivais, inserção de matriz subgengivalmente).
2. Para o controle da dor durante os procedimentos periodontais ou cirúrgicos que envolvam os tecidos palatinos moles e duros.

### Contraindicações

1. Inflamação ou infecção no local da injeção.
2. Áreas menores de terapia (um ou dois dentes).

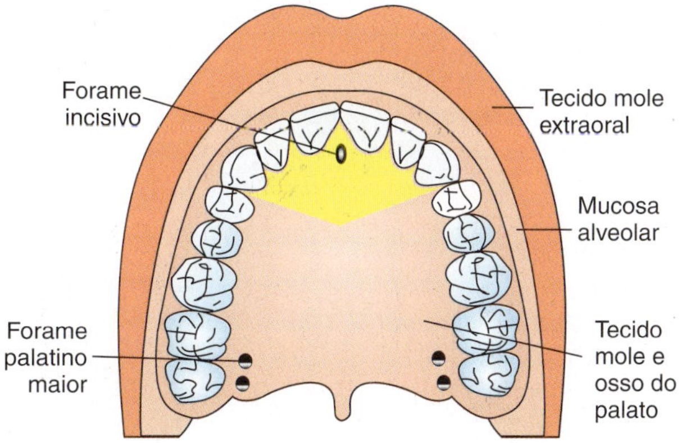


• **Figura 13.35** Área anestesiada pelo bloqueio do nervo nasopalatino.

### Vantagens

1. Minimiza a quantidade de penetrações da agulha e o volume da solução.
2. Desconforto mínimo do paciente por causa de várias penetrações de agulha.

### Desvantagens

1. Sem hemostasia, exceto na área imediata à injeção.
2. É a injeção intraoral mais potencialmente traumática; no entanto, o protocolo para uma injeção atraumática ou o uso do sistema C-CLAD ou de solução anestésica local tamponada pode minimizar ou eliminar completamente o desconforto.

### Aspiração positiva

Menos de 1%.

### Alternativas

1. Infiltração local em regiões específicas.
2. Bloqueio do nervo maxilar (apenas unilateral).
3. Bloqueio do nervo ASMA (apenas unilateral).
4. Anestésico local em *spray* nasal (ver Capítulo 20).

### Técnica: penetração única da agulha no palato

1. Recomenda-se agulha curta de calibre 27.
2. Área de inserção: a mucosa palatina, lateral à papila incisiva (localizada na linha média atrás dos incisivos centrais); o tecido nesse local é mais sensível do que a mucosa de outras áreas palatinas.
3. Área-alvo: forame incisivo, abaixo da papila incisiva (Figura 13.36).
4. Pontos de referência: incisivos centrais e papila incisiva.
5. Via de inserção: aproximar-se do local da injeção em ângulo de 45° em direção à papila incisiva.
6. Orientação do bisel: em direção aos tecidos moles palatinos (revisar o procedimento para a injeção palatina básica).
7. Procedimento:
   a. Posição 9 ou 10 horas, voltado para a mesma direção do paciente (Figura 13.37)
   b. Pedir ao paciente para:
      i. Abrir bem a boca
      ii. Estender o pescoço
      iii. Virar a cabeça para a esquerda ou para a direita, para melhor visibilidade (Figura 13.38).
   c. Preparo do tecido lateral à papila incisiva (Figura 13.39):
      i. Limpeza e secagem com gaze estéril
      ii. Aplicação do antisséptico tópico (opcional)
      iii. Aplicação do anestésico tópico, por 2 minutos.
   d. Após 2 minutos de aplicação do anestésico tópico, move-se o aplicador diretamente para a papila incisiva (Figura 13.40; ver Figura 13.39)
      i. Com o aplicador na mão esquerda (se o administrador for destro), aplicar pressão na área da papila
      ii. Observar isquemia no local da injeção.
   e. Colocar o bisel contra os tecidos moles isquêmicos, no local da injeção. A agulha deve estar bem estabilizada para impedir a penetração acidental dos tecidos (ver Figura 13.40)
   f. Com o bisel contra o tecido:
      i. Aplicar pressão suficiente para curvar ligeiramente a agulha
      ii. Depositar pequeno volume de anestésico. A solução será forçada contra a mucosa.
   g. Endireitar a agulha e permitir que o bisel penetre a mucosa:
      i. Continuar a depositar pequenos volumes de anestésico durante todo o procedimento
      ii. Observar isquemia se espalhando pelos tecidos adjacentes à medida que a solução é depositada.
   h. Continuar fazendo pressão com o aplicador enquanto injeta o anestésico

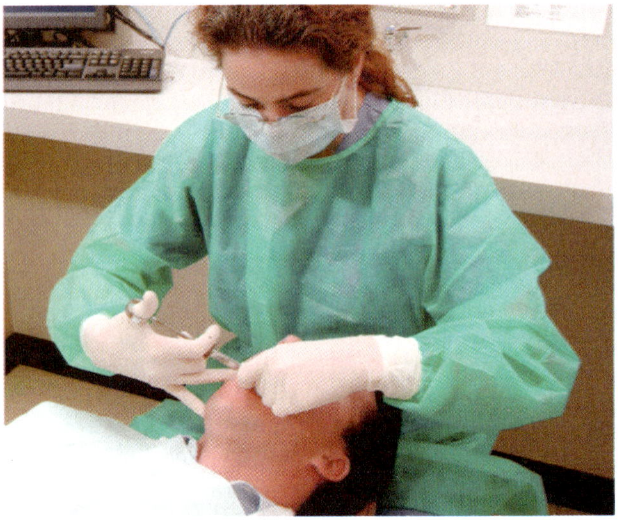

• **Figura 13.37** Posição do cirurgião-dentista para o bloqueio do nervo nasopalatino.

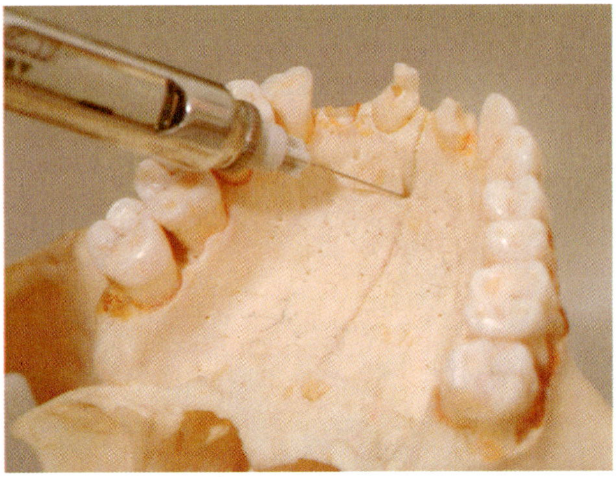

• **Figura 13.36** Área-alvo para o bloqueio do nervo nasopalatino.

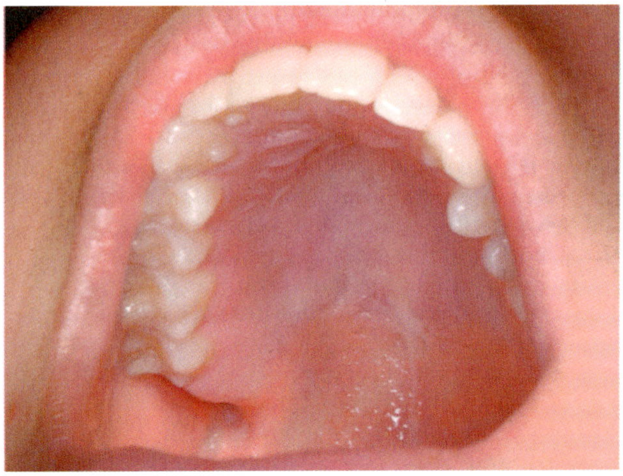

• **Figura 13.38** Palato quando o paciente está posicionado corretamente.

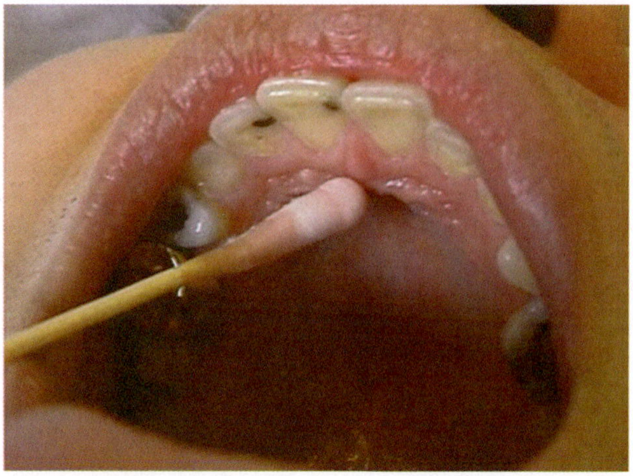

• **Figura 13.39** O anestésico tópico é aplicado lateralmente à papila incisiva, por 2 minutos, e a seguir a pressão é feita diretamente nela.

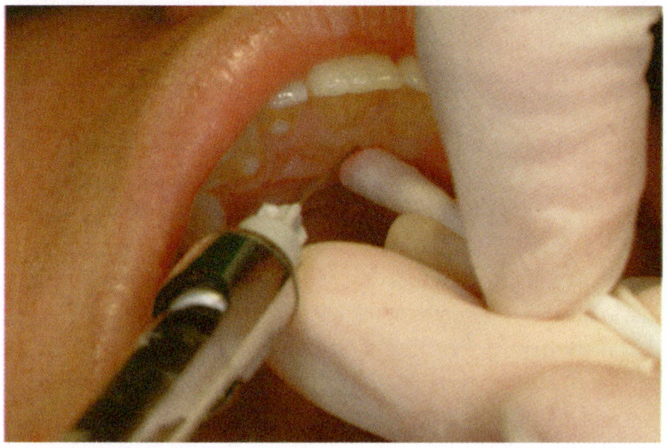

• **Figura 13.40** A pressão é mantida até que o depósito da solução seja concluído. A penetração da agulha é lateral à papila incisiva.

i. Avançar lentamente a agulha em direção ao forame incisivo, até que o osso seja suavemente tocado (ver Figura 13.36):
   i. A profundidade de penetração normalmente não é maior que 5 mm
   ii. Depositar pequenos volumes de anestésico enquanto avança a agulha. À medida que o tecido é penetrado, a resistência ao depósito da solução aumenta significativamente; isso é normal com o bloqueio do nervo nasopalatino.
j. Retirar a agulha 1 mm (para evitar injeção subperiosteal). O bisel agora está sobre o centro do forame incisivo
k. Aspirar em dois planos
l. Se negativa, depositar lentamente (mínimo de 15 a 30 segundos) não mais do que 1/4 de um tubete (0,45 mℓ):
   i. Em alguns pacientes, é difícil depositar 0,45 mℓ de solução anestésica nessa injeção. A injeção de anestésico pode cessar quando a área de isquemia, observada no local, expande-se da isquemia produzida somente pela aplicação de pressão isolada.
m. Retirar lentamente a seringa
n. Manter a agulha em local seguro
o. Aguardar 2 a 3 minutos antes de iniciar o procedimento odontológico.

### *Sinais e sintomas*

1. Subjetivo: dormência na porção posterior do palato.
2. Objetivo: sem dor durante a terapia odontológica.

### *Aspectos de segurança*

1. Contato com o osso.
2. Aspiração.

### *Precauções*

1. Contra a dor:
   a. Não inserir a agulha diretamente na papila incisiva (bastante dolorida)
   b. Não depositar a solução muito rapidamente
   c. Não depositar muita solução.
2. Contra infeção:
   a. Se a agulha for avançada mais de 5 mm no canal incisivo e inserida acidentalmente no assoalho do nariz, pode ocorrer infecção. Não há razão para a agulha entrar no canal incisivo durante o bloqueio do nervo nasopalatino.

### *Falhas da anestesia*

1. Injeção altamente eficaz (> 95% de incidência de sucesso).
2. Anestesia unilateral:
   a. Se a solução for depositada em um lado do canal incisivo, pode ocorrer anestesia unilateral
   b. Para corrigir: reinserir a agulha no tecido já anestesiado e injetar novamente a solução na área não anestesiada.
3. Anestesia inadequada nos tecidos moles palatinos na área de canino e primeiro pré-molar superior:
   a. Se as fibras do nervo palatino maior se sobrepuserem àquelas do nervo nasopalatino, a anestesia dos tecidos moles palatinos do canino e do primeiro pré-molar pode ser inadequada
   b. Para corrigir, pode ser necessária infiltração local como suplemento na área anestesiada inadequadamente.

### *Complicações*

1. Pouca relevância.
2. É possível hematoma, mas é extremamente raro em virtude da densidade e da aderência firme dos tecidos moles palatinos ao osso.
3. É possível necrose dos tecidos moles quando se usa solução vasoconstritora altamente concentrada (p. ex., epinefrina a 1:50.000) repetidamente para a hemostasia, durante período prolongado.

Pela densidade dos tecidos moles, a solução anestésica pode sair pelo local da punção durante a administração ou depois da remoção da agulha. (O que não tem significado clínico. No entanto, o administrador não pode se surpreender e dizer algo como "Opa!", pois isso pode assustar o paciente.)

### *Técnica: várias penetrações da agulha*

1. Recomenda-se agulha curta de calibre 27.
2. Áreas de inserção:
   a. Freio do lábio, na linha média, entre os incisivos centrais superiores (Figura 13.41 B)
   b. Papila interdental, entre os incisivos centrais superiores (Figura 13.41 C)
   c. Se necessário, tecidos moles palatinos, laterais à papila incisiva (Figura 13.41 D).
3. Área-alvo: forame incisivo, abaixo da papila incisiva.
4. Pontos de referência: incisivos centrais e papila incisiva.
5. Vias de inserção:
   a. Primeira injeção: infiltração no freio do lábio
   b. Segunda injeção: agulha mantida em ângulo reto em relação à papila interdental
   c. Terceira injeção: agulha mantida em ângulo de 45° em relação à papila incisiva.

6. Orientação do bisel:
   a. Primeira injeção: bisel em direção ao osso
   b. Segunda injeção: a orientação do bisel não é relevante
   c. Terceira injeção: a orientação do bisel não é relevante.
7. Procedimento:
   a. *Primeira injeção*: infiltração de 0,3 mℓ no freio do lábio (ver Figura 13.41 B).
      i. Preparo do tecido no local da injeção:
         a. Limpeza e secagem com gaze estéril
         b. Aplicação do antisséptico tópico (opcional)
         c. Aplicação do anestésico tópico, por 1 minuto (ver Figura 13.41 A).
      ii. Retrair o lábio superior para esticar os tecidos e melhorar a visibilidade (cuidado para não esticar excessivamente o freio). Se possível, usar um espelho clínico para minimizar o risco de ferimento acidental com a agulha
      iii. Inserir, delicadamente, a agulha no freio e depositar 0,3 mℓ de anestésico, em aproximadamente 15 segundos. (O tecido pode edemaciar à medida que a solução é injetada, mas isso é normal.)
      iv. A anestesia do tecido mole se desenvolve imediatamente. O objetivo dessa primeira injeção é anestesiar a papila interdental, entre os dois incisivos centrais.
   b. *Segunda injeção*: penetração pelo lado vestibular da papila, entre os incisivos centrais superiores, em direção à papila incisiva (ver Figura 13.41 C):
      i. Retrair o lábio superior, suavemente, para aumentar a visibilidade (não esticar demais o freio do lábio). Se possível, usar um espelho clínico para minimizar o risco de ferimento acidental com a agulha
      ii. O cirurgião-dentista destro deve sentar-se na posição de 11 ou 12 horas, voltado para a mesma direção que o paciente. Inclinar a cabeça do paciente para a direita fornece o ângulo adequado para a penetração da agulha
      iii. Segurando a agulha em ângulo reto em relação à papila interdental, inseri-la na papila, logo acima do nível da crista óssea.
         a. Direcionar para a papila incisiva (no lado palatino da papila interdental)
         b. Os tecidos moles da superfície vestibular foram anestesiados pela primeira injeção; portanto, não há desconforto. Contudo, à medida que a agulha penetra na direção do lado palatino, não anestesiado, é necessário administrar pequenas quantidades de anestésico local para evitar o desconforto
         c. Com a cabeça do paciente para trás, pode-se ver a isquemia produzida pelo anestésico local e (ocasionalmente) a ponta da agulha, quando ela se aproxima do lado palatino da papila incisiva. Deve-se ter cuidado para evitar que a agulha saia, pela papila, na cavidade bucal no lado palatino.
      iv. Aspirar em dois planos quando notar isquemia na papila incisiva ou quando a ponta da agulha se tornar visível logo abaixo da superfície do tecido. Se negativa, administrar não mais do que 0,3 mℓ de solução anestésica, em aproximadamente 15 segundos. Existe considerável resistência ao depósito da solução, mas sem desconforto para o paciente
      v. A estabilização da seringa nessa segunda injeção é um tanto desajeitada, mas importante. Recomenda-se a utilização de um dedo da outra mão para estabilizar a agulha (Figura 13.42). No entanto, deve-se manter o corpo da seringa de forma que permaneça dentro do campo de visão do paciente, o que é potencialmente angustiante para alguns deles
      vi. Retirar a seringa lentamente
      vii. Manter a agulha em local seguro

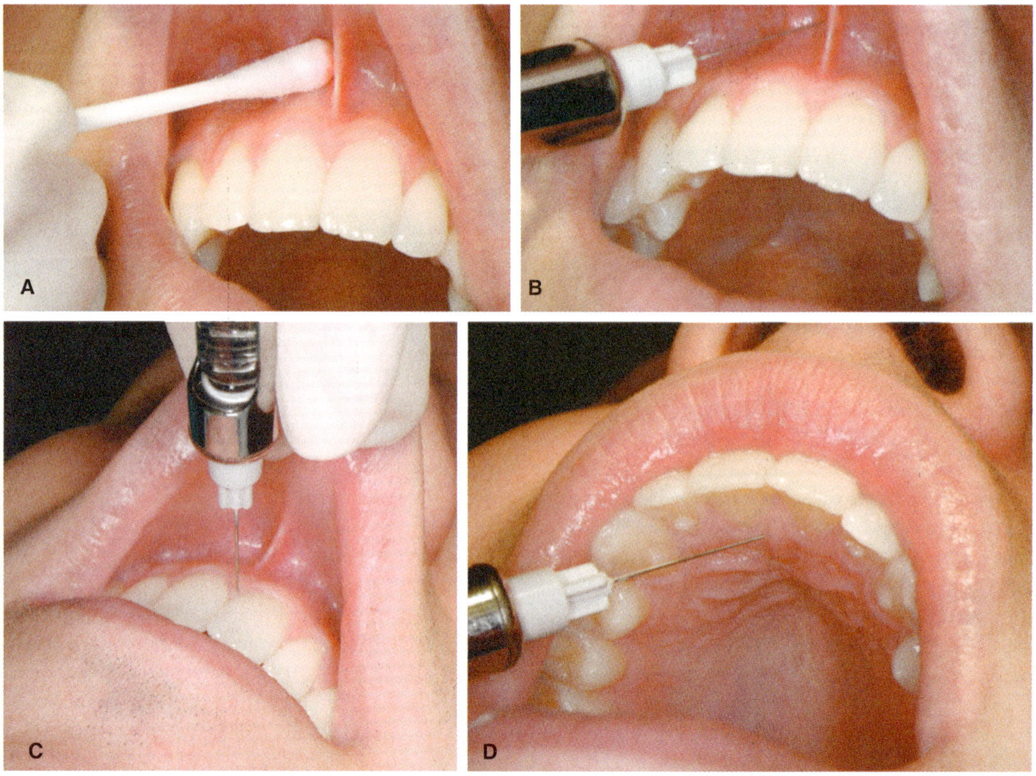


• **Figura 13.41** **A.** O anestésico tópico é aplicado na mucosa do freio. **B.** Primeira injeção, no freio do lábio. **C.** Segunda injeção, na papila interdental entre os incisivos centrais. **D.** Terceira injeção, agulha inserida lateralmente à papila incisiva para fornecer a área desejada de anestesia.

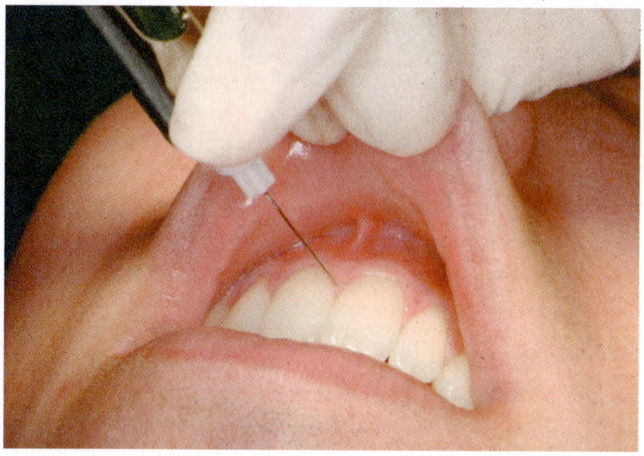

• **Figura 13.42** Use um dedo da mão oposta para estabilizar a seringa durante a segunda injeção.

viii. Normalmente, a anestesia na distribuição dos nervos nasopalatinos direito e esquerdo desenvolve-se em, no mínimo, 2 a 3 minutos
ix. Se a área de anestesia clinicamente eficaz se mostrar menos do que adequada (como acontece frequentemente), deve-se prosseguir para a terceira injeção.

c. *Terceira injeção:*
i. Secar o tecido lateral à papila incisiva
ii. Pedir ao paciente para abrir bem a boca
iii. Estender o pescoço do paciente
iv. Colocar a agulha no tecido mole adjacente à papila incisiva (em forma de losango), apontando para a porção mais distal da papila
v. Avançar a agulha até encontrar o osso
vi. Retirar a agulha 1 mm para evitar a injeção subperiosteal
vii. Aspirar em dois planos
viii. Se negativa, administrar lentamente não mais do que 0,3 mℓ do anestésico, em aproximadamente 15 segundos. *Observação: o uso de anestesia tópica e de pressão é desnecessário na segunda e na terceira injeção porque os tecidos que estão sendo penetrados pela agulha já estão anestesiados (pela primeira e segunda injeções)*
ix. Retirar a seringa
x. Manter a agulha em local seguro
xi. Aguardar, no mínimo, 2 a 3 minutos para o efeito da anestesia antes de iniciar o tratamento odontológico.

### Sinais e sintomas

1. Subjetivo: dormência do lábio superior (na linha média) e na porção anterior do palato.
2. Objetivo: sem dor durante a terapia odontológica.

### Aspectos de segurança

1. Aspiração.
2. Contato com o osso (terceira injeção).

### Vantagem

Inteiramente ou relativamente atraumático.

### Desvantagens

1. Requer várias injeções (três).
2. Dificuldade na estabilização da seringa durante a segunda injeção.
3. Geralmente, o corpo da seringa fica no campo de visão do paciente durante a segunda injeção.

### Precauções

1. Contra a dor: se cada injeção for realizada conforme recomendado, toda a técnica deve ser atraumática.
2. Contra infeção: na terceira injeção, não avançar a agulha para dentro do canal incisivo. Com a penetração acidental do assoalho nasal, o risco de infecção é maior.

### Falhas da anestesia

1. Injeção altamente bem-sucedida (> 95%).
2. Anestesia inadequada dos tecidos moles palatinos ao redor do canino e do primeiro pré-molar em razão da sobreposição das fibras do nervo palatino maior:
   a. Para corrigir, pode ser necessária a infiltração local como suplemento na área.

### Complicações

1. Pouca relevância.
2. Pode ocorrer necrose dos tecidos moles quando se utiliza solução vasoconstritora altamente concentrada (p. ex., epinefrina a 1:50.000) para a hemostasia por período prolongado.
3. As papilas interdentais entre os incisivos superiores, às vezes, ficam sensíveis por vários dias após a injeção.

## Infiltração local no palato

### Outros nomes comuns

Nenhum.

### Nervos anestesiados

Ramos terminais dos nervos nasopalatino e palatino maior.

### Áreas anestesiadas

Tecidos moles na vizinhança imediata à injeção (Figura 13.43).

### Indicações

1. Principalmente para alcançar a hemostasia durante os procedimentos cirúrgicos.
2. Controle da dor palatogengival quando há necessidade de anestesia em áreas limitadas, para a aplicação de grampo para isolamento absoluto, inserção de fio retrator no sulco gengival ou procedimentos cirúrgicos em não mais do que dois dentes.

### Contraindicações

1. Inflamação ou infecção no local da injeção.
2. Controle da dor em áreas de tecido mole envolvendo mais de dois dentes.

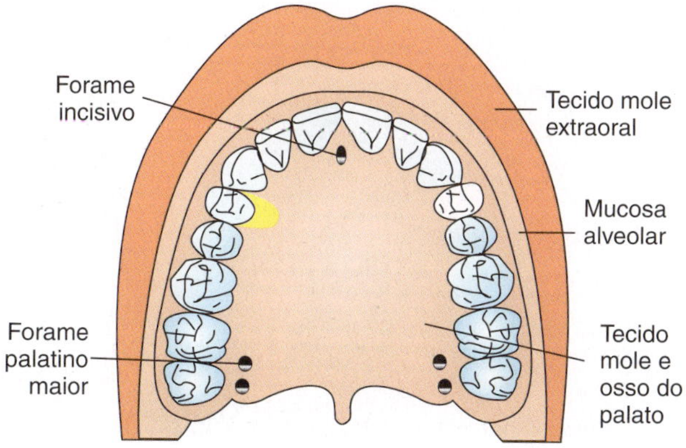


• **Figura 13.43** Área anestesiada pela infiltração palatina.

### Vantagens

1. Fornece hemostasia aceitável quando usada com vasoconstritor.
2. Proporciona área mínima de dormência.

### Desvantagens

Injeção potencialmente traumática.

### Aspiração positiva

Insignificante.

### Alternativas

1. Para hemostasia: nenhuma.
2. Para controle da dor: bloqueio do nervo nasopalatino ou do nervo palatino maior, bloqueio do nervo ASMA, bloqueio do nervo maxilar.

### Técnica

1. Recomenda-se agulha curta de calibre 27.
2. Área de inserção: gengiva inserida 5 a 10 mm da margem da gengival livre (Figura 13.44).
3. Área-alvo: tecidos gengivais 5 a 10 mm da margem da gengival livre.
4. Pontos de referência: tecido gengival no centro da área de tratamento previsto.
5. Via de inserção: aproximar-se do local da injeção em ângulo de 45°.
6. Orientação do bisel: em direção aos tecidos moles palatinos.
7. Procedimento:
   a. O cirurgião-dentista destro deve sentar-se na posição 10 horas:
      i. Voltado para o paciente para a infiltração palatina no lado direito
      ii. Voltado para a mesma direção que o paciente para a infiltração palatina no lado esquerdo.
   b. Pedir ao paciente para:
      i. Abrir bem a boca
      ii. Estender o pescoço
      iii. Virar a cabeça para a esquerda ou para a direita, como necessário, para melhorar a visibilidade.
   c. Preparo do tecido no local da injeção:
      i. Limpeza e secagem com gaze estéril
      ii. Aplicação do antisséptico tópico (opcional)
      iii. Aplicação do anestésico tópico por 2 minutos
      iv. Após 2 minutos da aplicação do anestésico tópico, colocar o aplicador no tecido imediatamente adjacente ao local da injeção:
         1. Com o aplicador na mão esquerda (se for destro), aplicar pressão nos tecidos moles palatinos.
         2. Observar isquemia no local da injeção.
   d. Colocar o bisel da agulha contra o tecido mole isquêmico no local da injeção. A agulha deve estar bem estabilizada para impedir a penetração acidental nos tecidos
   e. Com o bisel contra o tecido:
      i. Aplicar pressão suficiente para curvar ligeiramente a agulha
      ii. Depositar pequeno volume de anestésico local. A solução é forçada contra a mucosa e forma-se uma gotícula.
   f. Endireitar a agulha e permitir que o bisel penetre a mucosa:
      i. Continuar depositando pequenos volumes de anestésico local durante todo o procedimento
      ii. A isquemia dos tecidos se espalha à medida que o anestésico adicional é depositado. (Quando essa injeção é utilizada para a hemostasia, o vasoconstritor do anestésico local produz isquemia intensa dos tecidos.)
   g. Continuar a aplicação de pressão com o aplicador durante a injeção
   h. Continuar avançando a agulha e depositar o anestésico até que o osso seja delicadamente tocado. A espessura do tecido é de apenas 3 a 5 mm na maioria dos pacientes
   i. Se a hemostasia for o objetivo desta técnica, continuar administrando a solução até que a isquemia abranja o local da cirurgia. Na prática usual, 0,2 a 0,3 mℓ de solução são adequados
   j. Para a hemostasia de locais cirúrgicos maiores:
      i. Retirar a agulha do primeiro local de injeção
      ii. Colocar no novo local da injeção, na periferia do tecido previamente anestesiado (Figura 13.45)
      iii. Penetrar os tecidos e depositar o anestésico como no passo *i*. O uso de anestésico tópico pode ser omitido para as injeções subsequentes, porque o tecido penetrado já está anestesiado
      iv. Continua-se esse procedimento de sobreposição até que a hemostasia adequada seja obtida em toda a área cirúrgica.
   k. Retirar a seringa
   l. Manter a agulha em local seguro
   m. Iniciar o procedimento odontológico imediatamente.

### Sinais e sintomas

1. Subjetivo: dormência, isquemia dos tecidos moles palatinos.
2. Objetivo: sem dor durante a terapia odontológica.

### Aspectos de segurança

Área anatomicamente segura para a injeção.

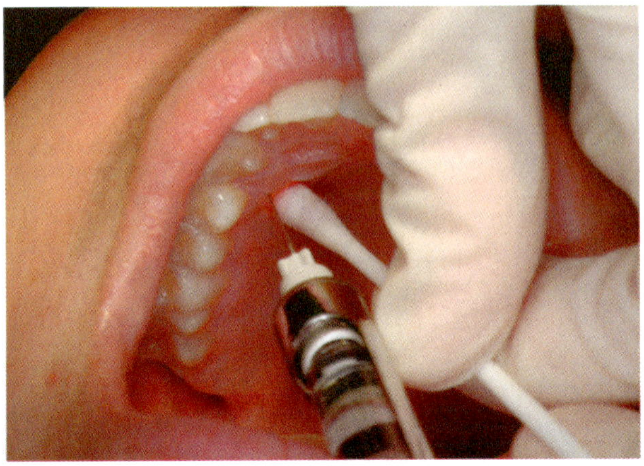

• **Figura 13.44** Área de inserção e área-alvo para a infiltração palatina.

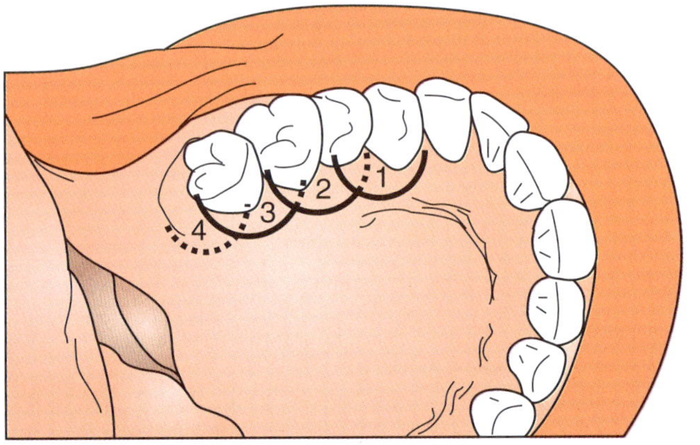


• **Figura 13.45** Sobreposição das infiltrações palatinas sequenciais e locais de penetração da agulha.

### Precaução

Procedimento altamente traumático se realizado de maneira inadequada.

### Falha da hemostasia

A porcentagem de sucesso é maior se for adicionado um vasoconstritor na solução anestésica; no entanto, os tecidos inflamados podem continuar a hemorragia, apesar do uso do vasoconstritor.

### Complicações

1. Pouca relevância.
2. Pode-se observar necrose dos tecidos moles quando se utiliza uma solução vasoconstritora altamente concentrada (p. ex., 1:50.000) para a hemostasia repetidamente e por período prolongado.

## Bloqueio do nervo alveolar superior médio e anterior

O bloqueio do nervo ASMA é uma injeção recentemente descrita de bloqueio do nervo maxilar. Foi relatado, pela primeira vez, por Friedman e Hochman[4,5] durante o desenvolvimento do sistema C-CLAD. Essa técnica fornece a anestesia pulpar de vários dentes superiores (incisivos, caninos e pré-molares) a partir da injeção em um local no palato duro, no meio de uma linha imaginária que conecta a sutura palatina mediana à margem da gengiva livre. A linha está localizada no ponto de contato entre o primeiro e o segundo pré-molares (Figura 13.46).

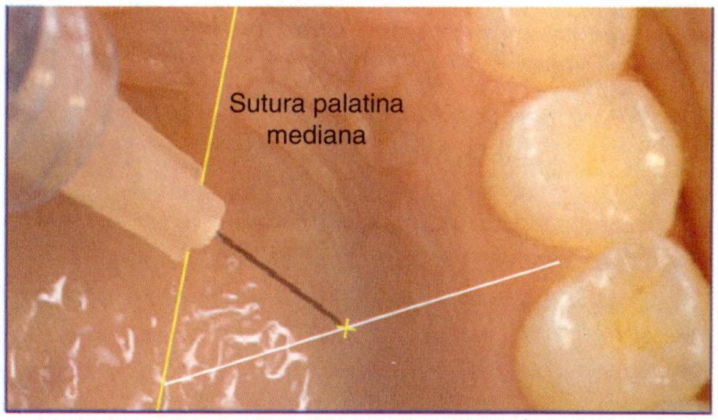


• **Figura 13.46** Localização da injeção para o bloqueio do nervo alveolar superior médio e anterior.

Como o anestésico local é depositado no palato, os músculos da expressão facial e do lábio superior não são anestesiados. Um volume mínimo de anestésico é necessário para fornecer anestesia pulpar do incisivo central até o segundo pré-molar no lado da injeção. O bloqueio do nervo ASMA pode ser administrado com pouca ou nenhuma dor seguindo as técnicas básicas de injeção palatina atraumática descritas anteriormente. O uso do sistema C-CLAD definitivamente ajuda na administração atraumática da injeção.

O bloqueio do nervo ASMA é mais precisamente descrito como bloqueio de campo dos ramos terminais (plexo dentário subneural) do nervo ASA, que inervam desde os dentes incisivos até os pré-molares. Embora estudos sugiram que o nervo ASMA possa estar ausente em elevada porcentagem de indivíduos, o plexo dentário subneural completo deve estar presente para fornecer inervação aos dentes pré-molares e incisivos em todos os pacientes. Esse plexo dentário subneural do nervo ASA é anestesiado no bloqueio do nervo ASMA. Duas estruturas anatômicas, a abertura nasal e o seio maxilar, causam a convergência dos ramos dos nervos ASA e ASM e do plexo dentário subneural associado na região dos ápices dos dentes pré-molares (Figura 13.47). O local da injeção é nessa região de convergência das estruturas neurais. O depósito de volume suficiente de anestésico local permite que este se difunda através dos canais nutrientes e do osso cortical poroso no palato, envolvendo o plexo dentário subneural concentrado nesse local.

O bloqueio do nervo ASMA pode ser particularmente útil para os procedimentos odontológicos estéticos-restauradores (cosméticos) nos quais o cirurgião-dentista deseja avaliar a linha do sorriso durante o tratamento.[6] Além disso, essa injeção mostrou ser muito útil para a raspagem periodontal e o alisamento radicular da região maxilar.[13] Ela fornece uma anestesia profunda do tecido mole e da gengiva inserida dos dentes associados. Perry e Loomer[13] demonstraram preferência do paciente pelo bloqueio do nervo ASMA em comparação com a injeção de infiltração supraperiosteal. Os pacientes consideraram que o bloqueio do nervo ASMA é tão eficaz quanto muitas infiltrações na maxila.

Vários procedimentos importantes devem ser seguidos para realizar essa injeção confortavelmente. Essas técnicas são mais facilmente realizadas quando executadas com o sistema C-CLAD; no entanto, essa injeção também foi bem-sucedida com o uso de seringa odontológica com aspiração padrão.

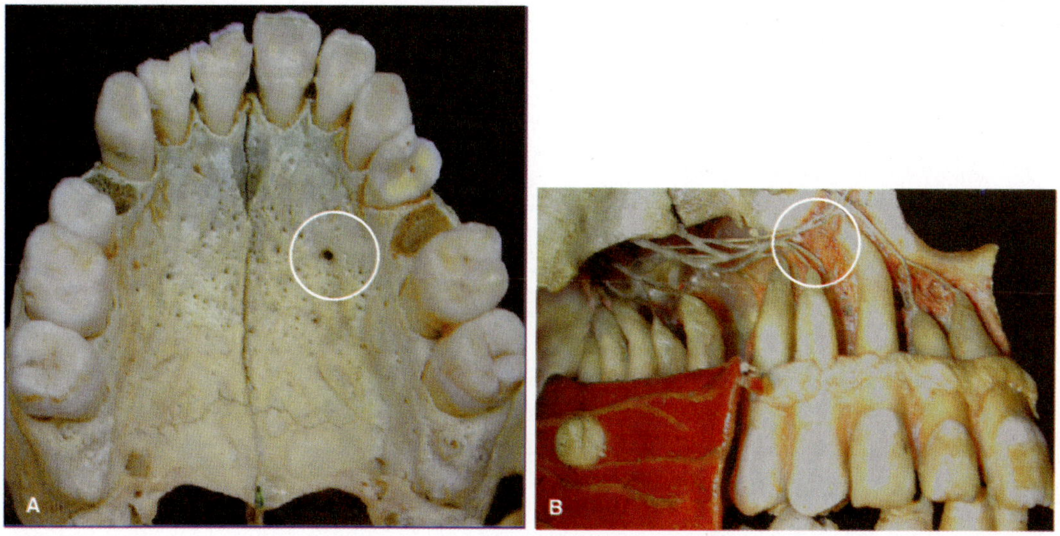


• **Figura 13.47** Anatomia do bloqueio do nervo alveolar superior médio e anterior. **A.** Visão palatina: o anestésico local é injetado na área do círculo. **B.** Visão vestibular: o anestésico local é injetado no lado palatino na área do círculo.

## Outros nomes comuns

Abordagem palatina para o bloqueio do nervo ASMA.

## Nervos anestesiados

1. Nervo ASA.
2. Nervo ASM, quando presente.
3. Plexo nervoso dentário subneural dos nervos ASA e ASM.

## Áreas anestesiadas

1. Anestesia pulpar dos incisivos, caninos e pré-molares superiores (Figura 13.48).
2. Gengiva inserida vestibular desses mesmos dentes.
3. Tecidos palatinos anexos, da linha média à margem da gengiva livre dos dentes associados.

## Indicações

1. É executado mais facilmente com o sistema C-CLAD.
2. Quando são realizados procedimentos odontológicos envolvendo vários dentes anteriores superiores ou tecidos moles.
3. Quando é desejada a anestesia de vários dentes anteriores superiores a partir de uma injeção em um único local.
4. Na realização de raspagem e alisamento radicular dos dentes anteriores.
5. Quando são realizados procedimentos cosméticos anteriores e a avaliação da linha do sorriso é importante para o sucesso do resultado.
6. Quando, em razão da densidade do osso cortical, a abordagem vestibular da injeção supraperiosteal for ineficaz.

## Contraindicações

1. Pacientes com tecidos palatinos anormalmente finos.
2. Pacientes incapazes de tolerar o tempo de administração de 3 a 4 minutos.
3. Procedimentos que exigem mais de 90 minutos.

## Vantagens

1. Fornece a anestesia de vários dentes superiores com uma única injeção.
2. Técnica comparativamente simples.
3. Comparativamente seguro, minimiza o volume de anestésico e o número de punções necessárias em comparação às infiltrações maxilares tradicionais dos dentes.
4. Permite a anestesia pulpar e do tecido mole eficaz para a raspagem periodontal e o alisamento radicular dos dentes superiores associados.

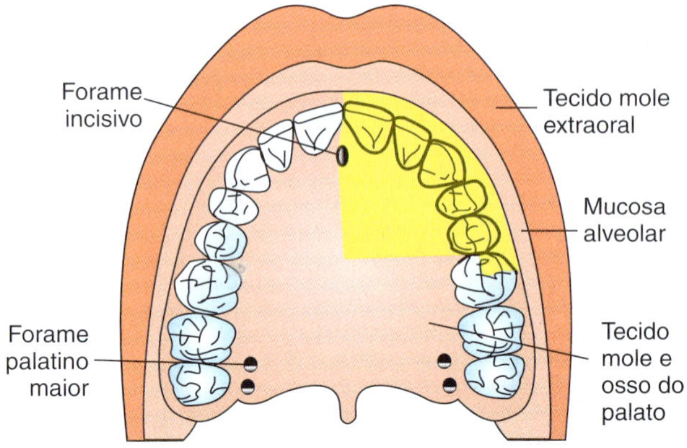


• **Figura 13.48** Área anestesiada pelo bloqueio do nervo alveolar superior médio e anterior.

5. Possibilita a realização da avaliação precisa da linha do sorriso após a anestesia, o que pode ser útil durante procedimentos estéticos odontológicos.
6. Elimina a inconveniência pós-operatória da dormência no lábio superior e nos músculos da expressão facial.
7. Pode ser executado confortavelmente com o sistema C-CLAD.

## Desvantagens

1. Requer administração lenta (0,5 mℓ/min).
2. Pode causar fadiga no cirurgião-dentista que utiliza uma seringa manual, em virtude do tempo de injeção prolongado.
3. Pode ser desconfortável para o paciente se administrado incorretamente.
4. Provável necessidade de anestesia suplementar para os incisivos centrais e laterais.
5. Pode causar isquemia excessiva se administrado muito rapidamente.
6. Contraindicação ao uso de anestésico local contendo epinefrina com concentração de 1:50.000.

## Aspiração positiva

Menos de 1%.

## Alternativas

1. Várias injeções supraperiosteais ou LPD, para cada dente.
2. Bloqueio dos nervos ASA e ASM.
3. Bloqueio do nervo maxilar.

## Técnica

1. Recomenda-se agulha curta de calibre 27.
2. Área de inserção: no palato duro, na metade de uma linha imaginária que liga a sutura palatina mediana à margem da gengiva livre. A linha está localizada no ponto de contato entre o primeiro e o segundo pré-molares (ver Figura 13.46).
3. Área-alvo: osso palatino no local da injeção.
4. Pontos de referência: o ponto de intersecção na metade da linha imaginária, que vai da sutura palatina mediana até a margem da gengiva livre, no entrecruzamento do ponto de contato entre o primeiro e o segundo pré-molares.
5. Orientação do bisel: o bisel da agulha é colocado "voltado para baixo", contra o epitélio. A agulha é normalmente mantida em ângulo de 45° em relação ao palato.
6. Procedimento:
   a. Sentar-se na posição 9 ou 10 horas, voltado para a mesma direção do paciente
   b. Colocar o paciente em posição supina, com ligeira hiperextensão da cabeça e do pescoço, para melhor visualização da papila nasopalatina
   c. Uso de comunicação preparatória para informar ao paciente que a injeção pode levar alguns minutos para ser administrada e que pode produzir sensação de pressão no palato
   d. Uso de apoios confortáveis para o braço e o dedo a fim de evitar fadiga durante o tempo prolongado da administração
   e. Sugere-se o uso do sistema C-CLAD, porque facilita a administração da injeção
   f. A orientação inicial do bisel é "voltada para baixo", em direção ao epitélio, enquanto a agulha é mantida em ângulo de aproximadamente 45°, como uma tangente ao palato
   g. O alvo final é o bisel em contato com o osso do palato
   h. Pode ser usada uma técnica de pré-punção. Coloca-se o bisel da agulha em direção ao tecido palatino e um aplicador estéril na ponta da agulha (Figura 13.49). Aplica-se leve pressão no aplicador para criar uma "vedação" do bisel da

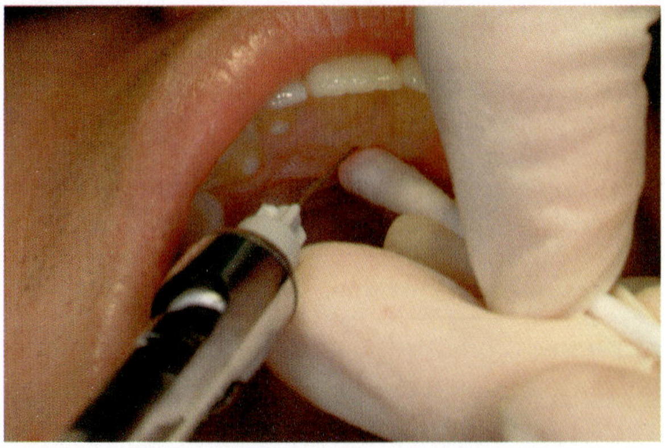

• **Figura 13.49** Técnica de pré-punção.

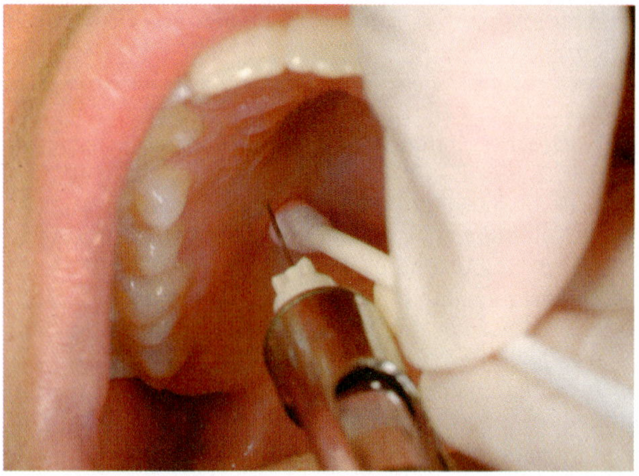

• **Figura 13.50** Bloqueio do nervo alveolar superior médio e anterior. Observe a angulação da seringa do lado oposto da boca.

agulha contra a superfície externa. Inicia-se o fornecimento do anestésico local na superfície do epitélio. O objetivo é forçar a solução através do epitélio externo na superfície do tecido. O aplicador fornece a estabilização da agulha e evita que qualquer excesso de solução anestésica local pingue na boca do paciente. Quando se utiliza o sistema C-CLAD, ele mantém a velocidade de administração lenta (aproximadamente 0,5 mℓ/min) durante toda a injeção. Mantém-se essa posição e pressiona-se a superfície do epitélio por 8 a 10 segundos

i. Pode-se usar a "técnica da via anestésica". Avança-se muito lentamente a ponta da agulha no tecido. A rotação da agulha permite que ela penetre o tecido com mais eficiência.[14] Avança-se a agulha 1 a 2 mm a cada 4 a 6 segundos enquanto se administra a solução anestésica na velocidade lenta recomendada. Deve-se tentar não expandir o tecido ou avançar a agulha muito rapidamente se a injeção for realizada com uma seringa manual. O uso do sistema C-CLAD torna a execução desse processo consideravelmente mais fácil
j. Após o branqueamento inicial ser observado (aproximadamente 30 segundos), faz-se uma pausa por vários segundos para permitir o início da anestesia superficial
k. Continua-se a inserção lenta no tecido palatino. A orientação da peça de mão (seringa) deve ser dos pré-molares contralaterais (Figura 13.50). A agulha é avançada até entrar em contato com o osso
l. Certifica-se que o contato da agulha seja mantido com a superfície óssea do palato. O bisel da agulha deve ficar voltado para a superfície do osso
m. Aspira-se em dois planos
n. O anestésico é administrado a uma taxa de aproximadamente 0,5 mℓ/min durante a injeção, para uma dose total de aproximadamente 1,4 a 1,8 mℓ
o. Avisa-se o paciente que ele sentirá uma sensação de pressão firme.

### *Sinais e sintomas*

1. Subjetivo: sensação de firmeza e dormência percebida imediatamente nos tecidos do palato.
2. Subjetivo: dormência dos dentes e tecidos moles associados que se estende do incisivo central ao segundo pré-molar no lado da injeção.
3. Objetivo: é evidente o branqueamento dos tecidos moles (se usado vasoconstritor) da gengiva inserida palatina e vestibular, estendendo-se do incisivo central até a região dos pré-molares.
4. Objetivo: uso de "*spray* de resfriamento" (p. ex., Endo-Ice®) ou de TPE com potência máxima (80/80), sem resposta do dente.
5. Objetivo: ausência de dor durante o tratamento.
6. Objetivo: não ocorre a anestesia da face e do lábio superior. *Observação: Em alguns pacientes, pode ser necessária injeção adicional para anestesiar os dentes incisivos centrais. Isso pode ser fornecido a partir de uma abordagem palatina ou com injeções individuais no LPD.*

### *Aspectos de segurança*

1. Contato com o osso.
2. Baixo risco de aspiração positiva.
3. Inserção lenta da agulha (1 a 2 mm a cada 4 a 6 segundos).
4. Administração lenta de anestésico local (0,5 mℓ/min).
5. Necessidade de menos anestésico quando comparado às injeções tradicionais.

### *Precauções*

1. Contra a dor:
   a. Inserção extremamente lenta da agulha
   b. Administração lenta durante a inserção, com simultânea administração da solução anestésica
   c. Recomenda-se o dispositivo C-CLAD.
2. Contra danos no tecido:
   a. Evitar isquemia excessiva não usando anestésicos locais com vasoconstritores em concentração de 1:50.000
   b. Evitar várias infiltrações de anestésico local com vasoconstritor na mesma área em uma única consulta.

### *Falhas da anestesia*

1. Pode ser necessário realizar anestesia suplementar para os incisivos centrais e laterais:
   a. O volume adequado de anestésico pode não atingir os ramos dentários
   b. Para corrigir: adicionar solução anestésica ou aplicar injeção adicional na proximidade desses dentes, por abordagem palatina.

### *Complicações*

1. Desenvolvimento de úlcera palatina no local da injeção em 1 a 2 dias após a cirurgia:
   a. Autolimitada
   b. Cicatriza após 5 a 10 dias

c. A prevenção inclui a administração lenta, para evitar isquemia excessiva
d. Evitar concentrações excessivas de vasoconstritor (p. ex., 1:50.000)
e. Evitar várias infiltrações de anestésico local com vasoconstritor na mesma área, em uma única consulta.
2. Contato inesperado com o nervo nasopalatino.
3. Densidade dos tecidos no local da injeção causando a volta do anestésico e sabor amargo. Para evitar isso:
a. Aspirar enquanto efetua a retirada da seringa do tecido
b. Fazer pausa por 3 a 4 segundos antes de retirar a agulha, para permitir que a pressão se dissipe
c. Instruir o auxiliar para aspirar qualquer excesso de anestésico que escape durante a administração.

## Abordagem palatina para o bloqueio do nervo alveolar superior anterior

A injeção do nervo ASA por abordagem palatina (P-ASA), assim como o bloqueio do nervo ASMA, foi definida por Friedman e Hochman em conjunto com o uso clínico e o desenvolvimento do sistema C-CLAD em meados da década de 1990.[5,6,11] O bloqueio do nervo ASA por abordagem palatina tem vários elementos em comum com o bloqueio do nervo nasopalatino, mas difere o suficiente para ser considerado uma injeção distinta. O bloqueio P-ASA usa o ponto de entrada no tecido semelhante (lateral à papila incisiva) à injeção nasopalatina, mas difere em seu alvo final (*i. e.*, a agulha posicionada dentro do canal incisivo). O volume de anestésico recomendado para o bloqueio P-ASA é de 1,4 a 1,8 mℓ, administrado a uma velocidade de 0,5 mℓ/min.

A distribuição da anestesia também difere entre essas injeções. O bloqueio do nervo nasopalatino proporciona anestesia da gengiva, da mucosa e do periósteo palatino na região anterior e é recomendado para procedimentos cirúrgicos na região anterior do palato. Ele também pode servir como técnica suplementar para obtenção da anestesia pulpar dos dentes incisivos. Em contraste, o bloqueio P-ASA é recomendado como método principal para obtenção de anestesia pulpar bilateral dos seis dentes anteriores superiores (incisivos e caninos). Esse bloqueio proporciona anestesia intensa dos tecidos moles da gengiva e do mucoperiósteo no terço anterior do palato, inervados pelo nervo nasopalatino. Além disso, observa-se a anestesia do tecido mole da gengiva inserida vestibular dos seis dentes anteriores. Portanto, o bloqueio P-ASA é uma alternativa interessante para o controle da dor para raspagem e alisamento radicular, procedimentos cosméticos estéticos/restauradores (odontológicos) e pequenos procedimentos cirúrgicos envolvendo a região da pré-maxila. A injeção P-ASA pode ser notada como a primeira injeção odontológica para produzir anestesia pulpar bilateral a partir de uma única injeção como seu objetivo principal, uma característica única dessa técnica de injeção.

Está bem documentada, na literatura odontológica, que a dor subjetiva associada a injeções na região nasopalatina normalmente está associada a um grau significativo de desconforto quando realizada com uma seringa manual.[15-17] A introdução dos sistemas C-CLAD demonstrou que as injeções, mesmo nos tecidos densos e altamente inervados do palato, podem ser realizadas previsivelmente com pouca ou nenhuma dor.[18] A injeção P-ASA pode ser realizada com uma seringa tradicional; entretanto, obtém-se mais facilmente uma injeção confortável com o sistema C-CLAD.[4,19-21]

A injeção P-ASA é útil quando se deseja a anestesia dos dentes anteriores superiores, sem anestesia colateral dos lábios e músculos da expressão facial. Mostrou-se preferível durante a raspagem e o alisamento radicular dos dentes anteriores. Também é benéfica para a realização de procedimentos odontológicos estéticos anteriores. A linha do sorriso e as inter-relações entre os lábios, dentes e tecidos moles não podem ser avaliadas com precisão quando é utilizada uma abordagem tradicional (sulco mucovestibular) para a anestesia, em virtude da paralisia dos músculos do lábio superior. A abordagem palatina permite que a anestesia seja limitada ao plexo subneural para os dentes anteriores superiores e o nervo nasopalatino. O volume mínimo para essa injeção é de 1,8 mℓ fornecido a uma velocidade lenta de 0,5 mℓ/min.

### Outros nomes comuns

Abordagem palatina do bloqueio de campo maxilar anterior.

### Nervos anestesiados

1. Nervo nasopalatino.
2. Ramos anteriores do nervo ASA.

### Áreas anestesiadas

1. Polpa dos incisivos centrais superiores, dos incisivos laterais e (em menor grau) dos caninos (Figura 13.51).
2. Tecido periodontal vestibular associado a esses mesmos dentes.
3. Tecido periodontal do palato associado a esses mesmos dentes.

### Indicações

1. Para a realização de procedimentos odontológicos que envolvem vários dentes anteriores e os tecidos moles superiores.
2. Quando se deseja anestesia bilateral dos dentes anteriores superiores a partir de uma injeção em um único local.
3. Quando se realizam raspagem e alisamento radicular dos dentes anteriores.
4. Quando são feitos procedimentos cosméticos anteriores e a avaliação da linha do sorriso é importante para o sucesso do resultado.
5. Quando a abordagem vestibular da injeção supraperiosteal for ineficaz por causa da densidade do osso cortical.

### Contraindicações

1. Pacientes com a raiz do canino extremamente longa podem não obter anestesia intensa desses dentes a partir da abordagem palatina isolada.
2. Pacientes incapazes de tolerar o tempo de administração de 3 a 4 minutos.
3. Procedimentos que demoram mais de 90 minutos.

### Vantagens

1. Fornece anestesia maxilar bilateral a partir de um único local de injeção.

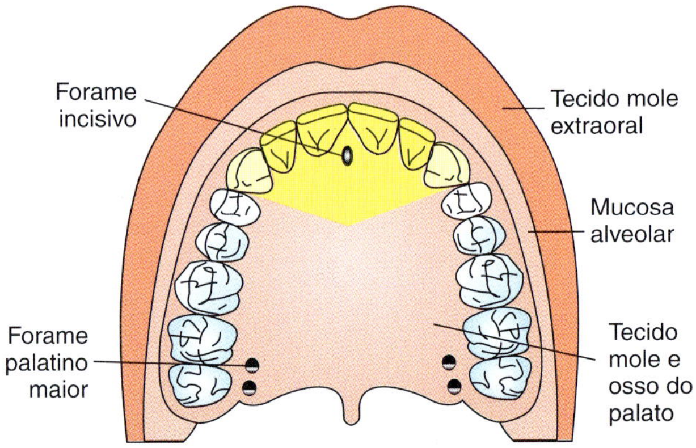


• **Figura 13.51** Área anestesiada pela abordagem palatina do bloqueio do nervo alveolar superior anterior.

2. Técnica comparativamente simples de executar.
3. Comparativamente seguro; minimiza o volume de anestésico e o número de punções necessárias em comparação às infiltrações maxilares tradicionais desses dentes.
4. Permite a realização de avaliação precisa da linha do sorriso após a anestesia, o que pode ser útil durante os procedimentos estéticos.
5. Elimina a inconveniência pós-operatória da dormência no lábio superior e nos músculos de expressão facial.
6. Pode ser executado confortavelmente com o sistema C-CLAD.

### Desvantagens

1. Requer administração lenta (0,5 mℓ/min).
2. Pode causar fadiga no cirurgião-dentista que usa seringa manual por causa do tempo de injeção prolongado.
3. Pode ser desconfortável para o paciente se administrado incorretamente.
4. Pode exigir anestesia suplementar para os dentes caninos.
5. Pode causar isquemia excessiva se administrado muito rapidamente.
6. Contraindica-se o uso de anestésico local contendo epinefrina com concentração de 1:50.000.

### Aspiração positiva

Menos de 1% (presumido a partir de dados sobre o bloqueio nasopalatino).

### Alternativas

1. Injeções supraperiosteais ou LPD para cada dente.
2. Bloqueio do nervo ASA direito e esquerdo (bilateral).
3. Bloqueio do nervo maxilar direito e esquerdo (bilateral).

### Técnica

1. Recomenda-se agulha curta de calibre 27.
2. Área de inserção: lateral à papila incisiva, no sulco papilar (Figura 13.52).
3. Área-alvo: forame nasopalatino.
4. Ponto de referência: papila nasopalatina.
5. Orientação do bisel: o bisel da agulha é colocado "voltado para baixo", contra o epitélio. A agulha, normalmente, é mantida em ângulo de 45° em relação ao palato.

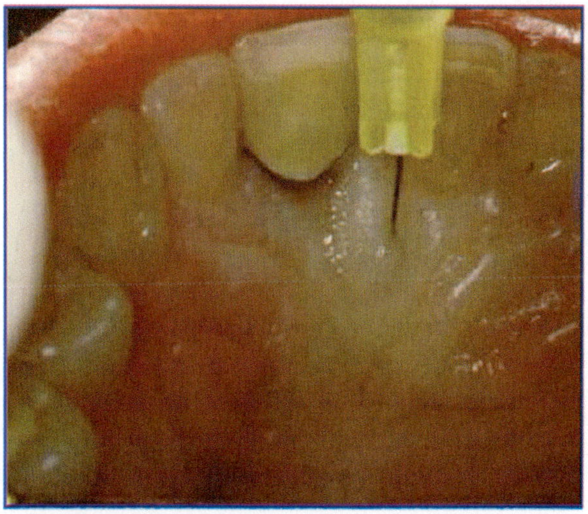

• **Figura 13.52** Área de inserção da agulha para a abordagem palatina do bloqueio do nervo alveolar superior anterior.

6. Procedimento:
   a. Sentar-se na posição 9 ou 10 horas, voltado para a mesma direção do paciente
   b. Colocar o paciente na posição supina, com ligeira hiperextensão da cabeça e do pescoço, para facilitar a visualização da papila nasopalatina
   c. Fazer uso de comunicação preparatória para informar ao paciente que a injeção pode levar alguns minutos e que pode produzir sensação de pressão no palato
   d. Usar apoios confortáveis para o braço e o dedo a fim de evitar fadiga durante o tempo de administração prolongado
   e. O uso do sistema C-CLAD torna a administração dessa injeção mais fácil
   f. A orientação inicial do bisel é "voltada para baixo", contra o epitélio, enquanto a agulha é mantida em ângulo de aproximadamente 45°, como uma tangente ao palato
   g. Pode-se usar a técnica de pré-punção. Coloca-se o bisel da agulha contra o tecido palatino e um aplicador estéril na ponta da agulha (ver Figura 13.49). Aplica-se leve pressão para criar uma "vedação" no bisel da agulha contra a superfície externa. Inicia-se o fornecimento da solução anestésica na superfície do epitélio. O objetivo é forçar a solução através do epitélio externo para o tecido e permitir que a solução anestésica seja fornecida através da camada do epitélio externo. O aplicador oferece estabilização da agulha e evita que qualquer excesso de solução anestésica caia na boca do paciente. Quando o sistema C-CLAD é utilizado, ele mantém a velocidade de entrega lenta (aproximadamente 0,5 mℓ/min) durante toda a injeção. Mantém-se a posição e realiza-se pressão sobre a superfície do epitélio por 8 a 10 segundos
   h. Pode-se usar a "técnica da via anestésica", avançando muito lentamente a agulha no tecido. A rotação da agulha permite que ela penetre no tecido com mais eficiência. Avança-se a agulha 1 a 2 mm a cada 4 a 6 segundos ao administrar a solução anestésica na velocidade (lenta) recomendada. Deve-se evitar expandir o tecido ou avançar a agulha muito rapidamente se o bloqueio P-ASA estiver sendo realizado com uma seringa tradicional. É nessa etapa que o sistema C-CLAD facilita o processo
   i. Após a observação do branqueamento inicial (aproximadamente 30 segundos), deve-se fazer uma pausa de alguns segundos para permitir o início da anestesia superficial
   j. Continua-se a inserção lenta no canal nasopalatino. A orientação da agulha deve ser paralela ao longo eixo dos incisivos centrais. A agulha é avançada a uma profundidade de 6 a 10 mm (Figura 13.53). *Observação: se for encontrada resistência antes que a profundidade final de penetração seja alcançada, não se deve forçar a agulha para a frente. Ela deve ser retirada ligeiramente e reorientada para minimizar o risco de penetração no assoalho do nariz.*
   k. Certifica-se que a agulha esteja em contato com a parede óssea interna do canal. (O canal nasopalatino bem definido pode não estar presente em alguns pacientes.)
   l. Aspira-se em dois planos dentro do espaço do canal, a fim de evitar a injeção intravascular
   m. Administra-se o anestésico a uma velocidade de aproximadamente 0,5 mℓ/min durante a injeção, para um volume total de 1,4 a 1,8 mℓ. Deve-se avisar ao paciente que ele sentirá uma sensação de pressão. *Observação: há relato de que em uma pequena porcentagem de casos a inserção da agulha pode estimular o nervo nasopalatino (semelhante ao contato do nervo durante o bloqueio alveolar inferior). Isso pode ser uma surpresa inquietante para o paciente (e para o cirurgião-dentista)*

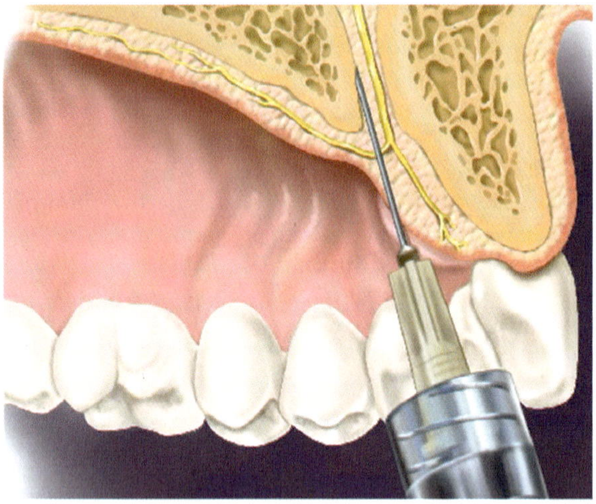

• **Figura 13.53** Orientação da seringa para a abordagem palatina do bloqueio do nervo alveolar superior anterior.

*caso ocorra. Deve-se tranquilizar o paciente com apoio verbal, dizendo que isso não é incomum e que não é um problema. Se isso ocorrer, reposiciona-se a agulha e continua-se a administração do anestésico antes de avançar mais.*

### Sinais e sintomas

1. Subjetivo: a sensação de firmeza e anestesia é sentida imediatamente na região anterior do palato.
2. Subjetivo: dormência dos dentes e tecidos moles associados que se estende do canino direito até o esquerdo.
3. Objetivo: a isquemia (branqueamento) dos tecidos moles (se usado vasoconstritor) da gengiva inserida palatina e vestibular é evidente, estendendo-se da região do canino direito até o esquerdo.
4. Objetivo: uso de "*spray* de resfriamento" (p. ex., Endo-Ice®) ou de TPE com potência máxima (80/80), sem resposta dos dentes.
5. Objetivo: ausência de dor durante o tratamento.
6. Objetivo: não ocorre a anestesia da face e do lábio superior. *Observação: nos pacientes cujos caninos têm raiz longa, pode ser necessário anestésico local adicional. Isso pode ser fornecido por meio de abordagem palatina em um ponto que se aproxime dos ápices das raízes dos caninos.*
   a. Em casos raros, pode ser necessária abordagem vestibular (tradicional) de injeção supraperiosteal para os dentes caninos.

### Aspectos de segurança

1. Contato com o osso.
2. Taxa mínima de aspiração.
3. Inserção lenta da agulha (1 a 2 mm a cada 4 a 6 segundos).
4. Administração lenta (0,5 mℓ/min) de anestésico local.
5. Volume de anestésico menor que o necessário se administrado por meio de injeções tradicionais.

### Precauções

1. Contra a dor:
   a. Inserção extremamente lenta
   b. Administração lenta durante a inserção com administração simultânea da solução anestésica (criando uma via anestésica)
   c. Considerar o uso do sistema C-CLAD.
2. Contra danos ao tecido:
   a. Evitar a isquemia excessiva não utilizando substâncias com epinefrina na concentração de 1:50.000
   b. Evitar várias infiltrações de anestésico local com vasoconstritor, na mesma área, em uma única consulta.

### Falhas da anestesia

1. Injeção altamente eficaz para os incisivos superiores.
2. Quando ocorre falha, pode haver necessidade de injeção odontológica adicional nos pacientes cujos caninos têm raiz longa:
   a. O volume adequado de anestésico pode não atingir os ramos dentários
   b. Para corrigir: adicionar solução anestésica ou fazer uma injeção adicional na proximidade do canino por abordagem palatina.
3. Anestesia unilateral:
   a. Procurar pelo branqueamento bilateral
   b. Para corrigir: administrar anestesia adicional.

### Complicações

1. Úlcera palatina no local da injeção, com desenvolvimento em 1 a 2 dias de pós-operatório:
   a. Autolimitada
   b. Cicatrização em 5 a 10 dias
   c. A prevenção inclui a administração lenta, a fim de evitar isquemia excessiva
   d. Evitar concentrações excessivas de vasoconstritor (p. ex., 1:50.000).
2. Contato inesperado com o nervo nasopalatino.
3. A densidade dos tecidos moles no local da injeção pode causar a volta do anestésico e sabor amargo. Para evitar isso:
   a. Aspirar enquanto retira a seringa do tecido
   b. Fazer pausa por 3 a 4 segundos antes de retirar a agulha, para que a pressão se dissipe
   c. Instruir o auxiliar para aspirar qualquer excesso de anestésico que escape durante a administração.

## Bloqueio do nervo maxilar

O bloqueio do nervo maxilar (segunda divisão ou $V_2$) é um método eficaz para obtenção de anestesia profunda de uma hemiarcada. É útil nos procedimentos que envolvem dentística em um quadrante e nos procedimentos cirúrgicos extensos. Duas abordagens são apresentadas. Ambas são eficazes e o autor não tem preferência por nenhuma delas. As grandes dificuldades com a abordagem do canal palatino maior envolvem a localização do canal e a avaliação de seu comprimento com sucesso. A maior dificuldade na abordagem do alto da tuberosidade é a grande incidência de hematoma.

### Outros nomes comuns

Bloqueio do nervo da segunda divisão, bloqueio do nervo $V_2$.

### Nervos anestesiados

Divisão maxilar do nervo trigêmeo.

### Áreas anestesiadas

1. Anestesia pulpar dos dentes superiores no lado do bloqueio (Figura 13.54).
2. Periodonto vestibular e osso sobrejacente a esses dentes.
3. Tecidos moles e osso do palato duro e parte do palato mole medial até a linha mediana.
4. Pele da pálpebra inferior, lateral do nariz, bochecha e lábio superior.

### Indicações

1. Controle da dor antes de procedimentos cirúrgicos orais, periodontais ou restauradores extensos que exigem anestesia de toda a divisão maxilar.

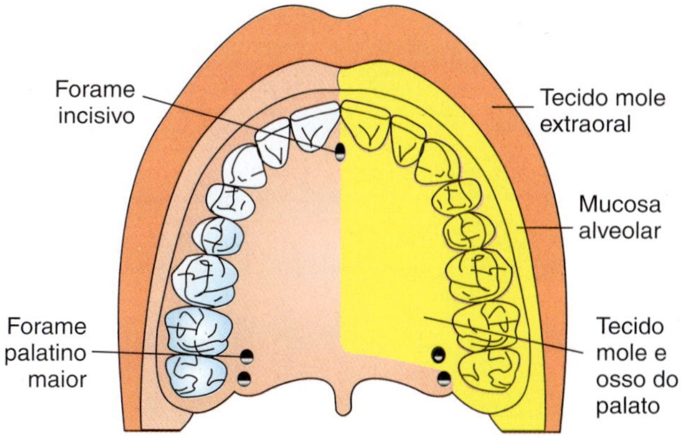


• **Figura 13.54** Áreas anestesiadas pelo bloqueio do nervo maxilar.

2. Quando a inflamação ou a infecção do tecido impede o uso de outros bloqueios nervosos regionais (p. ex., bloqueio dos nervos ASP, ASA, ASMA, P-ASA) ou a injeção supraperiosteal.
3. Procedimentos diagnósticos ou terapêuticos para nevralgia ou espasmos da segunda divisão do nervo trigêmeo.

### Contraindicações

1. Operador inexperiente.
2. Pacientes pediátricos:
   a. Mais difícil por causa das dimensões anatômicas menores
   b. É necessário que o paciente coopere
   c. Geralmente desnecessário em crianças, pela alta taxa de sucesso de outras técnicas de bloqueio regional.
3. Pacientes não cooperativos.
4. Inflamação ou infecção dos tecidos sobrejacentes ao local da injeção.
5. Quando a hemorragia é um risco (p. ex., em uma pessoa com hemofilia ou que tome medicamentos anticoagulantes).
6. Na abordagem do canal palatino maior: incapacidade de obter acesso ao canal; as obstruções ósseas podem estar presentes em 5 a 15% dos canais.

### Vantagens

1. Injeção atraumática pela abordagem do alto da tuberosidade.
2. Alto índice de sucesso (> 95%).
3. A aspiração positiva é menor que 1% (abordagem do canal palatino maior).
4. Minimiza o número de penetrações da agulha necessárias para o sucesso da anestesia da hemiarcada (mínimo de quatro para bloqueio dos nervos ASP, ASA, infraorbital, palatino maior e nasopalatino).
5. Minimiza o volume total de solução anestésica local injetada: de 1,8 mℓ contra 2,7 mℓ.
6. A abordagem do alto da tuberosidade e a do canal palatino maior não costumam ser traumáticas.

### Desvantagens

1. Risco de hematoma, principalmente com a abordagem do alto da tuberosidade.
2. A abordagem do alto da tuberosidade é relativamente arbitrária. É possível inserção excessiva por causa da ausência de pontos de referência ósseos se a técnica apropriada não for seguida.
3. Falta de hemostasia. Se necessário, requer infiltração de pequenos volumes de anestésico local com vasoconstritor no local da cirurgia.
4. Dor: a abordagem do canal palatino maior é potencialmente (embora não geralmente) traumática.

### Alternativas

Para obter a mesma distribuição de anestesia presente no bloqueio do nervo maxilar, devem-se administrar *todos* os seguintes:

1. Bloqueio do nervo ASP.
2. Bloqueio do nervo ASA.
3. Bloqueio do nervo palatino maior.
4. Bloqueio do nervo nasopalatino.

### Técnica: abordagem pelo alto da tuberosidade (Figura 13.55)

1. Recomenda-se agulha longa de calibre 25. Também é aceitável uma agulha longa de calibre 27.
2. Área de inserção: altura do sulco mucovestibular acima da distal do segundo molar superior.
3. Área-alvo:
   a. Nervo maxilar à medida que ele passa pela fossa pterigopalatina
   b. Superior e medial à área-alvo ao bloqueio do nervo ASP.
4. Pontos de referência:
   a. Sulco mucovestibular na distal do segundo molar superior
   b. Tuberosidade da maxila
   c. Processo zigomático da maxila.
5. Orientação do bisel: em direção ao osso.
6. Procedimento:
   a. Medir o comprimento de uma agulha longa, da ponta até o canhão (parte de plástico; a média é de 32 mm, mas difere entre os fabricantes)
   b. Posição correta:
      i. Para a injeção no alto da tuberosidade do lado esquerdo, o cirurgião-dentista destro deve sentar-se na posição de 10 horas voltado para o paciente (ver Figura 13.9 A)
      ii. Para a injeção do alto da tuberosidade do lado direito, o cirurgião-dentista destro deve sentar-se na posição de 8 horas voltado para o paciente (ver Figura 13.9 B).
   c. Posicionar o paciente em supino ou semissupino para o bloqueio direito ou esquerdo
   d. Preparar o tecido na altura do sulco mucovestibular na distal do segundo molar superior:
      i. Secagem com gaze estéril
      ii. Aplicação do antisséptico tópico (opcional)
      iii. Aplicação da anestesia tópica.
   e. Abrir parcialmente a boca do paciente, puxando a mandíbula na direção da injeção

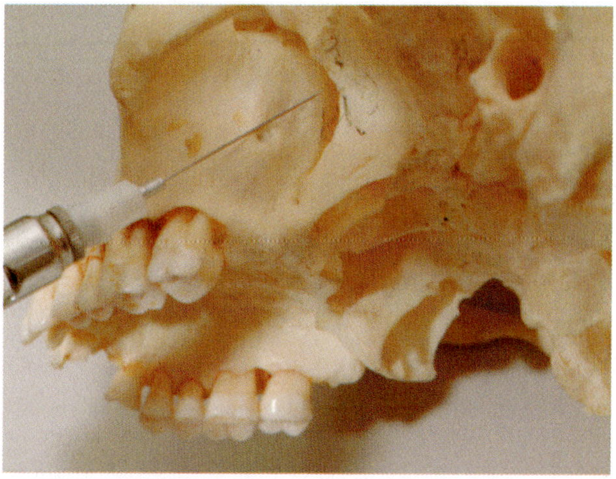

• **Figura 13.55** Bloqueio do nervo maxilar, abordagem pelo alto da tuberosidade.

f. Afastar a bochecha na área da injeção, se possível usando o espelho clínico (para minimizar o risco de o cirurgião-dentista se ferir acidentalmente com a agulha)
g. Puxar os tecidos esticados
h. Colocar a agulha na altura do sulco mucovestibular sobre o segundo molar superior
i. Avançar a agulha lentamente para cima, para dentro e para trás, como descrito para o bloqueio do nervo ASP (p. 207)
j. Avançar a agulha até a profundidade de 30 mm:
   i. Nenhuma resistência à penetração da agulha deve ser sentida. Se for sentida resistência, significa que o ângulo da agulha em direção à linha média está muito grande
   ii. Nessa profundidade (30 mm), a ponta da agulha deve ficar na fossa pterigopalatina, próxima à divisão maxilar do nervo trigêmeo.
k. Aspirar em dois planos:
   i. Girar a seringa (bisel da agulha) em um quarto de volta e aspirar novamente
   ii. Se negativa:
      a. Depositar lentamente (mais de 60 segundos) 1,8 mℓ
      b. Aspirar várias vezes durante a injeção.
l. Retirar a seringa
m. Manter a agulha em local seguro
n. Aguardar o mínimo de 3 a 5 minutos antes de iniciar o procedimento odontológico.

### *Técnica: abordagem do canal palatino maior (Figura 13.56)*

1. Recomenda-se agulha longa de calibre 25. Agulha longa de calibre 27 também é aceitável.
2. Área de inserção: tecido mole palatino diretamente sobre o forame palatino maior.
3. Área-alvo: o nervo maxilar à medida que passa pela fossa pterigopalatina; a agulha passa pelo canal palatino maior para atingir a fossa pterigopalatina.
4. Pontos de referência: forame palatino maior, junção do processo alveolar maxilar e osso do palato.
5. Orientação do bisel: em direção aos tecidos moles palatinos.
6. Procedimento:
   a. Medir o comprimento da agulha longa, da ponta até o canhão (parte de plástico; a média é de 32 mm, mas difere entre os fabricantes)
   b. Assumir a posição correta:
      i. Para o bloqueio do $V_2$ pelo palatino maior do lado direito, o cirurgião-dentista deve se sentar voltado para a direção do paciente, na posição de 7 ou 8 horas
      ii. Para o bloqueio do $V_2$ pelo canal palatino maior do lado esquerdo, o cirurgião-dentista senta-se voltado para a mesma direção na posição de 10 ou 11 horas.
   c. Pedir ao paciente, que está em posição supina, que faça o seguinte:
      i. Abrir bem a boca
      ii. Estender o pescoço
      iii. Girar a cabeça para a esquerda ou para a direita (para melhor visibilidade).
   d. Localizar o forame palatino maior:
      i. Colocar um aplicador na junção do processo alveolar maxilar e do palato duro
      ii. Começar na região do segundo molar, pressionando firmemente os tecidos com o aplicador. Mantendo a pressão, continuar movendo o aplicador posteriormente
      iii. O aplicador "cai" na depressão criada pelo forame palatino maior

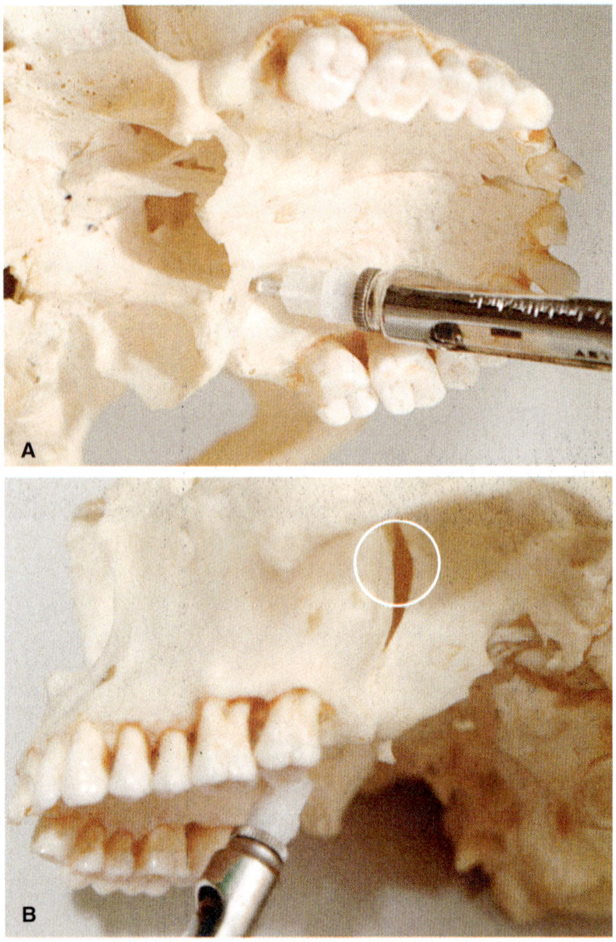

**• Figura 13.56 A.** Bloqueio do nervo maxilar, abordagem pelo canal palatino maior. Observe a direção da agulha e do corpo da seringa no canal. **B.** Bloqueio do nervo da segunda divisão ($V_2$), abordagem pelo canal palatino maior. Observe a localização da ponta da agulha na fossa pterigopalatina (*círculo*).

      iv. O forame, frequentemente, está localizado mais na distal do segundo molar superior (ver Tabela 13.2).
   e. Preparo dos tecidos diretamente sobre o forame palatino maior:
      i. Limpar e secar com gaze estéril
      ii. Aplicar o antisséptico tópico (opcional)
      iii. Aplicar o anestésico tópico, por 2 minutos.
   f. Após 2 minutos da aplicação do anestésico tópico, mover o aplicador posteriormente para que fique bem atrás do forame palatino maior:
      i. Aplicar pressão no tecido com o aplicador mantido na mão esquerda (se destro)
      ii. Observar a isquemia no local da injeção.
   g. Direcionar a seringa para a boca a partir do lado oposto, com a agulha se aproximando do local da injeção em ângulo reto (Figura 13.57)
   h. Colocar o bisel contra os tecidos moles isquêmicos no local da injeção. A agulha deve estar bem estabilizada para impedir a penetração acidental nos tecidos
   i. Com o bisel contra o tecido:
      i. Aplicar pressão suficiente para curvar ligeiramente a agulha
      ii. Depositar pequeno volume de anestésico local. A solução é forçada contra a mucosa e forma-se uma gotícula.

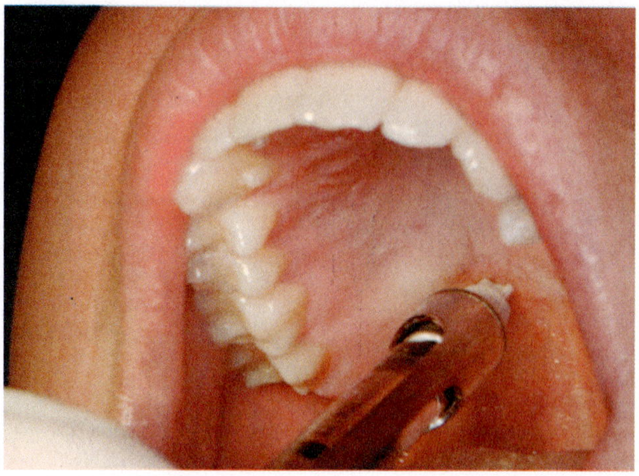

• **Figura 13.57** Bloqueio do nervo maxilar, abordagem pelo canal palatino maior.

j. Endireitar a agulha e permitir que o bisel penetre a mucosa:
   i. Continuar depositando pequenos volumes de anestésico durante todo o procedimento
   ii. A isquemia espalha-se pelos tecidos adjacentes à medida que o anestésico é depositado.
k. Continuar a aplicação de pressão com o aplicador durante essa parte do procedimento. O bloqueio do nervo palatino maior agora está completo
l. Sondar, delicadamente, o forame palatino maior:
   i. O paciente não sente qualquer desconforto, em razão da solução anestésica previamente depositada
   ii. O ângulo da agulha e da seringa podem ser alterados, se necessário
   iii. Geralmente, deve-se manter a agulha em ângulo de 45° para facilitar a entrada no forame palatino maior (Tabela 13.3).
m. Após a localização do forame, avançar muito lentamente a agulha para dentro do canal palatino maior até a profundidade de 30 mm. Aproximadamente 5 a 15% dos canais palatinos maiores apresentam obstruções ósseas que impedem a passagem da agulha:
   i. Nunca tentar forçar a agulha contra a resistência

**Tabela 13.3** Ângulo do forame palatino maior em relação ao palato duro.

| Ângulo (graus) | Número (N = 199) | Porcentagem |
|---|---|---|
| 20 a 22,5 | 2 | 1,005 |
| 25 a 27,5 | 4 | 2,01 |
| 30 a 32,5 | 18 | 9,045 |
| 35 a 37,5 | 28 | 14,07 |
| 40 a 42,5 | 25 | 12,56 |
| 45 a 47,5 | 34 | 17,08 |
| 50 a 52,5 | 34 | 17,08 |
| 55 a 57,5 | 29 | 14,57 |
| 60 a 62,5 | 17 | 8,54 |
| 65 a 67,5 | 7 | 3,51 |
| 70 | 1 | 0,50 |

De Malamed SF, Trieger N. Intraoral maxillary nerve block: an anatomical and clinical study. *Anesth Prog.* 1983;30:44–48.

   ii. Se houver resistência, retirar a agulha ligeiramente e tentar, lentamente, avançar em um ângulo diferente
   iii. Se não puder avançar mais a agulha e a profundidade de penetração for quase adequada, continuar com os próximos passos; no entanto, se a profundidade for consideravelmente deficiente, retirar a agulha e interromper a tentativa.
n. Aspirar em dois planos:
   i. Girar a seringa em um quarto de volta e aspirar novamente
   ii. Se negativa, depositar lentamente 1,8 mℓ de solução por, no mínimo, 1 minuto.
o. Retirar a seringa
p. Manter a agulha em local seguro
q. Aguardar, no mínimo, 3 a 5 minutos antes de iniciar o procedimento odontológico.

## Sinais e sintomas

1. Subjetivo: pressão atrás da maxila do lado que recebe a injeção; em geral, isso desaparece rapidamente, progredindo para formigamento e dormência da pálpebra inferior, da lateral do nariz e do lábio superior.
2. Subjetivo: sensação de dormência nos dentes e tecidos moles vestibulares e palatinos no lado da injeção.
3. Objetivo: uso de "*spray* de resfriamento" (p. ex., Endo-Ice®) ou de TPE com potência máxima (80/80), sem resposta dos dentes.
4. Objetivo: ausência de dor durante o tratamento.

## Aspectos de segurança

Adesão cuidadosa à técnica.

## Precauções

1. Dor na inserção da agulha, principalmente com a abordagem do canal palatino maior. Prevenir com o uso do protocolo de injeção palatina atraumática.
2. Inserção excessiva da agulha. Pode ocorrer em ambas as abordagens (embora muito menos provável com a abordagem do canal palatino maior). Evitar isso com a adesão cuidadosa ao protocolo.
3. Resistência à inserção da agulha na abordagem do canal palatino maior; nunca tentar avançar a agulha contra a resistência.

## Falhas da anestesia

1. Pode resultar em anestesia parcial pela subpenetração da agulha. Para corrigir: reinserir a agulha na profundidade adequada e injetar novamente a solução.
2. Impossibilidade de adentrar o canal palatino maior. Para corrigir:
   a. Retirar a agulha ligeiramente e mudar o ângulo
   b. Reinserir a agulha com cuidado até a profundidade adequada
   c. Se não for possível contornar facilmente a obstrução, retirar a agulha e terminar a injeção:
      i. A abordagem do alto da tuberosidade pode ser mais bem-sucedida nessa situação.
   d. A abordagem do canal palatino maior geralmente é bem-sucedida se a agulha longa tiver avançado pelo menos dois terços do seu comprimento no canal.

## Complicações

1. Desenvolvimento rápido de hematoma se a artéria maxilar for perfurada durante o bloqueio do nervo maxilar pela abordagem do alto da tuberosidade (ver as complicações do bloqueio do nervo ASP, p. 207).

2. Pode ocorrer penetração na órbita durante a abordagem do forame palatino maior se a agulha entrar longe demais; é mais provável que isso ocorra no paciente com o crânio menor que a média.
3. As complicações produzidas pela injeção de anestésico local na órbita incluem:*
   a. Deslocamento de volume das estruturas orbitais, produzindo edema periorbital e proptose
   b. Bloqueio regional do sexto nervo craniano (nervo abducente), produzindo diplopia
   c. Bloqueio retrobulbar clássico, produzindo midríase, anestesia da córnea e oftalmoplegia
   d. Possível bloqueio do nervo óptico com perda transitória da visão (amaurose fugaz)
   e. Possível hemorragia retrobulbar
   f. Para evitar a injeção intraorbital, aderir estritamente ao protocolo e modificar a técnica para o paciente menor.
4. Penetração na cavidade nasal:
   a. Se a agulha se desviar medialmente durante a inserção através do canal palatino maior, a parede medial fina da fossa pterigopalatina pode ser penetrada por ela, entrando na cavidade nasal:
      i. Na aspiração, aparece grande quantidade de ar no tubete
      ii. Na injeção, o paciente reclama que a solução anestésica local está escorrendo pela garganta
      iii. Para evitar isso, deve-se manter a boca do paciente bem aberta e tomar cuidado durante a penetração para que a agulha permaneça no plano correto ao avançar
      iv. Não forçar a agulha se encontrar resistência.

A Tabela 13.4 resume as indicações para a anestesia local maxilar. E os volumes recomendados das soluções para as injeções são apresentados na Tabela 13.5.

**Tabela 13.4** Dentes superiores e técnicas de anestesia local disponíveis.

| | | Anestesia de tecidos moles | |
|---|---|---|---|
| **Dentes** | **Anestesia pulpar** | **Vestibular** | **Palatina** |
| Incisivos | ASA<br>Infiltração<br>Inalação intranasal de anestésico local<br>ASMA<br>P-ASA<br>$V_2$ | ASA<br>Infiltração<br>ASMA<br>P-ASA<br>$V_2$ | Nasopalatino<br>Infiltração<br>Inalação intranasal de anestésico local<br>ASMA<br>P-ASA<br>$V_2$ |
| Caninos | ASA<br>Infiltração<br>Inalação intranasal de anestésico local<br>ASMA<br>P-ASA<br>$V_2$ | ASA<br>Infiltração<br>ASMA<br>P-ASA<br>$V_2$ | Nasopalatino<br>Infiltração<br>Inalação intranasal de anestésico local<br>ASMA<br>P-ASA<br>$V_2$ |
| Pré-molares | ASA<br>Infiltração<br>Inalação intranasal de anestésico local<br>ASM<br>ASMA<br>$V_2$ | ASA<br>Infiltração<br>ASM<br>ASMA<br>$V_2$ | Palatino maior<br>Infiltração<br>Inalação intranasal de anestésico local<br>ASM<br>$V_2$ |
| Molares | ASP<br>Infiltração<br>$V_2$ | ASP<br>Infiltração<br>$V_2$ | Palatino maior<br>Infiltração<br>$V_2$ |

ASMA, alveolar superior médio e anterior; ASA, bloqueio do nervo alveolar superior anterior; ASM, alveolar superior médio; P-ASA, abordagem palatina da alveolar superior anterior; ASP, alveolar superior posterior.

**Tabela 13.5** Volumes recomendados de anestésico local para as técnicas maxilares.

| Técnica | Volume (mℓ; > 30 kg) |
|---|---|
| Supraperiosteal (infiltração) | 0,6 |
| Alveolar superior posterior | 0,9 a 1,8 |
| Alveolar superior médio | 0,9 a 1,2 |
| Alveolar superior anterior (infraorbital) | 0,9 a 1,2 |
| Alveolar superior médio e anterior | 1,4 a 1,8 |
| Abordagem palatina da alveolar superior anterior | 1,4 a 1,8 |
| Palatino maior (anterior) | 0,45 a 0,6 |
| Nasopalatino | 0,45 (máximo) |
| Infiltração palatina | 0,2 a 0,3 |
| Bloqueio do nervo maxilar ($V_2$) | 1,8 |

## Resumo

O fornecimento de anestesia clinicamente adequada na maxila raramente é um problema. O osso normalmente fino e poroso da maxila possibilita a difusão do anestésico local ao ápice do dente a ser tratado. Por esse motivo, muitos cirurgiões-dentistas confiam apenas na anestesia supraperiosteal (ou "infiltração") para a maioria dos tratamentos na arcada superior.

Apenas em raras ocasiões surgem dificuldades com o controle da dor maxilar. O mais notável, claro, é o dente envolvido endodonticamente; no caso de infecção ou inflamação, o uso de anestesia supraperiosteal é contraindicado ou ineficaz no tratamento. Nos dentes sem envolvimento pulpar, os problemas mais frequentemente observados na obtenção de anestesia pulpar adequada por injeção supraperiosteal acontecem no incisivo central (cujo ápice pode estar sob o osso e a cartilagem mais densos do nariz), no canino (cujo comprimento da raiz pode ser considerável, com o anestésico local depositado abaixo do ápice) e nos molares superiores (cujos ápices das raízes vestibulares podem estar cobertos pelo osso mais denso do arco zigomático – problema observado com maior frequência em pacientes com 6 a 8 anos cuja raiz palatina pode voltar-se mais para a linha média palatina do que o "normal", fazendo com que a distância em que o anestésico local deve difundir seja muito grande). Nessas situações, o uso de anestesia pelo bloqueio de nervo regional é essencial para o sucesso clínico no controle da dor. Na realidade, dois bloqueios nervosos seguros e simples – os bloqueios nervosos ASP e ASA – permitem que o atendimento odontológico seja fornecido sem dor em praticamente todos os pacientes.

A anestesia palatina, embora comumente considerada traumática, pode ser administrada, na maioria dos casos, com pouco ou nenhum desconforto ao paciente. A recente introdução da inalação anestésica local intranasal permite a anestesia pulpar dos dentes superiores não molares e a anestesia dos tecidos moles do lado palatino desses dentes.

*Há relatos de que as complicações *a*, *b* e *c* eram mais comuns após a injeção intraorbital e que as complicações *d* e *e* nunca aconteceram.[22,23]

## Referências bibliográficas


1. Loetscher CA, Melton DC, Walton RE. Injection regimen for anesthesia of the maxillary first molar. *J Am Dent Assoc*. 1988;117:337–340.
2. Gupta N, Singh K, Sharma S. Hematoma—a complication of the posterior superior alveolar nerve block. *J Dent Probl Solut*. 2015;2:15–16.
3. Frazer M. Contributing factors and symptoms of stress in dental practice. *Br Dent J*. 1992;173:211.
4. Friedman MJ, Hochman MN. A 21st century computerized injection system for local pain control. *Compend Contin Educ Dent*. 1997;18:995–1000, 1002–1003, quiz 1004.
5. Friedman MJ, Hochman MN. The AMSA injection: a new concept for local anesthesia of maxillary teeth using a computer-controlled injection system. *Quintessence Int*. 1998;29:297–303.
6. Lee S, Reader A, Nusstein J, et al. Anesthetic efficacy of the anterior middle superior alveolar (AMSA) injection. *Anesth Prog*. 2004;51:80–89.
7. Yogesh Kumar TD, John JB, Asokan S, Geetha Priya PR, Punithavathy R, Praburajan V. Behavioral response and pain perception to computer controlled local anesthetic delivery system and cartridge system. *J Indian Soc Pedod Prev Dent*. 2015;33:223–228.
8. Melzack R. *The Puzzle of Pain*. New York: Basic Books; 1973.
9. Jeske AH, Blanton PL. Misconception involving dental local anesthesia. Part 2. Pharmacology. *Tex Dent J*. 2002;119:296–300, 302–304, 306–307.
10. Hersh EV, Pinto A, Saraghi M, et al. Double-masked, randomized, placebo-controlled study to evaluate the efficacy and tolerability of intranasal K-305 (3% tetracaine plus 0.05% oxymetazoline) in anesthetizing maxillary teeth. *J Am Dent Assoc*. 2016;147:278–287.
11. Friedman MJ, Hochman MN. P-ASA block injection: a new palatal technique to anesthetize maxillary anterior teeth. *J Esthet Dent*. 1999;11:63–71.
12. Deleted in Review.
13. Perry DA, Loomer PM. Maximizing pain control: the AMSA injection can provide anesthesia with few injections and less pain. *Dimens Dent Hyg*. 2003;49:28–33.
14. Hochman MN, Friedman MJ. In vitro study of needle deflection: a linear insertion technique versus a bidirectional rotation insertion technique. *Quintessence Int*. 2000;31:33–39.
15. Malamed SF. *Handbook of Local Anesthesia*. 5th ed. St Louis: Mosby; 2004.
16. Jastak JT, Yagiela JA, Donaldson D. *Local Anesthesia of the Oral Cavity*. Philadelphia: WB Saunders; 1995.
17. McArdle BF. Painless palatal anesthesia. *J Am Dent Assoc*. 1997;128:647.
18. Nicholson JW, Berry TG, Summitt JB, et al. Pain perception and utility: a comparison of the syringe and computerized local injection techniques. *Gen Dent*. 2001;49:167–172.
19. Hochman MN, Chiiarello D, Hochman C, et al. Computerized local anesthesia vs. traditional syringe technique: subjective pain response. *N Y State Dent J*. 1997;63:24–29.
20. Nicholson JW, Berry TG, Summitt JB, et al. Pain perception and utility: a comparison of the syringe and computerized local injection techniques. *Gen Dent*. 2001;49:167–172.
21. Fukayama H, Yoshikawa F, Kohase H, et al. Efficacy of AMSA anesthesia using a new injection system, the Wand. *Quintessence Int*. 2003;34:537–541.
22. Malamed SF, Trieger N. Intraoral maxillary nerve block: an anatomical and clinical study. *Anesth Prog*. 1983;30:44–48.
23. Poore TE, Carney FMT. Maxillary nerve block: a useful technique. *J Oral Surg*. 1973;31:749–755.

# 14

# Técnicas de Anestesia Mandibular

Promover controle eficaz da dor é um dos mais importantes aspectos do cuidado odontológico. De fato, os pacientes classificam um cirurgião-dentista "que não machuca" e o que pode "dar injeções indolores" como o segundo e o primeiro critérios mais importantes na avaliação dos profissionais.[1] Infelizmente, a capacidade de obter a anestesia profunda para os procedimentos odontológicos na mandíbula de maneira correta provou ser muito difícil. Isso é um problema ainda maior quando há o envolvimento de dentes infectados, principalmente os molares inferiores. Por outro lado, a anestesia dos dentes superiores, embora seja difícil de alcançar em algumas ocasiões, raramente é um problema insuperável. As razões para isso incluem o fato de a placa de osso cortical sobrejacente aos dentes maxilares normalmente ser bastante fina, permitindo que o anestésico local se difunda com mais facilidade quando administrado por injeção supraperiosteal (infiltração). Além disso, os bloqueios nervosos relativamente simples, como os bloqueios dos nervos alveolar superior posterior, alveolar superior médio, alveolar superior anterior (infraorbital) e alveolar superior anterior e médio,[2] estão disponíveis como alternativas à infiltração.

É comum afirmar que o índice de falha significativamente maior da anestesia mandibular está relacionado com a espessura da placa do osso cortical na mandíbula adulta. Na realidade, sabe-se que a infiltração mandibular é bem-sucedida nos casos em que o paciente tem a dentição primária completa.[3,4] Uma vez que a dentição começa a se tornar mista, é regra geral ensinar que a placa óssea cortical mandibular se torna mais espessa a ponto de a infiltração poder não ser eficaz, levando à recomendação do uso de técnicas de "bloqueio mandibular".[5]

A segunda dificuldade com a abordagem tradicional de Halsted ao nervo alveolar inferior (*i. e.*, o "bloqueio mandibular" ou bloqueio do nervo alveolar inferior [BNAI]) é a ausência de pontos de referência consistentes. Vários autores descreveram inúmeras abordagens para esse nervo frequentemente difícil.[6-8] Os índices de falha relatados para o BNAI são comumente altos, variando de 31 e 41% nos segundos e primeiros molares inferiores a 42, 38 e 46% nos segundos pré-molares, primeiros pré-molares e caninos, respectivamente,[9] e 81% nos incisivos laterais.[10]

O nervo alveolar inferior não é apenas difícil; estudos utilizando ultrassom[11] e radiografia[12,13] para localizar com precisão o feixe neurovascular alveolar inferior ou o forame mandibular revelaram que a localização precisa da agulha não garantiu o controle eficaz da dor.[14] A teoria do núcleo central (*central core theory*) explica melhor esse problema.[15,16] Os nervos do lado externo (periferia) do tronco nervoso (fibras do manto) suprem os molares, enquanto os nervos no interior (fibras centrais) suprem os dentes incisivos. Portanto, a solução anestésica depositada perto do nervo alveolar inferior (NAI) pode difundir e bloquear as fibras mais externas, mas não aquelas localizadas mais centralmente, levando à anestesia mandibular incompleta.

Essa dificuldade em alcançar a anestesia mandibular, ao longo dos anos, levou ao desenvolvimento de técnicas alternativas à abordagem tradicional (de Halsted) para o BNAI. Essas técnicas incluem o bloqueio do nervo mandibular pela técnica de Gow-Gates,[17] o bloqueio do nervo mandibular com a boca fechada pela técnica de Akinosi-Vazirani,[18,19] a injeção no ligamento periodontal (LPD; intraligamentar),[20,21] a anestesia intraóssea[22,23] e, mais recentemente, o uso de anestésicos locais tamponados.[24] Embora todas apresentem algumas vantagens em relação à abordagem tradicional de Halsted, nenhuma delas está isenta de falhas e contraindicações.

Seis bloqueios nervosos são descritos neste capítulo. Dois deles – envolvendo os nervos mentual e bucal – fornecem apenas a anestesia regional dos tecidos moles e têm índices de sucesso extremamente altos. Em ambos os casos, o nervo anestesiado encontra-se diretamente abaixo dos tecidos moles, não envolto em osso. Os quatro bloqueios nervosos remanescentes – o bloqueio dos nervos alveolar inferior, incisivo, mandibular pela técnica de Gow-Gates e mandibular pela técnica de Vazirani-Akinosi (boca fechada) – fornecem anestesia regional da polpa de alguns ou de todos os dentes inferiores em um quadrante. Três outras injeções de importância na anestesia mandibular – as injeções LPD, intraóssea e intrasseptal – estão descritas no Capítulo 15. Embora seja possível utilizar essas técnicas complementares com sucesso na maxila ou na mandíbula, a maior utilidade delas está na mandíbula, onde podem fornecer anestesia pulpar a um único dente sem anestesia concomitante da língua e dos tecidos moles faciais extraorais, o que ocorre com outras técnicas de bloqueio do nervo mandibular.

O índice de sucesso do BNAI é consideravelmente menor que o da maioria dos outros bloqueios nervosos. Em virtude das considerações anatômicas na mandíbula (principalmente a densidade óssea), o cirurgião-dentista deve depositar com precisão a solução anestésica o mais próximo possível do nervo-alvo, sem que a agulha entre em contato com ele. O BNAI tem índice de sucesso significativamente menor por causa de dois fatores: a variação anatômica na altura do forame mandibular no lado lingual do ramo e a necessidade de maior profundidade de penetração nos tecidos moles, o que leva a uma maior imprecisão. Felizmente, o bloqueio do nervo incisivo pode fornecer anestesia pulpar aos dentes anteriores ao forame mentual (ou seja, incisivos, caninos, primeiros pré-molares e, na maioria dos casos, segundos pré-molares). O bloqueio do nervo incisivo é uma alternativa valiosa ao BNAI quando o tratamento é limitado aos dentes pré-molares, caninos ou incisivos. Entretanto, para alcançar a anestesia dos molares inferiores, deve-se anestesiar o NAI, o que frequentemente implica (com todas as suas desvantagens) menor incidência de anestesia bem-sucedida.

A terceira técnica de injeção que promove anestesia pulpar aos dentes inferiores, o bloqueio do nervo mandibular pela técnica de Gow-Gates, é uma verdadeira injeção de bloqueio do nervo mandibular, fornecendo anestesia regional a praticamente todos os ramos sensitivos da divisão mandibular do nervo trigêmeo ($V_3$). O bloqueio do nervo mandibular pela técnica de Gow-Gates pode ser considerado um BNAI alto (muito). Quando utilizado, dois benefícios são observados: (1) evitam-se os problemas associados às variações anatômicas na altura do forame mandibular e, (2) geralmente, obtém-se a anestesia dos outros ramos sensitivos do $V_3$ (p. ex., os nervos lingual, bucal e milo-hióideo) juntamente com a do nervo alveolar inferior. Com a devida adesão ao protocolo (e experiência no uso dessa técnica), pode-se alcançar índice de sucesso acima de 95%.

Outro bloqueio do nervo $V_3$, o bloqueio do nervo mandibular com a boca fechada, está incluído nessa discussão principalmente por possibilitar que o cirurgião-dentista obtenha anestesia clinicamente adequada em uma situação muito difícil – quando o paciente tem abertura mandibular limitada como resultado de infecção, trauma ou trismo pós-injeção. Ele é também conhecido como a *técnica de Vazirani-Akinosi* (os dois cirurgiões-dentistas que a desenvolveram independentemente um do outro).[18,19] Alguns profissionais usam essa técnica rotineiramente para a anestesia do arco mandibular. Descreve-se a técnica com boca fechada principalmente porque, com a experiência, ela pode proporcionar índice de sucesso de mais de 80% em situações (trismo extremo) nas quais o bloqueio do nervo alveolar inferior pela técnica de Gow-Gates tem pouca ou nenhuma probabilidade de sucesso.

Em circunstâncias ideais, o indivíduo que administra o anestésico local deve estar familiarizado com cada uma dessas técnicas. Quanto mais elas estiverem à disposição para se obter anestesia mandibular, menos é provável que um paciente termine a consulta em razão de controle inadequado da dor. Mais realisticamente, no entanto, o cirurgião-dentista deve tornar-se proficiente em pelo menos um desses procedimentos e ter conhecimento prático dos outros para poder usá-los com boa expectativa de sucesso caso surja a necessidade.

Trabalhos recentes com infiltração mandibular em pacientes adultos com o anestésico local cloridrato de articaína demonstraram índices de sucesso significativos nos dentes anteriores inferiores em vez da injeção de bloqueio nervoso.[27-29] Quando se administra o cloridrato de articaína por infiltração vestibular na mandíbula adulta após o BNAI, os índices de sucesso são ainda maiores.[25-28] O conceito de infiltração mandibular nos pacientes adultos é discutido detalhadamente no Capítulo 20.

## Bloqueio do nervo alveolar inferior

O BNAI, comumente (mas inadequadamente) chamado *bloqueio do nervo mandibular*, é o segundo bloqueio nervoso mais frequentemente utilizado (após a infiltração) e possivelmente a técnica de injeção mais importante em odontologia. Infelizmente, ele também mostra ser o mais frustrante, com o maior percentual de falhas clínicas, mesmo quando administrado de maneira adequada.[6-10]

É uma técnica especialmente útil para o tratamento odontológico de quadrantes. É necessário bloqueio suplementar (nervo bucal) apenas quando se deseja anestesia do tecido mole vestibular na região posterior. Em raras ocasiões, uma injeção supraperiosteal (infiltração) pode ser necessária na região do incisivo inferior para corrigir a anestesia parcial causada pela sobreposição das fibras sensitivas contralaterais. Uma injeção LPD pode ser necessária quando porções isoladas de dentes inferiores (geralmente a raiz mesial do primeiro molar inferior) permanecerem sensíveis após o BNAI não satisfatório. A anestesia intraóssea é uma técnica suplementar geralmente usada nos molares quando o BNAI se mostrou ineficaz, em especial quando o dente está envolvido endodonticamente.

Raramente se indica a administração do BNAI bilateral em tratamentos odontológicos que não sejam procedimentos cirúrgicos mandibulares bilaterais. Esse bloqueio produz anestesia do tecido mole, que geralmente persiste por várias horas após a injeção (a duração depende do anestésico local usado e, até certo ponto, do tipo de injeção administrada). Os pacientes sentem-se incapazes de engolir (mas podem) e, em virtude da ausência de todas as sensações, são mais propensos a autoinfligir lesões aos tecidos moles anestesiados. Além disso, a anestesia residual nos tecidos moles afeta a habilidade de fala. Quando possível, é preferível tratar todo o lado direito ou esquerdo da cavidade bucal (superior e inferior) em uma consulta, em vez de administrar o BNAI bilateral. Os pacientes são muito mais capazes de lidar com o desconforto pós-tratamento (p. ex., sensação de anestesia) associado à anestesia maxilar bilateral do que com a anestesia mandibular bilateral.

Uma situação em que frequentemente se utiliza a anestesia mandibular bilateral envolve o paciente que apresenta 6, 8 ou 10 dentes anteriores inferiores (p. ex., canino a canino; pré-molar a pré-molar) que requerem procedimentos restauradores ou de tecido mole. Duas excelentes alternativas ao BNAI bilateral são o bloqueio bilateral do nervo incisivo (em que a anestesia de tecido mole lingual não é necessária) e o BNAI unilateral do lado que tem maior número de dentes que requerem restauração ou maior grau de intervenção lingual, combinado ao bloqueio do nervo incisivo no lado oposto. Deve-se lembrar que o bloqueio do nervo incisivo não fornece anestesia ao tecido mole lingual; assim, a infiltração lingual pode ser necessária. A infiltração vestibular de cloridrato de articaína na região dos incisivos inferiores tem sido associada a considerável sucesso no fornecimento de anestesia pulpar.[25]

Na descrição a seguir do BNAI, nota-se que o local da injeção é um pouco mais alto do que o normalmente descrito.

### Outro nome comum

Bloqueio mandibular.

### Nervos anestesiados

1. Nervo alveolar inferior, um ramo da divisão posterior da divisão mandibular do nervo trigêmeo ($V_3$).
2. Nervo incisivo.
3. Nervo mentual.
4. Nervo lingual (comumente).

### Áreas anestesiadas

1. Dentes inferiores até a linha média (Figura 14.1).
2. Corpo da mandíbula, porção inferior do ramo.
3. Mucoperiósteo vestibular, mucosa anterior ao forame mentual (nervo mentual).
4. Dois terços anteriores da língua e assoalho da cavidade bucal (nervo lingual).
5. Tecidos moles linguais e periósteo (nervo lingual).

### Indicações

1. Procedimentos em vários dentes inferiores em um quadrante.
2. Quando é necessária a anestesia dos tecidos moles vestibulares (anteriores ao forame mentual).
3. Quando é necessária a anestesia do tecido mole lingual.

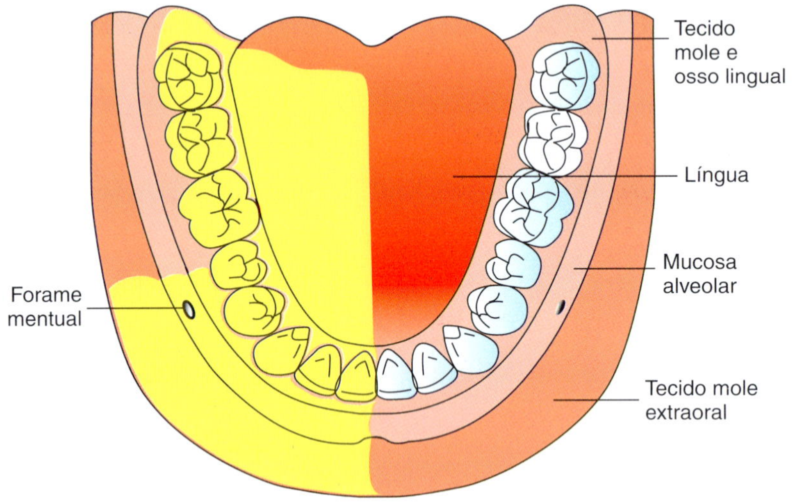


• **Figura 14.1** Área anestesiada pelo bloqueio do nervo alveolar inferior.

## Contraindicações

1. Infecção ou inflamação aguda na área da injeção (rara).
2. Pacientes com maior probabilidade de morder o lábio ou a língua (p. ex., criança ou pessoa com deficiência física ou mental).

## Vantagem

Uma injeção fornece ampla área de anestesia (útil para tratamento odontológico do quadrante).

## Desvantagens

1. Área ampla de anestesia (não indicada para procedimentos localizados).
2. Índice de anestesia inadequada (31 a 81%).[9]
3. Pontos de referência intrabucais não consistentemente confiáveis.
4. Aspiração positiva (10 a 15%, a mais alta de todas as técnicas de injeção intrabucal).
5. Anestesia da língua e do lábio inferior, incômoda para muitos pacientes e possivelmente perigosa (por trauma autoinfligido aos tecidos moles) para alguns indivíduos.
6. Possibilidade de anestesia parcial quando da presença de NAI bífido ou de canais mandibulares bífidos; inervação cruzada na região anterior inferior.[30]

## Aspiração positiva

Varia de 10 a 15%.

## Alternativas

1. Bloqueio do nervo mentual para a anestesia dos tecidos moles vestibulares, anteriores ao primeiro molar.
2. Bloqueio do nervo incisivo, para a anestesia pulpar e do tecido mole vestibular dos dentes anteriores ao forame mentual (geralmente do segundo pré-molar ao incisivo central).
3. Injeção supraperiosteal para a anestesia pulpar dos incisivos centrais e laterais e, às vezes, dos pré-molares e molares (discutidos detalhadamente no Capítulo 20).
4. Bloqueio do nervo mandibular pela técnica de Gow-Gates.
5. Bloqueio do nervo mandibular pela técnica de Vazirani-Akinosi.
6. Injeção LPD para a anestesia pulpar de qualquer dente inferior.
7. Injeção intraóssea para a anestesia pulpar e dos tecidos moles de qualquer dente inferior, mas especialmente os molares.
8. Injeção intrasseptal para a anestesia pulpar e dos tecidos moles de qualquer dente inferior.

## Técnica

1. Recomenda-se uma agulha longa para o paciente adulto ou qualquer paciente pediátrico cuja profundidade do tecido mole no local da injeção seja de aproximadamente 20 mm. Prefere-se uma agulha longa de calibre 25, mas calibre 27 também é aceitável.
2. Área de inserção: mucosa no lado medial (lingual) do ramo da mandíbula, na intersecção de duas linhas – uma horizontal, representando a altura da inserção da agulha, e outra vertical, representando o plano anteroposterior da injeção.
3. Área-alvo: nervo alveolar inferior à medida que ele passa inferiormente em direção ao forame mandibular, mas antes de adentrar o forame.
4. Pontos de referência (Figuras 14.2 e 14.3):
   a. Incisura coronoide (maior concavidade na borda anterior do ramo)
   b. Rafe pterigomandibular (porção vertical)
   c. Plano oclusal dos dentes posteriores inferiores.
5. Orientação do bisel da agulha: menos crítica do que com outros bloqueios nervosos, porque a agulha se aproxima do NAI quase em um ângulo reto.
6. Procedimento:
   a. Assumir a posição correta:
      i. Para o BNAI do lado direito, o cirurgião-dentista destro deve sentar-se na posição de 8 horas, voltado para o paciente (Figura 14.4 A)
      ii. Para o BNAI esquerdo, o cirurgião-dentista destro deve sentar-se na posição de 10 horas, voltado para a mesma direção do paciente (Figura 14.4 B).
   b. Posicionamento do paciente em supino (recomendada) ou semissupino (se necessário). O paciente deve abrir bem a boca para permitir maior visibilidade e acesso ao local da injeção
   c. Preparo do tecido no local da injeção:
      i. Secar com gaze estéril
      ii. Aplicar o antisséptico tópico (opcional)

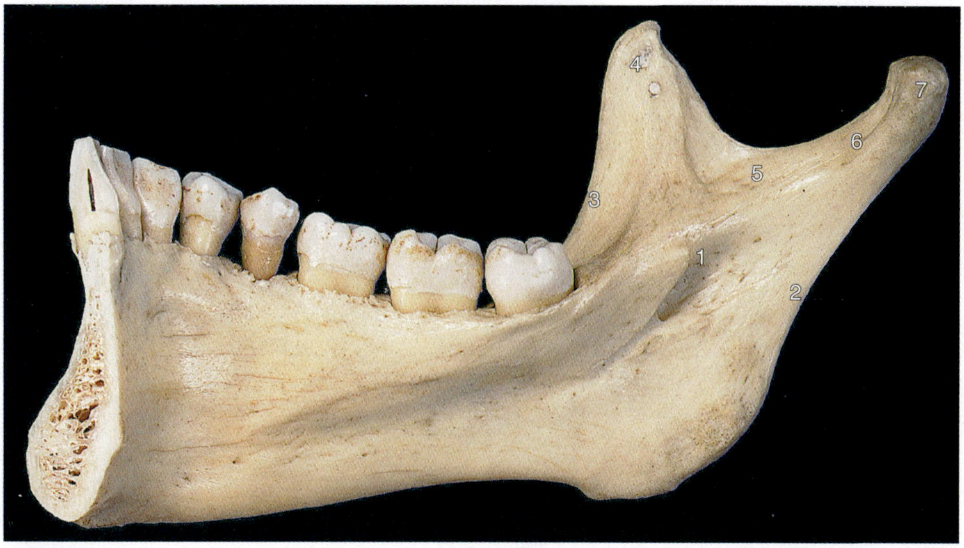


• **Figura 14.2** Pontos ósseos de referência para o bloqueio do nervo alveolar inferior. 1, língula; 2, borda distal do ramo; 3, incisura coronoide; 4, processo coronoide; 5, chanfradura sigmoide (incisura mandibular); 6, colo da mandíbula; 7, cabeça do côndilo.

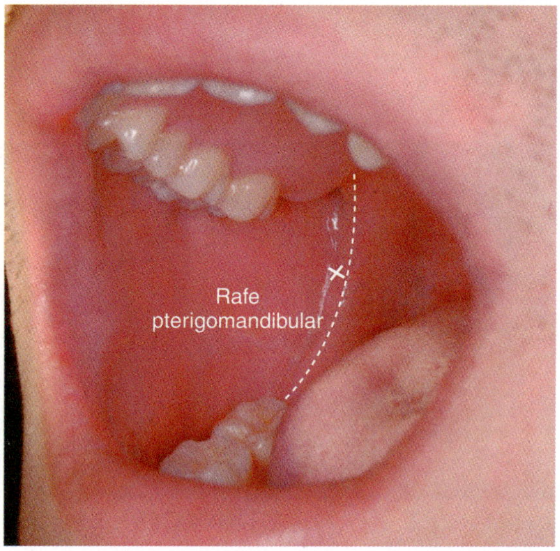


• **Figura 14.3** A borda posterior do ramo da mandíbula pode ser estimada intraoralmente pela rafe pterigomandibular à medida que ela se volta superiormente em direção à maxila.

iii. Aplicar o anestésico tópico por 1 a 2 minutos.

d. Colocar o corpo da seringa no canto da boca contralateral (Figuras 14.5 e 14.6)

e. Localizar o ponto de penetração da agulha (injeção).

Devem-se considerar três parâmetros durante a administração do BNAI: (1) a altura da injeção, (2) a posição anteroposterior da agulha (que ajuda a localizar o ponto exato da entrada da agulha) e (3) a profundidade da penetração (que determina a localização do nervo alveolar inferior).

1. Altura de injeção: colocar o dedo indicador ou o polegar da mão esquerda na incisura coronoide:
   a. Uma linha imaginária se estende posteriormente da ponta do dedo, na incisura coronoide, até a parte mais profunda da rafe pterigomandibular (assim que ela gira verticalmente para cima em direção à maxila), determinando a altura da injeção. Essa linha imaginária deve estar paralela ao plano oclusal dos molares inferiores. Na maioria dos pacientes, essa linha fica 6 a 10 mm acima do plano oclusal
   b. Usar o dedo sobre a incisura coronoide para puxar os tecidos lateralmente, esticando-os sobre o local da injeção, tornando-os tensos e permitindo que a inserção da agulha seja menos traumática, enquanto proporciona melhor visibilidade. Se possível, usar um espelho clínico para minimizar o risco de o cirurgião-dentista se ferir acidentalmente com a agulha
   c. O ponto de inserção da agulha encontra-se a 3/4 da distância anteroposterior da parte posterior da incisura coronoide até a parte mais profunda da rafe pterigomandibular. A linha deve começar no ponto médio da incisura e terminar na porção mais profunda (mais posterior) da rafe pterigomandibular à medida que esta se inclina verticalmente para cima em direção ao palato
   d. Pode-se fazer uma estimativa da borda posterior do ramo da mandíbula intraoralmente usando a rafe pterigomandibular à medida que ela se inclina verticalmente para cima em direção à maxila (ver Figura 14.3)*
   e. Um método alternativo de pressupor o comprimento do ramo é colocar o polegar na incisura coronoide e o dedo indicador extraoralmente na borda posterior do ramo e estimar a distância entre esses pontos. No entanto, muitos profissionais (incluindo este autor) têm dificuldade em visualizar a largura do ramo dessa maneira.
2. Local anteroposterior da injeção: a penetração da agulha ocorre na intersecção de dois pontos (Figura 14.7):
   a. O ponto 1 fica ao longo da linha horizontal a partir da incisura coronoide até a parte mais profunda da rafe pterigomandibular à medida que ela sobe verticalmente em direção ao palato, como descrito anteriormente
   b. O ponto 2 está em uma linha vertical através do ponto 1, cerca de três quartos da distância da borda anterior do ramo. Isso determina o local anteroposterior da injeção.

*A rafe pterigomandibular continua posteriormente em um plano horizontal a partir da região retromolar (papila piriforme) antes de virar verticalmente em direção ao palato; apenas a porção vertical da rafe pterigomandibular é usada como indicador da borda posterior do ramo.

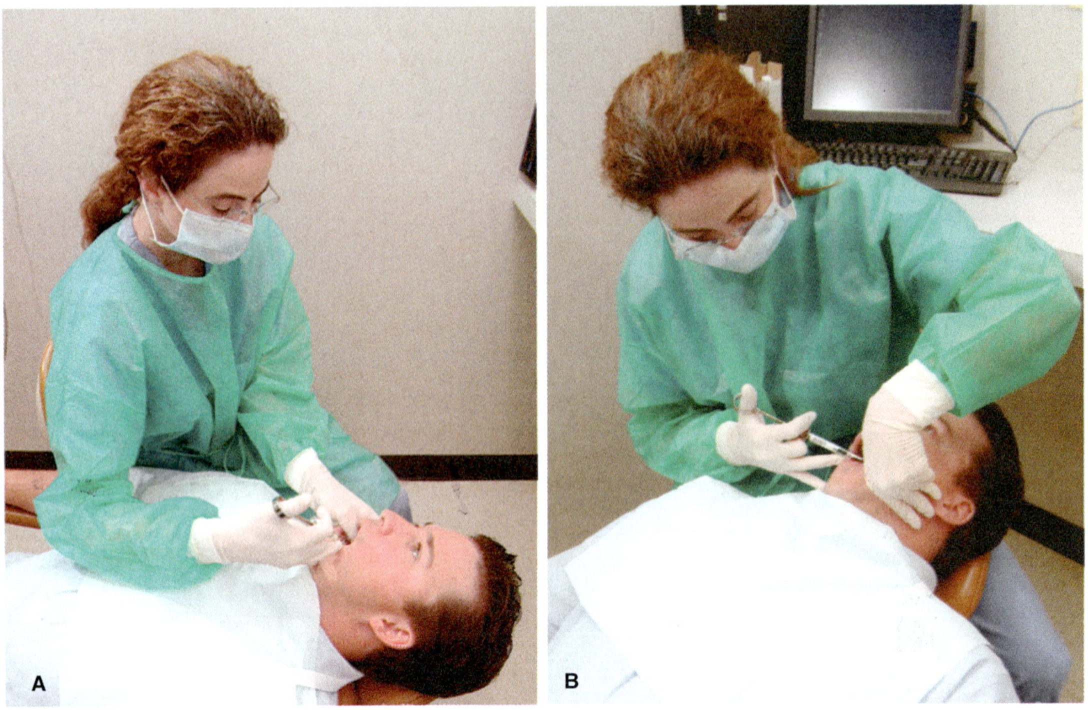


• **Figura 14.4** Posição do cirurgião-dentista para o bloqueio do nervo alveolar inferior direito (**A**) e esquerdo (**B**).

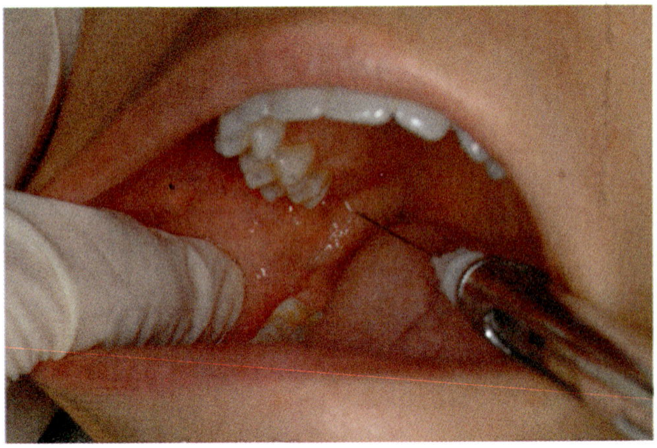

• **Figura 14.5** Observe a colocação do corpo da seringa no canto da boca, que, geralmente, corresponde aos pré-molares. A ponta da agulha toca suavemente a extremidade mais distal da rafe pterigomandibular.

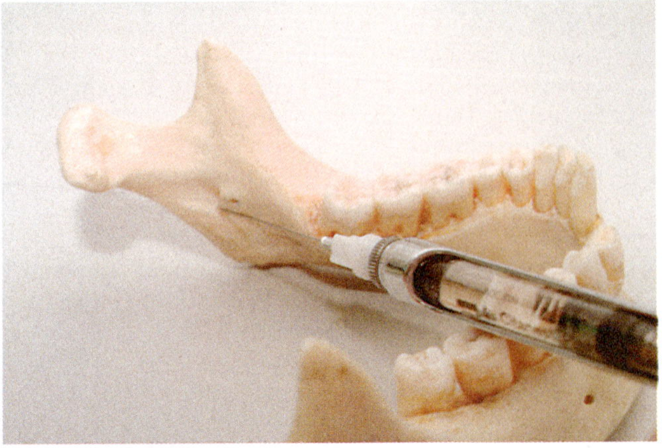

• **Figura 14.6** Colocação da agulha e da seringa para o bloqueio do nervo alveolar inferior.

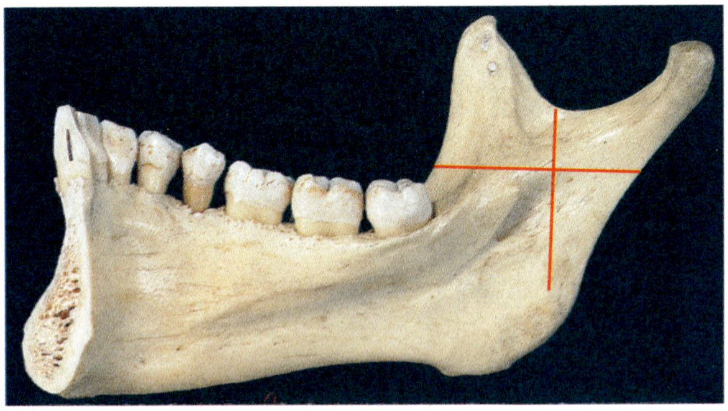

• **Figura 14.7** Inserção da agulha no ponto de intersecção das linhas horizontal e vertical.

3. Profundidade da penetração: no terceiro parâmetro do BNAI, deve-se tocar o osso. Lentamente, avança-se a agulha até sentir que ela encostou no osso:
   a. Para a maioria dos pacientes, não é necessário injetar qualquer solução anestésica local enquanto se penetra o tecido mole
   b. Para pacientes ansiosos ou sensíveis, pode ser aconselhável depositar pequenos volumes à medida que se avança a agulha. Recomendam-se as soluções anestésicas locais tamponadas, pois elas diminuem a sensibilidade do paciente durante o avanço da agulha
   c. No adulto, a profundidade média de penetração para contato com o osso é de 20 a 25 mm, aproximadamente 2/3 a 3/4 do comprimento de uma agulha odontológica longa (Figura 14.8)
   d. Nesse momento, a ponta da agulha deve estar localizada um pouco acima do forame mandibular (onde o NAI entra [desaparecendo] no osso). O forame não pode ser visto nem palpado clinicamente
   e. Se o osso for tocado cedo demais (menos da metade do comprimento de uma agulha odontológica longa em um

adulto), a ponta da agulha provavelmente está localizada muito anteriormente (lateralmente) ao ramo. Para corrigir (Figura 14.9):
   i. Voltar um pouco a agulha, mas não a remover do tecido
   ii. Levar o corpo da seringa mais para a frente da boca, sobre o canino ou o incisivo lateral contralateral
   iii. Redirecionar a agulha até que seja obtida profundidade de inserção mais apropriada. Nesse momento, a ponta da agulha está localizada mais posteriormente no sulco mandibular.
f. Se o osso não for tocado, a ponta da agulha provavelmente está localizada muito posterior (medial; Figura 14.10). Para corrigir:
   i. Retornar um pouco a agulha no tecido (deixando aproximadamente 1/4 do seu comprimento no tecido) e reposicionar o corpo da seringa mais posteriormente (sobre os molares inferiores)
   ii. Continuar a inserção da agulha até que encoste no osso em uma profundidade apropriada (20 a 25 mm).
g. Inserir a agulha. Quando o osso for tocado, retirar a agulha aproximadamente 1 mm para evitar a injeção subperiosteal
h. Aspirar em dois planos. Se negativa, depositar lentamente 1,5 mℓ do anestésico durante o mínimo de 60 segundos. (Em razão da alta incidência de aspiração positiva e da tendência natural de depositar a solução muito rapidamente, recomenda-se a sequência: injeção lenta, aspirar novamente, injeção lenta e aspirar novamente.)
i. Retirar lentamente a seringa e, quando aproximadamente metade do seu comprimento estiver dentro dos tecidos, voltar a aspirar. Se negativa, depositar uma porção da solução restante (0,2 mℓ) para anestesiar o nervo lingual:
   i. Na maioria dos pacientes, essa injeção deliberada para anestesia do nervo lingual não é necessária, porque o anestésico local do BNAI anestesia o nervo lingual.
j. Retirar a seringa lentamente e manter a agulha em local seguro
k. Após aproximadamente 20 segundos, retornar o paciente a uma posição confortável vertical ou semivertical
l. Aguardar 3 a 5 minutos antes de testar a anestesia pulpar
m. Após a conclusão do BNAI, recomenda-se a infiltração de aproximadamente 0,6 a 0,9 mℓ de cloridrato de articaína (preferencialmente tamponado) na prega mucovestibular no ápice de cada dente inferior a ser tratado. Isso tem demonstrado aumentar o índice de sucesso dos BNAIs (assim como outros bloqueios nervosos "mandibulares").[29] (Ver no Capítulo 20 uma discussão mais detalhada sobre soluções anestésicas locais tamponadas.)

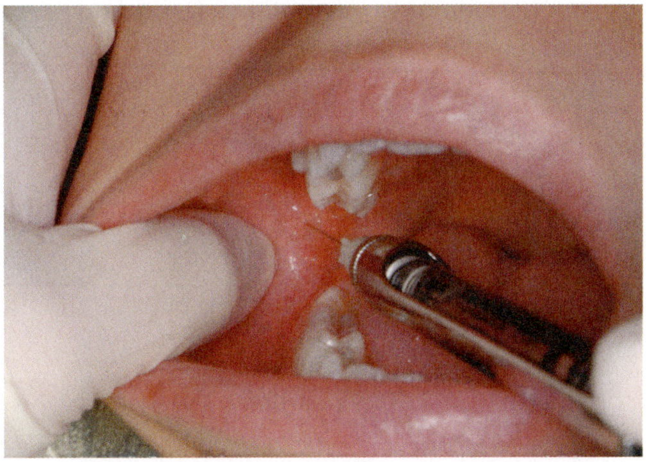

• **Figura 14.8** Bloqueio do nervo alveolar inferior. A profundidade da penetração é de 20 a 25 mm (2/3 a 3/4 do comprimento de uma agulha longa).

## Sinais e sintomas

1. Subjetivo: formigamento ou dormência do lábio inferior indica a anestesia do nervo mentual, um ramo terminal do nervo alveolar inferior. Isso é uma boa indicação de que o NAI está anestesiado, embora não seja um indicador confiável da profundidade da anestesia.
   A anestesia do tecido mole *nunca* é garantia de anestesia pulpar.
2. Subjetivo: formigamento ou dormência da língua indica anestesia do nervo lingual, um ramo da divisão posterior de $V_3$. Geralmente acompanha o BNAI, mas pode estar presente sem a anestesia do nervo alveolar inferior.
3. Objetivo: o uso de "*spray* de resfriamento" (p. ex., Endo-Ice®) ou um teste pulpar elétrico (TPE) sem resposta à potência máxima (80/80) em dois testes consecutivos com pelo menos 2 minutos de intervalo servem como "garantia" (~ 99%) de anestesia pulpar com sucesso nos dentes sem envolvimento pulpar.[27,31,32]
4. Objetivo: ausência de dor durante a terapia odontológica.

## Aspecto de segurança

A agulha entra em contato com o osso, impedindo a inserção excessiva e suas concomitantes complicações.

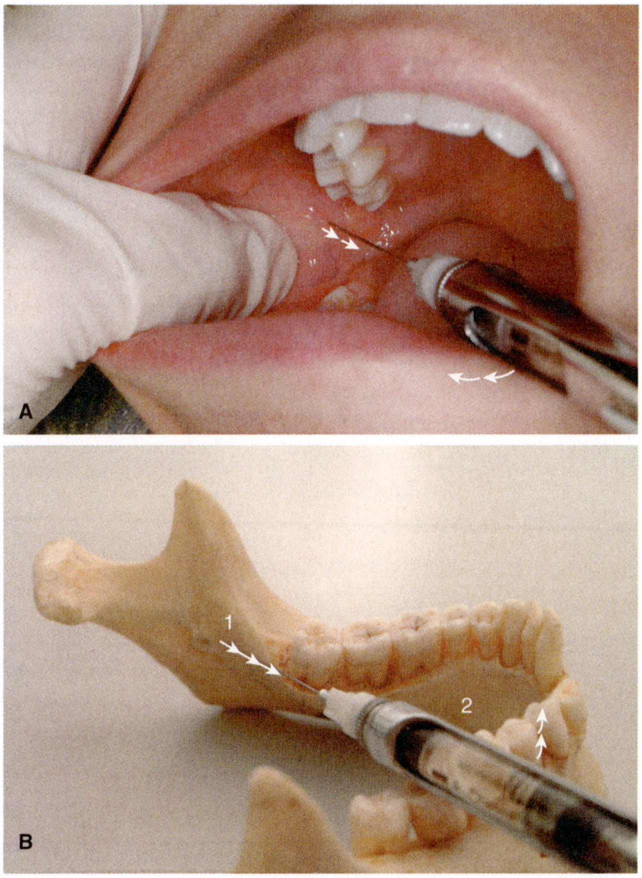


• **Figura 14.9** **A.** A agulha está localizada muito anteriormente (lateralmente) no ramo. **B.** Para corrigir, deve-se retirá-la do tecido (1) e levar o corpo da seringa para a frente, em direção ao incisivo lateral ou ao canino (2); e reinserir a agulha na profundidade adequada.

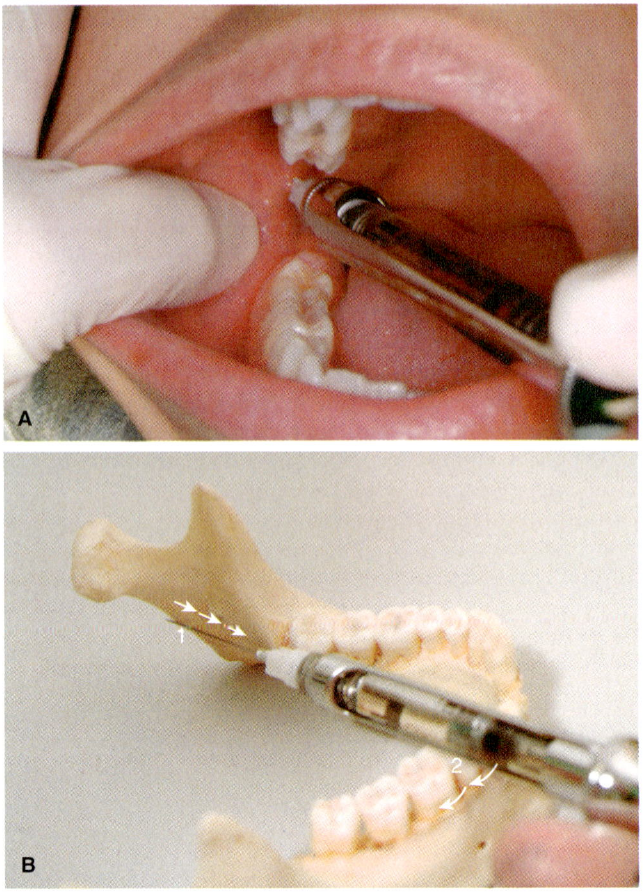


• **Figura 14.10** **A.** Inserção excessiva sem contato com o osso. A agulha está posterior (medial) ao ramo. **B.** Para corrigir, deve-se retirá-la dos tecidos (1) e reposicionar o corpo da seringa sobre os molares (2); e reinserir a agulha.

## Precauções

1. Não depositar o anestésico local se não houver contato com o osso. A ponta da agulha pode estar apoiada dentro da glândula parótida, perto do nervo facial (nervo craniano VII), e pode haver bloqueio transitório (paralisia) do nervo facial se a solução anestésica for depositada.
2. Evitar dor não entrando em contato com o osso com muita força.

## Falhas da anestesia

As causas mais comuns de BNAI ausente ou incompleto são:

1. Depósito muito baixo de anestésico (abaixo do forame mandibular). Para corrigir: reinjetar o anestésico em um local mais alto (aproximadamente 5 a 10 mm acima do local anterior).
2. Depósito do anestésico muito longe anteriormente (lateralmente) no ramo. Isso é diagnosticado pela falta de anestesia, incluindo o local da injeção, e pela profundidade mínima da penetração da agulha antes do contato com o osso (p. ex., a agulha [longa] geralmente fica a menos da metade do caminho no tecido). Para corrigir: redirecionar a ponta da agulha posteriormente.
3. Inervação acessória dos dentes inferiores:
   a. O principal sintoma são as áreas isoladas de anestesia pulpar incompleta encontradas nos molares inferiores (mais comumente a porção mesial do primeiro molar inferior)
   b. Embora tenha sido postulado que vários nervos fornecem aos dentes inferiores inervação sensitiva acessória (p. ex., os nervos cervicais acessórios e o nervo milo-hióideo), o pensamento atual apoia o nervo milo-hióideo como o principal candidato.[33-35] O bloqueio do nervo mandibular pela técnica de Gow-Gates, que bloqueia rotineiramente o nervo milo-hióideo, não está associado a problemas de inervação acessória (diferentemente do BNAI, que normalmente não bloqueia o nervo milo-hióideo)
   c. Para corrigir:
      i. Técnica 1:
         a. Usar uma agulha longa de calibre 25 (ou calibre 27)
         b. Afastar a língua em direção à linha média com um espelho ou abaixador de língua para fornecer acesso e visibilidade à borda lingual do corpo da mandíbula (Figura 14.11)
         c. Colocar a seringa no canto da boca no lado oposto e direcionar a ponta da agulha para a região apical do dente imediatamente posterior ao dente em questão (p. ex., o ápice do segundo molar, se o primeiro molar for o problema)
         d. Penetrar os tecidos moles e avançar a agulha até tocar o osso (ou seja, a borda lingual do corpo da mandíbula). A anestesia tópica não é necessária se a anestesia lingual já estiver presente. A profundidade da penetração no osso é de 3 a 5 mm
         e. Aspirar em dois planos. Se negativa, depositar lentamente cerca de 0,6 mℓ (1/3 do tubete) do anestésico (durante 20 segundos)

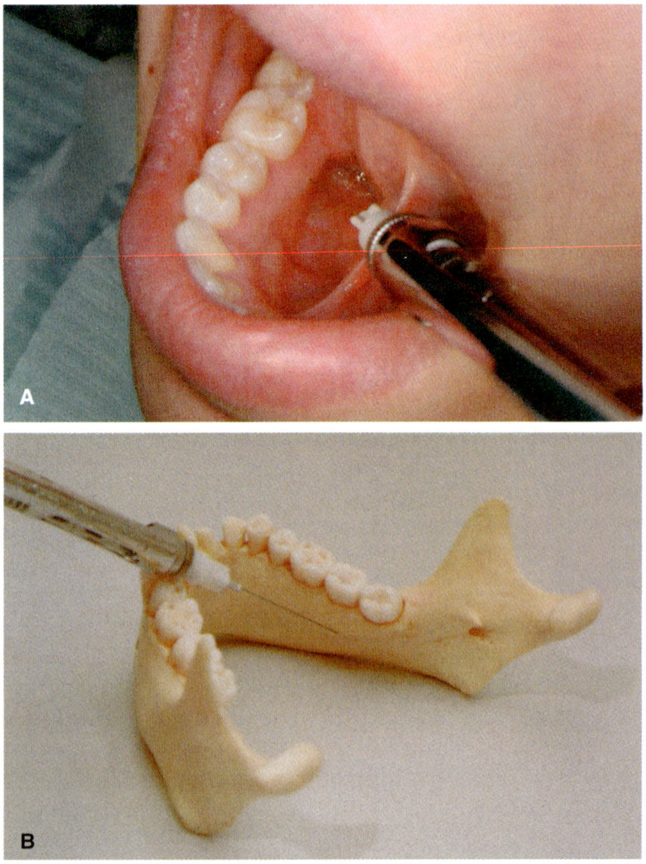


• **Figura 14.11** **A.** Afastar a língua para obter acesso e aumentar a visibilidade da borda lingual da mandíbula. **B.** Direcionar a ponta da agulha abaixo da região apical do dente imediatamente posterior ao dente em questão.

f. Retirar a seringa e manter a agulha em local seguro.
ii. Técnica 2: em qualquer situação em que ocorra a anestesia parcial de um dente, pode-se administrar uma injeção LPD ou intraóssea; ambas as técnicas têm grande expectativa de sucesso. (Ver no Capítulo 15 uma discussão mais detalhada sobre as técnicas de injeção LPD e intraóssea.)
d. Sempre que se detecta um NAI bífido na radiografia, pode haver a anestesia incompleta da mandíbula após o BNAI.[30] Em muitos desses casos, existe um segundo forame mandibular localizado mais inferiormente. Para corrigir: depositar um volume de solução inferior ao ponto de referência anatômico normal.

4. Anestesia incompleta dos incisivos centrais ou laterais:
   a. Pode incluir áreas isoladas de anestesia pulpar incompleta
   b. Geralmente isso é causado por fibras sobrepostas do nervo alveolar inferior contralateral, embora também possa surgir (raramente) de inervação do nervo milo-hióideo
   c. Para corrigir:
      i. Técnica 1:
         a. Infiltrar 0,9 mℓ de solução anestésica supraperiosteal no sulco mucovestibular abaixo do ápice do dente em questão (Figura 14.12). Isso, em geral, é altamente eficaz nos incisivos central e lateral, devido aos muitos pequenos canais nutrientes no osso cortical próximos à região da fossa incisiva. O anestésico local cloridrato de articaína parece ter maior sucesso[25,36]
         b. Recomenda-se uma agulha curta de calibre 27
         c. Direcionar a ponta da agulha à região apical do dente em questão. A anestesia tópica não é necessária se houver anestesia do nervo mentual
         d. Aspirar em dois planos
         e. Se negativa, depositar lentamente 0,9 mℓ de solução anestésica em aproximadamente 30 segundos
         f. Aguardar cerca de 5 minutos antes de iniciar o procedimento odontológico.
      ii. Técnica 2: como alternativa, pode-se usar a injeção LPD, que tem grande sucesso na região anterior da mandíbula.

## Complicações

1. Hematoma (raro):
   a. Edema dos tecidos no lado medial do ramo da mandíbula após o depósito do anestésico
   b. Tratamento: aplicar pressão na área por, no mínimo, 3 a 5 minutos.
2. Trismo:
   a. Dor muscular ou abertura limitada da boca:
      i. Leve grau de dor ao abrir a boca é extremamente comum depois do BNAI (após a dissipação da anestesia)
      ii. Dor mais grave associada à abertura limitada da boca é rara.
   b. As causas e o tratamento da abertura limitada da boca após a injeção são discutidos no Capítulo 17.
3. Paralisia facial transitória (anestesia do nervo facial):
   a. Causada pelo depósito de anestésico local no corpo da glândula parótida, bloqueando o nervo craniano VII (nervo facial), um nervo motor para os músculos da expressão facial. Os sinais e sintomas incluem a incapacidade de fechar a pálpebra inferior e a pendência do lábio superior no lado afetado
   b. O tratamento da paralisia transitória do nervo facial é discutido no Capítulo 17.

## Bloqueio do nervo bucal

O nervo bucal é um ramo da divisão anterior do $V_3$ e, consequentemente, não é anestesiado durante o BNAI. A anestesia desse nervo também não é necessária para a maioria dos procedimentos odontológicos restauradores. Ele fornece inervação sensitiva aos tecidos moles vestibulares adjacentes apenas aos molares inferiores. A única indicação para a administração do bloqueio do nervo bucal é quando se contempla a manipulação desses tecidos (p. ex., raspagem ou curetagem, colocação de grampo sobre tecido mole para isolamento absoluto, remoção de cárie subgengival, preparo subgengival, colocação de fio de retração gengival ou colocação de matriz).

É comum a administração rotineira do bloqueio do nervo bucal após o BNAI, mesmo quando não há a necessidade de anestesia do tecido mole vestibular na região dos molares. Não há, absolutamente, indicação para essa injeção em tal situação.

O bloqueio do nervo bucal, comumente (mas incorretamente) chamado *bloqueio do nervo bucal longo*, tem índice de sucesso de aproximadamente 100%. Isso ocorre porque ele é prontamente acessível ao anestésico local, pois se encontra imediatamente abaixo da mucosa, não coberto pelo osso.

### Outros nomes comuns

Bloqueio do nervo bucal longo, bloqueio do nervo bucinador.

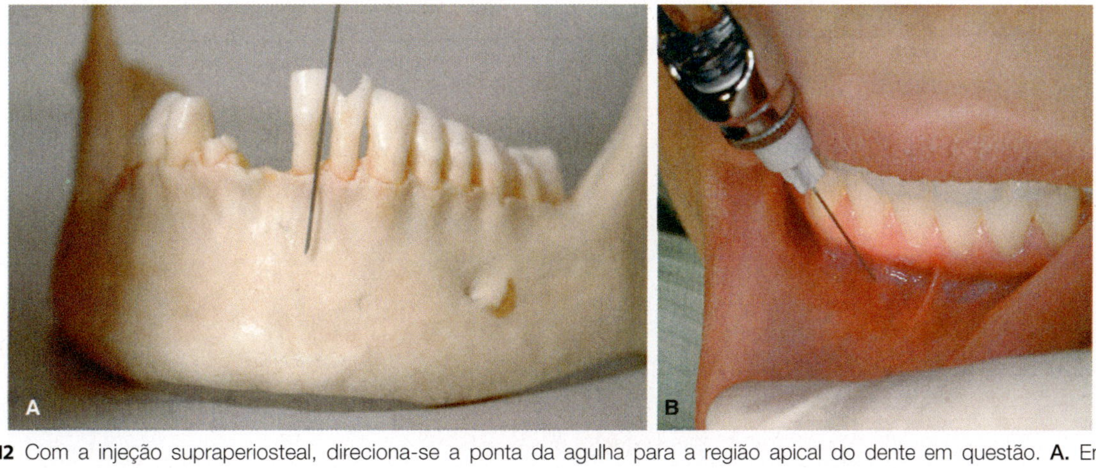


• **Figura 14.12** Com a injeção supraperiosteal, direciona-se a ponta da agulha para a região apical do dente em questão. **A.** Em um crânio. **B.** Na boca.

## Nervo anestesiado

Nervo bucal (ramo da divisão anterior do $V_3$).

## Área anestesiada

Tecidos moles e periósteo vestibular dos molares inferiores (Figura 14.13).

## Indicação

Quando há necessidade da anestesia do tecido mole vestibular para os procedimentos odontológicos na região de molares inferiores.

## Contraindicação

Infecção ou inflamação aguda na área da injeção.

## Vantagens

1. Alto índice de sucesso.
2. Tecnicamente fácil.

## Desvantagem

Potencial para dor se a agulha entrar em contato com o periósteo durante a injeção.

## Aspiração positiva

0,7%.

## Alternativas

1. Infiltração vestibular.
2. Bloqueio do nervo mandibular pela técnica de Gow-Gates.
3. Bloqueio do nervo mandibular pela técnica de Vazirani-Akinosi.
4. Injeção LPD.
5. Injeção intraóssea.
6. Injeção intrasseptal.

## Técnica

1. Recomenda-se agulha longa de calibre 25 ou 27. Esta é utilizada com mais frequência porque, em geral, o bloqueio do nervo bucal é administrado imediatamente após o BNAI. Recomenda-se uma agulha longa por causa do local posterior de depósito, e não da profundidade de inserção do tecido (que é mínima).
2. Área de inserção: mucosa distal e vestibular ao dente molar mais distal do arco.
3. Área-alvo: nervo bucal conforme ele passa sobre a borda anterior do ramo.
4. Pontos de referência: molares inferiores, sulco mucovestibular.
5. Orientação do bisel: em direção ao osso durante a injeção.
6. Procedimento:
   a. Assumir a posição correta:
      i. Para o bloqueio do nervo bucal do lado direito, o cirurgião-dentista destro deve sentar-se na posição de 8 horas, voltado diretamente para o paciente (Figura 14.14 A)
      ii. Para o bloqueio do nervo bucal esquerdo, o cirurgião-dentista destro deve sentar-se na posição de 10 horas, voltado para a mesma direção que o paciente (Figura 14.14 B).
   b. Posicionamento do paciente em supino (recomendado) ou em semissupino
   c. Preparo dos tecidos para a penetração distal e vestibular ao molar mais posterior:*
      i. Secar com gaze estéril
      ii. Aplicar o antisséptico tópico (opcional)
      iii. Aplicar o anestésico tópico por 1 a 2 minutos.
   d. Com o dedo indicador esquerdo (se for destro), puxar lateralmente os tecidos moles vestibulares na área da injeção, para melhorar a visibilidade. A tensão dos tecidos permite a penetração atraumática da agulha. Se possível, usar um espelho clínico para minimizar o risco de o cirurgião-dentista se ferir acidentalmente com a agulha
   e. Direcionar a seringa ao local da injeção com o bisel voltado para baixo em direção ao osso, e a seringa alinhada paralelamente ao plano oclusal no lado da injeção, mas vestibular aos dentes (Figura 14.15 A)
   f. Penetrar a mucosa no local da injeção, distal e vestibular ao último molar (Figura 14.15 B)
   g. Avançar a agulha lentamente até que o mucoperiósteo seja tocado:
      i. Para evitar dor quando a agulha entrar em contato com o mucoperiósteo, depositar algumas gotas de anestésico local imediatamente antes do contato

*Como o bloqueio do nervo bucal se segue com frequência imediatamente após o bloqueio do nervo alveolar inferior, as etapas 1, 2 e 3 do preparo do tecido geralmente são finalizadas antes do bloqueio alveolar inferior.

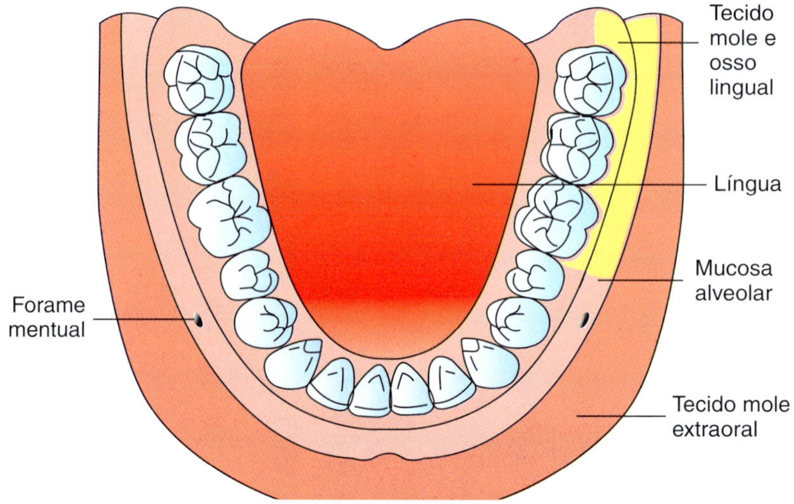


• **Figura 14.13** Área anestesiada pelo bloqueio do nervo bucal.

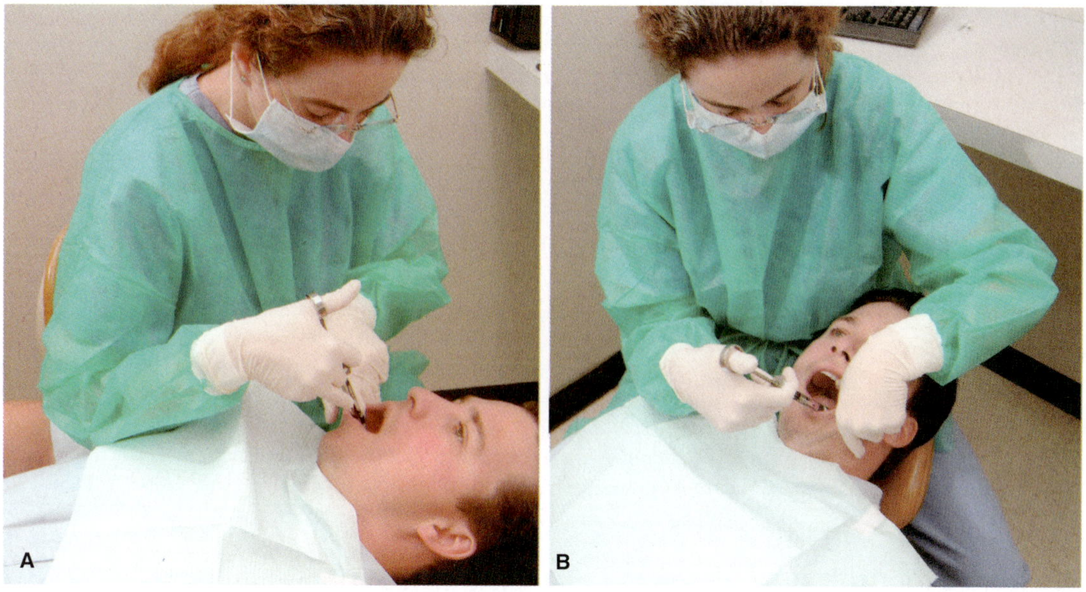


• **Figura 14.14** Posição do cirurgião-dentista para o bloqueio do nervo bucal direito (**A**) e esquerdo (**B**).

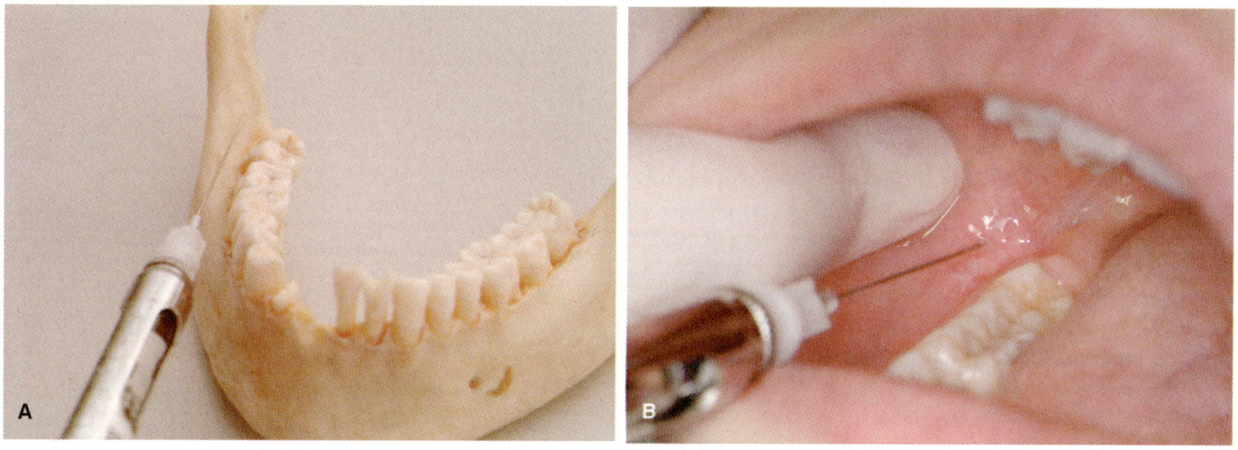


• **Figura 14.15** Alinhamento da seringa. **A.** Paralela ao plano oclusal no lado da injeção, mas vestibular a ela. **B.** Distal e vestibular ao último molar.

   ii. A profundidade de penetração raramente é maior do que 2 a 4 mm, sendo, normalmente, de apenas 1 ou 2 mm.

h. Aspirar em dois planos

i. Se negativa, depositar lentamente 0,3 mℓ (cerca de 1/8 de um tubete) durante 10 segundos:
   i. Se o tecido no local da injeção edemaciar (tornar-se inchado durante a injeção) parar de depositar a solução
   ii. Se a solução sair para fora do local da injeção (de volta à boca do paciente) durante o depósito:
      a. Parar a injeção
      b. Avançar a ponta da agulha mais profundamente no tecido*
      c. Aspirar novamente
      d. Continuar a injeção.

j. Retirar a seringa lentamente e colocar a proteção da agulha imediatamente

k. Aguardar aproximadamente 3 a 5 minutos antes de iniciar o procedimento odontológico planejado.

*Se um volume inadequado de solução permanecer no tubete, pode ser necessário remover a seringa da boca do paciente e recarregá-la com um novo tubete.

## Sinais e sintomas

1. Em razão da localização e do tamanho pequeno da área anestesiada, o paciente raramente apresenta quaisquer sintomas subjetivos.
2. Objetivo: a instrumentação indolor na área anestesiada indica controle satisfatório da dor.

## Aspectos de segurança

1. A agulha entra em contato com o osso, impedindo, assim, a inserção excessiva.
2. Índice mínimo de aspiração positiva.

## Precauções

1. Dor na inserção a partir de contato com o periósteo não anestesiado. Pode-se evitar isso com o depósito de algumas gotas de anestésico local antes de tocar o periósteo.
2. Não retenção da solução anestésica no local da injeção. Isso geralmente significa que a penetração da agulha não foi profunda o suficiente, isto é, o bisel da agulha está apenas parcialmente nos tecidos e a solução está escapando durante a injeção.

a. Para corrigir:
   i. Parar a injeção
   ii. Inserir a agulha em uma profundidade maior
   iii. Aspirar novamente
   iv. Continuar a injeção.

## Falhas da anestesia

São raras com o bloqueio do nervo bucal: volume inadequado de anestésico retido nos tecidos.

## Complicações

1. Poucas de qualquer consequência.
2. Hematoma (coloração azulada e edema dos tecidos no local da injeção). O sangue pode sair do ponto de punção da agulha para o vestíbulo. Para tratar, aplicar pressão com gaze diretamente na área de sangramento por, no mínimo, 3 minutos.

# Bloqueio do nervo mandibular: técnica de Gow-Gates

A anestesia bem-sucedida dos dentes inferiores é mais difícil de alcançar do que a anestesia das estruturas superiores. Os principais fatores para essa falha são a maior variação anatômica na mandíbula e a necessidade de penetração mais profunda no tecido mole. Em 1973, George Albert Edwards Gow-Gates (1910-2001),[37] cirurgião-dentista australiano, descreveu uma nova abordagem para a anestesia mandibular. Ele usou essa técnica em sua prática por aproximadamente 30 anos, com índice de sucesso surpreendentemente alto (aproximadamente 99% em suas mãos experientes).

A técnica de Gow-Gates é um bloqueio do nervo mandibular verdadeiro porque fornece anestesia sensitiva de praticamente toda a distribuição do $V_3$. Os nervos alveolar inferior, lingual, milo-hióideo, mentual, incisivo, auriculotemporal e bucal são todos bloqueados com a injeção de Gow-Gates.

As vantagens significativas dessa técnica sobre o BNAI incluem o índice maior de sucesso, a menor incidência de aspiração positiva (aproximadamente 2% *vs.* 10 a 15% com o BNAI)[37,38] e a ausência de problemas com a inervação sensitiva acessória dos dentes inferiores.

A única desvantagem aparente é relativamente de menor importância: o cirurgião-dentista experiente com o BNAI pode sentir-se desconfortável enquanto aprende o bloqueio do nervo mandibular com a técnica de Gow-Gates. De fato, a incidência de anestesia malsucedida com o bloqueio do nervo mandibular pela técnica de Gow-Gates pode ser tão alta quanto (se não maior que) aquela para o BNAI até que o cirurgião-dentista obtenha experiência clínica. Seguindo essa "curva de aprendizado", são comuns os índices de sucesso acima de 95%. Um estudante de anestesia local geralmente não encontra tanta dificuldade com o bloqueio do nervo mandibular pela técnica de Gow-Gates quanto o cirurgião-dentista mais experiente. Isso é resultado do forte viés do cirurgião-dentista experiente em depositar o anestésico "mais baixo" (no lugar "habitual"). Duas abordagens para os profissionais se sentirem confortáveis com a técnica de bloqueio do nervo mandibular pela técnica de Gow-Gates são sugeridas. A primeira é começar a usar a técnica em todos os pacientes que necessitem de anestesia mandibular. Reservar pelo menos 1 a 2 semanas para ganhar a experiência clínica. A segunda abordagem é continuar usando o BNAI convencional, mas fazer o bloqueio do nervo mandibular pela técnica de Gow-Gates quando ocorrer a anestesia clinicamente inadequada. Reanestesia-se o paciente usando o bloqueio do nervo mandibular pela técnica de Gow-Gates. Embora a experiência seja acumulada mais lentamente com esta última abordagem, sua eficácia é mais significativa porque os pacientes que foram difíceis de anestesiar anteriormente agora podem ser tratados com maior facilidade.

O bloqueio do nervo mandibular pela técnica de Gow-Gates está "disponível" há aproximadamente 45 anos (desde a publicação do primeiro artigo, em 1973).[37] Em uma pesquisa realizada em 2007 por graduados da Harvard School of Dental Medicine, de 2000 a 2006, Johnson *et al.*[39] relataram que entre 3,7 a 16,1% dos clínicos treinados com o bloqueio do nervo mandibular pela técnica de Gow-Gates utilizavam-no como técnica mandibular principal e que entre 35,4 e 56,3% nunca a utilizaram. Eles concluíram que, na população estudada, o treinamento clínico formal no bloqueio do nervo mandibular pela técnica de Gow-Gates levou a um pequeno, mas significativo, aumento na sua utilização principal.[39] Uma vez que o cirurgião-dentista esteja confortável com o bloqueio do nervo mandibular pela técnica de Gow-Gates, o índice de sucesso será maior do que com o BNAI tradicional.[40,41]

## Outros nomes comuns

Técnica de Gow-Gates, bloqueio do nervo da terceira divisão, bloqueio do nervo $V_3$.

## Nervos anestesiados

1. Nervo alveolar inferior.
2. Nervo mentual.
3. Nervo incisivo.
4. Nervo lingual.
5. Nervo milo-hióideo.
6. Nervo auriculotemporal.
7. Nervo bucal (em 75% dos pacientes).

## Áreas anestesiadas

1. Dentes inferiores até a linha média (Figura 14.16).
2. Mucoperiósteo e mucosa vestibulares do lado da injeção.
3. Dois terços anteriores da língua e assoalho da cavidade bucal.
4. Tecidos moles e periósteo linguais.
5. Corpo da mandíbula, porção inferior do ramo.
6. Pele sobre o zigoma, porção posterior da bochecha e regiões temporais.

## Indicações

1. Vários procedimentos nos dentes inferiores.
2. Quando há necessidade da anestesia vestibular dos tecidos moles, do terceiro molar até a linha média.
3. Quando é necessária a anestesia do tecido mole lingual.
4. Quando o BNAI convencional não tem êxito.

## Contraindicações

1. Infecção ou inflamação aguda na área da injeção (raro).
2. Pacientes que podem morder o lábio ou a língua, como crianças e pessoas com deficiência física ou mental.
3. Pacientes que não conseguem abrir bem a boca (p. ex., trismo).

## Vantagens

1. Requer apenas uma injeção; o bloqueio do nervo bucal é geralmente desnecessário (a inervação acessória foi bloqueada).

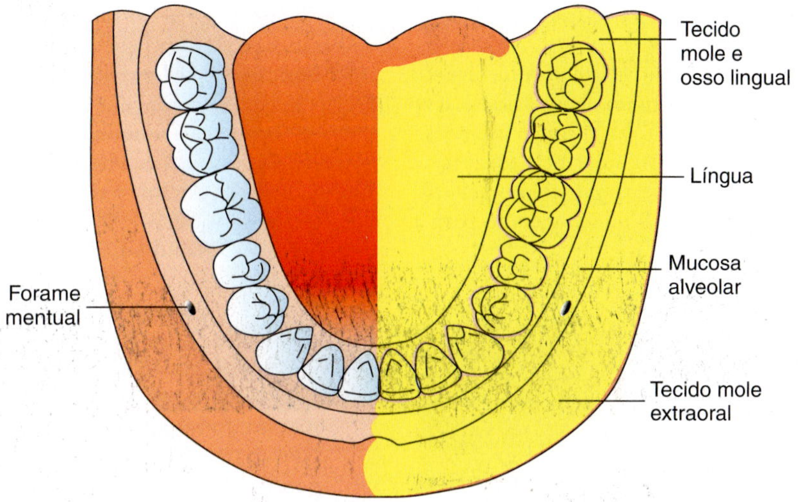


• **Figura 14.16** Área anestesiada pelo bloqueio do nervo mandibular pela técnica de Gow-Gates.

2. Alto índice de sucesso (> 95%), com experiência.
3. Taxa de aspiração mínima (~ 2%).
4. Poucas complicações pós-injeção (p. ex., trismo).
5. Fornece anestesia bem-sucedida quando estão presentes NAI bífido e canais mandibulares bífidos.

## Desvantagens

1. Para muitos pacientes, a anestesia da língua e do lábio inferior é desconfortável, e para alguns indivíduos, possivelmente perigosa.
2. O tempo para o início da anestesia é um pouco mais longo do que com o BNAI, principalmente em virtude do tamanho do tronco nervoso a ser anestesiado e da distância desse tronco a partir do local do depósito (aproximadamente 5 a 10 mm).
3. Existe uma curva de aprendizado para o bloqueio do nervo mandibular pela técnica de Gow-Gates. É necessária experiência clínica para aprender a técnica e aproveitar plenamente seu maior índice de sucesso. Essa curva de aprendizado pode ser frustrante para algumas pessoas.

## Aspiração positiva

Aproximadamente 2%.

## Alternativas

1. BNAI e bloqueio do nervo bucal.
2. Bloqueio mandibular com a boca fechada, pela técnica de Vazirani-Akinosi.
3. Bloqueio do nervo incisivo: polpa e tecido mole vestibular anterior ao forame mentual.
4. Bloqueio do nervo mentual: para o tecido mole vestibular, anterior ao primeiro molar.
5. Bloqueio do nervo bucal: tecido mole vestibular do terceiro molar à região do forame mentual.
6. Injeção supraperiosteal (infiltração): usando cloridrato de articaína (tamponado), depositar 0,6 a 0,9 mℓ no sulco mucovestibular adjacente ao dente a ser tratado (ver Capítulo 9).
7. Técnica intraóssea (ver Capítulo 15).
8. Técnica de injeção LPD (ver Capítulo 15).

## Técnica

1. Recomenda-se a agulha longa de calibre 25 ou 27.
2. Área de inserção: mucosa no lado mesial do ramo da mandíbula, em uma linha que vai da incisura intertrágica até o canto da boca, distal ao segundo molar superior.
3. Área-alvo: lateral do colo do côndilo mandibular, logo abaixo da inserção do músculo pterigóideo lateral (Figura 14.17).
4. Pontos de referência:
   a. Extraoral:
      i. A incisura intertrágica (borda inferior do trago). O ponto de referência correto é o centro do canal auditivo externo, oculto pelo trago; entretanto, sua borda inferior é adotada como auxílio visual (Figura 14.18)
      ii. Canto contralateral da boca.
   b. Intraoral:
      i. Altura da injeção estabelecida pela colocação da ponta da agulha logo abaixo da cúspide mesiolingual (mesiopalatal) do segundo molar superior (Figura 14.19 A)
      ii. Penetração dos tecidos moles, distal ao segundo molar superior, na altura estabelecida na etapa anterior (Figura 14.19 B).
5. Orientação do bisel: não é importante.

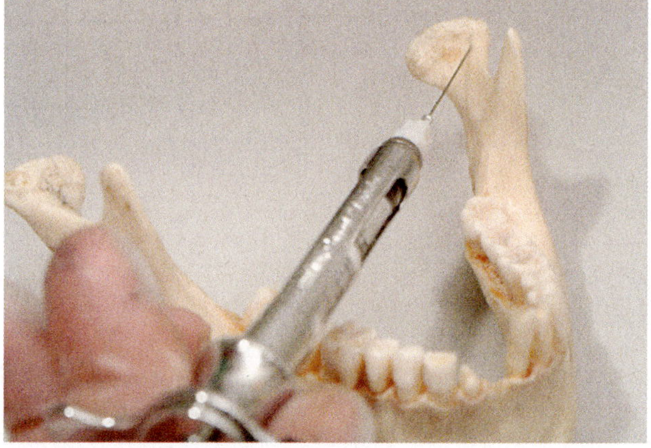

• **Figura 14.17** Área-alvo para o bloqueio do nervo mandibular pela técnica de Gow-Gates – colo da mandíbula.

6. Procedimento:
   a. Assumir a posição correta.
      i. Para o bloqueio do nervo mandibular pela técnica de Gow-Gates do lado direito, o cirurgião-dentista destro deve sentar-se na posição de 8 horas, voltado para o paciente
      ii. Para o bloqueio do nervo mandibular pela técnica de Gow-Gates do lado esquerdo, o cirurgião-dentista destro deve sentar-se na posição de 10 horas, voltado para a mesma direção que o paciente

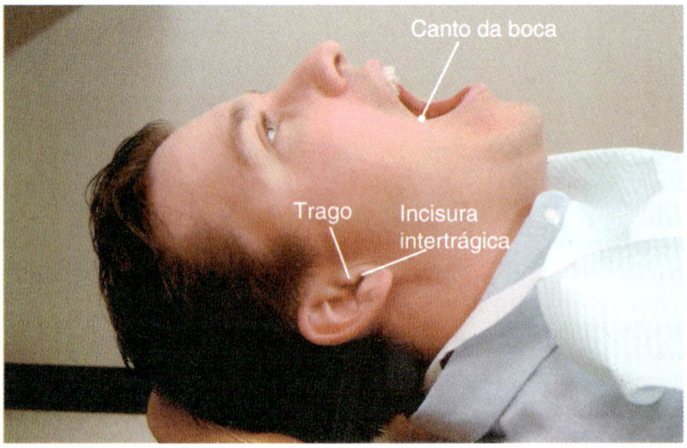


• **Figura 14.18** Pontos extraorais de referência para o bloqueio do nervo mandibular pela técnica de Gow-Gates.

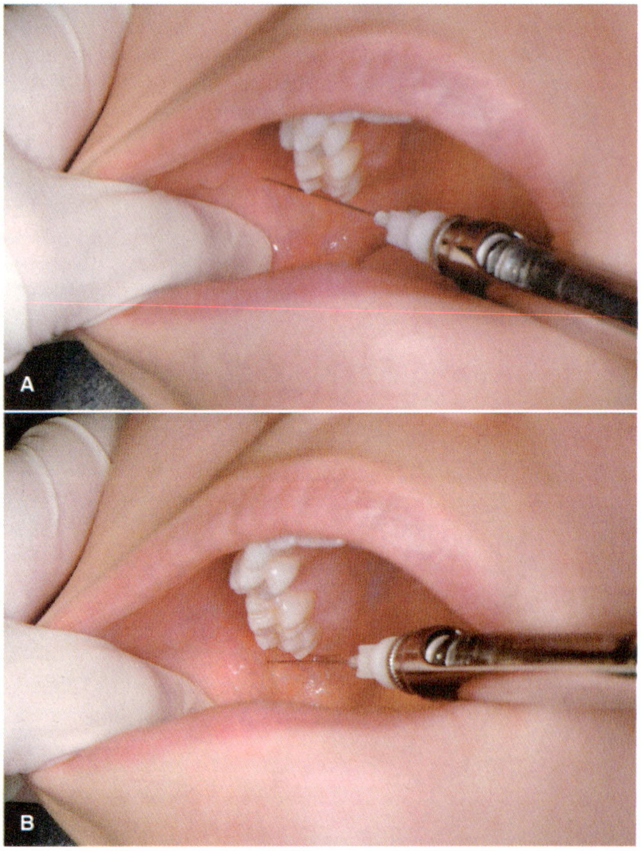


• **Figura 14.19** Pontos intraorais de referência para o bloqueio do nervo mandibular pela técnica de Gow-Gates. Colocar a ponta da agulha logo abaixo da cúspide mesiopalatina do segundo molar superior (**A**) e movê-la para um ponto imediatamente distal ao molar (**B**); manter a altura estabelecida na etapa anterior. Esse é o ponto de inserção para o bloqueio do nervo mandibular pela técnica de Gow-Gates.

      iii. Essas são as mesmas posições usadas para o BNAI direito e esquerdo (Figura 14.4).
   b. Posição do paciente (Figura 14.20):
      i. Recomenda-se a posição supina, embora a posição semissupina também possa ser utilizada
      ii. Pede-se ao paciente para estender o pescoço e abrir bem a boca durante a técnica. Assim, o côndilo assume uma posição mais frontal e fica mais próximo do tronco do nervo mandibular.
   c. Localizar os pontos de referência extraorais:
      i. Incisura intertrágica
      ii. Canto contralateral da boca.
   d. Colocar o dedo indicador ou o polegar esquerdo na incisura coronoide; esse detalhe anatômico não é essencial para o sucesso do bloqueio do nervo mandibular pela técnica de Gow-Gates, mas, na experiência deste autor, a palpação desse ponto de referência intrabucal familiar promove a sensação de segurança, possibilita o afastamento dos tecidos moles e auxilia na determinação do local da penetração da agulha
   e. Visualização dos pontos de referência intraorais:
      i. Cúspide mesiopalatal do segundo molar superior
      ii. O local da penetração da agulha é distal ao segundo molar superior, na altura da ponta da cúspide mesiopalatal.
   f. Preparo dos tecidos no local da penetração:
      i. Secar os tecidos com gaze estéril
      ii. Aplicar o antisséptico tópico (opcional)
      iii. Aplicar o anestésico tópico por, no mínimo, 1 minuto.
   g. Esticar os tecidos no lado lingual do ramo, deixando-os tensos. Se possível, usar um espelho clínico para minimizar o risco de o cirurgião-dentista se ferir acidentalmente com a agulha
   h. Direcionar a seringa (mantida na mão direita) ao local da injeção a partir do canto da boca no lado oposto (como no BNAI)
   i. Inserir a agulha delicadamente nos tecidos no local da injeção, distal ao segundo molar superior, na altura da cúspide mesiopalatal
   j. Alinhar a agulha com o plano que se estende do canto da boca, no lado oposto à incisura intertrágica no lado da injeção. Ela deve ficar paralela ao ângulo entre a orelha e a face (Figura 14.21)
   k. Direcionar a seringa à área-alvo no trago:
      i. O corpo da seringa fica no canto da boca sobre os pré-molares, mas sua posição pode variar dos molares aos incisivos, dependendo da divergência do ramo, avaliado pelo ângulo da orelha até o lado da face (Figura 14.22)

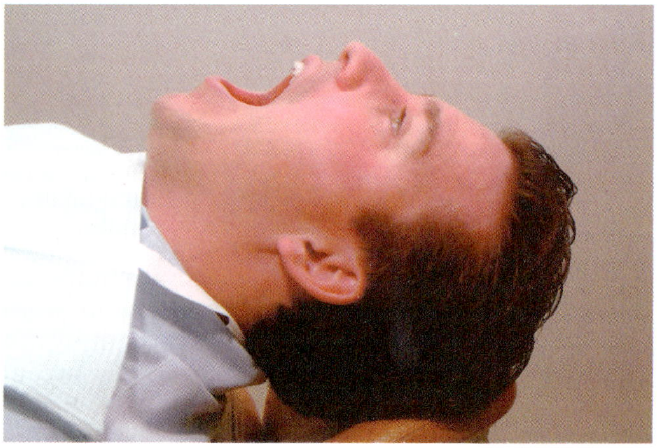

• **Figura 14.20** Posição do paciente para o bloqueio do nervo mandibular pela técnica de Gow-Gates.

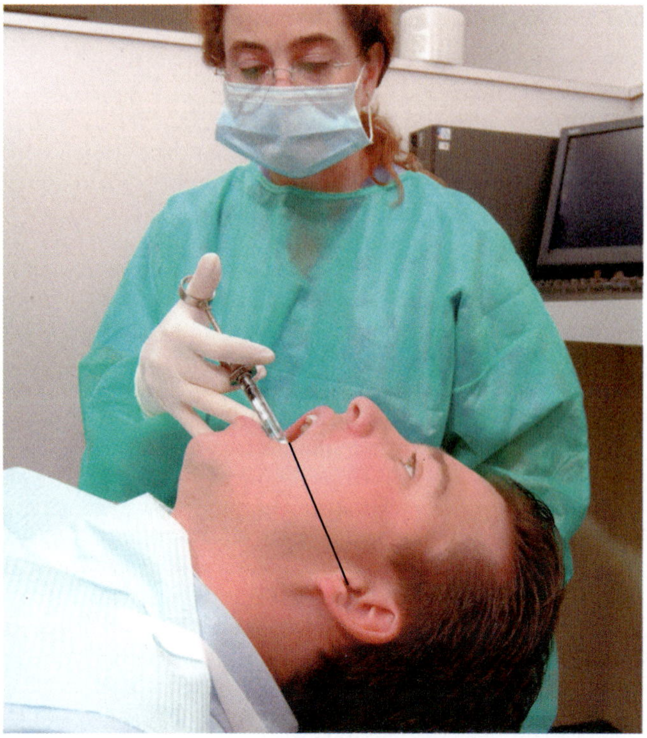

• **Figura 14.21** Manter o corpo da seringa e a agulha paralelos a uma linha que liga o canto da boca à incisura intertrágica.

ii. A altura da inserção, acima do plano oclusal mandibular, é consideravelmente maior (10 a 25 mm, dependendo do tamanho do paciente) do que para o BNAI

iii. Quando há a presença do terceiro molar superior, em uma oclusão normal, o local de penetração da agulha é distal a ele.

l. Avançar a agulha, lentamente, até tocar o osso:

i. O osso tocado é o colo do côndilo

ii. A profundidade média da penetração no tecido mole ao osso é de 25 mm. Observa-se alguma variação. Para determinados pacientes, a profundidade da penetração no tecido mole, com o bloqueio do nervo mandibular pela técnica de Gow-Gates, se aproxima daquela do BNAI

iii. Se o osso não for tocado, a causa mais comum de falha nesse contato é:

a. Quando o paciente fecha a boca, mesmo que ligeiramente, ocorrem duas causas negativas: (1) a espessura do tecido mole aumenta e (2) o côndilo se move na direção distal. Ambas dificultam a localização do colo condilar com a agulha. Isso ocorre com mais frequência quando o cirurgião-dentista ainda está "aprendendo" a técnica de Gow-Gates de bloqueio do nervo mandibular e faz uma tentativa de avançar a agulha em direção à área-alvo. Se o osso não for tocado, deve-se retirar a agulha, pedir ao paciente para abrir mais a boca e avançar novamente a agulha até tocar o osso

b. Deflexão medial da agulha. Deve-se mover o corpo da seringa um pouco mais distalmente, angulando a ponta da agulha anteriormente, e avançar novamente a agulha até o contato com o osso.

iv. Se o osso não for tocado, não depositar mais anestésico local.

m. Retirar 1 mm da agulha

n. Aspirar em dois planos

o. Se aspiração positiva, tirar um pouco a agulha, angulá-la superiormente, reinseri-la, aspirar novamente e, se for negativa, depositar a solução. A aspiração positiva geralmente ocorre na artéria maxilar interna, localizada abaixo da área-alvo. A taxa de aspiração positiva com a técnica do bloqueio do nervo mandibular Gow-Gates é de aproximadamente 2%[37,38]

p. Se negativa, depositar lentamente 1,8 mℓ de solução durante 60 a 90 segundos. A técnica de Gow-Gates originalmente recomendava o depósito de 3 mℓ de anestésico.[37] No entanto, a experiência com o bloqueio do nervo mandibular pela técnica de Gow-Gates mostra que 1,8 mℓ normalmente é suficiente para fornecer anestesia clinicamente aceitável em quase todos os casos. Quando ocorre anestesia parcial após

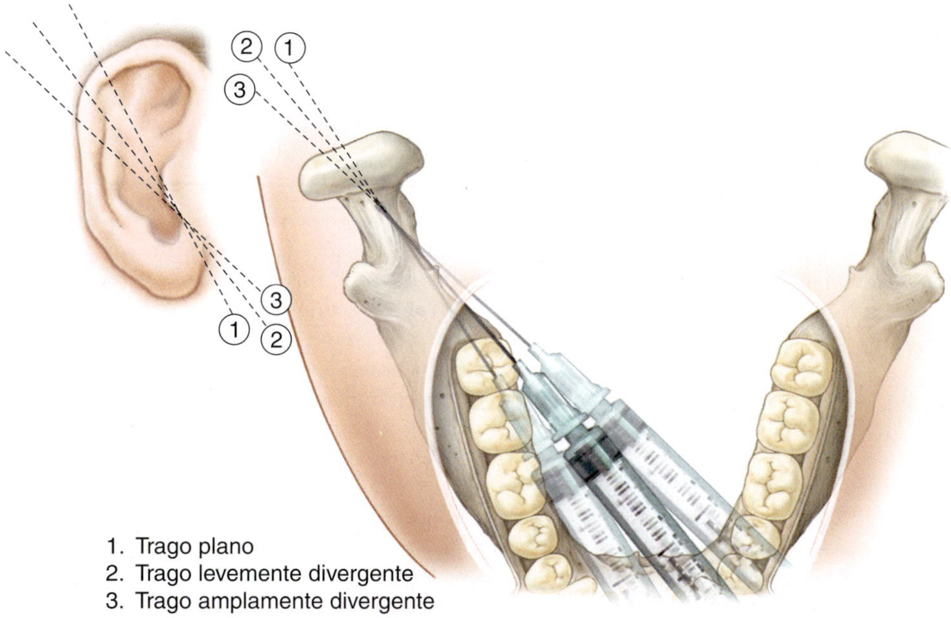


• **Figura 14.22** A localização do corpo da seringa depende da divergência do trago.

a administração de 1,8 mℓ, recomenda-se uma segunda injeção de aproximadamente 1,2 mℓ
q. Retirar a seringa e manter a agulha em local seguro
r. Deixar o paciente com a boca aberta por 1 a 2 minutos após a injeção, para permitir a difusão da solução anestésica. O uso de um bloco de mordida ajudará o paciente a manter a boca aberta
s. Após a conclusão da injeção, retornar o paciente para a posição vertical ou semivertical
t. Aguardar, no mínimo, 5 minutos antes de avaliar a anestesia (usando "*spray* de resfriamento", como o Endo-Ice®, ou um TPE). O início da anestesia com o bloqueio do nervo mandibular pela técnica de Gow-Gates pode ser um pouco mais lento, exigindo 5 minutos ou mais pelos seguintes motivos:
    i. Diâmetro maior do tronco nervoso no local da injeção
    ii. Distância (5 a 10 mm) do local do depósito do anestésico até o tronco nervoso.

## Sinais e sintomas

1. Subjetivo: formigamento ou dormência do lábio inferior indica anestesia do nervo mentual, um ramo terminal do nervo alveolar inferior. Também é uma boa indicação de que o NAI pode estar anestesiado.
2. Subjetivo: formigamento ou dormência da língua indica a anestesia do nervo lingual, um ramo da divisão posterior do nervo mandibular. Está sempre presente no bloqueio bem-sucedido do nervo mandibular pela técnica de Gow-Gates.
3. Objetivo: o uso de "*spray* de resfriamento" (p. ex., Endo-Ice®) ou um TPE sem resposta à potência máxima (80/80) em dois testes consecutivos com, pelo menos, 2 minutos de intervalo serve como "garantia" (~ 99%) de anestesia pulpar com sucesso nos dentes sem envolvimento pulpar.[27,31,32]
4. Objetivo: ausência de dor durante a terapia odontológica.

## Aspectos de segurança

1. A agulha entra em contato com o osso, impedindo sua inserção excessiva.
2. A taxa de aspiração positiva muito baixa (2%), minimiza o risco de injeção intravascular (a artéria maxilar interna fica abaixo do local da injeção).

## Precauções

Se o osso não for tocado, não se deposita mais o anestésico local.

1. Retirar a agulha levemente.
2. Pedir ao paciente para abrir bem a boca.
3. Reinserir a agulha. Tocar levemente o osso.
4. Retirar a agulha 1 mm e aspirar em dois planos.
5. Injetar, se as aspirações forem negativas.

## Falhas da anestesia

São raras com o bloqueio do nervo mandibular pela técnica de Gow-Gates depois que o cirurgião-dentista se familiarizar com a técnica:

1. Pouco volume. O diâmetro maior do nervo mandibular pode exigir um volume maior de solução anestésica. Depositar até 1,2 mℓ em uma segunda injeção, se a profundidade da anestesia estiver inadequada após os 1,8 mℓ iniciais.
2. Dificuldades anatômicas. Não depositar anestésico a menos que o osso seja tocado.

## Complicações

1. Hematoma (< 2% de incidência de aspiração positiva).
2. Trismo (extremamente raro).
3. Paralisia temporária dos nervos cranianos III, IV e VI. Em um caso de paralisia do nervo craniano após o bloqueio do nervo mandibular pela técnica de Gow-Gates do lado direito, houve persistência de diplopia, blefaroptose do lado direito e paralisia completa do olho direito por 20 minutos depois da injeção. Isso ocorreu após a administração intravenosa rápida acidental de anestésico local.[42] Fa *et al.*[43] relataram a ocorrência de diplopia após o bloqueio do nervo mandibular pela técnica de Gow-Gates. As recomendações para essa técnica incluem colocar a agulha na lateral da superfície anterior do côndilo, aspirar com cuidado e depositar a solução anestésica local lentamente.[37,38] Se o osso não for tocado, não se deve administrar a solução anestésica.
4. Problemas na orelha média. Brodsky e Dower[44] relataram um caso de problemas transitórios na orelha média após a administração do bloqueio do nervo mandibular pela técnica de Gow-Gates. Ao longo de 10 dias, o paciente queixou-se de pressão na orelha interna, incapacidade de equilibrar a pressão da orelha, diminuição da audição, dor e cefaleia acentuada antes de retornar ao normal, sem outras queixas e complicações. A causa da complicação foi considerada um hematoma, problema técnico que causa trauma e inflamação, uma variação anatômica, ou qualquer combinação desses elementos.

# Bloqueio mandibular com a boca fechada de Vazirani-Akinosi

A introdução do bloqueio do nervo mandibular pela técnica de Gow-Gates, em 1973, estimulou o interesse por métodos alternativos para alcançar a anestesia na mandíbula. Em 1977, o Dr. Joseph Akinosi relatou a abordagem da anestesia mandibular com a boca fechada.[19] Antes, em 1960, o Dr. Sundar Vazirani havia publicado um artigo descrevendo uma técnica bastante semelhante à de Akinosi.[18] Ambos são creditados pela técnica do bloqueio mandibular com a boca fechada, denominada *técnica de Akinosi-Vazirani* ou *técnica de Vazirani-Akinosi*. Embora essa técnica possa ser utilizada sempre que se deseja a anestesia mandibular, sua principal indicação permanece nas situações em que a abertura limitada da boca impede o uso de outras técnicas de injeção mandibular. Tais situações incluem a presença de espasmo dos músculos da mastigação (trismo) em um lado da mandíbula após inúmeras tentativas do BNAI, como pode ocorrer com um molar inferior "quente" (pulpite irreversível sintomática). Nesse caso, podem ser necessárias várias injeções para alcançar anestesia adequada para extirpar os tecidos pulpares do molar inferior envolvido. Quando o efeito anestésico acaba, horas depois, os músculos nos quais a solução anestésica foi depositada tornam-se sensíveis, produzindo algum desconforto ao paciente ao abrir a boca. Durante o período de sono, quando os músculos não estão em uso, eles entram em espasmo (da mesma forma que os músculos da perna podem entrar em espasmo após exercícios extenuantes, dificultando a postura ou a caminhada na manhã seguinte), deixando o paciente com abertura oclusal pela manhã significativamente reduzida.

O tratamento do trismo é revisado no Capítulo 17.

Se for necessário continuar o atendimento odontológico no paciente com trismo significativo, as opções para o fornecimento de anestesia mandibular são extremamente limitadas. Não se pode tentar o bloqueio dos nervos alveolar inferior e mandibular pela técnica de Gow-Gates quando há trismo significativo. Pode-se tentar o bloqueio extraoral do nervo mandibular, o qual, de fato, apresenta índice de sucesso significativamente alto em mãos experientes. Pode-se realizar o bloqueio mandibular extrabucal por meio da incisura mandibular ou, inferiormente, do queixo (Figura 14.23).[45,46] Como a divisão mandibular do nervo trigêmeo fornece inervação motora para os músculos da mastigação, o bloqueio da terceira divisão ($V_3$) aliviará o trismo produzido secundariamente ao espasmo muscular. (O trismo também pode resultar de outras causas.) Embora os cirurgiões-dentistas possam administrar bloqueios nervosos extraorais, poucos, na prática clínica, realmente o fazem. A técnica de Vazirani-Akinosi é uma abordagem intraoral que fornece anestesia e bloqueio motor nos casos de trismo unilateral acentuado.

Em 1992, Wolfe descreveu a modificação da técnica original de Vazirani-Akinosi.[47] A técnica descrita era idêntica à técnica original, exceto que Wolfe recomendava curvar a agulha em um ângulo de 45° para permitir que ela permanecesse próxima ao lado medial (lingual) do ramo da mandíbula à medida que avançasse pelos tecidos. Como o potencial de fratura da agulha é maior quando a agulha é curvada, não se recomenda a curvatura de qualquer agulha que seja inserida nos tecidos, seja qual for a profundidade. Pode-se administrar o bloqueio mandibular de Vazirani-Akinosi, com a boca fechada, com sucesso, mesmo sem curvar a agulha.

## Outros nomes comuns

Técnica de Akinosi, bloqueio do nervo mandibular com a boca fechada, técnica da tuberosidade.

## Nervos anestesiados

1. Nervo alveolar inferior.
2. Nervo incisivo.
3. Nervo mentual.
4. Nervo lingual.
5. Nervo milo-hióideo.

## Áreas anestesiadas

1. Dentes inferiores até a linha média (Figura 14.24).
2. Corpo da mandíbula e porção inferior do ramo.
3. Mucoperiósteo e mucosa vestibular anteriores ao forame mentual.
4. Os dois terços anteriores da língua e o assoalho da cavidade bucal (nervo lingual).
5. Tecidos moles e periósteo linguais (nervo lingual).

## Indicações

1. Abertura limitada da boca.
2. Vários procedimentos nos dentes inferiores.
3. Incapacidade de visualizar os pontos de referência para o BNAI (p. ex., por tamanho maior da língua).

## Contraindicações

1. Infecção ou inflamação aguda na área da injeção (raro).

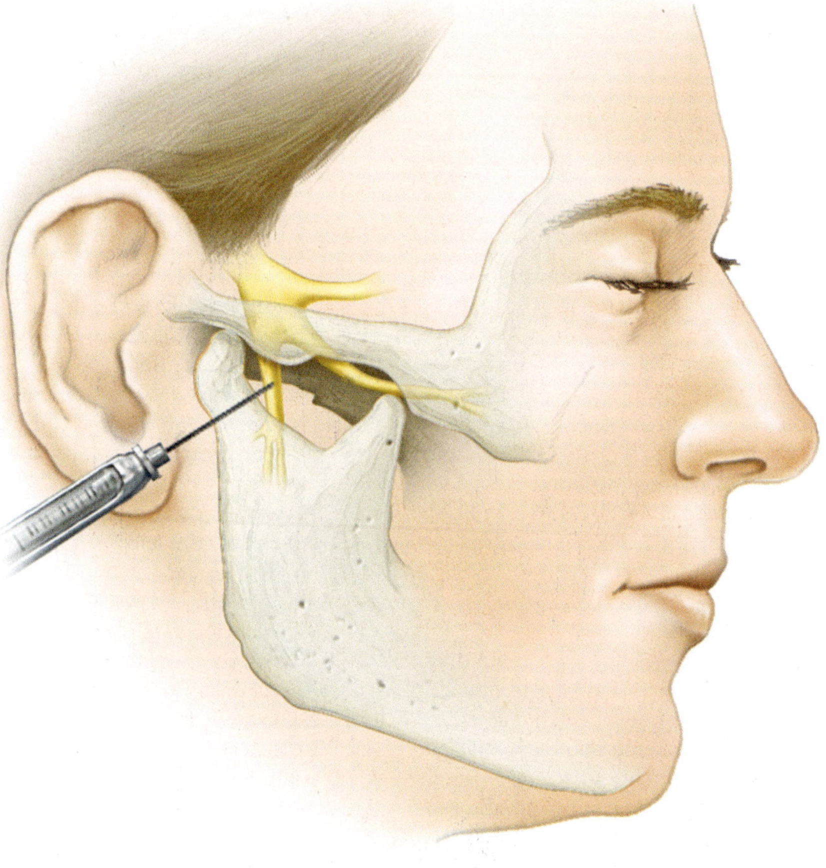

• **Figura 14.23** Bloqueio mandibular extraoral com a abordagem lateral através da chanfradura sigmoide. (Redesenhada de Bennett CR. *Monheim's Local Anesthesia and Pain Control in Dental Practice*, ed 6, St Louis, 1978, Mosby.)

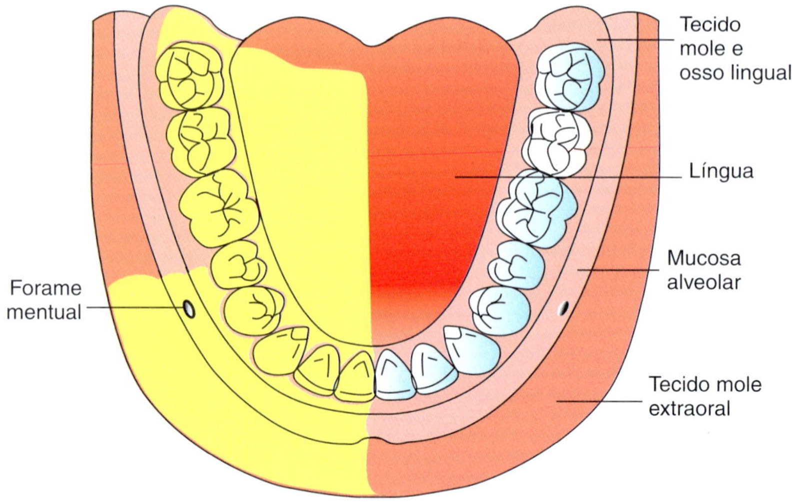


• **Figura 14.24** Área anestesiada pelo bloqueio do nervo mandibular com a boca fechada, pela técnica de Vazirani-Akinosi.

2. Pacientes que possam morder o lábio ou a língua, como crianças e pessoas com deficiência física ou mental.
3. Incapacidade de visualizar ou obter acesso ao lado lingual do ramo.

## Vantagens

1. Relativamente atraumático.
2. O paciente não precisa ser capaz de abrir a boca.
3. Menos complicações pós-operatórias (p. ex., trismo).
4. Menor taxa de aspiração (< 10%) do que com o BNAI.
5. Fornece anestesia bem-sucedida quando estão presentes NAI bífido e canais mandibulares bífidos.

## Desvantagens

1. É difícil visualizar o trajeto da agulha e a profundidade da inserção.
2. Nenhum contato ósseo; profundidade de penetração um pouco arbitrária.
3. Potencialmente traumático se a agulha estiver muito perto do periósteo.

## Alternativas

Nenhum bloqueio nervoso intraoral está disponível. Se o paciente não conseguir abrir a boca em decorrência de trauma, infecção ou trismo pós-injeção, não há outras técnicas intraorais adequadas disponíveis. Pode-se usar o bloqueio extraoral do nervo mandibular quando o cirurgião-dentista é bem experiente no procedimento.

## Técnica

1. Recomenda-se uma agulha longa de calibre 25 (embora uma agulha longa de calibre 27 possa ser melhor para pacientes cujo ramo se alarga lateralmente mais do que a média).
2. Área de inserção: tecido mole sobrejacente à borda medial (lingual) do ramo da mandíbula, diretamente adjacente à tuberosidade maxilar na altura da junção mucogengival adjacente ao terceiro molar superior (Figura 14.25).
3. Área-alvo: tecido mole na borda medial (lingual) do ramo, na região dos nervos alveolar inferior, lingual e milo-hióideo, conforme se deslocam inferiormente do forame oval em direção ao forame mandibular (a altura da injeção com o bloqueio do nervo mandibular com a boca fechada pela técnica de Vazirani-Akinosi está abaixo daquela do bloqueio do nervo mandibular pela técnica de Gow-Gates, mas acima da altura do BNAI).
4. Pontos de referência:
   a. Junção mucogengival do terceiro (ou segundo) molar superior
   b. Tuberosidade da maxila
   c. Incisura coronoide no ramo da mandíbula.
5. Orientação do bisel (a orientação do bisel no bloqueio mandibular com a boca fechada é muito importante): deve-se orientar o bisel para longe do osso do ramo da mandíbula (p. ex., bisel voltado em direção à linha média).
6. Procedimento:
   a. Assumir a posição correta. Para o bloqueio do nervo mandibular direito ou esquerdo com a boca fechada pela técnica de Vazirani-Akinosi, o cirurgião-dentista destro deve sentar-se na posição de 8 horas, de frente para o paciente
   b. Posicionar o paciente em supino (recomendado) ou em semissupino
   c. Colocar o dedo indicador ou polegar esquerdo na incisura coronoide, atentando para os tecidos laterais no lado medial do ramo. O afastamento dos tecidos moles ajuda na visualização do local da injeção e diminui o trauma durante a inserção da agulha
   d. Visualização dos pontos de referência:
      i. Junção mucogengival do terceiro (ou segundo) molar superior
      ii. Tuberosidade da maxila.
   e. Preparo dos tecidos no local da penetração:
      i. Secar com gaze estéril
      ii. Aplicar o antisséptico tópico (opcional)
      iii. Aplicar o anestésico tópico por, no mínimo, 1 minuto.
   f. Pedir ao paciente para ocluir levemente os dentes e manter as bochechas e os músculos da mastigação relaxados
   g. Afastar os tecidos moles na borda medial do ramo, lateralmente. Se possível, usar um espelho clínico para minimizar o risco de o cirurgião-dentista se ferir acidentalmente com a agulha
   h. Manter o corpo da seringa paralelo ao plano oclusal superior, com a agulha ao nível da junção mucogengival do terceiro (ou segundo) molar superior (ver Figura 14.25)
   i. Direcionar a agulha posterior e levemente lateral, de forma que avance tangente ao processo alveolar maxilar posterior e paralela ao plano oclusal superior

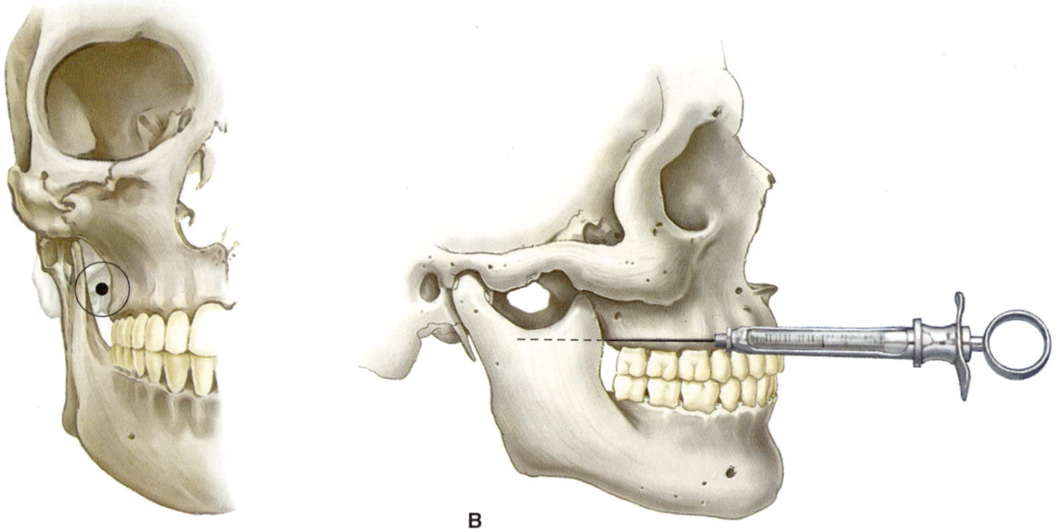


• **Figura 14.25** **A.** Área de inserção da agulha para o bloqueio do nervo mandibular com a boca fechada, pela técnica de Vazirani-Akinosi. **B.** Segurar a seringa e a agulha na altura da junção mucogengival, acima do terceiro molar superior. (Redesenhada de Gustainis JF, Peterson LJ. An alternative method of mandibular nerve block, *J Am Dent Assoc* 103:33-36, 1981.)

j. Orientar o bisel para longe do ramo da mandíbula; assim, à medida que se avança a agulha pelos tecidos, ocorre sua deformação em direção ao ramo e ela permanece próxima ao NAI (Figura 14.26)
k. Avançar a agulha 25 mm no tecido (para um adulto de tamanho médio). Essa distância é medida a partir da tuberosidade da maxila. A ponta da agulha deve ficar na porção média do espaço pterigomandibular, próximo aos ramos do $V_3$ (Figura 14.27)
l. Aspirar em dois planos
m. Se aspiração negativa, depositar 1,5 a 1,8 mℓ da solução anestésica em aproximadamente 60 segundos
n. Retirar a seringa lentamente e manter a agulha em local seguro
o. Após a injeção, retornar o paciente para a posição vertical ou semivertical
p. A paralisia do nervo motor se desenvolve tão rapidamente quanto (se não mais rapidamente que) a anestesia sensitiva. O paciente com trismo começa a notar aumento da capacidade de abrir a boca logo após o depósito do anestésico
q. A anestesia do lábio e da língua deve começar em cerca de 1 a 1,5 minuto; o procedimento odontológico, normalmente, pode começar dentro de 5 minutos
r. Quando ocorre a paralisia motora, mas a anestesia sensitiva está inadequada para permitir o início do procedimento odontológico, já que o paciente pode abrir a boca, deve-se realizar o BNAI, bloqueio do nervo mandibular pela técnica de Gow-Gates, bloqueio do nervo incisivo, injeção LPD ou injeção intraóssea ou infiltrar cloridrato de articaína na prega mucovestibular adjacente ao dente a ser tratado.

## Sinais e sintomas

1. Subjetivo: formigamento ou dormência do lábio inferior indica a anestesia do nervo mentual, um ramo terminal do nervo alveolar inferior, o que é um bom sinal de que o NAI foi anestesiado.
2. Subjetivo: formigamento ou dormência da língua indica a anestesia do nervo lingual, um ramo da divisão posterior do nervo mandibular.
3. Objetivo: o uso de "*spray* de resfriamento" (p. ex., Endo-Ice®) ou um TEP sem resposta à potência máxima (80/80) em dois

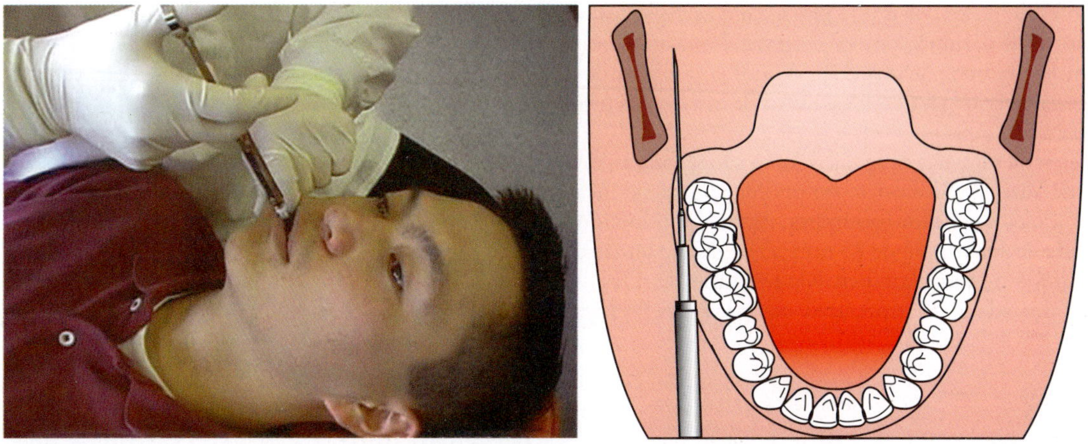

• **Figura 14.26** Bloqueio do nervo mandibular com a boca fechada, pela técnica de Vazirani-Akinosi. Manter o corpo da seringa paralelo ao plano oclusal superior, com a agulha no nível da junção mucogengival do segundo ou do terceiro molar superior.

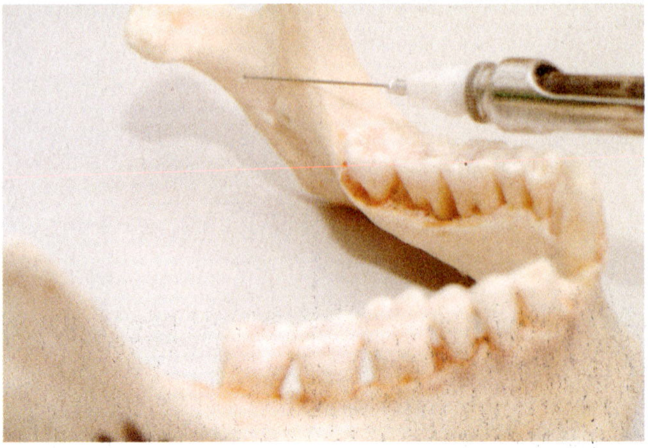

• **Figura 14.27** Avançar a agulha posteriormente, para dentro dos tecidos, no lado medial do ramo mandibular.

testes consecutivos com pelo menos 2 minutos de intervalo serve como "garantia" (~ 99%) da anestesia pulpar com sucesso nos dentes sem envolvimento endodôntico.[27,31,32]

4. Objetivo: ausência de dor durante a terapia odontológica.

## Aspecto de segurança

Risco menor de aspiração positiva (em comparação ao BNAI).

## Precauções

Não inserir excessivamente a agulha (> 25 mm). Diminuir a profundidade de penetração nos pacientes menores; a profundidade da inserção varia conforme a largura anteroposterior do ramo do paciente.

## Falhas da anestesia

1. Quase sempre por causa da falha em apreciar a "abertura" do ramo. Se a agulha for direcionada medialmente, ela se apoia medialmente no ligamento esfenomandibular no espaço pterigomandibular e a injeção falha. Isso ocorre, mais comumente, quando o cirurgião-dentista destro usa a técnica de Vazirani-Akinosi do lado esquerdo (ou quando um cirurgião-dentista canhoto usa a mesma técnica do lado direito). Isso pode ser evitado direcionando a ponta da agulha paralelamente à inclinação lateral do ramo e usando uma agulha de calibre 27 em vez de calibre 25.
2. Ponto de inserção da agulha muito baixo. Para corrigir: inserir a agulha no nível da junção mucogengival do último molar superior ou ligeiramente acima dele. A agulha também deve permanecer paralela ao plano oclusal à medida que avança pelos tecidos moles.
3. Inserção menor ou excessiva da agulha. Como não se toca em osso na técnica de Vazirani-Akinosi, a profundidade da penetração nos tecidos moles é um tanto arbitrária. Akinosi recomendou profundidade de penetração de 25 mm no adulto de tamanho médio, medindo a partir da tuberosidade da maxila. Deve-se alterar a profundidade de penetração nos pacientes menores ou maiores.

## Complicações

1. Hematoma (< 10%).
2. Trismo (raro).
3. Paralisia temporária do nervo facial (VII):
   a. É causada por inserção excessiva e injeção da solução anestésica local no corpo da glândula parótida
   b. Pode ser prevenida pela modificação da profundidade da penetração da agulha com base no comprimento do ramo da mandíbula. A profundidade de penetração de 25 mm é a média para um adulto de tamanho normal.

Uma vez aprendida, a técnica de bloqueio mandibular com a boca fechada de Akinosi-Vazirani apresenta índice de sucesso comparável ao do bloqueio do nervo mandibular pela técnica de Gow-Gates e ao do BNAI convencional.[48,49]

# Bloqueio do nervo mentual

O nervo mentual é um ramo terminal do nervo alveolar inferior. Ao sair do forame mentual no ápice dos pré-molares inferiores ou próximo dele, fornece inervação sensitiva para os tecidos moles vestibulares, anteriores ao forame, e para os tecidos moles do lábio inferior e do mento no lado da injeção.

Para a maioria dos procedimentos odontológicos, há pouca indicação para o uso do bloqueio do nervo mentual. De fato, das técnicas descritas neste capítulo, o bloqueio do nervo mentual é o menos frequentemente utilizado. Ele é usado, principalmente, para procedimentos no tecido mole vestibular, como a sutura de lacerações ou biopsias. O índice de sucesso aproxima-se de 100% por causa da facilidade de acesso ao nervo.

## Outros nomes comuns

Nenhum.

## Nervos anestesiados

O nervo mentual, um ramo terminal do nervo alveolar inferior.

## Áreas anestesiadas

Mucosa vestibular anterior ao forame mentual (em torno do segundo pré-molar) até a linha média e a pele do lábio inferior (Figura 14.28) e queixo.

## Indicações

Quando é necessária a anestesia do tecido mole vestibular para os procedimentos na mandíbula, anteriores ao forame mentual, como:

1. Biopsias de tecido mole.
2. Sutura de tecido mole.

## Contraindicações

Infecção ou inflamação aguda na área da injeção.

## Vantagens

1. Alto índice de sucesso.
2. Tecnicamente fácil.
3. Em geral, totalmente atraumático.

## Desvantagem

Hematoma.

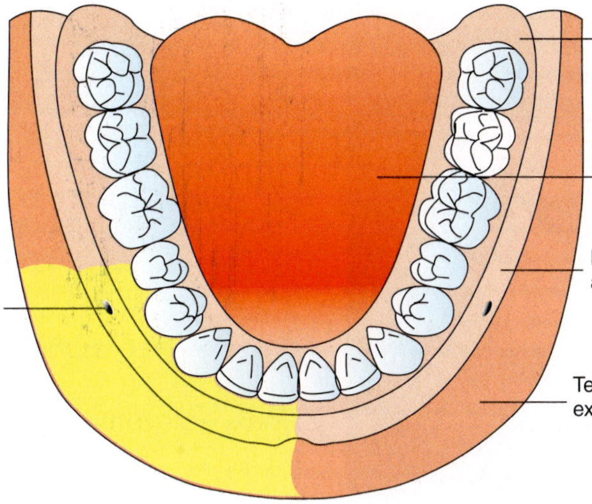


• **Figura 14.28** Área anestesiada pelo bloqueio do nervo mentual.

## Aspiração positiva

Aproximadamente 5,7%.

## Alternativas

1. Infiltração local.
2. BNAI.
3. Bloqueio do nervo mandibular pela técnica de Gow-Gates.
4. Bloqueio do nervo mandibular com a boca fechada, pela técnica de Vazirani-Akinosi.

## Técnica

1. Recomenda-se agulha curta de calibre 25 ou 27.
2. Área de inserção: sulco mucovestibular no forame mentual, ou anterior a este.
3. Área-alvo: nervo mentual à medida que sai do forame mentual (geralmente localizado entre os ápices do primeiro e do segundo pré-molar).
4. Pontos de referência: molares inferiores e sulco mucovestibular.
5. Orientação do bisel: em direção ao osso durante a injeção.
   a. Assumir a posição correta:
      i. Para o bloqueio do nervo mentual direito ou esquerdo, o cirurgião-dentista destro deve sentar-se confortavelmente na frente do paciente, de modo que possa colocar a seringa na boca dele abaixo do seu campo de visão (Figura 14.29).
   b. Posicionamento do paciente:
      i. Recomenda-se a posição supina, mas a semissupina é aceitável
      ii. Pedir ao paciente que feche parcialmente a boca. Isso permite maior acesso ao local da injeção
   c. Localizar o forame mentual:
      i. Colocar o dedo indicador no sulco mucovestibular e pressionar contra o corpo da mandíbula na área do primeiro molar
      ii. Mover o dedo lentamente para a frente até que o osso abaixo do dedo pareça irregular e um tanto côncavo (Figura14.30):
         a. O osso posterior e anterior ao forame mentual é liso; entretanto, o osso imediatamente ao redor do forame é mais áspero ao toque
         b. Geralmente se encontra o forame mentual em torno do ápice do segundo pré-molar. No entanto, pode-se encontrá-lo anterior ou posterior a esse local.
         O paciente pode comentar que a pressão do dedo nessa área causa dor, quando o nervo mentual é comprimido contra o osso.

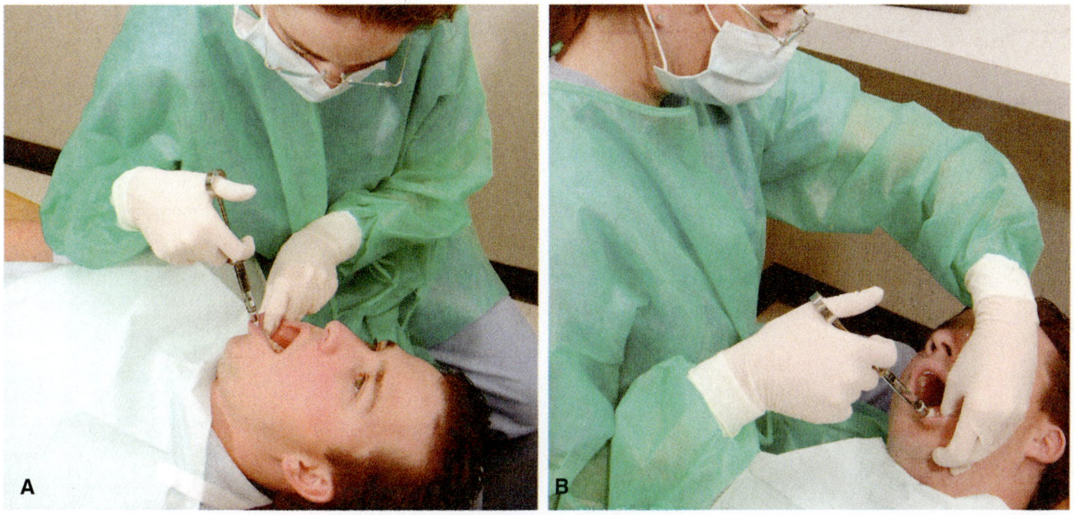


• **Figura 14.29** Posição do cirurgião-dentista para o bloqueio do nervo mentual/incisivo direito (**A**) e esquerdo (**B**).

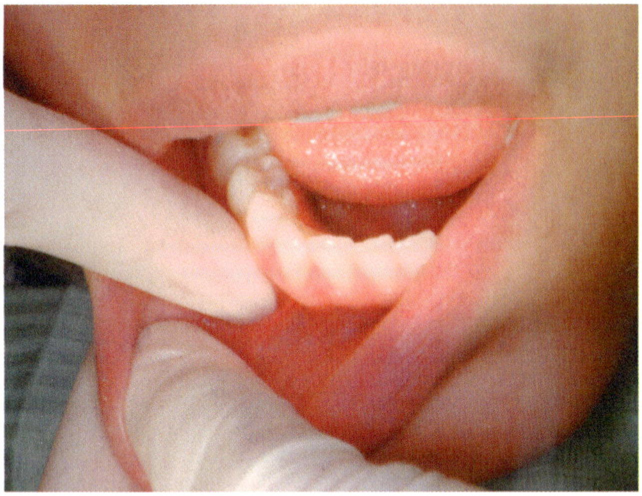

• **Figura 14.30** Localiza-se o forame mentual movendo a parte carnuda do dedo anteriormente até que o osso abaixo se torne irregular e um pouco côncavo.

iii. Se as radiografias estiverem disponíveis, pode-se localizar facilmente o forame mentual (Figura 14.31).

d. Preparo dos tecidos no local da penetração:
   i. Secar com gaze estéril
   ii. Aplicar o antisséptico tópico (opcional)
   iii. Aplicar o anestésico tópico por, no mínimo, 1 minuto.
e. Com o dedo indicador esquerdo, puxar o lábio inferior e os tecidos moles vestibulares lateralmente, se possível usando um espelho clínico (para minimizar o risco de o cirurgião-dentista se ferir acidentalmente com a agulha):
   i. Melhora da visibilidade
   ii. A tensão dos tecidos possibilita a penetração atraumática da agulha.
f. Orientar a seringa com o bisel voltado para o osso
g. Penetrar a mucosa no local da injeção, no canino ou no primeiro pré-molar, direcionando a seringa para o forame mentual (Figura 14.32)
h. Avançar a agulha lentamente até que o forame seja atingido. A profundidade da penetração é de 5 a 6 mm. Para que o bloqueio do nervo mentual seja bem-sucedido, não há necessidade de entrar no forame mentual ou de tocar o osso
i. Aspirar em dois planos
j. Se aspiração negativa, depositar lentamente 0,6 mℓ (aproximadamente 1/3 do tubete) durante 20 segundos. Se o tecido no local da injeção edemaciar (inchar à medida que o anestésico é injetado), parar o depósito e remover a seringa
k. Retirar a seringa e imediatamente manter a agulha em local seguro:
   i. Aguardar 2 a 3 minutos antes de iniciar do procedimento.

## Sinais e sintomas

1. Subjetivo: formigamento ou dormência do lábio inferior.
2. Objetivo: sem dor durante o tratamento.

## Aspecto de segurança

A região é anatomicamente "segura".

## Precauções

Atingir o periósteo causa desconforto. Para prevenir, deve-se evitar o contato com o periósteo ou depositar pequena quantidade de solução antes de entrar em contato com ele.

## Falhas da anestesia

Raro com o bloqueio do nervo mentual.

## Complicações

1. De pouca consequência.
2. Hematoma (coloração azulada e edema do tecido no local da injeção). Pode haver saída de sangue pelo ponto de punção da agulha no sulco mucovestibular. Para corrigir: aplicar pressão

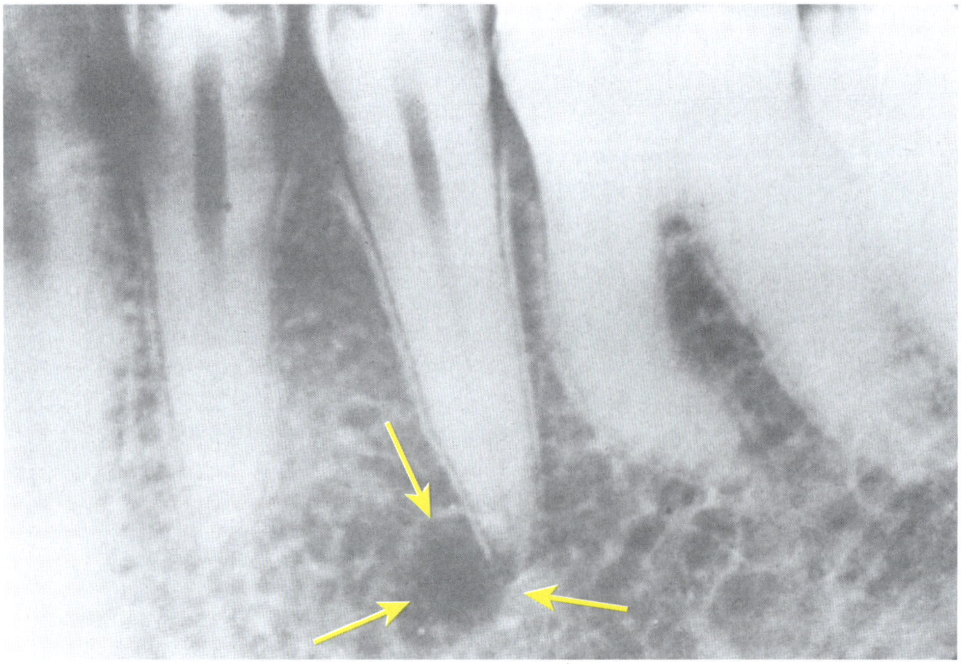

• **Figura 14.31** As radiografias podem auxiliar na localização do forame mentual (*setas*). (Cortesia do Dr. Robert Ziehm.)

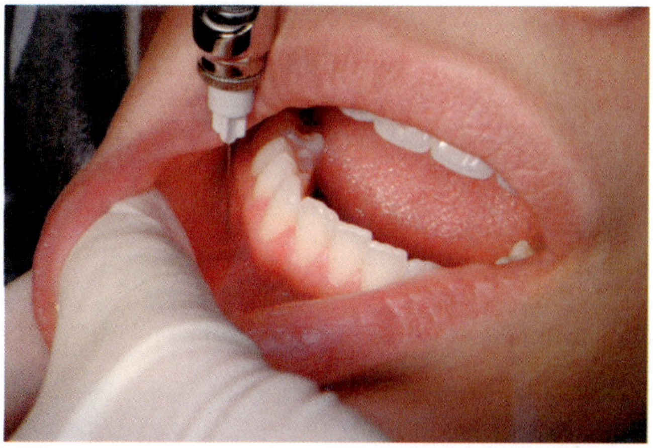

• **Figura 14.32** Bloqueio do nervo mentual – local de penetração da agulha.

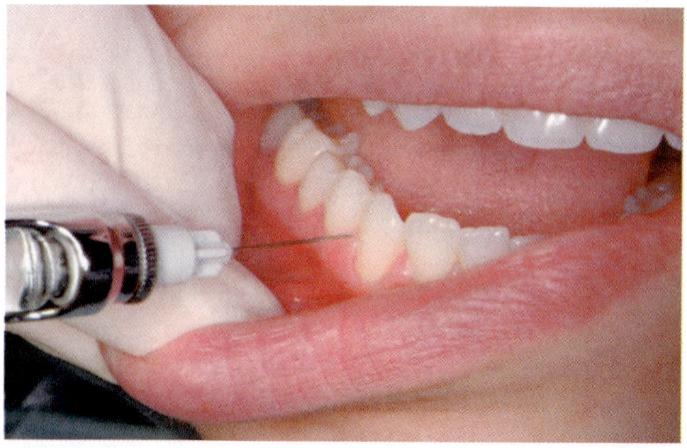

• **Figura 14.33** Para obter a anestesia lingual após o bloqueio do nervo incisivo, inserir a agulha interproximalmente de vestibular, e depositar o anestésico à medida que a agulha avança em direção lingual.

com gaze diretamente na área de sangramento por no mínimo 2 minutos (ver Figura 17.2).

3. Parestesia do lábio e/ou do queixo. O contato da agulha com o nervo mentual conforme ele sai do forame mentual causa uma sensação de "choque elétrico" ou vários graus de parestesia (raros).

## Bloqueio do nervo incisivo

O nervo incisivo é um ramo terminal do nervo alveolar inferior. Originado como continuação direta do NAI no forame mentual, o nervo incisivo segue anteriormente no canal incisivo, fornecendo inervação sensitiva para os dentes localizados anteriormente ao forame mentual. O nervo é sempre anestesiado quando o bloqueio do nervo alveolar inferior ou mandibular é bem-sucedido; portanto, o bloqueio do nervo incisivo não é necessário quando se realizam esses bloqueios.

Quando o bloqueio do nervo incisivo é realizado, ocorre a anestesia dos pré-molares, caninos e incisivos lateral e central, incluindo tecidos moles e osso vestibular.* Uma indicação importante para o bloqueio do nervo incisivo é quando o procedimento contemplado envolve tanto o lado direito quanto o lado esquerdo da mandíbula. É convicção deste autor que os bloqueios bilaterais dos nervos alveolar inferior ou mandibular sejam raramente necessários (exceto no caso de procedimentos cirúrgicos bilaterais na mandíbula), por causa do grau de desconforto e ao inconveniente experimentado pelo paciente durante e após o procedimento. Quando o tratamento odontológico envolve procedimentos bilaterais nos pré-molares e nos dentes anteriores inferiores, pode-se administrar o bloqueio bilateral do nervo incisivo. Obtém-se prontamente a anestesia pulpar, do tecido mole e do osso vestibular. Esse bloqueio não anestesia os tecidos moles linguais. Se os tecidos moles linguais em áreas muito isoladas requererem anestesia, a infiltração local pode ser prontamente realizada pelo avanço de uma agulha curta de calibre 27 através das papilas interdentais, tanto na face mesial quanto na face distal do dente a ser tratado. Como os tecidos moles vestibulares já estão anestesiados (bloqueio do nervo incisivo), a penetração é atraumática. Deve-se depositar a solução anestésica à medida que se avança a agulha pelo tecido em direção ao lado lingual da mandíbula (Figura 14.33). Essa técnica fornece anestesia adequada ao tecido mole lingual para curetagem profunda, alisamento radicular e preparos subgengivais. Quando houver necessidade significativa de anestesia de tecido mole lingual, deve-se realizar BNAI ou bloqueio do nervo mandibular pela técnica de Gow-Gates nesse lado, com o bloqueio do nervo incisivo contralateral. Dessa maneira, o paciente não precisa enfrentar a anestesia bilateral da língua, o que é uma experiência muito desagradável para algumas pessoas.

Outro método para obtenção da anestesia lingual após o bloqueio do nervo incisivo é a administração do bloqueio parcial do nervo lingual (Figura 14.34). Com uma agulha longa de calibre 25, deve-se depositar 0,3 a 0,6 mℓ de anestésico local sob a mucosa lingual, distal ao último dente a ser tratado. Isso proporciona a anestesia adequada do tecido mole lingual para qualquer procedimento odontológico nessa área. O perigo desse procedimento é que o nervo lingual pode ser tocado inadvertidamente pela agulha, causando sensação de "choque elétrico" ou vários graus de parestesia.

Não é necessário que a agulha entre no forame mentual para que o bloqueio do nervo incisivo seja bem-sucedido. A primeira edição deste livro e outros manuais sobre anestesia local para odontologia recomendavam a inserção da agulha no forame.[46,50,51] Contudo, ao menos duas desvantagens estão associadas à inserção da agulha no forame mentual: (1) a administração do bloqueio do nervo incisivo torna-se tecnicamente mais difícil e (2) o risco de traumatizar os nervos mentual ou incisivo e seus vasos

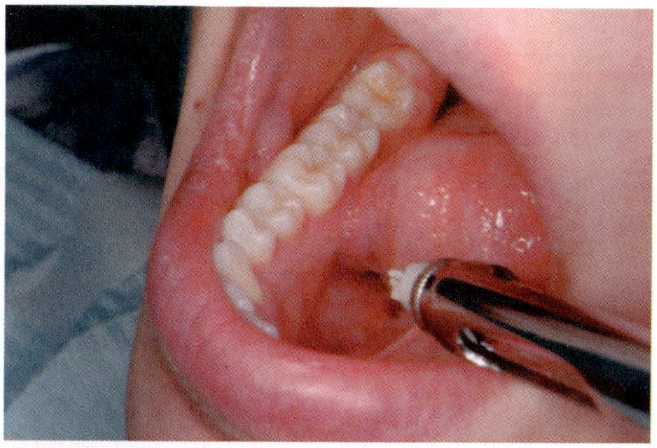

• **Figura 14.34** Afastar a língua para obter acesso e aumentar a visibilidade da borda lingual da mandíbula.

*O segundo pré-molar não pode ser anestesiado com esta técnica se o forame mentual estiver abaixo do primeiro pré-molar.

sanguíneos associados é maior. Conforme descrito nas seções a seguir, para que o bloqueio do nervo incisivo seja bem-sucedido, deve-se depositar o anestésico fora do forame mentual e, sob pressão, direcioná-lo para o forame. De fato, pode-se considerar o bloqueio do nervo incisivo o equivalente mandibular do bloqueio do nervo alveolar superior anterior, e o bloqueio do nervo mentual o equivalente ao bloqueio do nervo infraorbital. Ambas as desvantagens mencionadas são minimizadas quando não se entra no forame mentual.

## Outros nomes comuns

Bloqueio do nervo mentual (inadequado quando o objetivo é a anestesia pulpar).

## Nervos anestesiados

Nervos mentual e incisivo.

## Áreas anestesiadas

1. Mucosa vestibular anterior ao forame mentual, normalmente do segundo pré-molar até a linha média (Figura 14.35).
2. Lábio inferior e a pele do queixo.
3. Fibras nervosas pulpares dos pré-molares, caninos e incisivos.

## Indicações

1. Procedimentos odontológicos que exijam anestesia pulpar dos dentes inferiores anteriores ao forame mentual.
2. Quando não há indicação para o BNAI:
   a. Quando se tratam 6, 8 ou 10 dentes anteriores (p. ex., de canino a canino ou de pré-molar a pré-molar), recomenda-se o bloqueio do nervo incisivo no lugar do BNAI bilateral.

## Contraindicação

Infecção ou inflamação aguda na área da injeção.

## Vantagens

1. Fornece anestesia pulpar e óssea sem anestesia lingual (a anestesia lingual é desconfortável e desnecessária para muitos pacientes); mais útil que o BNAI bilateral.
2. Alto índice de sucesso.

## Desvantagens

1. Não fornece anestesia lingual. Deve-se injetar os tecidos linguais como descrito anteriormente, caso a anestesia seja desejada.
2. Pode ocorrer a anestesia parcial na linha média em decorrência da sobreposição de fibra nervosa com o lado oposto (extremamente rara). Pode ser necessária a infiltração local de 0,9 mℓ de anestésico local (preferencialmente o cloridrato de articaína tamponado) no sulco mucovestibular nos incisivos centrais inferiores para a obtenção da anestesia pulpar completa.

## Aspiração positiva

Aproximadamente 5,7%.

## Alternativas

1. Infiltração local para os tecidos moles vestibulares e anestesia pulpar dos incisivos central e lateral.
2. BNAI.
3. Bloqueio do nervo mandibular pela técnica de Gow-Gates.
4. Bloqueio do nervo mandibular pela técnica de Vazirani-Akinosi.
5. Injeção no ligamento periodontal.

## Técnica

1. Recomenda-se agulha curta de calibre 27.
2. Área de inserção: sulco mucovestibular no forame mentual, ou anterior a este.
3. Área-alvo: forame mentual, através do qual o nervo forame mentual sai e dentro do qual o nervo incisivo está localizado.
4. Pontos de referência: pré-molares inferiores e sulco mucovestibular.

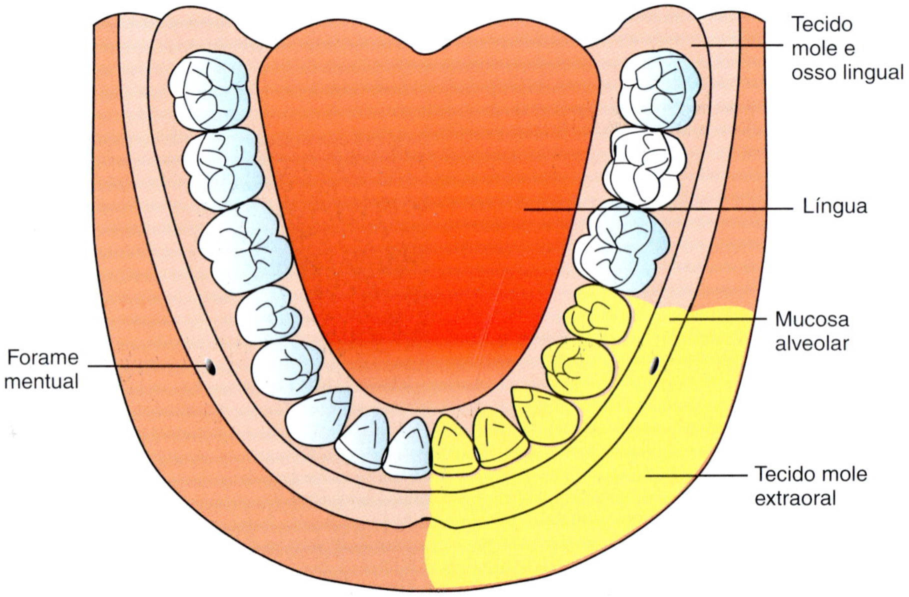


• **Figura 14.35** Área anestesiada pelo bloqueio do nervo incisivo.

5. Orientação do bisel: em direção ao osso durante a injeção.
6. Procedimento:
   a. Assumir a posição correta:
      i. Para o bloqueio do nervo incisivo direito ou esquerdo, o cirurgião-dentista destro deve sentar-se confortavelmente na frente do paciente, de modo que possa colocar a seringa na boca dele, abaixo do seu campo de visão (ver Figura 14.29).
   b. Posicionamento do paciente:
      i. Recomenda-se a posição supina, mas a semissupina é aceitável.
   c. Solicitar que o paciente feche parcialmente a boca, o que permite acesso mais fácil ao local da injeção
   d. Localizar o forame mentual:
      i. Colocar o dedo polegar ou o indicador no sulco mucovestibular contra o corpo da mandíbula na área do primeiro molar
      ii. Movê-lo lentamente para a frente até sentir que o osso se torna irregular e um pouco côncavo:
         a. O osso posterior e anterior ao forame mentual é liso; entretanto, o osso imediatamente ao redor do forame é mais áspero
         b. Normalmente, encontra-se o forame mentual no ápice do segundo pré-molar; no entanto, ele pode ser encontrado anterior ou posterior a esse local. O paciente pode comentar que a pressão do dedo nessa área produz dor, quando o nervo mentual é comprimido contra o osso.
      iii. Se as radiografias estiverem disponíveis, pode-se localizar facilmente o forame mentual (ver Figura 14.31).
         d. Preparo dos tecidos no local da penetração:
            i. Secar com gaze estéril
            ii. Aplicar o antisséptico tópico (opcional)
            iii. Aplicar o anestésico tópico por, no mínimo, 1 minuto.
   e. Com o dedo indicador esquerdo, puxar o lábio inferior e o tecido mole bucal vestibular lateralmente (Figura 14.36). Se possível, usar um espelho clínico para minimizar o risco de o cirurgião-dentista se ferir acidentalmente com a agulha:
      i. Melhora da visibilidade
      ii. A tensão dos tecidos permite a penetração atraumática da agulha.
   f. Orientar a seringa com o bisel voltado para o osso

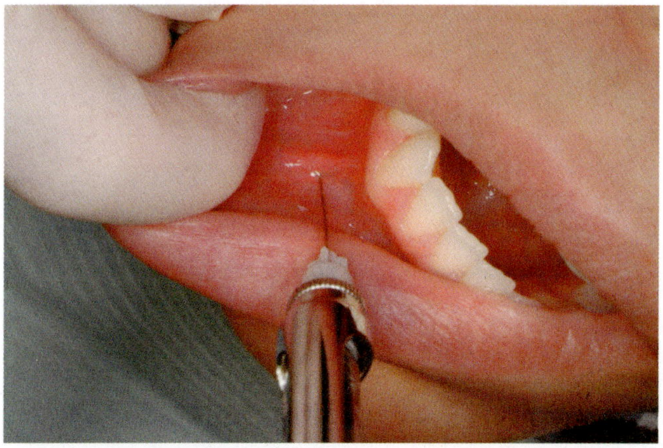

• **Figura 14.36** Afastar o lábio para melhorar o acesso e permitir a inserção atraumática da agulha.

   g. Penetrar a mucosa na região do canino ou do primeiro pré-molar, direcionando a seringa para o forame mentual (ver Figura 14.36)
   h. Avançar a agulha lentamente até alcançar o forame mentual. A profundidade da penetração é de 5 a 6 mm. A ponta da agulha deve ficar do lado de fora do forame mentual. Não há necessidade de a agulha entrar no forame mentual para que o bloqueio do nervo incisivo seja bem-sucedido
   i. Aspirar em dois planos
   j. Se aspiração negativa, depositar lentamente 0,6 mℓ (aproximadamente 1/3 do tubete) durante 20 segundos:
      i. Durante a injeção, manter pressão suave do dedo diretamente sobre o local da injeção para aumentar o volume de solução que entra no forame mentual. Isso pode ser realizado com pressão intra ou extraoral
      ii. Os tecidos no local da injeção devem edemaciar, mas muito ligeiramente.
   k. Retirar a seringa e, imediatamente, manter a agulha em local seguro
   l. Continuar a aplicação de pressão no local da injeção, intra ou extraoralmente, por 2 minutos
   m. Aguardar 3 a 5 minutos antes do início do procedimento odontológico:
      i. Observa-se a anestesia do nervo mentual (lábio inferior, tecidos moles vestibulares) segundos após o depósito
      ii. A anestesia do nervo incisivo requer tempo adicional.

## Sinais e sintomas

1. Subjetivo: formigamento ou dormência do lábio inferior.
2. Objetivo: o uso de "*spray* de resfriamento" (p. ex., Endo-Ice®) ou um TPE sem resposta à potência máxima (80/80) em dois testes consecutivos com, pelo menos, 2 minutos de intervalo, serve como "garantia" (~ 99%) do sucesso da anestesia pulpar nos dentes sem envolvimento endodôntico.[27,31,32]
3. Objetivo: ausência de dor durante a terapia odontológica.

## Aspecto de segurança

Região anatômica "segura".

## Precaução

Geralmente uma injeção atraumática, a menos que a agulha entre em contato com o periósteo ou que a solução seja depositada muito rapidamente.

## Falhas da anestesia

1. Volume inadequado de solução anestésica no forame mentual, com subsequente falta de anestesia pulpar. Para corrigir: injetar novamente a solução anestésica na região apropriada e aplicar pressão no local da injeção.
2. Duração inadequada da pressão após a injeção. É necessário aplicar pressão firme sobre o local da injeção por, no mínimo, 2 minutos, para forçar o anestésico local para dentro do forame mentual e fornecer anestesia ao segundo pré-molar, que pode estar distal ao forame. A falha em alcançar a anestesia do segundo pré-molar geralmente é causada pela aplicação inadequada da pressão após a injeção.

## Complicações

1. De pouca consequência.
2. Hematoma (coloração azulada e edema do tecido no local da injeção). Pode haver saída de sangue pelo ponto de punção da agulha no sulco mucovestibular (Figura 14.37). Para tratar, aplicar pressão com gaze diretamente na área por 2 minutos. Isso raramente é um problema, porque o protocolo adequado de bloqueio do nervo incisivo inclui a aplicação de pressão no local da injeção por 2 minutos.
3. Parestesia do lábio e/ou do queixo. O contato da agulha com o nervo mentual, conforme ele sai do forame mentual, pode causar sensação de um "choque elétrico" ou vários graus de parestesia (raros).

A Tabela 14.1 resume as várias técnicas de injeção aplicáveis aos dentes inferiores. A Tabela 14.2 resume os volumes recomendados para as várias técnicas de injeção.

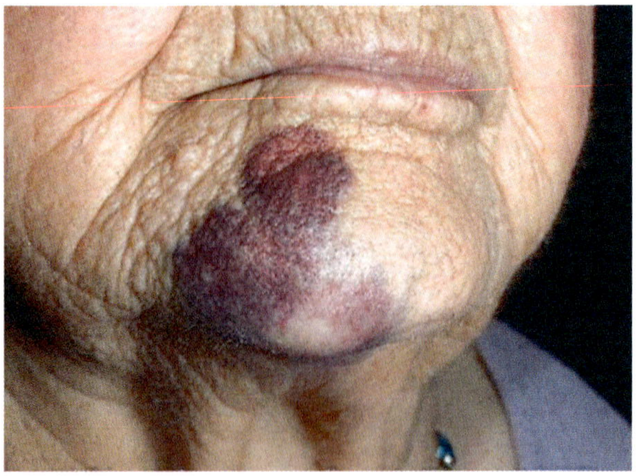

• **Figura 14.37** Hematoma desenvolvido após o bloqueio bilateral do nervo mentual.

**Tabela 14.1** Dentes inferiores e técnicas de anestesia local disponíveis.

| | | Anestesia do tecido mole | |
|---|---|---|---|
| **Dentes** | **Anestesia pulpar** | **Vestibular** | **Lingual** |
| Incisivos | Incisivo | Alveolar inferior | Alveolar inferior |
| | Alveolar inferior | Gow-Gates | Gow-Gates |
| | Gow-Gates | Vazirani-Akinosi | Vazirani-Akinosi |
| | Vazirani-Akinosi | Incisivo | Ligamento periodontal |
| | Ligamento periodontal | Intrasseptal | Intrasseptal |
| | Intrasseptal | Mentual | Infiltração |
| | Intraóssea | Ligamento periodontal | Intraóssea |
| | Infiltração (infiltração vestibular com cloridrato de articaína) | Infiltração | Infiltração |
| | | Intraóssea | |
| Caninos | Alveolar inferior | Alveolar inferior | Alveolar inferior |
| | Gow-Gates | Gow-Gates | Gow-Gates |
| | Vazirani-Akinosi | Vazirani-Akinosi | Vazirani-Akinosi |
| | Incisivo | Incisivo | Ligamento periodontal |
| | Ligamento periodontal | Ligamento periodontal | Intrasseptal |
| | Intrasseptal | Intrasseptal | Infiltração |
| | Intraóssea | Intraóssea | Intraóssea |
| | Infiltração (infiltração vestibular com cloridrato de articaína) | Infiltração | Infiltração |
| | | Mentual | |
| Pré-molares | Alveolar inferior | Alveolar inferior | Alveolar inferior |
| | Gow-Gates | Gow-Gates | Gow-Gates |
| | Vazirani-Akinosi | Vazirani-Akinosi | Vazirani-Akinosi |
| | Incisivo | Incisivo | Ligamento periodontal |
| | Ligamento periodontal | Ligamento periodontal | Intrasseptal |
| | Intrasseptal | Intrasseptal | Intraóssea |
| | Intraóssea | Intraóssea | Infiltração |
| | Infiltração (infiltração vestibular com cloridrato de articaína) | Infiltração | Infiltração |
| | | Mentual | |
| Molares | Alveolar inferior | Alveolar inferior | Alveolar inferior |
| | Gow-Gates | Gow-Gates | Gow-Gates |
| | Vazirani-Akinosi | Vazirani-Akinosi | Vazirani-Akinosi |
| | Ligamento periodontal | Ligamento periodontal | Ligamento periodontal |
| | Intrasseptal | Intrasseptal | Intrasseptal |
| | Intraóssea | Intraóssea | Intraóssea |
| | Infiltração (infiltração vestibular com cloridrato de articaína) | Infiltração | Infiltração |

**Tabela 14.2** Volumes recomendados de solução anestésica local para as técnicas de injeção mandibular.

| Técnica | Volume (mℓ) |
|---|---|
| Alveolar inferior | 1,5 |
| Bucal | 0,3 |
| Gow-Gates | 1,8 a 3,0 |
| Vazirani-Akinosi | 1,5 a 1,8 |
| Mentual | 0,6 |
| Incisivo | 0,6 a 0,9 |
| Infiltração | 0,6 a 0,9 |

## Referências bibliográficas


1. De St Georges J. How dentists are judged by patients. *Dent Today*. 2004;23(96):98–99.
2. Friedman MJ, Hochman MN. The AMSA injection: a new concept for local anesthesia of maxillary teeth using a computer-controlled injection system. *Quintessence Int*. 1998;29:297–303.
3. Oulis CJ, Vadiakis GP, Vasilopoulou A. The effectiveness of mandibular infiltration compared to mandibular block anesthesia in treating primary molars in children. *Pediatr Dent*. 1996;18:301–305.
4. Sharaf AA. Evaluation of mandibular infiltration versus block anesthesia in pediatric dentistry. *J Dent Child*. 1997;64:276–281.
5. Soxman J, Malamed SF. Local anesthesia for the pediatric patient. In: Soxman JA, ed. *Handbook of Clinical Techniques in Pediatric Dentistry*. Ames: John Wiley & Sons; 2015.
6. Bennett CR. Techniques of regional anesthesia and analgesia. In: Bennett CR, ed. *Monheim's Local Anesthesia and Pain Control in Dental Practice*. 7th ed. St Louis: CV Mosby; 1984.
7. Evers H, Haegerstam G. Anaesthesia of the lower jaw. In: Evers H, Haegerstam G, eds. *Introduction to Dental Local Anaesthesia*. Fribourg: Mediglobe SA; 1990.
8. Trieger N. New approaches to local anesthesia. In: *Pain Control*. 2nd ed. St Louis: CV Mosby; 1994.
9. Stepovich MJ. Success and failure rates by arch, teeth, and local anesthetic agent for inferior alveolar nerve blocks and infiltrations, white paper. A meta-data analysis of 38 clinical trial reports. info@onpharma.com.
10. Kanaa MD, Whitworth JM, Corbett IP, et al. Articaine buccal infiltration enhances the effectiveness of lidocaine inferior alveolar nerve block. *Int Endod J*. 2009;42:238–246.
11. Hannan L, Reader A, Nist R, et al. The use of ultrasound for guiding needle placement for inferior alveolar nerve blocks. *Oral Surg Oral Med Oral Pathol Oral Radiol Endod*. 1999;87:658–665.
12. Berns JM, Sadove MS. Mandibular block injection: a method of study using an injected radiopaque material. *J Am Dent Assoc*. 1962;65:736–745.
13. Galbreath JC. Tracing the course of the mandibular block injection. *Oral Surg Oral Med Oral Pathol*. 1970;30:571–582.
14. Reader A. *Taking the Pain Out of Restorative Dentistry and Endodontics: Current Thoughts and Treatment Options to Help Patients Achieve Profound Anesthesia*. Endodontics: colleagues for excellence winter 2009. Chicago: American Association of Endodontists; 2009.
15. DeJong RH. *Local Anesthetics*. St Louis: CV Mosby; 1994: 110–111.
16. Strichartz G. Molecular mechanisms of nerve block by local anesthetics. *Anesthesiology*. 1976;45:421–444.
17. Gow-Gates GA. Mandibular conduction anesthesia: a new technique using extraoral landmarks. *Oral Surg Oral Med Oral Pathol*. 1973;36:321–328.
18. Vazirani SJ. Closed mouth mandibular nerve block: a new technique. *Dent Dig*. 1960;66:10–13.
19. Akinosi JO. A new approach to the mandibular nerve block. *Br J Oral Surg*. 1977;15:83–87.
20. Walton RE, Abbott BJ. Periodontal ligament injection: a clinical evaluation. *J Am Dent Assoc*. 1981;103:571–575.
21. Malamed SF. The periodontal ligament (PDL) injection: an alternative to inferior alveolar nerve block. *Oral Surg*. 1982;53: 117–121.
22. Coggins R, Reader A, Nist R, et al. Anesthetic efficacy of the intraosseous injection in maxillary and mandibular teeth. *Oral Surg Oral Med Oral Pathol*. 1996;81:634–641.
23. Sixou JL, Barbosa-Rogier ME. Efficacy of intraosseous injections of anesthetic in children and adolescents. *Oral Surg Oral Med Oral Pathol Oral Radiol Endod*. 2008;106:173–178.
24. Whitcomb M, Drum M, Reader A, et al. A prospective, randomized, double-blind study of the anesthetic efficacy of sodium bicarbonate buffered 2% lidocaine with 1:100,000 epinephrine in inferior alveolar nerve blocks. *Anesth Prog*. 2010;57:59–66.
25. Meechan JG, Ledvinka JI. Pulpal anaesthesia for mandibular central incisor teeth: a comparison of infiltration and intraligamentary injections. *Int Endod J*. 2002;35:629–634.
26. Kanaa MD, Whitworth JM, Corbett IP, et al. Articaine and lidocaine mandibular buccal infiltration anesthesia: a prospective randomized double-blind cross-over study. *J Endod*. 2006;32:296–298.
27. Robertson D, Nusstein J, Reader A, et al. The anesthetic efficacy of articaine in buccal infiltration of mandibular posterior teeth. *J Am Dent Assoc*. 2007;138:1104–1112.
28. Haase A, Reader A, Nusstein J, et al. Comparing anesthetic efficacy of articaine versus lidocaine as a supplemental buccal infiltration of the mandibular first molar after an inferior alveolar nerve block. *J Am Dent Assoc*. 2008;139:1228–1235.
29. Kanaa MD, Whitworth JM, Corbett IP, et al. Articaine buccal infiltration enhances the effectiveness of lidocaine inferior alveolar nerve block. *Int Endod J*. 2009;42:238–246.
30. Langlais RP, Broadus R, Glass BJ. Bifid mandibular canals in panoramic radiographs. *J Am Dent Assoc*. 1985;110:923–926.
31. Dreven LJ, Reader A, Beck M, et al. An evaluation of the electric pulp tester as a measure of analgesia in human vital teeth. *J Endod*. 1987;13:233–238.
32. Certosimo AJ, Archer RD. A clinical evaluation of the electric pulp tester as an indicator of local anesthesia. *Oper Dent*. 1996; 21:25–30.
33. Wilson S, Johns PI, Fuller PM. The inferior alveolar and mylohyoid nerves: an anatomic study and relationship to local anesthesia of the anterior mandibular teeth. *J Am Dent Assoc*. 1984;108: 350–352.
34. Frommer J, Mele FA, Monroe CW. The possible role of the mylohyoid nerve in mandibular posterior tooth sensation. *J Am Dent Assoc*. 1972;85:113–117.
35. Roda RS, Blanton PL. The anatomy of local anesthesia. *Quintessence Int*. 1994;25:27–38.
36. Meechan JG. Infiltration anesthesia in the mandible. *Dent Clin N Am*. 2010;54:621–629.
37. Gow-Gates GAE. Mandibular conduction anesthesia: a new technique using extraoral landmarks. *Oral Surg*. 1973;36: 321–328.
38. Malamed SF. The Gow-Gates mandibular block: evaluation after 4275 cases. *Oral Surg*. 1981;51:463.
39. Johnson TM, Badovinac R, Shaefer J. Teaching alternatives to the standard inferior alveolar nerve block in dental education: outcomes in clinical practice. *J Dent Educ*. 2007;71:1145–1152.
40. Zandi M, Seyedzadeh Sabounchi S. Design and development of a device for facilitation of Gow-Gates mandibular block and evaluation of its efficacy. *Oral Maxillofac Surg*. 2008;12:149–153.
41. Kohler BR, Castellon L, Laissle G. Gow-Gates technique: a pilot study for extraction procedures with clinical evaluation and review. *Anesth Prog*. 2008;55:2–8.
42. Fish LR, McIntire DN, Johnson L. Temporary paralysis of cranial nerves III, IV, and VI after a Gow-Gates injection. *J Am Dent Assoc*. 1989;119:127–130.

43. Fa BA, Speaker SR, Budenz AW. Temporary diplopia after Gow-Gates injection: case report and review. *Anesth Prog*. 2016;63:139–146.
44. Brodsky CD, Dower JS Jr. Middle ear problems after a Gow-Gates injection. *J Am Dent Assoc*. 2001;132:420–424.
45. Murphy TM. Somatic blockade. In: Cousins MJ, Bridenbaugh PO, eds. *Neural Blockade in Clinical Anesthesia and Management of Pain*. Philadelphia: JB Lippincott; 1980.
46. Bennett CR. *Monheim's Local Anesthesia and Pain Control in Dental Practice*. 6th ed. St Louis: Mosby; 1978.
47. Wolfe SH. The Wolfe nerve block: a modified high mandibular nerve block. *Dent Today*. 1992;11:34–37.
48. Mishra S, Tripathy R, Sabhlok S, Panda PK, Patnaik S. Comparative analysis between conventional mandibular nerve block and Akinosi-Vazirani closed mouth mandibular nerve block technique. *Int J Adv Res Technol*. 2012;1:1–6.
49. Yu F, Xiao Y, Liu H, Wu F, et al. Evaluation of three block anesthesia methods for pain management during mandibular third molar extraction: a meta-analysis. *Sci Rep*. 2017;7:40987.
50. Malamed SF. *Handbook of Local Anesthesia*. St Louis: Mosby; 1980.
51. Jastak JT, Yagiela JA, Donaldson D. *Local Anesthesia of the Oral Cavity*. Philadelphia: WB Saunders; 1995.

# 15

# Técnicas Suplementares de Injeção

Neste capítulo, são descritas inúmeras injeções usadas em situações clínicas específicas. Algumas podem ser empregadas como a única técnica para o controle da dor em determinados tipos de tratamento odontológico. Por exemplo, as técnicas de injeção no ligamento periodontal (LPD), injeção intraóssea e injeção intrasseptal fornecem anestesia pulpar eficaz para um único dente, sem a necessidade de outras injeções. Por outro lado, o uso de uma injeção intrapulpar é quase sempre reservado para as situações em que outras técnicas de injeção falharam ou são contraindicadas. As técnicas de injeção LPD, intraóssea e intrasseptal também são frequentemente usadas para suplementar as técnicas de injeções tradicionais que falharam ou foram apenas parcialmente bem-sucedidas.

A eficácia da infiltração mandibular nos adultos com o anestésico local cloridrato de articaína tem ajudado a tornar mais confiável a realização da anestesia mandibular clinicamente profunda.

A capacidade de fornecer anestesia pulpar em áreas circunscritas da mandíbula sem a necessidade de bloqueios nervosos (p. ex., bloqueio do nervo alveolar inferior [BNAI], bloqueio do nervo mandibular pela técnica de Gow-Gates) é valiosa quando esses bloqueios não fornecem a profundidade da anestesia necessária para o tratamento odontológico indolor.

## Anestesia intraóssea

A anestesia intraóssea envolve o depósito de solução anestésica local no osso esponjoso que suporta os dentes. Embora não seja nova (a anestesia intraóssea remonta ao início da década de 1900), nos últimos 15 anos tem ocorrido o ressurgimento do interesse por essa técnica em odontologia.[1-5] Três técnicas são discutidas neste capítulo, duas das quais – a injeção LPD e a intrasseptal – são modificações da anestesia intraóssea tradicional.

### Injeção no ligamento periodontal

Em virtude da espessura da tábua óssea cortical na maioria dos pacientes e na maioria das áreas da mandíbula, não é possível obter a anestesia pulpar profunda para um dente na mandíbula adulta com as técnicas descritas no Capítulo 14. A exceção é a região dos incisivos inferiores, na qual Certosimo e Archer[6] demonstraram índice de sucesso de 97% para a anestesia pulpar após infiltração de 0,9 mℓ de cloridrato de articaína (com epinefrina 1:100.000) em *ambos* os lados dos dentes, na vestibular e na lingual. A infiltração vestibular do cloridrato de articaína também proporciona considerável sucesso nos molares inferiores.[7,8] A infiltração mandibular é revisada posteriormente neste capítulo e em detalhes no Capítulo 20.

Uma técnica antiga tem sido popularizada novamente. A injeção LPD (também conhecida como *injeção intraligamentar*) foi originalmente descrita como *injeção peridental* nos livros de anestesia local que datam de 1912 a 1923.[9,10]

A injeção peridental não foi bem recebida naqueles primeiros anos porque alegou-se que o risco de produzir infecção transmitida pelo sangue e septicemia era grande demais para justificar seu uso nos pacientes. A técnica nunca se tornou popular, mas foi usada clinicamente por muitos cirurgiões-dentistas, embora não fosse chamada de *técnica peridental*. Nas situações clínicas em que o BNAI não fornecia anestesia pulpar adequada para o primeiro molar (geralmente a raiz mesial), o cirurgião-dentista inseria a agulha ao longo do longo eixo da raiz mesial, o mais profundo possível, e depositava um pequeno volume de anestésico local sob pressão. Isso, invariavelmente, fornecia controle eficaz da dor.

Não foi até o início da década de 1980 que a injeção LPD recuperou a popularidade. O crédito pelo aumento do interesse por essa abordagem deve recair sobre os fabricantes de dispositivos de seringas projetadas para facilitar a administração da injeção. Os dispositivos originais – o Peripress® (Universal Dental, Boyerstown, Pensilvânia, EUA) e o Ligmaject® (IMA Associates, Largo, Florida, EUA; Figura 15.1) – proporcionam a vantagem mecânica que permite ao cirurgião-dentista depositar o anestésico mais facilmente. Eles são semelhantes ao dessensibilizador da Wilcox-Jewett (Figura 15.2), que foi amplamente divulgado para os cirurgiões-dentistas

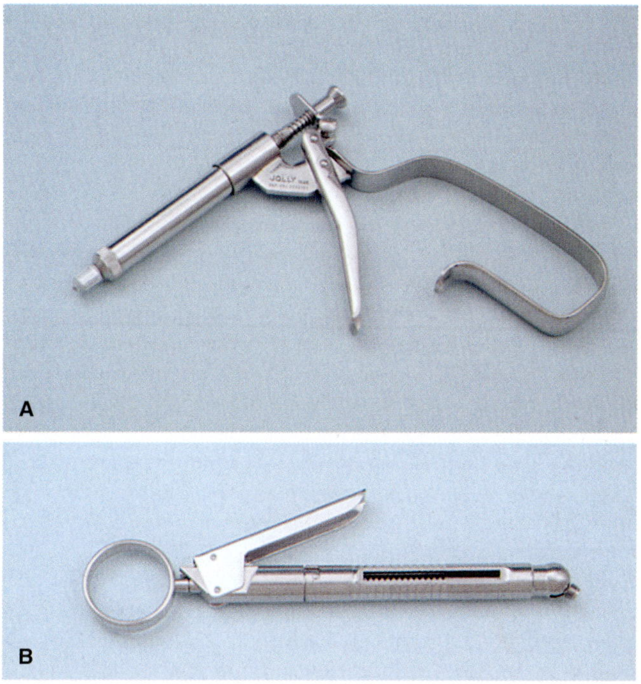


• **Figura 15.1 A.** Seringa de pressão original projetada para injeção no ligamento periodontal. **B.** Segunda geração da seringa para injeção no ligamento periodontal.

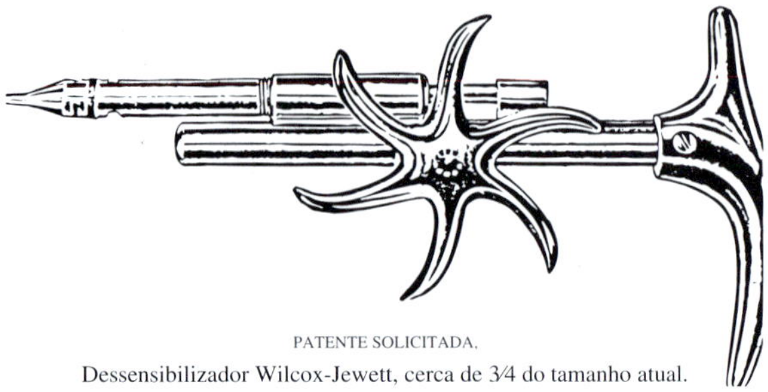


• **Figura 15.2** Seringa de pressão (1905) projetada para a injeção peridental.

em um catálogo de 1905, *Dental Furniture, Instruments, and Materials*, talvez reafirmando o ditado de que "não há nada de novo sob o sol".[11]

E por que a injeção LPD (originalmente chamada peridental) teve sua popularidade renovada? Talvez porque o principal impulso da propaganda para as novas seringas focou na capacidade de "evitar a injeção do bloqueio mandibular" com a técnica de injeção LPD, um conceito ao qual o cirurgião-dentista é receptivo, pelo fato de praticamente todos eles terem passado por períodos em que eram incapazes de alcançar anestesia adequada com o BNAI tradicional (a "crise mandibular").

Pode-se usar a injeção LPD com sucesso também no arco maxilar; no entanto, com a pronta disponibilidade de outras técnicas altamente eficazes e atraumáticas, como a injeção supraperiosteal (infiltração), substâncias como o cloridrato de articaína para fornecer anestesia pulpar para um único dente e o recentemente lançado *spray* intranasal de anestésico local, tem havido pouca razão convincente para o uso da injeção LPD na maxila (embora não exista absolutamente nenhuma outra razão para não recomendá-la nessa área). Possivelmente, o maior potencial benefício da injeção LPD reside no fato de ela fornecer anestesia pulpar e do tecido mole em área localizada (um dente) da mandíbula, sem também produzir anestesia extensa do tecido mole (p. ex., língua e lábio inferior). Praticamente todos os pacientes odontológicos preferem essa técnica a qualquer um dos "bloqueios nervosos mandibulares". Em um ensaio clínico, Malamed[12] relatou que 74% dos pacientes preferiram a injeção LPD, principalmente por não promover anestesia lingual e labial. É interessante que aqueles que preferiram o BNAI o fizeram por uma razão importante: com o BNAI, uma vez que o lábio e a língua estavam dormentes, os pacientes conseguiram relaxar, sabendo que o restante de seu tratamento dentário não doeria (geralmente, pois a anestesia do tecido mole nunca é garantia de anestesia pulpar). Sem a anestesia da língua e do lábio na técnica de injeção LPD, os pacientes não foram capazes de relaxar completamente, porque não tinham certeza de que haviam sido anestesiados adequadamente.

Com a introdução dos dispositivos de administração de anestésicos locais controlados por computador (C-CLADs), como o The Wand STA Single Tooth Anesthesia System, a injeção LPD tem mostrado ser de especial importância no tratamento do paciente odontológico pediátrico. Nas duas últimas décadas, inúmeros estudos demonstraram que o uso da injeção LPD em conjunto com um dispositivo C-CLAD reduz acentuadamente a dor subjetiva e o comportamento disruptivo relacionado com a dor quando crianças estão sendo tratadas.[13-23] Essa combinação tem vantagem especial quando comparada a outras técnicas, pois elimina o risco de lesão autoinfligida nos tecidos moles (mordida no lábio e na língua) que pode estar associado ao BNAI ou à anestesia infiltrativa vestibular nas crianças, além de minimizar os problemas de comportamento.

As principais indicações para a injeção LPD incluem (1) a necessidade de anestesia de apenas um ou dois dentes inferiores em um quadrante, (2) o tratamento de dentes isolados em ambos os quadrantes mandibulares (para evitar o BNAI bilateral), (3) o tratamento de crianças (porque a anestesia residual dos tecidos moles aumenta o risco de lesão autoinfligida), (4) o tratamento em que a anestesia com bloqueio nervoso é contraindicada (p. ex., em pacientes com hemofilia ou coagulopatias) e (5) seu uso como possível ajuda no diagnóstico (p. ex., localização) da dor mandibular.

As contraindicações para a injeção LPD incluem a infecção ou a inflamação grave no local da injeção. Em 1984, Brannstrom *et al.*[24] relataram o desenvolvimento de hipoplasia ou hipomineralização do esmalte ou ambos em 15 dentes permanentes após a administração da injeção LPD em molares decíduos. Pesquisa subsequente e experiência clínica mostraram que o uso de uma injeção LPD em um dente decíduo com o desenvolvimento do dente permanente abaixo dele não é uma contraindicação para sua administração.[25,26] Ashkenazi *et al.*[16] demonstraram que, com o uso de um dispositivo C-CLAD e a administração controlada em baixa pressão, os riscos de hipoplasia do esmalte e/ou de hipomineralização não são tão altos como relatado anteriormente. Para os casos em que se recomenda a injeção LPD para a dentição decídua, sugere-se um instrumento C-CLAD.

Várias preocupações foram expressas sobre essa técnica, a maioria delas abordada em um relatório sobre a injeção LPD pela American Dental Association em 1983.[27] Duas dessas preocupações envolvem (1) o efeito da injeção e do depósito do anestésico local sob pressão no espaço confinado do LPD e (2) o efeito da substância ou do vasoconstritor sobre os tecidos pulpares. Walton e Garnick[28] concluíram que a injeção LPD (administrada com uma seringa convencional) causa ligeiro dano aos tecidos, mas somente na região da penetração da agulha. As áreas apicais pareciam normais, a inserção epitelial e do tecido conjuntivo ao esmalte e ao cemento não foram alteradas pela punção da agulha, ocorreu pouca reabsorção de osso não vital nas regiões da crista, formando defeito em forma de cunha, e os danos ao tecido mole foram mínimos. É importante ressaltar que o dano ocorrido no tecido foi reparado em 25 dias, com ausência de inflamação e formação de novo osso nas regiões de reabsorção; a injeção da solução não foi, em si, prejudicial. O dano produzido apenas pela penetração da agulha (sem a administração de anestésico) pareceu similar àquele visto quando há depósito de injeção com substância. Walton e Garnick[28] concluíram que a injeção LPD é segura para o periodonto. Além disso, nenhuma evidência, até o momento, sugere que a inclusão de um vasoconstritor na solução anestésica local tenha qualquer efeito prejudicial sobre a microcirculação pulpar após a injeção LPD.

Parece que o mecanismo pelo qual a solução anestésica local chega aos tecidos periapicais com a injeção LPD consiste na difusão apical e nos espaços medulares ao redor dos dentes. A solução não é forçada apicalmente através dos tecidos periodontais, pois esse procedimento pode levar à avulsão do dente devido ao aumento da pressão hidrostática exercida no espaço confinado.[29] A injeção LPD parece produzir anestesia quase da mesma maneira que a injeção intraóssea e intrasseptal – por difusão da solução anestésica apicalmente através dos espaços medulares no osso intrasseptal (Figura 15.3).[26,30]

As complicações após a injeção também são preocupantes com a injeção LPD. As alterações relatadas incluíram leve a acentuado desconforto pós-operatório, edema, coloração dos tecidos moles no local da injeção e isquemia prolongada da papila interdental,

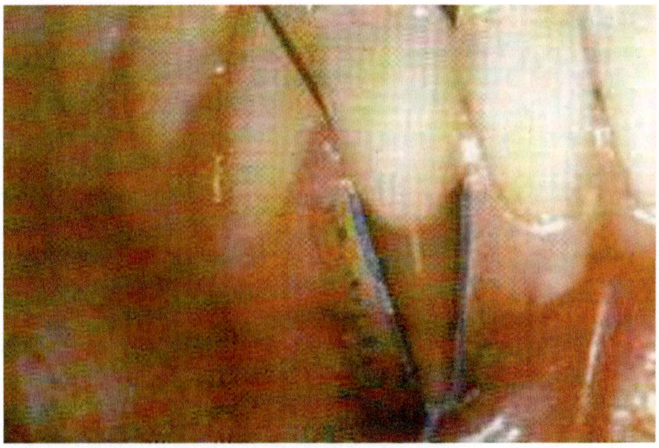

• **Figura 15.3** A injeção no ligamento periodontal é intraóssea. Observe a dispersão da coloração no osso adjacente.

seguidas por descamação e exposição da crista óssea.[31,32] Algumas dessas complicações resultam diretamente da má utilização da técnica pelo cirurgião-dentista, da falta de familiaridade com a seringa de pressão e da injeção de volumes excessivos de anestésico local no ligamento periodontal. As complicações mais frequentes apontadas após a injeção são leve desconforto e sensibilidade à mordida e à percussão por 2 ou 3 dias. As causas mais comuns de desconforto após a injeção são (1) injeção muito rápida (produzindo edema e leve extrusão do dente, com consequente sensibilidade à mordida) e (2) injeção de volumes excessivos de anestésico local.

Antes de descrever a técnica LPD, deve-se mencionar que, embora seja possível usar as seringas LPD "especiais" de forma eficaz e segura, geralmente não há necessidade delas. Uma seringa de anestésico local convencional é igualmente eficaz no fornecimento de anestesia. O uso de uma seringa convencional requer apenas que o cirurgião-dentista aplique força significativa para depositar o anestésico local nos tecidos periodontais. Praticamente todos os cirurgiões-dentistas são capazes de realizar a anestesia LPD com sucesso sem uma seringa especial. Somente quando o profissional é incapaz de obter anestesia LPD adequada com uma seringa convencional é que se deve considerar o uso de uma seringa LPD.

Os argumentos contra o uso de uma seringa convencional para injeções LPD incluem:

1. É muito difícil administrar a solução com uma seringa convencional.
   *Comentário*: a administração lenta do anestésico local torna a injeção LPD atraumática. O uso inadequado da seringa LPD (injeção rápida) produz dor imediata e após a injeção.
2. A pressão extrema aplicada ao vidro pode quebrar o tubete. As seringas LPD têm uma cobertura de metal ou de plástico para o tubete de vidro, protegendo o paciente contra os fragmentos de vidro caso o tubete quebre durante a injeção.
   *Comentário*: embora eu tenha lido e ouvido que os tubetes quebraram durante a injeção LPD, ainda não tive essa experiência. No entanto, o risco pode ser minimizado de várias maneiras. Como se injetam apenas pequenos volumes de solução (0,2 mℓ por raiz), não é necessário um tubete completo de 1,8 mℓ. Antes de iniciar a injeção LPD, deve-se eliminar quase todo o conteúdo, deixando apenas cerca de 0,6 mℓ de solução. Isso minimiza a área de vidro que está sendo submetida a pressões maiores, diminuindo o risco de quebra. Além disso, os tubetes de vidro têm uma fina película de poliéster (Mylar) que cobre a maior parte ou todo o vidro (ver Figura 7.4). Se um tubete quebrar, o vidro não se despedaçará, pois será contido pela cobertura de poliéster.
3. Muitos fabricantes de seringas LPD recomendam o uso de agulhas curtas ou extracurtas de calibre 30 nessa técnica.
   *Comentário*: na experiência inicial deste autor com a técnica LPD, foi utilizada agulha de calibre 30 e descobriu-se que, sempre que se aplicava pressão (como ao empurrar apicalmente para o ligamento), essa agulha dobrava facilmente. Ela é muito frágil para suportar a força aplicada sem dobrar. Os índices de falha da injeção LPD eram excessivos. Uma agulha extracurta de calibre 30 foi fabricada especificamente para uso com essa técnica de injeção (10 mm de comprimento). Embora seja um pouco mais eficaz do que a agulha curta de calibre 30, não há necessidade de usar uma agulha "especial" para essa injeção. Este autor obteve grande sucesso clínico, sem aumento do desconforto do paciente, usando agulha curta de calibre 27, mais prontamente disponível.
   Em resumo, a injeção LPD é um componente importante do arsenal de técnicas de anestesia local para o controle da dor mandibular e, em menor grau, da dor maxilar.
4. A injeção LPD administrada com uma seringa convencional ou seringa LPD é dolorosa.
   *Comentário*: o uso de um dispositivo C-CLAD para a administração de injeções LPD indolores tem sido fortemente defendido.[33] Muitos cirurgiões-dentistas relataram que suas injeções LPD, embora eficazes no fornecimento de anestesia, são dolorosas para o paciente durante a administração. Apesar de esta não ter sido a experiência deste autor, há relatos suficientes para convencê-lo de que muitos cirurgiões-dentistas acreditam que seja assim. O uso de um dispositivo C-CLAD permite que a injeção LPD seja fornecida sem dor (p. ex., 0 a 1 na escala visual analógica [EVA]). A técnica LPD com o uso de um dispositivo C-CLAD será descrita posteriormente.

## *Outros nomes comuns*

Injeção peridental (nome original), injeção intraligamentar.

## *Nervos anestesiados*

Terminações nervosas no local da injeção e no ápice do dente.

## *Áreas anestesiadas*

Osso, tecido mole e tecidos apical e pulpar na área da injeção (Figura 15.4).

## *Indicações*

1. Anestesia pulpar de um ou dois dentes em um quadrante.
2. Tratamento de dentes isolados em dois quadrantes mandibulares (para evitar o BNAI bilateral).
3. Pacientes para os quais a anestesia residual no tecido mole é indesejável.

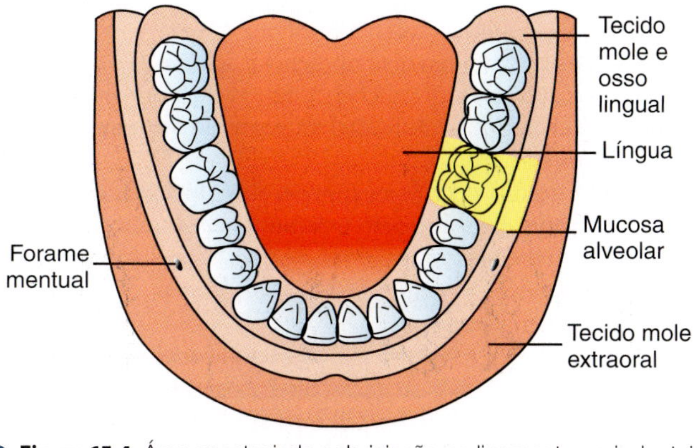


• **Figura 15.4** Área anestesiada pela injeção no ligamento periodontal.

4. Situações em que a anestesia com o bloqueio regional é contraindicada.
5. Como possível auxílio no diagnóstico de desconforto pulpar.
6. Como técnica adjunta após a anestesia com bloqueio nervoso, se houver a presença de anestesia parcial.

### Contraindicações

1. Infecção ou inflamação no local da injeção.
2. Pacientes que necessitam da sensação de "dormência" para conforto psicológico.

### Vantagens

1. Não há anestesia do lábio, da língua e de outros tecidos moles, facilitando o tratamento de vários quadrantes durante uma única consulta.
2. Dose mínima de anestésico local necessária para obter a anestesia (~ 0,2 mℓ por raiz).
3. Uma alternativa à anestesia com bloqueio nervoso regional parcialmente eficaz.
4. Início rápido da anestesia profunda pulpar e do tecido mole (30 segundos).
5. Menos traumática do que as injeções convencionais de bloqueio.
6. Adequada para os procedimentos em crianças, extrações e procedimentos periodontais e endodônticos em um único dente e em vários quadrantes.

### Desvantagens

1. Dificuldade de conseguir a colocação adequada da agulha em algumas áreas (p. ex., a distal do segundo ou do terceiro molar).
2. O vazamento de solução anestésica local na boca do paciente produz sabor desagradável.
3. A pressão excessiva ou a injeção excessivamente rápida podem quebrar o tubete de vidro.
4. Às vezes pode haver necessidade de uma seringa especial.
5. A pressão excessiva pode produzir danos ao tecido local.
6. O desconforto após a injeção pode persistir por vários dias.
7. Existe o potencial de extrusão do dente em caso de pressão ou volume excessivos.

### Aspiração positiva

Zero por cento.

### Alternativas

Injeção supraperiosteal para toda a maxila e a região dos incisivos inferiores. A infiltração de cloridrato de articaína na região dos molares inferiores tem índice de sucesso significativamente alto.

### Técnica

1. Recomenda-se agulha curta de calibre 27.
2. Área de inserção: longo eixo do dente a ser tratado, mesial ou distal à raiz (dente unirradicular), ou nas raízes mesial e distal (de um dente multirradicular) interproximalmente (Figura 15.5).
3. Área-alvo: fundo do sulco gengival. A agulha fica encaixada entre a raiz do dente e o osso interproximal.
4. Pontos de referência:
   a. Raiz do dente
   b. Tecidos periodontais.
5. Orientação do bisel: embora não seja significativa para o sucesso da técnica, recomenda-se que o bisel da agulha fique voltado para a raiz, possibilitando fácil avanço da agulha na direção apical.
6. Procedimento:
   a. Assumir a posição correta (isso difere significativamente com as injeções LPD para cada dente). Sentar-se confortavelmente, ter visibilidade adequada do local da injeção e manter o controle sobre a agulha. Pode ser necessário curvar a agulha para alcançar o ângulo adequado, especialmente na distal do segundo e do terceiro molar*
   b. Posicionar o paciente em supino ou semissupino, com a cabeça virada, para maximizar o acesso e a visibilidade
   c. Estabilizar a seringa e dirigi-la junto ao longo eixo da raiz a ser anestesiada. Se possível, usar um espelho clínico para minimizar o risco de o cirurgião-dentista se ferir acidentalmente com a agulha:
      i. O bisel fica voltado para a raiz do dente
      ii. Se os contatos interproximais forem apertados, deve-se direcionar a seringa a partir da superfície lingual ou vestibular do dente, mas manter o mais próximo possível do longo eixo
      iii. Estabilizar a seringa e a mão contra os dentes, lábios ou face do paciente.
   d. Com o bisel da agulha na raiz, avançar a agulha apicalmente até alcançar resistência
   e. Depositar 0,2 mℓ de solução anestésica local em, no mínimo, 20 segundos:
      i. Ao usar uma seringa convencional, observa-se que a espessura do tampão de borracha no tubete de anestésico local é igual a 0,2 mℓ de solução. Isso pode ser usado como um medidor para o volume de anestésico local a ser administrado
      ii. Com uma seringa LPD, cada compressão do "gatilho" fornece volume de 0,2 mℓ.
   f. Existem dois indicadores importantes do sucesso da injeção:
      i. Resistência significativa ao depósito da solução anestésica local. Isso é especialmente perceptível quando a seringa convencional é utilizada; a resistência é semelhante à sentida com a injeção nasopalatina e acredita-se que seja a razão para os relatos de injeções LPD dolorosas.

         O anestésico local não deve retornar para a boca do paciente. Se isso acontecer, repete-se a injeção no mesmo local, mas em um ângulo diferente. É necessário depositar 0,2 mℓ de solução, e essa quantidade deve permanecer dentro dos tecidos para que a injeção LPD seja eficaz. Meechan[26] sugeriu, como meio de prevenir o vazamento do anestésico na boca do paciente após a retirada da agulha, que a agulha permaneça no local de injeção LPD por aproximadamente 10 segundos após o depósito do anestésico local, permitindo que a substância se difunda no osso
      ii. Isquemia dos tecidos moles adjacentes ao local da injeção. (Observa-se a isquemia com todas as soluções anestésicas locais, mas é mais acentuada com os anestésicos locais contendo vasoconstritor.)
   g. Se o dente tiver apenas uma raiz, remover a seringa do tecido e manter a agulha segura. Normalmente, pode-se dar início ao tratamento dentário dentro de 30 segundos
   h. Se o dente for multirradicular, remover a agulha e repetir o procedimento na(s) outra(s) raiz(raízes).

*Embora o autor não goste de curvar as agulhas para a maioria das injeções, pode tornar-se necessário para o sucesso das injeções LPD e intrapulpares para obter acesso a certas áreas da cavidade bucal. Como a agulha não penetra nos tecidos mais do que alguns milímetros, curvá-la não é tão propenso a risco como quando a agulha penetra no tecido mole mais completamente (até seu canhão).

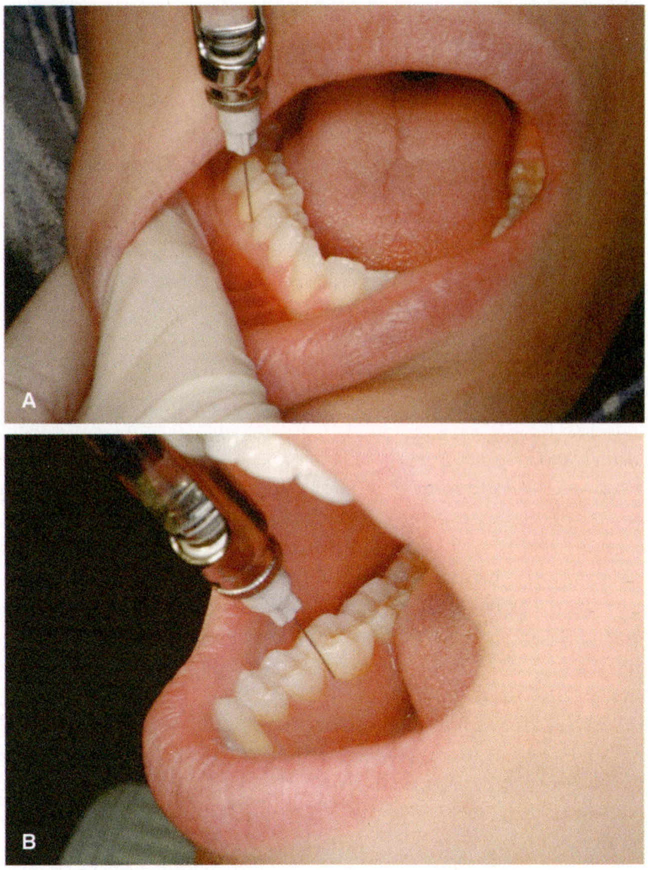


• **Figura 15.5** Área de inserção para a injeção no ligamento periodontal. **A.** Vestibular. **B.** Lingual.

### *Sinais e sintomas*

1. Subjetivo: não há sinais que assegurem absolutamente a anestesia adequada; a área anestesiada é bastante circunscrita. Quando os dois sinais a seguir estão presentes, há uma excelente chance de haver anestesia profunda:
   a. Isquemia dos tecidos moles no local da injeção
   b. Resistência significativa à injeção da solução (com a seringa tradicional)
2. Objetivo: o uso de "*spray* de resfriamento" (p. ex., Endo-Ice®) ou um teste pulpar elétrico (TPE) sem resposta do dente à potência máxima do TPE (80/80).

### *Aspectos de segurança*

É extremamente improvável ocorrer injeção intravascular.

### *Precauções*

1. Manter a agulha contra o dente para evitar a inserção excessiva nos tecidos moles no lado lingual.
2. Não injetar a solução anestésica muito rapidamente (mínimo de 20 segundos para 0,2 mℓ).
3. Não injetar muita solução (0,2 mℓ por raiz, retida dentro dos tecidos).
4. Não injetar solução anestésica diretamente nos tecidos infectados ou muito inflamados.

### *Falhas da anestesia*

1. Infecção periapical. A alteração do pH e da vascularização no ápice e nos tecidos periodontais minimiza a eficácia do anestésico local. Não se contraindica o uso da injeção LPD na presença de doença apical, mas seu sucesso pode ser menor.
2. Não retenção da solução. Nesse caso, remover a agulha e entrar novamente em um local diferente até que 0,2 mℓ de anestésico local seja depositado e retido nos tecidos.
3. Deve-se anestesiar cada raiz com aproximadamente 0,2 mℓ de solução.

### *Complicações*

1. Dor durante a inserção da agulha:
   Causa 1: a ponta da agulha está nos tecidos moles. Para corrigir: manter a agulha contra a estrutura do dente.
   Causa 2: os tecidos estão inflamados. Para corrigir: evitar o uso da técnica LPD ou aplicar pequena quantidade de anestésico tópico por no mínimo 1 minuto antes da injeção.
2. Dor durante a injeção da solução:
   Causa: injeção muito rápida da solução anestésica local. Para corrigir: diminuir a velocidade da injeção para no mínimo 20 segundos para 0,2 mℓ de solução, independentemente da seringa utilizada.
3. Dor após a injeção:
   Causa: injeção muito rápida, volume excessivo de solução, muitas penetrações nos tecidos. (O paciente geralmente queixa-se de dor e de contato prematuro quando oclui.) Para corrigir: melhorar a dor sintomaticamente com bochechos com solução salina morna e analgésicos leves, se necessário (geralmente resolve-se dentro de 2 a 3 dias).

### *Previsão da duração da anestesia*

A duração da anestesia pulpar obtida com o sucesso da injeção LPD é bastante variável e não está relacionada com a substância utilizada. A administração de lidocaína com epinefrina 1:100.000, por exemplo, fornece anestesia pulpar de duração variando entre 5 e 55 minutos. Se necessário, pode-se repetir a injeção LPD para permitir a conclusão do procedimento odontológico. Parece que o volume de solução anestésica usado com a injeção LPD é muito pequeno para fornecer a duração esperada de anestesia normalmente produzida pelo fármaco. A questão do volume anestésico é discutida em maiores detalhes a seguir, na descrição das injeções LPD administradas com um dispositivo C-CLAD.

## Injeção no ligamento periodontal pelo sistema The Wand STA (Single Tooth Anesthesia – anestesia de único dente)

A técnica usada para a realização da injeção LPD, como descrita anteriormente, permaneceu relativamente inalterada desde que foi introduzida pela primeira vez no início dos anos 1900.[34] Diversas seringas mecânicas foram desenvolvidas ao longo dos anos para permitir a geração de alta pressão durante a administração da solução anestésica nesses tecidos.[35] Essas seringas mecânicas produzem pressões consideravelmente altas, criando um gradiente de pressão que promove a difusão da solução anestésica da região coronal da crista óssea até o ápice do dente. A solução anestésica difunde-se através do osso cortical e medular para, ao final, cercar ou envolver o feixe neurovascular no ápice do dente.[36,37] Esse "banho" localizado do nervo entrando no ápice de um dente fornece anestesia a um único dente sem a anestesia colateral frequentemente indesejável do lábio e da língua. Além disso, a administração localizada tem início rápido devido à natureza localizada da técnica da injeção. Com a produção de altas pressões, apenas um pequeno volume (normalmente 0,2 a 0,4 mℓ) pode ser injetado e absorvido.[26] Os pacientes geralmente relatam desconforto moderado a acentuado quando as injeções com técnicas de seringas de alta pressão são realizadas.[38-40]

Com a introdução do dispositivo C-CLAD The Wand STA Single Tooth Anesthesia System, ocorreu uma mudança nos conceitos básicos relacionados com a realização da injeção LPD como resultado das diferenças mecânicas e tecnológicas entre uma seringa manual e um instrumento eletromecânico controlado por computador.[41] A diferença entre o sistema The Wand STA e uma seringa manual é que, no primeiro, é utilizada uma injeção com velocidade de fluxo precisamente regulada e baixa pressão controlada para executar a injeção LPD. [42] Essas diferenças fundamentais na dinâmica do fluido levam às seguintes alterações clinicamente relevantes: consistente e mensurável redução na percepção da dor pelo paciente,[43,44] redução histologicamente demonstrada no dano tecidual e capacidade de administrar maiores volumes de anestésico com segurança e eficácia durante a realização da injeção LPD.[45] A capacidade de administrar volume maior de solução anestésica resulta em duração mais longa da eficácia da anestesia odontológica local.[46] Além disso, o sistema The Wand STA incorpora nova tecnologia que permite a realização da injeção LPD como uma injeção "guiada", fornecendo *feedback* em tempo real durante o posicionamento da agulha na área-alvo, aumentando a eficácia e a previsibilidade da injeção.[41,47]

O sistema STA regula e mede com precisão a pressão do fluido na ponta da agulha enquanto se realiza a injeção subcutânea, fornecendo ao profissional contínuo *feedback* sonoro e visual, em tempo real, durante a injeção.[47]

Estudos clínicos em medicina e em odontologia demonstraram que o uso da detecção da pressão de saída em tempo real permite a identificação de um tipo específico de tecido relacionado com a medida objetiva da densidade do tecido (*i. e.*, adequação do tecido) enquanto se realiza a injeção subcutânea.[42,48,49] Um estudo levou pesquisadores a usarem essa tecnologia para identificar mais exatamente o tipo de tecido e executar a técnica peridural de bloqueio nervoso, comumente usada para procedimentos obstétricos e cirúrgicos das extremidades inferiores.[49] Hochman *et al.*[42] publicaram os resultados de um estudo clínico em que aplicaram mais de 200 injeções odontológicas usando a tecnologia de detecção de pressão dinâmico (DPD) para diferenciar os tecidos específicos da cavidade bucal: LPD, gengiva inserida e tecidos da mucosa gengival não inserida. Eles concluíram que tipos específicos de tecido requerem variação de pressão específica com determinada velocidade de fluxo a ser usada para realizar uma injeção odontológica segura e eficaz.

O instrumento STA fornece ao clínico *feedback* sonoro e visual contínuo à medida que ele introduz a agulha odontológica nos tecidos durante a injeção. Esse sistema tem uma escala visual de detecção da pressão na parte da frente da unidade, composta por uma série de luzes com diodo emissor de luz (LED) – vermelha, amarela e verde (Figura 15.6 A-C). A luz vermelha significa pressão mínima na ponta da agulha, a amarela significa pressão leve a moderada e a verde significa pressão moderada no tecido, indicativa do espaço do ligamento periodontal. Pode-se identificar o tecido do LPD na pressão com o LED amarelo, que é representativo da faixa de pressão leve a moderada, e também com o LED verde, representativo de pressão alta.[41]

Por meio do *feedback* sonoro, o clínico toma conhecimento de como manter a posição correta da agulha durante a injeção intraligamentar. Esse *feedback* consiste em uma série de sons com uma escala sensível à pressão, composta de tons ascendentes para guiar o cirurgião-dentista. Quando ele ouve a sequência ascendente, sabe que a pressão está aumentando. Quando o cirurgião-dentista identifica o LPD, ele escuta o aparelho falar as letras *L P D*, indicando que alcançou a posição correta da agulha. O profissional precisa manter nível constante de força leve a moderada sobre a agulha, o que é um processo necessário para o sucesso da injeção. O *feedback* sonoro e visual fornece essa informação importante. Quando se realiza a injeção LPD STA, é comum o cirurgião-dentista reposicionar a agulha para encontrar a posição ideal dentro dos tecidos do ligamento periodontal, permitindo alto grau de previsibilidade e precisão. Isso transforma a abordagem "cega" da seringa, descrita anteriormente, em um método objetivo de localização e manutenção da posição correta da agulha ao realizar a injeção LPD.

Ferrari *et al.*[44] publicaram dados de 60 pacientes nos quais compararam o sistema STA a duas seringas manuais LPD padrão: uma seringa mecânica de alta pressão (Ligmaject®) e uma seringa odontológica convencional. Eles realizaram TEP em todos os dentes testados, em intervalos regulares, para determinar o sucesso ou a falha desses diferentes instrumentos e das técnicas utilizadas. Além dos resultados dos TEPs, os autores registraram as respostas subjetivas do paciente à dor após o tratamento. Ferrari *et al.* relataram índice de sucesso de 100% para o sistema The Wand STA, e ainda observaram rápido início da anestesia. Nesse estudo, foi realizada a injeção LPD como a principal injeção para o tratamento odontológico restaurador nos dentes inferiores. Eles relataram respostas subjetivas de "dor mínima ou nenhuma dor" em todos os pacientes que receberam a injeção LPD realizada com o dispositivo The Wand STA. Em contrapartida, as injeções realizadas com os outros dois sistemas (seringa mecânica de alta pressão e seringa convencional) resultaram em pontuação maior de dor ao longo dos testes e exigiram repetidas tentativas para alcançar um resultado eficaz. Ferrari *et al.* concluíram que o sistema The Wand STA resultou em uma técnica de anestesia mais previsível, mais confiável e mais confortável do que a seringa mecânica de alta pressão e/ou a seringa odontológica convencional.

## Uso pediátrico

Brannstrom *et al.*[24] relataram o uso de uma injeção LPD de alta pressão para anestesiar 16 dentes decíduos de macaco. Em 15 dos dentes permanentes, houve o desenvolvimento de hipoplasia ou hipomineralização, mas nenhum desenvolvido nos controles. A injeção LPD, quando administrada por uma seringa mecânica acionada manualmente, produz altas pressões descontroladas e está associada a danos aos tecidos periodontais.[50]

Em 2010, Ashkenazi *et al.*[43] publicaram o primeiro estudo clínico controlado e a longo prazo usando injeção LPD de baixa pressão com o sistema STA com tecnologia DPD. A população do estudo consistiu em 78 crianças (com idades entre 4,1 a 12,8 anos) que receberam injeções LPD STA em 166 molares decíduos. Os dentes que receberam anestesia odontológica convencional ou aqueles que não foram anestesiados serviram como controles. Após a revisão dos dados coletados entre 1999 e 2007, os autores concluíram que a realização da injeção LPD com um instrumento da injeção C-CLAD de baixa pressão, especificamente o sistema The Wand STA com DPD, não produziu danos ao broto dentário permanente subjacente em desenvolvimento, tendo sido considerada segura e eficaz. Em outro estudo, os mesmos autores demonstraram que as crianças apresentavam comportamento disruptivo mínimo relacionado com a dor e níveis mínimos de estresse relacionado com o tratamento odontológico durante e imediatamente após a anestesia LPD STA[16]. Esses achados representam nova perspectiva em relação à anestesia local odontológica e ao tratamento dos dentes decíduos do paciente pediátrico.

Nos últimos 5 anos, foi publicada uma série de estudos que validaram ainda mais o uso do sistema The Wand STA para a realização da injeção LPD na dentição decídua.[17-23] Esses estudos demonstraram de forma conclusiva tanto a segurança quanto a eficácia da realização da injeção LPD nos dentes decíduos quando

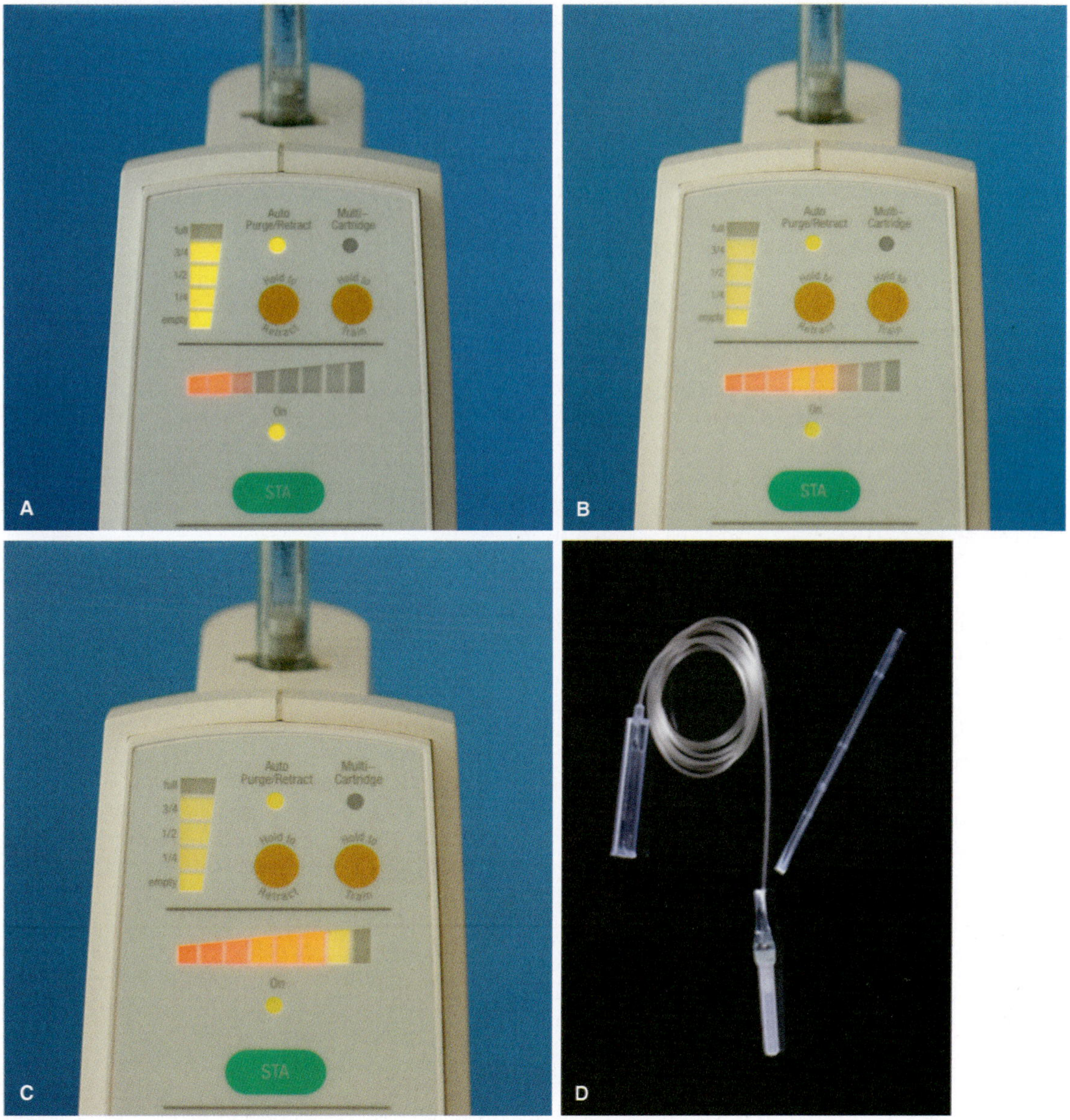


• **Figura 15.6** A tecnologia de detecção de pressão dinâmica no dispositivo de fornecimento de anestésico local controlado por computador STA Single Tooth Anesthesia fornece *feedback* visual e sonoro em relação à colocação da ponta da agulha durante a injeção no ligamento periodontal (LPD). As barras coloridas horizontais indicam pressão na ponta da agulha. **A.** Vermelho: pressão muito baixa. **B.** Laranja e amarelo-escuro: aumento da pressão, mas ainda não adequada. **C.** Amarelo-claro: pressão correta para a injeção LPD. Neste ponto (**C**), a unidade STA também fornecerá a indicação sonora "LPD, LPD, LPD" de que a ponta da agulha está adequadamente posicionada. A peça de mão The Wand STA é leve (menos de 10 g) e pode ser facilmente reduzida para auxiliar na administração de algumas injeções (**D**), como no nervo alveolar superior médio e anterior ou outras técnicas palatinas. (© 2018, Milestone Scientific, Inc., Todos os Direitos Reservados, usados com autorização.)

realizada com um sistema C-CLAD. Garret-Bernardin *et al.*[21] fizeram um estudo controlado cruzado e boca-dividida envolvendo 67 pacientes (entre 7 e 15 anos de idade). Cada paciente recebeu ambos os tipos de injeções, uma com o dispositivo C-CLAD (o sistema The Wand STA) e outra com a seringa tradicional. A injeção LPD foi realizada com o sistema The Wand STA, e a injeção tradicional foi feita de acordo com a técnica padrão. A percepção de dor da criança foi avaliada com o uso da EVA e o paciente expressou seu nível de satisfação em uma escala de 0 a 10. O sistema The Wand STA resultou em índices significativamente mais baixos de dor em comparação à seringa convencional. Houve redução média de 1,09 pontos na EVA com o sistema The Wand STA em comparação à seringa tradicional ($P = 0{,}0003$). O nível de satisfação do paciente demonstrou que 29 deles apresentaram maior satisfação com o sistema The Wand STA, enquanto apenas 12 tiveram nível maior de satisfação com a anestesia tradicional. Em conclusão, Garret-Bernardin *et al.* afirmaram que o sistema The Wand STA pode fornecer injeções menos dolorosas (injeção LPD) quando comparado à anestesia local convencional nos pacientes pediátricos e que foi mais bem tolerado em comparação à seringa tradicional.

Yogesh-Kumar *et al.*[18] realizaram um estudo randomizado, controlado e cruzado envolvendo 120 crianças com idades entre 7 e 11 anos. Os pacientes foram divididos aleatoriamente em dois grupos: no grupo A, injeção com dispositivo C-CLAD (o sistema The Wand STA) durante a primeira visita; no grupo B, injeção com seringa de tubete durante a primeira visita. Cada paciente, em ambos os grupos, recebeu uma segunda injeção realizada com o sistema de seringa não utilizado durante a primeira sessão (*i. e.*, cruzado). As crianças que receberam injeções com o dispositivo C-CLAD mostraram diminuição significativa ($P < 0{,}002$) na percepção da dor, como visto pela pontuação em escala de imagem facial, quando comparadas ao grupo com seringa de tubete (1,42 *versus* 1,70, respectivamente). Na avaliação do comportamento geral das crianças, 71 delas (64%) apresentaram melhor resposta comportamental enquanto recebiam injeções C-CLAD: 13 crianças (12%) demonstraram melhor resposta comportamental com as injeções com seringas de tubete; 26 crianças (26%) apresentaram resposta comportamental semelhante durante os dois modos de administração do anestésico local; 38 preferiram receber anestesia local com o dispositivo C-CLAD; e apenas 6 crianças preferiram injeções de seringas com tubete.[18] Os autores concluíram que o uso do dispositivo C-CLAD (sistema The Wand STA) pode ser considerado um passo confiável para obter resposta comportamental melhor em crianças e deve ser reconhecido como um meio de melhorar o tratamento do paciente odontológico pediátrico.

Perugia *et al.*[23] realizaram um estudo para comparar a percepção da dor e o tempo de início e duração da anestesia entre a injeção LPD realizada com o dispositivo C-CLAD (sistema The Wand STA) e a anestesia por infiltração convencional com uma seringa também convencional. Foram incluídos 50 pacientes, formando dois grupos de 25 designados a receber a injeção LPD com o sistema The Wand STA ou com a infiltração anestésica tradicional. Tanto na maxila quanto na mandíbula, os dentes da amostra eram molares decíduos e permanentes que necessitavam de tratamentos restauradores ou de extrações. O comportamento disruptivo de dor estava correlacionado com a resposta à dor, e os resultados revelaram que 88% dos pacientes tratados com a seringa convencional mostraram comportamento disruptivo atribuído à percepção da dor, enquanto nenhum deles apresentou comportamento disruptivo devido à percepção da dor quando a anestesia foi administrada com a tecnologia C-CLAD. Para os dentes decíduos, o início da anestesia no momento da conclusão da injeção e aos 10 minutos demonstraram respostas positivas de 66,67% no grupo de injeção convencional e de 93,33% no grupo de injeção LPD no sistema The Wand STA. Com relação à duração da anestesia, a eficácia da técnica convencional diminuiu para 72% aos 40 minutos, enquanto a eficácia da técnica de injeção C-CLAD foi de 96% aos 10 minutos e permaneceu constante ao longo dos tempos de medição de 20 e 40 minutos. Esse estudo demonstrou a segurança e a eficácia do uso do dispositivo C-CLAD (sistema The Wand STA) por resultar em início mais rápido, ter resultado mais previsível e promover duração mais longa da anestesia para a injeção LPD em crianças. O tratamento dos molares decíduos com injeção LPD com o sistema The Wand STA resultou na redução do comportamento disruptivo à dor correlacionado com uma resposta reduzida a ela quando comparado à técnica convencional usando uma seringa convencional.[23]

A injeção LPD realizada com o sistema The Wand STA é uma técnica de injeção para um único dente que oferece nível de segurança, conforto e previsibilidade anteriormente inatingíveis. O sistema proporciona ao cirurgião-dentista vários benefícios que não podem ser alcançados com o uso de uma seringa convencional acionada manualmente, uma seringa de alta pressão tipo pistola ou outros instrumentos C-CLAD.

### Outros nomes comuns

Injeção peridental (nome original), injeção intraligamentar.

### Nervos anestesiados

Terminações nervosas no local da injeção e no ápice do dente.

### Áreas anestesiadas

Osso, tecido mole e tecidos apical e pulpar na área da injeção.

### Indicações

1. Anestesia pulpar de um ou dois dentes em um quadrante.
2. Tratamento de dentes isolados em dois quadrantes mandibulares (para evitar o BNAI bilateral).
3. Pacientes para os quais a anestesia residual do tecido mole é indesejável.
4. Pacientes de odontopediatria em tratamento da dentição decídua:
   a. Estudo recente relatou que o uso do sistema C-CLAD não apresenta o risco anterior de hipoplasia do esmalte, relatado com a seringa acionada manualmente, e que o uso do sistema C-CLAD não afeta de maneira adversa o desenvolvimento do dente permanente quando da realização da injeção LPD.
5. Situações em que a anestesia com o bloqueio regional é contraindicada.
6. Como possível auxílio no diagnóstico de desconforto pulpar.
7. Como técnica adjunta após a anestesia de bloqueio nervoso, se houver anestesia parcial.

### Contraindicações

1. Infecção ou inflamação no local da injeção.
2. Pacientes que necessitam da sensação de "dormência" para conforto psicológico.

### Vantagens

1. O dispositivo The Wand STA C-CLAD com tecnologia DPD fornece meios objetivos para identificar a localização correta para a realização da injeção LPD, melhorando a previsibilidade dessa injeção quando comparada às técnicas e aos instrumentos anteriores.
2. O dispositivo The Wand STA C-CLAD usa a dinâmica de fluido controlado de baixa pressão que reduz o risco de lesão tecidual e minimiza as respostas subjetivas da dor.
3. O dispositivo The Wand STA C-CLAD, por meio do uso da dinâmica de fluido controlada de baixa pressão, permite a administração de maior volume de solução anestésica (0,45 a 0,90 mℓ) com segurança, aumentando o tempo de trabalho efetivo da injeção LPD (30 a 45 minutos).
4. O dispositivo The Wand STA C-CLAD com tecnologia DPD pode detectar pressão excessiva e pode proteger o paciente e o cirurgião-dentista em caso de quebra do tubete de vidro.

### Desvantagens

1. Requer o uso de um instrumento C-CLAD especializado e os custos associados à compra e ao uso.
2. Requer treinamento adicional.

### Aspiração positiva

Zero por cento.

### Técnica

1. Peça de mão ligada ao The Wand STA com agulha de 1,27 cm e calibre 30.
2. Configurar o instrumento The Wand STA para o modo STA.
3. Área de inserção:
   a. Deve-se colocar a agulha em ângulo de 45° em relação ao longo eixo do dente, com o bisel da agulha voltado para a raiz do dente
   b. Quando a injeção LPD é realizada, recomenda-se usar tanto a distal quanto a mesial do dente, com exceção dos incisivos inferiores, nos quais apenas a distolingual é necessária.

c. Começar com a distal do dente
d. Pode-se realizar a injeção em qualquer lugar do ângulo da linha lingual até o contato interproximal de cada raiz
e. Pode-se realizar a injeção em qualquer lugar do ângulo da linha lingual até o contato interproximal de cada lado.
4. Para melhorar a acessibilidade às áreas difíceis, encurtar a peça de mão The Wand STA rompendo uma seção da alça. Isso possibilitará acesso mais fácil (ver Figura 15.6 D). Se possível, usar um espelho clínico para minimizar o risco de ferimento acidental com a agulha.
5. Colocar a agulha muito lentamente no sulco gengival, como se fosse uma sonda periodontal, enquanto simultaneamente inicia a velocidade do fluxo ControlFlo® (0,005 mℓ/s). Avançar a agulha lentamente para dentro do sulco, até encontrar resistência. A ponta da agulha penetrará na inserção na base do sulco e fará contato com a entrada do espaço LPD.
6. A velocidade do fluxo ControlFlo® pode ser iniciada pressionando o pedal; após três bipes audíveis, a unidade anunciará "Cruise". Uma vez ouvido o "Cruise", pode-se remover o pé do pedal. O sistema The Wand STA continuará o fluxo da solução anestésica.
7. Uma vez que a resistência é sentida, deve-se minimizar o movimento da agulha por 10 a 15 segundos, pois a tecnologia DPD analisa a localização da ponta da agulha.
8. Enquanto o sistema The Wand STA detecta o aumento da pressão, aparecerá uma iluminação sequencial das luzes de LED na parte frontal da unidade. A escala visual sensível à pressão consiste em uma série de luzes LED vermelha, amarela e verde. Se depois de 20 a 30 segundos não houver aumento da pressão, a agulha precisará ser recolocada. O sistema The Wand STA também fornece *feedback* sonoro da pressão, com uma série de três tons ascendentes que indicam que o sistema está detectando pressão na ponta da agulha.
9. Após 20 a 30 segundos com a ponta da agulha no local correto, o sistema STA anunciará "L-P-D, L-P-D", seguido por uma série de dois "bipes" mais longos, indicando que a pressão adequada está sendo mantida e que a posição correta da ponta da agulha para a injeção LPD foi identificada.
10. É importante notar que a injeção LPD bem-sucedida pode ocorrer quando as luzes de LED estão nas zonas verde ou amarelo-escura. A manutenção dos indicadores de luz LED é necessária durante todo o processo de injeção para o alcance do sucesso. Note que não se ouve a palavra falada *LPD* na zona amarela.
11. Depositar 0,45 a 0,90 mℓ de anestésico em cada local.
12. A força excessiva na peça de mão pode bloquear o fluxo do anestésico local, resultando em uma injeção LPD parcial ou totalmente malsucedida.

### Sinais e sintomas

1. Indicadores de sucesso:
Subjetivo: não há sinais que assegurem absolutamente a anestesia adequada; a área anestesiada é bastante circunscrita. Quando os sinais a seguir estiverem presentes, há excelente chance de haver anestesia profunda.
Subjetivo: isquemia dos tecidos moles no local da injeção.
Subjetivo: manutenção das zonas de LED amarelo-escura e verde na frente da unidade de acionamento STA durante todo o processo de injeção.
2. Objetivo: o uso de "*spray* de resfriamento" (p. ex., Endo-Ice®) ou um TPE sem resposta do dente, com potência máxima do TPE (80/80).

### Aspectos de segurança

A tecnologia DPD do sistema The Wand STA regula e monitora com precisão as pressões de saída de fluido para dentro dos tecidos, evitando o acúmulo de pressão excessiva e garantindo um fluxo controlado, seguro e eficaz da solução anestésica local.

### Precauções

1. Manter visão direta da agulha enquanto ela entra no sulco do dente.
2. Avançar a agulha até a entrada do espaço LPD. Manter a agulha junto ao longo eixo do dente, com o bisel voltado para a superfície da raiz, garantindo que a agulha seja inserida na entrada do espaço LPD, no nível da crista óssea.
3. Não usar pressão excessiva na peça de mão do The Wand STA para forçar a agulha no espaço LPD.
4. Não injetar a solução anestésica diretamente em tecidos infeccionados ou muito inflamados.

### Falhas da anestesia

1. Tecidos infeccionados ou inflamados. As mudanças do pH e na vascularização no ápice e nos tecidos periodontais adjacentes aos dentes infectados minimiza a eficácia do anestésico local.
2. A incapacidade do estabelecimento da posição correta da agulha e, portanto, a não geração de pressões adequadas com o sistema The Wand STA nas zonas de pressão de LED amarela ou verde. Nesse caso, remover a agulha e entrar novamente em um local diferente até que o sistema The Wand STA possa gerar e manter o resultado DPD adequado.
3. A aplicação de força excessiva na peça de mão The Wand STA pode causar obstrução da agulha. O The Wand STA emitirá alerta verbal ao anunciar *excesso de pressão* e *recolocação*.

### Complicações

1. Dor durante a inserção da agulha:
Causa: inserção da agulha no sulco muito rápida ou profundamente. Para corrigir: introduzir e mover a agulha muito lentamente para dentro do sulco enquanto inicia, simultaneamente, a velocidade de fluxo lenta (velocidade de fluxo ControlFlo®) da solução anestésica local.
2. Incapacidade de estabelecer a posição correta da agulha e, portanto, de gerar pressões adequadas moderada a alta com o sistema The Wand STA nas zonas de pressão de LED amarela ou verde:
Causa 1: não localização da entrada do tecido intraligamentar (espaço LPD). Para corrigir: colocar novamente a agulha.
Causa 2: não deixar o tempo adequado (10 a 20 segundos) para ocorrer a contrapressão e a análise da tecnologia DPD. Para corrigir: posicionar a agulha e aguardar 10 a 20 segundos para ocorrerem os tons ascendentes e a iluminação sequencial das luzes LED.
3. Anúncio de excesso de pressão pelo sistema The Wand STA:
Causa 1: pressão manual excessiva na peça de mão The Wand STA pode forçar a agulha no osso, resultando em obstrução do fluxo da solução anestésica na ponta da agulha. Para corrigir: reiniciar o sistema The Wand STA e usar pressão manual mais suave ao colocar a agulha no sulco.
Causa 2: obstrução da ponta da agulha por placa ou cálculo dentário. Para corrigir: parar, remover a agulha e reiniciar o procedimento, verificando se a solução anestésica local está fluindo da ponta da agulha antes de reinseri-la nos tecidos LPD.
4. Dor ou necrose tecidual após a injeção:
Causa 1: utilização de volume excessivo de solução anestésica. Para corrigir: limitar o volume da solução anestésica.

Causa 2: muitas penetrações teciduais com a agulha e/ou força manual excessiva colocada na agulha, causando trauma mecânico nos tecidos. Para corrigir: limitar o número de entradas da agulha em determinado local e usar quantidade moderada de pressão manual na peça de mão do The Wand STA.

### *Medicamentos e volumes sugeridos*

1. Cloridrato de articaína 4% com epinefrina 1:200.000:
   a. Adulto:
      i. Sugere-se volume não superior a 0,45 mℓ (1/4 de tubete) para um único local dos incisivos inferiores
      ii. Sugere-se volume não superior a 0,9 mℓ (1/2 de 1 tubete) para todos os outros dentes em dois locais separados, por dente.
   a. Criança (até 30 kg):
      i. Sugere-se volume não superior a 0,23 mℓ (1/8 de tubete) para um único local dos incisivos decíduos inferiores
      ii. Sugere-se volume não superior a 0,45 mℓ (1/4 de tubete) para todos os outros dentes decíduos em dois locais separados, por dente.
2. Cloridrato de lidocaína 2% com epinefrina 1:100.000:
   a. Adulto:
      i. Sugere-se volume não superior a 0,9 mℓ (1/2 de 1 tubete) para um único local dos incisivos inferiores
      ii. Sugere-se volume não superior a 1,8 mℓ (1 tubete) para todos os outros dentes em dois locais separados, por dente.
   b. Criança (até 30 kg):
      i. Sugere-se volume não superior a 0,45 mℓ (1/4 de tubete) para um único local dos incisivos decíduos inferiores
      ii. Sugere-se volume não superior a 0,9 mℓ (1/2 de 1 tubete) para todos os outros dentes decíduos em dois locais separados, por dente.

### *Duração prevista da anestesia*

A duração esperada da anestesia pulpar está diretamente relacionada com o volume administrado da solução anestésica local. As doses recomendadas fornecem anestesia pulpar de 30 a 45 minutos. Se necessário, pode-se repetir a injeção LPD para permitir a conclusão do procedimento odontológico.

As vantagens e as desvantagens do sistema The Wand STA são apresentadas no Quadro 15.1.

**• Quadro 15.1 Vantagens e desvantagens do sistema de anestesia individual The Wand STA.**

**Vantagens**

A tecnologia de detecção de pressão dinâmica (DPD) fornece *feedback* contínuo em tempo real quando se realiza uma injeção, o que resulta em um procedimento mais previsível
Permite que a injeção no ligamento periodontal seja usada como injeção previsível
Permite a realização de todas as técnicas tradicionais de injeção
Permite a realização de técnicas de injeção mais recentes – injeções do nervo alveolar superior anterior médio, do nervo alveolar superior anterior com abordagem palatina e as intraligamentares com STA
Reduz o comportamento disruptivo de dor nas crianças e nos adultos
Reduz o estresse para o paciente
Reduz o estresse para o cirurgião-dentista

**Desvantagens**

Requer arsenal adicional
Custo

## Injeção intrasseptal

A injeção intrasseptal é similar, em técnica e design, à injeção LPD. Faz parte dessa discussão por ser útil no fornecimento de anestesia aos tecidos mole e ósseo, na hemostasia para a curetagem periodontal[51] e em procedimentos de retalho cirúrgico, bem como procedimentos restauradores menores nos dentes inferiores posteriores.[52] Além disso, pode ser eficaz quando a condição dos tecidos periodontais no sulco gengival impedem o uso da injeção LPD (p. ex., infecção, inflamação aguda). Saadoun e Malamed[51] e Talesh e Kahnamouii[52] mostraram que a via de difusão da solução anestésica é pelo osso medular, como na injeção LPD.

### *Outros nomes comuns*

Anestesia na crista alveolar.

### *Nervos anestesiados*

Terminais nervosos no local da injeção e nos tecidos mole e duro adjacentes.

### *Áreas anestesiadas*

Osso, tecido mole, estrutura radicular na área da injeção (Figura 15.7).

### *Indicações*

Quando se deseja controle da dor e hemostasia para o tratamento periodontal de tecidos moles e ósseos ou para pequenos procedimentos restauradores nos dentes inferiores posteriores.

### *Contraindicações*

Infecção ou inflamação grave no local da injeção.

### *Vantagens*

1. Ausência de anestesia no lábio e na língua (apreciada pela maioria dos pacientes).
2. Necessidade de volumes mínimos de anestésico local.
3. Diminuição da hemorragia durante procedimento cirúrgico.
4. Atraumática.
5. Início imediato da ação (< 30 segundos).
6. Poucas complicações no pós-operatório.
7. Útil nos dentes com envolvimento periodontal (evita bolsas infeccionadas).

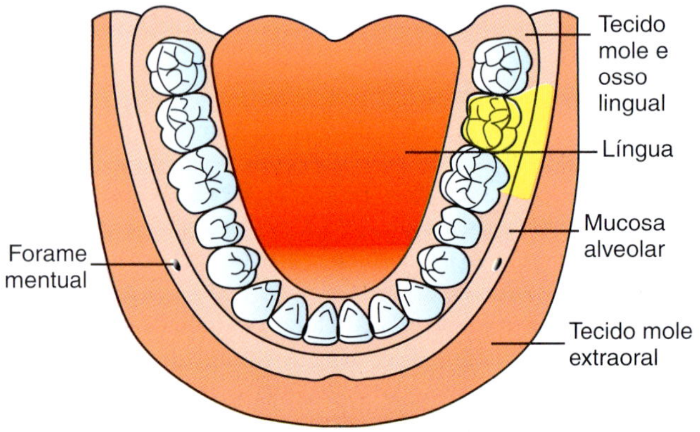


**• Figura 15.7** Área anestesiada pela injeção intrasseptal.

### Desvantagens

1. Pode haver necessidade de várias punções no tecido.
2. Gosto amargo do anestésico (se ocorrer vazamento).
3. Duração relativamente curta da anestesia pulpar, área limitada da anestesia dos tecidos moles (pode necessitar outra injeção).
4. Necessidade de experiência clínica para o sucesso.

### Aspiração positiva

Zero por cento.

### Alternativas

1. Injeção LPD na ausência de infecção ou envolvimento periodontal grave.
2. Anestesia intraóssea.
3. Bloqueio nervoso regional com infiltração local para hemostasia.

### Técnica

1. Recomenda-se agulha curta de calibre 27.
2. Área de inserção: centro da papila interdental adjacente ao dente a ser tratado (Figura 15.8).
3. Área-alvo: centro da papila interdental adjacente ao dente a ser tratado.
4. Pontos de referência: triângulo papilar, cerca de 2 mm abaixo da ponta, equidistante dos dentes adjacentes.
5. Orientação do bisel: não significativa, embora Saadoun e Malamed[51] recomendem em direção ao ápice.
6. Procedimento:
   a. Assumir a posição correta, que varia significativamente de dente para dente. O cirurgião-dentista deve sentar-se confortavelmente, ter visibilidade adequada do local da injeção e manter o controle sobre a agulha
   b. Posicionar o paciente em supino ou semissupino, com a cabeça virada, para maximizar o acesso e a visibilidade
   c. Preparar o tecido no local da penetração:
      i. Secar com gaze estéril
      ii. Aplicar o antisséptico tópico (opcional)
      iii. Aplicar o anestésico tópico por, no mínimo, 1 minuto.
   d. Estabilizar a seringa e orientar corretamente a agulha (Figura 15.9). Se possível, usar um espelho clínico para minimizar o risco de ferimento acidental por picada da agulha:
      i. Plano frontal: 45° ao longo eixo do dente
      ii. Plano sagital: em ângulo reto em relação ao tecido mole
      iii. Bisel voltado para o ápice do dente.
   e. Injetar lentamente algumas gotas do anestésico local à medida que a agulha penetra no tecido mole e avançá-la até encostar no osso
   f. Enquanto aplica pressão na seringa, empurrar a agulha ligeiramente mais profundo (1 a 2 mm) para o septo interdental
   g. Depositar 0,4 mℓ de anestésico local em não menos de 20 segundos:
      i. Com uma seringa convencional, a espessura do tampão de borracha é equivalente a 0,2 mℓ.
   h. Dois itens importantes indicam o sucesso da injeção intrasseptal:
      i. Resistência significativa ao depósito da solução:
         a. Isso é especialmente perceptível quando se utiliza a seringa convencional. A resistência é semelhante à sentida com as injeções nasopalatina e LPD
         b. A solução anestésica não deve voltar para a boca do paciente. Se isso ocorrer, deve-se repetir a injeção com a agulha um pouco mais profunda.
      ii. Isquemia dos tecidos moles adjacentes ao local da injeção (embora observada com todas as soluções anestésicas locais, é mais acentuada com os anestésicos locais que contêm vasoconstritor)
      iii. Repetir a injeção conforme a necessidade durante o procedimento cirúrgico.

### Sinais e sintomas

1. Assim como com a injeção LPD, nenhum sintoma objetivo garante a anestesia adequada. A área anestesiada é muito circunscrita.
2. Subjetivo: isquemia dos tecidos moles no local da injeção.
3. Subjetivo: resistência ao injetar a solução.

### Aspectos de segurança

É extremamente improvável ocorrer injeção intravascular.

### Precauções

1. Não injetar solução anestésica no tecido infectado.
2. Não injetar solução anestésica rapidamente (não mais rápido do que 20 segundos).
3. Não injetar muita solução (0,4 mℓ por local).

### Falhas da anestesia

1. Tecidos infeccionados ou inflamados. As alterações do pH do tecido minimizam a eficácia do anestésico local.
2. Não retenção da solução no tecido. Para corrigir: avançar a agulha mais para dentro do osso septal e administrar novamente 0,4 mℓ.

### Complicações

É improvável que haja dor após a injeção, porque o local está dentro da área do tratamento cirúrgico. Saadoun e Malamed[51] demonstraram que o desconforto periodontal pós-cirúrgico depois do uso de anestesia intrasseptal não é maior do que após o bloqueio

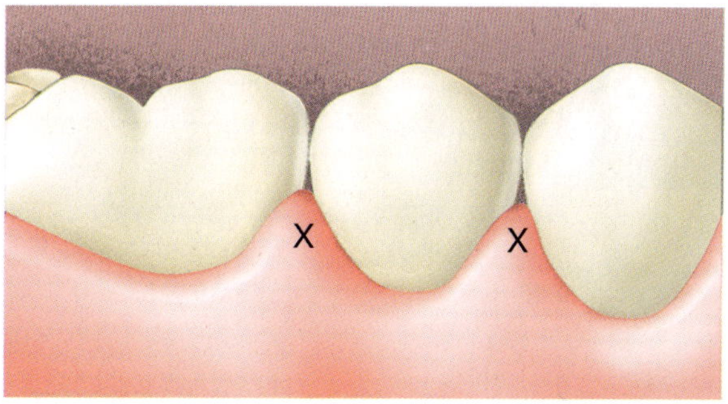


• **Figura 15.8** Área de inserção para a injeção intrasseptal.

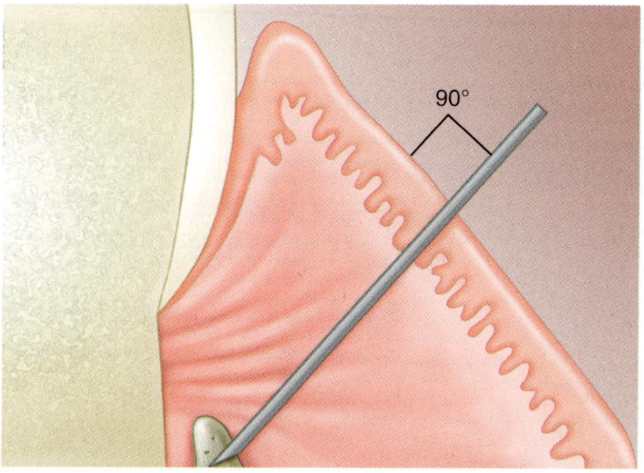


• **Figura 15.9** Orientação da agulha para a injeção intrasseptal.

nervoso regional. Talesh e Kahnamouii[52] relataram que 50% dos pacientes que receberam anestesia na crista alveolar queixaram-se de leve dor gengival por não mais que 1 dia. Eles afirmaram que a maioria dos pacientes que receberam anestesia na crista alveolar estava satisfeita por não ter desconforto e incapacitação, geralmente sentidos com a anestesia do BNAI. Ao final de 3 meses de acompanhamento, não encontraram qualquer problema que pudesse ser atribuído à anestesia na crista alveolar.[52]

### *Duração prevista da anestesia*

A duração da anestesia no osso e no tecido mole é variável após uma injeção intrasseptal. Usando a concentração de epinefrina de 1:50.000, Saadoun e Malamed[51] obtiveram controle da dor e da hemostasia adequados para a conclusão do procedimento planejado sem outra injeção, na maioria dos pacientes. No entanto, alguns pacientes necessitam de uma segunda injeção intrasseptal.

Talesh e Kahnamouii compararam a anestesia na crista alveolar com o BNAI para os procedimentos restauradores em dentes inferiores posteriores e descobriram que a duração da anestesia pulpar após a anestesia na crista alveolar é de aproximadamente 23 minutos, em comparação aos 32 minutos para o BNAI (Tabela 15.1). A injeção na crista alveolar foi mais confortável para o paciente (pontuação EVA 1,54 para anestesia na crista alveolar, pontuação EVA 3,44 para o BNAI). Talvez o volume de anestésico local necessário para fornecer a anestesia pulpar seja de maior importância: 0,4 mℓ *versus* 1,99 mℓ para o BNAI. Os índices de sucesso para todos os dentes avaliados foram maiores para a anestesia na crista alveolar do que para o BNAI (Tabela 15.2).

## Injeção intraóssea

O depósito de solução anestésica local no osso interproximal entre dois dentes tem sido praticado em odontologia desde o início do século XX.[35] Originalmente, a anestesia intraóssea necessitava do uso de uma broca para proporcionar a entrada no osso intersseptal cirurgicamente exposto. Uma vez feito o orifício, inseria-se uma agulha e fazia-se o depósito do anestésico local.

As injeções LPD e intrasseptais descritas anteriormente são variações da injeção intraóssea. Com a injeção LPD, o anestésico local entra no osso interproximal através dos tecidos periodontais ao redor do dente, enquanto na injeção intrasseptal coloca-se a agulha no osso interproximal (crista alveolar) sem o uso de uma broca.

Nos últimos anos, houve modificação da técnica em decorrência do lançamento de vários dispositivos que simplificam o procedimento. O sistema Stabident® foi introduzido, seguido mais tarde pelo X-Tip®.

O sistema Stabident® é composto por um perfurador de baixa velocidade acionado por uma peça de mão, um fio sólido de calibre 27 com a extremidade biselada que, quando ativado, perfura um pequeno orifício através da tábua cortical. A solução anestésica é fornecida ao osso esponjoso pela agulha extracurta do injetor, de calibre 27, colocada no orifício feito pelo perfurador (Figura 15.10).[53]

A experiência com a técnica intraóssea mostrou que a perfuração do osso interproximal é quase sempre inteiramente atraumática. Entretanto, algumas pessoas tiveram dificuldade, inicialmente, em colocar a agulha da seringa de volta ao orifício previamente perfurado no osso interproximal. A introdução do X-Tip® eliminou esse problema.

O sistema de administração de anestesia X-Tip® consiste em um X-Tip® que se separa em duas partes: a broca e o guia (Figura 15.11). A broca (uma agulha oca especial) conduz o guia através da tábua cortical, que é, então, separada e retirada. O guia restante é projetado para aceitar uma agulha de calibre 27 que injeta a solução anestésica. Remove-se o guia após a finalização da injeção intraóssea.

A técnica de injeção intraóssea pode fornecer anestesia para um ou vários dentes em um quadrante. Em grau significativo, a área de anestesia depende tanto do local da injeção quanto do volume de anestésico local depositado. Recomenda-se administrar 0,45 a 0,6 mℓ de anestésico quando o tratamento é restrito a não mais do que um ou dois dentes. Pode haver a necessidade de volume maior (até 1,8 mℓ) quando se planeja o tratamento de vários dentes em um quadrante. Pode-se usar a injeção intraóssea quando se tratam seis ou oito dentes inferiores anteriores (p. ex., de primeiro pré-molar a primeiro pré-molar, bilateralmente). São necessárias injeções intraósseas bilaterais, com perfuração entre o canino e o primeiro pré-molar em ambos os lados. Isso proporciona anestesia pulpar de oito dentes. No entanto, deve-se lembrar que o bloqueio

**Tabela 15.1** Anestesia intrasseptal (crista alveolar) comparada ao bloqueio do nervo alveolar inferior.

| | Anestesia intrasseptal (crista alveolar) | Bloqueio do nervo alveolar Inferior | *P* |
|---|---|---|---|
| Início (s) | 7,00 ± 0,71 | 3,30 ± 0,67 | < 0,001 |
| Duração (min) | 23,10 ± 2,13 | 32,10 ± 2,02 | < 0,05 |
| Dor (escala analógica visual) | 1,54 ± 0,18 | 3,44 ± 0,22 | < 0,001 |
| Volume (mℓ) | 0,4 ± 2,07 | 1,99 | |

Dados de Talesh KT, Kahnamouii SS. Application of crestal anesthesia for treatment of class 1 caries in posterior mandibular teeth. *J Dent Res Dent Clin Dent Prospect.* 2011;5:17–22.

**Tabela 15.2** Índice de sucesso alcançado pelas técnicas de anestesia intrasseptal (crista alveolar) e do bloqueio do nervo alveolar inferior.

| Dente | Anestesia intrasseptal (crista alveolar) | Bloqueio do nervo alveolar inferior |
|---|---|---|
| Primeiro pré-molar | 96% (*n* = 16) | 82% (*n* = 17) |
| Segundo pré-molar | 98% (*n* = 26) | 83% (*n* = 21) |
| Primeiro molar | 100% (*n* = 52) | 85% (*n* = 45) |
| Segundo molar | 100% (*n* = 40) | 88% (*n* = 36) |
| Terceiro molar | 100% (*n* = 19) | 93% (*n* = 15) |

Dados de Talesh KT, Kahnamouii SS. Application of crestal anesthesia for treatment of class 1 caries in posterior mandibular teeth. *J Dent Res Dent Clin Dent Prospect.* 2011;5:17–22.

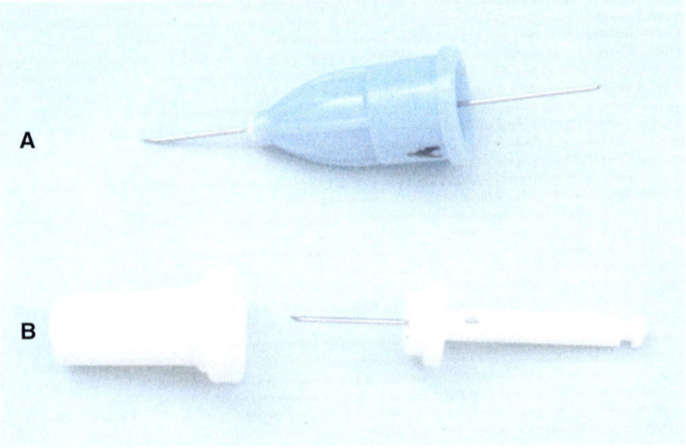


• **Figura 15.10** Anestesia intraóssea: Stabident®. Componentes: agulha (**A**), perfurador (**B**).

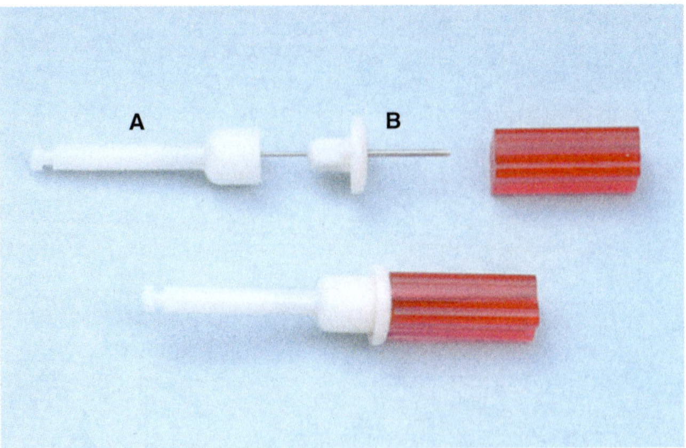


• **Figura 15.11** Anestesia intraóssea: X-Tip®. Componentes: broca (**A**), guia (**B**).

do nervo incisivo fornece anestesia pulpar desses mesmos dentes sem a necessidade de perfuração óssea.

Como as injeções intraósseas depositam o anestésico em um local vascularizado, sugere-se manter o volume de anestésico local fornecido ao mínimo recomendado, para evitar possível superdosagem.[54] Além disso, em virtude da alta incidência de palpitações (consciência de batimento cardíaco acelerado) observadas quando se utilizam anestésicos locais contendo vasoconstritores, recomenda-se um anestésico local "simples", se possível. Há relatos de taquicardia transitória após as injeções intraósseas com solução de anestésico local contendo epinefrina ou levonordefrina entre 46 e 93% das vezes.[55-57] O uso de uma solução simples, como a mepivacaína 3%, não provoca aumento significativo da frequência cardíaca.[58,59] Entretanto, a discussão com endodontistas que usam a injeção intraóssea frequentemente para o tratamento da pulpite sintomática irreversível em molares inferiores indica que a qualidade e a profundidade da anestesia não são tão grandes quando se utilizam anestésicos locais simples. Sugere-se que, quando a epinefrina estiver incluída na solução anestésica local, o menor volume da solução menos concentrada (p. ex., 1:200.000) seja administrado.

### Outros nomes comuns

Nenhum.

### Nervos anestesiados

Terminais nervosos no local da injeção e nos tecidos mole e duro adjacentes.

### Áreas anestesiadas

Osso, tecido mole, estrutura radicular na área da injeção (Figura 15.12).

### Indicação

Controle da dor para o tratamento odontológico em um ou vários dentes em um quadrante.

### Contraindicações

Infecção ou inflamação acentuada no local da injeção.

### Vantagens

1. Ausência de anestesia no lábio e na língua (apreciada pela maioria dos pacientes).
2. Atraumática.
3. Início imediato da ação (< 30 segundos).
4. Poucas complicações no pós-operatório.

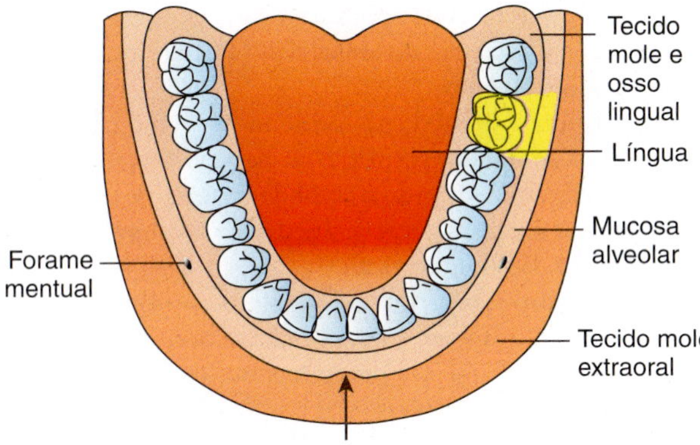


• **Figura 15.12** Área anestesiada pela injeção intraóssea.

### Desvantagens

1. Normalmente requer um dispositivo especial (p. ex., sistema Stabident®, X-Tip®), embora seja possível administrar a anestesia intraóssea com uma broca esférica tradicional.
2. Gosto amargo do anestésico (se ocorrer vazamento).
3. Dificuldade ocasional (rara) na colocação da agulha anestésica em um orifício perfurado anteriormente (principalmente nas regiões do segundo e terceiro molares inferiores).
4. Alta incidência de palpitações quando se utiliza anestésico local contendo vasoconstritor.

### Aspiração positiva

Mínima. Aproximadamente 1 a 3%.

### Alternativas

1. Injeção LPD na ausência de infecção ou de envolvimento periodontal grave.
2. Injeção intrasseptal.
3. Injeção supraperiosteal.
4. Bloqueio nervoso regional.

### Técnica

1. Seleção de local para a injeção.
   a. Perfuração lateral:
      i. Em um ponto 2 mm apical à interseção de linhas traçadas horizontalmente ao longo das margens gengivais dos dentes e uma linha vertical pela papila interdental
      ii. Se possível, o local deve estar localizado *distal* ao dente a ser tratado, embora essa técnica forneça anestesia na maioria dos casos em que o anestésico é injetado anteriormente ao dente a ser tratado
      iii. Evitar injetar anestésico na área do forame mentual (aumento do risco de dano ao nervo).
   b. Perfuração vertical (para as áreas edêntulas):
      i. Perfurar em um ponto sobre a crista alveolar, mesial ou distal à área de tratamento (também chamada *técnica de anestesia na crista alveolar*).
2. Técnica:
   a. Remover o X-Tip® do frasco estéril:
      i. Manter a tampa protetora durante a inserção do X-Tip® na peça de mão de baixa rotação (20.000 rpm).
   b. Preparar os tecidos moles no local da perfuração:
      i. Preparar o tecido no local da injeção com gaze esterilizada de 5 × 5 cm
      ii. Aplicar o anestésico tópico no local da injeção por, no mínimo, 1 minuto

iii. Colocar o bisel da agulha contra a gengiva, injetando pequeno volume de anestésico local até que ocorra o branqueamento
iv. Verificar a anestesia no tecido mole com o uso de uma pinça de algodão (as pinças de algodão deixam uma leve depressão, marcando o local da perfuração)
v. Injetar algumas gotas de anestésico local na depressão.

c. Perfuração da tábua cortical:
i. Enquanto se segura o perfurador, perpendicular à tábua cortical, empurrá-lo suavemente através da gengiva inserida até que sua ponta repouse contra o osso (sem ativar a peça de mão)
ii. Ativar a peça de mão fazendo um suave movimento de "bicada" no perfurador até sentir uma repentina perda da resistência. O osso cortical será perfurado em 2 segundos (Figura 15.13). O movimento de bicada minimiza o superaquecimento do osso, o que pode provocar dor, edema ou exsudato após a injeção. Isso foi observado em cerca de 5% dos pacientes que receberam injeções intraósseas[60,61]
iii. Manter o guia no lugar enquanto retira a broca (Figura 15.14). Retirar o perfurador e descartá-lo de forma segura (recipiente para materiais perfurocortantes). O guia deve permanecer no lugar até que se tenha certeza de que há anestesia adequada.

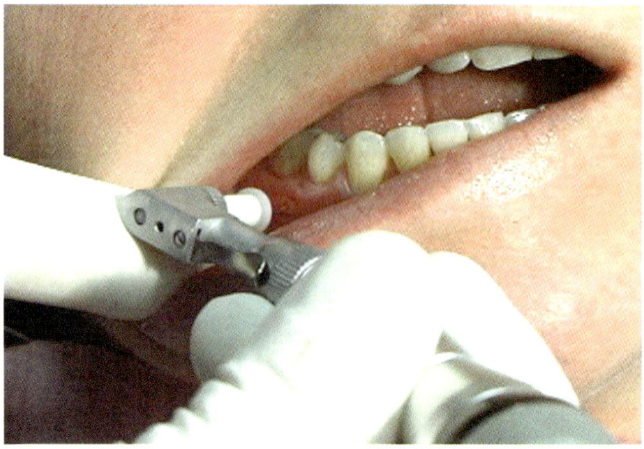

• **Figura 15.13** Perfuração com a broca com leve movimento de "bicadas".

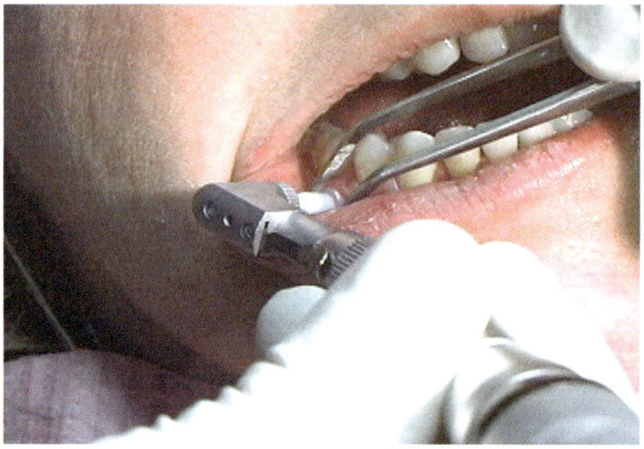

• **Figura 15.14** Mantenha o guia no lugar enquanto retira a broca.

d. Injeção no osso esponjoso:
i. É fácil a inserção da agulha no orifício quando se utiliza uma agulha curta (Figura 15.15)
ii. Pressionar a agulha pontiaguda suavemente contra o guia para minimizar o vazamento do anestésico local:
a. Comprimir um rolete de algodão ou gaze estéril de 5 × 5 cm contra a mucosa para absorver qualquer excesso de anestésico local.
iii. Injetar lenta e gentilmente a solução anestésica local.

e. As doses sugeridas para o X-Tip® são as mesmas para toda solução de anestésico local, conforme recomendadas para outras injeções
f. Para as doses para o Stabident®, ver a Tabela 15.3.

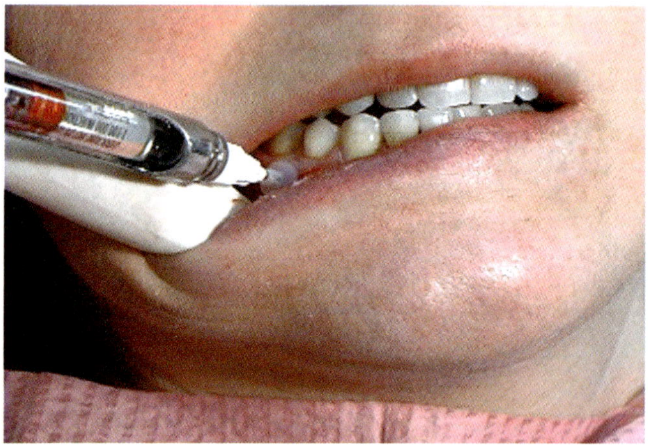

• **Figura 15.15** Insira a agulha no guia e injete a solução anestésica local.

**Tabela 15.3** Doses Stabident®.

| Para anestesia | Local da injeção | Dose (tubete de 1,8 mℓ) |
|---|---|---|
| **Doses para o Stabident® mandibular** | | |
| Um dente | Imediatamente distal *ou* imediatamente mesial | Um quarto a um terço |
| Dois dentes adjacentes | Entre os dois dentes *ou* imediatamente distal ao dente mais distal | Um terço a metade |
| Três dentes adjacentes | Imediatamente distal ao dente do meio | Metade |
| Seis dentes anteriores e os primeiros pré-molares (total de oito dentes) | Duas injeções, uma de cada lado, entre o canino e o primeiro pré-molar | Metade de cada lado (total um) |
| **Doses para o Stabident® maxilar** | | |
| Um dente | Imediatamente distal *ou* imediatamente mesial | Um quarto |
| Dois dentes adjacentes | Entre os dois dentes | Um quarto |
| Quatro dentes adjacentes (p. ex., 18, 17, 16 e 15) | Intermediário (p. ex., dois dentes distal e dois dentes mesial ao local da injeção) | Metade |
| Até oito dentes de um lado | Intermediário (p. ex., quatro dentes distal e quatro dentes mesial ao local da injeção) | Um |

De www.stabident.com.

### *Sinais e sintomas*

1. Subjetivo: isquemia dos tecidos moles no local da injeção.
2. Objetivo: o uso de "*spray* de resfriamento" (p. ex., Endo-Ice®) ou um TPE sem resposta do dente, com potência máxima do TPE (80/80).

### *Aspectos de segurança*

A injeção intravascular é extremamente improvável, embora a área na qual o anestésico é injetado seja bastante vascularizada. A injeção lenta do volume recomendado da solução é importante para a anestesia intraóssea segura.

### *Precauções*

1. Não injetar solução anestésica em tecido infeccionado.
2. Não injetar anestésico rapidamente.
3. Não injetar muita solução (ver doses recomendadas na Tabela 15.3).
4. Não usar anestésico local contendo vasoconstritor, a menos que necessário e somente em concentração 1:200.000 ou 1:100.000. Evitar o uso de epinefrina 1:50.000.

### *Falhas da anestesia*

1. Tecidos infeccionados ou inflamados. As alterações do pH do tecido minimizam a eficácia do anestésico.
2. Incapacidade de perfurar o osso cortical. Se o osso cortical não for perfurado dentro de 2 segundos, recomenda-se interromper a perfuração e usar um local alternativo.

### *Complicações*

1. Palpitação: essa reação frequentemente ocorre quando um anestésico local contendo vasoconstritor é utilizado. Para minimizar essa ocorrência, recomenda-se usar um anestésico local "simples", se possível, ou a concentração de epinefrina a mais diluída disponível (p. ex., 1:200.000).
2. É improvável dor (~ 5%) depois da anestesia intraóssea.[60,61] Recomenda-se o uso de analgésicos leves (anti-inflamatórios não esteroides) se ocorrer desconforto nesse período.
3. Há relatos ocasionais de formação de fístula no local da perfuração. Na maioria dos casos, isso pode ser evitado pelo emprego de leve movimento de "bicada" com a peça de mão à medida que o perfurador atravessa a tábua cortical óssea. A aplicação de pressão constante contra o osso, presumivelmente, leva ao acúmulo de calor, com possível necrose óssea e formação de fístula.
4. A separação do perfurador ou da cânula é rara, mas há relato de ocorrência em aproximadamente 1% das injeções intraósseas.[62] O eixo metálico da broca ou da cânula separa-se e permanece no osso. Geralmente é fácil removê-lo com uma pinça hemostática.
5. Perfuração da tábua óssea lingual (Figura 15.16). Isso é prevenido com a técnica adequada.

### *Duração prevista da anestesia*

Pode-se prever entre 15 e 30 minutos de anestesia pulpar. Se for utilizada solução contendo vasoconstritor, a duração se aproxima de 30 minutos. Se for utilizada uma solução simples, é comum a duração de 15 minutos. A profundidade da anestesia é maior com um anestésico local contendo vasoconstritor.

## Injeção intrapulpar

A obtenção de anestesia profunda na presença de pulpite irreversível era um problema significativo antes da redescoberta da anestesia intraóssea. Observava-se sua ocorrência entre 5 e 10% dos dentes inferiores posteriores após o BNAI e injeções suplementares, mesmo quando repetidas.[53] O problema ocorria especificamente com os molares inferiores, porque existiam poucas técnicas anestésicas alternativas disponíveis com as quais o cirurgião-dentista pudesse obter anestesia profunda. Geralmente, anestesiam-se os dentes superiores com injeção supraperiosteal ou bloqueio nervoso, como o bloqueio dos nervos alveolar superior posterior, alveolar superior anterior, alveolar superior médio anterior ou (raramente) do maxilar (segunda divisão; $V_2$). Os dentes inferiores anteriores aos molares são anestesiados com o bloqueio do nervo incisivo. No entanto, a anestesia dos molares inferiores é comumente limitada ao bloqueio nervoso, que pode se mostrar ineficaz na presença de infecção e inflamação. O protocolo sugerido para a obtenção de anestesia pulpar profunda em pulpite irreversível sintomática está descrito nos Capítulos 16 e 19.

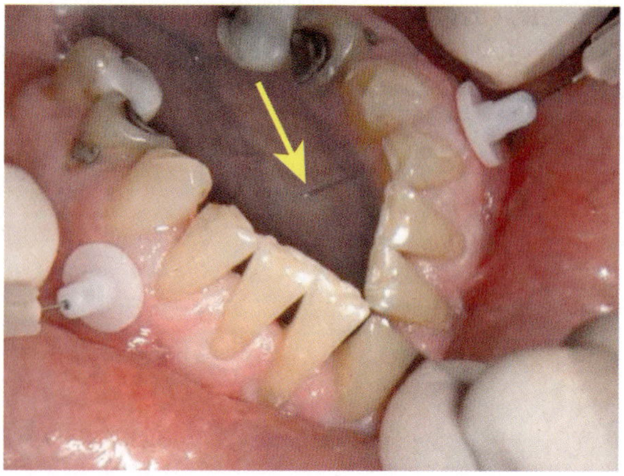

• **Figura 15.16** Perfuração da tábua óssea lingual (*seta*).

O depósito de anestésico local diretamente na porção coronária da câmara pulpar de um dente envolvido endodonticamente fornece anestesia eficaz para a extirpação pulpar e a instrumentação quando houve falha de outras técnicas. Pode-se usar a injeção intrapulpar em qualquer dente quando há dificuldade em proporcionar um profundo controle da dor, mas, do ponto de vista prático, ela costuma ser mais necessária nos molares inferiores.

A injeção intrapulpar proporciona o controle da dor por meio da ação farmacológica do anestésico local e da pressão aplicada. Pode-se usar essa técnica quando a câmara pulpar está exposta cirúrgica ou patologicamente.

Sua principal desvantagem é a necessidade de inserir a agulha diretamente na polpa vital, que é muito sensível. A injeção intrapulpar é frequentemente de moderada a muito dolorosa.[63,64]

### *Outros nomes comuns*

Nenhum.

### *Nervos anestesiados*

Terminações nervosas no local da injeção na câmara pulpar e nos canais do dente envolvido.

### *Áreas anestesiadas*

Tecidos no dente injetado.

### *Indicações*

Quando é necessário controle da dor para a extirpação pulpar ou outro tratamento endodôntico na ausência de anestesia adequada após repetidas tentativas com outras técnicas.

### Contraindicações

Nenhuma. A injeção intrapulpar pode ser a única técnica anestésica local disponível em algumas situações clínicas.

### Vantagens

1. Ausência de anestesia no lábio e na língua (apreciada pela maioria dos pacientes).
2. Necessidade de volume mínimo de anestésico local.
3. Início imediato da ação.
4. Poucas complicações no pós-operatório.

### Desvantagens

1. Traumática: a injeção intrapulpar está associada a breve período de dor enquanto se deposita o anestésico.
2. Gosto amargo do anestésico (se ocorrer vazamento).
3. Duração da ação relativamente curta (15 a 20 minutos).[56]
4. Pode ser difícil entrar em determinados canais radiculares (a angulação da agulha pode ser necessária).
5. Necessidade de pequena abertura na câmara pulpar para a eficácia ideal. Grandes áreas cariadas tornam mais difícil a obtenção de anestesia profunda com a injeção intrapulpar.

### Aspiração positiva

Zero por cento.

### Alternativas

Injeção intraóssea. No entanto, quando há falha desta, a injeção intrapulpar pode ser a única alternativa viável para fornecer o controle da dor clinicamente adequado.

### Técnica

1. Inserção de uma agulha curta ou longa, de calibres 25 ou 27, na câmara pulpar exposta ou no canal radicular, conforme necessário (Figura 15.17).
2. O ideal é encaixar a agulha firmemente na câmara pulpar ou no canal radicular. Às vezes, a agulha não se encaixa perfeitamente no canal. Nessa situação, pode-se depositar o anestésico na câmara ou no canal. Nesse caso, a anestesia é produzida apenas pela ação farmacológica do anestésico local, não há anestesia sob pressão.
3. Depositar a solução anestésica sob pressão. É necessário pequeno volume de anestésico (0,2 a 0,3 mℓ) para o sucesso da anestesia intrapulpar se o anestésico permanecer dentro do dente. Em muitas situações, o anestésico simplesmente flui de volta do dente para a ponta do sugador (a vácuo).

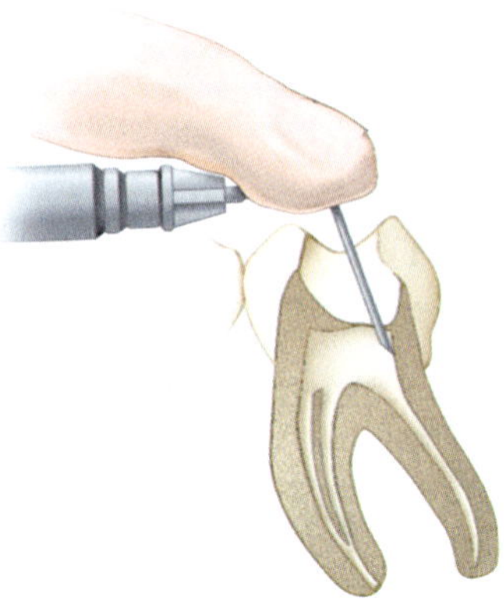

• **Figura 15.17** A agulha pode ser curvada para se obter acesso ao canal. (Modificada de Cohen S, Burns RC. *Pathways of the pulp*. 8th ed. St. Louis: Mosby; 2001.)

4. Deve-se sentir a resistência (pressão de retorno) ao injetar a substância, o que é importante para o sucesso da injeção.
5. Se necessário, angular a agulha para a obtenção de acesso à câmara pulpar (ver Figura 15.17). Embora exista um risco maior de quebra com a agulha angulada, isso não é um problema durante a anestesia intrapulpar, porque a agulha está inserida no próprio dente, não nos tecidos moles. Além disso, as agulhas de calibres 25 e 27 raramente quebram (ver Capítulo 6). A recuperação é relativamente simples se a agulha quebrar.
6. Quando a injeção intrapulpar é realizada adequadamente, um breve período de sensibilidade (variando de leve a muito dolorosa) costuma acompanhar a injeção. O alívio da dor geralmente ocorre imediatamente depois, permitindo o prosseguimento da instrumentação de maneira atraumática.
7. A instrumentação pode ser iniciada aproximadamente 30 segundos após a administração da injeção.

### Sinais e sintomas

1. Assim como nas injeções LPD, intrasseptal e intraóssea, nenhum sintoma subjetivo garante anestesia adequada. A área anestesiada é muito circunscrita.
2. Objetivo: o dente endodonticamente envolvido pode ser tratado sem dor.

### Aspectos de segurança

1. É extremamente improvável ocorrer injeção intravascular.
2. Administração de pequenos volumes de anestésico.

### Precauções

1. Não injetar anestésico no tecido infectado.
2. Não injetar anestésico rapidamente (não < 20 segundos).
3. Não injetar muita solução (0,2 a 0,3 mℓ).

### Falhas da anestesia

1. Tecidos infectados ou inflamados. As alterações no pH do tecido minimizam a eficácia do anestésico. No entanto, a anestesia intrapulpar, invariavelmente, funciona para proporcionar o controle efetivo da dor.
2. Não retenção da solução no tecido. Para corrigir, tentar avançar a agulha mais para dentro da câmara pulpar ou do canal radicular e administrar novamente 0,2 a 0,3 mℓ do anestésico.

### Complicações

Desconforto durante a injeção do anestésico. O paciente pode sentir um breve período de intenso desconforto à medida que se inicia a injeção da substância anestésica. Dentro de 1 segundo (literalmente), o tecido é anestesiado e o desconforto acaba. A prévia administração de sedação por inalação (óxido nitroso e oxigênio) pode ajudar a minimizar ou alterar a sensação experimentada.

### Duração prevista da anestesia

A duração da anestesia é variável após a injeção intrapulpar, geralmente entre 15 e 20 minutos.[53] Na maioria dos casos, a duração é adequada para permitir a extirpação atraumática dos tecidos pulpares.

## Resumo

Inúmeras técnicas de injeção suplementar bem-sucedidas e (geralmente) atraumáticas estão disponíveis para uso (ou como um complemento) das técnicas tradicionais de injeção malsucedidas. A disponibilidade dessas técnicas minimiza as chances de um paciente não poder ser tratado por causa da falta de anestesia profunda.

## Referências bibliográficas


1. Masselink BH. The advent of painless dentistry. *Dent Cosmos.* 1910;52:868–872.
2. Magnes GD. Intraosseous anesthesia. *Anesth Prog.* 1968;15:264–267.
3. Klebber CH. Intraosseous anesthesia: implications, instrumentation and techniques. *J Am Dent Assoc.* 2003;134:487–491.
4. Brown R. Intraosseous anesthesia: a review. *J Calif Dent Assoc.* 1999;27:785–792.
5. Weathers A Jr. Taking the mystery out of endodontics, part 6. Painless anesthesia for the "hot" tooth. *Dent Today.* 1999;18:90–93.
6. Certosimo AJ, Archer RD. A clinical evaluation of the electric pulp tester as an indicator of local anesthesia. *Oper Dent.* 1996;21:25–30.
7. Robertson D, Nusstein J, Reader A, et al. The anesthetic efficacy of articaine in buccal infiltration of mandibular posterior teeth. *J Am Dent Assoc.* 2007;138:1104–1112.
8. Kanaa MD, Whitworth JM, Corbett IP, et al. Articaine and lidocaine mandibular buccal infiltration anesthesia: a prospective randomized double-blind cross-over study. *J Endod.* 2006;32:296–298.
9. Prinz H. Peridental anesthesia, in Dental Summary. In: Bethel LP, ed. Vol. 32. Toledo: Ranson & Randolph; 1912:167.
10. Fischer G. *Local Anesthesia in Dentistry.* 3rd ed. Philadelphia: Lea & Febiger; 1923:197.
11. Lee S, Smith & Son. *Illustrated Catalogue of Dental Furniture, Instruments, and Materials.* 4th ed. Pittsburgh: Lee S Smith & Son; 1905.
12. Malamed SF. The periodontal ligament (PDL) injection: an alternative to inferior alveolar nerve block. *Oral Surg.* 1982;53:117–121.
13. Gibson RS, Allen K, Hutfless S, et al. The Wand vs. traditional injection: a comparison of pain related behaviors. *Ped Dent.* 2000;22:458–462.
14. Allen KD, Kotil D, Larzelere RE, Hutfless S, Beiraghi S. Comparison of a computerized anesthesia device with a traditional syringe in preschool children. *Pediatr Dent.* 2002;24:315–320.
15. Öztas N, Ulusu T, Bodur H, et al. The Wand in pulp therapy: an alternative to inferior alveolar nerve block. *Quintessence Int.* 2005;36:559–564.
16. Ashkenazi M, Bloomer S, Eli I. Effective computerized delivery of intrasulcular anesthetic in primary molars. *J Am Dent Assoc.* 2005;136:1418–1425.
17. Yogesh-Kumar TD, John JB, Asokan S, Geetha Priya PR, Punithavathy R, Praburajan V. Behavioral response and pain perception to computer controlled local anesthetic delivery system and cartridge syringe. *J Indian Soc Pedod Prev Dent.* 2015;33:223–228.
18. Yogesh-Kumar TD, Asokan S, John BJ, Pollachi-Ramakrishnan GP, Ramachandran P, Vilvanathan P. Cartridge syringe vs computer controlled local anesthetic delivery system: pain related behaviour over two sequential visits—a randomized controlled trial. *J Clin Exp Dent.* 2015;7:e513–e518.
19. Kwak EJ, Pang NS, Cho JH, Jung BY, Kim KD, Park W. Computer-controlled local anesthetic delivery for painless anesthesia: a literature review. *J Dent Anesth Pain Med.* 2016;16:81–88.
20. Mittal M, Kumar A, Srivastava D, Sharma P, Sharma S. Pain perception: computerized versus traditional local anesthesia in pediatric patients. *J Clin Pediatr Dent.* 2015;39:470–474.
21. Garret-Bernardin A, Cantile T, D'Antò V, et al. Pain experience and behavior management in pediatric dentistry: a comparison between traditional local anesthesia and the Wand computerized delivery system. *Pain Res Manag.* 2017;2017:7941238.
22. Baghlaf K, Alamoudi N, Elashiry E, Farsi N, El Derwi DA, Abdullah AM. The pain-related behavior and pain perception associated with computerized anesthesia in pulpotomies of mandibular primary molars: a randomized controlled trial. *Quintessence Int.* 2015;46(9):799–806.
23. Perugia C, Bartolino M, Docimo R. Comparison of single tooth anaesthesia by computer-controlled local anaesthetic delivery system (C-CLADS) with a supraperiosteal traditional syringe injection in paediatric dentistry. *Eur J Pediatr Dent.* 2017;18:221–225.
24. Brannstrom M, Lindskog S, Nordenvall KJ. Enamel hypoplasia in permanent teeth induced by periodontal ligament anesthesia of primary teeth. *J Am Dent Assoc.* 1984;109:735–736.
25. Tagger E, Tagger M, Sarnat H. Mass E. Periodontal ligament injection in the dog primary dentition: spread of local anaesthetic solution. *Int J Paediatr Dent.* 1994;4:159–166.
26. Meechan JG. Supplementary routes to local anaesthesia. *Int Endod J.* 2002;35:885–896.
27. Council on Dental Materials, Instruments, and Equipment. Status report: the periodontal ligament injection. *J Am Dent Assoc.* 1983;106:222–224.
28. Walton RE, Garnick JJ. The periodontal ligament injection: histologic effects on the periodontium in monkeys. *J Endodod.* 1982;8:22–26.
29. Nelson PW. Injection system. *J Am Dent Assoc.* 1981;103:692.
30. Shepherd PA, Eleazer PD, Clark SJ, et al. Measurement of intraosseous pressures generated by the Wand, high-pressure periodontal ligament syringe, and the Stabident system. *J Endodont.* 2001;27:381–384.
31. Wong JK. Adjuncts to local anesthesia: separating fact from fiction. *Can Dent Assoc.* 2001;67:391–397.
32. Quinn CL. Injection techniques to anesthetize the difficult tooth. *J Calif Dent Assoc.* 1998;26:665–667.
33. Hochman M, Chiarello D, Hochman C, et al. Computerized local anesthesia vs. traditional syringe technique: subjective pain response. *N Y State Dent J.* 1997;63:24–29.
34. Cassamani C. *Une Nouvelle Technique D'anesthesia Intraligamentarire* [PhD thesis]. Paris; 1924.
35. Fischer G. *Local Anesthesia in Dentistry.* 4th ed. Philadelphia: Lea & Febiger; 1933.
36. Hoffmann-Axtheim W. *History of Dentistry.* Chicago: Quintessence; 1981.
37. Dreyer WP, van Heerden JD, de V Joubert JJ. The route of periodontal ligament injection of local anesthetic solution. *J Endod.* 1983;9:471–474.
38. Walton RE, Abbott BJ. Periodontal ligament injection: a clinical evaluation. *J Am Dent Assoc.* 1981;103:571–575.
39. Meechan JG. Intraligamentary anaesthesia. *J Dent.* 1992;20:325–332.
40. Smith GN, Walton RE, Abbott BJ. Clinical evaluation of periodontal ligament anesthesia using a pressure syringe. *J Am Dent Assoc.* 1983;107:953–956.
41. Hochman MN. Single-tooth anesthesia: pressure sensing technology provides innovative advancement in the field of dental local anesthesia. *Compend Contin Educ Dent.* 2007;28:186–193.
42. Hochman MN, Friedman MF, Williams WP, et al. Interstitial pressure associated with dental injections: a clinical study. *Quintessence Int.* 2006;37:469–476.
43. Ashkenazi M, Blumer S, Eli I. Effect of computerized delivery intraligamental injection in primary molars on their corresponding permanent tooth buds. *Int J Paediatr Dent.* 2010;20:270–275.
44. Ferrari M, Cagidiaco MC, Vichi A, et al. Efficacy of the computer-controlled injection system STA, the Ligamaject, and the dental syringe for intraligamentary anesthesia in restorative patients. *Int Dent SA.* 2010;11:4–12.
45. Froum SJ, Tarnow D, Caiazzo A, et al. Histologic response to intraligament injections using a computerized local anesthetic delivery system: a pilot study in mini-swine. *J Periodontol.* 2000;71:1453–1459.
46. Berlin J, Nusstein J, Reader A, et al. Efficacy of articaine and lidocaine in a primary intraligamentary injection administered with a computer controlled local anesthetic delivery system. *Oral Surg Oral Med Oral Path Oral Radiol Endod.* 2005;99:361–366.
47. Hochman MN. Computer controlled drug delivery system with dynamic pressure sensing. *US Patent.* 2006;618(7):409.
48. Ghelber O, Gebhard R, Szmuk P, et al. Identification of the epidural space: a pilot study of a new technique. *Anesth Analg.* 2005;22:S255.
49. Ghelber O, Gebhard RE, Vora S, et al. Identification of the epidural space using pressure measurement with the CompuFlo injection pump: a pilot study. *Reg Anesth Pain Med.* 2008;33:346–352.
50. Pertot WJ, Dejou J. Bone and root resorption: effects of the force developed during periodontal ligament injections in dogs. *Oral Surg Oral Med Oral Pathol.* 1992;74:357–365.
51. Saadoun A, Malamed SF. Intraseptal anesthesia in periodontal surgery. *J Am Dent Assoc.* 1985;111:249–256.

52. Talesh KT, Kahnamouii SS. Application of crestal anesthesia for treatment of class 1 caries in posterior mandibular teeth. *J Dent Res Dent Clin Dent Prospect*. 2011;5:17–22.
53. Reader A. Intraosseous anesthesia. Bonus material F. In: *Taking the Pain Out of Restorative Dentistry and Endodontics: Current Thoughts and Treatment Options to Help Patients Achieve Profound Anesthesia. Endodontics: Colleagues for Excellence Winter 2009*. Chicago: American Association of Endodontists; 2009.
54. Leonard M. The efficacy of an intraosseous injection system of delivering local anesthetic. *J Am Dent Assoc*. 1995;126:81–86.
55. Stabile P, Reader A, Gallatin E, Beck M, Weaver J. Anesthetic efficacy and heart rate effects of the intraosseous injection of 1.5% etidocaine (1:200,000 epinephrine) after an inferior alveolar nerve block. *Oral Surg Oral Med Oral Pathol Oral Radiol Endod*. 2000;89:407–411.
56. Bigby J, Reader A, Nusstein J, Beck M, Weaver J. Articaine for supplemental intraosseous anesthesia in patients with irreversible pulpitis. *J Endod*. 2006;32:1044–1047.
57. Guglielmo A, Reader A, Nist R, Beck M, Weaver J. Anesthetic efficacy and heart rate effects of the supplemental intraosseous injection of 2% mepivacaine with 1:20,000 levonordefrin. *Oral Surg Oral Med Oral Pathol Oral Radiol Endod*. 1999; 87:284–293.
58. Gallatin E, Stabile P, Reader A, Nist R, Beck M. Anesthetic efficacy and heart rate effects of the intraosseous injection of 3% mepivacaine after an inferior alveolar nerve block. *Oral Surg Oral Med Oral Pathol Oral Radiol Endod*. 2000;89:83–87.
59. Replogle K, Reader A, Nist R, et al. Cardiovascular effects of intraosseous injections of 2% lidocaine with 1:100,000 epinephrine and 3% mepivacaine. *J Am Dent Assoc*. 1999;130:649–657.
60. Coggins R, Reader A, Nist R, Beck M, Meyers WJ. Anesthetic efficacy of the intraosseous injection in maxillary and mandibular teeth. *Oral Surg Oral Med Oral Pathol Oral Radiol Endod*. 1996;81:634–641.
61. Gallatin E, Nusstein J, Reader A, Beck M, Weaver J. A comparison of injection pain and postoperative pain of two intraosseous anesthetic techniques. *Anesth Prog*. 2003;50:111–120.
62. Nusstein J, Kennedy S, Reader A, Beck M, Weaver J. Anesthetic efficacy of the supplemental X-Tip intraosseous injection in patients with irreversible pulpitis. *J Endod*. 2003;29:724–728.
63. Nusstein J, Reader A, Nist R, Beck M, Meyers WJ. Anesthetic efficacy of the supplemental intraosseous injection of 2% lidocaine with 1:100,000 epinephrine in irreversible pulpitis. *J Endod*. 1998;24:487–491.
64. Miles T. Dental pain: self-observations by a neurophysiologist. *J Endod*. 1993;19:613–615.

# 16

# Considerações sobre Anestesia nas Especialidades Odontológicas

As técnicas de anestesia local descritas neste livro são valiosas para os clínicos em praticamente todas as áreas da odontologia. No entanto, necessidades e problemas específicos estão associados ao controle da dor em determinadas situações. Este capítulo discute as especialidades odontológicas listadas a seguir e suas necessidades peculiares em relação ao controle da dor:

- Endodontia
- Odontopediatria
- Periodontia
- Cirurgia bucomaxilofacial facial
- Prótese fixa
- Anestesia de longa duração (controle pós-cirúrgico da dor)
- Higiene oral.

## Endodontia

### Efeitos da inflamação na anestesia local

A inflamação e a infecção diminuem o pH do tecido, alterando a capacidade do anestésico local de proporcionar o controle da dor clinicamente adequado. Os anestésicos locais são bases fracas (p*Ka* 7,5 a 9,5) não solúveis em água. Associados ao ácido clorídrico (HCl), são utilizados na forma sal ácido (p. ex., cloridrato de lidocaína), melhorando a solubilidade em água e a estabilidade. O pH de um anestésico local "simples" é de aproximadamente 6,5, e o pH de um anestésico contendo um vasoconstritor é de aproximadamente 3,5. Em uma solução ácida, os íons de hidrogênio ($H^+$) estão "flutuando". Se o anestésico for sintetizado como RN (a forma não ionizada do anestésico local), algumas dessas moléculas RN se ligarão a um $H^+$, produzindo a forma catiônica do anestésico local ($RNH^+$). Quanto mais ácida a solução anestésica, maior o número de íons $H^+$ disponíveis e maior a porcentagem de $RNH^+$ encontrada na solução. Como somente a forma iônica do RN é lipossolúvel e capaz de atravessar a membrana do nervo, rica em lipídios, quanto mais ácida a solução anestésica e o tecido no qual ela é injetada, menor a porcentagem de RN, levando a início mais lento e nível menos profundo de anestesia.

Uma vez injetada a solução anestésica, seu pH aumenta lentamente em direção ao pH normal do corpo, de aproximadamente 7,4, pelo tamponamento do fluido tecidual. À medida que o anestésico local se torna menos ácido, os íons $RNH^+$ perdem o $H^+$, tornando-se moléculas RN não ionizadas (segundo a equação de Henderson-Hasselbalch; ver Capítulo 1) que, então, podem se difundir pela membrana do nervo para o interior dele, onde eventualmente bloqueiam o influxo de íons $Na^+$ nos canais de sódio.

A inflamação ou infecção pulpar e periapical podem causar alterações significativas no pH tecidual na região afetada, incluindo a diminuição do pH e o aumento da vascularização. Nekoofar *et al.*[1] estabeleceram o pH médio da coleção purulenta obtida a partir de abscessos periapicais de 40 pacientes em $6{,}68 \pm 0{,}324$, com variação entre 6 e 7,3. O aumento da acidez tem vários aspectos negativos:[2] limita acentuadamente a formação RN, aumentando a formação $RNH^+$. As moléculas RN que se difundem no nervo encontram o pH tecidual normal de 7,4 no seu interior e se estabilizam novamente nas formas RN e $RNH^+$. Essa forma $RNH^+$ é capaz de entrar e bloquear os canais de sódio, impedindo a condução nervosa. Entretanto, com menos moléculas anestésicas totais (RN e $RNH^+$) difundindo-se no nervo, há uma probabilidade maior de a anestesia ser incompleta. O efeito geral do aprisionamento dos íons é retardar o início da anestesia e, possivelmente, interferir no bloqueio do nervo.[3] O aprisionamento dos íons altera os produtos da inflamação, de modo que eles inibem a anestesia afetando diretamente o nervo. Brown[2] demonstrou que os exsudatos inflamatórios aumentam a condução nervosa pela diminuição do limiar de resposta do nervo, o que pode inibir a anestesia local. Isso faz com que os vasos sanguíneos na região inflamada se tornem muito dilatados, possibilitando a remoção mais rápida do anestésico do local da injeção, o que leva ao aumento da possibilidade de os níveis sanguíneos do anestésico local resultantes serem elevados (daqueles observados no tecido normal).[3]

Embora não exista "solução mágica" para a obtenção do controle profundo da dor nos dentes que requerem a extirpação pulpar, vários métodos podem aumentar a probabilidade de sucesso. Primeiro, administrar o anestésico local distante da área inflamada. Não é desejável injetar soluções anestésicas no tecido infectado, pois isso pode fazer com que a infecção se espalhe para regiões não envolvidas.[4,5] A administração de solução anestésica em um local distante do dente envolvido é mais propensa a proporcionar controle adequado da dor por causa da existência de condições teciduais normais. Portanto, a anestesia de bloqueio nervoso regional é um fator importante no controle da dor para o dente envolvido endodonticamente. Em segundo lugar, usar uma solução anestésica local tamponada. A administração de uma solução de anestésico local com um pH de aproximadamente 7,4 aumenta a porcentagem da forma de $RNH^+$ em cerca de 6.000 vezes (o cloridrato de lidocaína com epinefrina em pH 3,5 contém 0,004% de RN e em pH 7,4 contém 24,03% de RN). Em estudos preliminares sobre dentes sem envolvimento endodôntico, 71% dos pacientes que receberam anestésico local tamponado obtiveram sucesso na anestesia pulpar em 2 minutos, contra 6 minutos e 37 segundos para o anestésico local não tamponado.[6] Foram publicados[7-9] inúmeros ensaios clínicos com a avaliação da eficácia dos anestésicos locais tamponados nos dentes inferiores com pulpite irreversível sintomática (PIS). Infelizmente, os resultados não demonstraram aumento significativo do sucesso. A questão do tamponamento do anestésico local é discutida no Capítulo 20.

## Métodos de obtenção da anestesia

Recomendam-se as técnicas a seguir para o fornecimento do controle da dor nos dentes com envolvimento pulpar: infiltração local, bloqueio nervoso regional, injeção intraóssea, injeção intrasseptal, injeção no ligamento periodontal (LPD) e injeção intrapulpar. O uso de anestésicos locais tamponados e a administração do cloridrato de articaína por infiltração na mandíbula também são recomendados. A ordem em que essas técnicas são apresentadas é a sequência normal em que, conforme este autor, elas são corriqueiramente usadas para a obtenção do controle da dor quando se deseja extirpar os tecidos pulpares.

### *Dentes superiores*

1. Infiltração local (injeção supraperiosteal). Normalmente, utiliza-se a infiltração local para fornecer anestesia pulpar aos dentes superiores. Ela costuma ser eficaz nos procedimentos endodônticos quando não há inflamação ou infecção acentuada. Não se deve tentar a infiltração local em uma região onde a infecção está nitidamente (clínica ou radiograficamente) presente, por causa da possível disseminação da infecção para outras regiões e do índice de sucesso bastante diminuído. Quando houver infecção, deve-se recorrer a outras técnicas de controle da dor. A anestesia por infiltração é frequentemente eficaz nas consultas endodônticas subsequentes se o desbridamento e a instrumentação dos canais já tiverem sido realizados anteriormente.
   Recomenda-se o uso sistemático de anestesia local durante as visitas subsequentes para o desbridamento, a instrumentação e a obturação dos canais. Miles[10] (neurofisiologista) descreveu de maneira contundente a história de sua experiência endodôntica em 1993. Suas sensações durante o tratamento subsequente à extirpação pulpar estão descritas no Quadro 16.1.
2. Bloqueio nervoso regional. Recomenda-se a anestesia com bloqueio nervoso regional nos casos em que a anestesia por infiltração pode ser ineficaz ou contraindicada. As técnicas são discutidas em detalhes no Capítulo 13. O bloqueio nervoso regional, o bloqueio dos nervos alveolar superior anterior (ASA), alveolar superior médio, alveolar superior posterior (ASP), alveolar superior médio anterior e o bloqueio do $V_2$ provavelmente são eficazes porque a solução anestésica é depositada distante da inflamação, onde o pH do tecido e outros fatores estão mais normais.
3. Cloridrato de articaína. Metanálises comparando o cloridrato de lidocaína ao cloridrato de articaína mostraram que a eficácia da articaína para a infiltração maxilar é 3,81 vezes a da lidocaína.[11]
4. Solução anestésica local tamponada. Embora ensaios clínicos com a administração de soluções anestésicas locais tamponadas em dentes inferiores com PIS não tenham demonstrado qualquer vantagem significativa,[7-9] o uso de anestésicos locais tamponados – em quase todas as situações clínicas, não apenas na endodontia – é recomendado por este autor (ver Capítulo 20).[12]
5. Sedação por inalação. Sugere-se o uso de sedação inalatória com óxido nitroso e oxigênio ($N_2O$-$O_2$) por dois motivos: (1) ela alivia a apreensão do paciente durante o que pode ser um procedimento doloroso e (2) o $N_2O$-$O_2$ eleva o limiar de reação à dor do paciente, modulando sua resposta aos estímulos dolorosos.

**• Quadro 16.1 Dor odontológica: auto-observações de um neurofisiologista.**

"Valeu a pena observar a resposta deste paciente durante a instrumentação dos canais radiculares com e sem anestesia. Com anestesia total, ele estava bastante relaxado e ciente apenas de uma sensação geral vibratória enquanto os canais eram alargados: sem dúvida, a sensação era causada pela transmissão via osso da vibração para os receptores localizados fora do alcance do bloqueio anestésico. No entanto, na segunda consulta, quando foi reiniciada a instrumentação, sem anestesia, este paciente apresentou várias nítidas pontadas de dor quando remanescentes de tecido vital foram curetados. Isso levou a um sentimento acentuado de apreensão nesse estágio do procedimento. Talvez essa apreensão tenha sido ampliada pelo conhecimento do paciente de que a ponta da lima estava se aproximando do ápice e que, se fosse inadvertidamente avançada meio milímetro mais ou menos, a sensação resultante seria muito dolorosa. Portanto, é possível que essa preocupação possa ser menos vívida para o paciente leigo. No entanto, se essa segunda etapa do procedimento endodôntico estiver regularmente associada à dor, mesmo que isso consista apenas em algumas breves pontadas, é possível garantir uma experiência sem dor, sem anestesia generalizada, levando o anestésico local lentamente pelo canal radicular até um ponto bem próximo de onde a lima estimulava a dor. Essa possibilidade deve ser investigada.

O ponto dessa discussão é que o clínico tem maior probabilidade de manter a confiança e a cooperação do paciente por meio de anestesia meticulosa em todos os estágios do procedimento, especialmente porque um paciente relaxado também sentirá menos dor".

O Quadro 16.2 ilustra a sequência recomendada para a obtenção do controle da dor nos dentes superiores envolvidos endodonticamente.

Conseguir o controle da dor clinicamente adequado para os procedimentos endodônticos na arcada superior não é um desafio tão significativo quanto na mandíbula, especialmente quando há envolvimento dos molares.

### *Dentes inferiores*

1. Uso de soluções anestésicas locais tamponadas para todas as injeções (ver Capítulo 20).
2. Anestesia com bloqueio nervoso – bloqueio do nervo alveolar inferior (BNAI), bloqueio do nervo mandibular pela técnica de Gow-Gates, bloqueio do nervo mandibular com a boca fechada pela técnica de Vazirani-Akinosi e bloqueio do nervo incisivo – uma dessas técnicas é comumente usada quando se deseja a anestesia pulpar dos dentes inferiores. Na maioria dos casos, o bloqueio nervoso é bem-sucedido em fornecer anestesia

**• Quadro 16.2 Sequência recomendada para a obtenção do controle da dor nos dentes superiores envolvidos endodonticamente.**

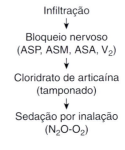

Infiltração
↓
Bloqueio nervoso
(ASP, ASM, ASA, $V_2$)
↓
Cloridrato de articaína
(tamponado)
↓
Sedação por inalação
($N_2O$-$O_2$)

clinicamente adequada, permitindo a extirpação indolor dos tecidos pulpares; no entanto, na presença de inflamação aguda (p. ex., PIS), os índices de sucesso são significativamente menores.[13,14]

3. Infiltração vestibular de articaína (tamponada; 0,6 a 0,9 mℓ) no ápice do dente a ser tratado (ver Capítulo 20). Ensaios clínicos em dentes tanto inferiores posteriores[15] quanto inferiores anteriores[16] demonstraram a eficácia da articaína pela infiltração mandibular.

## *Dentes inferiores vizinhos ou anteriores ao forame mentual*

1. Bloqueio do nervo incisivo (ver Capítulo 14). O depósito de 0,6 mℓ de solução anestésica local (tamponada) fora do forame mentual e, depois, a aplicação de pressão digital firme por, no mínimo, 1 minuto, preferencialmente 2 minutos, proporcionam a anestesia pulpar dos pré-molares, caninos e incisivos inferiores com alto grau de sucesso.
   a. Quando estão sendo tratados incisivos inferiores, recomenda-se a infiltração vestibular de 0,6 a 0,9 mℓ de articaína (tamponada). Meechan[16] demonstrou a eficácia (articaína não tamponada) em dentes não envolvidos endodonticamente. Isso deve ser feito após o BNAI, o bloqueio do nervo mandibular pela técnica de Gow-Gates, o bloqueio do nervo mandibular com a boca fechada pela técnica de Vazirani-Akinosi ou também o bloqueio do nervo incisivo.
2. O Quadro 16.3 ilustra a sequência recomendada para a obtenção do controle da dor nos dentes inferiores vizinhos ou anteriores ao forame mentual envolvidos endodonticamente.

## *Molares inferiores*

Na presença de PIS, os molares inferiores são os dentes mais difíceis de anestesiar efetivamente.[17] Em uma pesquisa com 121 cirurgiões-dentistas, Stiagailo[17] relatou que 55% encontravam dificuldade na obtenção de anestesia pulpar eficaz "frequentemente" ou "às vezes" nos molares inferiores não envolvidos endodonticamente. Ao tratar a "pulpite crônica exacerbada", ou PIS, 69% e 74%, respectivamente, não conseguiram obter sucesso na anestesia pulpar "quase sempre", "frequentemente" ou "às vezes". Click *et al.*[18] relataram que, após o bloqueio bem-sucedido do nervo mandibular pela técnica de Gow-Gates – usando a anestesia labial como critério de sucesso –, 93% dos pacientes tiveram a anestesia labial, mas apenas 35% tiveram sucesso na anestesia pulpar (Quadro 16.4).

**• Quadro 16.3 Sequência recomendada para a obtenção do controle da dor nos dentes inferiores, envolvidos endodonticamente, vizinhos ou anteriores ao forame mentual.**

Solução anestésica local tamponada
↓
Bloqueio do nervo incisivo
↓
Infiltração de articaína (tamponada) no ápice do incisivo inferior a ser tratado
↓
Sedação por inalação ($N_2O$-$O_2$)

**• Quadro 16.4**

A anestesia do tecido mole

***NUNCA***

é garantia de anestesia pulpar

Quando são tratados molares inferiores infeccionados, recomenda-se que as etapas 1, 2 e 3 da seção "Dentes inferiores" sejam usadas inicialmente.

A questão sobre qual volume de anestésico local deve ser administrado no bloqueio nervoso foi avaliada em vários ensaios clínicos, com resultados conflitantes.[19-21] Comparando 1,8 e 3,6 mℓ de lidocaína 2% com epinefrina 1:100.000, Fowler e Reader[19], em 2013, concluíram que "para os pacientes com pulpite irreversível, o sucesso não foi significativamente diferente entre o volume de 3,6 mℓ e o volume de 1,8 mℓ de lidocaína 2% com epinefrina 1:100.000. Os índices de sucesso (28 a 39%) com qualquer volume não foram altos o suficiente para garantir anestesia pulpar completa". Em 2015, o mesmo grupo relatou que "a incidência dos BNAIs perdidos nos pacientes assintomáticos foi de 6,3% para um tubete (1,8 mℓ) e de 3,8% para dois tubetes (3,6 mℓ) de lidocaína 1:100.000. A incidência dos BNAIs perdidos nos pacientes com PIS foi de 7,7% para um tubete (1,8 mℓ) e de 2,3% para dois tubetes (3,6 mℓ) de lidocaína 1:100.000".[20] Abazarpoor *et al.*,[21] usando 1,8 ou 3,6 mℓ de articaína 4% com epinefrina 1:100.000 para o BNAI na PIS, concluíram que "3,6 mℓ de articaína forneceram significativamente maior índice de sucesso (77%) nos BNAIs em comparação a 1,8 mℓ da mesma solução anestésica (25,5%), embora nenhum dos grupos tivesse 100% de sucesso na anestesia. O aumento do volume de articaína proporcionou índices de sucesso significativamente maiores nos BNAIs dos primeiros molares inferiores com PIS, mas não resultou em 100% de sucesso anestésico".

É recomendação deste autor que, quando se busca extirpar os tecidos pulpares dos molares inferiores com PIS, seja administrado o bloqueio nervoso (passo 2 anterior) com, preferencialmente, 3,6 mℓ de articaína 4%, (tamponada) com epinefrina 1:100.000.

Tão importante quanto a administração da sedação por inalação para os procedimentos endodônticos na maxila (passo 5 na seção "Dentes superiores") é o seu uso durante as tentativas de extirpação dos tecidos pulpares nos molares inferiores com PIS. Comparando a sedação por inalação com placebo (ar ambiente mais oxigênio), Stanley *et al.*[23] relataram que os resultados mostraram que a sedação com $N_2O$-$O_2$ (30 a 50%) aumentou o sucesso do bloqueio do NAI [nervo alveolar inferior] (50% em comparação a 28% do placebo) e, portanto, pode ser uma técnica útil para se adicionar ao arsenal usado no tratamento de dentes com pulpite irreversível sintomática (*i. e.*, além do uso de anestesia suplementar). Além disso, se um paciente apresentasse pulpite irreversível de dente inferior e a ansiedade acentuada solicitasse sedação, esse estudo aponta para a possibilidade de a sedação com $N_2O$-$O_2$ ser preferível à sedação oral com triazolam. Com a sedação com $N_2O$-$O_2$, a dose é titulada, o paciente não precisaria de um acompanhante e ele não seria sedado além da duração da consulta.

Estudos com a sedação oral concluíram que "para os dentes inferiores posteriores, a dose sublingual de 0,25 mg de triazolam não resultará no aumento no sucesso do bloqueio do nervo alveolar inferior (NAI) nos pacientes com pulpite irreversível. Ao usar sedação consciente, ainda será necessária anestesia local profunda como o principal meio de eliminar a sensação de dor durante o tratamento endodôntico nos pacientes com pulpite irreversível".[23]

Na ausência de anestesia profunda o suficiente para permitir acesso indolor à câmara pulpar dos dentes inferiores, recomendam-se as seguintes técnicas (as injeções intraóssea, intrasseptal e LPD podem ser usadas de forma intercambiável):

1. Injeção intraóssea. A injeção intraóssea tem experimentado o ressurgimento do entusiasmo nos últimos anos.[24-32] Ela pode fornecer anestesia profunda o suficiente para permitir acesso indolor à câmara pulpar para a remoção do tecido pulpar na maioria das situações. A técnica intraóssea é descrita no Capítulo 15 e revisada neste (Figuras 16.1 e 16.2):
   a. Aplicar anestésico tópico no local da injeção para anestesiar o tecido mole
   b. Enquanto o perfurador é mantido perpendicular à tábua cortical, empurrá-lo suavemente através da gengiva inserida até que sua ponta repouse contra o osso
   c. Ativar a peça de mão e aplicar pressão sobre o perfurador em movimentos de "bicada" até sentir repentina perda da resistência
   d. Retirar o perfurador e descartá-lo em local seguro
   e. Inserir a agulha no orifício e depositar o volume de anestésico local apropriado para o procedimento (ver Tabela 15.3).
2. Injeção intrasseptal. Essa é uma variação das injeções intraóssea e LPD e pode ser usada como alternativa a elas. É mais eficaz nos pacientes mais jovens em virtude da menor densidade óssea. A anestesia intrasseptal é descrita no Capítulo 15 e procede da seguinte maneira:[33]
   a. Anestesiar os tecidos moles no local da injeção por infiltração local
   b. Inserir uma agulha curta de calibre 27 no osso intrasseptal distal ao dente a ser anestesiado (Figura 16.3)
   c. Avançar a agulha firmemente na tábua óssea cortical
   d. Injetar aproximadamente 0,2 mℓ de anestésico.

   Deve-se encontrar considerável resistência à medida que o anestésico é depositado. Se a administração do anestésico for fácil, a ponta da agulha estará mais provavelmente no tecido mole, não no osso.
3. Injeção LPD. A injeção LPD pode ser um método eficaz de fornecimento de anestesia aos dentes envolvidos endodonticamente se não houver infecção e inflamação acentuadas. Essa técnica é discutida no Capítulo 15. Coloca-se uma agulha curta de calibre 27 firmemente entre o osso interproximal e o dente a ser anestesiado. O bisel da agulha deve estar voltado para o dente (embora a orientação do bisel não seja importante para o sucesso). É apropriado curvar a agulha, se necessário, para a obtenção do acesso. Deposita-se pequeno volume (0,2 mℓ) de anestésico local sob pressão para cada raiz do dente. Pode ser necessário repetir a injeção LPD nos quatro lados do dente. Os dispositivos de fornecimento de anestésico local controlados por computador viabilizam a administração da injeção LPD com mais sucesso e mais conforto do que uma injeção feita com seringa tradicional de anestésico local.
4. Injeção intrapulpar. Em aproximadamente 5 a 10% dos dentes inferiores posteriores com PIS, as injeções suplementares, mesmo quando repetidas, não produzem anestesia profunda e a dor persiste quando se adentra a polpa. Isso é indicação para a injeção intrapulpar, que fornece o controle da dor pela ação farmacológica do anestésico local e pela pressão aplicada. Pode-se usar essa técnica quando a câmara pulpar está exposta cirúrgica ou patologicamente. A técnica é descrita no Capítulo 15 (Figura 16.4).

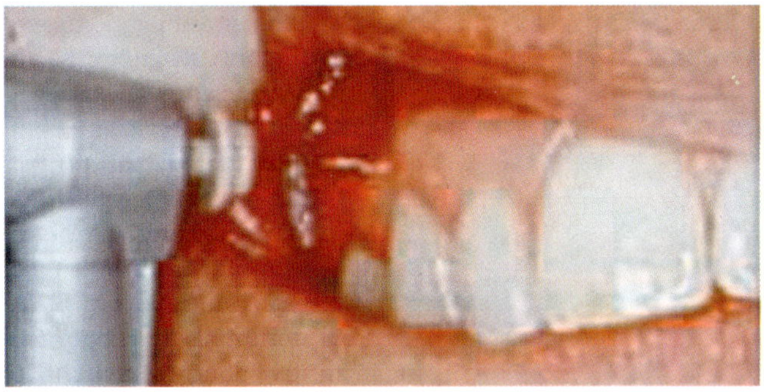

• **Figura 16.1** Técnica de injeção intraóssea com Stabident®.

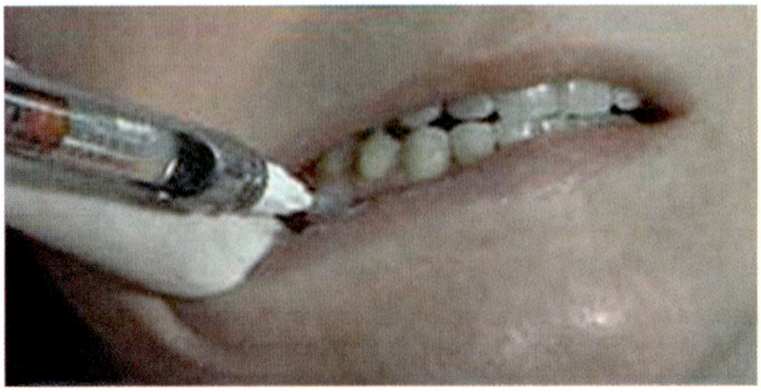

• **Figura 16.2** Técnica de injeção intraóssea com X-Tip®.

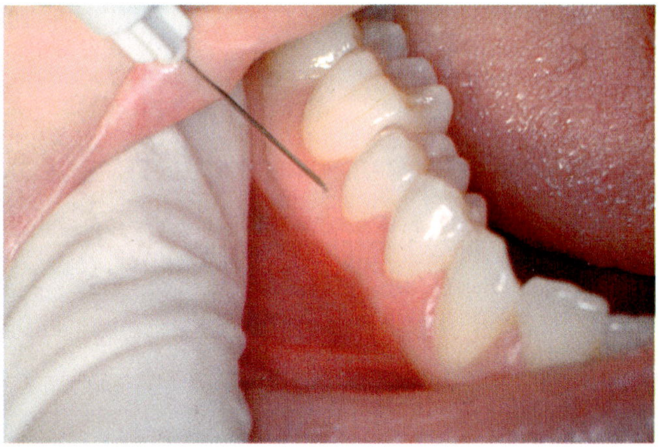

• **Figura 16.3** Para a injeção intrasseptal, inserir uma agulha curta de calibre 27 no osso intrasseptal distal ao dente a ser anestesiado.

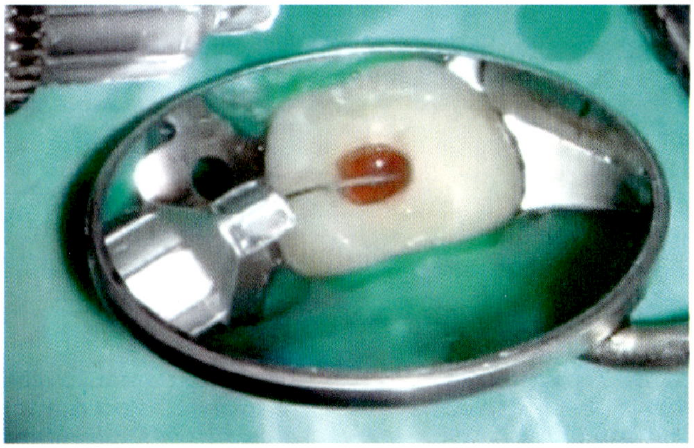

• **Figura 16.4** Injeção intrapulpar.

Quando as injeções intrapulpares são administradas adequadamente, um breve período de sensibilidade, variando de leve a acentuada, pode acompanhar a injeção.[10] O alívio clínico da dor segue quase imediatamente, permitindo o prosseguimento da instrumentação de forma atraumática.

Com a crescente popularidade da anestesia intraóssea, tem diminuído a necessidade de injeção intrapulpar para o fornecimento do controle profundo da dor nos casos de pulpite irreversível.

Atualmente, são poucas as ocasiões em que todas as técnicas discutidas não proporcionam controle da dor clinicamente aceitável e não se pode tentar a anestesia intrapulpar até que haja a exposição da polpa. A seguinte sequência de tratamento pode ser valiosa nessas raras ocasiões:

1. Uso de instrumentação de baixa rotação em torque elevado (que geralmente é menos traumática do que a opção de alta rotação em baixo torque).
2. Uso de sedação (mínima ou moderada, que ajuda a diminuir a resposta do paciente aos estímulos dolorosos). A sedação por inalação de $N_2O$-$O_2$ é um método prontamente disponível, seguro e muito eficaz para relaxar o paciente e elevar seu limiar de reação à dor.
3. Se, após as etapas precedentes, a câmara pulpar estiver aberta, administrar anestesia intrapulpar direta. Isso geralmente é eficaz, apesar do breve período de dor associado à administração intrapulpar.
4. Se alto nível de dor persistir e ainda não for possível entrar na câmara pulpar, deve-se considerar:
   a. Colocar uma bolinha de algodão saturada de anestésico local no assoalho pulpar do dente
   b. Aguardar 30 segundos e, em seguida, pressionar a bolinha com mais firmeza nos túbulos dentinários ou na área de polpa exposta. Essa área pode estar sensível inicialmente, mas deve se tornar insensível em 2 a 3 minutos
   c. Remover a bolinha de algodão e continuar com a broca de baixa rotação até obter o acesso pulpar; depois, realizar a injeção diretamente na polpa.

Com a maioria dos procedimentos endodônticos, a dificuldade no fornecimento de anestesia adequada ocorre apenas na consulta inicial. Uma vez extirpado o tecido pulpar, desaparece a necessidade dessa anestesia. Pode ser necessária a anestesia do tecido mole nas consultas subsequentes para a colocação confortável do grampo de isolamento absoluto, mas se a estrutura dentária permanecer adequada, isso pode não ser necessário. Alguns pacientes respondem desfavoravelmente à instrumentação dos canais radiculares mesmo após o desbridamento completo dos canais.[10] Se isso ocorrer, pode-se usar infiltração com cloridrato de articaína (tamponada) e/ou administração de anestésico local no próprio canal radicular. Aplicar pequena quantidade de pomada anestésica tópica na lima ou no alargador antes de inseri-la no canal ajuda a dessensibilizar os tecidos periapicais durante a instrumentação dos canais. Como os pacientes podem reagir à obturação dos canais, deve-se considerar a anestesia local antes do início dessa etapa do tratamento.

O Quadro 16.5 ilustra a sequência recomendada para a obtenção do controle da dor nos molares inferiores envolvidos endodonticamente.

**• Quadro 16.5 Sequência recomendada para a obtenção do controle da dor nos molares inferiores envolvidos endodonticamente.**

Solução anestésica local tamponada
↓
Bloqueio do nervo (BNAI, BNMGG, VA) com 2 tubetes de anestésico local
↓
Infiltração de articaína (tamponada) no ápice do dente inferior a ser tratado
↓
Sedação por inalação ($N_2O$-$O_2$)
↓
Injeção intraóssea, intrasseptal ou LPD
↓
Injeção intrapulpar

BNAI, bloqueio do nervo alveolar inferior; BNMGG, bloqueio do nervo mandibular pela técnica de Gow-Gates; VA, bloqueio do nervo mandibular pela técnica de Vazirani-Akinosi, LPD. ligamento periodontal.

## Odontopediatria

O controle da dor é um dos aspectos mais importantes da gestão comportamental em crianças submetidas ao tratamento odontológico, ainda que a principal razão dada por elas para o temor de ir ao cirurgião-dentista seja o medo da injeção.[35] A ansiedade é o maior indicador de controle inadequado da dor.[36] Experiências desagradáveis na infância tornaram muitos adultos completamente fóbicos em relação ao tratamento odontológico. Entretanto, atualmente há disponibilidade de muitos anestésicos locais para tornar o controle da dor mais fácil. As principais preocupações em odontopediatria pertinentes aos anestésicos locais incluem a superdosagem (reação tóxica), a lesão autoinfligida relacionada com a duração prolongada da anestesia nos tecidos moles e as variações técnicas relacionadas com os crânios menores, e a diferença na anatomia dos pacientes mais jovens.

### Superdosagem de anestésico local

A superdosagem de um medicamento ocorre quando o nível sanguíneo no órgão-alvo se torna excessivo (ver Capítulo 18). Os efeitos indesejáveis resultantes dos níveis sanguíneos excessivamente altos de anestésico local podem ser causados por injeção intravascular ou pela administração de grande volume da substância. A superdosagem de anestésico local (também conhecida como *toxicidade*) ocorre quando o nível sanguíneo da substância no cérebro ou no miocárdio – os órgãos-alvo dos anestésicos locais – se torna muito alto. Portanto, a superdosagem de anestésico local se relaciona com o volume da substância que atinge os sistemas cerebrovascular e cardiovascular e com o volume sanguíneo do paciente. Uma vez que o nível sanguíneo de uma substância atinja níveis de superdosagem, ela exerce ações sistêmicas indesejáveis e possivelmente prejudiciais consistentes com as propriedades farmacológicas. A superdosagem de anestésico local produz uma depressão progressiva dos sistemas nervoso central e cardiovascular, com reações variando de leve tremor a convulsões tônico-clônicas (sistema nervoso central) ou de uma leve diminuição da pressão arterial e do débito cardíaco até a parada cardíaca (sistema cardiovascular).

Tem ocorrido um número desproporcionalmente alto de mortes e morbidades graves causadas por superdosagem de anestésico local em crianças, levando à suposição de que os anestésicos locais são mais tóxicos em crianças do que em adultos.[37,38] Isso não é verdade; a margem de segurança dos anestésicos locais em crianças pequenas (ou seja, menos peso) é menor do que nos adultos. Dada uma dose igual de anestésico local, um paciente adulto saudável, com mais peso corporal e maior volume de sangue, terá nível de anestésico no sangue mais baixo do que o de um paciente infantil, de menos peso e com menor volume de sangue. O volume de sangue, em grande parte, está relacionado com o peso corporal: quanto maior o peso corporal, maior o volume de sangue (exceto nos casos de obesidade acentuada).

As doses máximas recomendadas (DMR) de todas as substâncias administradas por injeção devem ser calculadas – antes de sua administração – pelo peso corporal, e não devem ser excedidas, a menos que seja absolutamente essencial fazê-lo.[38] Por exemplo, dois tubetes de mepivacaína 3% (54 mg/tubete) excedem em 66 mg a DMR para uma criança de 15 kg. Infelizmente, a falta de conhecimento das doses máximas tem levado a fatalidades em crianças.[39-43] A facilidade com a qual uma criança de peso menor pode ter uma superdosagem com anestésicos locais é agravada pela prática da dentística em múltiplos quadrantes e pelo uso concomitante de substâncias sedativas (especialmente os opioides).[37] Chicka *et al.*,[44] ao revisarem as reclamações de seguros por negligência relacionadas com anestesia em pacientes pediátricos, concluíram que 41% das reclamações envolviam superdosagem de anestésico local. Dessas reclamações, 43% ocorreram quando foi administrado apenas o anestésico local. Ao tratar uma criança menor, o cirurgião-dentista deve manter adesão estrita às DMRs (Tabela 16.1) e anestesiar apenas o quadrante que será tratado naquele momento.

Ao discutir as DMRs, de Jong[45] afirma: "uma palavra sobre doses de anestésico local 'seguras' ou 'recomendadas', conforme encontrada nas bulas de medicamentos ou nos livros de referência: essas doses são as melhores estimativas indiretamente derivadas de estudos experimentais e relatos de casos clínicos. Geralmente, os limites superiores tendem a estar no lado conservador, seguro da cerca. Doses consideravelmente mais altas do que as "recomendadas" podem ser (e têm sido) dadas, se usadas de forma criteriosa. Por outro lado, a chamada dose segura pode ser uma superdosagem grave se aplicada onde não pretendida. Na minha experiência (não publicada), por exemplo, 10 mg de lidocaína ou 2,5 mg de bupivacaína produziram convulsões instantâneas de grande mal quando injetadas não intencionalmente na artéria vertebral. As doses 'seguras' podem ser muito pequenas ou demasiadas, dependendo das circunstâncias. VIGILÂNCIA é a palavra de ordem!".

**Tabela 16.1** Doses máximas recomendadas de anestésicos locais, de acordo com a Food and Drug Administration (FDA) dos EUA.

| Anestésico | Formulação | Dose máxima recomendada pela FDA (mg) | Dose (mg/kg) |
|---|---|---|---|
| Articaína | 4% com epinefrina | Nenhuma recomendação | 7,0 |
| Lidocaína | 2% com epinefrina | 500 | 7,0 |
| Mepivacaína | 3% simples (sem vasoconstritor) | 400 | 6,6 |
| Mepivacaína | 2% com levonordefrina | 400 | 6,6 |
| Prilocaína | 4% simples (sem vasoconstritor) | 600 | 8,0 |
| Prilocaína | 4% com epinefrina | 600 | 8,0 |
| Bupivacaína | 0,5% com epinefrina | 90 | Nenhuma recomendação |

Cheatham *et al.*[46] pesquisaram 117 cirurgiões-dentistas que tratavam regularmente crianças com o uso de anestésico local. Eles descobriram que quanto mais leve o peso do paciente, maior a probabilidade de o cirurgião-dentista administrar uma dose excessivamente grande do anestésico local, com base em miligramas por quilogramas de peso corporal. Por exemplo, um paciente de 13 kg deve receber não mais que 91 mg de lidocaína (com base na DMR de 7 mg/kg). A variação das doses administradas pelos cirurgiões-dentistas que tratavam as crianças foi de 0,9 a 19,3 mg/kg. À medida que o peso do paciente aumentava, o número de miligramas por quilograma atingia níveis mais baixos e mais seguros, e a variação máxima caiu para 12,6 mg/kg em um paciente de 20 kg e para 7,2 mg/kg em um paciente de 35 kg. A dose média de anestésico local também caiu quando o peso do paciente aumentou, de 5,4 mg/kg em um paciente de 13 kg para 4,8 mg/kg em um paciente de 20 kg e 3,8 mg/kg naquele de 35 kg (Tabela 16.2).

Não é necessário administrar grande volume de anestésico local quando se busca o controle da dor nos pacientes mais jovens. Em razão das diferenças anatômicas (ver discussão a seguir em "Técnicas de anestesia local em odontopediatria"), volumes menores de anestésicos locais fornecerão a profundidade e a duração do controle da dor geralmente necessárias para completar com sucesso o tratamento odontológico planejado nos pacientes de menor peso.

Como todos os anestésicos locais injetáveis são inerentemente vasodilatadores, levando à captação vascular mais rápida e à duração mais curta da anestesia pulpar, recomenda-se acrescentar um vasoconstritor na solução anestésica local, a menos que exista uma razão convincente para não o fazer.[47] Muitas consultas de tratamento em odontopediatria não excedem a 30 minutos; portanto, considera-se que o uso de anestésico local contendo vasoconstritor é desnecessário e não garantido. Acredita-se que o aumento da duração da anestesia do tecido mole, especialmente após o BNAI, eleve o risco de lesão autoinfligida. Geralmente é utilizado um anestésico local sem vasoconstritor (na maioria das vezes mepivacaína 3%). Fornecendo 20 a 40 minutos de anestesia pulpar, a mepivacaína (3%) é considerada a substância apropriada para esse grupo de pacientes. Isso é verdadeiro se o tratamento dentário estiver confinado a um quadrante por consulta. No entanto, quando se tratam vários quadrantes (que recebam anestesia local) em um paciente menor, com menos peso, em uma única consulta, a administração de um anestésico "simples" em vários locais de injeção aumenta o potencial risco de superdosagem. O uso de anestésico local contendo vasoconstritor é muito recomendado sempre que se anestesiam vários quadrantes no paciente pediátrico. Em um levantamento de 1992, 69% dos cirurgiões-dentistas que tratavam crianças administravam lidocaína com epinefrina como anestésico

**Tabela 16.2** Administração de anestésico local por cirurgiões-dentistas que tratam crianças (*N* = 117).

| Paciente | | Dose média | | Variação | | Dose máxima recomendada (mg/kg) |
|---|---|---|---|---|---|---|
| Idade (anos) | Peso (kg) | mg | mg/kg | mg | mg/kg | |
| 2 | 13 | 69,9 | 5,4 | 12 a 252 | 0,9 a 19,3 | **Lidocaína 7,0**<br>**Mepivacaína 6,6** |
| 5 | 20 | 96,5 | 4,8 | 18 a 252 | 0,9 a 12,6 | |
| 10 | 35 | 135 | 3,8 | 36 a 252 | 1,0 a 7,2 | |

Modificada de Cheatham BD, Primosch RE, Courts FJ. Um levantamento do uso de anestésico local em pacientes pediátricos por cirurgiões-dentistas da Flórida. *J Dent Child.* 1992;59:401-407.

principal (Tabela 16.3).[46] Com a introdução do cloridrato de articaína nos EUA (junho de 2000), estudo mais recente (2012) do uso de anestésico local entre os cirurgiões-dentistas clínicos e odontopediatras mostrou que a lidocaína 2% com epinefrina ainda é o anestésico preferido em aproximadamente 77% dos casos, mas que o uso da articaína 4% com epinefrina está aumentando, com relatos de cerca de 17% dos profissionais que preferem utilizá-la como anestésico local nas crianças.[47] Curiosamente, 16% dos cirurgiões-dentistas clínicos e 10% dos odontopediatras listaram a articaína como anestésico local preferido nos pacientes de 2 a 3 anos de idade, mesmo que a administração dessa substância não seja recomendada para crianças com menos de 4 anos.[49] Wright *et al.*,[50] em um estudo retrospectivo de registros de anestésicos locais em dois consultórios de odontopediatras, encontraram a soma de 211 pacientes com menos de 4 anos de idade que receberam um total de 240 doses de articaína. Nenhuma reação sistêmica adversa foi observada nos registros ou conhecida pelos cirurgiões-dentistas.

Os fatores que aumentam o risco de superdosagem de anestésico local nos pacientes mais jovens são apresentados no Quadro 16.6.[51]

## Complicações da anestesia local

A lesão autoinfligida no tecido mole – morder acidentalmente ou mastigar o lábio, a língua ou a bochecha – é uma complicação associada à anestesia residual desse tecido (Figura 16.5). A anestesia do tecido mole dura consideravelmente mais do que a anestesia pulpar e pode persistir por 4 horas ou mais após a administração do anestésico. Felizmente, a maioria dos pacientes não tem problemas relacionados com a anestesia prolongada do tecido mole, mas a maioria daqueles que os têm são pacientes mais jovens, com idade avançada (> 85 anos) ou com deficiência mental ou física. Os problemas relacionados com a anestesia do tecido mole geralmente envolvem o lábio inferior. Com muito menos frequência, ocorre lesão na língua e raramente há envolvimento do lábio superior.

College *et al.*[52] relataram incidência de 18% de lesão autoinfligida no tecido mole em pacientes com menos de 4 anos de idade que receberam BNAI. Dos 4 aos 7 anos, a taxa foi de 16%, dos 8 aos 11 anos, foi de 13% e, a partir dos 12 anos, 7%.

Pode-se implementar várias medidas preventivas:

1. Seleção de um anestésico local com duração de ação apropriada para o procedimento planejado. Alguns anestésicos locais fornecem anestesia pulpar de duração adequada (20 a 40 minutos) para os procedimentos restauradores em crianças, com duração relativamente curta da anestesia do tecido mole (1 a 3 horas, em vez de 4 ou 5 horas; Tabela 16.4). Entretanto, deve-se ter em mente que os pesquisadores não demonstraram relação entre o uso dos anestésicos locais simples e a redução do trauma no tecido mole. O clínico deve considerar a conveniência em usar um anestésico local contendo vasoconstritor no tratamento de vários quadrantes tendo em vista a diminuição da margem de segurança dos anestésicos locais em crianças menores.
2. Administração do mesilato de fentolamina (OraVerse®) na conclusão do procedimento odontológico na parte com propensão ao trauma. Discutido mais completamente no Capítulo 20, o mesilato de fentolamina é um antagonista alfa-adrenérgico que, quando injetado onde o anestésico local com vasoconstritor foi previamente depositado, produz vasodilatação, elevando o fluxo sanguíneo na área e aumentando, assim, a velocidade com que a substância anestésica local se difunde para fora do local da injeção e do nervo. A duração da anestesia residual no tecido mole reduz significativamente. O mesilato de fentolamina foi aprovado pela Food and Drug Administration para pacientes com 3 anos de idade ou mais.[53,54]

**Tabela 16.3** Escolha de anestésico local por cirurgiões-dentistas que tratam crianças ($N = 117$).

| Formulação do anestésico | Porcentagem usando a formulação |
|---|---|
| Lidocaína 2% + epinefrina 1:100.000 | 69 |
| Mepivacaína 3% | 11 |
| Lidocaína 2% | 8 |
| Mepivacaína 2% + levonordefrina 1:20.000 | 8 |
| Outros anestésicos | 4 |

Modificada de Cheatham BD, Primosch RE, Courts FJ. A survey of local anesthetic usage in pediatric patients by Florida dentists. *J Dent Child.* 1992;59:401-407.

**• Quadro 16.6 Fatores adicionais que aumentam o risco de superdosagem de anestésico local nos pacientes mais jovens.**

1. Plano de tratamento: todos os quadrantes tratados, em uma consulta, com o uso de anestesia local.
2. Administração de solução anestésica local simples (sem vasoconstritor).
3. Administração do total do tubete (1,8 mℓ) em todas as injeções.
4. Injeção de anestésico local em todos os quadrantes, ao mesmo tempo.
5. Exceder a dose máxima com base no peso corporal do paciente.

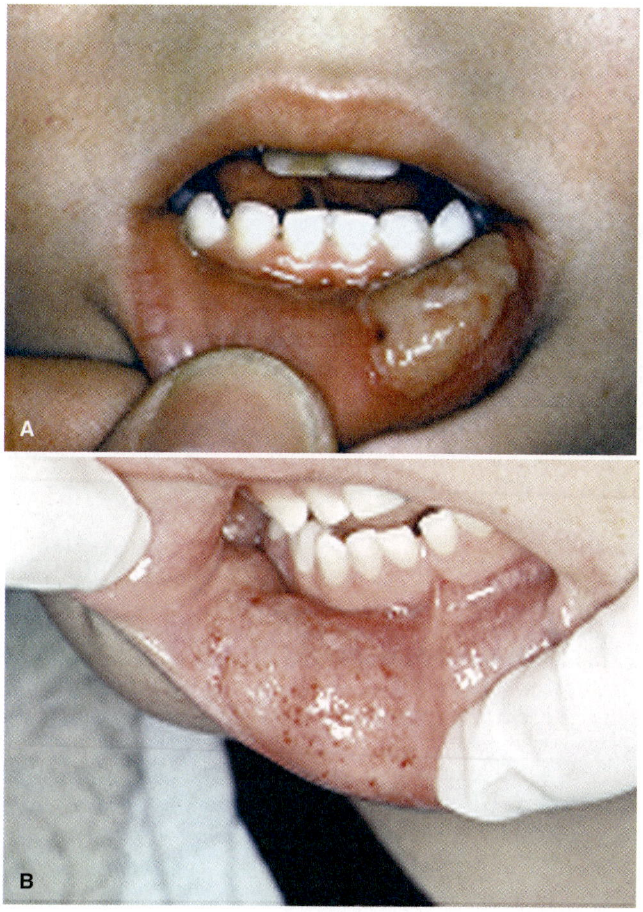


**• Figura 16.5** Trauma no lábio causado por mordidas enquanto a área estava anestesiada.

**Tabela 16.4** Durações relativas da anestesia pulpar e do tecido mole.

| Substância | Duração aproximada da anestesia pulpar (min) | Duração aproximada da anestesia do tecido mole (h) |
|---|---|---|
| Mepivacaína simples | 20 a 40 | 3 a 4 |
| Prilocaína simples | 10 (infiltração) | 1,5 a 2 |

3. Aconselhar tanto o paciente quanto o acompanhante adulto sobre a possibilidade de lesão se o paciente morder, sugar ou mastigar os lábios, a língua ou a bochecha, ou ingerir substâncias quentes enquanto a anestesia persistir.
4. Alguns cirurgiões-dentistas reforçam a advertência verbal ao paciente e seu responsável colocando um rolete de algodão no sulco mucovestibular (mantido na posição por fio dental entre os dentes) se a anestesia do tecido mole ainda estiver presente no momento da saída do consultório.
5. Pode-se colocar um adesivo na camiseta da criança, lembrando-a para não morder ou chupar o lábio/bochecha ou a língua, do mesmo lado do lábio ou da língua anestesiado.

O tratamento do trauma autoinfligido ao tecido mole consiste em tranquilizar o paciente, dando tempo para que os efeitos da anestesia diminuam, e revestir a área envolvida com um lubrificante (vaselina) para ajudar a prevenir ressecamento, rachadura e dor.

## Técnicas de anestesia local em odontopediatria

As técnicas anestésicas usadas nas crianças não diferem muito daquelas utilizadas nos adultos. Entretanto, o crânio das crianças apresenta algumas diferenças anatômicas em relação ao dos adultos. Por exemplo, o osso maxilar e a mandíbula das crianças geralmente são menos densos, o que conta como vantagem para o cirurgião-dentista (Figura 16.6). A densidade óssea menor permite a difusão mais rápida e completa da solução anestésica. Além disso, as crianças são menores; assim, geralmente, pode-se completar as técnicas padrão de injeção com menor profundidade de penetração da agulha e menor volume de anestésico local.

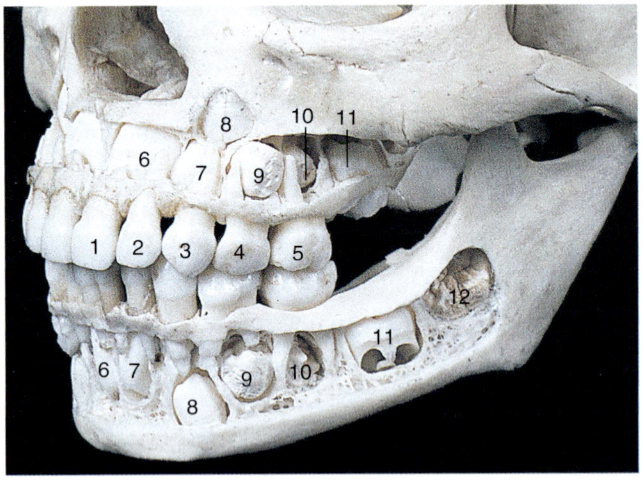


• **Figura 16.6** Maxila e mandíbula em criança de 4 anos de idade com os dentes decíduos erupcionados e os dentes permanentes não erupcionados. 1, incisivo (central) da dentição decídua; 2, incisivo (lateral) da dentição decídua; 3, canino da dentição decídua; 4, primeiro molar da dentição decídua; 5, segundo molar da dentição decídua; 6, incisivo (central) da dentição permanente; 7, incisivo (lateral) da dentição permanente; 8, canino da dentição permanente; 9, primeiro pré-molar da dentição permanente; 10, segundo pré-molar da dentição permanente; 11, primeiro molar da dentição permanente; 12, segundo molar da dentição permanente. (De Abrahams PH, Marks SC Jr, Hutchings RT. *McMinn's color atlas of human anatomy*. 5th ed. St. Louis: Mosby; 2003.)

### *Anestesia maxilar*

Todos os dentes decíduos e molares permanentes podem ser anestesiados por infiltração supraperiosteal no sulco mucovestibular. Raramente é necessário realizar o bloqueio do nervo ASP, por causa da eficácia da infiltração nas crianças. No entanto, em algumas crianças, a morfologia do osso que envolve o ápice do primeiro molar permanente não permite infiltração eficaz do anestésico local porque o processo zigomático está mais próximo do osso alveolar. Nessa situação, o bloqueio do nervo ASP pode ser justificável. Uma agulha curta de calibre 27 deve ser usada e a profundidade de penetração deve ser modificada para atender à menor dimensão do paciente pediátrico, a fim de minimizar o risco de inserção excessiva que leve ao hematoma. Como alternativa ao bloqueio do nervo ASP, Rood[55] sugeriu o uso de infiltrações vestibulares na mesial e na distal do primeiro molar superior, para evitar o processo zigomático proeminente. Pode-se também usar o bloqueio do nervo ASA nas crianças, desde que se note que a profundidade de penetração é um pouco maior do que com a injeção supraperiosteal (em decorrência da altura menor da maxila nas crianças).

Como a infiltração supraperiosteal tem índice de sucesso muito alto, há poucas indicações para o bloqueio do nervo ASP ou ASA em crianças muito jovens.

Ocasionalmente, o dente superior permanece sensível após a injeção supraperiosteal por causa da inervação acessória dos nervos palatinos[56] ou raízes palatinas muito alargadas. Pode-se alcançar a anestesia palatina em crianças por meio dos bloqueios do nervo nasopalatino e palatino maior (anterior). A técnica para o *bloqueio do nervo nasopalatino* ocorre exatamente como descrito no Capítulo 13. Para o *bloqueio do nervo palatino maior*, a técnica é a seguinte: o administrador visualiza uma linha na borda gengival do molar erupcionado mais posterior até a linha média e insere a agulha do lado oposto da boca, distal ao último molar, no meio dessa linha. Se a criança tiver apenas a dentição decídua, a agulha deve ser inserida aproximadamente 10 mm posterior à superfície distal do segundo molar decíduo, dividindo a linha traçada em direção à linha média.

Uma *injeção intrapapilar* também pode ser usada para obtenção da anestesia palatina nas crianças pequenas. Uma vez que a anestesia vestibular está efetiva, insere-se a agulha (agulha curta de calibre 27) horizontalmente na papila vestibular logo acima do septo interdental. O anestésico local é injetado à medida que a agulha avança em direção ao palato, o que deve causar isquemia no tecido mole.[57]

### *Anestesia mandibular*

A *infiltração supraperiosteal* geralmente é eficaz no controle da dor dos dentes decíduos inferiores.[58-60] Sharaf[58] relatou que a anestesia por infiltração vestibular na mandíbula em 80 crianças (3 a 9 anos de idade) foi tão eficaz quanto o BNAI em todas as situações, exceto quando foi realizada a pulpotomia no segundo molar decíduo. Isso foi o resultado da menor densidade óssea da mandíbula nas crianças mais jovens. O índice de sucesso da anestesia infiltrativa mandibular diminui um pouco para os molares decíduos inferiores à medida que a criança se torna mais velha. A técnica de infiltração supraperiosteal na mandíbula é a mesma que na maxila. A ponta da agulha é direcionada para o ápice do dente, no sulco mucovestibular, e aproximadamente 1/4 a 1/3 de um tubete (0,45 a 0,6 mℓ) é depositado lentamente.

O *BNAI* tem índice de sucesso maior nas crianças do que nos adultos em virtude da localização do forame mandibular. Nas crianças, o forame mandibular encontra-se distal e mais inferior ao plano oclusal. Benham[61] demonstrou que, nas crianças, o forame mandibular encontra-se na altura do plano oclusal e, nos adultos, estende-se em média, 7,4 mm acima dele. O autor também descobriu que não há diferença relacionada com a idade quanto à posição anteroposterior do forame no ramo.

A técnica para o BNAI é essencialmente idêntica em adultos e crianças. O corpo da seringa é colocado no canto da boca no lado oposto. A profundidade média de penetração junto ao osso é de aproximadamente 15 mm, embora possa variar significativamente conforme o tamanho da mandíbula e a idade do paciente. Assim como no adulto, o osso deve ser tocado antes de se depositar qualquer solução. Em geral, a localização mais inferior do forame mandibular nas crianças proporciona maior oportunidade para o sucesso da anestesia. Injeções "muito baixas" têm maior probabilidade de sucesso. Nas situações clínicas, o índice de sucesso para as crianças bem-comportadas geralmente ultrapassa 90 a 95%.

Em decorrência da menor espessura do tecido mole sobrejacente ao nervo alveolar inferior (cerca de 15 mm), recomenda-se uma agulha curta de calibre 25 ou 27 para o BNAI nos pacientes mais jovens e menores. Deve-se mudar para uma agulha longa quando o paciente tiver tamanho suficiente para que uma agulha curta não chegue ao local da injeção sem penetrar no tecido quase até seu canhão.

O nervo bucal pode ser anestesiado, se for necessária a anestesia dos tecidos vestibulares na região dos molares permanentes. A ponta da agulha é colocada na região distal e vestibular ao dente mais posterior do arco. Aproximadamente 0,2 a 0,3 mℓ de solução é depositada.

Pode-se realizar também os *bloqueios do nervo mandibular* pelas técnicas de *Vazirani-Akinosi* e de *Gow-Gates* nas crianças. Akinosi[62] defende o uso de agulhas curtas com essa técnica nas crianças. Ele afirma que a técnica parece menos confiável nas crianças, e relaciona isso com a dificuldade de analisar a profundidade de penetração necessária em uma criança em crescimento. A técnica de Gow-Gates pode ser usada com sucesso para o bloqueio do nervo mandibular em crianças.[63] No entanto, tais injeções raramente são necessárias em odontopediatria, por conta da eficácia da infiltração mandibular (quando a dentição é composta inteiramente por dentes decíduos) e da relativa facilidade com que se pode alcançar o BNAI e o bloqueio do nervo incisivo.

O *bloqueio do nervo incisivo* fornece anestesia pulpar para os cinco dentes decíduos inferiores em um quadrante. O depósito de solução anestésica fora do forame mentual com aplicação de pressão digital por 2 minutos proporciona alto índice de sucesso. O forame mentual geralmente está localizado entre os dois molares decíduos inferiores. Sugere-se o volume de 0,45 mℓ (1/4 de tubete) nos pacientes mais jovens.

A *injeção LPD* tem sido bem aceita em odontopediatria e pode ser usada como alternativa à injeção supraperiosteal. Ela fornece meios para o clínico obter anestesia de profundidade e duração adequadas em um dente, sem a anestesia residual indesejada no tecido mole. A injeção LPD também é útil quando a criança tem lesões cariosas em vários quadrantes. O Capítulo 15 discute detalhadamente a técnica para a injeção LPD. Recomenda-se que a técnica descrita seja rigorosamente respeitada, a fim de evitar trauma fisiológico (dor) e psicológico (medo) no paciente.

## Seleção do anestésico local em odontopediatria

Raramente indica-se o uso do anestésico local de longa duração bupivacaína (0,5%) com epinefrina 1:200.000 nos pacientes pediátricos mais jovens. A duração prolongada da anestesia do tecido mole (aproximadamente 9 a 12 horas após as técnicas de bloqueio nervoso) associada à sua administração aumenta substancialmente o risco de lesão autoinfligida no tecido mole.

As soluções anestésicas locais de curta duração (p. ex., mepivacaína 3%, prilocaína 4%, sem vasoconstritor) são excelentes seleções quando o procedimento odontológico planejado é limitado a apenas um quadrante por consulta.

Mais comumente utilizam-se os anestésicos locais de duração intermediária quando o tratamento de dois ou mais quadrantes é agendado e/ou quando se contemplam procedimentos mais invasivos (p. ex., pulpotomia).

## Periodontia

As exigências especiais para a anestesia local nos procedimentos periodontais focam no uso de vasoconstritores para o fornecimento de hemostasia e no uso de anestésicos locais de longa duração para o controle da dor pós-operatória. A gestão da dor pós-cirúrgica, incluindo o uso de anestesia de longa duração associada aos medicamentos anti-inflamatórios não esteroides (AINEs), é discutida mais adiante neste capítulo.

A manipulação do tecido mole e os procedimentos cirúrgicos estão associados à hemorragia, especialmente quando os tecidos envolvidos não estão saudáveis. A administração de anestésicos locais sem vasoconstritores é contraproducente, porque a propriedade vasodilatadora do anestésico local aumenta o sangramento na região da injeção.[64] Adicionam-se vasoconstritores para neutralizar essa propriedade indesejável dos anestésicos locais.

A farmacologia dos vasoconstritores é discutida mais detalhadamente no Capítulo 3. Como revisão, os vasoconstritores produzem contração do músculo liso arterial por meio de estimulação direta dos receptores $\alpha$ localizados na parede do vaso sanguíneo. Consequentemente, os anestésicos locais com vasoconstritores usados para a hemostasia devem ser injetados diretamente na região onde ocorrerá sangramento.

Deve-se realizar o controle da dor nos procedimentos periodontais por meio de técnicas de bloqueio nervoso, incluindo o bloqueio do nervo alveolar superior posterior, o BNAI e o bloqueio do nervo infraorbital. Saadoun[33] mostrou que a técnica intrasseptal é muito eficaz para os procedimentos cirúrgicos de retalho periodontal. Ela diminui o volume total de anestésico administrado e o volume de sangue perdido durante o procedimento. As soluções anestésicas locais utilizadas nos bloqueios nervosos devem incluir um vasoconstritor em concentração não superior a 1:100.000 para epinefrina ou 1:20.000 para levonordefrina. Não se recomenda a concentração de epinefrina 1:50.000 para o controle da dor porque a profundidade, a duração e os índices de sucesso não são maiores do que aqueles observados com os anestésicos contendo epinefrina 1:100.000 ou 1:200.000.

A epinefrina é a substância de escolha para a hemostasia local. A norepinefrina (que não está disponível na América do Norte nos anestésicos locais odontológicos, mas está disponível em alguns outros países) pode produzir isquemia acentuada, o que pode levar à necrose e à descamação tecidual. Não se recomenda a norepinefrina para uso na hemostasia.[65,66] A epinefrina é mais comumente usada para hemostasia na concentração de 1:50.000 (0,2 mg/mℓ). Geralmente, são depositados pequenos volumes (não excedendo a 0,1 mℓ) quando usada para hemostasia. A epinefrina também proporciona excelente hemostasia na concentração de 1:100.000, embora o sangramento cirúrgico seja inversamente proporcional à concentração do vasoconstritor administrado. Quando se infiltra um anestésico local "simples" (p. ex., mepivacaína 3%) durante a cirurgia periodontal, a perda sanguínea é duas a três vezes aquela notada quando se administra lidocaína 2% com epinefrina 1:100.000.[67] Buckley *et al.*[68] demonstraram que o uso de epinefrina na concentração

1:50.000 produziu diminuição de 50% do sangramento durante a cirurgia periodontal em relação à concentração observada de 1:100.000 (com lidocaína 2%). Entretanto, a epinefrina é uma substância com efeitos sistêmicos e alguns efeitos locais indesejáveis. Estudos mostraram que mesmo os pequenos volumes de epinefrina usados em odontologia podem aumentar significativamente as concentrações de catecolamina plasmática e alterar a função cardíaca.[69] É prudente, portanto, a administração de menor volume da forma menos concentrada de epinefrina que forneça hemostasia clinicamente eficaz. Moore *et al.*[70] compararam a eficácia hemostática da articaína 4% com epinefrina 1:100.000 e da articaína 4% com epinefrina 1:200.000 durante cirurgia periodontal. Eles encontraram diferenças significativas entre a articaína 4% com epinefrina 1:100.000 e a articaína 4% com epinefrina 1:200.000 na capacidade dos cirurgiões de visualizar o campo cirúrgico. Os cirurgiões classificaram o campo cirúrgico como "claro" 83,3% do tempo com articaína 4% com epinefrina 1:100.000 e 59,5% do tempo com articaína 4% com epinefrina 1:200.000 ($P = 0{,}008$). Além disso, o volume de sangue perdido foi de 54,9 mℓ (± 36,0 mℓ) para a articaína 4% com epinefrina 1:100.000 e de 70,2 mℓ (± 53 mℓ) para a articaína 4% com epinefrina 1:200.000 ($P = 0{,}018$). Os autores concluíram que, embora a articaína 4% com epinefrina 1:100.000 e a articaína 4% com epinefrina 1:200.000 fornecessem excelente controle cirúrgico da dor, a articaína 4% com epinefrina 1:100.000 teve a vantagem terapêutica adicional de proporcionar melhor visualização do campo cirúrgico e menos sangramento.

À medida que os níveis teciduais de epinefrina diminuem após a injeção para a hemostasia, desenvolve-se uma vasodilatação rebote. Sveen[67] demonstrou que ocorreu sangramento pós-cirúrgico (6 horas) em 13 dos 16 pacientes (81,25%) que receberam lidocaína 2% com epinefrina para a remoção cirúrgica do terceiro molar, enquanto nenhum dos 16 pacientes submetidos à cirurgia com mepivacaína 3% sangrou nas 6 horas posteriores à cirurgia. O sangramento interferiu na cicatrização pós-operatória em 9 dos 16 pacientes (56,25%) que receberam lidocaína com epinefrina, comparado a 25% daqueles que não receberam epinefrina. Evidências também sugerem que o uso de epinefrina nos anestésicos locais durante a cirurgia pode causar aumento da dor pós-operatória.[71]

Muitos profissionais usam agulha curta de calibre 30 para o depósito dos anestésicos para a hemostasia. A justificativa deles é que a agulha mais fina produz defeito menor (punção) no tecido. Se uma pequena punção é importante, então deve-se usar agulha de calibre 30, mas somente para esse propósito (hemostasia). Uma agulha curta de calibre 30 não deve ser usada se houver a possibilidade de aspiração positiva de sangue ou se qualquer profundidade de tecido mole tiver de ser penetrada. A aspiração de sangue por meio de uma agulha de calibre 30 é difícil (embora possível).[72] Pode-se usar uma agulha de calibre 27 para a infiltração local para obtenção de hemostasia quando a vascularização for um problema ou em qualquer outra área da cavidade bucal sem aumento do desconforto do paciente.

## Cirurgia bucomaxilofacial

O controle da dor durante os procedimentos cirúrgicos é alcançado por meio da administração de anestésicos locais aplicados isoladamente ou associados à sedação por inalação, intravenosa ou anestesia geral. Como no caso da cirurgia periodontal, os anestésicos locais de longa duração desempenham papel importante no controle da dor pós-operatória e são discutidos separadamente.

As técnicas anestésicas locais usadas na cirurgia bucal não diferem daquelas utilizadas nos procedimentos não cirúrgicos. Portanto, deve-se esperar que ocorram casos de anestesia parcial ou incompleta. Os cirurgiões bucomaxilofaciais frequentemente tratam pacientes que receberam sedação intravenosa ou anestesia geral antes do início da cirurgia. Essas técnicas atuam para modificar a reação do paciente e a memória à dor, levando à diminuição do número de relatos de anestesia local inadequada.

A anestesia local é rotineiramente administrada a pacientes submetidos à anestesia geral para as extrações de terceiro molar. As razões para isso são:

1. A anestesia geral não impede a dor. Ela impede que o paciente responda externamente ao estímulo doloroso. A pressão arterial, a frequência cardíaca e a frequência respiratória respondem ao estímulo cirúrgico (aumentam).
2. O controle da dor por meio da administração de anestésico local durante a cirurgia permite menor exposição aos agentes anestésicos gerais, favorecendo a recuperação pós-anestésica mais rápida e minimizando as complicações relacionadas com a administração de fármacos.
3. A hemostasia é possível se um vasoconstritor for incluído.
4. A anestesia local residual no período pós-operatório auxilia no controle da dor após a cirurgia.

O volume do fármaco e a velocidade com que ele é administrado são importantes em todas as áreas da prática odontológica, mas provavelmente mais durante a extração de dentes em vários quadrantes. Quando se extraem os quatro terceiros molares, deve-se obter o controle eficaz da dor em todos esses quadrantes. Isso requer várias injeções de anestésicos locais, que geralmente ocorrem dentro de um período relativamente curto. Frequentemente, administram-se quatro tubetes ou mais de anestésico local.* A velocidade com que os anestésicos locais são administrados deve ser monitorada de perto, a fim de diminuir a ocorrência de complicações. As complicações decorrentes da administração rápida de anestésico local incluem qualquer uma das seguintes:

1. Aumento da dor durante a injeção.
2. Aumento do risco de reação grave à superdosagem se o anestésico local for administrado por via intravascular (a velocidade da administração intravascular afeta significativamente as manifestações clínicas de toxicidade).
3. Dor após a anestesia causada por trauma tecidual durante a injeção.

Essas complicações, bem como sua prevenção, seu reconhecimento e seu tratamento, são discutidas mais detalhadamente nos Capítulos 17 e 18.

Em algumas pessoas, a borda inferoposterior da mandíbula não é inervada pelo nervo trigêmeo. Qualquer um dos bloqueios do nervo mandibular descritos no Capítulo 14 fornece apenas anestesia parcial nessa situação. Geralmente, a injeção LPD ou intraóssea (Capítulo 15) corrige a falta do controle da dor nessa circunstância.

## Prótese fixa

Ao se preparar um dente para cobertura total (coroa ou ponte), é necessário colocar uma restauração provisória sobre o dente preparado. Embora a obtenção do controle da dor possa ser mais fácil na consulta inicial, pode ser difícil, nas visitas subsequentes,

*Injeções típicas de anestésico local para a extração dos quatro terceiros molares incluem:

1. Bloqueio dos nervos alveolar inferior direito e esquerdo; 1,8 mℓ para cada (3,6 mℓ).
2. Bloqueio dos nervos alveolar superior posterior direito e esquerdo ou infiltração supraperiosteal para cada terceiro molar; 1,3 a 1,8 mℓ para cada (2,6 a 3,6 mℓ).
3. Infiltrações palatinas direita e esquerda para os terceiros molares superiores; 0,45 ml para cada, ou bloqueio dos nervos palatinos maior direito e esquerdo; 0,45 ml para cada (0,09 mℓ).

anestesiar adequadamente o dente preparado. Provavelmente, a razão para isso é a restauração provisória. As restaurações excessivamente altas produzem oclusão traumática, que pode causar considerável sensibilidade após cerca de 1 dia. As margens gengivais mal adaptadas desenvolvem microinfiltração, causando também sensibilidade. O próprio preparo do dente pode provocar sensibilidade pela desidratação da estrutura dentária, possível envolvimento pulpar e irritação periodontal. Quanto mais tempo essas fontes de irritação estiverem presentes, maior a probabilidade de ocorrer trauma do dente e mais difícil a obtenção de anestesia adequada. Normalmente, o bloqueio nervoso regional é eficaz. As injeções supraperiosteais não costumam proporcionar controle adequado da dor nessas situações (a profundidade pode ser adequada, mas a duração é consideravelmente menor que o esperado).

Na prótese fixa ocorre uma consideração adicional quando é feito o preparo de um grande caso (p. ex., arco completo) na maxila (Figura 16.7). É comum levar tempo considerável para o preparo de vários dentes, o acondicionamento de dois fios retratores ao redor de cada dente, e a moldagem e o preparo das restaurações provisórias. Normalmente, a anestesia (infiltração) não dura tanto quanto com a técnica de bloqueio mandibular. Recomenda-se o uso de bloqueios do nervo maxilar, como os bloqueios dos nervos ASP, ASA e $V_2$ (ver Capítulo 13).

# Anestesia local de longa duração

## Procedimentos odontológicos ou cirúrgicos prolongados

Várias áreas das especialidades da prática odontológica exigem anestesia pulpar e de tecido mole mais longas do que o normal. Essas especialidades incluem a prótese fixa, a cirurgia bucal e a periodontia. Durante os procedimentos longos (2 horas ou mais), pode ser difícil obter duração adequada da anestesia pulpar com os anestésicos mais comumente usados, como articaína, lidocaína, mepivacaína e prilocaína. A bupivacaína, um anestésico local de ação prolongada que pode ser utilizado, é discutido mais detalhadamente no Capítulo 4.

A bupivacaína, um homólogo da mepivacaína, tem longa duração de eficácia clínica quando usada para o bloqueio nervoso regional. Sua duração de ação quando administrada por injeção supraperiosteal, embora ainda longa, é um pouco mais curta (mais curta até que a lidocaína com epinefrina).[73] Seu período analgésico pós-operatório dura, em média, 8 a 9 horas na mandíbula e mais de 5 horas na maxila após o bloqueio nervoso.

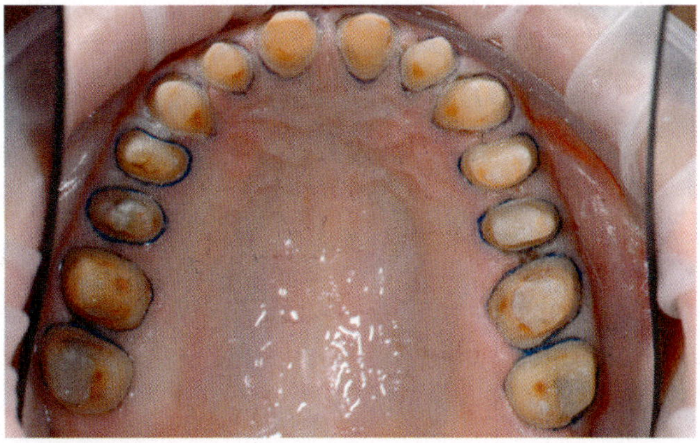

• **Figura 16.7** A extensa área de tratamento em prótese fixa requer a administração de bloqueios nervosos em vez de infiltração. (Cortesia do Dr. Terry Donovan.)

A bupivacaína está disponível com um vasoconstritor (epinefrina 1:200.000). É interessante notar que a adição de um vasoconstritor não prolonga sua duração de ação.[74]

## Controle da dor pós-cirúrgica

Frequentemente, após extensos procedimentos cirúrgicos, os pacientes sentem dor intensa quando o efeito anestésico local se dissipa. Foi, e ainda é, em muitos casos, uma prática comum tratar a dor pós-cirúrgica por meio da administração de analgésicos opioides. No entanto, eles têm alta incidência de efeitos colaterais indesejáveis, como náuseas, vômitos, constipação intestinal, depressão respiratória e hipotensão postural, especialmente nos pacientes não internados.[75] A adicção/dependência química aos opioides, a chamada epidemia de opioides, é ainda outro motivo para evitar seu uso.[76] Além disso, os analgésicos opioides não são muito eficazes no controle da dor após cirurgias odontológicas.[77]

Os anestésicos locais de ação prolongada administrados por bloqueio nervoso nos pacientes cirúrgicos são um meio de proporcionar o controle eficaz da dor pós-operatória com risco mínimo de reações adversas. Uma vantagem do uso dos anestésicos locais de longa duração é a analgesia pós-operatória mais longa, o que leva à menor necessidade da administração de analgésicos opioides.[78] Os cirurgiões-dentistas frequentemente usam um anestésico local de ação intermediária, como articaína, lidocaína, mepivacaína ou prilocaína, com vasoconstritor para o procedimento cirúrgico, administrando um anestésico local de ação prolongada imediatamente antes da conclusão da cirurgia. Danielsson *et al.*[73] compararam os efeitos da bupivacaína, da etidocaína e da lidocaína sobre a dor pós-operatória e verificaram que tanto a bupivacaína quanto a etidocaína foram mais eficazes no controle da dor pós-operatória que a lidocaína. Eles também relataram que a bupivacaína foi mais eficaz que a etidocaína no fornecimento de analgesia pós-operatória e que os pacientes que receberam bupivacaína usaram menos analgésicos.

É pertinente observar que parece haver diferença entre a etidocaína e a bupivacaína em relação à capacidade de fornecer hemostasia adequada, mesmo que contenham a mesma concentração de um vasoconstritor (1:200.000). Danielsson *et al.*[74] observaram que a bupivacaína forneceu hemostasia adequada em 90% dos procedimentos, mas que a etidocaína proporcionou hemostasia adequada em apenas 75%. É possível que uma concentração mais alta de anestésico local necessite de concentração maior de vasoconstritor para fornecer hemostasia comparável. Também é preciso ter em mente as diferentes propriedades vasodilatadoras das soluções.[79] O cloridrato de etidocaína não está disponível em tubetes odontológicos na América do Norte.

### *Protocolo para controle da dor no peri e pós-operatório de pacientes cirúrgicos*

A dor pós-operatória associada à maioria dos procedimentos cirúrgicos odontológicos não complicados é leve e bem controlada pela administração oral de AINEs, como o ácido acetilsalicílico e o ibuprofeno.[77] A administração pré-operatória de AINEs parece retardar o início da dor pós-operatória e diminuir sua intensidade.[78,80] Quando um paciente é incapaz de tolerar o ácido acetilsalicílico ou outros AINEs, o paracetamol pode fornecer analgesia aceitável.[77]

Outros procedimentos cirúrgicos odontológicos, como a remoção de dentes impactados e a cirurgia óssea periodontal ou endodôntica, são mais traumáticos e normalmente estão associados à dor pós-operatória mais intensa e prolongada. O início dessa dor pode ser retardado pela administração pré-cirúrgica de um AINE oral ou intranasal, seguida da administração de anestésico local de ação prolongada (bupivacaína) por bloqueio nervoso na conclusão da cirurgia.[80]

## *Número necessário para tratar | Tabela de eficácia analgésica da Oxford League*

A tabela de eficácia analgésica da Oxford League apresenta uma metanálise de estudos randomizados, duplo-cegos, de dose única, placebo controlados em pacientes com dor moderada a grave no pós-operatório de cirurgias odontológicas, ortopédicas, ginecológicas e gerais.[77] A eficácia analgésica é expressa como o número necessário para tratar (NNT), isto é, o número de pacientes que precisam receber a droga ativa para um deles alcançar pelo menos 50% de alívio da dor comparado ao placebo durante um período de tratamento de 4 a 6 horas.[81,82] O analgésico "ideal" teria um NNT de 1, o que significa que todo paciente que receber essa dose da substância terá alívio eficaz da dor pós-cirúrgica, conforme definição fornecida anteriormente. Os analgésicos mais eficazes têm NNT de pouco mais de 2 (Tabela 16.5). O alívio efetivo da dor para a cirurgia odontológica normalmente pode ser alcançado com os não opioides orais, os AINEs, os inibidores seletivos de COX-2 e as associações de acetaminofeno (paracetamol) e codeína.[77]

O NNT é tratamento específico, útil para a comparação da eficácia relativa. Como as comparações do NNT são contra um placebo, o NNT 2 significa que 50 dos 100 pacientes terão pelo menos 50% de alívio especificamente por causa do tratamento. Outros 20 terão uma resposta placebo, dando-lhes pelo menos 50% de alívio. Com o ibuprofeno de 400 mg, aproximadamente 70 de 100 pacientes terão alívio efetivo da dor. Para comparação, com morfina intramuscular 10 mg, cerca de 53% dos pacientes têm mais de 50% de alívio da dor.[77]

Como observado na Tabela 16.5, poucos analgésicos são melhores que os AINEs para a dor aguda. Todos os AINEs da tabela de eficácia analgésica da Oxford League apresentam NNT entre 1,6 e 3. Os analgésicos alternativos, como a codeína 60 mg e o tramadol 50 mg, têm NNT de 16 e 8, respectivamente. A morfina parenteral 10 mg e a meperidina 100 mg têm NNT de 2,9.[77,83] O acetaminofeno (paracetamol) administrado por via oral na dose de 1.000 mg tem NNT de quase 4. Quando associado à codeína 60 mg, seu NNT diminui para 2,2. O ibuprofeno 400 mg, com NNT de 2,4, o diclofenaco 50 mg e rofecoxibe 50 mg, com NNT de cerca de 2,3, são os melhores. Os AINEs geralmente são eficazes com NNT mais baixo.[77]

Para o controle eficaz da dor pós-cirúrgica (ou seja, sem pico de dor), é importante a manutenção do nível sanguíneo terapêutico do analgésico via administração da dose tempo-dependente do analgésico oral apropriado. A dose terapêutica do medicamento (p. ex., ibuprofeno 600 mg) deve ser administrada a cada 4 a 6 horas – cronometradas. A bula do ibuprofeno indica o seguinte em relação à sua administração para a dor dentária leve a moderada: [84]

Dose oral: adultos: 400 mg a cada 4 a 6 horas, conforme necessário. Doses superiores a 400 mg não proporcionam maior alívio da dor. Idosos: dosagem do adulto; como os pacientes idosos podem estar em maior risco de eventos adversos, tratar com a menor dose eficaz e a menor duração possível. Adolescentes: 400 mg a cada 4 a 6 horas, conforme necessário. Doses superiores a 400 mg não proporcionam maior alívio da dor.

Apesar da afirmação fornecida anteriormente a respeito de doses maiores que 400 mg de ibuprofeno, a tabela de eficácia analgésica da Oxford League mostra claramente que 600 mg de ibuprofeno (NNT de 1,7) têm mais eficácia que 400 mg de ibuprofeno (NNT de 2,4).

O Quadro 16.7 descreve o protocolo recomendado para o controle da dor intraoperatória e pós-operatória associada aos procedimentos cirúrgicos odontológicos.[51] Dionne *et al.* apresentam um protocolo semelhante para a dor odontológica projetado para minimizar o uso indevido ou abusivo dos opioides[85] (Tabela 3 no artigo de autoria deles). Os AINEs comuns e suas doses recomendadas estão listados na Tabela 16.6.

**Tabela 16.5** Tabela de eficácia analgésica da Oxford League (medicamentos disponíveis nos EUA e no Canadá).

| Analgésico, dose (mg) | Quantidade necessária para tratar | Porcentagem de pacientes com, pelo menos, 50% de alívio da dor |
|---|---|---|
| Ibuprofeno, 600/800 | 1,7 | 86 |
| Cetorolaco, 20 | 1,8 | 57 |
| Cetorolaco, 60 (IM) | 1,8 | 56 |
| Diclofenaco, 100 | 1,8 | 69 |
| Piroxicam, 40 | 1,9 | 80 |
| Celecoxibe, 400 | 2,1 | 52 |
| Paracetamol, 1.000 + codeína, 60 | 2,2 | 57 |
| Oxicodona LI, 5 + | 2,2 | 60 |
| Paracetamol, 500<br>Oxicodona LI, 15 | 2,3 | 73 |
| Ácido acetilsalicílico, 1.200 | 2,4 | 61 |
| Ibuprofeno, 400 | 2,4 | 55 |
| Oxicodona LI, 10 + paracetamol, 1.000 | 2,6 | 67 |
| Naproxeno, 400/440 | 2,7 | 51 |
| Piroxicam, 20 | 2,7 | 63 |
| Meperidina, 100 (IM) | 2,9 | 54 |
| Tramadol, 150 | 2,9 | 48 |
| Morfina, 10 (IM) | 2,9 | 50 |
| Cetorolaco, 30 (IM) | 3,4 | 53 |
| Placebo | NA | 18 |

O acetaminofeno também é conhecido como paracetamol.
IM, Intramuscular; LI, liberação imediata.
Modificada da Oxford league table of analgesics in acute pain. Disponível em: http://www.medicine.ox.ac.uk/bandolier/booth/painpag/acutrev/analgesics/leagtab.html. 2007. Acessado em 6 de outubro de 2011.

**• Quadro 16.7 Posologia para o controle da dor nos procedimentos cirúrgicos.**

**Pré-operatório:** administração de uma dose oral de anti-inflamatório não esteroide no mínimo 1 hora antes do procedimento cirúrgico agendado. (p. ex., ibuprofeno, 800 mg VO).

**Perioperatório:** administração de anestésico local de duração adequada para o procedimento (articaína, lidocaína, mepivacaína, prilocaína com vasoconstritor).

Se estiver planejada uma cirurgia de até 30 minutos, usar imediatamente a injeção inicial de anestésico local com anestésico local de ação prolongada (bupivacaína com epinefrina) com o bloqueio nervoso apropriado.

Se estiver planejado um procedimento cirúrgico de maior duração, ao ser concluído, injetar novamente o anestésico local de ação prolongada (bupivacaína com epinefrina) para o bloqueio nervoso apropriado.

**Pós-operatório:** o paciente deve continuar tomando o medicamento anti-inflamatório não esteroide oral de forma cronometrada (p. ex., 2, 3 ou 4 vezes/dia) pelo número de dias considerado necessário pelo cirurgião.

**Entrar em contato com o paciente, por telefone**, na noite da cirurgia para revisar as instruções pós-operatórias e verificar o nível de conforto. Se houver dor considerável, prescrever um opioide/opiáceo oral, como a codeína, além do medicamento anti-inflamatório não esteroide.

**Tabela 16.6** Medicamentos anti-inflamatórios não esteroides.

| Nome genérico | Nome comercial | Disponibilidade (mg) | Posologia |
|---|---|---|---|
| Ibuprofeno | Advil®, Caldolor®, Motrin® e outros | 100, 200, 400, 600, 800 | Adultos: 400 mg PO a cada 4 a 6 horas, conforme necessidade |
| Cetorolaco | Toradol® | 10 | 10 mg PO a cada 4 a 6 horas. Máximo de 40 mg/dia<br>Começar com 20 mg PO × 1 se < 65 anos de idade e > 50 kg<br>Nota: PO apenas para os pacientes que receberam tratamento parenteral; a duração do tratamento combinado PO/IM/IV não deve exceder 5 dias |
| Diclofenaco potássico | Cambia®, Cataflam®, Zipsor® | 50 | 50 mg PO, 3 vezes/dia<br>Começar com 100 mg PO × 1; 200 mg/dia nas primeiras 24 horas somente, 150 mg/dia em diante. Máximo de 200 mg/dia |
| Celecoxibe | Celebrex® | 50, 100, 200, 400 | Começar com 400 mg PO × 1, depois 200 mg PO 2 vezes/dia |
| Naproxeno sódico | Aleve®, Anaprox®, Menstridol®, Naprelan® | 220, 275, 550 | 220 a 550 mg PO a cada 12 horas<br>Máximo de 1.100 mg/dia |
| Tramadol | ConZip®, Rybix ODT®, Ryzolt®, Ultram®, Ultram ER® | 50, pastilha de LP: 100, 200, 300 | 50 a 100 mg PO a cada 4 a 6 horas<br>Máximo de 400 mg/dia |

LP, liberação prolongada, IM intramuscular; IV, intravenoso; PO, *per os*.
Dados de www.clinicalkey.com. Pesquise por AINEs. Acessado em 13 de dezembro de 2018.

## Higiene oral

Em 1997, quando foi publicada a quarta edição deste livro, os profissionais em higiene oral registrados em 20 estados dos EUA e em várias províncias do Canadá foram autorizados a administrar anestesia local nos pacientes odontológicos.* Esse número aumentou para 32 em 2003, e em 2018 já estava em 45 (Figura 16.8).[86] A inclusão dessa função expandida na Dental Practice Act nessas áreas provou ser de grande benefício para o profissional em higiene oral, o cirurgião-dentista e o paciente.[87,88]

*N.R.T.: No Brasil, os técnicos/assistentes em saúde bucal e os profissionais em higiene oral não têm habilitação legal para a administração de anestesia odontológica, ainda que sob supervisão do cirurgião-dentista.

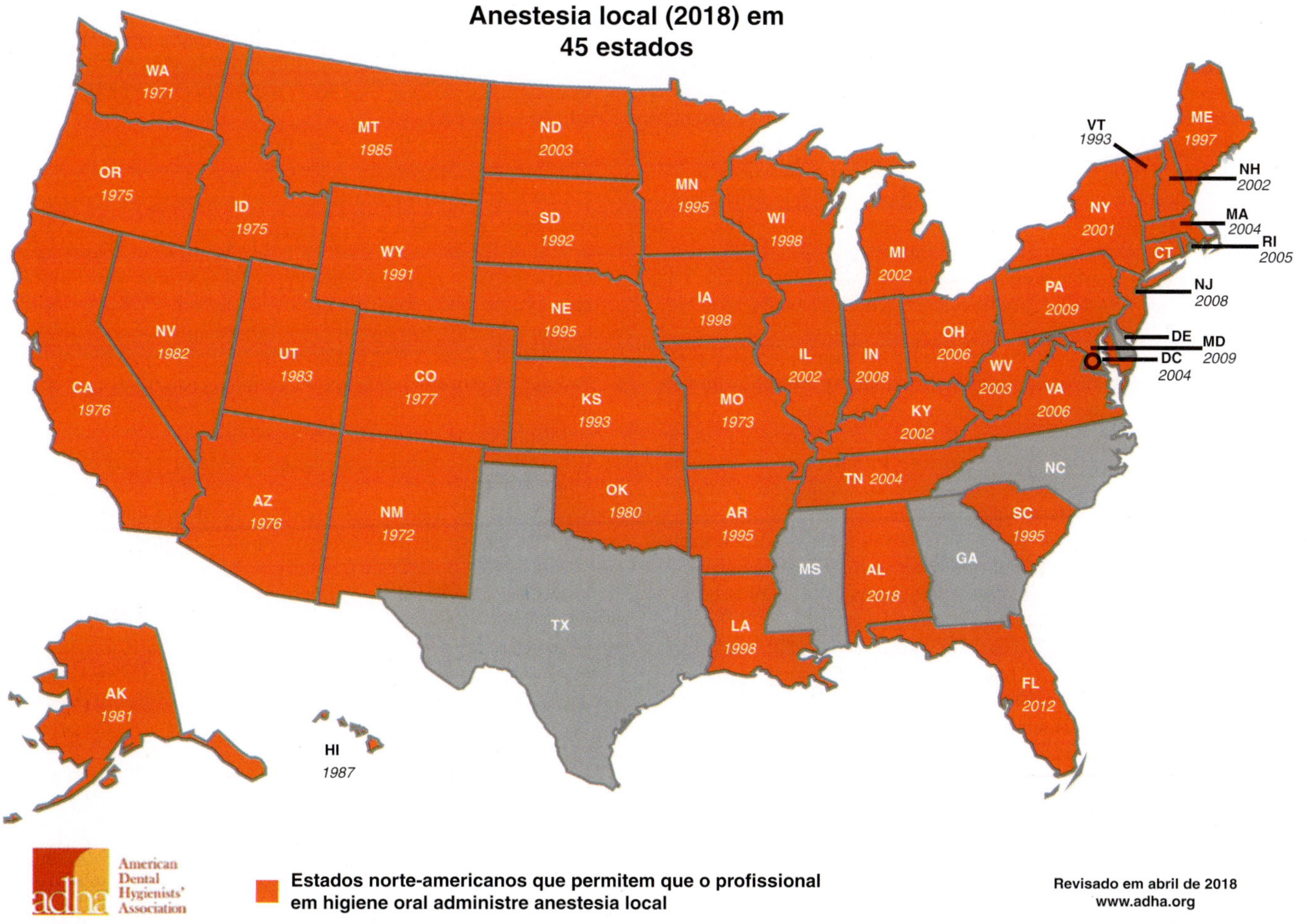


• **Figura 16.8** Anestesia local 2018. (Da American Dental Hygienists' Association. https://www.adha.org/resources-docs/7521_Local_Anesthesia_by_State.pdf. Acessado em 13 de dezembro de 2018.)

Embora nem todos os pacientes necessitem de anestesia local para raspagem, alisamento radicular e curetagem subgengival, muitos precisam. Normalmente, os tecidos periodontais a serem tratados estão sensíveis aos estímulos e ainda mais quando há a presença de inflamação, que frequentemente é o caso quando um paciente é tratado pelo profissional em higiene oral.

O profissional em higiene oral que tem permissão para administrar anestésicos locais nos pacientes requer o mesmo arsenal da técnica do cirurgião-dentista. A anestesia de bloqueio regional, especialmente na maxila (bloqueio do nervo ASP ou ASA), é parte integrante do arsenal de anestesia do profissional em higiene oral, porque ele geralmente trata sextantes ou quadrantes durante uma consulta. O paciente de higiene oral requer a mesma profundidade da anestesia obtida pelo cirurgião-dentista que faz dentística restauradora ou cirurgia. O alisamento radicular sem desconforto requer anestesia da polpa, juntamente com a anestesia de tecido mole e óssea.[87] Mais de 70% dos entrevistados em uma pesquisa sobre a necessidade do controle da dor dos pacientes de higiene oral relataram que seus pacientes precisavam de anestesia, mas não recebiam.[88]

O *feedback* dos cirurgiões-dentistas cujos profissionais em higiene oral administram anestesia local foi uniformemente positivo; comentários negativos foram extremamente raros.[89] Os próprios pacientes estão cientes da diferença entre a anestesia local administrada pelo profissional em higiene oral e a administrada pelo cirurgião-dentista. Frequentemente, eles comentam sobre a falta de desconforto quando o profissional em higiene oral injeta o anestésico local. Seja pela velocidade mais lenta da administração, maior atenção aos detalhes da técnica de injeção atraumática ou maior empatia, ela funciona.

## Referências bibliográficas


1. Nekoofar MH, Namazikhah MS, Sheykhrezae MS, et al. pH of pus collected from periapical abscesses. *Int Endod J*. 2009;42:534–538.
2. Brown RD. The failure of local anaesthesia in acute inflammation. *Br Dent J*. 1981;151:47–51.
3. Vandermeulen E. Pain perception, mechanisms of action of local anesthetics and possible causes of failure. *Rev Belg Med Dent*. 2000;55:19–40.
4. Kitay D, Ferraro N, Sonis ST. Lateral pharyngeal space abscess as a consequence of regional anesthesia. *J Am Dent Assoc*. 1991;122:56–59.
5. Connor JP, Edelson JG. Needle tract infection: a case report. *Oral Surg*. 1988;65:401–403.
6. Malamed SF, Hersh E, Poorsattar S, Falkel M. Faster onset and more comfortable injection with alkalinized 2% lidocaine with epinephrine 1:100,000. *Compend Contin Educ Dent*. 2013;34(Spec No 1):1–11.
7. Harreld TK, Fowler S, Drum M, Reader A, Nusstein J, Beck M. Efficacy of a buffered 4% lidocaine formulation for incision and drainage: a prospective, randomized, double-blind study. *J Endod*. 2015;41:1583–1588.
8. Schellenberg J, Drum M, Reader A, Nusstein J, Fowler S, Beck M. Effect of buffered 4% lidocaine on the success of the inferior alveolar nerve block in patients with symptomatic irreversible pulpitis: a prospective, randomized, double-blind study. *J Endod*. 2015;41:791–796.
9. Saatchi M, Khademi A, Baghaei B, Noormohammadi H. Effect of sodium bicarbonate-buffered lidocaine on the success of inferior alveolar nerve block for teeth with symptomatic irreversible pulpitis: a prospective, randomized double-blind study. *J Endod*. 2015;41:33–35.
10. Miles T. Dental pain: self-observations by a neurophysiologist. *J Endod*. 1993;19:613–615.
11. Powell V. Articaine is superior to lidocaine in providing pulpal anesthesia. *J Am Dent Assoc*. 2012;143:897–898.
12. Malamed SF, Falkel M. Buffered local anesthetics: the importance of pH and $CO_2$. *SAAD Dig*. 2013;29:9–17.
13. Claffey E, Reader A, Nusstein J, Beck M, Weaver J. Anesthetic efficacy of articaine for inferior alveolar nerve blocks in patients with irreversible pulpitis. *J Endod*. 2004;30:568–571.
14. Cohen HP, Cha BY, Spangberg LSW. Endodontic anesthesia in mandibular molars: a clinical study. *J Endod*. 1993;19:370–373.
15. Robertson D, Nusstein J, Reader A. The anesthetic efficacy of articaine in buccal infiltration of mandibular posterior teeth. *J Am Dent Assoc*. 2007;138:1104–1112.
16. Meechan JG, Ledvinka JI. Pulpal anesthesia for mandibular central incisor teeth: a comparison of infiltration and intraligamentary injections. *Int Endod J*. 2002;35:629–634.
17. Stiagailo SV. Local anesthesia failure problems in conservative dental therapy clinic. *Stomatologiia*. 2006;85:6–10.
18. Click V, Drum M, Reader A, Nusstein J, Beck M. Evaluation of the Gow-Gates and Vazirani-Akinosi techniques in patients with symptomatic irreversible pulpitis: a prospective randomized study. *J Endod*. 2015;41:16–21.
19. Fowler S, Reader A. Is a volume of 3.6 mL better than 1.8 mL for inferior alveolar nerve block in patients with symptomatic irreversible pulpitis? *J Endod*. 2013;39:970–972.
20. Fowler S, Reader A, Beck M. Incidence of missed inferior alveolar nerve blocks in vital asymptomatic subjects and in patients with symptomatic irreversible pulpitis. *J Endod*. 2015;41:637–639.
21. Abazarpoor R, Parirokh M, Nakhaee N, Abbott PV. A comparison of different volumes of articaine for inferior alveolar nerve block for molar teeth with symptomatic irreversible pulpitis. *J Endod*. 2015;41:1408–1411.
22. Stanley W, Drum M, Nusstein J, Reader A, Beck M. Effect of nitrous oxide on the efficacy of the inferior alveolar nerve block in patients with symptomatic irreversible pulpitis. *J Endod*. 2012;38:565–569.
23. Lindemann M, Reader A, Nusstein J, Drum M, Beck M. Effect of sublingual triazolam on the success of inferior alveolar nerve block in patients with irreversible pulpitis. *J Endod*. 2008;34:1167–1170.
24. Coggins R, Reader A, Nist R, et al. Anesthetic efficacy of the intraosseous injection in maxillary and mandibular teeth. *Oral Surg Oral Med Oral Pathol Oral Radiol Endodont*. 1996;81:634–641.
25. Reisman D, Reader A, Nist R, et al. Anesthetic efficacy of the supplemental intraosseous injection of 3% mepivacaine in irreversible pulpitis. *Oral Surg Oral Med Oral Pathol Oral Radiol Endodont*. 1997;84:676–682.
26. Leonard M. The efficacy of an intraosseous injection system of delivering local anesthetic. *J Am Dent Assoc*. 1995;126:11–86.
27. Coury KA. Achieving profound anesthesia using the intraosseous technique. *Tex Dent J*. 1997;114:34–39.
28. Nusstein J, Reader A, Nist R, et al. Anesthetic efficacy of the supplemental intraosseous injection of 2% lidocaine with 1:100,000 epinephrine in irreversible pulpitis. *J Endodont*. 1998;24:478–491.
29. Quinn CL. Injection techniques to anesthetize the difficult tooth. *J Calif Dent Assoc*. 1998;26:665–667.
30. Parente SA, Anderson RW, Herman WW, et al. Anesthetic efficacy of the supplemental intraosseous injection for teeth with irreversible pulpitis. *J Endodont*. 1998;24:826–828.
31. Brown R. Intraosseous anesthesia: a review. *J Calif Dent Assoc*. 1999;27:785–792.
32. Weathers Jr A. Taking the mystery out of endodontics. Part 6. Painless anesthesia for the "hot" tooth. *Dent Today*. 1999;18:90–93.
33. Saadoun AP, Malamed SF. Intraseptal anesthesia in periodontal surgery. *J Am Dent Assoc*. 1985;111:249–256.
34. Reader A. Intraosseous anesthesia. Bonus material F. In: *Taking the Pain out of Restorative Dentistry and Endodontics: Current Thoughts and Treatment Options to Help Patients Achieve Profound Anesthesia. Endodontics: Colleagues for Excellence Winter 2009*. Chicago: American Association of Endodontists; 2009.
35. Alsarheed M. Children's perception of their dentists. *Eur J Dent*. 2011;5:186–190.
36. Nakai Y, Milgrom P, Mancl L, et al. Effectiveness of local anesthesia in pediatric dental practice. *J Am Dent Assoc*. 2000;131:1699–1705.
37. Goodsen JM, Moore PA. Life-threatening reactions after pedodontic sedation: an assessment of narcotic, local anesthetic, and antiemetic drug interaction. *J Am Dent Assoc*. 1983;107:239–245.

38. Moore PA. Preventing local anesthesia toxicity. *J Am Dent Assoc.* 1992;123:60–64.
39. Berquist HC. The danger of mepivacaine 3% toxicity in children. *Can Dent Assoc J.* 1975;3:13.
40. Malamed SF. Morbidity, mortality and local anesthesia. *Prim Dent Care.* 1999;6:11–15.
41. American Academy on Pediatric Dentistry Council on Clinical Affairs. Guideline on appropriate use of local anesthesia for pediatric dental patients. *Pediatr Dent.* 2008–2009;30(suppl 7):134–139.
42. Meechan JG, Rood JP. Adverse effects of dental local anaesthesia. *Dent Update.* 1997;24:315–318.
43. Davis MJ, Vogel LD. Local anesthetic safety in pediatric patients. *N Y State Dent J.* 1996;62:22–35.
44. Chicka MC, Dembo JB, Mathu-Muju KR, et al. Adverse events during pediatric dental anesthesia and sedation: a review of closed malpractice insurance claims. *Pediatr Dent.* 2012;3: 231–238.
45. de Jong RH. Central nervous system effects. In: *Local Anesthetics.* St. Louis: Mosby; 1994:273–274.
46. Cheatham BD, Primosch RE, Courts FJ. A survey of local anesthetic usage in pediatric patients by Florida dentists. *J Dent Child.* 1992;59:401–407.
47. Yagiela JA. Regional anesthesia for dental procedures. *Int Anesthesiol Clin.* 1989;27:28–82.
48. Brickhouse TH, Unkel JH, Webb MD, et al. Articaine use in children among dental practitioners. *Pediatr Dent.* 2008;30:516–521.
49. Septodont. *Septocaine (Articaine HCL) Drug Package Insert.* Louisville: Septodont Inc; 2012.
50. Wright G. The use of articaine local anesthesia in children under 4 years of age—a retrospective study. *Anesth Prog.* 1989;36:268–271.
51. Malamed SF. Local anesthetics: dentistry's most important drugs. *J Am Dent Assoc.* 1994;125:1571–1576.
52. College C, Feigal R, Wandera A, et al. Bilateral versus unilateral mandibular block anesthesia in a pediatric population. *Pediatr Dent.* 2000;22:453–457.
53. Woolson M. FDA approves OraVerse for pediatric dental patients 3 years and older. Available at: http://www.septodontusa.com/news-events/company-highlights/fda-approves-oraverse-for-pediatric-dental-patients-3-years-and. Accessed April 20, 2018.
54. Tavares M, Goodson JM, Studen-Pavlovich D, et al. Reversal of soft tissue anesthesia with phentolamine mesylate in pediatric patients. *J Am Dent Assoc.* 2008;139:1095–1104.
55. Rood JP. Notes on local analgesia for the child patient. *Dent Update.* 1981;8:377–381.
56. Kaufman L, Sowray JH, Rood JP. *General Anaesthesia, Local Analgesia, and Sedation in Dentistry.* Oxford: Blackwell Scientific; 1982.
57. O'Sullivan VR, Holland T, O'Mullane DM, et al. A review of current local anaesthetic techniques in dentistry for children. *J Irish Dent Assoc.* 1986;32:17–27.
58. Sharaf AA. Evaluation of mandibular infiltration versus block anesthesia in pediatric dentistry. *ASDC J Dent Child.* 1997;64: 276–281.
59. Oulis CJ, Vadiakis GP, Vasilopoulou A. The effectiveness of mandibular infiltration compared to mandibular block anesthesia in treating primary molars in children. *Pediatr Dent.* 1996;18:301–305.
60. Soxman JA, Malamed SF. Local anesthesia for the pediatric patient. In: Soxman JA, ed. *Handbook of Clinical Techniques in Pediatric Dentistry.* Ames: John Wiley & Sons Inc; 2015:7–12.
61. Benham NR. The cephalometric position of the mandibular foramen with age. *J Dent Child.* 1976;43:233–237.
62. Akinosi JO. A new approach to the mandibular nerve block. *Br J Oral Surg.* 1977;15:83–87.
63. Yamada A, Jastak JT. Clinical evaluation of the Gow-Gates block in children. *Anesth Prog.* 1981;28:106–109.
64. Davenport RE, Porcelli RJ, Iacono VJ, et al. Effects of anesthetics containing epinephrine on catecholamine levels during periodontal surgery. *J Periodontol.* 1990;61:553–558.
65. van der Bijl P, Victor AM. Adverse reactions associated with norepinephrine in dental local anesthesia. *Anesth Prog.* 1992;39: 37–89.
66. Jakob W. Local anaesthesia and vasoconstrictive additional components. *Newslett Int Fed Dent Anesthesiol Soc.* 1989;2:1.
67. Sveen K. Effect of the addition of a vasoconstrictor to local anesthetic solution on operative and postoperative bleeding, analgesia and wound healing. *Int J Oral Surg.* 1979;8:301–306.
68. Buckley JA, Ciancio SG, McMullen JA. Efficacy of epinephrine concentration in local anesthesia during periodontal surgery. *J Periodontol.* 1984;55:653–657.
69. Jastak JT, Yagiela JA. Vasoconstrictors and local anesthesia; a review and rationale for use. *J Am Dent Assoc.* 1983;107: 623–630.
70. Moore PA, Doll B, Delie RA, et al. Hemostatic and anesthetic efficacy of 4% articaine HCl with 1:200,000 epinephrine and 4% articaine HCl with 1:100,000 epinephrine when administered intraorally for periodontal surgery. *J Periodontol.* 2007;78:247–253.
71. Skoglund LA, Jorkjend L. Postoperative pain experience after gingivectomies using different combinations of local anaesthetic agents and periodontal dressings. *J Clin Periodontol.* 1991;18:204–209.
72. Trapp LD, Davies RO. Aspiration as a function of hypodermic needle internal diameter in the in-vivo human upper limb. *Anesth Prog.* 1980;27:49–51.
73. Danielsson K, Evers H, Nordenram A. Long-acting local anesthetics in oral surgery: an experimental evaluation of bupivacaine and etidocaine for oral infiltration anesthesia. *Anesth Prog.* 1985;32:65–68.
74. Danielsson K, Evers H, Holmlund A, et al. Long-acting local anaesthetics in oral surgery. *Int J Oral Maxillofac Surg.* 1986;15:119–126.
75. Yaksh T, Wallace M. Opioids, analgesia, and pain management. In: Brunton L, Hilal-Dandan R, Knollmann B, eds. *Goodman & Gilman's the Pharmacological Basis of Therapeutics.* 13th ed. New York: McGraw-Hill Education; 2018:355–386.
76. Olsen Y. The CDC guideline on opioid prescribing. Rising to the challenge. *J Am Med Assoc.* 2016;315:1577–1579.
77. Oxford league table of analgesics in acute pain. Available at: http://www.bandolier.org.uk/booth/painpag/Acutrev/Analgesics/Leagtab.html; 2007. Accessed April 19, 2018.
78. Jackson DL, Moore PA, Hargreaves KM. Pre-operative non-steroidal anti-inflammatory medication for the prevention of postoperative dental pain. *J Am Dent Assoc.* 1989;119:641–647.
79. Linden ET, Abrams H, Matheny J, et al. A comparison of postoperative pain experience following periodontal surgery using two local anesthetic agents. *J Periodontol.* 1986;57:637–642.
80. Acute Pain Management Guideline Panel. *Acute Pain Management: Operative or Medical Procedures and Trauma. Clinical Practice Guideline, AHCPR Publication no. 92-0032.* Rockville: Agency for Health Care Policy and Research, Public Health Service, US Department of Health and Human Services; 1992.
81. Cook RJ, Sackett DL. The number needed to treat: a clinically useful measure of treatment effect. *BMJ.* 1995;310:452–454.
82. McQuay HJ, Moore RA. Using numerical results from systematic reviews in clinical practice. *Ann Int Med.* 1997;126(9):712–720.
83. Ong CKS, Lirk P, Tan CH, et al. An evidence-based update on nonsteroidal anti-inflammatory drugs. *Clin Med Res.* 2007;5:19–34.
84. ClinicalKey. Ibuprofen monograph. Indications—dosage. 2018. Available at: https://www.clinicalkey.com. Accessed April 20, 2018.
85. Dionne RA, Gordon SM, Moore PA. Prescribing opioid analgesics for acute dental pain: time to change clinical practices in response to evidence and misperceptions. *Compend Contin Educ Dent.* 2016;37:372–378.
86. American Dental Hygienists' Association. Available at: https://www.adha.org/resources-docs/7521_Local_Anesthesia_by_State.pdf. 2018. Accessed 13 December 2018.
87. Sisty-LePeau N, Boyer EM, Lutjen D. Dental hygiene licensure specifications on pain control procedures. *J Dent Hyg.* 1990;64: 179–185.
88. Sisty-LePeau N, Nielson-Thompson N, Lutjen D. Use, need and desire for pain control procedures by Iowa hygienists. *J Dent Hyg.* 1992;66:137–146.
89. DeAngelis S, Goral V. Utilization of local anesthesia by Arkansas dental hygienists, and dentists' delegation/satisfaction relative to this function. *J Dent Hyg.* 2000;74:196–204.

# PARTE 4

# Complicações, Considerações Legais, Dúvidas e o Futuro

Parte 4 | Complicações, Considerações Legais, Dúvidas e o Futuro

# 17

# Complicações Locais

Várias complicações potenciais estão associadas à administração de anestésicos locais. Para fins de conveniência, essas complicações podem ser separadas naquelas que ocorrem localmente (na região da injeção) e naquelas que são sistêmicas. As complicações sistêmicas associadas com a administração de anestesia local são discutidas no Capítulo 18 e incluem a superdosagem (reação tóxica), a alergia e as reações psicogênicas. As seguintes complicações localizadas são descritas neste capítulo:

- Quebra de agulha
- Anestesia prolongada (parestesia)
- Paralisia do nervo facial
- Complicações oculares
- Trismo
- Lesão dos tecidos moles
- Hematoma
- Dor durante a injeção
- Queimação durante a injeção
- Infecção
- Edema
- Descamação de tecidos
- Lesões intraorais pós-anestésicas.

Deve ser enfatizado que, com qualquer complicação associada à administração de um anestésico local, uma anotação deve ser feita no prontuário do paciente. Para complicações que se tornam crônicas, uma observação deve ser feita sempre que o paciente é reavaliado.

## Quebra de agulha

Desde a introdução do aço inoxidável não reutilizável em agulhas de anestesia local, a quebra desse instrumento tornou-se uma complicação extremamente rara das injeções odontológicas (Figura 17.1). Pogrel[1] estimou o risco de quebra da agulha entre cirurgiões-dentistas do norte da Califórnia em 1 em 14 milhões de bloqueios do nervo alveolar inferior (BNAI). Nos EUA, 1,43 milhão de caixas de agulhas odontológicas (100 agulhas por caixa; 143.000.000 de agulhas) foram vendidos por um fabricante de agulhas em 2004, 1,56 milhões de caixas em 2005 e 1,43 milhão de caixas em 2006.[2] Os relatórios de agulhas odontológicas quebradas na literatura aparecem com pouca frequência, mas existem. Uma busca no Medline por "agulhas odontológicas quebradas" de 1951 a fevereiro de 2010 localizou 26 relatos, incluindo sua causa e seu tratamento.[1,3-27] A revisão de 20 desses relatos, para os quais as informações sobre calibre e comprimento da agulha e técnica da anestesia utilizada estão disponíveis, revela que 15 foram para o BNAI e 5 para bloqueio do nervo alveolar superior posterior (ASP). Todos os relatos de ASP descreveram pacientes adultos, enquanto 9 dos 15 relatórios de agulhas quebradas após BNAIs ocorreram em crianças. A medida do calibre e/ou o comprimento da agulha foram apresentados em 11 artigos. Das 11 agulhas, 10 eram curtas de calibre 30; apenas um caso relatava quebra de agulha longa (agulha de calibre 27) com a agulha permanecendo nos tecidos.[12]

Pogrel[1] relatou 16 pacientes avaliados em um período de 25 anos (1983 a 2008) após quebra da agulha. Dos 15 pacientes que haviam recebido o BNAI, 1 recebeu bloqueio do nervo ASP. Das 16 agulhas, 13 eram curtas e de calibre 30, e 3 eram agulhas curtas de calibre 27.

Independentemente da literatura citada, este autor está ciente de 51 casos que evoluíram para litígios em que fragmentos de agulhas odontológicas permaneceram dentro dos tecidos moles do paciente.[28] Desses eventos, 50 envolveram agulhas curtas de calibre 30; 1 agulha curta de calibre 27 estava envolvida em outro caso. Todos, exceto 1, envolviam a realização de um BNAI. Um bloqueio do nervo ASP foi usado em outro caso.

Um fabricante de agulhas de anestesia local odontológicas relatou que, ao longo de 6 anos (1997 a 2002), 27 profissionais contataram a empresa relatando situações de quebra de agulhas odontológicas. Todos os incidentes envolveram agulhas curtas de calibre 30.[29]

Agulhas odontológicas longas provavelmente quebram durante a injeção. Entretanto, é improvável que a agulha longa seja inserida em seu comprimento total (aproximadamente 32 mm) no tecido mole, o que faz com que parte dela permaneça visível na boca do paciente, permitindo a fácil recuperação do fragmento com uma pinça hemostática. Não houve litígios nesses incidentes.

A Tabela 17.1 resume os achados apresentados até o momento.[30] Embora alguns relatos possam estar duplicados, a informação factual identifica claramente similaridades na maioria dos casos: a utilização de agulhas curtas de calibre 30 ou de agulhas extracurtas em técnicas de injeção nas quais a agulha é inserida até o canhão ("encaixe da agulha"). Todos os casos relatados envolveram bloqueio

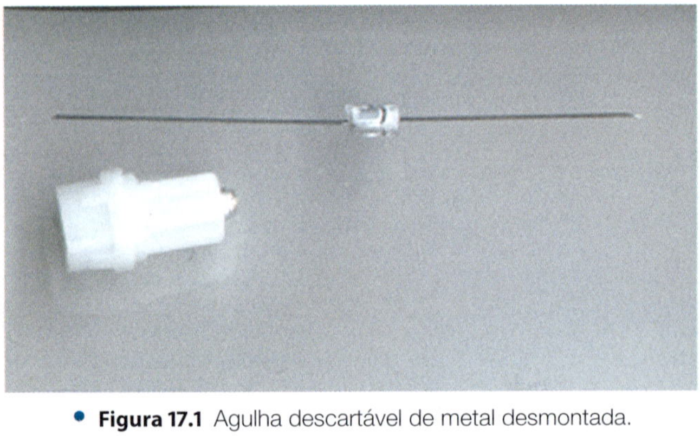

• **Figura 17.1** Agulha descartável de metal desmontada.

**Tabela 17.1** Resumo dos relatos de agulhas odontológicas quebradas.

| | Bloqueio do nervo alveolar inferior | Bloqueio do nervo alveolar superior posterior | Agulha de calibre 30 | Agulha de calibre 27 |
|---|---|---|---|---|
| Relatos individuais | 15 | 5 | 10 | 1 |
| Pogrel[21] | 15 | 1 | 13 | 3 |
| Malamed | 32 | 1 | 33 | 1 |
| Reed | 17 | 0 | 17 | 0 |
| Fabricante | NA | NA | 27 | 0 |
| Total | 79 | 7 | 100 | 5 |

NA, não aplicável.
De Malamed SF, Reed K, Poorsattar S. Needle breakage: incidence and prevention. *Dent Clin N Am.* 2010;54:745–756.

nervoso BNAI ou ASP. Em todas as situações em que é mencionada, a quebra da agulha ocorreu no canhão – nunca na haste da agulha (Figura 17.2). Fatores adicionais incluem (1) flexão intencional da agulha pelo clínico antes da injeção (Figura 17.3 A), (2) movimento súbito inesperado do paciente enquanto a agulha ainda está imersa no tecido (principalmente em crianças) e (3) contato forçado com o osso.

A causa exata da quebra da agulha raramente é perceptível. Nas situações em que a agulha foi cirurgicamente recuperada e/ou metalúrgicos forenses examinaram seu canhão, em alguns casos usando microscopia eletrônica de varredura, nenhuma evidência revelou defeitos de fabricação na agulha (Figura 17.4).

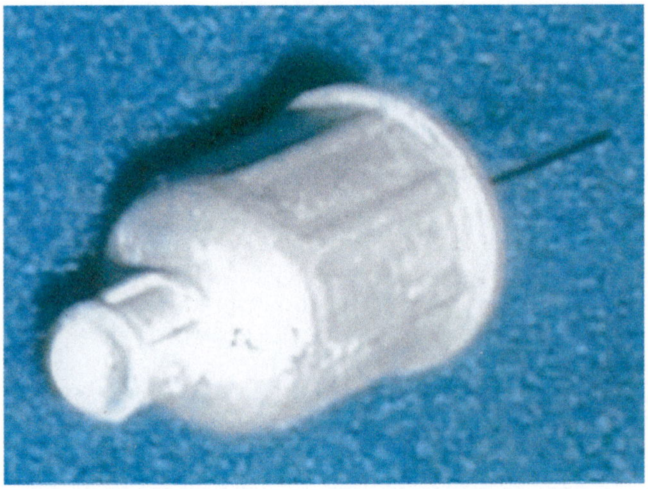

• **Figura 17.2** Canhão da agulha quebrado.

## Problema

A quebra da agulha, por si só, não é um problema significativo se ela puder ser removida sem intervenção cirúrgica. O acesso rápido a uma pinça hemostática permite que o profissional ou auxiliar segure a extremidade proximal visível do fragmento da agulha e retire-o do tecido mole.

No caso em que a agulha for inserida até o fim e o tecido mole dobrar sob a pressão da seringa, o fragmento partido não será visível quando a seringa for retirada da boca do paciente. O fragmento de agulha que permanece no tecido representa um risco de graves danos aos tecidos moles e às estruturas ao redor (p. ex., nervos, vasos sanguíneos) por tanto tempo quanto o fragmento permaneça. Embora não seja comum, os fragmentos de agulha podem migrar, como ilustrado pela série de radiografias panorâmicas realizadas em intervalos de 3 meses na Figura 17.5.

## Tratamento

O manuseio da agulha odontológica quebrada envolve o encaminhamento do paciente a um especialista apropriado (p. ex., um cirurgião bucomaxilofacial) para uma avaliação e possível tentativa de recuperação. O tratamento convencional envolve a localização do fragmento retido por meio de varredura de imagens panorâmicas e tomografia computadorizada.[25]

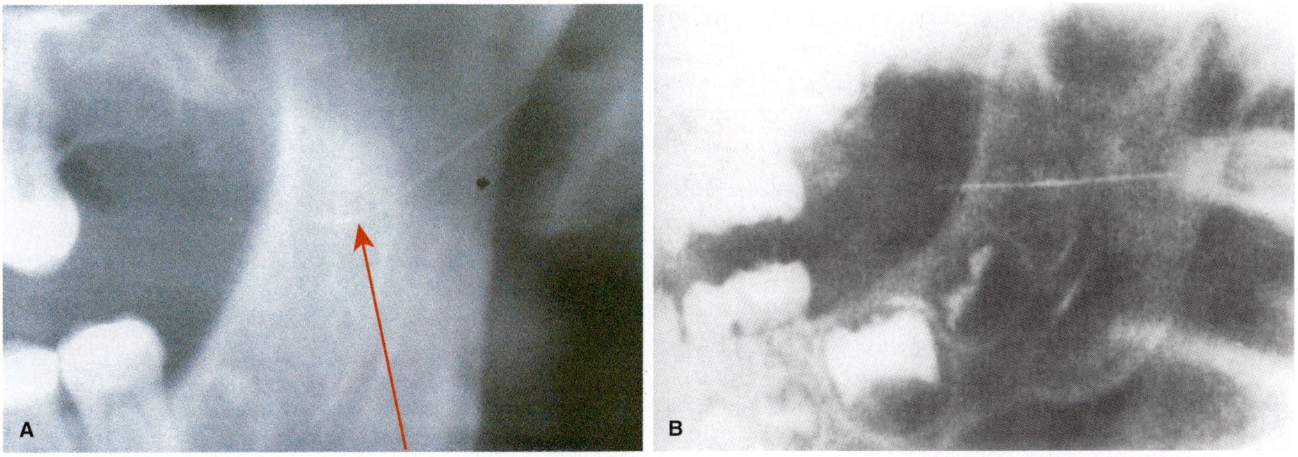


• **Figura 17.3** **A.** Radiografia de uma agulha odontológica quebrada (observe a dobra na agulha: *seta*). **B.** Radiografia de uma agulha odontológica quebrada no espaço pterigomandibular. ([B] De Marks RB, Carlton DM, McDonald S. Management of a broken needle in the pterygomandibular space: report of a case. *J Am Dent Assoc.* 1984;109:263–264.)

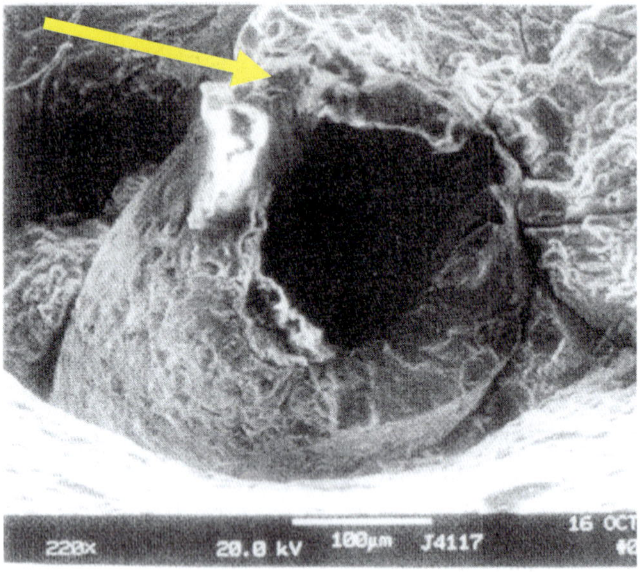


• **Figura 17.4** Imagem de microscopia eletrônica de varredura de uma agulha odontológica quebrada. A seta amarela na posição de 11 horas indica a área onde a agulha foi dobrada superiormente antes da injeção, segundo um metalúrgico forense.

Mais recentemente, a varredura por tomografia computadorizada tridimensional foi recomendada para identificar a localização do fragmento de agulha retido.[1,31] O cirurgião na sala de cirurgia, em seguida, remove o fragmento de agulha retido com o paciente sob anestesia geral (Figura 17.6).

### Prevenção

Embora seja rara, a quebra da agulha odontológica pode acontecer. Uma revisão da literatura e a experiência pessoal deste autor ressaltam vários pontos em comum, que, quando evitados, podem minimizar o risco de quebra da agulha com retenção do fragmento. Estes incluem:

- Não usar agulhas curtas para o BNAI em adultos ou crianças maiores (o comprimento deve ser determinado pela espessura do tecido mole de cada paciente individualmente)
- Não usar agulhas de calibre 30 para o BNAI em adultos ou crianças
- Não dobrar as agulhas ao inseri-las no tecido mole
- Não inserir uma agulha no tecido mole até seu canhão, a menos que seja absolutamente essencial para o sucesso da injeção
- Ter cuidado extra ao inserir agulhas em pacientes mais jovens, imaturos, crianças ou indivíduos extremamente fóbicos, já que estes são mais aptos a fazer movimentos repentinos.

## Anestesia prolongada ou parestesia

Ocasionalmente, o paciente pode relatar que está se sentindo anestesiado ("congelado") muitas horas ou dias após uma injeção de anestésico local. A distribuição normal da resposta do paciente aos medicamentos permite que o indivíduo incomum (p. ex., o hiper-hiper-reativo) experimente uma anestesia de tecidos moles prolongada após a administração de anestesia local que persiste por muitas horas a mais do que o esperado. Isso não é um problema.

Quando a anestesia persiste por dias, semanas ou meses, o potencial para o desenvolvimento de problemas é aumentado. A parestesia, ou anestesia persistente, é uma complicação preocupante, embora frequentemente inevitável, da administração de anestésico local. É uma das causas mais frequentes de litígios por negligência.

A resposta clínica de um paciente a isso pode ser profusa e variada, incluindo sensações de dormência, inchaço, formigamento e coceira. Disfunção oral associada, incluindo mordedura da língua, salivação, perda do paladar e impedimento da fala, pode ser observada.[32-35]

A *parestesia* é definida como uma anestesia persistente (muito além da duração esperada) ou sensibilidade alterada por muito tempo. Além disso, a definição de parestesia deve incluir hiperestesia e disestesia, em que o paciente experimenta dor e dormência.[36]

### Causas

O trauma em qualquer nervo pode levar à parestesia. Trata-se de uma complicação comum dos procedimentos cirúrgicos orais e implantes dentários mandibulares.[33,37-39] Em uma auditoria de 741 extrações de terceiro molar na mandíbula, Bataineh[39] encontrou anestesia pós-operatória do nervo lingual em 2,6% dos pacientes; a taxa de parestesia do nervo alveolar inferior foi de 3,9%, se desenvolvendo em 9,8% dos pacientes com menos de 20 anos. Além disso, uma correlação foi observada entre a incidência de parestesia e a experiência do administrador.

A injeção de uma solução anestésica local contaminada por álcool ou solução de esterilização perto de um nervo produz irritação, resultando em edema e aumento da pressão na região do nervo, o que leva à parestesia. Esses contaminantes, especialmente o álcool, são neurolíticos e podem produzir trauma a longo prazo para o nervo (parestesia duradoura de meses a anos).

O trauma da bainha nervosa pode ser causado pela agulha durante a injeção. Muitos pacientes relatam a sensação de um "choque elétrico" ou "zap" ao longo da distribuição do nervo envolvido quando a injeção está sendo administrada. Embora seja extremamente difícil (e improvável) cortar um tronco nervoso ou mesmo suas fibras com as pequenas agulhas usadas em odontologia, o trauma a um nervo causado por contato com a agulha é tudo que pode ser necessário para produzir a parestesia.[33,34] A inserção de agulha em um forame, como no bloqueio do nervo da segunda divisão (maxilar) através do forame palatino maior, também aumenta a probabilidade de danos.

A hemorragia dentro ou ao redor da bainha neural é outra causa. O sangramento aumenta a pressão no nervo, levando à parestesia.[32-34,36]

O edema após procedimentos cirúrgicos é causa potencial de parestesia, já que a pressão do fluido edematoso comprime o nervo. A solução anestésica local, por si só, pode contribuir para o desenvolvimento de parestesia após a injeção de anestésico local.[40] Haas e Lennon[32] analisaram retrospectivamente a parestesia após a injeção de anestésico local odontológica na província de Ontário, Canadá, durante um período de 20 anos (1973 a 1993). O relatório incluiu submissões voluntárias de cirurgiões-dentistas às suas operadoras de seguros para reivindicações de parestesia. Apenas os casos em que nenhuma cirurgia foi realizada foram considerados. Foram relatados nesse período 143 casos de parestesia não relacionados com a cirurgia. Todos os casos relatados envolveram o nervo alveolar inferior, o nervo lingual ou ambos, com anestesia da língua relatada com maior frequência, seguida pela anestesia do lábio. A dor (hiperestesia) foi relatada por 22% dos pacientes. A parestesia foi relatada com mais frequência após a administração de anestésico local a 4% – cloridrato de prilocaína e cloridrato de articaína. As frequências de parestesia observadas após a administração de cloridrato de articaína e cloridrato de prilocaína foram maiores que o esperado, com base na distribuição do uso de anestésico

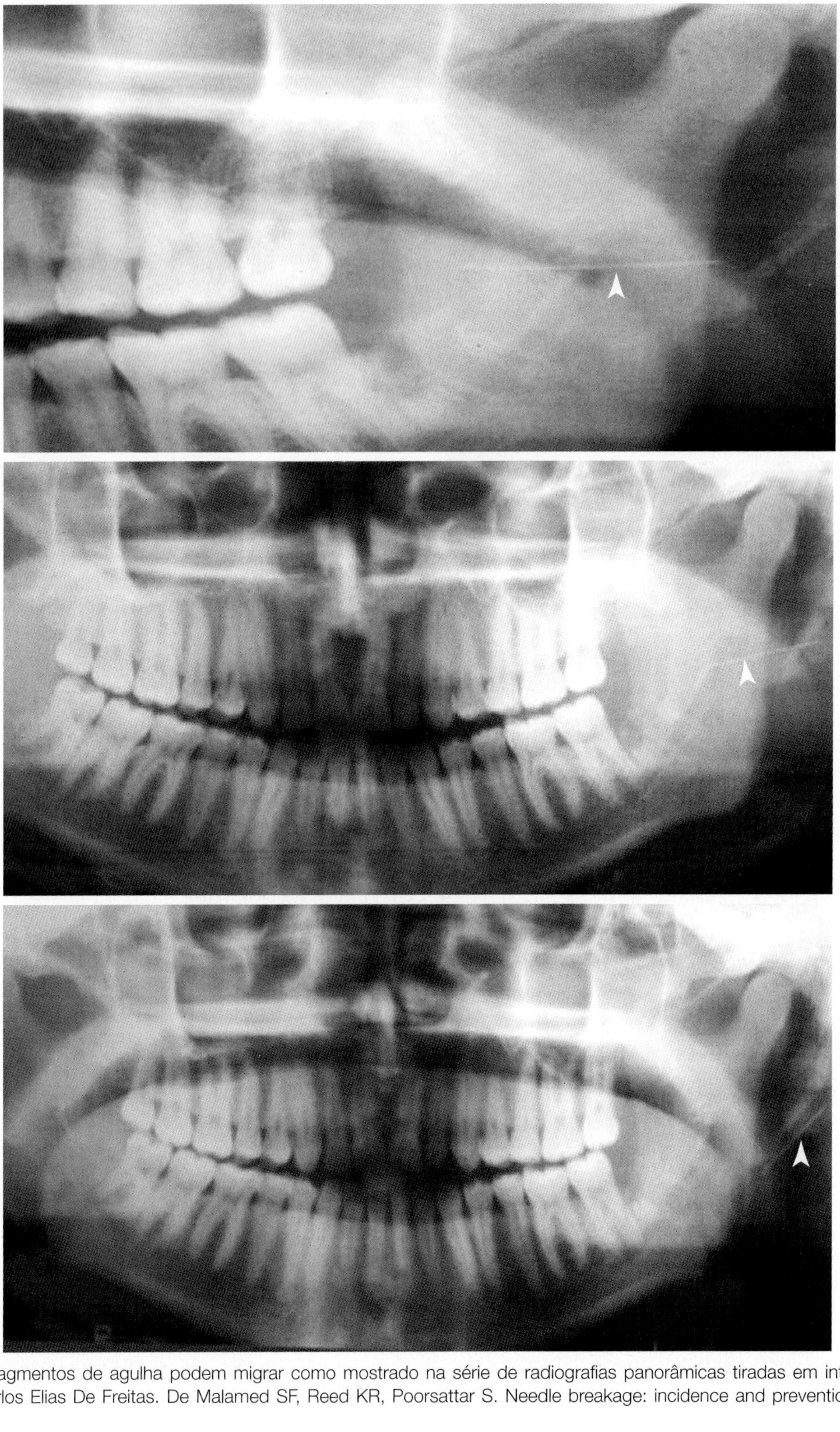

• **Figura 17.5** Os fragmentos de agulha podem migrar como mostrado na série de radiografias panorâmicas tiradas em intervalo de 3 meses. (Cortesia do Dr. Carlos Elias De Freitas. De Malamed SF, Reed KR, Poorsattar S. Needle breakage: incidence and prevention. *Dent Clin N Am.* 2010;54:745–756.)

local em Ontário, em 1993.[32] Segundo Haas e Lennon,[32] a incidência de parestesia resultante de todos os anestésicos locais é de aproximadamente 1:785.000; para anestésicos locais a 0,5%, 2% e 3%, é de aproximadamente 1:1.250.000; e para anestésicos locais a 4%, é de aproximadamente 1:485.000.

Em 2006, Hillerup e Jensen,[41] na Dinamarca, que analisaram as alegações das seguradoras, sugeriram que a articaína não deveria ser usada para o BNAI porque, na opinião deles, tinha uma propensão maior à parestesia. No entanto, dos 54 relatos de casos de parestesia revisados, 42 (77%) envolviam não o nervo

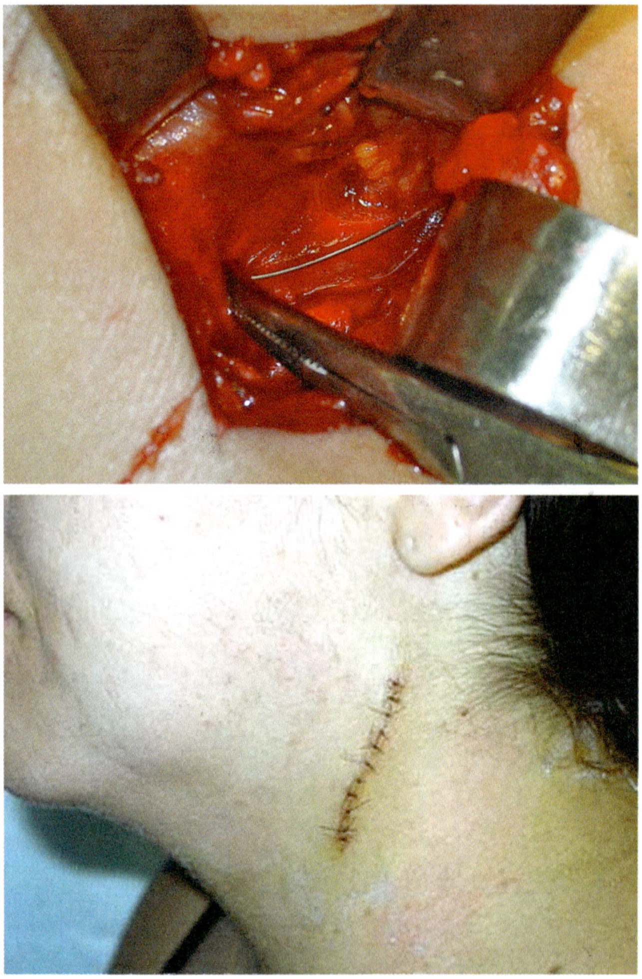

• **Figura 17.6** Excisão cirúrgica do fragmento da agulha (ver o paciente da Figura 17.5). (Cortesia do Dr. Carlos Elias De Freitas CVM. De Malamed SF, Reed KR, Poorsattar S. Needle breakage: incidence and prevention. *Dent Clin N Am*. 2010;54:745-756.)

alveolar inferior, mas o nervo lingual (ver discussão posterior; Tabela 17.2).

Em resposta ao artigo de Hillerup e Jensen, o comitê de trabalho de farmacovigilância da União Europeia revisou os relatórios de parestesia associados à articaína e a outros anestésicos locais em 57 países, estimando que o número de pacientes tratados com articaína é de aproximadamente 100 milhões por ano.[42] O relatório publicado (30 de outubro de 2006) afirma o seguinte: "Essa investigação é uma continuação de uma investigação iniciada em 2005. Essa investigação resultou de suspeitas levantadas na Dinamarca de que um anestésico local, articaína, era responsável por um risco aumentado de lesões nervosas comparado com o risco associado a outros anestésicos locais (mepivacaína, prilocaína, lidocaína)". O relatório concluiu: "Em relação à articaína, a conclusão é que o perfil de segurança do medicamento não evoluiu significativamente desde o seu lançamento inicial (1999, na Dinamarca). Assim, não existe evidência médica para proibir o uso de articaína de acordo com as diretrizes atuais listadas no resumo das características do produto."[42] "Todos os anestésicos locais podem causar lesão do nervo (eles são neurotoxinas). A ocorrência de deficiência sensorial é aparentemente um pouco mais frequente após o uso de articaína e prilocaína. No entanto, considerando o número de pacientes tratados, as deficiências sensoriais raramente ocorrem. Por exemplo, a incidência de deficiência sensorial após o uso de articaína é estimada em 1 caso em 4,6 milhões de pacientes tratados". Além disso, eles relatam: "lesões nervosas podem resultar de vários incidentes: lesão mecânica por causa da inserção da agulha; toxicidade direta da droga; e isquemia neural".[42]

**Tabela 17.2** Distribuição de soluções analgésicas e nervos afetados incluindo 54 danos nervosos em 52 pacientes.

| Soluções analgésicas | Nervo alveolar inferior | Nervo lingual | Soma |
|---|---|---|---|
| Articaína (4%) | 5 | 24 | 29 (54%) |
| Prilocaína (3%) | 4 | 6 | 10 (19%) |
| Lidocaína (2%) | 3 | 7 | 10 (19%) |
| Mepivacaína (3%) | 0 | 4 | 4 (7%) |
| Mepivacaína (3%) + articaína (4%) | 0 | 1 | 1 (2%) |
| Número de danos nervosos | 12 | 42 | 54 (100%) |

De Hillerup S, Jensen R. Nerve injury caused by mandibular block analgesia. *Int J Oral Maxillofac Surg*. 2006;35:437–443.

Em 2007, Pogrel[43] relatou a primeira avaliação clínica de parestesia em casos não cirúrgicos. A avaliação de 57 casos de parestesia após a administração de anestésico local (durante um período de 3 anos – 2003 a 2005) revelou que a lidocaína foi responsável por 35% das ocorrências, a articaína por 29,8% e a prilocaína por 29,8%. O autor apresentou o seguinte como motivo para sua pesquisa e redação do artigo: "Estávamos cientes da discussão nos círculos odontológicos quanto ao uso de articaína para bloqueios de nervos alveolares inferiores e estamos cientes das recomendações sugerindo que não seja usado para os BNAIs. Esta foi a razão predominante para submeter este artigo neste momento".[43]

Em 2012, Pogrel[44] reportou mais 41 pacientes avaliados por ele de 2006 a 2011, ele concluiu: "dos casos referidos, parece que, apesar do fato de a articaína poder ser menos usada para os bloqueios alveolares inferiores do que já foi anteriormente e mais para infiltrações, por seu grande poder de penetração, ainda está causando casos de lesão do nervo alveolar e lingual, que é proporcional à sua participação de mercado".[44]

Todos os anestésicos locais *são* neurotóxicos. Se todos os anestésicos locais fossem igualmente neurotóxicos, então a porcentagem de casos relatados de parestesia para qualquer medicamento deveriam ser iguais à sua porcentagem de participação de mercado. Por exemplo, se um medicamento tinha uma participação de mercado de 30%, deveria, então, ser responsável por 30% dos casos relatados de parestesia – uma relação de 1:1 (relatada como 1,0).

Das estatísticas de Pogrel,[43,44] a lidocaína, com 54% de mercado e 35% dos casos relatados de parestesia, teve uma razão de 0,64 em 2007 e de 0,5 em 2012 – melhor que o esperado. A prilocaína, por outro lado, com 6% de participação de mercado, tinha 29,8% dos casos relatados – uma razão de 4,96 em 2007 e 3,25 em 2012. A articaína, com 25% de participação de mercado na época, tinha 29,8% dos casos relatados – uma proporção de 1,19 em 2007 e 0,97 em 2012. A mepivacaína, relatada em 2012, teve 11% dos casos relatados de parestesia e uma proporção de 2,2. A Tabela 17.3 resume os dois artigos de Pogrel.[43,44]

Pogrel concluiu que "usando nossa suposição anterior de que aproximadamente metade do anestésico local utilizado é para bloqueios do nervo alveolar, em seguida, nas imagens que geramos em nossa clínica, não vemos envolvimentos nervosos desproporcionais para a articaína".[43]

Em sua discussão, Pogrel também observou que "muitos dos relatórios para agências externas não relatam se a parestesia era temporária ou permanente, e como se sabe que a maioria das

**Tabela 17.3** Resumo da incidência de danos nervosos relatados de 2003 a 2011.

| | Razão (esperada em 1,0) | |
|---|---|---|
| **Anestésico** | **2007[43]** | **2012[44]** |
| Cloridrato de lidocaína | 0,64 | 0,5 |
| Cloridrato de articaína | 1,19 | 0,97 |
| Cloridrato de prilocaína | 4,96 | 2,2 |
| Cloridrato de mepivacaína | Não relatado | 3,25 |

Modificada de Pogrel MA. Permanent nerve damage from inferior alveolar nerve blocks – an update to include articaine. *J Calif Dent Assoc.* 2007;35:271–273; e Pogrel MA. Permanent nerve damage from inferior alveolar nerve blocks – a current update. *J Calif Dent Assoc.* 2012;40:795–797.

parestesias é temporária e eventualmente se recupera, apenas relatórios de problemas persistentes por 9 meses ou mais devem ser considerados permanentes".[44]

Em julho de 2010, Garisto *et al.*[45] relataram a ocorrência de parestesia após a administração de anestésico local odontológico nos EUA. Os dados foram recolhidos a partir do Sistema de Relatos de Eventos Adversos (SREA) da Food and Drug Administration (FDA) dos EUA. Durante um período de quase 11 anos (novembro de 1997 a agosto de 2008), 248 casos de parestesia após anestesia local odontológica foram relatados, dos quais 94,5% envolveram o BNAI. Dos casos relatados, 89% envolveram apenas o nervo lingual. A Tabela 17.4 relata a incidência de parestesia calculada para cada anestésico local odontológico. Como comparação, o risco relatado de ser atingido por um raio em determinado ano nos EUA é entre 1:328.00046 e 1:700.000.[47]

Dos 248 casos de parestesia, 108 foram relatados como tendo se resolvido completamente ao longo de um intervalo de 1 a 736 dias. A resolução confirmada ocorreu em 34 dos 108 casos (31,4%). Destes, 25 foram resolvidos dentro de 2 meses e os 9 restantes resolvidos dentro de 240 dias.[45]

No entanto, o relato de Garisto *et al.* confiou em dados do SREA. O *site* da FDA para SREA exibe o seguinte aviso: "Os dados do SREA têm limitações. Primeiro, não há certeza de que o evento relatado foi realmente causado pelo produto. A FDA não exige que uma relação causal entre um produto e um evento seja comprovada e os relatórios nem sempre contêm detalhes suficientes para avaliar um evento. Além disso, a FDA não recebe todos os relatórios de eventos adversos que ocorrem com um produto. Muitos fatores podem influenciar se um evento será ou não relatado, como o tempo que um produto foi comercializado e a publicidade sobre um evento. Portanto, o SREA não pode ser usado para calcular a incidência de um evento adverso na população dos EUA".[48]

**Tabela 17.4** Incidências de parestesia informada ao sistema de relatos de eventos adversos de 1997 a 2008.

| Anestésico | Incidência |
|---|---|
| Mepivacaína | 1:623.112.900 |
| Lidocaína | 1:181.076.673 |
| Bupivacaína | 1:124.286.050 |
| Geral | 1:13.800.970 |
| Articaína | 1:4.159.848 |
| Prilocaína | 1:2.070.678 |
| Ser atingido por um raio (risco anual) | 1:328.000 a 1:700.000 |

Dados derivados e modificados de Garisto GA, Gaffen AS, Lawrence HP, *et al.* Occurrence of paresthesia after dental local anesthetic administration in the United States. *J Am Dent Assoc.* 2010;141:836–844.

Uma metanálise da eficácia e da segurança da articaína *versus* lidocaína, publicada em 2010, concluiu: "Esta revisão sistemática apoia o argumento de que a articaína, quando em comparação com a lidocaína, fornece maior taxa de sucesso anestésico, com segurança comparável à da lidocaína quando usada para infiltração ou bloqueios para tratamentos odontológicos de rotina".

## Todas as injeções são "cegas"

Em dezembro de 2018, embora o cloridrato de articaína, na maioria dos países, incluindo o Canadá e os EUA, fosse o primeiro ou segundo anestésico local odontológico mais usado,[50,51] a "controvérsia" ocasionalmente ressurgia. Proponentes de um lado do argumento acreditam firmemente que os anestésicos locais a 4% carregam um risco maior de parestesia, seja transitória, seja permanente, mas outros acreditam, inflexivelmente, que outros fatores estão envolvidos, principalmente trauma mecânico, em especial quando a parestesia envolve apenas o nervo lingual, como é o caso em 89% das ocorrências citadas por Garisto *et al.* [45]

Então, o que o profissional deveria fazer? Assim como com todos os procedimentos sob consideração para uso por um clínico, bem como com qualquer substância sendo avaliada para administração, ele deve pesar o benefício a ser ganho com o uso do medicamento ou do procedimento terapêutico contra os riscos envolvidos no seu uso. Apenas quando, na opinião do profissional atuante, o benefício a ser obtido supera claramente seu risco é que o medicamento ou procedimento deve ser usado.

## Problema

A anestesia persistente, raramente total, na maioria dos casos parcial, e em grande parte dos casos transitórios pode levar a danos autoinfligidos ao tecido mole. As lesões por mordeduras, térmicas ou químicas podem ocorrer sem a consciência do paciente até que o processo tenha progredido a um grau grave. Quando o nervo lingual está envolvido, o sentido do paladar (via nervo da corda do tímpano) também pode ser prejudicado.

Em alguns casos, a perda de sensibilidade (parestesia) não é a manifestação clínica da lesão nervosa. A hiperestesia (sensibilidade aumentada a estímulos nocivos) e a disestesia (sensação dolorosa desencadeada por estímulos geralmente não nocivos) também podem ser observadas. Haas e Lennon[32] relataram que a dor estava presente em 22% dos 143 casos de parestesia que revisaram.

## Prevenção

A adesão rigorosa ao protocolo de injeção, aos cuidados adequados e ao manuseio de tubetes odontológicos ajuda a minimizar o risco de parestesia. No entanto, casos de parestesia ainda ocorrem apesar desses cuidados durante a injeção. Sempre que uma agulha é inserida nos tecidos moles, em qualquer corpo, na tentativa de depositar uma substância (p. ex., anestésico local) tão perto de um nervo quanto possível sem realmente tocá-lo, é simplesmente uma questão de tempo antes de esse contato ocorrer. Como Pogrel opinou: "É razoável sugerir que, durante uma carreira, cada cirurgião-dentista pode encontrar pelo menos um paciente com bloqueio do nervo alveolar inferior, resultando em envolvimento nervoso permanente. Os mecanismos são desconhecidos e não há prevenção conhecida ou tratamento".[33]

## Tratamento

Nichel[52] relatou que a maioria das parestesias se resolve em aproximadamente 8 semanas sem tratamento.[53,54] Apenas quando o dano ao nervo é grave a parestesia será permanente, e isso ocorre apenas raras vezes.

Na maioria das situações, o grau de parestesia é mínimo, com o paciente mantendo a maior parte da função sensorial da área afetada. Portanto, o risco de lesão tecidual autoinfligida é mínimo. Garisto *et al.*,[45] ao revisarem 248 relatos de parestesia, encontraram dados sobre resolução em 108 casos. O período de resolução variou de 1 a 736 dias. A resolução confirmada da parestesia foi relatada em 34 dos 108 casos (31,4%). Dos 34 casos que se resolveram, 25 ocorreram em 2 meses; os 9 restantes se resolveram dentro de 240 dias.

Em ensaios clínicos de fase 3 comparando cloridrato de articaína 4% com epinefrina 1:100.000 (N = 882) e lidocaína 2% com epinefrina 1:100.000 (N = 443), Malamed *et al.*[55] relataram que o número total de participantes que reclamaram desses sintomas (parestesia) em 4 a 8 dias após o procedimento foi de 8 (1%) para o grupo articaína e 5 (1%) para o grupo lidocaína. Embora os investigadores acreditassem que mais pacientes da articaína que da lidocaína tinham sintomas relacionados com a substância, em 5 casos (4 com articaína, 1 com lidocaína), os sintomas não começaram no dia da administração do medicamento em estudo, sugerindo que foram causados pelo procedimento (odontológico), e não pelo anestésico. Nos casos em que as datas de resolução estavam disponíveis, os autores determinaram que a duração desses eventos era inferior a 1 até 18 dias após o procedimento. Em todos os casos, a parestesia finalmente se resolveu.

McCarthy[56] e Orr[57] recomendaram a seguinte sequência, consagrada pelo tempo, para o tratamento do paciente com déficit sensitivo persistente após anestesia local:

1. Seja reconfortante. O paciente geralmente telefona para o consultório no dia seguinte ao procedimento odontológico reclamando que alguma área da boca ainda está "dormente".
   a. Fale pessoalmente com o paciente. Não relegue este dever a um auxiliar. Lembre-se que, se os pacientes não conseguem falar com seu cirurgião-dentista, eles podem sempre chamar sua atenção por meio de litígios
   b. Explique que a parestesia não é incomum depois da administração anestésica. Sisk *et al.*[58] relataram que a parestesia pode se desenvolver em até 22% dos pacientes em circunstâncias muito selecionadas
   c. Marque uma consulta para examinar o paciente
   d. Registre o incidente no prontuário odontológico. A manutenção completa de registros pode ser de suma importância no caso de litígio.
2. Examine o paciente pessoalmente.
   a. Determine o grau e a extensão da parestesia
   b. Explique ao paciente que a parestesia normalmente persiste durante pelo menos 2 meses antes do início da resolução e que pode durar até 1 ano ou mais
   c. "Tintura do tempo" (*i. e.*, observação) é o tratamento recomendado, embora a microneurocirurgia possa, em alguns casos, ser considerada uma opção, sobre o que Pogrel escreve: "Embora a correção cirúrgica esteja disponível em alguns casos, os resultados são subótimos"[59]
   d. Registre todas as descobertas no prontuário do paciente usando as descrições dele mesmo, como "quente", "frio", "doloroso", "formigamento", "aumentando", "diminuindo" e "permanecendo o mesmo"
   e. Sugira que a observação simples por 1 a 2 meses seja o recomendado, mas no mesmo dia se ofereça para enviar o paciente a uma segunda opinião com um cirurgião bucomaxilofacial que será capaz de mapear as áreas afetadas e de realizar o reparo cirúrgico, se este for considerado necessário
   f. Se a reparação cirúrgica for sugerida por este primeiro consultor, uma segunda opinião deve ser obtida a partir de outro cirurgião buomaxilofacial. Geralmente é considerado adequado observar a situação por no mínimo 1 a 2 meses antes de considerar a opção cirúrgica, embora Pogrel tenha afirmado que "as chances de um bom resultado podem ser melhores se a cirurgia for realizada precocemente após a lesão do nervo, preferencialmente dentro de 10 semanas".[60]
3. Reprograme o paciente para exame a cada 2 meses enquanto o déficit sensorial persistir.
4. O tratamento odontológico pode continuar – se tanto o médico quanto o paciente estiverem confortáveis com isso –, mas a administração de anestésico local na região do nervo anteriormente traumatizado deve ser evitada. Técnicas alternativas de anestesia local devem ser utilizadas, se possível.
5. É aconselhável entrar em contato com seu seguro de responsabilidade civil caso a parestesia persista sem resolução evidente além de 1 a 2 meses.

## Paralisia do nervo facial

O sétimo nervo craniano transporta impulsos motores para os músculos da expressão facial, do couro cabeludo, do ouvido externo e de outras estruturas. A paralisia de alguns de seus ramos terminais ocorre sempre que um bloqueio do nervo infraorbital é administrado ou quando os caninos maxilares são infiltrados. A queda do músculo também é observada quando, ocasionalmente, as fibras são anestesiadas por deposição inadvertida de anestésico em sua vizinhança. Isso pode ocorrer quando o anestésico é introduzido no lobo profundo da glândula parótida, através do qual as porções terminais do nervo facial se estendem (Figura 17.7).

Os ramos do nervo facial e os músculos que eles inervam são:

1. Ramos temporais:
   a. Frontal
   b. Orbicular ocular
   c. Corrugador superciliar.
2. Ramos zigomáticos:
   a. Orbicular ocular.
3. Ramos bucais suprindo a região inferior ao olho e ao redor da boca:
   a. Prócero
   b. Zigomático
   c. Elevador do lábio superior
   d. Bucinador
   e. Orbicular oral.
4. Ramo mandibular suprindo os músculos do lábio inferior e queixo:
   a. Depressor do ângulo da boca
   b. Depressor do lábio inferior
   c. Mentual.

### Causa

A paralisia transitória do nervo facial é comumente causada pela introdução de anestésico local na cápsula da glândula parótida, localizada na borda posterior do ramo mandibular, revestido pelos músculos pterigóideo medial e masseter.[36,58,61-63] O direcionamento da agulha posteriormente ou o desvio inadvertido em uma direção posterior durante um BNAI, ou ainda uma inserção excessiva durante um bloqueio nervoso de Vazirani-Akinosi, podem colocar a ponta da agulha dentro do corpo da glândula parótida. Se o anestésico local for depositado, uma paralisia transiente pode ocorrer. A duração da paralisia será igual à da anestesia dos tecidos moles associada ao fármaco.

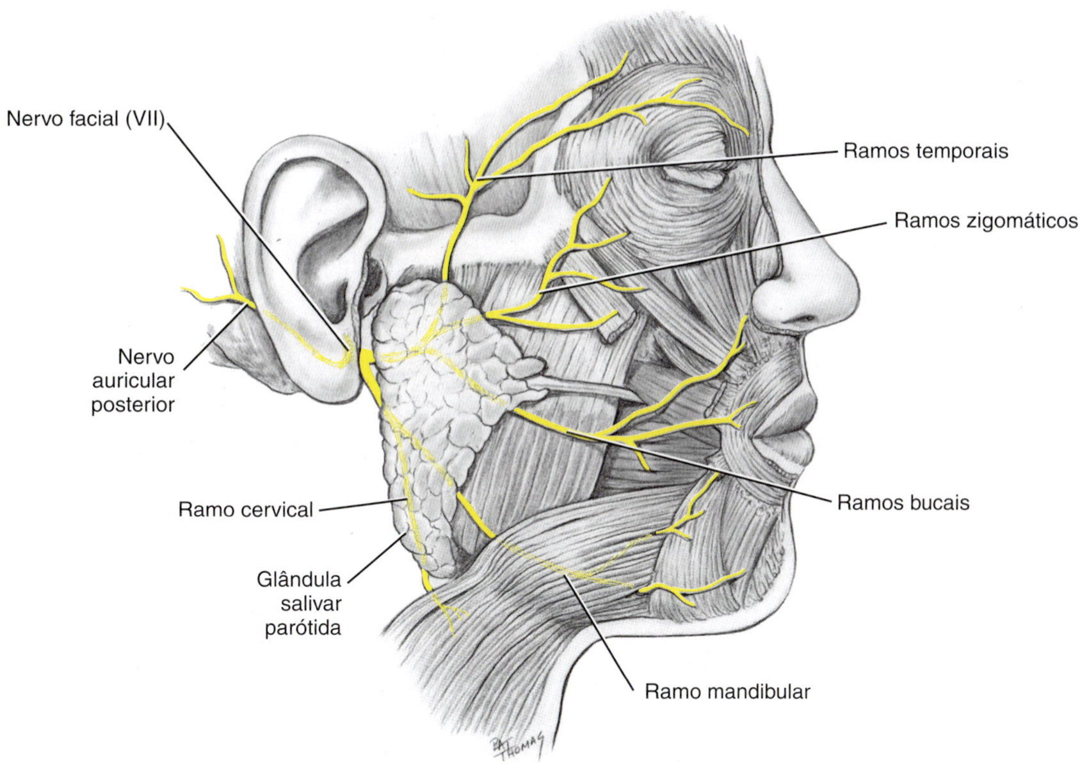


• **Figura 17.7** Distribuição dos nervos faciais.

## Problema

A perda de função motora dos músculos da expressão facial, produzida pela deposição de anestésico local, normalmente é transitória. Não dura mais do que algumas horas, dependendo da formulação anestésica local utilizada, do volume injetado e da proximidade com o nervo facial. Geralmente, ocorre uma perda sensorial mínima ou nenhuma perda.

Durante esse período, o paciente apresenta paralisia unilateral e é incapaz de usar esses músculos (Figura 17.8). O principal problema associado à paralisia transitória do nervo facial é cosmético: o rosto da pessoa parece desequilibrado. Não há tratamento conhecido, além de esperar pela resolução do efeito do fármaco.

Um problema secundário é quando o paciente é incapaz de fechar voluntariamente um olho. O reflexo protetor da pálpebra do olho é abolido. Piscar e pestanejar se tornam impossíveis. A córnea, no entanto, retém sua inervação; assim, se há irritação, o reflexo da córnea está intacto e as lágrimas lubrificam o olho.

## Prevenção

A paralisia transitória do nervo facial é quase sempre evitável seguindo o protocolo durante o BNAI e o bloqueio do nervo de Vazirani-Akinosi (como descrito no Capítulo 14), ainda que, em algumas situações, os ramos do nervo facial possam estar próximos ao local de deposição de anestésico local nesses bloqueios.

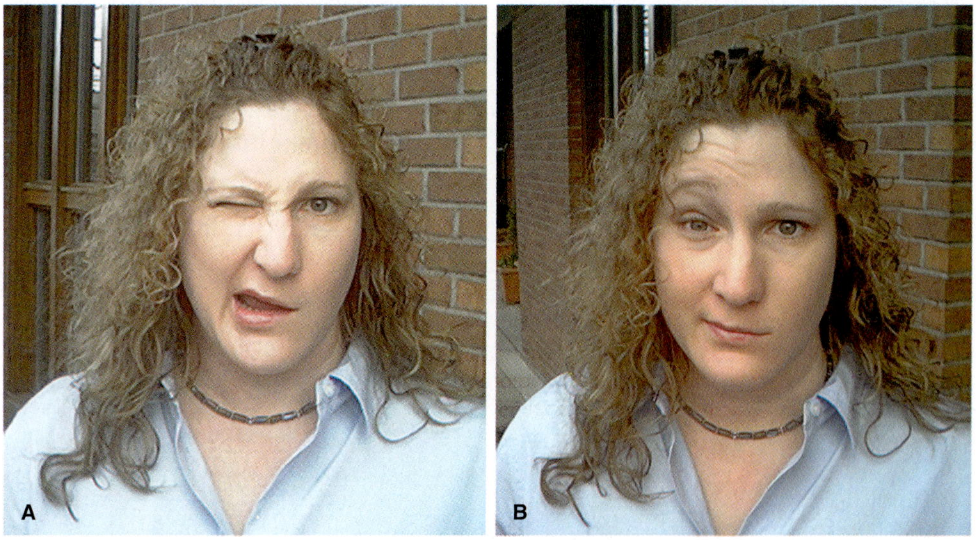


• **Figura 17.8** Paralisia do nervo facial. Incapacidade de fechar a pálpebra (**A**) e inclinação do lábio no lado afetado (à esquerda; **B**).

Essencialmente, uma ponta de agulha que entra em contato com o osso (aspecto medial do ramo) antes de depositar a solução anestésica local impede a possibilidade de este anestésico ser depositado no corpo da glândula parótida durante um BNAI. Se a agulha se defletir posteriormente durante este bloqueio nervoso e não houver contato ósseo, a agulha deve ser retirada quase inteiramente dos tecidos moles, o corpo da seringa trazido posteriormente (direcionando a ponta da agulha mais anteriormente) e a agulha reinserida até entrar em contato com o osso.

Como não há contato com o osso durante o bloqueio do nervo de Vazirani-Akinosi, a inserção excessiva da agulha, absoluta (> 25 mm) ou relativa (25 mm em um paciente menor), deve ser evitada, se possível.

### Tratamento

Dentro de segundos a minutos após a deposição de anestésico local na glândula parótida, o paciente sente enfraquecimento dos músculos no lado afetado do rosto. A anestesia sensorial não está presente nessa situação. O tratamento inclui o seguinte:

1. Tranquilizar o paciente. Explique que a situação é transitória, com duração de várias horas, e que se resolverá sem efeito residual. Mencione que é isso produzido pela ação normal de substâncias anestésicas locais no nervo facial, que é um nervo motor para os músculos da expressão da face.
2. Remover lentes de contato até que o movimento muscular retorne.
3. Colocar um tapa-olho no olho afetado até que o tônus muscular retorne. Se o paciente demonstrar resistência, aconselhe-o a fechar manualmente a pálpebra afetada periodicamente, a fim de manter a córnea lubrificada.
4. Registrar o incidente no prontuário do paciente.
5. Embora não haja contraindicação sobre reinjetar o paciente para obter anestesia mandibular, pode ser prudente renunciar aos cuidados odontológicos adicionais no quadrante nesta consulta.

## Complicações oculares

Após a injeção, os anestésicos locais se difundem em todas as direções em razão de um gradiente de concentração. Para a injeção na cavidade oral, o objetivo é que o anestésico local se difunda para o interior e bloqueie a condução nervosa a partir do local de deposição até o cérebro. Os olhos estão localizados relativamente próximos da boca, especificamente da maxila, e o anestésico local em difusão pode, em raras ocasiões, afetar a função dos nervos ao redor dos olhos, produzindo complicações oculares.

Alamanos *et al.*,[64] em uma revisão sistemática, relataram 89 casos de complicações oculares associadas à injeção intraoral de anestésicos locais. Revisando a literatura de 1954 a 2013, eles encontraram 65 relatos de casos e uma série de casos (24) para um total de 89 relatos de complicações oculares após injeções odontológicas intraorais. Essas complicações estão listadas na Tabela 17.5; 92% delas foram transitórias. O tempo para a resolução de uma complicação ocular transitória foi de mais de 6 horas em 25% dos pacientes. O restante dos casos transitórios se resolveu espontaneamente e mais rápido. Dos 6 pacientes com complicações permanentes, 4 (8%) desenvolveram comprometimento da visão (dano permanente da via óptica; por exemplo, cegueira parcial) e os outros 2 apresentaram uma pupila fixa isolada (iridoplegia) que se manifestou clinicamente como anisocoria (tamanho da pupila desigual). A cegueira permanente completa não foi relatada nos dados revisados.[64] Em sua revisão das técnicas anestésicas utilizadas, Alamanos *et al.*[64] relataram que o bloqueio do nervo mandibular de Gow-Gates foi associado apenas com diplopia, enquanto o comprometimento da visão foi associado mais vezes com os BNAIs do que com os bloqueios nervosos ASP. A distribuição das complicações oculares por arco foi de 46 por injeção maxilar e 42 após injeção mandibular. A substância mais frequentemente administrada quando complicações oculares ocorreram foi a lidocaína (também o anestésico local mais utilizado em odontologia). Existem relatos na literatura de cegueira permanente[65,66] e transitória[67,68] ocorrendo posteriormente a injeções odontológicas de anestésico local.

**Tabela 17.5** Complicações oculares associadas à administração de anestésicos locais.

| |
|---|
| **Amaurose** |
| **Cegueira** |
| **Diplopia (visão dupla)** |
| **Endoftalmia** |
| **Penetração do globo** |
| **Síndrome de Horner (blefaroptose, miose, anidrose, ruborização hemifacial, injeção conjuntival e enoftalmo)** |
| **Acuidade visual prejudicada (visão dupla)** |
| **Midríase (dilatação da pupila)** |
| **Oftalmoplegia (interna ou externa, parcial ou total)** |
| **Ptose** |
| **Estrabismo (convergente ou divergente)** |

De Alamanos C, Raab P, Gamulescu A, Behr M. Ophthalmologic complications after administration of local anesthesia in dentistry: a systematic review. *Oral Surg Oral Med Oral Pathol Oral Radiol.* 2016;121:e39–e350.

### Base anatômica das complicações oculares

1. Difusão do anestésico através de espaços miofasciais ou aberturas ósseas. Sved *et al.*[69] relataram alta incidência de diplopia (35,6%) após os bloqueios trigeminais da segunda divisão ($V_2$) por meio da abordagem do canal palatino maior. Eles observaram que a solução anestésica se difunde através da fissura orbital inferior para afetar os músculos extraoculares. As complicações oculares após injeções mandibulares foram teorizadas como um resultado da solução anestésica local depositada na área dos gânglios cervicais ou estrelados superiores.
2. Injeção inadvertida intra-arterial de anestésico local. Embora este autor acredite que seja altamente improvável – já que as artérias têm paredes musculares que respondem à estimulação ao entrar em espasmo –, foi teorizado que a combinação de uma injeção intra-arterial e uma variação anatômica das artérias meníngeas maxilares e médias pode direcionar a solução anestésica para a artéria oftálmica e dela para a artéria central da retina. O vasoconstritor poderia, então, interromper o fornecimento de sangue para a retina, resultando em fenômenos visuais (fosfenos) ou cegueira, dependendo da duração e do grau da vasoconstrição.[70] Alamanos *et al.*[64] postulam que uma via intra-arterial da solução anestésica poderia causar sintomas sistêmicos, branqueamento da pele e da mucosa, déficits sensoriais, perda da visão e denervação parassimpática.
3. Injeção intravenosa inadvertida de anestésico local.
4. Trauma direto ("raspagem") do plexo periarterial simpático. Esse trauma cria um impulso simpático que viaja para a órbita e pode explicar a dor irradiadora transitória que, às vezes, é sentida durante uma injeção, bem como o branqueamento da pele ou da mucosa.

### Tratamento de complicações oculares

Cada caso envolvendo uma complicação ocular após a administração de anestésicos locais intraorais deve ser avaliada individualmente.[64]

Recomenda-se que uma consulta com um oftalmologista seja realizada sempre que houver incerteza quanto à causa.

Os dados revisados por Alamanos *et al.*[64] mostraram que a diplopia e o estrabismo têm sempre uma característica transitória e que 75% dos casos se resolvem dentro de 6 horas. Portanto, em condições como estrabismo convergente ou diplopia binocular, pelo menos até que o efeito anestésico seja resolvido, uma abordagem de "observação" é recomendada; medidas de apoio, como a tranquilização do paciente e a aplicação de tampões no olho afetado, também devem ser realizadas, pois a visão monocular é desprovida de capacidade de julgamento de distância, tornando mais perigoso para o paciente operar um veículo motorizado.[64]

## Trismo

O trismo, do grego *trismos*, é definido como um espasmo tetânico prolongado dos músculos da mandíbula em que a abertura normal da boca é restrita (mandíbula trancada). Essa designação foi originalmente usada apenas no tétano, mas, como a incapacidade de abrir a boca pode ser vista em várias outras condições, o termo é empregado atualmente no movimento restrito da mandíbula, independentemente da causa.[71] Embora a dor pós-injeção seja a complicação mais comum da anestesia local, o trismo pode se tornar um dos problemas mais crônicos e complicados de lidar.[72-74]

### Causas

O traumatismo nos músculos ou vasos sanguíneos na fossa infratemporal é o fator causal mais comum no trismo associado à injeção odontológica de anestésicos locais.

As soluções anestésicas locais nas quais álcool ou soluções de esterilização a frio se difundiram produzem irritação dos tecidos (p. ex., músculos), potencialmente levando ao trismo. Os anestésicos locais demonstraram ser ligeiramente miotóxicos para os músculos esqueléticos, especialmente considerando o pH altamente ácido das soluções contendo um vasoconstritor (pH ~ 3,5 a 4,4). A injeção de solução anestésica local por via intra ou supramuscular leva a uma rápida necrose progressiva das fibras musculares expostas.[75-77]

Hemorragia é outra causa de trismo. Grandes volumes de sangue extravascular podem produzir irritação dos tecidos, levando à disfunção muscular conforme o sangue é lentamente reabsorvido (em aproximadamente 2 semanas). A infecção de baixo grau após a injeção também pode causar trismo.[78]

Toda inserção de agulha produz algum dano ao tecido através do qual ela passa. É lógico, então, que múltiplas penetrações de agulha se correlacionem com a maior incidência de trismo pós-injeção. Além disso, Stacy e Hajjar[79] descobriram que, de 100 agulhas usadas para a administração de BNAI, 60% estavam farpadas na remoção dos tecidos. A farpa ocorreu quando a agulha entrou em contato com o aspecto medial do ramo mandibular. A retirada da agulha do tecido aumentou a probabilidade de envolvimento do nervo lingual ou alveolar inferior (*i. e.*, parestesia) e o desenvolvimento de trismo. Volumes excessivos de solução anestésica local depositados em uma área restrita produzem a distensão dos tecidos, o que pode levar ao trismo pós-injeção. Isso é mais comum depois de vários BNAIs errados.

### Problema

Embora geralmente a limitação de movimento associada ao trismo pós-injeção seja pequena, é possível que ocorra uma limitação muito mais grave. A abertura interincisal média nos casos de trismo é de 13,7 mm (variando de 5 a 23 mm).[76] A abertura interincisal média normal é de 44,8 mm (± 9,4) para os homens e de 39,2 mm (± 10,8) para as mulheres.[80] Stone e Kaban[81] relataram 4 casos de trismo grave após múltiplos bloqueios de nervos BNAIs ou ASP, 3 dos quais necessitaram de intervenção cirúrgica. Antes da cirurgia, os pacientes tinham aberturas mandibulares limitadas de aproximadamente 2 mm, apesar dos regimes de tratamento habituais. Na fase aguda do trismo, a dor produzida pela hemorragia leva a espasmo muscular e limitação do movimento.[82,83] A segunda fase, ou fase crônica, geralmente se desenvolve se o tratamento não for iniciado. A hipomobilidade crônica ocorre secundariamente à organização do hematoma, com fibrose subsequente e contratura da cicatriz.[84] A infecção pode produzir hipomobilidade por aumento da dor, aumento da reação tecidual (irritação) e cicatrização.[78]

### Prevenção

1. Usar uma agulha descartável, estéril e afiada.
2. Tomar cuidado e manusear adequadamente os tubetes de anestésico local odontológico.
3. Usar uma técnica asséptica. Trocar agulhas contaminadas imediatamente.
4. Praticar a técnica de inserção e injeção atraumáticas.
5. Evitar injeções repetidas e várias inserções na mesma área, aumentando seu conhecimento de anatomia e técnica adequada. Usar bloqueios nervosos regionais em vez de infiltração local (injeção supraperiosteal), sempre que possível e racional.
6. Usar volumes efetivos mínimos de anestésico local. Consultar protocolos técnicos específicos para recomendações (ver Capítulos 13 a 15).

O trismo nem sempre é evitável.

### Tratamento

Na maioria dos casos de trismo, o paciente relata dor e alguma dificuldade em abrir a boca no dia seguinte ao tratamento odontológico, no qual um bloqueio do nervo ASP ou, mais comumente, um BNAI foi administrado. Hinton *et al.*[76] relataram que o início do trismo ocorreu entre 1 e 6 dias após o tratamento (média de 2,9 dias). O grau de desconforto e disfunção é diferente, mas costuma ser leve.

Com dor leve e disfunção, o paciente relata dificuldade mínima para abrir a boca. Agende uma consulta para exame. Enquanto isso, prescreva a terapia com calor, enxagues com solução salina morna, analgésicos e, se necessário, relaxantes musculares para controlar a fase inicial do espasmo muscular.[85,86] A terapia com calor consiste em aplicar toalhas quentes e úmidas na área afetada por aproximadamente 20 minutos a cada hora. Para o enxague com solução salina morna, uma colher de chá de sal deve ser adicionada a um copo de 355 mℓ de água morna; o enxague deve ser feito na boca no lado envolvido (e cuspido) para ajudar a aliviar o desconforto do trismo. Ácido acetilsalicílico (325 mg) ou ibuprofeno (600 mg) administrados por via oral geralmente são adequados como analgésico no controle da dor associada ao trismo. Suas propriedades anti-inflamatórias também são benéficas. O diazepam (aproximadamente 10 mg 2 vezes/dia), ou outro benzodiazepínico, é usado para relaxamento muscular, se necessário.

O paciente deve ser aconselhado a iniciar fisioterapia, que consiste em abrir e fechar a boca, além de fazer excursões laterais da mandíbula por 5 minutos a cada 3 a 4 horas. Goma de mascar (sem açúcar, é claro!) é outro meio de proporcionar movimento lateral da articulação temporomandibular.

Registre o incidente, as descobertas e o tratamento no prontuário do paciente. Evite tratamento odontológico adicional na região envolvida até que os sintomas se resolvam e o paciente esteja mais confortável.

Se o atendimento odontológico continuado na área for urgente, como no caso de um dente infeccionado doloroso, pode ser difícil conseguir um controle efetivo da dor enquanto o trismo estiver presente. O bloqueio do nervo mandibular de Vazirani-Akinosi geralmente proporciona alívio da disfunção motora, permitindo que o paciente abra a boca e possibilitando a administração da injeção apropriada para o controle clínico da dor, se necessário.

Em praticamente todos os casos de trismo relacionados com injeções intraorais gerenciadas conforme descrito, os pacientes relatam melhora de sua condição dentro de 48 a 72 horas. A terapia deve ser continuada até que o paciente esteja livre de sintomas. Se a dor e a disfunção persistirem por mais de 48 horas, considera-se a possibilidade de infecção. Antibióticos devem ser adicionados ao regime de tratamento descrito e seu uso deve ser continuado por 7 dias. A recuperação completa do trismo relacionado com a injeção leva cerca de 6 semanas (variação de 4 a 20 semanas).

Para dor ou disfunção grave, se nenhuma resolução for observada dentro de 2 ou 3 dias sem antibióticos, ou dentro de 5 a 7 dias com antibióticos, ou se a capacidade de abrir a boca ficar limitada, o paciente deve ser encaminhado a um cirurgião bucomaxilofacial para avaliação. Outras terapias, incluindo o uso de ultrassom ou aparelhos, estão disponíveis nessas situações.[87,88]

O envolvimento da articulação temporomandibular é raro nas primeiras 4 a 6 semanas após a injeção. A intervenção cirúrgica para corrigir a disfunção crônica pode ser indicada em alguns casos.[76,81]

## Lesão do tecido mole

O trauma autoinfligido nos lábios e na língua é frequentemente causado pelo paciente que morde ou mastiga inadvertidamente esses tecidos enquanto ainda está anestesiado (Figura 17.9).

### Causa

O trauma ocorre com maior frequência em crianças menores, crianças ou adultos com deficiência mental ou física e em pacientes idosos (> 85 anos); no entanto, pode acontecer em pacientes de todas as idades. A principal razão é que a anestesia dos tecidos moles dura significativamente mais do que a anestesia pulpar. Os pacientes odontológicos que recebem anestesia local durante o tratamento geralmente são dispensados do consultório odontológico com dormência residual do tecido mole. (Ver discussão sobre mesilato de fentolamina, o agente de reversão da anestesia local, no Capítulo 20.)

### Problema

O trauma nos tecidos anestesiados pode levar a inchaço e dor significativa quando os efeitos anestésicos se resolvem. Uma criança pequena ou um indivíduo deficiente pode ter dificuldade em lidar com a situação, e isso pode levar a problemas comportamentais. A possibilidade de se desenvolver infecção é remota na maioria dos casos.

### Prevenção

Um anestésico local de duração apropriada deve ser selecionado se as consultas odontológicas forem breves. (Consulte a discussão sobre mastigação labial e duração da anestesia para medicamentos específicos, p. 296.)

Um rolo de algodão pode ser colocado no sulco vestibular ou labial entre os lábios e os dentes, se ainda estiverem anestesiados no momento da dispensa da consulta. O rolo de algodão é preso com fio dental enrolado ao redor dos dentes (para evitar sua aspiração inadvertida; Figura 17.10).

Advirta o paciente e seu responsável quanto a ingerir alimentos, beber líquidos quentes e morder os lábios ou a língua para testar a anestesia. Um adesivo de aviso pode ser usado para crianças (Figura 17.11).

### Tratamento

O tratamento do paciente com lesão autoinfligida de tecidos moles secundária à mordida ou à mastigação da língua ou do lábio é sintomático:

1. Analgésicos (p. ex., dose de ibuprofeno apropriada para a idade) para dor, se necessário.
2. Antibióticos, se necessário, na improvável situação de infecção.
3. Enxagues com solução salina morna, para ajudar a diminuir qualquer inchaço que possa aparecer.
4. Vaselina ou outro lubrificante, para cobrir uma lesão no lábio e minimizar a irritação.

## Hematoma

O extravasamento de sangue em espaços extravasculares pode ser causado por um corte inadvertido de um vaso sanguíneo (artéria ou veia) durante a administração de um anestésico local. O hematoma que se desenvolve subsequentemente ao corte de uma artéria

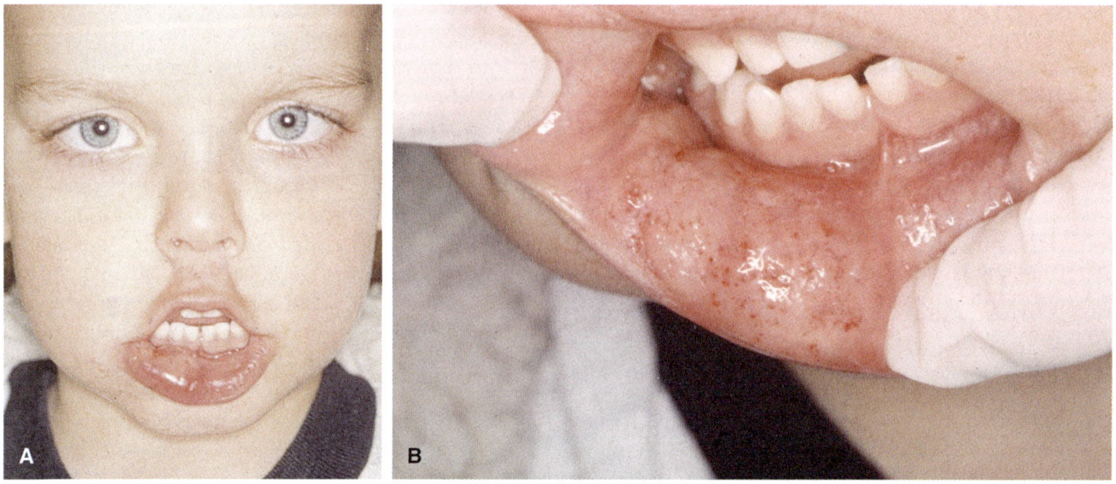


• **Figura 17.9** Lábio traumatizado causado por mordida inadvertida enquanto o paciente ainda estava anestesiado.

costuma aumentar rapidamente de tamanho até que uma medida de controle seja instituída, em razão da pressão significativamente maior de sangue dentro de uma artéria. O entalhe de uma veia pode ou não resultar na formação de um hematoma. A densidade tecidual ao redor do vaso lesado é um fator determinante. Quanto mais denso for o tecido circundante (p. ex., palato), menor será a probabilidade de desenvolvimento de um hematoma, mas, em tecido mais solto (p. ex., fossa infratemporal), grandes volumes de sangue podem se acumular antes que um inchaço seja notado e a terapia instituída, como geralmente acontece quando um hematoma se desenvolve após um bloqueio nervoso ASP.

## Causa

Em virtude da densidade do tecido no palato duro e de sua firme aderência ao osso, um hematoma raramente se desenvolve após uma injeção palatina. Um hematoma bastante grande pode resultar de uma punção arterial ou venosa após um bloqueio do nervo ASP ou um BNAI. Os tecidos que circundam esses vasos acomodam mais rapidamente volumes significativos de sangue. O sangue é liberado dos vasos até a pressão extravascular exceder a pressão intravascular, ou até que ocorra a coagulação. Os hematomas que surgem após o BNAI geralmente são visíveis apenas intraoralmente, enquanto aqueles que ocorrem após o bloqueio do nervo ASP são visíveis extraoralmente (Figura 17.12).

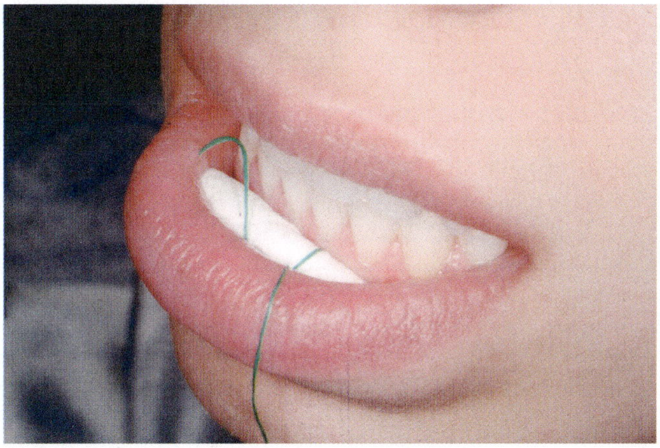

• **Figura 17.10** O rolo de algodão colocado entre os lábios e dentes, fixado com fio dental, minimiza o risco de trauma mecânico acidental aos tecidos anestesiados.

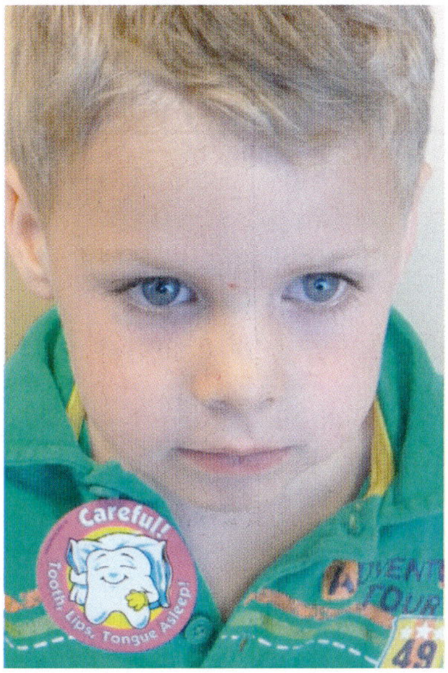


• **Figura 17.11** Adesivo de aviso para ajudar a prevenir traumas a tecidos anestesiados em crianças.

## Problema

Um hematoma raramente produz problemas significativos, além do "hematoma" resultante, que pode ou não ser visível extraoralmente. Possíveis complicações do hematoma incluem trismo e dor. Em geral, o inchaço e a alteração de cor da região desaparecem gradualmente, com resolução completa entre 7 e 21 dias.

Um hematoma configura um inconveniente para o paciente e um constrangimento para a pessoa que administra a substância (Figura 17.13; ver Figura 17.12).

## Prevenção

1. O conhecimento da anatomia normal envolvida na injeção proposta é importante, embora se deva ter em mente que a anatomia "normal" pode diferir consideravelmente entre os pacientes. Algumas técnicas estão associadas a um risco maior de um hematoma visível. O bloqueio do nervo ASP é o mais

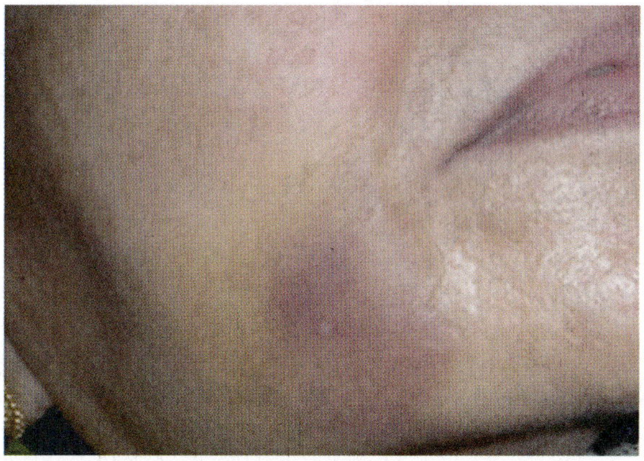

• **Figura 17.12** Hematoma após bloqueio do nervo alveolar superior posterior.

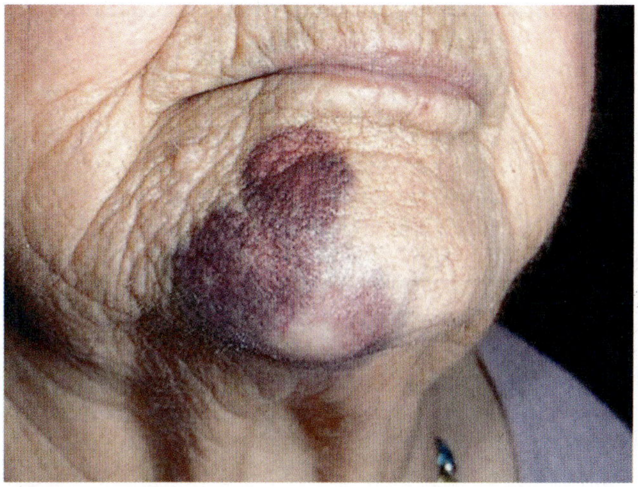

• **Figura 17.13** Hematoma que se desenvolveu após o bloqueio do nervo mentual.

comum, seguido pelo bloqueio dos nervos mentuais/incisivos e pelo BNAI.

2. Modificar a técnica de injeção conforme a anatomia do paciente. Por exemplo, a profundidade de penetração para um bloqueio do nervo ASP pode ser menor em um paciente com características faciais menores.[89,90]
3. Usar uma agulha curta (a agulha curta de calibre 27 é recomendada) para que o bloqueio do nervo ASP diminua o risco de hematoma, que é comumente o resultado da inserção excessiva da agulha.
4. Minimizar o número de penetrações das agulhas no tecido.
5. Nunca usar uma agulha como sonda nos tecidos.

*O hematoma nem sempre é evitável.* Toda vez que uma agulha é inserida no tecido, o risco de punção inadvertida de um vaso sanguíneo está presente.

## Tratamento

### *Imediato*

Quando o inchaço se torna evidente durante ou imediatamente após uma injeção de anestésico local, pressão direta deve ser aplicada ao local da hemorragia. Nenhuma alteração de cor será vista no início de um hematoma, pois o sangue é relativamente profundo dentro dos tecidos moles. Para a maioria das injeções, o vaso sanguíneo está localizado entre a superfície da membrana mucosa e o osso; a pressão localizada deve ser aplicada por no mínimo 2 minutos. Isso interrompe efetivamente o sangramento.

#### Bloqueio do nervo alveolar inferior

A pressão é aplicada ao aspecto medial do ramo mandibular. As manifestações clínicas do hematoma, que são visíveis intraoralmente, incluem possível alteração de cor tecidual e provável inchaço dos tecidos no aspecto medial (lingual) do ramo mandibular.

#### Bloqueio do nervo alveolar superior anterior (infraorbital)

A pressão é aplicada diretamente na pele sobre o forame infraorbital. A manifestação clínica imediata é o desenvolvimento de um "nódulo" de tecido mole abaixo da pálpebra inferior. A alteração de cor se desenvolverá com várias horas. É improvável que ocorra hematoma quando a técnica para bloqueio dos nervos alveolares superiores anteriores, descrita no Capítulo 13, for utilizada, já que se recomenda a aplicação de pressão no local da injeção durante a administração do fármaco e por um período de pelo menos 1 a 2 minutos depois.

#### Bloqueio do nervo incisivo (mentual)

A pressão é colocada diretamente sobre o forame mentual, externamente na pele ou intraoralmente na membrana mucosa. A manifestação clínica inicial é um inchaço quase imediato no sulco mucovestibular na região do forame mentual, seguido, em várias horas, pela alteração de cor da pele do queixo na área do forame mentual (ver Figura 17.13). Como no bloqueio do nervo alveolar superior anterior, aplica-se pressão durante a administração do fármaco e por um período mínimo de 1 a 2 minutos após a administração, minimizando efetivamente o risco de formação de hematoma durante o bloqueio do nervo incisivo (mas não mentual).

#### Bloqueio do nervo bucal ou qualquer injeção palatina

Deve-se colocar pressão no local da hemorragia. Nessas injeções, as manifestações clínicas do hematoma geralmente são visíveis apenas dentro da boca.

#### Bloqueio do nervo alveolar superior posterior

Em geral, bloqueio do nervo ASP produz um hematoma maior e mais desagradável esteticamente. A fossa infratemporal, na qual ocorre o sangramento, pode acomodar um grande volume de sangue. O hematoma geralmente não é reconhecido até que um inchaço incolor apareça no lado da face ao redor da área da articulação temporomandibular (geralmente alguns minutos após a injeção estar completa). Progride durante um período de dias, estendendo-se inferior e anteriormente em direção à região anteroinferior da bochecha. Nessa situação, é difícil aplicar pressão no local da hemorragia em virtude da localização dos vasos sanguíneos envolvidos. Também é relativamente difícil aplicar pressão diretamente na artéria ASP (a principal fonte do sangramento), na artéria facial e no plexo venoso pterigóideo. Eles estão localizados posterior, superior e medial à tuberosidade maxilar. O sangramento normalmente cessa quando a pressão externa nos vasos excede a pressão interna ou quando ocorre a coagulação. Pressão digital pode ser aplicada aos tecidos moles do sulco mucovestibular tão distalmente quanto tolerada pelo paciente (sem provocar reflexo de vômito). Aplica-se pressão nas direções medial e superior. Se disponível, gelo deve ser aplicado (extraoralmente) para aumentar a pressão no local e ajudar a contrair o furo do vaso.

### *Subsequente*

O paciente pode receber alta quando o sangramento parar. Escreva uma nota referente ao hematoma no prontuário odontológico do paciente. Alerte-o sobre uma possível dor e limitação de movimento (trismo). Se qualquer um destes se desenvolver, inicie o tratamento como descrito para o trismo. A alteração de cor provavelmente ocorrerá como resultado de elementos sanguíneos extravasculares; estes serão gradualmente reabsorvidos ao longo de 7 a 21 dias.

Se ocorrer dor no local, aconselhe o paciente a tomar analgésicos, como ácido acetilsalicílico ou outro medicamento anti-inflamatório não esteroide. Não aplique calor na área por pelo menos 4 a 6 horas após o incidente. O calor produz vasodilatação, o que pode aumentar ainda mais o tamanho do hematoma se aplicado muito cedo. Calor pode ser aplicado na região a partir do dia seguinte. Além de funcionar como analgésico, suas propriedades vasodilatadoras podem aumentar a taxa na qual os elementos sanguíneos são reabsorvidos, embora o último benefício seja discutível. O paciente deve aplicar calor úmido na área afetada por 20 minutos a cada hora.

Gelo pode ser aplicado na região imediatamente após o reconhecimento de um hematoma em desenvolvimento. Ele atua como analgésico e vasoconstritor e pode ajudar a minimizar o tamanho do hematoma. O tempo (tintura do tempo) é o elemento mais importante no tratamento de um hematoma. Com ou sem tratamento, um hematoma estará presente por 7 a 21 dias. Evita-se terapia odontológica adicional na região até que os sintomas e sinais se resolvam.

# Dor na injeção

A dor na injeção de um anestésico local pode ser mais bem evitada a partir da adesão cuidadosa ao protocolo básico da injeção atraumática (ver Capítulo 11).

## Causas

1. A técnica de injeção descuidada e uma atitude insensível ("injeções palatinas sempre doem" ou "isso vai doer um pouco") muitas vezes se tornam profecias autorrealizáveis.
2. Uma agulha pode perder a afiação após várias inserções.

3. O depósito rápido da solução de anestésico local é mais desconfortável que o depósito lento e pode causar danos teciduais.
4. Agulhas com farpas (pelo contato abrupto com o osso) podem produzir dor à medida que são retiradas do tecido.[79]

### Problema

A dor na injeção aumenta a ansiedade do paciente e pode levar a um movimento inesperado, aumentando o risco de quebra da agulha, lesão traumática do tecido mole ou lesão por picada de agulha ao administrador.

### Prevenção

1. Adotar as técnicas adequadas de injeção, tanto anatômicas quanto psicológicas.
2. Usar agulhas afiadas.
3. Aplicar anestésico tópico adequadamente antes da injeção.
4. Usar soluções anestésicas locais estéreis.
5. Injetar os anestésicos locais lentamente. A taxa ideal é de 1 mℓ durante 1 minuto; a taxa recomendada é de 1,8 mℓ ou um tubete de 2,2 mℓ durante 1 minuto.
6. Certificar-se de que a temperatura da solução está correta. Uma solução muito quente ou muito fria pode ser mais desconfortável do que uma em temperatura ambiente.
7. Os anestésicos locais tamponados, a um pH de aproximadamente 7,4, demonstraram ser mais confortáveis na administração.[90-92] O tamponamento dos anestésicos locais é discutido mais adiante no Capítulo 20.

### Tratamento

Nenhum tratamento é necessário. No entanto, medidas devem ser tomadas para evitar a recorrência da dor associada à injeção de anestésicos locais.

## Queimadura na injeção

### Causas

A sensação de queimação que ocorre durante a injeção de um anestésico local não é incomum. Várias causas potenciais são conhecidas.

A principal causa de uma leve sensação de queimação é o pH da solução depositada nos tecidos moles. O pH de anestésicos locais "simples" (ou seja, sem vasopressores incluídos) é de aproximadamente 6,5, enquanto as soluções que contêm um vasoconstritor são consideravelmente mais ácidas (em torno de 3,5 a 4,5). Wahl *et al.*[93] compararam a dor à injeção de prilocaína simples *versus* lidocaína com epinefrina (1:100.000) e não encontraram diferença estatística na percepção do paciente; contudo, quando a bupivacaína com epinefrina (1:200.000) foi comparada com a prilocaína simples, foi relatada significativamente mais dor pelos pacientes que receberam bupivacaína.[94]

A injeção rápida de anestésico local, especialmente nos tecidos mais densos e aderentes do palato, produz sensibilidade.

A contaminação de tubetes de anestésico local pode ocorrer quando estes são armazenados em álcool ou em outras soluções de esterilização, levando à difusão dessas substâncias no tubete. Os tubetes armazenados em aquecedores de tubete (aquecidos à temperatura normal do corpo) geralmente são considerados "muito quentes" pelo paciente.

### Problema

Embora geralmente transitória, a sensação de queimação por injeção de anestésico local indica irritação ou dano tecidual. Se for causada pelo pH da solução, desaparecerá rapidamente à medida que a ação anestésica se desenvolve. Em geral, não se observa sensibilidade residual quando a ação anestésica termina.

Quando ocorre sensação de queimação como resultado de injeção rápida, solução contaminada ou solução excessivamente quente, a probabilidade de dano tecidual é maior, e complicações subsequentes, como trismo pós-anestésico, edema ou possível parestesia, são relatadas.

### Prevenção

Ao tamponar a solução anestésica local a um pH de aproximadamente 7,4 logo antes da administração, é possível eliminar a sensação de queimação que alguns pacientes experimentam durante a injeção de uma solução anestésica local contendo vasoconstritor.[90-92]

Diminuir a velocidade da injeção também é útil. A taxa ideal de administração de drogas injetáveis é de 1 mℓ/min. Não se deve exceder a taxa recomendada de 1,8 mℓ/min. O tubete de anestésico deve ser armazenado em temperatura ambiente no recipiente (blister ou lata) em que foi enviado ou em um recipiente adequado sem álcool ou outros agentes esterilizantes. (No Capítulo 7 foram apresentados os devidos cuidados e manuseio dos tubetes odontológicos.)

### Tratamento

Como a maioria dos casos de queimação na injeção é transitória e não leva ao envolvimento prolongado do tecido, o tratamento formal geralmente não é indicado. Nas poucas situações em que desconforto, edema ou parestesia pós-injeção se tornam evidentes, o controle do problema específico é indicado.

## Infecção

A infecção subsequente à administração de anestésicos locais em odontologia é uma ocorrência extremamente rara desde a introdução de agulhas esterilizadas de uso único e tubetes de vidro.

### Causas

A principal causa de infecção pós-injeção é a contaminação da agulha antes da administração do anestésico. A contaminação de uma agulha sempre ocorre quando ela toca a membrana mucosa na cavidade oral. Isso não pode ser evitado e não é um problema significativo, uma vez que a flora bacteriana normal da cavidade oral não leva à infecção do tecido.

Técnica inadequada no manuseio do equipamento de anestesia local e preparação incorreta do tecido para injeção são outras possíveis causas de infecção.

#### *Injeção de solução anestésica local em uma área de infecção*

Conforme discutido na seção sobre requisitos de anestesia local em endodontia no Capítulo 16, os anestésicos locais são consideravelmente menos eficazes quando injetados em tecidos infeccionados. No entanto, se eles são depositados sob pressão, como na injeção do ligamento periodontal, a força de sua administração pode transportar bactérias para tecidos saudáveis adjacentes, espalhando a infecção.

## Problema

A contaminação de agulhas ou soluções pode causar uma infecção de baixo grau quando a agulha ou solução é colocada em tecidos mais profundos. Se essa situação não for reconhecida e tratada adequadamente, pode levar ao trismo.[61]

## Prevenção

1. Usar agulhas esterilizadas descartáveis.
2. Ter cuidado e manusear adequadamente as agulhas. Tomar precauções para evitar a contaminação da agulha pelo contato com superfícies não estéreis; evitar várias injeções com a mesma agulha, se possível.
3. Cuidados e manuseio adequados dos tubetes de anestésicos locais:
   a. Usar um tubete apenas uma vez (um paciente)
   b. Armazenar os tubetes assepticamente no seu contêiner original, sempre cobertos
   c. Limpar o diafragma com um lenço descartável esterilizado com álcool imediatamente antes do uso, se necessário.
4. Preparar corretamente os tecidos antes da penetração. Secá-los e aplicar antisséptico tópico (opcional).

## Tratamento

A infecção grave, que é rara, dificilmente é reconhecida de imediato. O paciente geralmente relata dor pós-injeção e disfunção (p. ex., trismo) 1 dia ou mais após o tratamento odontológico. Sinais e sintomas evidentes de infecção raramente ocorrem. O tratamento imediato consiste em procedimentos para gerenciar o trismo: calor, analgésicos e relaxantes musculares, se necessários, e fisioterapia. O trismo produzido por outros fatores além da infecção normalmente responde com resolução ou redução dentro de alguns dias. Se os sinais e sintomas do trismo não começarem a responder à terapia conservadora em 3 dias, a possibilidade de uma infecção de baixo grau deve ser cogitada e um curso de antibioticoterapia com 7 a 10 dias deve ser iniciado. Prescrevem-se 29 (ou 41, se 10 dias) comprimidos de penicilina V (de 250 mg). O paciente toma 500 mg imediatamente e depois 250 mg 4 vezes/dia até que todos os comprimidos tenham sido ingeridos. Eritromicina pode ser usada como substituta se o paciente for alérgico à penicilina. Registram-se o progresso e o tratamento do paciente no prontuário odontológico.

# Edema

Inchaço dos tecidos não é uma doença, mas um sinal clínico da presença de algum distúrbio.

## Causas

1. Trauma durante a injeção.
2. Infecção.
3. Alergia: o angioedema é uma resposta possível a anestésicos tópicos do tipo éster em um paciente alérgico (o inchaço localizado do tecido ocorre como resultado de vasodilatação secundária à liberação de histamina).
4. Hemorragia (o derrame de sangue em tecidos moles produz inchaço).
5. Injeção de soluções irritantes (tubetes contendo álcool ou solução de esterilização a frio).
6. O *angioedema hereditário* é uma condição caracterizada pelo início súbito de forte edema que afeta a face, as extremidades e as superfícies mucosas do intestino e do trato respiratório, muitas vezes sem fatores precipitantes. A manipulação de tecido dentro da cavidade oral, incluindo a administração de anestésico local, pode precipitar um ataque. Os lábios, as pálpebras e a língua estão frequentemente envolvidos.[95] Karlis *et al.*[96] observaram que 15 a 33% dos pacientes com angioedema não tratados morreram de obstrução aguda das vias respiratórias, como resultado do edema laríngeo.

## Problema

O edema relacionado com a administração de anestésicos locais raramente é de intensidade suficiente para produzir problemas significativos, como a obstrução das vias respiratórias. A maioria dos casos de edema relacionado com o anestésico local resulta em dor e disfunção da região e constrangimento para o paciente. O edema angioneurótico produzido por um anestésico tópico em um indivíduo alérgico, embora extremamente raro, pode comprometer a via respiratória. O edema da língua, da faringe ou da laringe pode se desenvolver e é uma situação potencialmente fatal que requer tratamento vigoroso (inclusive com acionamento de serviços médicos de emergência).[97]

## Prevenção

1. Cuidados e manuseio adequados do arsenal de anestesia local.
2. Usar técnica de injeção atraumática.
3. Fazer uma avaliação médica adequada do paciente antes da administração da droga.

## Tratamento

O tratamento do edema baseia-se na redução do inchaço o mais rapidamente possível e na causa do edema. Quando produzido por injeção traumática ou pela introdução de soluções irritantes, o edema geralmente é de grau mínimo e se resolve em alguns dias sem terapia formal. Nesta e em todas as situações em que o edema está presente, pode ser necessário prescrever analgésicos para o tratamento da dor.

Após a hemorragia, o edema se resolve mais lentamente (mais de 7 a 21 dias) à medida que elementos sanguíneos extravasados são reabsorvidos pelo sistema vascular. Se sinais de hemorragia (*i. e.*, alteração de cor azulada progredindo para verde, amarelo e outras cores) forem evidentes, o tratamento segue o anteriormente apresentado para o hematoma.

O edema produzido pela infecção não se resolve de forma espontânea, mas pode se tornar progressivamente mais intenso se não for tratado. Se os sinais e sintomas de infecção (dor, disfunção mandibular, edema, calor) não parecerem se resolver no prazo de 3 dias, a terapia antibiótica deve ser instituída, conforme descrito anteriormente.

O edema induzido pela alergia é potencialmente fatal. O grau e a localização são altamente significativos. Se o edema se desenvolver nos tecidos moles bucais e não houver envolvimento das vias respiratórias, o tratamento consiste em injeção intramuscular imediata (no músculo vasto lateral) de 50 mg (adulto) ou 25 mg (criança até 30 kg) seguida de 3 dias de terapia com bloqueador de histamina oral e consulta com um alergista para determinar a causa precisa.

Se o edema ocorrer em qualquer área que comprometa a respiração, o tratamento consiste em:

1. P (posição): se inconsciente, o paciente deve ser colocado em posição supina.

2. C-A-R (circulação, vias respiratórias, respiração): administrar o suporte básico de vida, conforme necessário.
3. D (tratamento definitivo): acionar serviços médicos de emergência (p. ex., 192).
4. Administrar epinefrina: 0,3 mg (0,3 mℓ de solução de epinefrina a 1:1000) para peso superior a 30 kg, 0,15 mg (0,15 mℓ de solução de epinefrina 1:1000) para peso entre 15 e 30 kg, intramuscular, no vasto lateral, a cada 5 minutos até a resolução do desconforto respiratório.
5. Administrar bloqueador de histamina por via intramuscular ou intravenosa.
6. Administrar corticosteroide por via intramuscular ou intravenosa.
7. Fazer uma preparação para a cricotirotomia se a obstrução total das vias respiratórias parecer estar se desenvolvendo. Isso é extremamente raro, mas é a razão para convocar médicos de emergência o mais rápido possível.
8. Avaliar cuidadosamente a condição do paciente antes de sua próxima consulta a fim de determinar a causa da reação.

## Descamação de tecidos

A irritação prolongada ou isquemia dos tecidos moles gengivais pode levar a uma série de complicações desagradáveis, incluindo descamação epitelial e abscesso estéril.

### Causas

#### *Descamação epitelial*

1. Aplicação de um anestésico tópico aos tecidos gengivais por período prolongado.
2. Sensibilidade aumentada dos tecidos ao anestésico local tópico ou injetável.

#### *Abscesso estéril*

1. Secundário à isquemia prolongada resultante do uso de anestésico local com vasoconstritor (geralmente norepinefrina).
2. Geralmente se desenvolve no palato duro.

### Problema

A dor, às vezes grave, pode ser uma consequência da descamação epitelial ou de um abscesso estéril. É remotamente possível que uma infecção possa se desenvolver nessas áreas.

### Prevenção

Usar anestésicos tópicos como recomendado. Deixar a solução entrar em contato com as membranas mucosas por 1 a 2 minutos para maximizar sua eficácia e minimizar a toxicidade.

Quando se está usando vasoconstritores para hemostasia, não se deve utilizar soluções excessivamente concentradas. A norepinefrina (Levophed®) 1:30.000 é o agente com maior probabilidade de produzir isquemia de duração suficiente para causar dano tecidual e abscesso estéril. A norepinefrina não está disponível em nenhuma solução anestésica local odontológica na América do Norte. A epinefrina (1:50.000) também pode causar esse problema se injeções repetidas da solução ocorrerem sempre que a isquemia diminui por um longo período (p. ex., várias horas). Os tecidos palatinos são provavelmente o único lugar na cavidade oral onde esse fenômeno pode surgir (Figura 17.14).

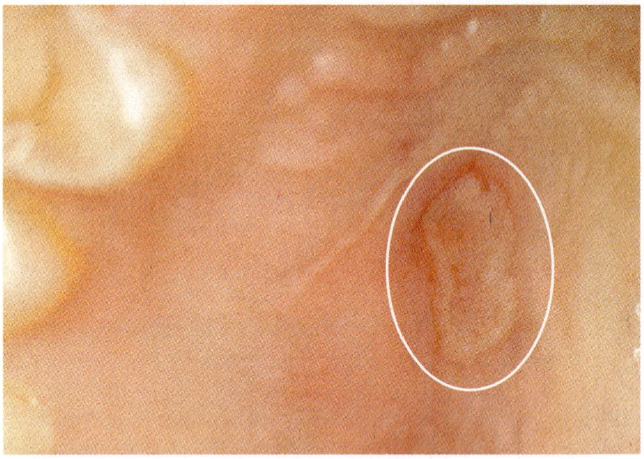

• **Figura 17.14** Descamação do tecido no palato (*círculo*) causada por isquemia prolongada secundária ao uso de anestésico local com alta concentração (1:50.000) de epinefrina.

### Tratamento

Geralmente, não é necessário tratamento formal para a descamação epitelial ou abscesso estéril. Certifique-se de tranquilizar o paciente sobre esse fato.

O tratamento pode ser sintomático. Para a dor, analgésicos como ácido acetilsalicílico ou outro medicamento anti-inflamatório não esteroide e uma pomada aplicada topicamente (pomada de triancinolona; orabase) são recomendados para minimizar a irritação na área. A descamação epitelial é resolvida em poucos dias; o curso de um abscesso estéril pode durar de 7 a 10 dias. Registre os dados no prontuário do paciente.

## Lesões intraorais pós-anestésicas

Os pacientes, às vezes, relatam que aproximadamente 2 dias após uma injeção intraoral de anestésico local ulcerações desenvolvem-se na boca, principalmente em volta do(s) local(is) da(s) injeção(ões). O principal sintoma inicial é a dor, geralmente de natureza intensa.

### Causas

A estomatite aftosa recorrente ou o herpes simples podem ocorrer intraoralmente após uma injeção de anestésico local ou após qualquer trauma nos tecidos intraorais.

A estomatite aftosa recorrente (ulceração aftosa recorrente) é a doença mais comum da mucosa bucal conhecida em seres humanos.[98] A estomatite aftosa recorrente é mais frequentemente observada do que o herpes simples, desenvolvendo-se tipicamente em tecidos gengivais que não estão presos ao osso subjacente (p. ex., tecido móvel), como o vestíbulo bucal (Figura 17.15).

O herpes simples pode se desenvolver intraoralmente, embora seja mais comum observá-lo extraoralmente. É de origem viral e se manifesta como pequenos inchaços nos tecidos ligados ao osso subjacente (p. ex., fixados), como o tecido mole do palato duro (Figura 17.16).

Traumatismos nos tecidos causados por uma agulha, uma solução anestésica local, uma haste flexível ou qualquer outro instrumento (p. ex., braçadeira de borracha, peça de mão) podem ativar a forma latente da doença que estava presente nos tecidos antes da injeção.

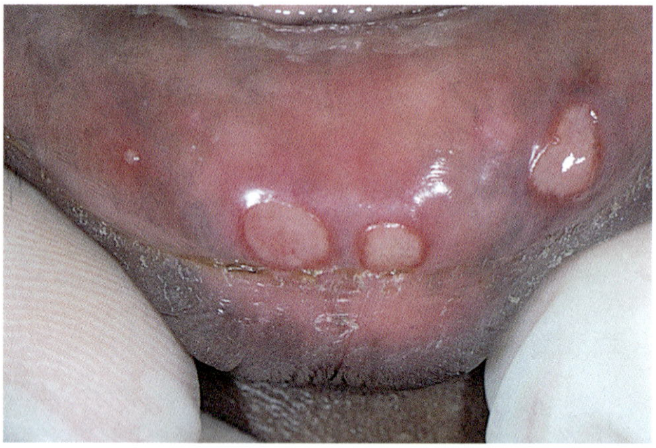

• **Figura 17.15** Estomatite aftosa. (De Eisen D, Lynch D. *The Mouth: Diagnosis and Treatment.* St Louis: Mosby; 1998.)

## Problema

O paciente descreve sensibilidade aguda na área ulcerada e pode considerar que o tecido foi infectado como resultado da injeção de anestésico local que recebeu; contudo, o risco de uma infecção secundária se desenvolver nessa situação é mínimo.

## Prevenção

Infelizmente, não há meios de impedir que lesões intraorais se desenvolvam em pacientes suscetíveis. O herpes simples extraoral, ocasionalmente, pode ser prevenido ou suas manifestações clínicas minimizadas se for tratado em seu estágio prodrômico. O pródromo consiste em uma leve sensação de queimação ou coceira no local onde o vírus está presente (p. ex., lábio). Agentes antivirais, como o aciclovir, aplicados 4 vezes/dia na área afetada, podem efetivamente minimizar a fase aguda desse processo.

## Tratamento

O tratamento primário é sintomático. A dor é o principal sintoma inicial, desenvolvendo-se aproximadamente 2 dias após a injeção. Tranquilize o paciente de que a situação não é causada por uma infecção bacteriana secundária à injeção do anestésico local, mas sim pela exacerbação de um processo que estava presente nos tecidos, em forma latente, antes da injeção. A maioria desses pacientes já experimentaram essa resposta antes e se resignaram a isso acontecer de novo.

Nenhum tratamento é necessário se a dor não for grave. Contudo, se ela faz com que o paciente se queixe, outro tratamento pode ser instituído, geralmente com vários graus de sucesso. O objetivo é manter as áreas ulceradas cobertas ou anestesiadas.

Soluções anestésicas tópicas (p. ex., lidocaína viscosa) podem ser aplicadas, conforme necessário, nas áreas doloridas. Uma mistura de quantidades iguais de difenidramina (Benadryl®) e leite de magnésia usada como enxague na boca reveste eficazmente as ulcerações e proporciona alívio da dor. A orabase, uma pasta protetora sem triancinolona acetonida (Kenalog®), pode proporcionar um grau de alívio da dor. A triancinolona acetonida, um corticosteroide, não é recomendado porque suas ações anti-inflamatórias aumentam o risco de envolvimento viral ou bacteriano. Uma preparação de ácido tânico (Zilactin®) pode ser aplicada topicamente às lesões extra ou intraorais (secar primeiro os tecidos). Estudos da Universidade do Alabama demonstraram que a maioria dos pacientes obtém alívio substancial da dor por até 6 horas.[99,100]

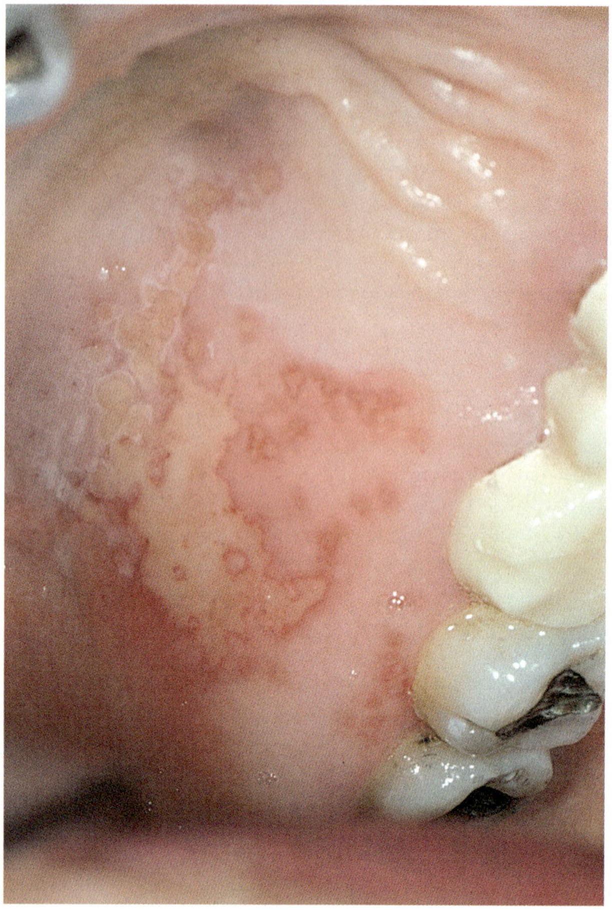

• **Figura 17.16** Lesão intraoral (herpes simples) no palato. (De Eisen D, Lynch D. *The Mouth: Diagnosis and Treatment.* St Louis: Mosby; 1998.)

As ulcerações geralmente duram de 7 a 10 dias com ou sem tratamento. Adicione todas as informações necessárias ao prontuário do paciente.

## Referências bibliográficas


1. Pogrel MA. Broken local anesthetic needles: a case series of 16 patients, with recommendations. *J Am Dent Assoc*. 2009; 140:1517–1522.
2. Septodont. *Septodont Reported Wholesale Sales*. Newark: Septodont; 2006.
3. Amies AB. Broken needles. *Aust Dent J*. 1951;55:403–406.
4. Muller EE, Lernoud R. Surgical extraction of needles broken during local anesthesia of the mandibular nerve. *Acta Odontol Venez*. 1967;5:229–237.
5. Dudani IC. Broken needles following mandibular injections. *J Indian Dent Assoc*. 1971;43:14–17.
6. Kennett S, Curran JB, Jenkins GR. Management of a broken hypodermic needle: report of a case. *J Can Dent Assoc*. 1972;38:414–416.
7. Kennett S, Curran JB, Jenkins GR. Management of a broken hypodermic needle: report of a case. *Anesth Prog*. 1973;20: 48–50.
8. Bump RL, Roche WC. A broken needle in the pterygomandibular space: report of a case. *Oral Surg Oral Med Oral Pathol*. 1973;36:750–752.
9. Hai HK. Retrieval of a broken hypodermic needle: a new technique of localising. *Singapore Dent J*. 1983;8:27–29.
10. Orr DL 2nd. The broken needle: report of case. *J Am Dent Assoc*. 1983;107:603–604.

11. Marks RB, Carlton DM, McDonald S. Management of a broken needle in the pterygomandibular space: report of case. *J Am Dent Assoc.* 1984;109:263–264.
12. Burke RH. Management of a broken anesthetic needle. *J Am Dent Assoc.* 1986;112:209–210.
13. Fox IJ, Belfiglio EJ. Report of a broken needle. *Gen Dent.* 1986;34:102–106.
14. Pietruszka JF, Hoffman D, McGivern BE Jr. A broken dental needle and its surgical removal: a case report. *N Y State Dent J.* 1986;52:28–31.
15. Chaikin L. Broken needles. *N Y State Dent J.* 1987;53(8).
16. Burgess JO. The broken dental needle—a hazard. *Spec Care Dentist.* 1986;8:71–73.
17. Ho KH. A simple technique for localizing a broken dental needle in the pterygomandibular region. *Aust Dent J.* 1988;33: 308–309.
18. Mima T, Shirasuna K, Morioka S, et al. A broken needle in the pterygomandibular space. *Osaka Daigaku Shigaku Zasshi.* 1989;34:418–422.
19. McDonogh T. An unusual case of trismus and dysphagia. *Br Dent J.* 1996;180:465–466.
20. Bhatia S, Bounds G. A broken needle in the pterygomandibular space: report of a case and review of the literature. *Dent Update.* 1998;25:35–37.
21. Bedrock RD, Skigen A, Dolwick MF. Retrieval of a broken needle in the pterygomandibular space. *J Am Dent Assoc.* 1999;130:685–687.
22. Faura-Sole M, Sanchez-Garces MA, Berini-Aytes L, et al. Broken anesthetic injection needles: report of 5 cases. *Quintessence Int.* 1999;30:461–465.
23. Dhanrayani PJ, Jonaidel O. A forgotten entity: 'broken needle while inferior dental block'. *Dent Update.* 2000;27:101.
24. Murray M. A forgotten entity: 'broken needle while administering inferior dental block'. *Dent Update.* 2000;27:306.
25. Zeltser R, Cohen C, Casap N. The implications of a broken needle in the pterygomandibular space: clinical guidelines for prevention and retrieval. *Pediatr Dent.* 2002;24:153–156.
26. Thompson M, Wright S, Cheng LH, et al. Locating broken dental needles. *Int J Oral Maxillofac Surg.* 2003;32:642–644.
27. Baart JA, van Amerongen WE, de Jong KJ, et al. Needle breakage during mandibular block anaesthesia: prevention and retrieval. *Ned Tijdschr Tandheelkd.* 2006;113:520–523.
28. Malamed SF, Reed K, Poorsattar S. Needle breakage: incidence and prevention. *Dent Clin N Am.* 2010;54:745–756.
29. Deleted in Review.
30. Malamed SF, Reed K, Poorsattar S. Needle breakage: incidence and prevention. *Dent Clin N Am.* 2010;54:745–756.
31. Ethunandan M, Tran AL, Anand R, et al. Needle-breakage following inferior alveolar nerve block: implications and management. *Br Dent J.* 2007;202:395–397.
32. Haas DA, Lennon D. A 21-year retrospective study of reports of paresthesia following local anesthetic administration. *J Can Dent Assoc.* 1995;61:329–330, 319–320, 323–326.
33. Pogrel MA, Thamby S. Permanent nerve involvement resulting from inferior alveolar nerve blocks. *J Am Dent Assoc.* 2000; 131:901–907.
34. Pogrel MA, Thamby S. The etiology of altered sensation in the inferior alveolar, lingual, and mental nerves as a result of dental treatment. *J Calif Dent Assoc.* 1999;27:531–538.
35. Dower JS Jr. A review of paresthesia in association with administration of local anesthesia. *Dent Today.* 2003;22:64–69.
36. Haas DA. Localized complications from local anesthesia. *J Calif Dent Assoc.* 1998;26:677–682.
37. Malden NJ, Maidment YG. Lingual nerve injury subsequent to wisdom teeth removal: a 5-year retrospective audit from a high street dental practice. *Br Dent J.* 2002;193:203–205.
38. Heller AA, Shankland WE II. Alternative to the inferior alveolar nerve block anesthesia when placing mandibular dental implants posterior to the mental foramen. *J Oral Implantol.* 2001;27:127–133.
39. Bataineh AB. Sensory nerve impairment following mandibular third molar surgery. *J Oral Maxillofac Surg.* 2001;59:1012–1017.
40. Kasaba T, Onizuka S, Takasaki M. Procaine and mepivacaine have less toxicity in vitro than other clinically used local anesthetics. *Anesth Analg.* 2003;97:85–90.
41. Hillerup S, Jensen R. Nerve injury caused by mandibular block analgesia. *Int J Oral Maxillofac Surg.* 2006;35:437–443.
42. Stenver DI. Pharmacovigilance Working Party of the European Union—Laegemiddelstyrelsen Danish Medicines Agency. *Adverse Effects From Anaesthetics Used in relation With Dental Care With a Special Focus on Anesthetics Containing Articaine.* 2006.
43. Pogrel MA. Permanent nerve damage from inferior alveolar nerve blocks—an update to include articaine. *J Calif Dent Assoc.* 2007;35:271–273.
44. Pogrel MA. Permanent nerve damage from inferior alveolar nerve blocks—a current update. *J Calif Dent Assoc.* 2012;40:795–797.
45. Garisto GA, Gaffen AS, Lawrence HP, et al. Occurrence of paresthesia after dental local anesthetic administration in the United States. *J Am Dent Assoc.* 2010;141:836–844.
46. National Lightning Safety Institute. Lightning strike probabilities. Available at: http://www.lightningsafety.com/nlsi_pls/probability.html. Accessed April 23, 2018.
47. National Weather Service, Lightning Safety. Odds of becoming a lightning victim. Available at: http://www.lightningsafety.noaa.gov/medical. Accessed April 23, 2018.
48. US Food and Drug Administration Center for Drug Evaluation and Research Office of Post-Marketing Drug Risk Assessment: Questions and answers on FDA's adverse event reporting system (FAERS) Available at: https://www.fda.gov/Drugs/GuidanceComplianceRegulatoryInformation/Surveillance/AdverseDrugEffects. Accessed April 23, 2018.
49. Katyal V. The efficacy and safety of articaine versus lignocaine in dental treatments: a meta-analysis. *J Dent.* 2010;38:307–317.
50. Local anesthetic market share. 2015-2018 (2nd quarter). data from Septodont, Inc. Lancaster, PA. www.septodont.com.
51. GfK HealthCare. *Deutscher Dentalmarkt Jahresbericht (DDM).* Nuremberg: GfK HealthCare; 2010.
52. Nickel AA Jr. A retrospective study of paresthesia of the dental alveolar nerves. *Anesth Prog.* 1990;37:42–45.
53. Graff-Radford SB, Evans RW. Lingual nerve injury. *Headache.* 2003;49:975–983.
54. Moore PA, Haas DA. Paresthesia in dentistry. *Dent Clin North Am.* 2010;54:715–730.
55. Malamed SF, Gagnon S, Leblanc D. Safety of articaine: a new amide local anesthetic. *J Am Dent Assoc.* 2001;132:177–185.
56. Shira RB. Surgical emergencies. In: McCarthy FM, ed. *Emergencies in Dental Practice. Prevention and Treatment.* 3rd ed. Philadelphia: W.B. Saunders Company; 1979:521–523.
57. Orr DL II. Legal considerations. In: Malamed SF, ed. *Medical Emergencies in the Dental Office.* 7th ed. St. Louis: Mosby, Elsevier; 2015:113–124.
58. Sisk AL, Hammer WB, Shelton DW, et al. Complications following removal of impacted third molars. *J Oral Maxillofac Surg.* 1986;44:855–859.
59. Pogrel MA, Thamby S. The etiology of altered sensation in the inferior alveolar, lingual, and mental nerves as a result of dental treatment. *J Calif Dent Assoc.* 1999;27:531–535.
60. Pogrel MA. The results of microneurosurgery of the inferior alveolar and lingual nerve. *J Oral Maxillofac Surg.* 2002; 60:484–489.
61. Cooley RL, Coon DE. Transient Bell's palsy following mandibular block: a case report. *Quintessence Int.* 1978;9:9.
62. Crean SJ, Powis A. Neurological complications of local anaesthetics in dentistry. *Dent Update.* 1999;26:344–349.
63. Malamed SF. The possible secondary effects in cases of local anesthesia. *Rev Belg Med Dent.* 2000;55:19–28.
64. Alamanos C, Raab P, Gamulescu A, Behr M. Ophthalmologic complications after administration of local anesthesia in dentistry: a systematic review. *Oral Surg Oral Med Oral Pathol Oral Radiol.* 2016;121:e39–e350.

65. Rishiraj B, Epstein JB, Fine D, Nabi S, Wade NK. Permanent vision loss in one eye following administration of local anaesthesia for a dental extraction. *Br J Oral Maxillofac Surg.* 2005;34:220–223.
66. Perez v Jung. *Superior Court of Washington.* King County: 1KNT; 2015:No. 15-2-15011.
67. Williams JV, Williams LR, Colbert SD, Revington PJ. Amaurosis, ophthalmoplegia, ptosis, mydriasis and periorbital blanching following inferior alveolar nerve block. *Oral Maxillofac Surg.* 2011;15:67–70.
68. Uckan S, Cilasun U, Erkman O. Rare ocular and cutaneous complication of inferior alveolar nerve block. *J Oral Maxillofac Surg.* 2006;64:719–721.
69. Sved AM, Wong JD, Donkor P, et al. Complications associated with maxillary nerve block anaesthesia via the greater palatine canal. *Aust Dent J.* 1992;37:340–345.
70. Hustler A, Crone S. Visual phenomena. *Br Dent J.* 2010;209:488.
71. Tveter-as K, Kristensen S. The aetiology and pathogenesis of trismus. *Clin Otolaryngol.* 1986;11:383–387.
72. Dhanrajani PJ, Jonaidel O. Trismus: etiology, differential diagnosis and treatment. *Dent Update.* 2002;29:88–92, 94.
73. Leonard M. Trismus: what is it, what causes it, and how to treat it. *Dent Today.* 1999;18:74–77.
74. Marien M Jr. Trismus: causes, differential diagnosis, and treatment. *Gen Dent.* 1997;45:350–355.
75. Benoit PW, Yagiela JA, Fort NF. Pharmacologic correlation between local anesthetic-induced myotoxicity and disturbances of intracellular calcium distribution. *Toxic Appl Pharmacol.* 1980;52:187–198.
76. Hinton RJ, Dechow PC, Carlson DS. Recovery of jaw muscle function following injection of a myotonic agent (lidocaine-epinephrine). *Oral Surg Oral Med Oral Pathol.* 1986;59:247–251.
77. Jastak JT, Yagiela JA, Donaldson D. Complications and side effects. In: Jastak JT, Yagiela JA, Donaldson D, eds. *Local Anesthesia of the Oral Cavity.* Philadelphia: WB Saunders; 1995.
78. Kitay D, Ferraro N, Sonis ST. Lateral pharyngeal space abscess as a consequence of regional anesthesia. *J Am Dent Assoc.* 1991; 122:56–59.
79. Stacy GC, Hajjar G. Barbed needle and inexplicable paresthesias and trismus after dental regional anesthesia. *Oral Surg Oral Med Oral Pathol.* 1994;77:585–588.
80. Mezitis M, Rallis G, Zachariades N. The normal range of mouth opening. *J Oral Maxillofac Surg.* 2009;47:1028–1029.
81. Stone J, Kaban LB. Trismus after injection of local anesthetic. *Oral Surg.* 1979;48:29–32.
82. Eanes WC. A review of the considerations in the diagnosis of limited mandibular opening. *Cranio.* 1991;9:137–144.
83. Luyk NH, Steinberg B. Aetiology and diagnosis of clinically evident jaw trismus. *Aust Dent J.* 1990;35:523–529.
84. Brooke RI. Postinjection trismus due to formation of fibrous band. *Oral Surg Oral Med Oral Pathol.* 1979;47:424–426.
85. Himel VT, Mohamed S, Luebke RG. Case report: relief of limited jaw opening due to muscle spasm. *LDA J.* 1988;47:6–7.
86. Kouyoumdjian JH, Chalian VA, Nimmo A. Limited mandibular movement: causes and treatment. *J Prosthet Dent.* 1988; 59:330–333.
87. Carter EF. Therapeutic ultrasound for the relief of restricted mandibular movement. *Dent Update.* 1986;13:508–509, 503, 504, 506.
88. Lund TW, Cohen JI. Trismus appliances and indications for use. *Quintessence Int.* 1993;24:275–279.
89. Harn SD, Durham TM, Callahan BP, Kent DK. The triangle of safety: a modified posterior superior alveolar injection technique based on the anatomy of the PSA artery. *Gen Dent.* 2002; 50:554–557.
90. Harn SD, Durham TM, Callahan BP, et al. The posterior superior alveolar injection technique: a report on technique variations and complications. *Gen Dent.* 2002;50:544–550.
91. Malamed SF, Falkel M. Advances in local anesthetics: pH buffering and dissolved $CO_2$. *Dent Today.* 2012;31:88–93.
92. Comerci AW, Mailer SC, Townsend RD, Teepe JD, Vandewalle KS. Effect of a new local anesthetic buffering device on pain reduction during nerve block injections. *Gen Dent.* 2015;63:74–78.
93. Wahl MJ, Overton D, Howell J, et al. Pain on injection of prilocaine plain vs. lidocaine with epinephrine: a prospective double-blind study. *J Am Dent Assoc.* 2001;132:1398–1401.
94. Wahl MJ, Schmitt MM, Overton DA, et al. Injection pain of bupivacaine with epinephrine vs. prilocaine plain. *J Am Dent Assoc.* 2002;133:1652–1656.
95. Nzeako U, Frigas E, Tremaine W. Hereditary angioedema: a broad review for clinicians. *Arch Intern Med.* 2001;161:2417–2429.
96. Karlis V, Glickman RS, Stern R, et al. Hereditary angioedema: case report and review of management. *Oral Surg Oral Med Oral Pathol Oral Radiol Endodont.* 1997;83:462–464.
97. Hayes SM. Allergic reaction to local anesthetic: report of a case. *Gen Dent.* 1980;28:30–31.
98. Ship JA. Recurrent aphthous stomatitis: an update. *Oral Surg Oral Med Oral Pathol Oral Radiol Endodont.* 1996;82:118.
99. Raborn GW, McGaw WT, Grace M, et al. Herpes labialis treatment with acyclovir 5% modified aqueous cream: a double-blind randomized trial. *Oral Surg Oral Med Oral Pathol.* 1989;67:676–679.
100. Raborn GW, McGaw WT, Grace M, et al. Treatment of herpes labialis with acyclovir: review of three clinical trials. *Am J Med.* 1988;85:39–42.

# 18

# Complicações Sistêmicas

O uso terapêutico de medicamentos é comum em odontologia, sendo a administração de anestésicos locais considerada essencial sempre que procedimentos potencialmente dolorosos são realizados. Estima-se (conservadoramente) que os profissionais nos EUA administrem mais de 6 milhões de tubetes odontológicos por semana, ou mais de 300 milhões por ano. Mundialmente, quase 2 bilhões de tubetes odontológicos (1.960.000.000) são fabricados por ano.[1]

Os anestésicos locais são medicamentos extremamente seguros quando usados conforme recomendado. No entanto, sempre que qualquer medicamento, incluindo os anestésicos locais, é utilizado, o potencial para respostas indesejáveis existe. Neste capítulo, reações adversas sistêmicas aos medicamentos em geral e anestésicos locais em particular serão revisados.

Vários princípios gerais de toxicologia (o estudo dos efeitos nocivos de substâncias químicas ou medicamentos em sistemas biológicos) são apresentados neste capítulo para aprofundar a compreensão do assunto.

Os efeitos nocivos dos medicamentos variam daqueles que não têm consequências e são totalmente reversíveis quando o uso do medicamento é interrompido até os desconfortáveis, mas não necessariamente prejudiciais, ou que podem seriamente incapacitar ou ser fatais para o paciente.

Sempre que qualquer medicamento é administrado, dois tipos de ações podem ser observados: (1) ações desejáveis, que são clinicamente esperadas e geralmente benéficas; e (2) ações indesejáveis, que são adicionais e não são esperadas:

- Princípio 1: Nenhum medicamento exerce uma única ação. Todos os medicamentos exercem muitas ações, desejáveis e indesejáveis. A principal indicação para o uso de qualquer medicamento é o que ele faz de melhor (p. ex., anestésicos locais deprimem a condução nervosa; diazepam deprime o sistema nervoso central [SNC]). Em circunstâncias ideais, o medicamento certo na dose certa é administrado pela via certa para o paciente certo no momento certo para o motivo certo e, assim, não produz efeitos indesejáveis.[2] Essa situação clínica ideal é raramente ou nunca, atingida, porque nenhum medicamento é tão específico que produza apenas as ações desejadas em todos os pacientes
- Princípio 2: Nenhum medicamento clinicamente útil é totalmente desprovido de toxicidade. O objetivo do tratamento medicamentoso racional é maximizar os efeitos terapêuticos e minimizar os efeitos tóxicos de qualquer medicamento. Nenhum medicamento é completamente seguro ou completamente prejudicial. Todos os medicamentos são capazes de produzir danos se manuseados de forma indevida; inversamente, qualquer medicamento pode ser manuseado com segurança se forem tomadas as devidas precauções
- Princípio 3: A toxicidade potencial de um medicamento depende do usuário. Um segundo fator no uso seguro dos medicamentos (após o medicamento em si) é a pessoa a quem o medicamento está sendo administrado. Indivíduos reagem de maneiras diferentes ao mesmo estímulo. Portanto, os pacientes diferem em suas reações a um medicamento. Antes de administrar qualquer substância, o clínico deve fazer perguntas específicas ao paciente sobre seu histórico médico e medicamentoso. A avaliação física e o histórico do diálogo subsequente relacionado com a administração de anestésico local são apresentados nos Capítulos 4 e 10.

## Classificação de reações adversas dos medicamentos

A classificação de reações adversas dos medicamentos (RAM) costumava ser objeto de muita confusão; as reações foram rotuladas como *efeitos colaterais, experiências adversas, doença induzida por medicamentos, doenças de progresso médico, efeitos secundários* e *intolerância*. O termo *reação adversa ao medicamento* é preferido atualmente.

O Quadro 18.1 descreve os três principais métodos pelos quais os medicamentos produzem reações adversas.

Reações de superdosagem, alergia e idiossincrasia são importantes tópicos sobre os anestésicos locais e o controle da dor em odontologia. Um breve resumo de cada tema é apresentado, seguido por um exame aprofundado de superdosagem e alergia.

As *reações de superdosagem* são sinais clínicos e sintomas que se manifestam como resultado de uma relação absoluta ou relativa da administração excessiva de um medicamento, o que leva a níveis sanguíneos elevados do medicamento em seus órgãos-alvo. Órgão-alvo é um lugar no corpo onde o medicamento exerce sua(s) ação(ões) clínica(s). Os sinais e sintomas de superdosagem estão relacionados com a extensão direta das ações farmacológicas

**• Quadro 18.1 Causas de reações adversas a medicamentos.**

Toxicidade causada pela extensão direta dos efeitos farmacológicos normais do medicamento

1. Efeitos colaterais
2. Reações de superdosagem
3. Efeitos tóxicos locais

Toxicidade causada por alteração no recipiente do medicamento

1. Processo de doença (disfunção hepática, insuficiência cardíaca, disfunção renal)
2. Distúrbios emocionais
3. Alterações genéticas (colinesterase plasmática atípica, hipertermia maligna)
4. Idiossincrasia

Toxicidade causada por reações alérgicas ao medicamento

normais do medicamento em seus órgãos-alvo. Os anestésicos locais são medicamentos que agem para deprimir as membranas excitáveis (p. ex., o SNC e o miocárdio são os órgãos-alvo para os anestésicos locais, além dos nervos individuais). Quando administrados corretamente e em dosagens terapêuticas, causam pouca ou nenhuma evidência de depressão do SNC ou do sistema cardiovascular (SCV). Contudo, os sinais e sintomas de depressão seletiva do SNC e do SCV se desenvolvem com níveis sanguíneos aumentados na circulação cerebral ou no miocárdio. *Reação tóxica* é sinônimo de *superdosagem*. As toxinas são venenosas. Todos os medicamentos são venenos quando administrados em excesso, daí o termo *reação tóxica*.

A *alergia* é um estado de hipersensibilidade adquirido por meio da exposição a determinado alergênio (uma substância capaz de induzir reatividade corporal alterada), cuja reexposição acarreta uma capacidade aumentada de reagir. As manifestações clínicas de alergia diferem e incluem:

- Febre
- Angioedema
- Urticária
- Dermatite
- Depressão dos órgãos hematopoéticos
- Fotossensibilidade
- Broncospasmo
- Anafilaxia.

Em contraste com a reação de superdosagem, na qual as manifestações clínicas estão diretamente relacionadas com a farmacologia normal do agente causador, a reação clinicamente observada na alergia é sempre produzida por uma resposta exagerada do sistema imunológico do paciente. As respostas alérgicas a um anestésico local, um antibiótico, látex, marisco, picada de abelha, amendoim ou morango são produzidas pelo mesmo mecanismo e podem apresentar sinais e sintomas clinicamente semelhantes. Todas as reações alérgicas recebem o mesmo tratamento básico. As reações de superdosagem a essas substâncias parecem clinicamente diferentes, necessitando de modos completamente distintos de tratamento de emergência.

Outro ponto de contraste entre superdosagem e alergia se refere à quantidade de "medicamento" necessária para produzir ou provocar a reação. Para uma reação de superdosagem se desenvolver, uma quantidade grande o suficiente do medicamento deve ser administrada para resultar em níveis sanguíneos elevados no(s) órgão(s)-alvo do medicamento. As *reações de superdosagem são dose-relacionadas*. Além disso, o grau de intensidade (gravidade) dos sinais e sintomas clínicos está diretamente relacionado com o nível sanguíneo do medicamento. Quanto maior a dose administrada, maior o nível sanguíneo e mais grave a reação. Por outro lado, *as reações alérgicas não são relacionadas com a dose*. Uma dose elevada de um medicamento administrado a um paciente não alérgico não provoca uma resposta alérgica, enquanto uma quantidade minúscula (p. ex., ≤ 0,1 mℓ) de um medicamento ao qual o paciente é alérgico pode provocar anafilaxia com risco de vida.[3]

A *idiossincrasia*, a terceira categoria de verdadeiras RAMs, é um termo usado para descrever uma resposta inesperada a um medicamento, diferente de suas ações farmacológicas usuais e, assim, assemelhando-se à hipersensibilidade (uma hiper-resposta a um medicamento). No entanto, a idiossincrasia não envolve um mecanismo alérgico comprovado nem mesmo suspeito. Uma segunda definição considera uma reação idiossincrática como qualquer resposta adversa que não é superdosagem nem reação alérgica. Um exemplo é a estimulação ou excitação que se desenvolve em alguns pacientes após a administração de um medicamento depressor do SNC (p. ex., um bloqueador de histamina, como a difenidramina [Benadryl®]). Infelizmente, é praticamente impossível prever quais pessoas terão reações idiossincráticas ou a natureza da idiossincrasia resultante.

Acredita-se que basicamente todos os casos de reação idiossincrática têm um mecanismo genético subjacente. Essas aberrações permanecem não detectadas até que o indivíduo receba um medicamento específico que, então, produz sua expressão clínica bizarra (não farmacológica). O tratamento específico de reações idiossincráticas é difícil de discutir por causa da natureza imprevisível da resposta. O tratamento é necessariamente sintomático e inclui posicionamento, circulação, vias respiratórias, respiração e cuidado definitivo.

A Tabela 18.1 compara alergia e superdosagem.

## Superdosagem

Uma *reação de superdosagem de medicamentos* é definida como sinais clínicos e sintomas que resultam de um nível sanguíneo excessivamente alto de um medicamento em vários órgãos e tecidos-alvo. As reações de superdosagem são as mais comuns de todas as verdadeiras RAMs, representando até 99% em algumas estimativas.[4]

Para uma reação de superdosagem ocorrer, o medicamento primeiro deve obter acesso ao SCV em quantidades suficientes para produzir efeitos adversos em vários tecidos do corpo. Normalmente, tanto a absorção constante do medicamento do seu local de administração para o SCV quanto a remoção constante dele do sangue que sofre redistribuição (p. ex., para o músculo esquelético e gordura) e biotransformação em outras partes do corpo (p. ex., fígado) são observadas. Os níveis de medicamento excessivamente altos no sangue e órgãos-alvo raramente ocorrem (Figura 18.1) nessa situação.

No entanto, este "estado estacionário" pode ser alterado de várias maneiras, levando a uma elevação rápida ou mais gradual do nível sanguíneo do medicamento. Em qualquer situação, uma reação de superdosagem é causada por um nível sanguíneo de um medicamento suficientemente alto para produzir efeitos adversos em vários órgãos e tecidos do corpo em que o fármaco exerce ação clínica (estes são denominados os *órgãos-alvo* do medicamento). A reação continua apenas enquanto o nível sanguíneo do medicamento nos órgãos-alvo permanece acima do seu limiar de superdosagem.

### Fatores predisponentes

A superdosagem de anestésicos locais está relacionada com o nível sanguíneo do anestésico local que continua em determinados tecidos após o medicamento ser administrado. Muitos fatores influenciam a taxa em que o nível é elevado e o tempo que permanece assim. A presença de um ou mais desses fatores predispõe o paciente ao desenvolvimento de superdosagem. O primeiro grupo de fatores se relaciona com o paciente, e o segundo com o medicamento e a área na qual ele é administrado (Quadro 18.2).

**Tabela 18.1** Comparação entre alergia e superdosagem.

| | Resposta clínica | |
|---|---|---|
| | **Alergia** | **Superdosagem** |
| Dose | Não relacionada com a dose | Relacionada com a dose |
| Sinais e sintomas | Similares, dependendo do alergênio | Relacionada com a farmacologia do medicamento administrado |
| Tratamento | Similar (epinefrina e bloqueadores histamínicos) | Diferente: específico para o medicamento administrado |

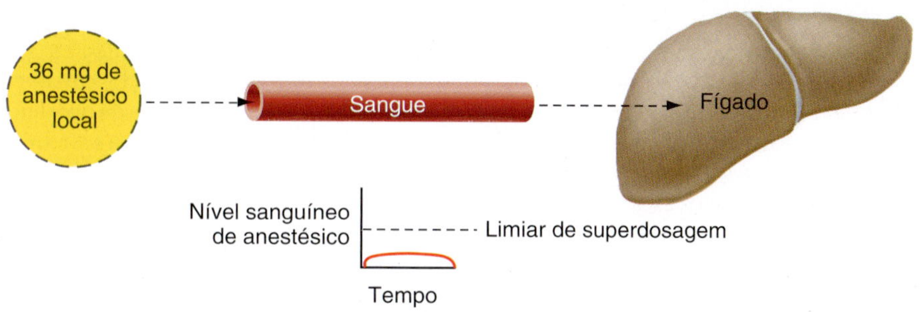


• **Figura 18.1** Em condições normais, ocorrem tanto a absorção constante de anestésico local do sítio de deposição no sistema cardiovascular quanto a constante remoção do medicamento do sangue pelo fígado. O nível sanguíneo do anestésico local (*linha vermelha*) em seus órgãos-alvo (cérebro, miocárdio) permanece baixo e abaixo do nível limiar para superdosagem.

**• Quadro 18.2 Superdosagem de anestésico local: fatores predisponentes.**

**Fatores do paciente**
Idade
Peso
Outros medicamentos
Sexo
Presença de doença
Genética
Atitude mental e meio ambiente

**Fatores do medicamento**
Vasoatividade
Concentração
Dose
Via de administração
Taxa (velocidade) de injeção
Vascularização do local da injeção
Presença de vasoconstritores

## *Fatores do paciente*

### Idade

Embora as RAMs, incluindo a superdosagem, possam ocorrer em pessoas de qualquer idade, indivíduos em ambos os extremos da faixa etária experimentam maior incidência dessas reações.[5-10] As funções de absorção, metabolismo e excreção podem se desenvolver de forma imperfeita em pessoas muito jovens e diminuída em idosos (> 85 anos), aumentando a meia-vida do medicamento, elevando os níveis sanguíneos circulantes e aumentando o risco de superdosagem.[11]

### Peso

Quanto maior o peso corporal (magro) de um paciente (dentro de certos limites), maior é a dose de um medicamento que pode ser tolerada antes de ocorrerem reações por superdosagem (desde que o paciente responda "normalmente" ao medicamento). A maioria dos medicamentos é distribuída uniformemente por todo o corpo. Os indivíduos maiores têm maior volume de sangue e, consequentemente, menor nível do fármaco por mililitro de sangue. As doses máximas recomendadas (DMRs) de anestésicos são normalmente calculadas com base em miligramas de medicamento por quilograma ou libra de peso corporal. No passado, um dos principais fatores envolvidos na produção de superdosagem de anestésico local foi a falta de consideração desse fator extremamente importante. A determinação de doses máximas de acordo com miligramas por quilo ou miligramas por libra de peso corporal se baseia nas respostas do paciente com "resposta normal", determinadas a partir das respostas de milhares de pacientes. A resposta individual de um paciente à administração de medicamentos, no entanto, pode demonstrar uma variação significativa. A curva de distribuição normal (Figura 18.2) ilustra esse fato. O nível sanguíneo cerebral usual de lidocaína necessário para induzir uma atividade convulsiva é de aproximadamente 7,5 μg/mℓ. No entanto, os pacientes no lado hiporresponsivo desta curva podem não convulsionar até que um nível sanguíneo cerebral significativamente maior seja atingido, enquanto outros (hiper-responsivos) podem convulsionar consideravelmente a um nível sanguíneo cerebral inferior a 7,5 μg/mℓ.

### Outros medicamentos

A administração de medicamentos concomitantes pode influenciar os níveis do anestésico local. Os pacientes que recebem meperidina (Demerol®), fenitoína (Dilantin®), quinidina (um antidisrítmico), ou desipramina (um antidepressivo tricíclico) têm aumento dos níveis sanguíneos do anestésico local e, portanto, podem sofrer ações tóxicas dele a níveis mais baixos por causa da competição de ligação de proteína. O bloqueador de $H_2$-histamínico cimetidina retarda a biotransformação da lidocaína ao competir com o anestésico local por enzimas oxidativas hepáticas, levando a um nível sanguíneo elevado de lidocaína.[12-14]

### Sexo

Estudos em animais mostraram que o sexo é um fator na distribuição, na resposta e no metabolismo do medicamento, embora não seja de grande significado em seres humanos. Nestes, a única instância de diferença entre sexos que afeta uma resposta de medicamento é a gravidez. Durante a gravidez, a função renal pode ser perturbada, levando à excreção prejudicada de certos medicamentos, seu acúmulo no sangue e aumento do risco de superdosagem. No entanto, os limiares de convulsões anestésicas para o feto, o recém-nascido e a mãe são significativamente diferentes.[13-17] Na mulher adulta, o limiar convulsivo é relatado como sendo de 5,8 mg/kg, no recém-nascido é de18,4 mg/kg e no feto é de 41,9 mg/kg. Acredita-se que isso ocorra como resultado da depuração placentária eficiente da lidocaína no plasma da mãe.

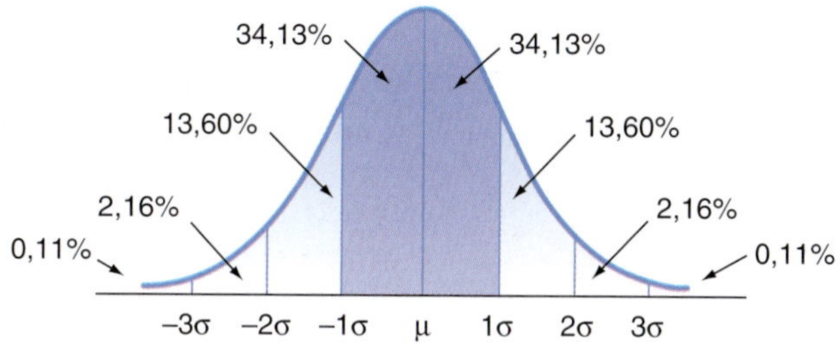


• **Figura 18.2** Curva de distribuição normal (curva de sino).

### Presença de doença

Uma doença pode afetar a capacidade do corpo de transformar um medicamento em um subproduto inativo. A disfunção hepática e renal prejudica a capacidade do corpo de quebrar e excretar o anestésico local, levando a um aumento do nível sanguíneo do anestésico, enquanto a insuficiência cardíaca diminui a perfusão hepática (o volume de sangue que flui através do fígado durante um período específico), aumentando, assim, a meia-vida de anestésicos locais do tipo amida e o risco de superdosagem.[18,19]

### Genética

As deficiências genéticas podem alterar a resposta do paciente a determinados medicamentos. Uma deficiência genética na enzima pseudocolinesterase sérica (colinesterase sérica, pseudocolinesterase plasmática, colinesterase plasmática) é um exemplo importante. Essa enzima, produzida no fígado, circula no sangue e é responsável pela biotransformação do anestésico local do tipo éster. Uma deficiência nessa enzima, quantitativa ou qualitativamente, pode prolongar a meia-vida de um anestésico local do tipo éster, aumentando seu nível sanguíneo. Aproximadamente 1:2.820 indivíduos, ou 6 a 7% dos pacientes, na maioria das populações têm pseudocolinesterase sérica atípica.[20]

### Atitude mental e meio ambiente

A atitude psicológica de um paciente influencia o efeito de um medicamento. Embora tenha maior importância em relação a medicamentos ansiolíticos ou analgésicos, também é relevante em relação aos anestésicos locais. A atitude psicológica afeta a resposta do paciente a vários estímulos. O paciente apreensivo que reage exageradamente à estimulação (sentindo dor quando é aplicada uma pressão suave) é mais provável de receber dose maior de anestésico local, o que, aparentemente, aumenta o risco de superdosagem de anestésico local. Contudo, um estudo de 2010 em ratos demonstrou que alterações induzidas por estresse na tensão arterial de dióxido de carbono (diminuição de $PaCO_2$) e na pressão parcial de oxigênio no sangue arterial (aumento de $PaO_2$) *elevou* significativamente o limiar de convulsão tanto para a lidocaína quanto para a articaína.[21] O estresse aumentou significativamente o período de latência para a primeira crise tônico-clônica induzida por doses tóxicas de lidocaína e articaína.[21]

## *Fatores dos medicamentos*

### Vasoatividade

Todos os anestésicos locais usados atualmente como injeção em odontologia são inerentemente vasodilatadores. A injeção nos tecidos moles aumenta a perfusão na área, levando a um aumento da taxa de absorção do fármaco a partir do local da injeção no SCV. Isso causa três efeitos indesejáveis: (1) menor duração da anestesia (2) anestesia clínica não tão profunda e (3) aumento do nível sanguíneo do anestésico local.

### Concentração

Quanto maior a concentração (porcentagem de solução injetada) do anestésico local administrado, maior o número de miligramas por mililitro de solução e maior o volume sanguíneo circulante do medicamento no paciente. Por exemplo, 1,8 mℓ de uma solução a 4% contêm 72 mg do medicamento, mas 1,8 mℓ de uma solução a 2% contêm apenas 36 mg. Se o medicamento é clinicamente eficaz em uma concentração de 2%, concentrações mais altas não devem ser usadas. A menor concentração clinicamente eficaz do medicamento deve ser selecionada para uso. Para anestésicos locais comumente usados em odontologia, essas concentrações "ideais" foram determinadas e estão representadas nas formas comercialmente disponíveis desses medicamentos.

### Dose

Quanto maior o volume de um anestésico local administrado, maior o número de miligramas injetados e maior o nível sanguíneo circulante resultante. A menor dose de um determinado medicamento que seja clinicamente eficaz deve ser administrada. Para cada uma das técnicas de injeção discutidas neste livro, uma dose recomendada foi apresentada. Sempre que possível, essa dose não deve ser excedida. Embora as doses de anestésicos locais "odontológicos" sejam relativamente pequenas em comparação àquelas usadas em muitos bloqueios nervosos não odontológicos, níveis sanguíneos elevados do anestésico local podem ser alcançados em situações clínicas em virtude da maior vascularização do local de injeção intraoral ou da injeção intravascular inadvertida do medicamento.

### Via de administração

Os anestésicos locais, quando usados para controle da dor, exercem efeitos clínicos na área de deposição. Idealmente, então, um anestésico local *não* deve entrar no SCV. Quase todos os outros agentes terapêuticos *devem* entrar no SCV e atingir um nível sanguíneo terapêutico mínimo antes de sua(s) ação(ões) clínica(s) ocorrer(em). Os anestésicos locais administrados para propósitos antidisrítmicos devem alcançar tal nível sanguíneo terapêutico no miocárdio para serem eficazes. De fato, um aspecto envolvido na limitação do controle da dor por um anestésico local consiste em sua difusão no nervo e sua posterior entrada no SCV e na remoção do local de deposição.

Um fator na superdosagem do anestésico local em odontologia é injeção intravascular "inadvertida". Níveis extremamente elevados de medicamentos podem ser obtidos em um curto intervalo de tempo, levando a graves reações de superdosagem.

A absorção de anestésicos locais pelas membranas da mucosa oral também é potencialmente perigosa por causa da taxa em que alguns anestésicos aplicados topicamente entram no SCV. Os cloridratos de lidocaína e tetracaína são absorvidos bem depois da aplicação tópica em membranas mucosas. A benzocaína, que não é solúvel em água, é pouco absorvida.

### Taxa de injeção

A taxa em que um medicamento é injetado é um fator muito importante na causa ou na prevenção de reações de superdosagem por administração intravascular (de acordo como este autor, a taxa de injeção é o fator mais importante). Considerando que a injeção intravascular pode ou não produzir sinais e sintomas de superdosagem (de fato, a lidocaína é frequentemente administrada por via intravenosa em doses de 1 a 1,5 mg/kg para tratar a ectopia ventricular), a taxa com que o medicamento é injetado é um fator importante para determinar se a administração se mostrará clinicamente segura ou perigosa. Malagodi *et al.*[22] demonstraram que a incidência de convulsões com etidocaína aumentou quando a taxa de administração intravenosa foi aumentada.

A administração intravenosa rápida (≤ 15 segundos) de 36 mg de lidocaína produz níveis muito elevados e praticamente garante uma reação de superdosagem. A administração intravenosa lenta (≥ 60 segundos) produz níveis sanguíneos significativamente mais baixos, com risco menor de uma reação grave de superdosagem se desenvolver.

### Vascularização do local da injeção

Quanto maior a vascularização do local da injeção, mais rápida a absorção do medicamento dessa área para a circulação. Infelizmente (no que diz respeito à superdosagem de anestésico local), para odontologia, a cavidade oral é uma das mais áreas vascularizadas de todo o corpo. No entanto, algumas áreas dentro da cavidade oral são bem menos perfundidas (p. ex., o local para deposição anestésica no bloqueio de nervo mandibular de Gow-Gates), e estas geralmente são mais recomendadas do que outros locais mais bem perfundidos (p. ex., aqueles para o bloqueio do nervo alveolar superior posterior ou alveolar inferior).

### Presença de vasoconstritores

A adição de um vasoconstritor a um anestésico local produz diminuição na perfusão de uma área e diminuição da taxa de absorção sistêmica do medicamento. Isso, por sua vez, diminui a toxicidade clínica do anestésico local (ver Tabela 3.1).

## Causas

Níveis sanguíneos elevados de anestésicos locais podem ocorrer em uma ou mais das seguintes situações:

1. A biotransformação do fármaco é incomumente lenta.
2. O medicamento não transformado é eliminado muito lentamente do corpo pelos rins.
3. Uma dose total muito grande é administrada.
4. A absorção do local da injeção é extraordinariamente rápida.
5. A administração é intravascular.

### *Biotransformação e eliminação*

Os anestésicos locais do tipo éster, como um grupo, sofrem mais biotransformação, tanto no sangue quanto no fígado, do que as amidas, cujo metabolismo ocorre quase inteiramente no fígado. A pseudocolinesterase plasmática é a principal responsável por sua hidrólise em ácido *p*-aminobenzoico.

A pseudocolinesterase atípica ocorre em aproximadamente 1:2.820 indivíduos, ou 6 a 7% dos pacientes em uma população cirúrgica.[20] Pessoas com histórico familiar desse distúrbio podem ser incapazes de biotransformar os agentes ésteres na taxa usual e, posteriormente, níveis mais altos de anestésicos podem se desenvolver no sangue.

A presença de pseudocolinesterase atípica é uma contraindicação relativa à administração de anestésicos locais do tipo éster. Os anestésicos locais do tipo amida podem ser usados sem risco aumentado de superdosagem em pacientes com deficiência de pseudocolinesterase.

Os anestésicos locais do tipo amida são biotransformados no fígado por enzimas microssomais hepáticas. Um histórico de doença hepática, no entanto, não é uma contraindicação absoluta ao seu uso. Em um paciente ambulatorial com histórico de doença hepática (classe 2 ou 3 do sistema de classificação do estado físico da American Society of Anesthesiologists [ASA]), os anestésicos locais podem ser usados criteriosamente (contraindicação relativa; Figura 18.3).

Devem ser usados volumes efetivos mínimos de anestésico. As doses médias, mesmo baixas, podem ser capazes de produzir superdosagem se a função hepática estiver comprometida em grau suficientemente grande (classe ASA 4 ou 5); no entanto, essa situação é improvável de ocorrer em um paciente ambulatorial.[19]

A disfunção renal também pode retardar a eliminação da atividade do anestésico local do sangue. Uma porcentagem de todos os anestésicos é eliminada inalterada pelos rins: 2% de procaína, 10% de lidocaína, 5 a 10% de articaína e 1 a 15% de mepivacaína e prilocaína. A disfunção renal pode levar a um aumento gradual no nível de anestésico local ativo no sangue.[18]

### *Dose total excessiva*

Administrados em excesso, todos os medicamentos são capazes de produzir sinais e sintomas de superdosagem (Figura 18.4). As doses precisas de miligramas ou os níveis sanguíneos nos quais os efeitos clínicos são observados são impossíveis de prever. A variabilidade biológica tem grande influência sobre a maneira como as pessoas respondem aos medicamentos.

A DMR de medicamentos administrados parentericamente (injetados), em geral, é calculada após a consideração de diversos fatores, incluindo:

1. *Idade do paciente.* Indivíduos nos dois extremos da faixa etária (*i. e.*, comumente declarada como até 6 anos ou mais de 65 anos)

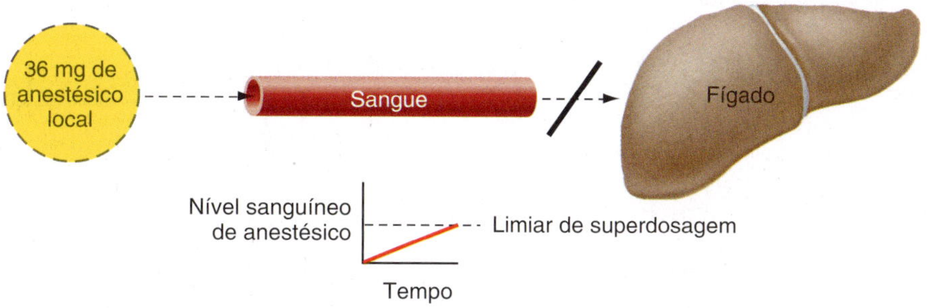


• **Figura 18.3** Em pacientes com disfunção hepática significativa (American Society of Anesthesiologists classe 3 ou 4), a remoção do anestésico local do sangue pode ser mais demorada do que sua absorção por ele, levando a uma elevação lenta, mas constante, do nível sanguíneo de anestésico local.

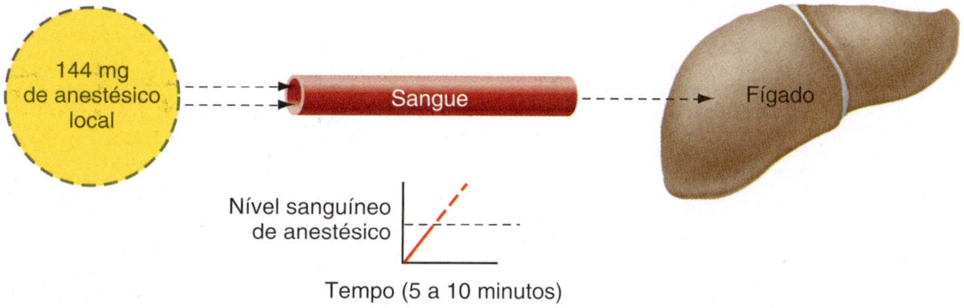


• **Figura 18.4** Mesmo em um paciente com função hepática normal, uma grande dose de anestésico local pode ser absorvida pelo sistema cardiovascular mais rapidamente do que o fígado pode removê-lo. Isso produz uma elevação relativamente rápida do nível sanguíneo de anestésico.

podem ser incapazes de tolerar doses normais, que devem ser diminuídas em conformidade.

2. *Estado físico do paciente.* Para indivíduos clinicamente comprometidos (classes ASA 3, 4 e 5), a DMR calculada deve ser diminuída.
3. *Peso do paciente.* Quanto mais pesada a pessoa (dentro dos limites), maior é o volume de distribuição do medicamento. Com uma dose habitual, o nível sanguíneo do medicamento é menor no paciente mais pesado, de modo que uma dose maior de miligramas pode ser administrada com segurança. Embora essa regra geralmente seja válida, sempre há exceções; deve-se ter muito cuidado sempre que qualquer medicamento é administrado.

As DMRs dos anestésicos locais devem ser determinadas após a consideração da idade, do estado físico e do peso corporal do paciente. A Tabela 18.2 fornece as DMRs com base no peso corporal para articaína, bupivacaína, lidocaína, mepivacaína e prilocaína, de acordo com a Food and Drug Administration (FDA). As DMRs para anestésicos locais podem diferir – em alguns casos de forma significativa – de acordo com cada país.

É altamente improvável que os valores máximos indicados na Tabela 18.2 sejam alcançados na prática odontológica típica. Raramente há uma ocasião para administrar mais de três ou quatro tubetes durante uma consulta odontológica. O bloqueio anestésico regional é capaz de dessensibilizar a boca inteira de um adulto com seis tubetes, ou com dois tubetes na dentição decídua. No entanto, apesar desta capacidade de obter uma anestesia generalizada com um volume mínimo de anestésico, a administração de volume excessivo é a causa mais frequente de superdosagem de anestésico local em odontologia.[23,24]

### Absorção rápida no sistema cardiovascular

Os vasoconstritores são considerados um componente integral de todos os anestésicos locais sempre que a profundidade e a duração da anestesia forem importantes. Existem poucas indicações para o uso de anestésicos locais sem vasoconstritor em odontologia (p. ex., procedimento curto, profundidade mínima de "corte"). Os vasoconstritores aumentam a profundidade e a duração da anestesia e reduzem a toxicidade sistêmica da maioria dos anestésicos locais, atrasando sua absorção no SCV. Eles devem ser incluídos nos anestésicos, a menos que sejam especificamente contraindicados pelo estado médico do paciente ou pela duração do tratamento planejado.[25] A American Dental Association e a American Heart Association resumiram: "Agentes vasoconstritores devem ser usados em anestésicos durante a prática odontológica somente quando é claro que o procedimento será encurtado ou que a analgesia se tornou mais profunda. Quando um vasoconstritor é indicado, deve ser tomado cuidado extremo para evitar a injeção intravascular. Uma quantidade mínima possível de vasoconstritor deve ser usada".[26] A absorção rápida dos anestésicos locais também pode ocorrer após sua aplicação tópica nas membranas da mucosa oral. Adriani[27] demonstrou que a absorção de alguns anestésicos locais aplicados topicamente na circulação é rápida, excedida em taxa apenas pela injeção intravascular direta. Os anestésicos locais projetados para aplicação tópica são usados em uma concentração mais alta do que as formulações apropriadas para administração parenteral.

Do ponto de vista da superdosagem, os anestésicos tópicos do tipo amida, quando aplicados em áreas amplas da membrana mucosa, aumentam o risco de reações graves. A benzocaína, um anestésico éster que não é absorvido ou é pouco absorvido no SCV, é menos provável de produzir uma reação de superdosagem do que as amidas, embora casos de metemoglobinemia por administração excessiva de benzocaína tenham sido relatados.[28-30] O risco de alergia (mais provável com ésteres do que com amidas) deve ser avaliado antes da utilização de qualquer medicamento. Reações de superdosagem graves foram relatadas após a aplicação tópica de anestésicos locais do tipo amida.[31-34]

A área de aplicação de um anestésico tópico deve ser limitada. Existem poucas indicações para a aplicação de um anestésico tópico para mais de um quadrante completo (vestibular e lingual/palatino) de uma só vez. A aplicação de um anestésico tópico do tipo amida em uma área ampla requer uma grande quantidade do agente e aumenta a probabilidade de superdosagem.

Quando um anestésico tópico em *spray* é necessário, o uso de formas de dosagem mensuradas é fortemente recomendado. Bicos descartáveis para *sprays* mensurados tornam a manutenção da esterilidade mais simples (Figura 18.5). Pomadas ou géis, se usados em pequenas quantidades (como na ponta de um aplicador de algodão), podem ser utilizados com risco mínimo de superdosagem.

### Injeção intravascular

A injeção intravascular pode ocorrer com qualquer tipo de injeção, mas é mais provável quando um bloqueio nervoso é administrado:[35]

| Bloqueio nervoso | Taxa de aspiração positiva (%) |
|---|---|
| Alveolar inferior | 11,7 |
| Mentual ou incisivo | 5,7 |
| Alveolar superior posterior | 3,1 |
| Alveolar superior anterior | 0,7 |
| (Longo) bucal | 0,5 |

**Tabela 18.2** Doses máximas recomendadas de anestésicos locais de acordo com a FDA dos EUA.

| Droga | Formulação | Dose máxima recomendada (mg) | Dose (mg/kg) |
|---|---|---|---|
| Articaína | Com epinefrina | Nenhuma listada | 7 |
| Bupivacaína | Com epinefrina | 90 | Nenhuma listada |
| Lidocaína | Com epinefrina | 500 | 7 |
| Mepivacaína | Pura ou com vasoconstritor | 400 | 6,6 |
| Prilocaína | Pura ou com vaso constritor | 600 | 8 |

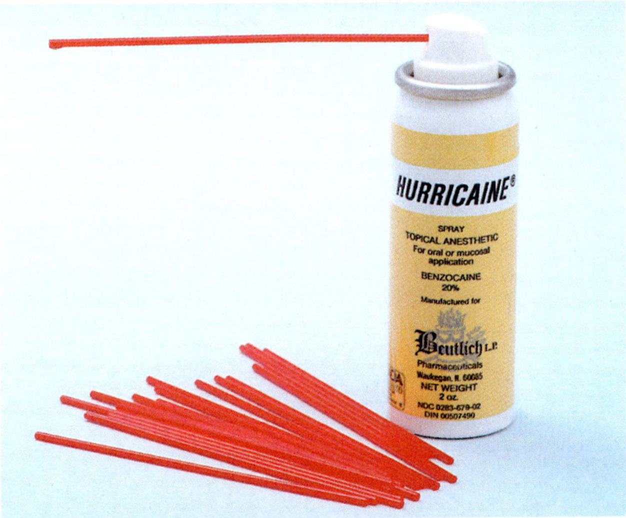


**Figura 18.5** Pulverizador de dose calibrada com cânula descartável.

As injeções intravenosas e intra-arteriais são capazes de produzir superdosagem (Figura 18.6). Aldrete[36] demonstrou que uma injeção intra-arterial rapidamente administrada pode causar um fluxo sanguíneo retrógrado na artéria à medida que o anestésico é depositado (Figura 18.7). As injeções intravasculares de anestésico local não ocorrem na prática usual de odontologia. Com o conhecimento da anatomia do local a ser anestesiado e uma técnica adequada de aspiração antes de a solução anestésica ser depositada (aspirar em dois planos), a ocorrência de superdosagem como resultado da injeção intravascular é altamente improvável.

## Prevenção

Para evitar a injeção intravascular, *utiliza-se uma seringa com aspiração*. Em uma pesquisa inédita realizada por este autor, 23% dos cirurgiões-dentistas questionados afirmaram usar rotineiramente seringas sem aspiração para administrar os anestésicos locais. Não há nenhuma justificativa para o uso de uma seringa sem aspiração para qualquer técnica de injeção intraoral. É impossível determinar a localização precisa da ponta da agulha sem aspirar.

*Utilizar uma agulha de calibre maior do que 27* quando o risco de uma aspiração é alto. Embora a aspiração de sangue seja possível por meio de agulhas de calibre menor, a resistência ao retorno de sangue no lúmen das agulhas de calibre menor é aumentada, levando a uma maior probabilidade de um teste de aspiração não confiável. As técnicas de injeção com maior probabilidade de aspiração positiva ditam, portanto, o uso de uma agulha de calibre 25. A agulha de calibre 27 pode ser usada em vez da agulha de calibre 25, já que permite uma aspiração relativamente confiável; no entanto, o uso de agulhas de calibre 30 deve ser evitado, se possível, quando injeções são administradas em áreas mais

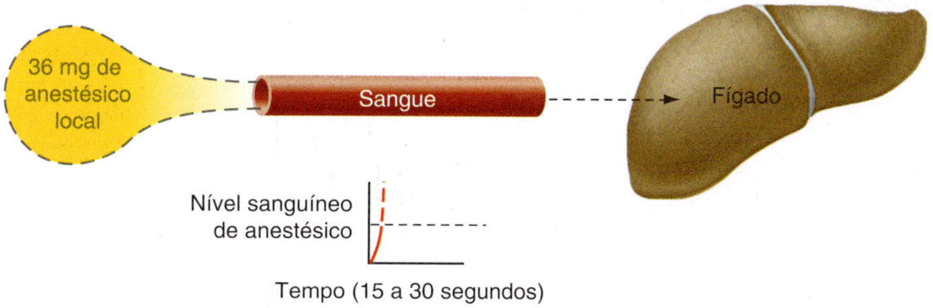


• **Figura 18.6** A administração intravascular rápida de um tubete de anestésico local produz elevação acentuada do nível sanguíneo do anestésico nos órgãos-alvo do medicamento em tempo muito curto.

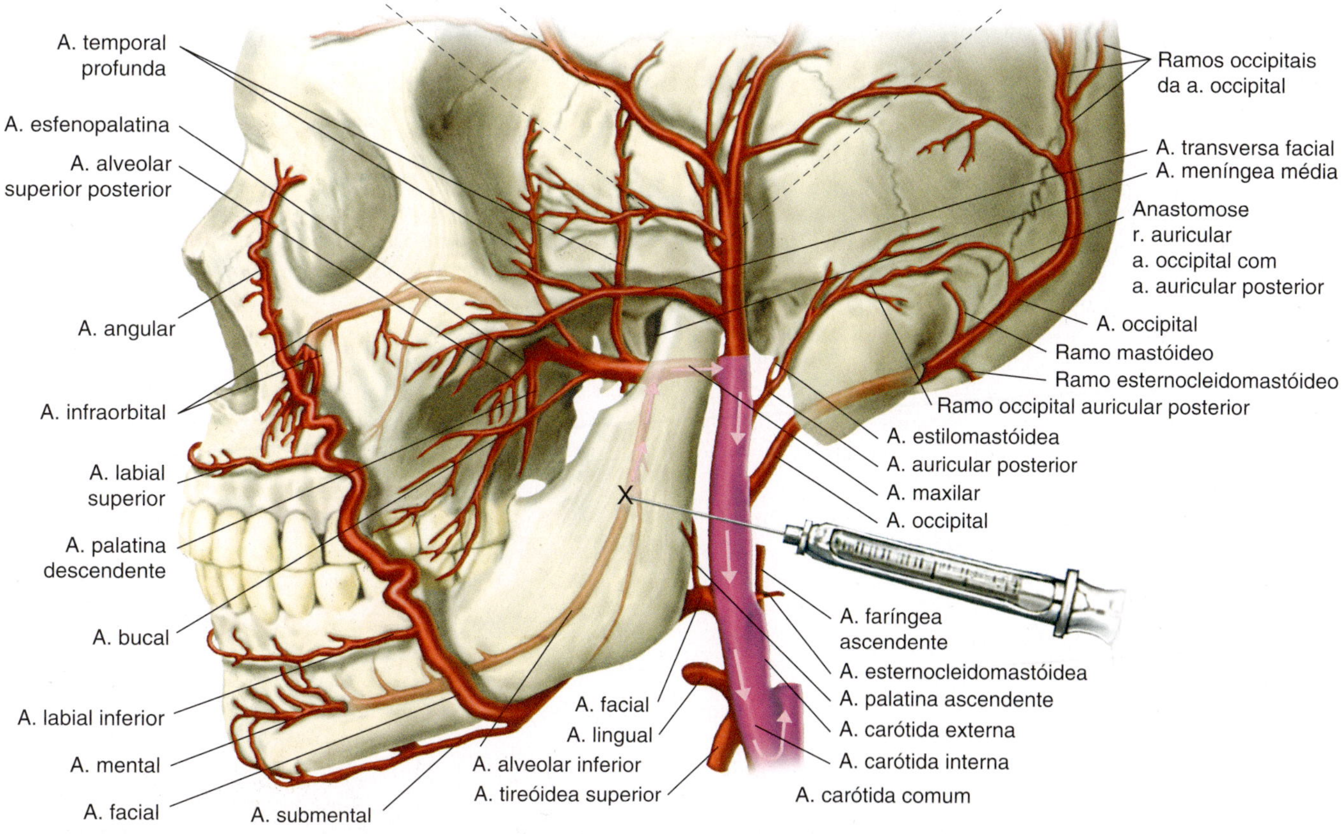


• **Figura 18.7** Fluxo sanguíneo carotídeo revertido. A deposição intra-arterial rápida de anestésico local na região inferior da artéria alveolar (X) produz uma reação de superdosagem. O fluxo sanguíneo nas artérias é revertido por causa da alta pressão produzida pela velocidade de injeção. As setas indicam o caminho da solução para a artéria carótida interna e a circulação cerebral.

vascularizadas da cavidade oral. Infelizmente – na opinião deste autor –, a profissão de cirurgião-dentista nos EUA se afastou do uso da agulha de calibre 25, preferindo usar a agulha de calibre 30 para todas as injeções (ver Tabela 6.2).[37]

*Aspirar em pelo menos dois planos antes da injeção.* A Figura 18.8 ilustra como um teste de aspiração única pode ser negativo mesmo que a ponta da agulha esteja localizada no lúmen de um vaso sanguíneo. O uso de vários testes de aspiração antes da injeção da solução, com o bisel da agulha em diferentes planos, supera esse problema em potencial. Após a aspiração inicial, gira-se a seringa cerca de 45° (para cima ou para baixo) para reorientar o bisel da agulha em relação à parede do vaso sanguíneo e aspira-se novamente.

*Injetar lentamente o anestésico.* A injeção intravascular rápida de 1,8 mℓ de uma solução de anestésico local a 2% produz um nível sanguíneo superior ao necessário para a superdosagem. A injeção rápida é definida (por este autor) como a administração do volume total de um tubete odontológico em 30 segundos ou menos. O mesmo volume de anestésico depositado intravascularmente e lentamente (mínimo de 60 segundos) produz níveis sanguíneos ligeiramente elevados, mas que ainda estão abaixo do mínimo para superdosagem grave (convulsão). No caso em que o nível exceda este mínimo, os sinais e sintomas observados serão menos graves do que os observados após uma injeção mais rápida. A injeção lenta é o fator mais importante na prevenção de RAMs por administração intravascular – ainda mais importante que a aspiração. A taxa ideal de administração de anestésico local é de 1 mℓ/min. Já que muitos cirurgiões-dentistas administram anestésico mais rapidamente do que este ideal, a taxa de administração de anestésico local recomendada corresponde à deposição de um tubete de 1,8 mℓ em não menos de 60 segundos. Como os volumes recomendados de anestésicos locais para a maioria das técnicas de injeção intraoral são consideravelmente menores que 1,8 mℓ, a maior parte das injeções pode ser administrada com segurança (e confortavelmente) em menos de 1 minuto.

**A verdade sobre a superdosagem de anestésico local em odontologia.**[38] A administração de uma dose de anestésico local muito grande em relação ao peso (e à idade) do paciente é a causa mais comum de reações sérias na anestesia local em odontologia. Apesar de alguns casos graves de superdosagem de anestesia local terem ocorrido em pacientes adultos,[7] a maioria esmagadora dos problemas geralmente se desenvolve na criança jovem (2 a 6 anos), leve (< 30 kg) e bem comportada, quando são necessários múltiplos procedimentos em quatro quadrantes e realizados no consultório de um cirurgião-dentista generalista inexperiente.[7] A revisão de muitos casos que resultaram em morbidade grave ou morte revela vários fatores compartilhados, nenhum dos quais, em si, pode representar um problema grave; contudo, quando somados, agem para produzir sinais e sintomas clínicos de superdosagem de anestésico local. Isso é denominado *modelo queijo-suíço* da causa do acidente (Figura 18.9).[39] Esses fatores são apresentados no Quadro 18.3.

1. *Plano de tratamento.* Em entrevistas com odontopediatras treinados (até e inclusive em janeiro de 2019), este autor constatou que, quando apresentado ao paciente descrito nesta seção (jovem, leve, bem comportado), o profissional (com pouquíssimas exceções) não tratará os quatro quadrantes em uma única visita usando apenas a anestesia local. Limitar o tratamento a um ou dois quadrantes por visita é uma abordagem mais racional às necessidades deste paciente e aumenta a segurança.

   Um cirurgião-dentista generalista (bem intencionado) confrontado por pais ou avós que se queixam das dificuldades de chegar ao consultório odontológico e da inconveniência de perder meio dia de trabalho, e que esperam que o cuidado odontológico da criança seja realizado em apenas uma visita (não duas ou mais), pode se sentir pressionado a concordar com esse pedido, aumentando o risco de superdosagem de anestésico local. É mais provável que isso ocorra em consultórios de cirurgiões-dentistas mais jovens (ou seja, "inexperientes"), que ainda estão desenvolvendo sua prática e desejam manter seus pacientes "felizes".
2. *Escolha do anestésico local.* Na maioria dos casos em que uma superdosagem de anestésico local grave ocorreu em crianças, o anestésico administrado foi um medicamento "simples", como cloridrato de mepivacaína 3% (geralmente) ou cloridrato de prilocaína 4%. Ambos são excelentes anestésicos locais – quando usados adequadamente. A lógica por trás da escolha de um medicamento de ação curta para crianças é justificada porque (1) a maioria das consultas pediátricas é rápida e (2) os anestésicos locais comuns têm duração menor da anestesia residual dos tecidos moles, minimizando a probabilidade de lesão inadvertida dos tecidos moles quando a criança morde ou mastiga o lábio ou a língua adormecidos.

   Como regra geral, o odontopediatra administra um anestésico local simples somente quando o tratamento é mínimo e limitado a um quadrante. Se o tratamento se estender a dois ou mais quadrantes na mesma visita, um anestésico local contendo vasoconstritor é selecionado. A anestesia de tecidos moles pós-tratamento prolongado leva à possibilidade aumentada de danos nos tecidos moles; no entanto, esse risco é superado pelos benefícios acumulados pela absorção tardia do anestésico local no SCV (o risco de superdosagem é diminuído). A lesão dos tecidos moles no pós-operatório pode ser evitada de várias maneiras, como prendendo um rolo de algodão no sulco vestibular e aconselhando os pais a vigiarem a criança (ver Capítulos 16

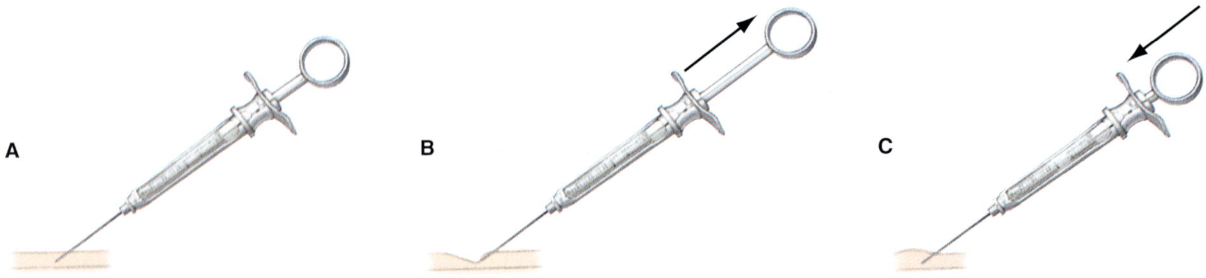


• **Figura 18.8** Injeção intravascular de anestésico local. **A.** A agulha é inserida no lúmen do vaso sanguíneo. **B.** O teste de aspiração é realizado. A pressão negativa puxa a parede do vaso contra o bisel da agulha; portanto, nenhum sangue entra na seringa (aspiração negativa). **C.** O medicamento é injetado. A pressão positiva no êmbolo da seringa força a solução anestésica local para fora através da agulha. A parede do vaso é forçada para longe do bisel e a solução anestésica é depositada diretamente no lúmen do vaso sanguíneo.

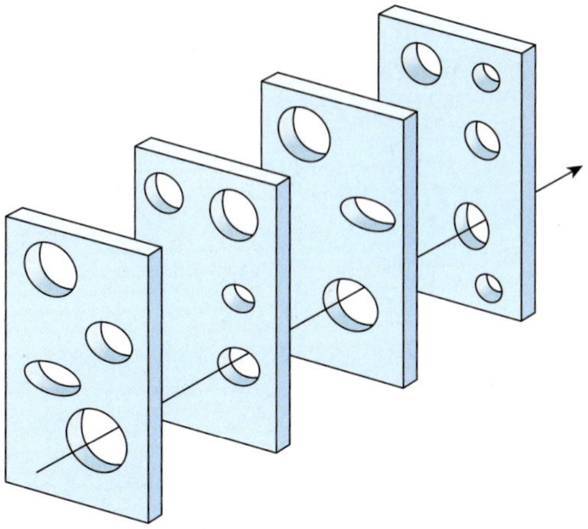

• **Figura 18.9** Modelo de queijo-suíço da causa de acidente. (De Adams JG. *Emergency Medicine, Clinical Essentials.* 2nd ed. Philadelphia: Elsevier; 2013.)

**• Quadro 18.3 Fatores que aumentam o risco de superdosagem de anestésico local em pacientes jovens.**

1. Plano de tratamento em que os quatro quadrantes são tratados com anestésico local em uma visita.
2. O anestésico local administrado é uma solução simples (sem vasoconstritor).
3. Tubetes cheios (1,8 mℓ) administrados em cada injeção.
4. Anestésico local administrado nos quatro quadrantes ao mesmo tempo.
5. Exceder a dose máxima com base no peso corporal do paciente.

e 17). O agente de reversão da anestesia local, o mesilato de fentolamina, diminui significativamente a duração residual da anestesia dos tecidos moles.[40,41] A reversão da anestesia local é discutida no Capítulo 20.

A Tabela 18.3 apresenta o anestésico local de escolha para 117 cirurgiões-dentistas que tratam de crianças.[42]

3. *Volume de anestésico local administrado.* O controle da dor para toda a dentição decídua (quatro quadrantes) pode ser alcançado com aproximadamente dois tubetes de anestésico local. No paciente infantil mais leve (< 30 kg), raramente há necessidade de administrar um volume de 1,8 mℓ de anestésico local em qualquer injeção. No entanto, tubetes completos são comumente administrados quando as crianças recebem anestesia local administrada por cirurgiões-dentistas não pediátricos. Em muitos dos casos em que uma morte ocorreu, um total de cinco, seis ou sete tubetes foi administrado.[5]

   Nessas poucas situações em que o anestésico local deve ser administrado nos quatro quadrantes de uma criança, o controle da dor pode ser alcançado com não mais do que dois tubetes, como se segue: 1/4 de tubete em cada lado para o bloqueio dos nervos incisivos direito e esquerdo (anestesiando todos os dentes inferiores decíduos); metade de um tubete em cada lado para os bloqueios do nervo alveolar inferior direito e esquerdo; e 1/4quarto de um tubete em cada lado para os bloqueios do nervo alveolar superior direito e esquerdo. Em vez do bloqueio do nervo alveolar superior anterior, infiltrações maxilares podem ser administradas com 1/6 ou menos de tubete por injeção (Tabela 18.4).
4. *Anestésico local administrado nos quatro quadrantes de uma vez.* A administração, durante 1 ou 2 minutos, de quatro ou mais tubetes de anestésico local sem vasoconstritor nos quatro quadrantes tem pouco sentido terapêutico e aumenta o risco de superdosagem. A administração de anestésico local para um quadrante, tratando aquela área, depois anestesiando o próximo quadrante, e assim por diante, faz muito mais sentido, tanto do ponto de vista terapêutico quanto de segurança. Para volumes iguais de anestésico local, a administração ao longo de um período maior (p. ex., 1 a 2 horas) resulta em um nível sanguíneo mais baixo quando comparado com a administração da dose inteira de uma só vez.
5. *Exceder a dose máxima com base no peso corporal do paciente.* Um fator importante, especialmente quando pacientes mais jovens e com peso mais leve são tratados, é a DMR. Determina-se o peso do paciente (em quilogramas ou libras) antes do início do tratamento. É preferível pesar a criança em uma balança, porque frequentemente os pais podem oferecer apenas uma estimativa grosseira do peso de seu filho (geralmente subestimando-o). É preciso sempre lembrar que esses números não são absolutos. Exceder a DMR de um medicamento não garante que uma superdosagem irá acontecer (Tabela 18.5). Por outro lado, administrar doses abaixo do máximo calculado pelo peso não é garantia de que as RAMs não serão vistas. A probabilidade de desenvolvimento de RAMs está relacionada com a dose. Doses menores minimizam (mas não eliminam) esse risco; doses maiores aumentam o risco (mas não o garantem).

   As DMRs de anestésicos locais comumente administrados estão resumidas na Tabela 18.5.

A segurança intrínseca dos anestésicos locais é ilustrada na Tabela 18.6, que apresenta o volume de anestésico local administrado em 65 ocasiões por um cirurgião-dentista generalista que removeu os terceiros molares de indivíduos em idade universitária.

**Tabela 18.3** Anestésico local de escolha para 117 cirurgiões-dentistas que tratam de crianças.

| Formulação anestésica local | Porcentagem de medicamento usado preferencialmente |
|---|---|
| Lidocaína 2% + epinefrina | 69 |
| Mepivacaína 3% | 11 |
| Lidocaína 2% | 8 |
| Mepivacaína 2% + levonordefrina | 8 |
| Outra | 4 |

Dados de Cheatham BD, Primosch RE, Courts FJ. A survey of local anesthetic usage in pediatric patients by Florida dentists. *J Dent Child.* 1992;59:401–407.

**Tabela 18.4** Volumes recomendados de anestésico local para injeções intraorais.

| Técnica | Volume adulto (mℓ) | Volume infantil (mℓ) |
|---|---|---|
| Infiltração (supraperiosteal) | 0,6 | 0,3 |
| Alveolar inferior | 1,5 | 0,9 |
| Mandibular de Gow-Gates | 1,8 | 0,9 |
| Mentual ou incisivo | 0,6 | 0,45 |
| Alveolar superior posterior | 0,9 | 0,45 |
| Alveolar superior anterior (infraorbital) | 0,9 | 0,45 |
| Palatino maior (anterior) | 0,45 | 0,2 |
| Nasopalatino | 0,2 | 0,2 |
| Maxilar (segunda divisão) | 1,8 | 0,9 |

**Tabela 18.5** Doses máximas recomendadas de anestésicos locais de acordo com a FDA dos EUA.

| Droga | Percentual clínico | mg/mℓ | Quantidade por tubete de 1,8 mℓ (mg) | Dose recomendada | | Dose máxima absoluta (mg) |
|---|---|---|---|---|---|---|
| | | | | mg/kg | mg/lb | |
| Articaína | 4 | 40 | 72 | 7 | 3,2 | Nenhuma listada |
| Lidocaína | 2 | 20 | 36 | 7 | 3,2 | 500 |
| Mepivacaína | 2 | 20 | 36 | 6,6 | 3 | 400 |
| Mepivacaína | 3 | 30 | 54 | 6,6 | 3 | 400 |
| Prilocaína | 4 | 40 | 72 | 8 | 3,6 | 600 |
| Bupivacaína | 0,5 | 5 | 9 | Nenhuma listada | Nenhuma listada | 90 |

**Tabela 18.6** Administração de anestésico local para remoção dos terceiros molares.

| Número de terceiros molares extraídos na visita | Número de pacientes na categoria | Número de tubetes | Número médio de tubetes |
|---|---|---|---|
| 1 | 5 | 4 a 10 | 6,2 |
| 2 | 13 | 4 a 23 | 12,18 |
| 3 | 8 | 10 a 20 | 15,33 |
| 4 | 39 | 6 a 26 | 19,24 |

Nenhum desses pacientes apresentou resposta adversa ao anestésico local, embora muitos tenham recebido doses muitas vezes superiores à DMR.[43] Essa é uma indicação de que os anestésicos locais são medicamentos extremamente seguros quando administrados em pacientes adultos saudáveis e mais jovens (entre adolescentes e adultos com 20 e poucos anos). Infelizmente, quando são administradas em doses excessivamente grandes a pacientes mais jovens e leves, a superdosagem se torna um risco significativo.

Praticamente todas as reações de superdosagem de anestésico local são evitáveis se o clínico aderir às recomendações simples e básicas apresentadas nesta seção. Na improvável situação em que uma reação de superdosagem se desenvolve, a adesão aos passos básicos do tratamento de emergência levará a um resultado bem-sucedido em quase todos os casos.

## Manifestações clínicas

Os sinais e sintomas clínicos de superdosagem aparecem sempre que o nível sanguíneo no(s) órgão(s)-alvo desse medicamento se torna excessivamente alto para aquele indivíduo (Quadro 18.4). Os órgãos-alvo para anestésicos locais incluem o SNC e o miocárdio. A taxa de início dos sinais e sintomas e, até certo ponto, sua gravidade correspondem a esse nível. A Tabela 18.7 compara os vários modos de superdosagem de anestésico local.

> **Nota:** É possível que a fase "excitatória" da reação de superdosagem seja extremamente breve ou nem ocorra, casos nos quais a primeira manifestação clínica de superdosagem pode ser sonolência, progredindo para inconsciência e parada respiratória. Isso parece ser mais comum com a lidocaína do que com outros anestésicos locais.[44]

A Federal Aviation Administration[45] declara o seguinte em seu *Guia para Examinadores da Aviação*:

Não voe. Aviadores não devem voar enquanto estiverem usando qualquer um dos medicamentos da seção "Não Saia" ou enquanto estiverem usando qualquer um dos medicamentos ou classes/grupos de medicamentos listados abaixo, sem um tempo de espera aceitável após a última dose. Todos esses medicamentos podem causar sedação (sonolência) e prejudicar a função cognitiva, degradando seriamente o desempenho do piloto. Essa deficiência pode ocorrer mesmo quando o indivíduo se sente alerta e aparentemente está funcionando normalmente – em outras palavras, o aviador pode estar "inconsciente da deficiência".

Para a segurança da aviação, aviadores não devem voar após a última dose de qualquer um dos medicamentos abaixo até que tenha decorrido um período igual a:

5 vezes a meia-vida farmacológica máxima do medicamento; ou
5 vezes o intervalo máximo de horas entre doses, se a informação de meia-vida farmacológica não estiver disponível. Por exemplo, há um tempo de espera de 30 horas para uma medicação que é tomada a cada 4 a 6 horas (5 × 6).
Medicamentos "pré-medicação" ou "pré-procedimento". Isso inclui todos os medicamentos utilizados como uma ajuda para pacientes de cirurgia ou *procedimentos odontológicos* [ênfase acrescentada].

**• Quadro 18.4 Níveis de superdosagem.**

**Níveis de superdosagem mínimos a moderados**

| Sinais | Sintomas (progressivos com aumento dos níveis sanguíneos) |
|---|---|
| Loquacidade | Delírios e tontura |
| Medo | Inquietação |
| Excitabilidade | Nervosismo |
| Fala arrastada | Sonolência |
| Gaguejo generalizado, levando a espasmo muscular e tremores das extremidades distais | Sensação de espasmo antes de o espasmo real ser observado (ver "Gaguejo generalizado" em "Sinais") |
| Euforia | Gosto metálico |
| Disartria | Distúrbios visuais (incapacidade de focar) |
| Nistagmo | Distúrbios auditivos (tinido) |
| Sudorese | Sonolência e desorientação |
| Vômito | Perda de consciência |
| Dificuldade de seguir comandos ou de raciocinar | |
| Desorientação | |
| Perda de resposta ao estímulo de dor | |
| Pressão sanguínea elevada | |
| Frequência cardíaca elevada | |
| Frequência respiratória elevada | |

**Níveis de superdosagem moderados a altos**

**Sinais**

Atividade convulsiva tônico-clônica seguida de:

- Depressão generalizada do SNC
- Pressão sanguínea, frequência cardíaca e frequência respiratória diminuídas

**Tabela 18.7** Comparação de formas de superdosagem de anestésico local.

| | Rápida intravascular | Dose total muito alta | Absorção rápida | Biotransformação lenta | Eliminação lenta |
|---|---|---|---|---|---|
| Probabilidade de ocorrência | Comum<br>Rara se for seguida uma técnica de injeção apropriada | Mais comum | Provável com doses "normais altas" se não for usado um vasoconstritor | Incomum | Menos comum |
| Início dos sinais e sintomas | Mais rápida (segundos); a intra-arterial é mais rápida que a intravenosa | 5 a 10 minutos | 5 a 10 minutos | 10 a 30 minutos | 10 minutos a várias horas |
| Intensidade dos sinais e sintomas | Geralmente mais intensa | Início gradual com intensidade elevada; pode se mostrar bastante grave | | Início gradual com aumento lento na intensidade dos sintomas | |
| Duração dos sinais e sintomas | 1 a 2 minutos | Geralmente 5 a 30 minutos; depende da dose e da habilidade de metabolizar ou excretar o medicamento | | Duração potencialmente mais longa por causa da incapacidade de metabolizar ou excretar o(s) medicamento(s) | |
| Prevenção primária | Aspirar 2 vezes, injeção lenta | Administrar doses mínimas | Usar um vasoconstritor; limitar o uso do anestésico tópico ou utilizar um do tipo não absorvido (base) | Avaliação física adequada do paciente antes do tratamento | |
| Grupos de medicamentos | Amidas e ésteres | Amidas; ésteres apenas raramente | Amidas; ésteres apenas raramente | Amidas e ésteres | Amidas e ésteres |

As manifestações clínicas da superdosagem de anestésico local persistirão até que o nível sanguíneo do anestésico nos órgãos afetados (cérebro, coração) caia abaixo do valor mínimo (por meio da redistribuição), ou até que os sinais e sintomas clínicos sejam interrompidos pela administração de terapia medicamentosa apropriada.

## Fisiopatologia

O nível sanguíneo ou plasmático de um medicamento é a quantidade absorvida no SCV e transportada no plasma pelo corpo. Os níveis são medidos em microgramas por mililitro (1,000 μg é igual a 1 mg). A Figura 18.10 ilustra as manifestações clínicas observadas com o aumento dos níveis sanguíneos de lidocaína no SNC e no miocárdio. Os níveis sanguíneos são as melhores estimativas porque é de se esperar uma variação individual significativa de acordo com a curva de distribuição normal.

Os anestésicos locais exercem efeito depressivo em todas as membranas excitáveis. Na prática clínica da anestesia, um anestésico local é aplicado a uma região específica do corpo, onde produz seu efeito primário: depressão reversível da condução nervosa periférica. Outras ações estão relacionadas com sua absorção no SCV e suas ações subsequentes em membranas excitáveis, incluindo músculo liso, miocárdio e SNC.

Após a administração intraoral de 40 a 160 mg de lidocaína, o nível sanguíneo aumenta até um máximo de aproximadamente 1 μg/mℓ. (O intervalo usual é entre 0,5 e 2 μg/mℓ, mas a resposta aos medicamentos difere de acordo com o indivíduo.) Reações adversas ao anestésico são extremamente incomuns na maioria das pessoas com esses níveis sanguíneos normais.

### *Ações no sistema nervoso central*

O SNC é extremamente sensível às ações dos anestésicos locais. À medida que o nível sanguíneo cerebral do anestésico local aumenta, sinais e sintomas clínicos são observados.

Os anestésicos locais atravessam a barreira hematencefálica, produzindo depressão do SNC. Em níveis não excessivos de lidocaína (< 5 μg/mℓ), não são observados sinais ou sintomas clínicos de efeitos adversos do SNC. De fato, a vantagem terapêutica pode ser tomada a níveis sanguíneos entre 0,5 e 4 μg/mℓ, porque nessa faixa a lidocaína demonstra ações anticonvulsivantes.[46-48] O mecanismo dessa ação é a depressão de neurônios hiperexcitáveis encontrados na amígdala de pacientes com convulsão.

Sinais e sintomas de toxicidade do SNC aparecem em níveis sanguíneos de lidocaína superiores a 4,5 μg/mℓ. Uma sensibilidade cortical generalizada é observada: agitação, fala e irritabilidade. As crises tônico-clônicas geralmente ocorrem em níveis superiores a 7,5 μg/mℓ. Com novos aumentos no nível sanguíneo de lidocaína, a atividade convulsiva cessa e um estado de depressão generalizada do SNC se desenvolve. A depressão e a parada respiratória (apneia) são manifestações disso. O Capítulo 2 descreve o método por meio do qual um medicamento depressor do SNC, como um anestésico local, pode produzir sinais e sintomas clínicos da estimulação aparente do SNC.

### *Ações no sistema cardiovascular*

O SCV, especificamente o miocárdio, é consideravelmente menos sensível às ações dos anestésicos locais. As respostas adversas no SCV geralmente não se desenvolvem até muito tempo após o surgimento das ações adversas no SNC.

Os anestésicos locais, principalmente a lidocaína, podem ser usados no tratamento de disritmias cardíacas, especificamente extrassístoles ventriculares (contrações ventriculares prematuras) e taquicardia ventricular. O nível mínimo efetivo de lidocaína para essa ação é de 1,8 μg/mℓ, e o máximo é de 5 μg/mℓ – o nível em que ações indesejáveis se tornam mais prováveis.[49]

Os níveis sanguíneos mais elevados (de 5 a 10 μg/mℓ) provocam pequenas alterações no eletrocardiograma, depressão do miocárdio, diminuição do débito cardíaco e vasodilatação periférica. Nos níveis sanguíneos de lidocaína acima de 10 μg/mℓ, esses efeitos são intensificados: vasodilatação periférica predominantemente massiva, redução acentuada da contratilidade miocárdica, bradicardia grave e possível parada cardíaca.[50,51]

## Tratamento

O tratamento de todas as emergências médicas se baseia na tentativa de manter a vítima viva até que ela se recupere ou até que a ajuda

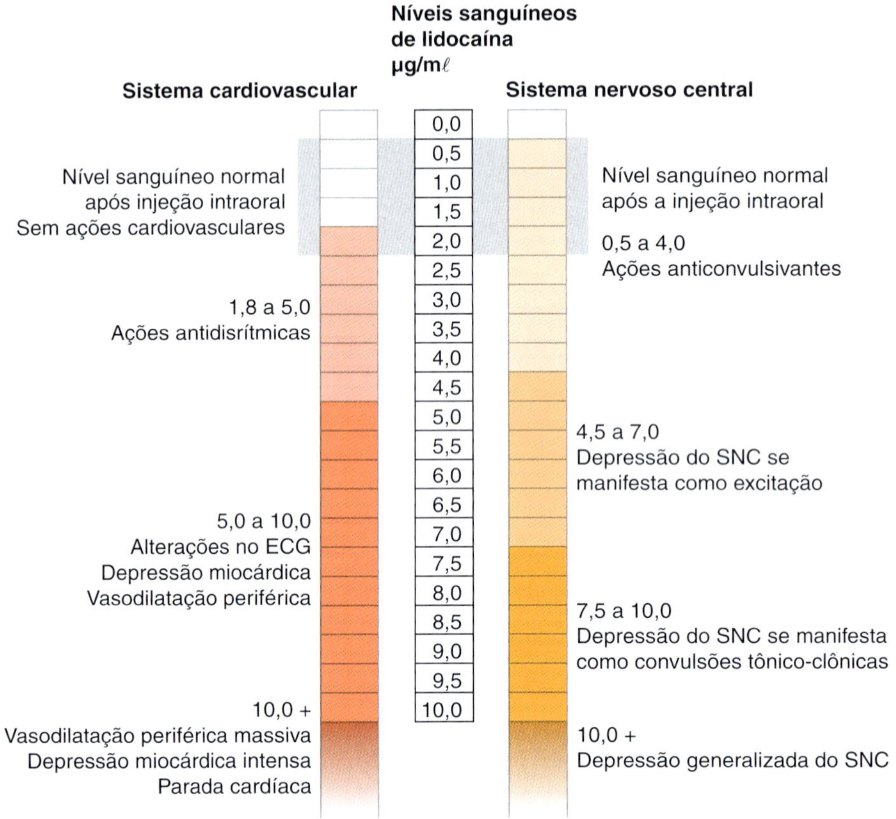


• **Figura 18.10** Níveis sanguíneos e ações do anestésico local no sistema cardiovascular e sistema nervoso central. *ECG*, eletrocardiograma.

chegue ao local para assumir o controle. Com a implementação imediata do protocolo básico de tratamento de emergência, uma reação de superdosagem de anestésico local pode ser resolvida em minutos. O tratamento de uma superdosagem de anestésico local é baseado na gravidade da reação. Na maioria dos casos, a reação é leve e transitória, exigindo pouco ou nenhum tratamento específico além do tratamento básico de emergência. Em outros casos, no entanto, a reação pode ser mais grave e duradoura, caso em que um tratamento mais agressivo é necessário.

A maioria das reações de superdosagem de anestésicos locais é autolimitada, pois o nível sanguíneo nos órgãos-alvo (p. ex., miocárdio, cérebro) continua diminuindo com o tempo, à medida que a reação progride e o anestésico local é redistribuído (se o coração ainda estiver bombeando efetivamente, como de costume). Apenas raramente serão necessários outros medicamentos além do oxigênio para interromper uma superdosagem de anestésico local. Sempre que sinais e sintomas de superdosagem se desenvolvem, não basta rotular o paciente como "alérgico" aos anestésicos locais, pois isso complicará ainda mais o tratamento futuro (p. 347).

Vale repetir que, durante e após a administração de um anestésico local, o paciente deve permanecer sob observação contínua. A observação cuidadosa de qualquer mudança de comportamento após a administração de um anestésico local possibilita o reconhecimento e o tratamento imediato, minimizando, assim, o risco potencial para o paciente.

### Reação de superdosagem leve com início rápido

Uma superdosagem em que os sinais e sintomas se desenvolvem dentro de 5 a 10 minutos após a administração do medicamento é considerada de início rápido. As possíveis causas incluem injeção intravascular (improvável com técnica de injeção adequada), absorção incomumente rápida (provável) ou administração de uma dose total muito grande (provável). Se as manifestações clínicas não progredirem além da excitação leve do SNC e a consciência for mantida, cuidados definitivos significativos não são necessários. O anestésico local sofre redistribuição, com seu nível sanguíneo caindo abaixo do nível de superdosagem em um tempo curto.

A seguir, estão descritas pistas diagnósticas para a presença de superdosagem leve de anestésico local:

- Início em aproximadamente 5 a 10 minutos após a administração do medicamento
- Loquacidade
- Ansiedade aumentada
- Espasmos musculares faciais
- Aumento da frequência cardíaca, pressão arterial e respiração.

Etapa 1: Término do procedimento odontológico.

Etapa 2: P (posicionamento). O paciente consciente é colocado em uma posição confortável.

Etapa 3: Tranquilizar o paciente.

Etapa 4: C → A → R (circulação, vias respiratórias, respiração), suporte básico de vida (SBV), conforme necessário. A patência da circulação, das vias respiratórias e da respiração deve ser avaliada e implementada, conforme necessário. Na superdosagem moderada de anestésico local, a circulação, a via respiratória e a respiração do paciente permanecem adequadas, sem intervenção necessária.

Etapa 5: D (cuidados definitivos).

Etapa 5a: Administração de oxigênio. Neste ponto, o fato de um nível baixo de $PaCO_2$ elevar o limiar de convulsão de um anestésico local pode ser usado para o benefício do paciente. O paciente deve ser solicitado a hiperventilar propositalmente, respirando fundo no ar ambiente ou oxigênio em uma máscara facial completa ou nasal. Isso pode diminuir a probabilidade de convulsões em desenvolvimento.

Etapa 5b: Monitoramento dos sinais vitais. O estágio de depressão pós-excitação é leve nessa forma de reação, com pouco ou nenhum tratamento definitivo necessário. O oxigênio pode ser administrado e os sinais vitais do paciente monitorados e registrados regularmente (p. ex., a cada 5 minutos).

Etapa 5 c: Administração de medicamento anticonvulsivante, se necessário. A administração de um anticonvulsivante, como midazolam ou diazepam, geralmente não é indicada na reação de superdosagem leve aqui descrita. Entretanto, se o profissional for proficiente em punção venosa e tiver pouca dificuldade em acessar uma veia, midazolam ou diazepam podem ser administrados por via intravenosa, a uma taxa de 1 mℓ/min até que a reação clínica diminua. Doses intravenosas de medicamentos devem sempre ser tituladas para efeito clínico (neste caso, a cessação de espasmos musculares). Pequenas doses de midazolam ou diazepam administradas por via intravenosa podem ser eficazes.[52,53] Deve-se enfatizar, no entanto, que para uma reação leve a um anestésico local, a terapia com medicamentos anticonvulsivantes normalmente não é indicada nem desejável.

Etapa 5 d: Convocar assistência médica de emergência. Se o profissional considerar necessária a assistência de emergência, esta deve ser solicitada imediatamente. A decisão de procurar ajuda se baseia unicamente no instinto do profissional. A recomendação deste autor é que a assistência de emergência seja obtida sempre que um medicamento anticonvulsivante tiver sido administrado para abolir a reação. Além disso, se os sinais e sintomas parecerem aumentar em intensidade e o acesso venoso não estiver disponível, a assistência de emergência é indicada.

Etapa 6: Recuperação e liberação. O paciente deve ter permissão para se recuperar pelo tempo que for necessário. O tratamento programado pode continuar ou, mais provavelmente, ser adiado após uma avaliação minuciosa do estado físico e emocional do paciente. Se o profissional tiver dúvidas ou preocupações sobre a condição do paciente após a reação, a avaliação médica, preferencialmente por um médico do departamento de emergência, é indicada antes que ele receba alta. Se um medicamento anticonvulsivante for administrado, o paciente deve passar por avaliação médica antes da alta e não pode deixar o consultório sem acompanhante.

### *Reação de superdosagem leve com início tardio (> 10 minutos)*

Se um paciente apresentar sinais e sintomas de superdosagem leve após a administração do anestésico local da maneira recomendada, se houve controle adequado da dor e se o tratamento odontológico tiver começado, as causas mais prováveis são uma absorção incomumente rápida (administração de uma formulação anestésica local simples) ou a administração de uma dose total muito grande do fármaco.

Etapa 1: Término do procedimento.

Etapa 2: P (posicionamento). O paciente consciente deve ter permissão para adotar uma posição confortável.

Etapa 3: Tranquilização do paciente.

Etapa 4: C → A → R (circulação, vias respiratórias, respiração), SBV, conforme necessário. Se o paciente estiver consciente, a implementação das etapas do SBV não é necessária.

Etapa 5: D (cuidados definitivos).

Etapa 5a: Administração de oxigênio e instrução ao paciente para hiperventilar.

Etapa 5b: Monitoramentos dos sinais vitais.

Etapa 5 c: Administração de anticonvulsivo, se necessário. As reações de superdosagem resultantes de uma absorção extraordinariamente rápida ou da administração de uma dose total muito grande do fármaco progridem gradualmente de intensidade e duram mais do que as causadas pela administração de fármaco intravascular. Se o acesso venoso estiver disponível, uma infusão intravenosa deve ser estabelecida e um anticonvulsivante, como midazolam ou diazepam, administrado por titulação – taxa de 1 mℓ/min – até que os sinais clínicos e sintomas desapareçam.

Etapa 5 d: Convocação de assistência médica de emergência. Quando a punção venosa não é prática, a assistência médica de emergência deve ser solicitada imediatamente. A depressão pós-excitação é relativamente leve após uma fase excitatória leve. O uso de um anticonvulsivante para ajudar a abolir a reação pode aumentar o nível de depressão pós-excitação. Monitorar o paciente e aderir aos passos do SBV normalmente é adequado para gerenciar com sucesso uma leve reação de superdosagem com início tardio. Além disso, o oxigênio deve ser administrado. Sempre que um anticonvulsivante é utilizado, deve-se procurar assistência médica de emergência.

Etapa 5e: Consulta médica. Após o tratamento bem-sucedido de uma superdosagem leve com início lento, um médico deve avaliar o estado físico do paciente.

Etapa 6: Recuperação e liberação. O paciente deve ter permissão para se recuperar pelo tempo que for necessário e ser transportado para um hospital local ou para o consultório do médico de atenção primária por um acompanhante adulto responsável, como cônjuge, parente ou amigo. Quando a equipe de emergência está presente, é feita uma recomendação quanto à disposição do paciente.

Etapa 7: Tratamento odontológico subsequente. Antes de agendar um tratamento odontológico adicional em que anestésicos locais possam ser necessários, uma avaliação completa do paciente deve ser realizada para ajudar a determinar a causa da reação de superdosagem.

### *Reação de superdosagem grave com início rápido*

Se os sinais e sintomas de superdosagem aparecem quase imediatamente (dentro de segundos a 1 minuto) após a administração do anestésico local (p. ex., enquanto a seringa anestésica ainda está na boca do paciente ou poucos segundos após a injeção), a injeção intravascular – por via intravenosa ou via intra-arterial – é a causa mais provável. Em decorrência do aumento extremamente rápido do nível sanguíneo do anestésico, as manifestações clínicas provavelmente serão graves. Inconsciência, possivelmente acompanhada de atividade convulsiva, pode marcar a manifestação clínica inicial.

A seguir, estão descritas pistas diagnósticas para a presença de superdosagem grave de anestésico local:

- Sinais e sintomas que aparecem durante a injeção ou segundos após sua conclusão
- Convulsões tônico-clônicas generalizadas
- Perda de consciência.

Etapa 1: P (posicionamento). A seringa deve ser removida da boca do paciente (se aplicável) e ele colocado na posição supina com os pés levemente elevados. O tratamento subsequente é baseado na presença ou ausência de atividade convulsiva.

Etapa 2: Convocação de assistência médica de emergência. Sempre que uma convulsão se desenvolve durante ou após a injeção de anestésico local, deve-se procurar ajuda de emergência imediatamente.

Quando a perda de consciência é o único sinal clínico presente, o paciente deve ser colocado em decúbito dorsal com os pés levemente elevados. Se a consciência retornar rapidamente, a síncope vasodepressora é a causa provável, e a assistência médica geralmente não é necessária. Se o paciente não responder rapidamente, a assistência de emergência deve ser solicitada o quanto antes.

Etapa 3: C → A → R (circulação, vias respiratórias, respiração), SBV, conforme necessário.

Etapa 4: D (cuidados definitivos).

Etapa 4a: Administração de oxigênio. Oxigenação e ventilação adequadas durante as convulsões induzidas por anestésico local são extremamente importantes para interromper convulsões e minimizar a morbidade associada. O oxigênio deve ser administrado assim que estiver disponível.

A garantia da ventilação adequada – remoção de dióxido de carbono e administração de oxigênio – ajuda a minimizar e prevenir a hipercarbia e a hipoxia e a manter o limiar convulsivo do anestésico (o limiar de convulsão do anestésico local é reduzido se o paciente se tornar acidótico). Na maioria dos casos de convulsões induzidas por anestesia, a manutenção das vias respiratórias e da ventilação assistida é necessária (A + B), mas o coração deve permanecer funcional (pressão arterial e frequência cardíaca presentes).

Etapa 4b: Proteger o paciente. Se convulsões se desenvolverem, o manejo recomendado inclui a prevenção de lesões por meio da proteção dos braços, das pernas e da cabeça. Não se deve tentar colocar qualquer objeto entre os dentes do paciente convulsivo. Roupas apertadas e justas, bem como gravatas, colarinhos e cintos, devem ser afrouxadas. A prevenção de lesões é o objetivo primário do tratamento de crises.

O nível sanguíneo de anestésico local diminui à medida que é redistribuído. Assumindo que o paciente está adequadamente ventilado, o nível sanguíneo do anestésico deve cair abaixo do limiar convulsivo e a convulsão cessa (a menos que o paciente tenha se tornado acidótico). Na maioria dos casos de convulsão induzida por anestésico local, a terapia medicamentosa definitiva para acabar com a convulsão é desnecessária.

Etapa 4c: Punção venosa e administração de anticonvulsivante intravenoso. A administração de anticonvulsivante por via intravenosa não deve ser considerada, a menos que o profissional seja proficiente em punção venosa, disponha de medicamentos apropriados e possa reconhecer e manejar um paciente inconsciente, apneico, durante o período pós-convulsivo. Se possível, a dose de midazolam ou diazepam deve ser titulada lentamente até a crise terminar. Em alguns casos, no entanto, acessar uma veia em um paciente convulsionante pode ser difícil. Nessas situações, o SBV deve continuar até que a assistência médica de emergência chegue (etapas 3, 4a e 4b).

Etapa 5: Tratamento pós-ictal. Após a apreensão, vem um período de depressão generalizada do SNC, comumente igual em intensidade ao grau anterior de excitação (Figura 18.11). Durante esse período, o paciente pode ficar sonolento ou inconsciente, a respiração pode ser superficial ou ausente, as vias respiratórias podem estar parcial ou totalmente obstruídas e a pressão arterial e o ritmo cardíaco podem estar deprimidos ou ausentes (improvável). O tratamento é baseado nos sinais e sintomas presentes.

O uso de anticonvulsivantes para interromper as convulsões geralmente aumenta a depressão pós-ictal. Os benzodiazepínicos – midazolam ou diazepam – são os medicamentos de escolha no tratamento da crise.

Etapa 5a: C → A → R (circulação, vias respiratórias, respiração), SBV, conforme necessário.

Etapa 5b: Monitoramento dos sinais vitais. O tratamento no período pós-ictal requer adesão às etapas do SBV.

Uma via respiratória patente deve ser mantida e o oxigênio ou a ventilação controlada administrada, conforme necessário. Além disso, os sinais vitais devem ser monitorados e registrados (a cada 5 minutos). Se a pressão arterial ou o pulso estiverem ausentes, as compressões torácicas precisam ser iniciadas imediatamente. Mais comumente, no entanto, a pressão sanguínea e a frequência cardíaca estão deprimidas no período pós-ictal imediato, retornando gradualmente aos níveis basais à medida que o paciente se recupera.

Etapa 5c: Considerações adicionais de tratamento. Se a pressão arterial do paciente permanecer deprimida por um longo período (> 30 minutos) e a assistência médica de emergência ainda não tiver chegado, a administração de um vasoconstritor para elevar a pressão arterial pode ser considerada. Mais uma vez, este passo é uma opção somente quando o profissional é bem treinado para a administração de vasoconstritores e o reconhecimento e tratamento de todas as complicações associadas a ela. Um vasoconstritor, como a efedrina (25 a 50 mg por via intramuscular), produz leve elevação da pressão arterial, com duração de 1 hora ou mais. A administração de 1.000 mℓ de solução salina normal ou de dextrose a 5% e solução aquosa por infusão intravenosa é outro meio de elevar a pressão arterial e pode ser utilizada em situações nas quais há proficiência com punção venosa.

Etapa 6: Recuperação e liberação. O pessoal médico de emergência estabilizará a condição do paciente antes da transferência, via ambulância, para o departamento de emergência de um hospital local para tratamento, observação e recuperação definitivos.

**Nota:** Como discutido anteriormente, o primeiro sinal clínico de uma rápida elevação no nível sanguíneo do anestésico pode ser a perda de consciência. Quando isso ocorre, o manejo segue o protocolo P → C → A → R (posicionamento, circulação, vias respiratórias, respiração). A terapia de acompanhamento é idêntica à sugerida para o paciente em fase pós-convulsão.

### *Reação de superdosagem grave com início lento*

É improvável que a superdosagem de anestésico local que evolui lentamente (durante 10 minutos ou mais) progrida para um ponto em que se desenvolvam sinais e sintomas clínicos graves, se esse indivíduo for observado de forma contínua e o tratamento rápido for iniciado. Os sinais e sintomas clínicos de superdosagem costumam progredir de crises convulsivas leves para crises tônico-clônicas durante um período relativamente breve (5 minutos ou menos); em alguns casos, a progressão pode ser muito menos pronunciada. Em todos os casos, o tratamento odontológico deve cessar assim que os sinais e sintomas de superdosagem se tornarem evidentes.

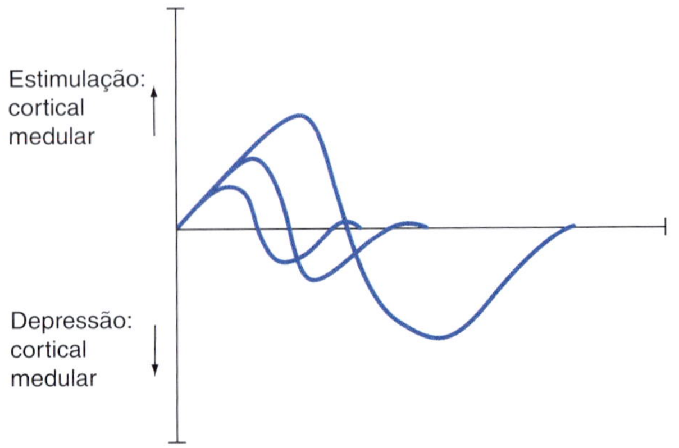


• **Figura 18.11** Efeitos dos anestésicos locais no SNC. Observe que a intensidade da depressão é igual à intensidade da estimulação anterior. (De Bennett CR. *Monheim's Local Anesthesia and Pain Control in Dental Practice.* 7th ed. St Louis: Mosby; 1984.)

Etapa 1: Término do tratamento odontológico. É provável que o tratamento tivesse começado antes que os sinais e sintomas da superdosagem se tornassem evidentes. Interrompe-se imediatamente o procedimento e inicia-se o atendimento de emergência.
Etapa 2: P (posicionamento). O posicionamento depende do estado do paciente. Se o paciente estiver consciente, o posicionamento inicial é baseado no conforto; no entanto, o paciente inconsciente deve ser colocado em posição supina com as pernas levemente elevadas.
Etapa 3: C → A → R (circulação, vias respiratórias, respiração), SBV, conforme necessário.
Etapa 4: D (cuidados definitivos).
Etapa 4a: Convocação de assistência médica.
Etapa 4b: Proteção do paciente quanto a ferimentos.
Etapa 4c: Administração de oxigênio.
Etapa 4d: Monitoramento dos sinais vitais.
Etapa 4e: Punção venosa e administração de anticonvulsivante intravenoso, se disponível. Se os sintomas forem leves no início, mas se tornarem progressivamente mais graves, a administração de um medicamento anticonvulsivante deve ser considerada. A titulação intravenosa de midazolam ou diazepam é indicada.
Etapa 5: Tratamento pós-convulsivo.
Passo 5a: C → A → R (circulação, vias respiratórias, respiração), SBV, conforme necessário.
Etapa 5b: Monitoramento dos sinais vitais. O manejo no período pós-convulsivo de depressão do SNC, respiratória e cardiovascular requer a adesão às etapas do SBV. A permeabilidade das vias respiratórias é assegurada e o oxigênio ou ventilação controlada fornecidos conforme necessário. Os sinais vitais devem continuar sendo monitorados e registrados (a cada 5 minutos). Se a pressão arterial ou o pulso estiverem ausentes, a compressão torácica deve ser iniciada imediatamente. Em geral, a pressão arterial e a frequência cardíaca estão deprimidas no período pós-ictal imediato, retornando gradualmente aos níveis basais à medida que a recuperação progride.
Etapa 5c: Considerações adicionais de tratamento. Um vasoconstritor (p. ex., efedrina) ou uma infusão de fluidos intravenosos podem ser indicados se a pressão arterial permanecer deprimida por período prolongado.
Etapa 6: Recuperação e liberação. O pessoal médico de emergência estabiliza e prepara o paciente para o transporte até a emergência de um hospital local para o tratamento definitivo, recuperação e alta.

A atividade convulsiva induzida por anestésico local não precisa levar a uma morbidade significativa ou à morte se o paciente estiver adequadamente preparado para a injeção, se o indivíduo que administra o anestésico local for bem treinado para o reconhecimento e o tratamento de complicações, incluindo convulsões, e se o equipamento de reanimação apropriado estiver prontamente disponível. A administração de anestésicos locais sem essas precauções é contraindicada:

- Medicamentos usados no tratamento da superdosagem de anestésico local: oxigênio, anticonvulsivantes (p. ex., midazolam ou diazepam) e vasoconstritores, como a efedrina, podem ser administrados no tratamento de uma superdosagem de anestésico local
- Assistência médica necessária: se a reação for leve, a assistência é recomendada, mas não necessária; se, no entanto, a reação for grave ou se for administrado um anticonvulsivante para interromper o episódio, a equipe de emergência deve ser procurada imediatamente.

Reações de superdosagem são as RAMs "verdadeiras" mais comumente associadas à administração de anestésicos locais do tipo amida. A maioria das reações de superdosagem é evitável com a avaliação adequada pré-tratamento do paciente e a administração sensata desses medicamentos. Nos poucos casos em que as manifestações clínicas de níveis sanguíneos excessivos de anestésico local se tornam evidentes, um resultado bem-sucedido geralmente ocorre se a condição for prontamente reconhecida, e o paciente tratado de forma eficiente e eficaz. Entre as etapas do tratamento, a manutenção de uma via respiratória patente e uma oxigenação adequada estão em primeiro lugar. Os dados indicam que, se as convulsões induzidas por anestésico local forem breves e bem administradas, não haverá qualquer sequela neurológica ou comportamental no pós-operatório.[54] Em outras palavras, o dano isquêmico ao SNC não é inevitável em convulsões induzidas por anestesia local, bem gerenciadas e breves.

## *Superdosagem de epinefrina*

### Fatores precipitantes e prevenção

A epinefrina e a levonordefrina são os vasoconstritores atualmente incluídos nos tubetes de anestésico local odontológico nos EUA e no Canadá. A Tabela 18.8 descreve os miligramas por mililitro das concentrações de vasoconstritores usados atualmente em odontologia na América do Norte.

A concentração ideal de epinefrina para prolongar o controle da dor (com lidocaína) parece ser de 1:400.000.[55] O uso de uma concentração de epinefrina 1:50.000 para o controle da dor não pode ser recomendado. A epinefrina 1:50.000 ou 1:100.000 é útil via infiltração local para hemostasia quando injetada diretamente no local da cirurgia. As reações de superdosagem de epinefrina ou de anestésico local sob essas condições são raras.

A superdosagem de epinefrina é mais comum quando a epinefrina é usada no fio de retração gengival antes que as moldagens

**Tabela 18.8** Diluição dos vasoconstritores utilizados em odontologia.

| Diluição | Medicamento disponível | Quantidade (mg/mℓ) | Quantidade por tubete de 1,8 mℓ (mg) | Número máximo de tubetes usados em pacientes saudáveis e pacientes com risco cardíaco (ASA classes 3 ou 4) |
|---|---|---|---|---|
| 1:1.000 | Epinefrina (*kit* de emergência – anafilaxia) | 1,0 | Não aplicável | Não disponível no tubete de anestésico local |
| 1:10.000 | Epinefrina (*kit* de emergência – anafilaxia) | 0,1 | Não aplicável | Não disponível no tubete de anestésico local |
| 1:20.000 | Levonordefrina | 0,5 | 0,09 | 10 (S), 2 (C) |
| 1:50.000 | Epinefrina | 0,02 | 0,036 | 5 (S), 1 (C) |
| 1:100.000 | Epinefrina | 0,01 | 0,018 | 10 (S), 2 (C) |
| 1:200.000 | Epinefrina | 0,005 | 0,009 | 20 (S), 4 (C) |

ASA, American Society of Anesthesiologists; C, paciente com risco cardíaco; S, paciente saudável.

sejam feitas para um procedimento protético de coroa e ponte. Atualmente, os fios disponíveis contêm cerca de 225,5 μg de epinefrina racêmica por polegada de fio.[56] A epinefrina é prontamente absorvida pelo epitélio gengival que foi manipulado (macerado) pelo procedimento odontológico. Cerca de 64 a 94% da epinefrina aplicada é absorvida no SCV.[56] A variabilidade na absorção é extrema, de acordo com o grau e a duração da exposição vascular (sangramento). Com relação aos vasoconstritores usados para fins de retração gengival, a American Dental Association declarou o seguinte: "Uma vez que agentes eficazes e desprovidos de efeitos sistêmicos estão disponíveis, não é aconselhável o uso de epinefrina para a retração gengival, e seu uso é contraindicado em indivíduos com histórico de doença cardiovascular".[57]

### Manifestações clínicas

Os sinais e sintomas clínicos da superdosagem de epinefrina estão listados na Tabela 18.9.

### Tratamento

A maioria dos casos de superdosagem de epinefrina é de duração tão curta que pouco ou nenhum tratamento formal é necessário. Ocasionalmente, porém, quando a reação é prolongada, alguns tratamentos são desejáveis.

**Término do procedimento.** Se possível, remova a fonte de epinefrina. A interrupção da injeção de anestésico local não remove a epinefrina que foi depositada; contudo, a liberação de epinefrina e norepinefrina endógena da medula suprarrenal e de terminações nervosas é diminuída quando o estímulo indutor do medo é eliminado. O fio de retração gengival impregnado com epinefrina, se presente, deve ser removido.

O tratamento básico segue o algoritmo usual P → C → A → R → D aplicado no tratamento de todas as emergências médicas.

**P → C → A → R.** Posicione o paciente consciente confortavelmente. A posição supina, muitas vezes, não é desejada por ele porque tende a acentuar os efeitos do SCV (p. ex., eleva a pressão arterial). Uma posição semirreta ou ereta minimiza qualquer elevação adicional na pressão sanguínea cerebral. C, A e B são avaliados conforme necessário (o paciente está consciente e fala).

**D (cuidados definitivos)**

1. Garanta ao paciente que os sinais e sintomas são transitórios e irão diminuir em breve. Ansiedade e inquietação são manifestações clínicas comuns da superdosagem de epinefrina.
2. Monitore os sinais vitais e administre oxigênio. A pressão arterial e a frequência cardíaca devem ser monitoradas e registradas a cada 5 minutos durante o episódio. Elevações consideráveis em ambos os parâmetros podem ser notadas, mas os níveis retornam gradualmente à linha de base. Oxigênio pode ser administrado, se necessário. O paciente pode se queixar de dificuldade de respirar. Um paciente apreensivo pode hiperventilar (aumento da frequência e profundidade da respiração). O oxigênio não é indicado no tratamento da hiperventilação, pois pode prolongar os sintomas, possivelmente levando ao espasmo carpopedal (tetania).
3. Recuperação. Permita que o paciente permaneça na cadeira odontológica o tempo necessário para se recuperar. O grau de fadiga pós-excitação com depressão observada difere, mas geralmente é prolongado. Não libere o paciente desacompanhado se houver alguma dúvida sobre sua capacidade de se cuidar sozinho:

- Medicamentos usados no tratamento: o oxigênio pode ser usado para gerenciar essa reação
- Assistência médica necessária: se a reação for pequena (apenas elevação moderada dos parâmetros cardiovasculares), nenhuma assistência é necessária. Se, no entanto, a reação se mostrar grave, a equipe médica de emergência deve ser convocada.

**Tabela 18.9** Sinais e sintomas da superdosagem de epinefrina ou outro vasoconstritor.

| Sinais | Sintomas |
|---|---|
| Elevação aguda na pressão sanguínea, principalmente a sistólica | Medo, ansiedade |
| Frequência cardíaca elevada | Tensão |
| Possíveis disritmias cardíacas (contrações ventriculares prematuras, taquicardia ventricular, fibrilação ventricular) | Inquietude<br>Dor de cabeça pulsante<br>Tremor<br>Transpiração<br>Fraqueza<br>Enjoo<br>Palidez<br>Dificuldade de respirar<br>Palpitações |

## Alergia

A alergia é um estado de hipersensibilidade adquirido a partir da exposição a um alergênio específico (tudo que pode provocar uma reação alérgica é um alergênio), cuja reexposição produz uma elevada capacidade de reação. As reações alérgicas cobrem um amplo espectro de manifestações clínicas, variando de respostas leves e tardias, que ocorrem até 48 horas após a exposição ao alergênio, até reações imediatas com risco de vida que se desenvolvem segundos após a exposição (Tabela 18.10).

### Fatores predisponentes

A incidência geral de alergia na população não é baixa: cerca de 15% dos pacientes com alergia têm condições suficientemente graves para exigir tratamento médico, e aproximadamente 33% de todas as doenças crônicas em crianças são de natureza alérgica.[58]

A alergia a anestésicos locais ainda acontece, mas sua incidência diminuiu drasticamente desde a introdução dos anestésicos do tipo amida no final da década de 1940. Em um artigo de 1981, Brown *et al.*[59] afirmaram que "o advento dos anestésicos locais do tipo amino-amida, que não são derivados do ácido para-aminobenzoico, alterou significativamente a incidência de reações do tipo alérgico aos medicamentos anestésicos locais. As reações tóxicas do tipo alérgico às amino-amidas são extremamente raras, embora casos relatados na literatura indiquem que essa classe de agentes pode, em raras ocasiões, produzir um fenômeno alérgico".

As respostas alérgicas aos anestésicos locais incluem dermatite (mais comum na equipe odontológica), broncospasmo (ataque asmático) e anafilaxia sistêmica. As reações dermatológicas mais frequentemente encontradas são relacionadas com os anestésicos locais aplicados topicamente. As respostas alérgicas com risco de vida relacionadas com os anestésicos locais são realmente raras.[60-62]

A hipersensibilidade aos anestésicos locais do tipo éster – procaína, propoxicaína, benzocaína, tetracaína e compostos relacionados, como procaína, penicilina G e procainamida –, em comparação com os anestésicos locais do tipo amida, é mais frequente, embora ainda seja bastante rara.

Os anestésicos locais do tipo amida são essencialmente isentos desse risco. No entanto, relatos da literatura e de questionários médicos de histórico indicam que uma suposta alergia a medicamentos do tipo amida parece estar aumentando, embora uma avaliação

**Tabela 18.10** Classificação de Gell e Coombs das reações de hipersensibilidade.

| Tipo | Mecanismo | Principal anticorpo ou célula | Tempo das reações | Exemplos clínicos |
|---|---|---|---|---|
| I | Anafilático (imediato, homocitotrópico, induzido por antígeno, mediado por anticorpo) | IgE | Segundos a minutos | Anafilaxia (drogas, veneno de inseto, antissoro)<br>Asma brônquica atópica<br>Rinite alérgica<br>Urticária<br>Angioedema<br>Febre do feno |
| II | Citotóxico (antimembrana) | IgG<br>IgM (ativa complemento) | – | Reações de transfusão<br>Síndrome de Goodpasture<br>Hemólise autoimune<br>Anemia hemolítica<br>Algumas reações a fármacos<br>Glomerulonefrite membranosa |
| III | Complexo imunológico (doença do soro*like*) | IgG (forma complexos com o complemento) | 6 a 8 horas | Doença do soro<br>Nefrite do lúpus<br>Alveolite alérgica ocupacional<br>Hepatite viral aguda |
| IV | Mediado por célula (atrasado) ou resposta tipo tuberculina | – | 48 horas | Dermatite de contato alérgica<br>Granuloma infeccioso (tuberculose, micose)<br>Rejeição de enxerto tecidual<br>Hepatite crônica |

Modificada de Gell RGH and Coombs RRa (eds). *Clinical Aspects of Immunology*. Oxford, England: Blackwell: 1963.

posterior desses relatórios normalmente mostre que descrevem casos de superdosagem, idiossincrasia ou reações psicogênicas.[4,63-66] A alergia a um anestésico local tipo amida geralmente não impede o uso de outras amidas, porque a alergenicidade cruzada é extremamente rara.[67] Há relatos de casos em que a sensibilidade cruzada entre os anestésicos locais de amida ocorreu.[68-71] Com alergia ao anestésico tipo éster, entretanto, a alergenicidade cruzada ocorre; assim, todos os anestésicos locais do tipo éster são contraindicados em pacientes com histórico documentado de alergia a éster.[67]

As reações alérgicas foram documentadas para os vários conteúdos do tubete odontológico. A Tabela 18.11 lista as funções desses componentes. O agente bacteriostático metilparabeno é de grande interesse em relação à alergia. Os parabenos (metilparabeno, etilparabeno e propilparabeno) estão incluídos, como agentes bacteriostáticos, em todas as formulações de uso múltiplo de medicamentos, cosméticos e em alguns alimentos. Seu uso crescente levou a uma sensibilização mais frequente a eles. Ao avaliar a alergia ao anestésico local, Aldrete e Johnson[72] demonstraram reações positivas ao metilparabeno, mas reações negativas ao anestésico amida sem o agente bacteriostático. A Tabela 18.12 apresenta os resultados de Aldrete e Johnson sobre a reação dérmica em pacientes expostos a várias soluções anestésicas locais ésteres e amidas. Os autores não relataram sinais de anafilaxia sistêmica nos pacientes. Os tubetes de anestésico local odontológico disponíveis nos EUA e no Canadá são itens de uso único e, portanto, não contêm mais parabenos conservantes.

### *Alergia a bissulfito de sódio*

A alergia a bissulfito de sódio ou metabissulfito de sódio tem sido relatada com frequência crescente.[73-75] Os bissulfitos são antioxidantes comumente pulverizados em frutas e legumes para mantê-los aparentemente "frescos" por longos períodos. Por exemplo, fatias de maçã pulverizadas com bissulfito não ficam marrons (oxidam). Pessoas alérgicas a bissulfitos (na maioria das vezes dependentes de esteroides) podem desenvolver uma resposta grave (broncospasmo).[75,77] Em 1986, a FDA promulgou regulamentos limitando o uso de bissulfitos nos alimentos.[78] A história de alergia a bissulfitos deve alertar o cirurgião-dentista para a possibilidade desse mesmo tipo de resposta se bissulfito ou metabissulfito de sódio for incluído na solução anestésica local. O bissulfito ou o metabissulfito de sódio são encontrados em todos os tubetes de anestésico local que contêm vasoconstritor, mas não estão presentes

**Tabela 18.11** Conteúdos dos tubetes de anestésico local.

| Ingrediente | Função |
|---|---|
| Agente anestésico local | Bloqueio da condução |
| Vasoconstritor | Diminui a absorção do anestésico local no sangue, aumentando a profundidade e a duração da anestesia e diminuindo a toxicidade do anestésico |
| Metabissulfito de sódio | Antioxidante para vasoconstritor |
| Metilparabeno[a] | Conservante para aumentar a meia-vida; bacteriostático |
| Cloreto de sódio | Isotonicidade da solução |
| Água estéril | Diluente |

[a]O metilparabeno foi excluído de todos os tubetes de anestésico local fabricados nos EUA desde janeiro de 1984, porém ainda é encontrado em frascos de medicamentos multidose.

**Tabela 18.12** Frequência das reações dérmicas em pacientes expostos a vários agentes anestésicos locais.

| Agente | Pacientes não alérgicos ($N = 60$) | Pacientes alérgicos ($N = 11$) |
|---|---|---|
| NaCl | 0 | 0 |
| Procaína | 20 | 8 |
| Cloroprocaína | 11 | 8 |
| Tetracaína | 25 | 8 |
| Lidocaína | 0 | 0 |
| Mepivacaína | 0 | 0 |
| Prilocaína | 0 | 0 |
| Metilparabeno | 8 | Não disponível |

Dados de Aldrete JA, Johnson DA. Evaluation of intracutaneous testing for investigation of allergy to local anesthetic agents. *Anesth Analg*. 1970;49:173-183.

em soluções simples de anestésico local (p. ex., mepivacaína 3% e prilocaína 4%).

Na presença de alergia documentada ao sulfito, sugere-se a utilização de solução anestésica local sem vasoconstritor ("anestésico local simples"; por exemplo, cloridrato de mepivacaína 3%, cloridrato de prilocaína 4%), se possível.

Não há alergenicidade cruzada entre os sulfitos e os antibióticos do tipo "sulfa" (sulfonamidas).

### *Alergia à epinefrina*

É comumente afirmado que "a alergia à epinefrina não pode ocorrer em uma pessoa viva". Embora seja improvável uma alergia verdadeira, documentada e reprodutível à epinefrina, vários relatos de casos publicados parecem mostrar que ela pode ocorrer.[79]

O questionamento do paciente "alérgico à epinefrina" (ver seção "Histórico do diálogo", mais adiante) imediatamente revela sinais e sintomas relacionados com o aumento dos níveis sanguíneos de catecolaminas circulantes (taquicardia, palpitações, suores, nervosismo), provavelmente como resultado do medo de receber injeções (liberação de catecolaminas endógenas [epinefrina e norepinefrina]). O controle do medo de anestesia do paciente ("a injeção") é necessário na maioria dessas situações.

### *Alergia ao látex*

O tampão grosso (também conhecido como *êmbolo* ou *batoque*) em uma extremidade do tubete de anestésico local e o diafragma fino na outra extremidade do tubete (ver Figura 7.1), através do qual a agulha penetra, continha látex. Como a alergia ao látex é motivo de preocupação entre todos os profissionais de saúde, o risco de provocar uma reação alérgica em um paciente sensível ao látex deve ser considerado. Uma análise da literatura sobre a alergia ao látex e os tubetes de anestésicos locais, por Shojaei e Haas[76], revelou que o alergênio de látex pode ser liberado na solução anestésica local à medida que a agulha penetra no diafragma, mas nenhum relato ou estudo de caso descreveu uma resposta alérgica ao componente de látex do tubete contendo um anestésico local odontológico.

Todos os tubetes de anestésicos locais odontológicos atualmente disponíveis (janeiro de 2019) nos EUA e no Canadá são livres de látex.

### *Alergia a anestésicos tópicos*

Os anestésicos tópicos têm potencial de induzir alergia. Os mais utilizados em odontologia são os ésteres, como a benzocaína e a tetracaína. A incidência de alergia a essa classe de anestésico local, embora bastante baixa, excede em muito a dos anestésicos locais tipo amida. No entanto, como a benzocaína (um anestésico tópico do tipo éster) é sistemicamente mal absorvida, as respostas alérgicas que se desenvolvem após seu uso normalmente são limitadas ao local de aplicação.[80] Quando outras formulações tópicas, éster ou amida, absorvidas sistemicamente, são aplicadas a membranas mucosas, as respostas alérgicas podem ser localizadas ou sistêmicas. Muitas contêm conservantes como metilparabeno, etilparabeno ou propilparabeno.

## Prevenção

### *Questionário de histórico médico*

A maioria dos questionários de histórico médico contém várias questões relacionadas com alergia.

**Questão**

Você é alérgico (p. ex., tem coceira, erupção cutânea, inchaço de mãos, pés ou olhos) ou ficou doente com penicilina, ácido acetilsalicílico, codeína ou outros medicamentos?

**Questão**

Você já teve asma, febre do feno, problema de sinusite, alergias ou urticária?

Essas questões buscam determinar se o paciente experimentou alguma RAM. As RAMs não são incomuns; as mais relatadas são rotuladas pelo paciente como alergia. Se o paciente mencionar qualquer reação incomum aos anestésicos locais, o seguinte protocolo deve ser observado antes que o medicamento questionável seja usado. Se o paciente relatar um histórico de alegada alergia ao anestésico local, é imperativo que o cirurgião-dentista considere os seguintes fatores:

1. Assumir que o paciente *é* verdadeiramente alérgico ao medicamento em questão e tomar as medidas necessárias para determinar se a alegada "alergia" é realmente uma alergia. Um artigo de 2010 sobre alergia alimentar revelou que 30% dos americanos relataram (alegaram) uma ou mais alergias alimentares, mas a verdadeira alergia alimentar na população dos EUA ocorre a uma taxa de aproximadamente 4% em adultos e 5% em crianças.[81]
2. Qualquer fármaco ou medicamento intimamente relacionado com o que um paciente afirma ter alergia não deve ser usado até que a suposta alergia possa ser absolutamente refutada para a satisfação tanto do profissional quanto do paciente.
3. Para quase todos os medicamentos comumente implicados em reações alérgicas, existem medicamentos alternativos igualmente eficazes (p. ex., antibióticos, analgésicos).
4. O único grupo de medicamentos em que as alternativas não são igualmente eficazes são os anestésicos locais.

Dois componentes principais são úteis para determinar a veracidade de uma alegação de alergia: (1) histórico do diálogo, pelo qual informações adicionais são obtidas diretamente do paciente; e (2) consulta para uma avaliação mais completa se a dúvida persistir.

### *Histórico do diálogo*

As seguintes questões são incluídas no histórico do diálogo entre o cirurgião-dentista e um paciente com uma suposta alergia a anestésicos locais. As duas primeiras questões são as mais críticas, pois estabelecem imediatamente, na mente do avaliador, uma percepção de que uma alergia existe ou não.[82]

**Questão**

Descreva exatamente o que aconteceu. (Descreva sua reação "alérgica".)

**Questão**

Qual tratamento foi realizado?

Após essas duas perguntas, o avaliador pode considerar outras que ajudarão a elucidar a reação real.

**Questão**

Em que posição você estava durante a injeção do anestésico local?

**Questão**

Qual foi a sequência temporal dos eventos?

**Questão**

Os serviços da equipe médica de emergência foram necessários?

**Questão**

Qual medicamento foi usado?

**Questão**

Qual volume do medicamento foi administrado?

**Questão**

A solução anestésica local continha um vasoconstritor?

**Questão**

Você estava tomando algum outro medicamento na ocasião do incidente?

**Questão**

Você pode fornecer o nome, o endereço e o número de telefone do cirurgião-dentista ou médico que estava tratando você quando o incidente ocorreu?

As respostas a essas perguntas geralmente fornecem informações suficientes para permitir que um clínico tome uma decisão informada sobre a ocorrência de uma verdadeira reação alérgica a um medicamento. Este é o passo inicial no tratamento da alegada alergia a anestésicos locais. O histórico do diálogo segue.

**Questão**

*Descreva exatamente o que aconteceu.*

Esta é provavelmente a questão mais importante, porque permite ao paciente descrever a sequência real de eventos. A "alergia", na maioria dos casos, é explicada pela resposta a essa pergunta. Os sintomas descritos pelo paciente devem ser registrados e avaliados para ajudar na formulação de um diagnóstico provisório da reação adversa. O paciente perdeu a consciência? Convulsões ocorreram? Houve envolvimento da pele ou dificuldade respiratória? As manifestações de reações alérgicas são discutidas no parágrafo seguinte. Conhecê-las pode ajudar o avaliador a determinar rapidamente a natureza da reação.

As reações alérgicas envolvem um ou mais dos seguintes: pele (comichão, urticária, erupção cutânea, edema), sistema gastrintestinal (câibras, diarreia, náuseas, vômitos), glândulas exócrinas (coriza, olhos lacrimejantes), sistema respiratório (sibilo, edema laríngeo) e SCV (angioedema, vasodilatação, hipotensão).

A maioria dos pacientes descreve a "alergia" do anestésico local como aquela em que eles experimentaram palpitações, dor de cabeça intensa, sudorese e tremores leves (tremor). Essas reações são quase sempre de origem psicogênica ou estão relacionadas com a administração de doses excessivamente grandes de um vasoconstritor (p. ex., epinefrina). Eles não são alérgicos por natureza. A hiperventilação, uma reação induzida pela ansiedade, na qual os pacientes perdem o controle da respiração (inspirando e expirando rápida e profundamente), é acompanhada por tontura, confusão mental e parestesias periféricas (dedos das mãos, dedos dos pés e lábios). As queixas de prurido, urticária, erupção cutânea ou edema levam à conclusão presumida de que uma reação alérgica pode realmente ter ocorrido.

**Questão**

*Qual tratamento foi dado?*

Quando o paciente é capaz de descrever seu tratamento, o avaliador geralmente pode determinar a causa. Medicamentos foram injetados? Se sim, quais? Epinefrina, bloqueadores de histamina, corticosteroides ou anticonvulsivantes? A amônia aromática foi usada? O oxigênio foi usado? O conhecimento do tratamento específico dessas situações pode levar a um diagnóstico.

Os medicamentos usados no tratamento de reações alérgicas incluem três categorias: vasoconstritores (epinefrina), bloqueadores de histamina (difenidramina] ou clorfeniramina) e corticosteroides (succinato sódico de hidrocortisona ou dexametasona).

A menção ao uso de um ou mais desses medicamentos aumenta a probabilidade da ocorrência de uma reação alérgica. Anticonvulsivantes, como diazepam ou midazolam, são administrados por via intravenosa para interromper as convulsões induzidas por anestésico local. O amoníaco aromático é frequentemente usado no tratamento de episódios sincopais. O oxigênio pode ser administrado em qualquer uma ou em todas essas reações, mas não é específico para alergia.

**Questão**

*Em que posição você estava quando a reação ocorreu?*

É mais provável que a injeção de um anestésico local em um paciente em posição vertical produza uma reação psicogênica (síncope vasodepressora). Isso não exclui a possibilidade de que outro tipo de reação possa acontecer, mas, com o paciente em decúbito dorsal durante a injeção, a síncope vasodepressora é uma causa menos provável, embora a perda transitória da consciência possa (em ocasiões muito raras) ocorrer nessas circunstâncias.[83] Em algumas das avaliações de "alergia a anestésicos locais" realizadas por este autor, o paciente recebeu uma injeção intracapsular de corticosteroide no joelho. Sentado ereto em uma mesa na sala de tratamento do médico, o paciente pôde observar todo o procedimento, que era profundamente perturbador. Em um esforço para tornar essas injeções mais toleráveis, adiciona-se lidocaína ou outro anestésico local à mistura de esteroide. Apesar disso, no entanto, a injeção intracapsular de corticosteroide e lidocaína é extremamente desconfortável. Muitos pacientes experimentam sua "reação alérgica" neste momento. Portanto, a posição supina é recomendada, já que é fisiologicamente mais bem tolerada para a administração de todas as injeções de anestésico local.

**Questão**

*Qual foi a sequência temporal dos eventos?*

Quando, em relação à administração do anestésico local, ocorreu a reação? A maioria das reações adversas associadas à administração do anestésico local acontece durante ou imediatamente (em segundos) após a injeção. Síncope, hiperventilação, superdosagem e (às vezes) anafilaxia têm maior probabilidade de se desenvolverem imediatamente durante a injeção ou poucos minutos após, embora tudo possa ocorrer mais tarde, durante a terapia odontológica. Além disso, procure determinar a quantidade de tempo decorrido durante todo o episódio. O paciente foi liberado do consultório sozinho ou foi chamada uma ambulância? Quanto tempo durou até que o paciente tivesse alta do consultório? O tratamento odontológico continuou após o episódio? O fato de o tratamento odontológico ter continuado após o episódio indica que a resposta provavelmente foi menor e de natureza não alérgica.

**Questão**

*Os serviços de um médico, serviços médicos de emergência ou hospitalares foram necessários?*

Uma resposta positiva a isso geralmente indica a ocorrência de uma reação mais grave. A maioria das reações psicogênicas é descartada por uma resposta positiva, embora uma superdosagem ou reação alérgica possa ter ocorrido.

**Questão**

*Qual anestésico local foi administrado?*

Um paciente verdadeiramente alérgico a um medicamento deve ser informado do nome exato (genérico) da substância. Muitas pessoas com históricos de alergias documentadas usam uma etiqueta ou pulseira de alerta médico (Figura 18.12) que lista itens específicos aos quais são sensíveis. No entanto, alguns pacientes respondem a essa pergunta com: "sou alérgico a anestésicos locais", "sou alérgico à novocaína" ou "sou alérgico a todos os medicamentos do tipo caína". De 59 pacientes que relataram alergia a anestésicos locais, 54 poderiam nomear um ou mais anestésicos locais que acreditavam ser os responsáveis; 5 se referiam apenas aos medicamentos "caína".[84] A novocaína (procaína) e outros anestésicos locais ésteres são raramente – se alguma vez – usados para injeção em odontologia (embora os ésteres mantenham alguma popularidade em medicina e o *spray* anestésico local intranasal contenha tetracaína (ver Capítulo 20) Os anestésicos locais amida substituíram os ésteres na prática clínica de odontologia. Contudo, pacientes em todo o mundo comumente chamam os anestésicos locais que recebem "de injeções de novocaína". Existem duas razões para isso. Em primeiro lugar, muitos pacientes mais velhos receberam novocaína pelo menos uma vez como anestésico local odontológico, e seu nome se tornou sinônimo de injeções odontológicas intraorais. Em segundo lugar, embora os cirurgiões-dentistas dos EUA não injetem procaína ou procaína-propoxicaína, muitos ainda descrevem anestésicos locais como novocaína ao conversar com seus pacientes. Assim, a resposta habitual de um paciente a essa questão permanece: "sou alérgico à novocaína". Essa resposta, recebida de um paciente que foi adequadamente conduzido no passado após uma reação adversa, indica que ele é sensível ao anestésico local do tipo éster, mas não necessariamente aos anestésicos locais do tipo amida. No entanto, as respostas costumam ser muito gerais e vagas para que se tirem conclusões.[85] Os cirurgiões-dentistas canadenses descrevem a injeção de anestésico local de maneira muito mais descritiva, dizendo: "Vou congelar você agora".

### Questão

*Qual quantidade de medicamento foi administrada?*

Essa questão procura determinar se houve uma relação dose-resposta definida, como pode ocorrer com uma reação de superdosagem. O problema é que os pacientes raramente conhecem esses detalhes e podem fornecer pouca ou nenhuma assistência. O profissional envolvido no(s) episódio(s) anterior(es) pode ser de grande ajuda.

### Questão

*A solução anestésica continha um vasoconstritor ou conservante?*

A presença de um vasoconstritor pode levar ao pensamento de uma reação de superdosagem (relativa ou absoluta) a este componente da solução. Um conservante, como metilparabeno (se um frasco multidose foi usado) ou bissulfito de sódio (se a solução continha um vasoconstritor), na solução pode levar à crença de que uma reação alérgica ao conservante, e não ao anestésico local, ocorreu. Infelizmente, porém, a maioria dos pacientes é incapaz de fornecer essa informação. Hoje em dia, o metilparabeno é encontrado apenas em frascos multidose de anestésicos locais (e na maioria dos outros medicamentos). Bissulfitos são encontrados em todos os tubetes de anestésicos locais odontológicos contendo um vasoconstritor.

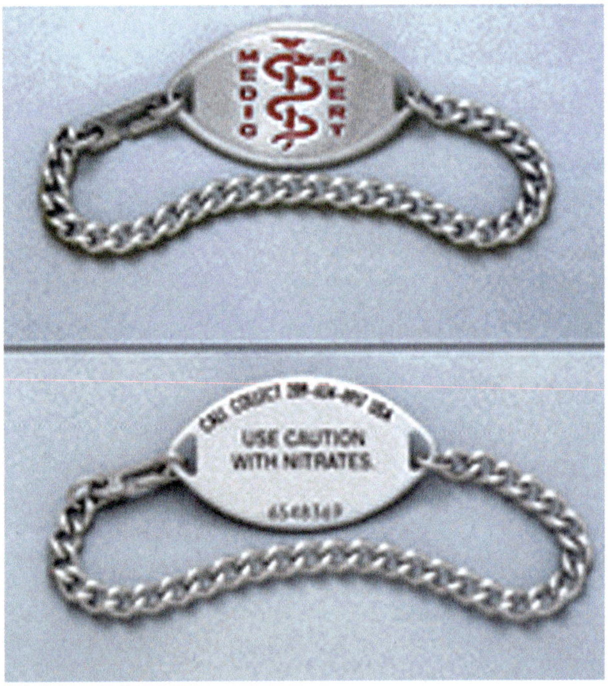


• **Figura 18.12** Pulseira MedicAlert. (De https://www.medicalert.org.)

### Questão

*Você estava tomando algum outro medicamento na ocasião da reação?*

Essa questão procura determinar a possibilidade de uma interação medicamentosa ou um efeito colateral de outro medicamento ser responsável pela resposta adversa relatada. Relatórios de Reidenburg e Lowenthal[86], em 1968, sobre reações adversas não relacionadas com medicamento demonstraram que os efeitos "adversos" e os efeitos colaterais, que tantas vezes são atribuídos aos medicamentos, ocorrem com considerável regularidade em pessoas que não receberam medicamento algum durante semanas. Esse estudo foi replicado por Meyer *et al.*[87] em 1996. Em outras palavras, muitas das chamadas reações adversas aos medicamentos podem não ser mais do que um evento acidental: a pessoa está ficando excessivamente cansada, irritada, enjoada ou tonta por motivos alheios aos medicamentos. Infelizmente, no entanto, parece que sempre que esses sintomas se desenvolvem em um paciente que toma uma medicação, o medicamento é logo considerado o responsável por eles, com o rótulo "alergia" muitas vezes sendo aplicado.

### Questão

*Você pode fornecer o nome e endereço do cirurgião-dentista, médico ou hospital que o atendeu no momento do incidente?*

Se possível, é valioso falar com a pessoa que conduziu o episódio anterior. Na maioria dos casos, essa pessoa é capaz de localizar o prontuário do paciente e descrever em detalhes o que aconteceu. Se não for possível localizar ou contatar o profissional, o médico de atenção primária do paciente deve ser consultado. A discussão direta com o paciente e com o médico pode fornecer uma riqueza de informações que o cirurgião-dentista experiente pode usar para determinar mais precisamente a natureza da reação anterior.

**PERGUNTAS PARA O PACIENTE COM UMA ALEGAÇÃO DE ALERGIA A ANESTÉSICO LOCAL**

1. **Descreva sua reação.**
   Coceira, urticária, erupção cutânea, sensação de desmaio, tontura, delírio, transpiração, tremores, palpitação
2. **Como sua reação foi tratada?**
   Epinefrina, bloqueador da histamina, corticosteroide, oxigênio, sais de amônia ("sais odoríficos"), sem tratamento necessário
3. **Em que posição você estava no momento da reação?**
   Supina, na posição vertical, parcialmente reclinado
4. **Qual é o nome, o endereço e o número de telefone do profissional em cujo consultório essa reação ocorreu?**

## Consulta e teste de alergia

A consulta deve ser considerada se houver alguma dúvida quanto à causa da reação após o "histórico do diálogo". A referência a um médico (p. ex., alergologista, dermatologista) que pode testar a alergia a anestésicos locais é recomendada.

Embora nenhuma forma de teste de alergia seja 100% confiável, o teste cutâneo é a principal maneira de avaliar um paciente quanto à alergia a anestésicos locais. As injeções intracutâneas estão entre os meios mais confiáveis disponíveis, porque são 100 vezes mais sensíveis que o teste cutâneo e envolvem o depósito de 0,1 mℓ da solução de teste no antebraço do paciente.[4,84,88-91] Em todos esses casos, as soluções anestésicas locais não devem conter nem vasoconstritor nem conservante. O metilparabeno, se avaliado, deve ser testado separadamente.[92]

O protocolo de teste intracutâneo para alergia a anestésicos locais usado na Herman Ostrow School of Dentistry da University of Southern California, nos últimos 35 anos envolve a administração de 0,1 mℓ de cloreto de sódio 0,9%, lidocaína 1% ou 2%, mepivacaína 3% e prilocaína 4%, sem metilparabeno, bissulfito ou vasoconstritor. Após o término bem-sucedido dessa fase do teste, 0,9 mℓ de uma das soluções anestésicas locais previamente mencionadas que não produziram reação são injetadas intraoralmente por meio de infiltração supraperiosteal de forma atraumática (mas sem anestesia tópica) acima de um pré-molar superior direito ou esquerdo ou de um dente anterior. Isso é chamado de *teste de desafio intraoral* e frequentemente provoca a reação "alérgica": desmaios, sudorese e palpitações.

Depois de realizar 221 procedimentos de testes de alergia ao anestésico local, este autor encontrou quatro respostas alérgicas ao conservante parabeno (antes de 1984, o protocolo incluía o teste de parabeno) e nenhum ao próprio anestésico local amida. Numerosas respostas psicogênicas (síncope, hiperventilação, palpitações) foram observadas durante as fases de testes intracutâneos ou intraorais.

Esse teste deve ser realizado por um profissional de saúde treinado, que tenha conhecimento sobre o procedimento e que esteja totalmente preparado para manejar quaisquer reações adversas que possam surgir. Lembre-se de que o teste cutâneo não é isento de risco. As reações alérgicas imediatas graves podem ser precipitadas por apenas 0,1 mℓ de medicamento em um paciente verdadeiramente sensível. Medicamentos de emergência, equipamentos e pessoal treinado devem estar disponíveis sempre que um teste de alergia for realizado.

O teste de alergia intracutânea deve ser realizado somente após um histórico de diálogo intensivo, no qual o avaliador se convenceu de que a reação anterior ao anestésico local *não* era de natureza alérgica. O procedimento de teste é usado para confirmar esse fato para o paciente. O teste de provocação intraoral foi acrescentado ao protocolo quando vários pacientes com respostas negativas ao teste intracutâneo declararam: "Mas o cirurgião-dentista vai aplicar uma quantidade maior na minha boca". A intenção era fornecer ao paciente o apoio psicológico necessário para receber injeções de anestésico local intraoral com segurança.

O consentimento informado é obtido antes do teste de alergia. Esse consentimento inclui, entre outras possíveis complicações, alergia aguda (anafilaxia), parada cardíaca e morte.

Uma infusão intravenosa contínua é iniciada antes de todos os procedimentos de teste de alergia serem realizados, e os medicamentos e equipamentos de emergência devem estar prontamente disponíveis durante o teste.

## Tratamento odontológico na presença de alegada alergia ao anestésico local

Quando a dúvida persistir em relação ao histórico de alergia aos anestésicos locais, não se administra esses medicamentos no paciente. Supõe-se que a alergia existe. Não se utilizam anestésicos locais, incluindo anestésicos tópicos, ao menos até que a alergia tenha sido absolutamente refutada – para a satisfação do paciente.

### *Cuidados odontológicos eletivos*

O tratamento odontológico que requer anestesia local (tópica ou injetável) deve ser adiado até que uma avaliação completa da "alergia" do paciente seja concluída. O atendimento odontológico que não requer anestesia local tópica ou injetável pode ser realizado durante esse período.

### *Atendimento odontológico de emergência*

Dor ou infecção oral representam uma situação mais difícil no paciente que diz "sou alérgico à novocaína". Comumente, esse paciente é novo no consultório odontológico, exigindo exodontia, extirpação pulpar ou incisão e drenagem de um abscesso, com um histórico médico comum, exceto pela suposta "alergia à novocaína". Se, após o histórico do diálogo, a "alergia" parecer ter sido uma reação psicogênica, mas restam algumas dúvidas, considera-se um dos vários protocolos de ação.

#### Protocolo de emergência nº 1

A abordagem mais prática para este paciente é não fornecer tratamento de natureza invasiva. Marque uma consulta para aconselhamento direto e um teste de alergia. Não realize nenhum atendimento odontológico que requeira o uso de anestésicos locais injetáveis ou tópicos. Para incisão e drenagem de um abscesso, a sedação por inalação com óxido nitroso e oxigênio pode ser uma alternativa aceitável. A dor aguda pode ser controlada com analgésicos orais (p. ex., medicamentos anti-inflamatórios não esteroides), e a infecção com antibióticos orais. Estas constituem apenas medidas temporárias. Após a avaliação completa da "alergia", o atendimento odontológico definitivo pode prosseguir.

#### Protocolo de emergência nº 2

Use anestesia geral em vez de anestesia local para o tratamento de uma emergência odontológica. Quando usada adequadamente, a anestesia geral é uma alternativa altamente eficaz e relativamente segura. Sua falta de disponibilidade é um grande problema na maioria das práticas odontológicas. Quando a anestesia geral é usada, deve-se ter cuidado para evitar anestésicos locais nos seguintes procedimentos:

1. Aplicação tópica (via *spray*) na faringe e mucosa traqueal imediatamente antes da intubação.
2. Infiltração da pele com anestésico local antes da venopunção para diminuir o desconforto.

A anestesia geral, administrada no consultório odontológico ou em uma sala de cirurgia do hospital, é uma alternativa viável a curto prazo à administração de anestésicos locais no tratamento do paciente "alérgico", desde que instalações adequadas e uma equipe bem treinada estejam disponíveis.

#### Protocolo de emergência nº 3

Bloqueadores de histamina usados como anestésicos locais devem ser considerados se a anestesia geral não estiver disponível e se for necessário intervir fisicamente na emergência odontológica. A maioria dos bloqueadores de histamina injetáveis apresentam propriedades anestésicas locais. O cloridrato de difenidramina em solução a 1% com epinefrina 1:100.000 fornece anestesia pulpar por até 30 minutos.[71,93] Embora a qualidade da anestesia dos tecidos mole e duro obtida com difenidramina, lidocaína ou prilocaína seja equivalente, um efeito colateral indesejável frequentemente observado durante a injeção de difenidramina é uma sensação de queimação ou ardência, o que limita o uso deste agente para a maioria dos pacientes apenas para procedimentos de emergência.[94-96] O óxido nitroso e o oxigênio, usados com a difenidramina, minimizam o desconforto do paciente, aumentando o limiar de reação à dor. Outro efeito colateral (possivelmente positivo) da difenidramina é a depressão do SNC (sedação, sonolência), que pode ser um pouco benéfica durante o tratamento, mas que exige que um responsável adulto esteja disponível para levar o paciente para casa após o tratamento.

### *Tratamento do paciente com alergia confirmada*

O tratamento do paciente odontológico com alergia confirmada a anestésicos locais difere de acordo com a natureza da alergia. Se a alergia é limitada a anestésicos éster, um anestésico amida pode ser usado (desde que não contenha um conservante parabeno, que está intimamente relacionado com os ésteres). Nenhum tubete de anestésico local para odontologia fabricado nos EUA desde janeiro de 1984 contém metilparabeno.

Se realmente existe uma alergia ao anestésico local do tipo éster (uma situação muito mais provável), o tratamento odontológico pode ser completado de forma segura obedecendo a um dos seguintes procedimentos:

1. Administração de um anestésico local do tipo amida.
2. Uso de bloqueadores de histamina como anestésicos locais.
3. Anestesia geral.
4. Técnicas alternativas de controle da dor:
   a. Hipnose
   b. Acupuntura.

Ocasionalmente, é relatado que um paciente é "alérgico a todos os medicamentos do tipo caína". Esse relato deve provocar um exame minucioso por parte do cirurgião-dentista, e o método pelo qual essa conclusão foi alcançada deve ser reexaminado.

Muitas vezes, os pacientes são rotulados erroneamente como "alérgicos aos anestésicos locais". O tratamento odontológico desses pacientes deve ser realizado em ambiente hospitalar, geralmente sob anestesia geral, quando uma avaliação adequada pode economizar tempo e dinheiro do paciente e diminuir o risco do tratamento odontológico.[61,85]

## Manifestações clínicas

A Tabela 18.10 lista as várias formas de reações alérgicas. Também é possível classificar as reações alérgicas pelo tempo entre o contato com o antígeno (alergênio) e o início das manifestações clínicas da alergia. Reações imediatas se desenvolvem dentro de segundos a horas após a exposição. (Elas incluem os tipos I, II e III na Tabela 18.10.) Com reações tardias, as manifestações clínicas se desenvolvem horas a dias após a exposição antigênica (tipo IV).

As reações imediatas, particularmente do tipo I, anafilaxia, são significativas. Órgãos e tecidos envolvidos em reações alérgicas imediatas incluem a pele, o SCV, o sistema respiratório e o sistema gastrintestinal. A anafilaxia generalizada (sistêmica) envolve todos esses sistemas. As reações do tipo I podem envolver apenas um sistema, caso em que são referidas como *anafilaxia localizada.* Exemplos de anafilaxia localizada e seus "alvos" incluem broncospasmo (sistema respiratório) e urticária (pele).

## Tempo de início dos sintomas

O tempo decorrido entre a exposição do paciente ao antígeno e o desenvolvimento de sinais e sintomas clínicos é importante. Em geral, quanto mais rapidamente os sinais e sintomas se desenvolvem após a exposição antigênica, maior é a probabilidade de uma reação mais intensa.[97] Por outro lado, quanto mais tempo entre a exposição e o início, menos intensa é a reação. Foram relatados casos de anafilaxia sistêmica surgindo muitas horas após a exposição.[98]

A taxa de progressão dos sinais e sintomas, uma vez que aparecem, também é significativa. Situações em que os sinais e sintomas aumentam rapidamente em intensidade tendem a ser mais fatais do que as situações em que progridem lentamente ou nem aparecem.

## Sinais e sintomas

### *Reações dermatológicas*

A reação alérgica mais frequente associada à administração de anestésicos locais consiste em urticária e angioedema. A urticária está associada a pápulas, que são manchas lisas e elevadas da pele. Uma coceira intensa (prurido) está frequentemente presente. O angioedema é um inchaço localizado em resposta a um alergênio. A cor e a temperatura da pele geralmente são normais (a menos que haja urticária ou eritema). Dor e coceira são incomuns. O angioedema envolve mais frequentemente face, mãos, pés e genitália, mas também pode envolver lábios, língua, faringe e laringe. É mais comum após a aplicação de anestésicos tópicos nas membranas mucosas orais. Dentro 30 a 60 minutos, o tecido em contato com o alergênio parece inchado.

As reações alérgicas da pele, se forem a única manifestação de uma resposta alérgica, normalmente não são fatais; contudo, aquelas que ocorrem rapidamente após a administração do medicamento podem ser a primeira indicação de uma reação mais generalizada a seguir.

O angioedema envolvendo tecidos moles intraorais (p. ex., língua, faringe, laringe) é potencialmente fatal, uma vez que o comprometimento das vias respiratórias pode se desenvolver.[99]

### *Reações respiratórias*

Os sinais e sintomas clínicos de alergia podem estar relacionados apenas com o trato respiratório, ou o envolvimento do trato respiratório pode ocorrer juntamente com outras respostas sistêmicas. Os sinais e sintomas do broncospasmo, a resposta alérgica respiratória clássica, incluem:

- Dificuldade respiratória
- Dispneia
- Sibilo
- Eritema
- Cianose
- Diaforese
- Taquicardia
- Aumento da ansiedade
- Uso de músculos acessórios de respiração.

O edema laríngeo, uma extensão do edema angioneurótico para a laringe, é um inchaço dos tecidos moles ao redor do aparelho vocal, com subsequente obstrução da via respiratória. Pouca ou nenhuma troca de ar dos pulmões é possível. O edema laríngeo representa os efeitos da alergia nas vias respiratórias superiores, enquanto o broncospasmo representa os efeitos nas vias respiratórias inferiores (bronquíolos menores). O edema laríngeo é uma emergência com risco à vida.

### *Anafilaxia generalizada*

A reação alérgica mais drástica e agudamente fatal é a anafilaxia generalizada. A morte clínica pode ocorrer em poucos minutos. A anafilaxia generalizada pode se desenvolver após a administração de um antígeno por qualquer via, mas é mais comum após a administração parenteral (injeção). O tempo de resposta é variável, mas a reação se desenvolve rapidamente, atingindo a intensidade máxima dentro de 5 a 30 minutos. É improvável que essa reação seja notada após a administração de anestésicos locais tipo amida. Os sinais e sintomas de anafilaxia generalizada, listados de acordo com sua progressão típica, são:

- Reações cutâneas
- Espasmo muscular liso dos tratos gastrintestinal (cólicas) e geniturinário e do músculo liso respiratório (broncospasmo)
- Dificuldade respiratória
- Colapso cardiovascular.

Na anafilaxia fatal, os distúrbios respiratórios e cardiovasculares predominam e são evidentes no início da reação. A progressão típica da reação é mostrada no Quadro 18.5.

Na anafilaxia de desenvolvimento rápido, todos os sinais e sintomas podem ocorrer em muito pouco tempo com sobreposição considerável. Em reações particularmente graves, os sinais e sintomas respiratórios e cardiovasculares podem ser os únicos presentes. A reação, ou qualquer parte dela, pode durar de minutos a 1 dia ou mais.[97,100]

Com tratamento rápido e adequado, toda reação pode ser interrompida rapidamente. No entanto, a hipotensão e o edema de laringe podem persistir durante horas a dias, apesar da terapia. A morte, que pode ocorrer a qualquer momento durante a reação, é geralmente secundária à obstrução das vias respiratórias superiores causada pelo edema laríngeo.[101]

**• Quadro 18.5 Progressão típica da reação de anafilaxia generalizada.**

1. **Fase inicial, reações cutâneas:**
   a. Paciente queixa-se de mal estar
   b. Coceira intensa (prurido)
   c. Rubor (eritema)
   d. Urticária gigante (urticária) no rosto e na parte superior do tórax
   e. Náuseas e, possivelmente, vômito
   f. Conjuntivite
   g. Rinite vasomotora (inflamação das membranas mucosas no nariz, marcada pelo aumento da secreção mucosa)
   h. Ereção pilomotora (sensação de cabelo em pé)
2. **Vários distúrbios gastrintestinais ou geniturinários associados às respostas cutâneas estão relacionados com espasmo do músculo liso:**
   a. Cólicas abdominais intensas
   b. Náuseas e vômito
   c. Diarreia
   d. Incontinência fecal e urinária
3. **Os sintomas respiratórios geralmente se desenvolvem em sequência:**
   a. Aperto subesternal ou dor no peito
   b. Desenvolvimento de tosse
   c. Sibilo (broncospasmo)
   d. Dispneia
   e. Se a condição for grave, cianose das membranas mucosas e do leito ungueal
   f. Possível edema laríngeo
4. **O sistema cardiovascular é o próximo a ser envolvido:**
   a. Palidez
   b. Tontura
   c. Palpitações
   d. Taquicardia
   e. Hipotensão
   f. Disritmias cardíacas
   g. Inconsciência
   h. Parada cardíaca

## Tratamento

### *Reações cutâneas*

O tratamento é baseado na taxa em que a reação aparece após o desafio antigênico.

#### Reações cutâneas tardias

Sinais e sintomas que se desenvolvem 60 minutos ou mais após a exposição geralmente não progridem e não são considerados risco à vida. Os exemplos incluem uma reação leve e localizada da pele e da membrana mucosa após a aplicação do anestésico tópico. Na maioria dos casos, o paciente pode já ter saído do consultório odontológico e entrar em contato mais tarde, descrevendo esses sinais e sintomas, ou pode ainda estar no consultório na conclusão do tratamento. O tratamento básico segue o algoritmo usual P → C → A → R → D utilizado no tratamento de todas as emergências médicas (Quadro 18.6).

**P → C → A → R.** Posicionar o paciente consciente confortavelmente. C, A e B são avaliados como adequados (o paciente está consciente e falando).

**D (cuidados definitivos)**

1. Bloqueador oral de histamina: 50 mg de difenidramina. A prescrição de difenidramina 50 mg em cápsulas, uma a cada 6 horas por 3 a 4 dias deve ser feita ao paciente.
2. Se o paciente ainda estiver no consultório odontológico, deve permanecer por 1 hora antes da alta para garantir que a reação não progrida.
3. Obtenha aconselhamento médico, se necessário, para determinar a causa da reação. Uma lista completa de todos os medicamentos e substâncias químicas administradas ou tomadas pelo paciente deve ser compilada para uso do alergologista.
4. Se ocorrer sonolência após a administração oral do bloqueador de histamina, o paciente não deve ser autorizado a deixar o consultório sem supervisão.

#### Reações cutâneas imediatas

Sinais e sintomas de alergia que se desenvolvem dentro de 60 minutos exigem um tratamento mais vigoroso. Exemplos incluem conjuntivite, rinite, urticária, prurido e eritema.

**• Quadro 18.6 Tratamento básico de emergências.**

P...POSIÇÃO
↓ Inconsciente...deitado com os pés ligeiramente elevados
↓ Consciente...baseado no conforto do paciente
C...CIRCULAÇÃO
↓ Inconsciente...avaliar e fornecer compressão torácica, se necessário
↓ Consciente...avaliar a circulação
A...VIAS RESPIRATÓRIAS
↓ Inconsciente...avaliar e manter as vias respiratórias
↓ Consciente...avaliar vias respiratórias
R...RESPIRAÇÃO
↓ Inconsciente...avaliar e ventilar, se necessário
↓ Consciente...avaliar a respiração
D...CUIDADOS DEFINITIVOS
Diagnóstico
Tratamento: medicamentos de emergência e/ou assistência (serviço médico de emergência, ligar para 192)

**P → C → A → R.** Posicionar o paciente consciente confortavelmente. C, A e B são avaliados como adequados (o paciente está consciente e fala).

**D (cuidados definitivos)**

1. Administrar bloqueador de histamina parenteral (intramuscular, intravenoso): 50 mg de difenidramina (25 mg, para peso até 30 kg) ou 10 mg de clorfeniramina (5 mg, para peso até 30 kg) no músculo vasto lateral.
2. Monitorar e registrar os sinais vitais (pressão arterial, ritmo cardíaco e frequência respiratória) a cada 5 minutos durante 1 hora.
3. Observar o paciente por no mínimo 60 minutos para evidências de recidiva. Liberá-lo sob a custódia de um adulto responsável se algum medicamento parenteral tiver sido administrado.
4. Prescrever um bloqueador de histamina oral por 3 dias.
5. Avaliar completamente a reação do paciente antes que outros cuidados odontológicos sejam realizados.
6. Se, em algum momento durante este período, houver incerteza quanto à condição do paciente, ativar os serviços médicos de emergência (ligar para 192).

## *Reações respiratórias*

### Broncospasmo

**P → C → A → R.** Posicionar o paciente consciente confortavelmente. A maioria das pessoas que sofre de desconforto respiratório prefere ficar sentada na posição vertical em graus variados. C, A e B são avaliados. C é avaliado conforme adequado. A via respiratória é patente, embora o paciente apresente dificuldade respiratória.

**D (cuidados definitivos)**

1. Terminar o tratamento odontológico (se iniciado).
2. Administrar oxigênio por meio de uma máscara total, máscara nasal ou cânula nasal a um fluxo de 5 a 6 ℓ/min.
3. Administrar epinefrina por via intramuscular no músculo vasto lateral (0,3 mg, para peso maior que 30 kg; 0,15 mg, para peso até 30 kg) ou outro broncodilatador apropriado por um inalador dosimetrado (salbutamol; Figura 18.13). A dose pode ser repetida a cada 5 a 10 minutos até que a recuperação ou ajuda (serviços médicos de emergência) chegue ao local para assumir o controle.
4. Ativar os serviços médicos de emergência (ligar para 192). Se você estiver sozinho com a vítima, é importante administrar epinefrina *antes* de ativar os serviços médicos de emergência.
5. Na recuperação (resolução do broncospasmo), administrar um bloqueador da histamina para minimizar o risco de recidiva (50 mg de difenidramina por via intramuscular; 25 mg para peso até 30 kg).
6. Os serviços médicos de emergência avaliarão o estado do paciente e determinarão se o transporte para o departamento de emergência do hospital para observação ou tratamento adicional é justificado.

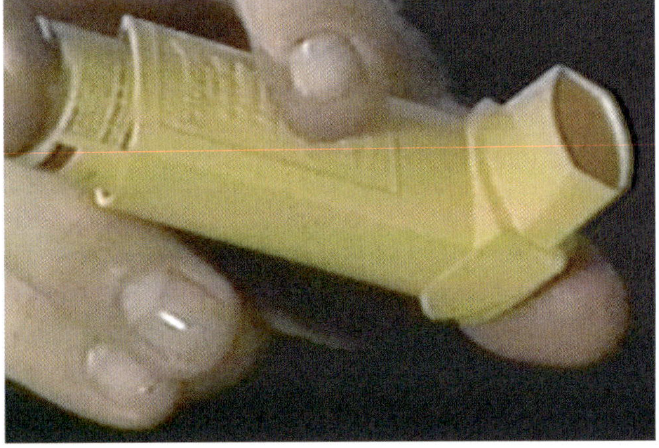

• **Figura 18.13** Inalador broncodilatador (albuterol).

### Edema laríngeo

O edema laríngeo pode estar presente quando o movimento do ar através do nariz e da boca do paciente não pode ser ouvido ou sentido na presença de movimentos respiratórios espontâneos, ou quando é impossível efetuar a ventilação artificial na presença de uma via respiratória patente (a língua não está causando obstrução). A obstrução parcial da laringe produz estridor (som característico de estridente), em contraste com a sibilância associada ao broncospasmo. Uma obstrução parcial pode progredir gradual ou rapidamente para a obstrução total, acompanhada pelo "som" sinistro do silêncio (na presença de movimentos respiratórios espontâneos). O paciente perde rapidamente a consciência por falta de oxigênio.

**P → C → A → R.** Posicionar o paciente inconsciente em supino. C, A e B são avaliados. Se a via respiratória for mantida e o movimento respiratório espontâneo for observado, mas não houver troca de ar, será necessário um tratamento imediato e agressivo para salvar a vida do paciente.

**D (cuidados definitivos)**

1. Administrar 0,3 mg (para peso maior que 30 kg; ou 0,15 mg, para peso até 30 kg) de epinefrina por via intramuscular no músculo vasto lateral. A epinefrina pode ser administrada a cada 5 a 10 minutos, conforme necessário, até a recuperação ou até a ajuda (ligar para 192) chegar ao local para assumir o tratamento.
2. Após a administração de epinefrina, ativar os serviços médicos de emergência. Convocar assistência médica de emergência e administrar oxigênio.
3. Manter as vias respiratórias. Se estiverem apenas parcialmente obstruídas, a epinefrina pode interromper o progresso do edema por meio de suas ações vasoconstritoras.
4. Administrar medicamentos adicionais: bloqueador de histamina por via intramuscular ou intravenosa (50 mg de difenidramina), corticosteroide por via intramuscular ou intravenosa (100 mg de succinato sódico de hidrocortisona para inibir e diminuir o edema e a dilatação capilar).
5. Realizar cricotireotomia. Se as etapas anteriores falharam em garantir uma via respiratória patente, um procedimento de emergência para criar uma via respiratória é fundamental para a sobrevivência do paciente. As Figuras 18.14 e 18.15 ilustram a anatomia da região e a técnica. Uma vez estabelecida, a via respiratória deve ser mantida, o oxigênio administrado e a ventilação artificial usada conforme necessário.
6. Monitorar os sinais vitais. Este paciente requer hospitalização após a transferência do consultório odontológico por pessoal paramédico.

## *Anafilaxia generalizada*

A anafilaxia generalizada é altamente improvável de se desenvolver em resposta à administração de anestésico local. Seu tratamento está incluído aqui, no entanto, para a integralidade. As causas mais comuns de morte por anafilaxia são medicamentos administrados parentericamente, em especial a penicilina, e picadas de insetos (os Hymenoptera: vespas, marimbondos, vespas jaquetas amarelas e abelhas).[102]

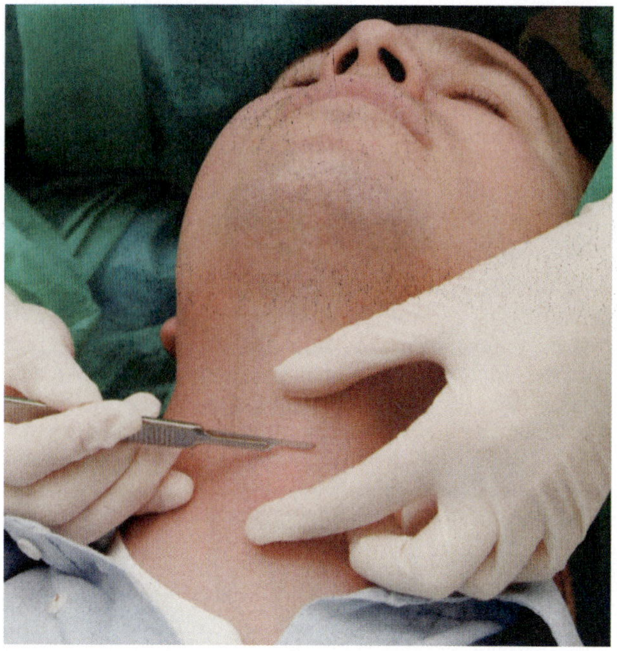

• **Figura 18.14** Com os dedos colocados nas cartilagens tireóidea e cricoide, uma incisão horizontal é feita através da membrana cricotireóidea para obter acesso à traqueia.

## Sinais de alergia presente

Quando sinais e sintomas de alergia (p. ex., urticária, eritema, prurido, sibilância) estiverem presentes, eles devem sinalizar um diagnóstico imediato. É provável que o paciente esteja inconsciente. **P → C → A → R.** Posicionar o paciente inconsciente em supino. Circulação, vias respiratórias e respiração (C, A e B) são avaliadas e realizadas conforme indicado (Figura 18.16). Se o paciente estiver consciente, posicione-o confortavelmente.

### D (cuidados definitivos)

1. Administrar epinefrina. O profissional deve ter chamado previamente a equipe de emergência do consultório. A epinefrina do *kit* de emergência (0,3 mℓ de solução 1:1000 para peso maior que 30 kg; 0,15 mℓ para peso até 30 kg; e 0,075 mℓ para peso menor que 15 kg) é administrada por via intramuscular, o mais rápido possível, no músculo vasto lateral (parte anterolateral da coxa) ou por via intravenosa (mas somente se disponível em uma solução 1:10.000). Em razão da necessidade imediata de epinefrina nesta situação, uma seringa pré-carregada é recomendada para o *kit* de emergência (Figura 18.17).
2. Solicitar assistência médica (ligar para 192). Assim que uma reação alérgica grave é considerada uma possibilidade, os cuidados médicos devem ser convocados. Se você estiver sozinho com a vítima, é importante administrar a epinefrina primeiro, depois ativar os serviços médicos de emergência.
3. Caso o quadro clínico não melhore ou continue a se deteriorar (aumento da gravidade dos sintomas) dentro de 5 a 10 minutos da dose inicial de epinefrina, uma segunda dose deve ser administrada. Doses subsequentes podem ser administradas, conforme necessário, a cada 5 a 10 minutos. Não há contraindicação absoluta à administração de epinefrina na anafilaxia.[97]
4. Administrar oxigênio.
5. Monitorar os sinais vitais. Os estados cardiovascular e respiratório do paciente devem ser monitorados continuamente. A pressão arterial e a frequência cardíaca (na artéria carótida) devem ser monitoradas e registradas a cada 5 minutos, e a compressão torácica iniciada, se não for detectado pulso palpável (parada cardíaca).

   Durante essa fase aguda e potencialmente fatal do que é, obviamente, uma reação anafilática, o tratamento consiste em administração de epinefrina (a cada 5 a 10 minutos), SBV (conforme necessário), administração de oxigênio e monitoramento contínuo (e registro) dos sinais vitais. Até que ocorra melhora no estado clínico do paciente, nenhuma terapia medicamentosa adicional é indicada.
6. Terapia medicamentosa adicional. A terapia medicamentosa adicional pode ser iniciada quando a melhora clínica (aumento da pressão arterial, diminuição do broncospasmo) for observada. Isso inclui a administração de um bloqueador de histamina e um corticosteroide (ambos os medicamentos por via intramuscular ou, se disponível, por via intravenosa). Eles previnem a recidiva de sinais e sintomas, evitando a necessidade de administração continuada de epinefrina. Esses medicamentos não são administrados durante a fase aguda da reação por serem muito lentos no início e não proporcionarem um bem imediato o suficiente

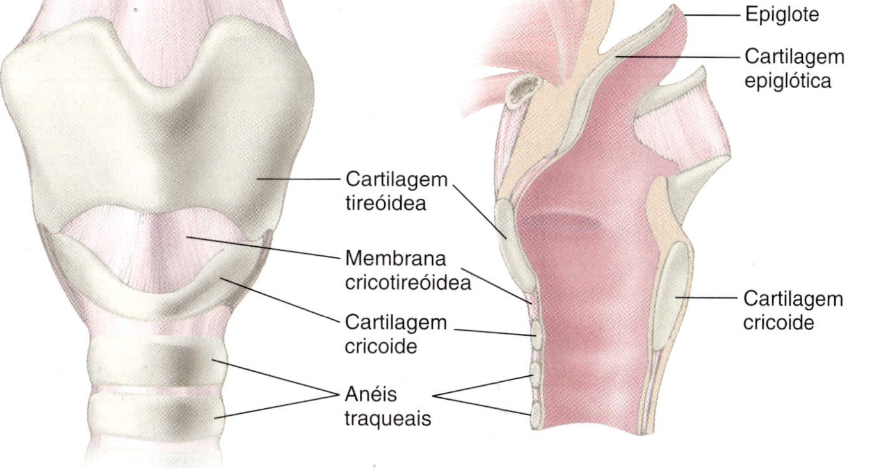

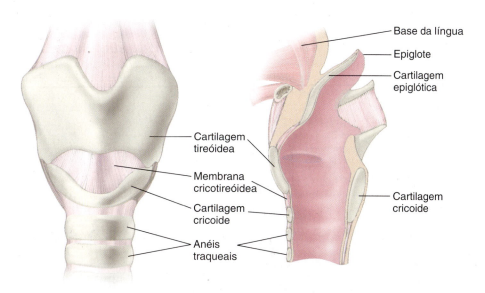


• **Figura 18.15** Anatomia do local da cricotirotomia.

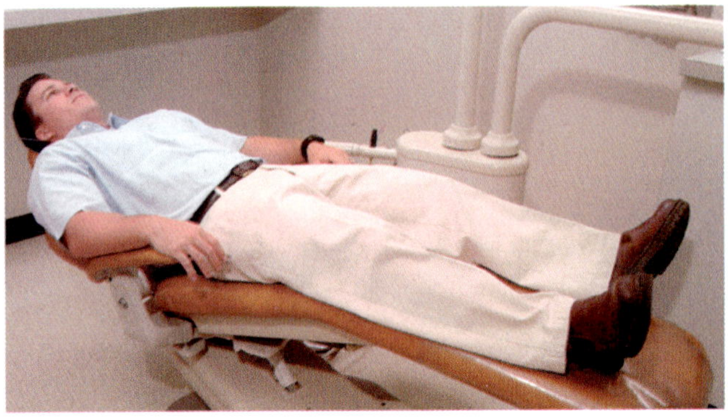

• **Figura 18.16** Posicionamento para suporte básico de vida.

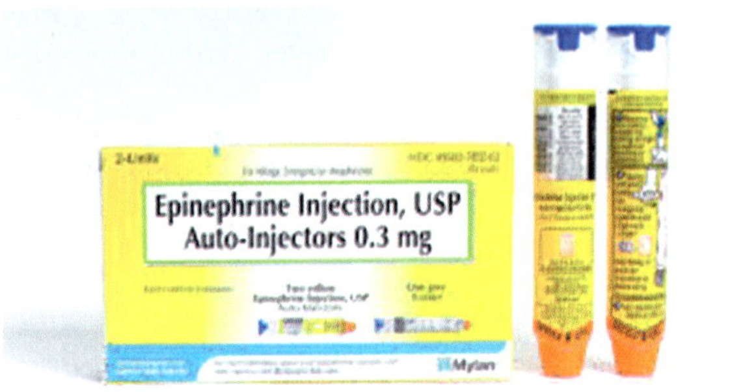


• **Figura 18.17** Seringa pré-carregada com epinefrina 1:1.000.

para justificar seu uso neste momento. A epinefrina e o oxigênio são os únicos medicamentos que devem ser administrados durante a fase aguda da reação anafilática.

### Nenhum sinal de alergia presente

Se um paciente que recebe uma injeção de anestésico local perde a consciência e não há sinais de alergia, o diagnóstico diferencial inclui reação psicogênica (síncope vasodepressora), parada cardíaca, reação à superdosagem e reação alérgica envolvendo apenas o SCV, entre outras possibilidades.

**P → C → A → R.** Posicionar o paciente inconsciente em decúbito dorsal (ver Figura 18.16).

1. Terminar o tratamento odontológico, se iniciado.
2. Posicionar o paciente. O tratamento dessa situação, que pode resultar de uma série de causas (apresentadas anteriormente), requer a colocação imediata do paciente na posição supina com as pernas levemente elevadas. A pressão sanguínea baixa (no cérebro) é, de longe, a principal causa de inconsciência em seres humanos, e a posição supina (com os pés elevados) aumenta o fluxo sanguíneo para o cérebro.
3. Fornecer SBV, conforme indicado. Circulação, vias respiratórias e respiração (C, A e R) são avaliadas e realizadas conforme indicado. Pacientes com síncope vasodepressora ou hipotensão postural recuperam rapidamente a consciência quando são devidamente posicionados com uma via respiratória patente mantida. Os pacientes que não se recuperam nesta situação devem continuar a ter os elementos do SBV aplicados (respiração, circulação), conforme necessário.

**D (cuidados definitivos)**

1. Convocar o serviço médico de emergência. Se a consciência não retornar rapidamente após a instituição das etapas do SBV, deve-se procurar o serviço médico de emergência imediatamente.
2. Administrar oxigênio.
3. Monitorar os sinais vitais. Pressão arterial, frequência e ritmo cardíacos, e respiração devem ser monitorados e registrados, pelo menos a cada 5 minutos, com os elementos do SBV iniciados a qualquer momento, conforme necessário.
4. Fornecer tratamento adicional. Na chegada, a equipe médica de emergência tentará fazer um diagnóstico da causa da perda de consciência. Se isso for possível, a terapia medicamentosa apropriada será instituída e o paciente estabilizado e depois transferido para a emergência do hospital local.

Na ausência de sinais e sintomas definitivos de alergia, como edema, urticária ou broncospasmo, a epinefrina e outras terapias para alergia a medicamentos (p. ex., bloqueadores de histamina, corticosteroides) não são indicadas. Qualquer uma de várias outras situações pode ser a causa da inconsciência; por exemplo, superdosagem de medicamentos, hipoglicemia, acidente vascular cerebral, insuficiência adrenal aguda ou parada cardiorrespiratória. O SBV continuado até a chegada da assistência médica é o curso de ação mais prudente nessa situação.

## Resumo

As complicações sistêmicas associadas à administração e às técnicas de anestesia local são frequentemente evitáveis. A seguir, um resumo dos procedimentos recomendados para minimizar sua ocorrência:

1. A avaliação médica preliminar deve ser concluída antes da administração de qualquer anestésico local.
2. Ansiedade, medo e apreensão devem ser reconhecidos e gerenciados antes da administração de um anestésico local.
3. Todas as injeções odontológicas devem ser administradas com o paciente em posição supina ou semissupina. Os pacientes não devem receber injeções de anestésico local na posição ereta, a menos que condições especiais (p. ex., doença cardiorrespiratória grave) exijam isso.
4. O anestésico tópico deve ser aplicado antes de todas as injeções por, no mínimo, 1 minuto.
5. A concentração efetiva mais fraca da solução de anestésico local deve ser injetada no volume mínimo compatível com o controle bem-sucedido da dor.
6. A solução anestésica selecionada deve ser apropriada para o tratamento odontológico contemplado (duração da ação).
7. Os vasoconstritores devem ser incluídos em todos os anestésicos locais, a menos que sejam especificamente contraindicados pela duração desejada de ação (p. ex., procedimento de curta duração) ou pelo estado físico do paciente (p. ex., ASA classe 4 como resultado de doença cardiovascular).
8. As agulhas devem ser descartáveis, afiadas, rígidas, capazes de fazer uma aspiração confiável e ter comprimento adequado para as técnicas de injeção contempladas.
9. As seringas com aspiração sempre devem ser usadas para todas as injeções.
10. A aspiração deve ser realizada em pelo menos dois planos antes da injeção.
11. A injeção deve ser feita lentamente, durante um mínimo de 60 segundos, se 1,8 mℓ de anestésico local for depositado.

Deve-se observar o paciente durante e após a administração do anestésico local quanto a sinais e sintomas indesejáveis de reação. Nunca dê uma injeção e deixe o paciente sozinho enquanto realiza outros procedimentos.

## Referências bibliográficas


1. Malamed SF. Maximum recommended doses of dental local anesthetics. *J Dent Educ.* 2018;82(10):1017-1018.
2. Pallasch TJ. *Pharmacology for Dental Students and Practitioners.* Philadelphia: Lea & Febiger; 1980.

3. Warrington R, Silviu-Dan F. Drug allergy. *Allergy Asthma Clin Immunol.* 2011;7(suppl 1):S1–S10.
4. Speca SJ, Boynes SG, Cuddy MA. Allergic reactions to local anesthetic formulations. *Dent Clin North Am.* 2010;54:655–664.
5. Finder RL, Moore PA. Adverse drug reactions to local anesthesia. *Dent Clin North Am.* 2002;46:747–757.
6. Vinckier F. Local anesthesia in children. *Rev Belg Med Dent.* 2000;55:61–71.
7. Malamed SF. Morbidity, mortality and local anesthesia. *Prim Dent Care.* 1999;6:11–15.
8. Meechan J. How to avoid local anaesthetic toxicity. *Br Dent J.* 1998;184:334–335.
9. Meechan J, Rood JP. Adverse effects of dental local anaesthesia. *Dent Update.* 1997;24:315–318.
10. Davis MJ, Vogel LD. Local anesthetic safety in pediatric patients. *N Y State Dent J.* 1996;62:32–35.
11. Prince BS, Goetz CM, Rihn TL, et al. Drug-related emergency department visits and hospital admissions. *Am J Hosp Pharm.* 1992;49:1696–1700.
12. Kishikawa K, Namiki A, Miyashita K, et al. Effects of famotidine and cimetidine on plasma levels of epidurally administered lignocaine. *Anaesthesia.* 1990;45:719–721.
13. Shibasaki S, Kawamata Y, Ueno F, et al. Effects of cimetidine on lidocaine distribution in rats. *J Pharmacobiodyn.* 1988;11: 785–793.
14. Dailey PA, Hughes SC, Rosen MA, et al. Effect of cimetidine and ranitidine on lidocaine concentrations during epidural anesthesia for cesarean section. *Anesthesiology.* 1988;69: 1013–1017.
15. de Jong RH. Bupivacaine preserves newborns' muscle tone. *JAMA.* 1977;237:53–54.
16. Steen PA, Michenfelder JD. Neurotoxicity of anesthetics. *Anesthesiology.* 1979;50:437–453.
17. Hazma J. Effect of epidural anesthesia on the fetus and the neonate. *Cah Anesthesiol.* 1994;42:265–273.
18. Shammas FV, Dickstein K. Clinical pharmacokinetics in heart failure: an updated review. *Clin Pharmacokinet.* 1988;15:94–113.
19. Hammermeister KE. Adverse hemodynamic effects of antiarrhythmic drugs in congestive heart failure. *Circulation.* 1990;81:1151–1153.
20. Pedersen NA, Jensen FS. Clinical importance of plasma cholinesterase for the anesthetist. *Ann Acad Med Singapore.* 1994;23(suppl 6):120–124.
21. Barcelos KC, Furtado DP, Ramacciato JC, et al. Effect of $PaCO_2$ and $PaO_2$ on lidocaine and articaine toxicity. *Anesth Prog.* 2010;57:104–108.
22. Malagodi MH, Munson ES, Embro MJ. Relation of etidocaine and bupivacaine toxicity to rate of infusion in rhesus monkeys. *Br J Anaesth.* 1977;49:121–125.
23. Hersh EV, Helpin ML, Evans OB. Local anesthetic mortality: report of a case. *ASDC J Dent Child.* 1991;58:489–491.
24. Moore PA. Preventing local anesthetic toxicity. *J Am Dent Assoc.* 1992;123:60–64.
25. Yagiela JA. Local anesthetics. In: Dionne RA, Phero JC, Becker DE, eds. *Management of Pain and Anxiety in the Dental Office.* 2nd ed. Philadelphia: WB Saunders; 2002.
26. Kaplan EL, ed. *Cardiovascular Disease in Dental Practice.* Dallas: American Heart Association; 1986.
27. Adriani J, Campbell D. Fatalities following topical application of local anesthetics to mucous membrane. *J Am Med Assoc.* 1956;162:1527.
28. Wilburn-Goo D, Lloyd LM. When patients become cyanotic: acquired methemoglobinemia. *J Am Dent Assoc.* 1999;130: 826–831.
29. Moos DD, Cuddeford JD. Methemoglobinemia and benzocaine. *Gastroenterol Nurs.* 2007;30:342–345.
30. Trapp L, Will J. Acquired methemoglobinemia revisited. *Dent Clin North Am.* 2010;54:665–675.
31. Smith M, Wolfram W, Rose R. Toxicity: seizures in an infant caused by (or related to) oral viscous lidocaine use. *J Emerg Med.* 1992;10:587–590.
32. Hess GP, Walson PD. Seizures secondary to oral viscous lidocaine. *Ann Emerg Med.* 1988;17:725–727.
33. Garrettson LK, McGee EB. Rapid onset of seizures following aspiration of viscous lidocaine. *J Pediatr.* 1992;30:413–422.
34. Rothstein P, Dornbusch J, Shaywitz BA. Prolonged seizures associated with the use of viscous lidocaine. *J Pediatr.* 1982;101:461–463.
35. Bartlett SZ. Clinical observations on the effects of injections of local anesthetics preceded by aspiration. *Oral Surg Oral Med Oral Pathol.* 1972;33:520.
36. Aldrete JA, Narang R, Sada T, et al. Reverse carotid blood flow: a possible explanation for some reactions to local anesthetics. *J Am Dent Assoc.* 1977;94:1142–1145.
37. Malamed SF. "Is the 'Mandibular Block' Passe?" Presentation at the American Dental Association Annual Scientific Meeting. Honolulu, HI, October, 2018. Available at: https://www.malamed@usc.edu.
38. Malamed SF. Allergic and toxic reactions to local anesthetics. *Dent Today.* 2003;22:114–121.
39. Hamedani AG, Schuur JD, Hobgood CD, Mort EA. Quality and patient safety in emergency medicine. In: Adams JG, ed. *Emergency Medicine: Clinical Essentials.* 2nd ed. Elsevier-Saunders; 2013:1731–1742.
40. Tavares M, Goodson JM, Studen-Pavlovich D, et al. Reversal of soft tissue anesthesia with phentolamine mesylate in pediatric patients. *J Am Dent Assoc.* 2008;139:1095–1104.
41. Moore PA, Hersh EV, Papas AS, et al. Pharmacokinetics of lidocaine with epinephrine following local anesthesia reversal with phentolamine mesylate. *Anesth Prog.* 2008;55:40–48.
42. Cheatham BD, Primosch RE, Courts FJ. A survey of local anesthetic usage in pediatric patients by Florida dentists. *J Dent Child.* 1992;59:401–407.
43. Malamed SF. "Local anesthetics: dentistry's most important drugs" Presentation at the American Dental Association Annual Scientific Meeting. Honolulu, HI, October, 2018. Available at: https://www.malamed@usc.edu.
44. Munson ES, Tucker WK, Ausinsch B, et al. Etidocaine, bupivacaine, and lidocaine seizure thresholds in monkeys. *Anesthesiology.* 1975;42:471–478.
45. Aviation Administration Federal. Guide for aviation examiners: pharmaceuticals (therapeutic medications) do not issue – do not fly. Available at: https://www.faa.gov/about/office_org/headquarters_offices/avs/offices/aam/ame/guide/pharm/dni_dnf/. Accessed April 30, 2018.
46. Rey E, Radvanyi-Bouvet MF, Bodiou C, et al. Intravenous lidocaine in the treatment of convulsions in the neonatal period: monitoring plasma levels. *Ther Drug Monit.* 1990;12:316–320.
47. Aggarwal P, Wali JP. Lidocaine in refractory status epilepticus: a forgotten drug in the emergency department. *Am J Emerg Med.* 1993;11:243–244.
48. Pascual J, Ciudad J, Berciano J. Role of lidocaine (lignocaine) in managing status epilepticus. *J Neurol Neurosurg Psychiatry.* 1992;55:49–51.
49. Jaffe AS. The use of antiarrhythmics in advanced cardiac life support. *Ann Emerg Med.* 1993;22:307–316.
50. Bruelle P, de La Coussaye JE, Eledjam JJ. Convulsions and cardiac arrest after epidural anesthesia: prevention and treatment. *Cah Anesthesiol.* 1994;42:241–246.
51. de La Coussaye JE, Eledjam JJ, Brugada J, et al. Cardiotoxicity of local anesthetics. *Cah Anesthesiol.* 1993;41:589–598.
52. Jaimovich DG, Shabino CL, Noorani PA, et al. Intravenous midazolam suppression of pentylene tetrazol-induced epileptogenic activity in a porcine model. *Crit Care Med.* 1990;18:313–316.
53. Babl FE, Sheriff N, Borland M, et al. Emergency management of paediatric status epilepticus in Australia and New Zealand: practice patterns in the context of clinical practice guidelines. *J Paediatr Child Health.* 2009;45:541–546.

54. Feldman HS, Arthur GR, Pitkanen M, et al. Treatment of acute systemic toxicity after the rapid intravenous injection of ropivacaine and bupivacaine in the conscious dog. *Anaesth Analg.* 1991;73:373–384.
55. Daublander M. *The Role of the Vasoconstrictor.* Munich, Germany: Paper presented at: 3M ESPE Expert Conference; 2011.
56. Kellam SA, Smith JR, Scheffel SJ. Epinephrine absorption from commercial gingival retraction cords in clinical patients. *J Prosthet Dent.* 1992;68:761–765.
57. American Dental Association. *ADA/PDR Guide to Dental Therapeutics.* 5th ed. Chicago: American Dental Association–Physician's Desk Reference; 2009.
58. Gomes ER, Demoly P. Epidemiology of hypersensitivity drug reactions. *Curr Opin Allergy Clin Immunol.* 2005;5:309–316.
59. Brown DT, Beamish D, Wildsmith JA. Allergic reaction to an amide local anaesthetic. *Br J Anaesth.* 1981;53:435–437.
60. Seng GF, Kraus K, Cartwright G, Nerona R, Pacione R. Confirmed allergic reactions to amide local anesthetics. *Gen Dent.* 1996;44:52–54.
61. Aldrete JA, O'Higgins JW. Evaluation of patients with history of allergy to local anesthetic drugs. *South Med J.* 1971;64:1118–1121.
62. Boren E, Teuber SS, Nguwa SM, et al. A critical review of local anesthetic sensitivity. *Clin Rev Allergy Immunol.* 2007;32:119–128.
63. Jackson D, Chen AH, Bennett CR. Identifying true lidocaine allergy. *J Am Dent Assoc.* 1994;125:1362–1366.
64. Doyle KA, Goepferd SJ. An allergy to local anesthetics? The consequences of a misdiagnosis. *ASDC J Dent Child.* 1989;56:103–106.
65. Thyssen JP, Menne T, Elberling J, et al. Hypersensitivity to local anaesthetics—update and proposal of evaluation algorithm. *Contact Dermatitis.* 2008;59:69–78.
66. Harboe T, Guttormsen AB, Aarebrot S, et al. Suspected allergy to local anaesthetics: follow-up in 135 cases. *Acta Anaesthesiol Scand.* 2010;54:536–542.
67. Haas DA. An update on local anesthetics in dentistry. *J Can Dent Assoc.* 2002;68:546–551.
68. Bhole MV, Manson AL, Seneviratne SL, Misbah SA. IgE mediated allergy to local anesthetics: separating fact from perception: a UK perspective. *Br J Anaesth.* 2012;108:903–911.
69. Gonzalez-Delgado P, Anton R, Soriano V, Zapater P, Niviero E. Cross-reactivity among amide-type local anesthetics in a case of allergy to mepivacaine. *J Investig Allergol Clin Immunol.* 2006;16:311–313.
70. Venemalm L, Degerbeck F, Smith W. IgE-mediated reaction to mepivacaine. *J Allergy Clin Immunol.* 2008;121:1058–1059.
71. Becker DE. Drug allergies and implications for dental practice. *Anesth Prog.* 2013;60:188–197.
72. Aldrete JA, Johnson DA. Evaluation of intracutaneous testing for investigation of allergy to local anesthetic agents. *Anesth Analg.* 1970;49:173–183.
73. Schwartz HJ, Sher TH. Bisulfite sensitivity manifesting as allergy to local dental anesthesia. *J Allergy Clin Immunol.* 1985;75:525–527.
74. Seng GF, Gay BJ. Dangers of sulfites in dental local anesthetic solutions: warnings and recommendations. *J Am Dent Assoc.* 1986;113:769–770.
75. Perusse R, Goulet JP, Turcotte JY. Sulfites, asthma and vasoconstrictors. *Can Dent Assoc J.* 1989;55:55–56.
76. Shojaie AR, Haas DA. Local anesthetic cartridges and latex allergy: a literature review. *J Can Dent Assoc.* 2002;68:622–626.
77. Perusse R, Goulet JP, Turcotte JY. Contraindications to vasoconstrictors in dentistry. Part II. Hyperthyroidism, diabetes, sulfite sensitivity, cortico-dependent asthma, and pheochromocytoma. *Oral Surg Oral Med Oral Pathol.* 1992;74:687–691.
78. Molotsky I. *U.S. Issues Ban on Sulfites' use in Certain Foods.* New York Times; 1986.
79. Kohase H, Umino M. Allergic reaction to epinephrine preparation in 2% lidocaine: two case reports. *Anesth Prog.* 2004;51:134–137.
80. Bruze M, Gruvberger B, Thulin I. PABA, benzocaine, and other PABA esters in sunscreens and after-sun products. *Photodermatol Photoimmunol Photomed.* 1990;7:106–108.
81. Boyce JA, Assa'ad A, Burks AW, et al. Guidelines for the diagnosis and management of food allergy in the United States: report of the NIAID-Sponsored Expert Panel. *J Allergy Clin Immunol.* 2010;126(suppl 6):S1–S58.
82. Malamed SF. Allergy. In: *Medical Emergencies in the Dental Office.* 7th ed. St Louis: Mosby; 2015:389–391.
83. Peter R. Sudden unconsciousness during local anesthesia. *Anesth Pain Control Dent.* 1993;2:140–142.
84. Chandler MJ, Grammer LC, Patterson R. Provocative challenge with local anesthetics in patients with a prior history of reaction. *J Allergy Clin Immunol.* 1987;79:883–886.
85. Orr DL. It's not Novocain, it's not an allergy, and it's not an emergency!. *Nev Dent Assoc J.* 2009;11:3–6.
86. Riedenburg MM, Lowenthal DT. Adverse nondrug reactions. *N Engl J Med.* 1968;279:678–679.
87. Meyer FP, Troger U, Rohl FW. Adverse nondrug reactions: an update. *Clin Pharmacol Ther.* 1996;60:347–352.
88. Hodgson TA, Shirlaw PJ, Challacombe SJ. Skin testing after anaphylactoid reactions to dental local anesthetics: a comparison with controls. *Oral Surg Oral Med Oral Pathol.* 1993;75:706–711.
89. Rozicka T, Gerstmeier M, Przybilla B, et al. Allergy to local anesthetics: comparison of patch test with prick and intradermal test results. *J Am Acad Dermatol.* 1987;16:1202–1208.
90. Eggleston ST, Lush LW. Understanding allergic reactions to local anesthetics. *Ann Pharmacother.* 1996;30:851–857.
91. Canfield DW, Gage TW. A guideline to local anesthetic allergy testing. *Anesth Prog.* 1987;34:157–163.
92. Swanson JG. An answer for a questionable allergy to local anesthetics. *Ann Emerg Med.* 1988;17:554.
93. Malamed SF. The use of diphenhydramine HCl as a local anesthetic in dentistry. *Anesth Prog.* 1973;20:76–82.
94. Ernst AA, Anand P, Nick T, et al. Lidocaine versus diphenhydramine for anesthesia in the repair of minor lacerations. *J Trauma.* 1993;34:354–357.
95. Uckan S, Guler N, Sumer M, et al. Local anesthetic efficacy for oral surgery: comparison of diphenhydramine and prilocaine. *Oral Surg Oral Med Oral Pathol Oral Radiol Endod.* 1998;86:26–30.
96. Willett J, Reader A, Drum M, et al. The anesthetic efficacy of diphenhydramine and the combination diphenhydramine/lidocaine for the inferior alveolar nerve block. *J Endod.* 2008;34:1446–1450.
97. Lieberman P, Nicklas RA, Randolph C, et al. Anaphylaxis—a practice parameter update 2015. *Ann Allergy Asthma Immunol.* 2015;115:341–384.
98. Oh VM. Treatment of allergic adverse drug reactions. *Singapore Med J.* 1989;30:290–293.
99. Socker M, Boyle C, Burke M. Angio-oedema in dentistry: management of two cases using C1 esterase inhibitor. *Dent Update.* 2005;32:350–352. 354.
100. Adkinson NF, Busse WW, Bochner BS, et al. *Middleton's Allergy: Principles and Practice.* 7th ed. St Louis: Mosby; 2009.
101. Stafford CT. Life-threatening allergic reactions: anticipating and preparing are the best defenses. *Postgrad Med.* 1989;86:235–242, 245.
102. Turner PJ, Jerschow E, Umasunthar T, et al. Fatal anaphylaxis: mortality rate and risk factors. *J Allergy Clin Immunol Pract.* 2017;5(5):1169–1178.

# 19

# Problemas na Obtenção de Controle da Dor

Os anestésicos locais são os medicamentos mais seguros e eficazes em medicina para prevenção e controle da dor. Quando se deposita um anestésico local perto o suficiente de um nervo e ele *vai* bloquear a condução nervosa.

Se os anestésicos locais são tão eficazes, por que, ocasionalmente, encontram-se problemas para alcançar uma anestesia pulpar profunda? Onde esses problemas acontecem? E como a anestesia pulpar inadequada pode ser prevenida ou corrigida?

Este capítulo explora e procura responder a essas perguntas.

Stiagailo[1] entrevistou 121 cirurgiões-dentistas, perguntando quantas vezes eles "encontraram ineficiência da anestesia local, tanto na infiltração quanto na condução, durante a manipulação de vários grupos de dentes" no tratamento odontológico conservador (Tabela 19.1). Nenhum dente estava acometido por afecção pulpar.

Na maxila, 16,5% dos clínicos (20 de 121) tiveram dificuldade em obter anestesia pulpar "frequentemente" ou "às vezes" em dentes molares, enquanto para pré-molares a proporção foi de 7,4% (9 de 121).

Os problemas (frequentemente ou às vezes) no alcance da anestesia pulpar foram significativamente mais comuns na mandíbula: 8,2% para incisivos, 11,5% para caninos, 30,5% para pré-molares e 55,3% para molares. Em uma análise das taxas de sucesso da anestesia após bloqueio do nervo alveolar inferior (BNAI; mandíbula) ou infiltração (maxila) em 36 ensaios clínicos randomizados, observou-se que a falha geral de anestesia pulpar adequada foi de 29% "quando o profissional estava pronto para iniciar um procedimento odontológico (15 minutos após o BNAI, 10 minutos após a infiltração maxilar).[2] As taxas de falha na anestesia pulpar foram significativamente maiores nos dentes mandibulares do que nos dentes maxilares (Figura 19.1). Os anestésicos locais administrados nesses ensaios controlados randomizados foram a lidocaína 2% com epinefrina 1:100.000 ou a articaína 4% com epinefrina 1:100.000

## Dentes maxilares

Na análise de 36 ensaios clínicos, a anestesia pulpar inadequada após a infiltração maxilar (10 minutos de espera para iniciar o procedimento) ocorreu em aproximadamente 18% dos casos, com taxas de falhas específicas para cada dente bastante consistentes nos incisivos laterais (19%), caninos (20%), primeiros pré-molares (15%) e primeiros molares (17%).[2]

### Incisivos maxilares, caninos e pré-molares

#### *Principal(is) técnica(s) para anestesia pulpar*

Em virtude do relativo adelgaçamento do osso (na maioria dos adultos) que recobre a superfície labial ou vestibular dos dentes anteriores superiores, a infiltração continua sendo a técnica anestésica preferida quando se trata um ou dois dentes anteriores superiores.

Quando vários dentes anteriores são tratados ou quando a infiltração se mostra ineficaz, o bloqueio do nervo alveolar superior anterior deve ser considerado. Quando se está tratando apenas dentes pré-molares, o bloqueio do nervo alveolar superior médio é recomendado.

*Por que acontecem erros?*

Em aproximadamente 15% dos adultos, a placa cortical do osso sobrejacente aos dentes anteriores superiores é mais espessa do que o "normal". Destes 15%, um subconjunto de outros 15% tem osso excessivamente espesso nessa área, minimizando o sucesso da anestesia por infiltração (Figura 19.2).

**Tabela 19.1** Frequência (%) em que 121 cirurgiões-dentistas entrevistados encontraram ineficiência da anestesia local, tanto por infiltração quanto por bloqueio, durante a manipulação de vários grupos de dentes no tratamento odontológico conservador.

| Grupos de dentes | Frequentemente | Às vezes | Raramente | Muito raramente | Nunca |
|---|---|---|---|---|---|
| Incisivos maxilares | 1 | 3 | 17 | 37 | 3 |
| Caninos maxilares | 1 | 2 | 23 | 42 | 53 |
| Pré-molares maxilares | 1 | 8 | 29 | 40 | 43 |
| Molares maxilares | 1 | 19 | 31 | 41 | 29 |
| Incisivos mandibulares | 4 | 6 | 17 | 39 | 55 |
| Caninos mandibulares | 4 | 10 | 23 | 39 | 45 |
| Pré-molares mandibulares | 8 | 29 | 18 | 41 | 25 |
| Molares mandibulares | 20 | 47 | 32 | 21 | 1 |

Dados de Stiagailo SV. Local anesthesia failure problems in conservative dental therapy clinic. *Stomatologiia*. 2006;85:6-10.

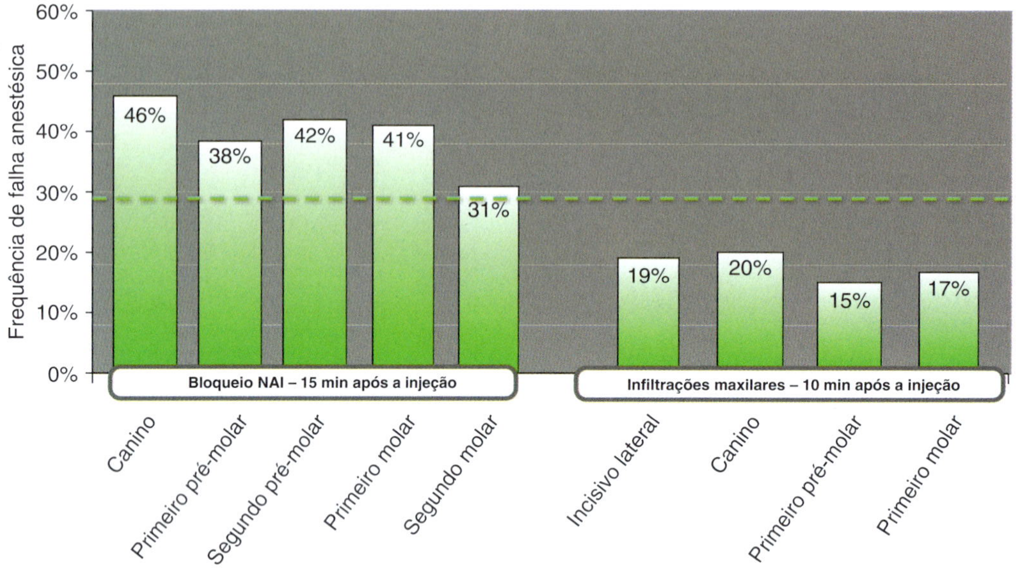


• **Figura 19.1** Taxa média de falha anestésica relatada em 36 estudos publicados que utilizaram articaína ou lidocaína. (Dados não publicados, cortesia de Onpharma Co. www.onpharma.com.).

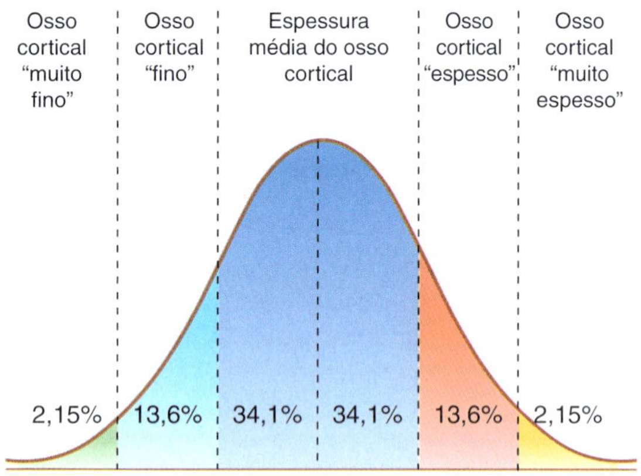


• **Figura 19.2** Curva em forma de sino para a espessura óssea.

Outra razão para a falha anestésica após a infiltração em um *canino superior* (20%)[2] é a subinserção da agulha com a deposição da solução anestésica abaixo do ápice do dente.

Ocasionalmente, o ápice da raiz de um *incisivo central* está localizado sob a cartilagem e o osso da cavidade nasal, minimizando o sucesso da anestesia por infiltração.

*Quais são as possíveis soluções para o problema de falha anestésica por infiltração?*

1. O bloqueio do nervo alveolar superior anterior proporciona anestesia ao incisivo superior, aos caninos e, na maioria dos pacientes, aos dentes pré-molares. O bloqueio do nervo alveolar superior médio deve ser considerado quando os pré-molares estão em tratamento (ver Capítulo 13).
2. O uso de uma solução anestésica local tamponada. Como discutido no Capítulo 20, injetar anestésicos locais a um pH de aproximadamente 7,4 confere várias vantagens clínicas, entre as quais o início mais rápido da anestesia e o aumento da taxa de sucesso.[3]
3. A anestesia por infiltração utilizando cloridrato de articaína (tamponado). A metanálise de estudos comparando a eficácia da articaína *versus* a lidocaína por infiltração maxilar mostrou que a articaína tem probabilidade 3,81 vezes maior de fornecer anestesia pulpar com sucesso.[4]
4. O *spray* de anestésico local intranasal para a anestesia pulpar de dentes não molares superiores. Foi comprovado que o *spray* intranasal de tetracaína 3% com 0,05% de oximetazolina fornece anestesia pulpar profunda com alta probabilidade de sucesso nos incisivos superiores, caninos e pré-molares.[5] O *spray* intranasal é muito importante quando se trata de pacientes tripanofóbicos (aqueles com medo de agulhas). O *spray* intranasal é discutido com mais detalhes no Capítulo 20.
5. Para garantir uma experiência indolor, deve-se avaliar a anestesia pulpar antes de iniciar o tratamento odontológico. Após o aparecimento de sinais e sintomas (p. ex., dormência labial), um *spray* de resfriamento (p. ex., Endo-Ice; Figura 19.3) ou de teste pulpar elétrico (TPE) pode ser usado para avaliar o dente a ser tratado.[6-9]
   a. Com o *spray* de resfriamento, pulverize uma bola grande de algodão e coloque-a no dente. Se o paciente responder, deve-se considerar repetir a injeção ou usar técnicas suplementares para fornecer uma anestesia pulpar profunda[6-9]
   b. Se o dente não responder à potência máxima do TPE, a anestesia pulpar profunda provavelmente foi atingida.
6. É importante notar que em situações de pulpite irreversível, a falta de resposta do paciente ao *spray* de resfriamento ou ao TPE nem sempre pode ser indicativa de anestesia pulpar.[9]

## Molares maxilares

### *Principal(is) técnica(s) para anestesia pulpar*

A infiltração maxilar é a técnica mais utilizada para tratamento dos dentes molares superiores. O bloqueio do nervo alveolar superior posterior deve ser considerado quando o tratamento inclui vários dentes molares superiores.

*Por que acontecem erros?*

No estudo de Stiagailo[1], 16,5% dos profissionais não conseguiram obter anestesia maxilar bem-sucedida nos dentes molares "frequentemente" ou "às vezes". As razões mais prováveis foram (1) a espessura da placa cortical do osso sobrejacente aos dentes molares (discutida anteriormente) e (2) a anatomia radicular do primeiro e do segundo molares superiores.

Os primeiros e segundos molares superiores têm três raízes: duas raízes vestibulares e uma raiz palatina (Figura 19.4). Quando se está infiltrando um primeiro ou segundo molar superior, aproximadamente

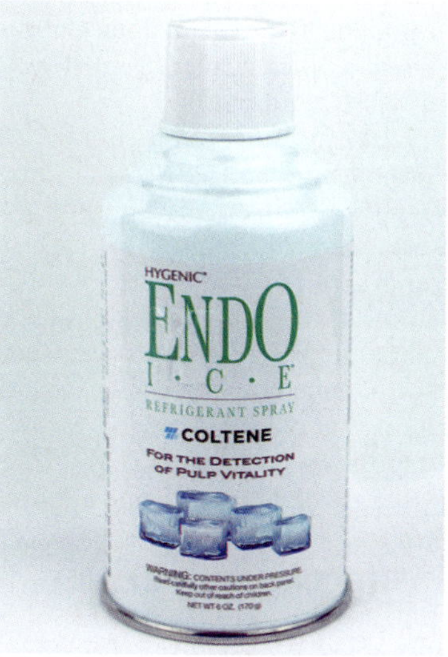


• **Figura 19.3** *Spray* de resfriamento. (Cortesia de COLTENE.)

0,6 a 0,9 mℓ de anestésico local é depositado no sulco adjacente ao dente a ser tratado. Se há configuração normal das raízes, o anestésico local se difunde palatinamente, bloqueando com sucesso o nervo ao entrar nelas. Entretanto, quando uma variação da anatomia radicular está presente, a raiz palatina de um molar se desvia ("dilata") mais para a linha média do que o habitual – a maioria dos anestésicos locais injetados bloqueia com sucesso as duas raízes vestibulares, mas não a raiz palatina. Essa situação não será observada pelo clínico até que o tratamento odontológico (p. ex., preparação do dente) se aproxime do lado palatino não anestesiado do dente, momento em que o paciente sentirá dor.

*Quais são as possíveis soluções para esse problema?*

1. O bloqueio do nervo alveolar superior posterior fornece anestesia pulpar para os dentes molares superiores independentemente da anatomia de suas raízes (ver Capítulo 13).
2. Uso de uma solução anestésica local tamponada.
3. Infiltração com cloridrato de articaína (tamponado; 0,6 a 0,9 mℓ). O cloridrato de articaína (4% com epinefrina 1:100.000 ou 1:200.000) difunde através de tecidos moles e duros e para os nervos de forma mais confiável que a lidocaína, a mepivacaína, a prilocaína e a bupivacaína.[4]
4. Para garantir uma experiência indolor, deve-se avaliar a anestesia pulpar antes de iniciar o tratamento odontológico (conforme mencionado anteriormente).

Comentário: Outras técnicas "suplementares" de anestesia estão disponíveis para ajudar a alcançar o sucesso na anestesia maxilar, incluindo a injeção do ligamento periodontal, a anestesia intrasseptal e a injeção intraóssea (ver Capítulo 15). Na experiência deste autor – 50 anos como cirurgião-dentista e educador odontológico –, devido à eficácia da infiltração e dos bloqueios nervosos, essas técnicas suplementares raramente são necessárias para ajudar a alcançar a anestesia pulpar em dentes maxilares sem afecção pulpar.

## Dentes mandibulares

Na análise de 36 ensaios clínicos, a anestesia pulpar inadequada após o BNAI (15 minutos de espera para iniciar o procedimento) ocorreu em 39,6% dos casos. As taxas de falha foram de 46% em caninos, 38% em primeiros pré-molares, 42% em segundos pré-molares, 41% nos primeiros molares e 31% nos segundos molares.[2]

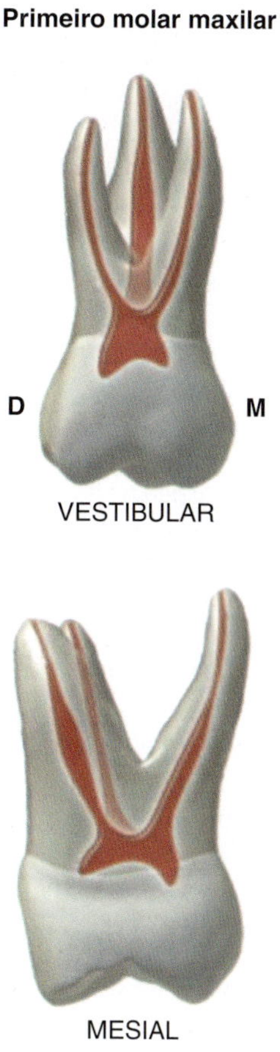


• **Figura 19.4** Anatomia normal do molar maxilar. (De Wilcox LR. Pulpal anatomy and access preparations. In: Torabinejad M, Fouad A, Walton RE, eds. *Endodontics: Principles and Practice.* 5th ed. St Louis: Saunders; 2014.)

Na pesquisa de Stiagailo, as taxas da dificuldade em obter a anestesia pulpar "frequentemente" ou "às vezes" foi de 8,2% para incisivos, 11,5% para caninos, 30,5% para pré-molares e 55,3% para molares.[1]

### Dentes mandibulares não molares (incisivos, caninos e pré-molares)

#### *Principal(is) técnica(s) para anestesia pulpar*

Por causa da espessura relativa do osso (na maioria dos adultos) cobrindo a superfície labial ou vestibular dos incisivos inferiores, caninos e pré-molares no paciente adulto, a anestesia por infiltração está associada a uma taxa de sucesso bastante baixa. Por essa razão, as técnicas de bloqueio nervoso têm sido os meios preferidos para obter anestesia mandibular. O BNAI tradicional (comum e incorretamente chamado "bloqueio mandibular") é mais usado para todo e qualquer tratamento dos dentes mandibulares.

*Por que acontecem erros?*

O BNAI tradicional tem taxa de falha bastante alta nos incisivos inferiores, caninos e pré-molares.[1,2]

A espessura da placa cortical do osso na mandíbula adulta é tal que uma infiltração simples (como descrito para a maxila) tem probabilidade muito baixa de sucesso na maioria dos pacientes.

A ausência de uma anatomia definitiva e consistente entre os pacientes faz com que o BNAI tradicional seja a proposição mais "duvidosa" quando se avaliam as taxas de sucesso de diferentes técnicas anestésicas.

*Quais são as possíveis soluções para esse problema nos dentes mandibulares não molares?*

Os bloqueios nervosos "mandibulares" (p. ex., BNAI, bloqueio nervoso de Gow-Gates, bloqueio nervoso de Vazirani-Akinosi) *não* precisam ser realizados para se obter a anestesia pulpar de dentes mandibulares não molares.

1. Bloqueio do nervo incisivo. Quando vários dentes mandibulares não molares estão sendo tratados, o bloqueio do nervo incisivo é uma técnica simples e altamente eficaz. Deposita-se de 0,6 a 0,9 mℓ de anestésico local fora do forame mentual, seguido da aplicação de pressão do dedo por, no mínimo, 1 minuto, de preferência 2 minutos (ver Capítulo 14).
2. Uso de uma solução anestésica local tamponada.
3. Infiltração vestibular de articaína (tamponada; 0,6 mℓ) ao tratar incisivos mandibulares. A articaína apresentou taxas de sucesso de anestesia pulpar extremamente altas quando administrada por infiltração vestibular na região mandibular dos incisivos (ver Capítulo 20).[10]
4. Para garantir uma experiência odontológica indolor, deve-se avaliar a anestesia pulpar antes de iniciar o tratamento odontológico (conforme mencionado anteriormente).

É importante notar que, em situações de pulpite irreversível, a falta de resposta do paciente ao *spray* de resfriamento ou ao TPE nem sempre pode ser indicativa de anestesia pulpar.[9]

## Molares mandibulares

### *Principal técnica para anestesia pulpar*

O tradicional "bloqueio do nervo mandibular" (BNAI) é, de longe, a técnica mais comumente usada por cirurgiões-dentistas em todo o mundo quando se busca a anestesia de molares mandibulares.

*Por que acontecem erros?*

O BNAI tradicional tem taxa de falha bastante alta para dentes molares mandibulares.[1,2]

A falta de anatomia definitiva e consistente entre os pacientes faz com que o BNAI tradicional seja a proposição mais "duvidosa" quando se avaliam taxas de sucesso de diferentes técnicas anestésicas.

A espessura da placa cortical de osso sobrejacente aos dentes molares na mandíbula adulta é tal que a simples infiltração (como descrito para a maxila) tem probabilidade muito baixa de sucesso na maioria dos pacientes adultos.

*Quais são as possíveis soluções para esse problema nos dentes molares mandibulares?*

1. O bloqueio nervoso mandibular de Gow-Gates e o bloqueio nervoso de Vazirani-Akinosi (boca fechada) são excelentes alternativas ao BNAI quando estão sendo tratados molares mandibulares ou vários dentes mandibulares, incluindo dentes não molares (ver Capítulo 14).
2. A administração lenta de solução anestésica local (definida como 1 minuto, no mínimo, para um cartucho de 1,8 mℓ) mostrou resultar em maior taxa de sucesso para a anestesia pulpar do que uma administração rápida (15 segundos para um cartucho de 1,8 mℓ).
3. Uso de uma solução anestésica local tamponada.
4. Infiltração vestibular de articaína (tamponada; 0,6 mℓ) como um suplemento a um BNAI previamente administrado, bloqueio do nervo mandibular de Gow-Gates ou bloqueio do nervo de Vazirani-Akinosi. Um volume de 0,6 mℓ de articaína (tamponada) infiltrado no sulco vestibular no ápice do dente a ser tratado demonstrou aumentar significativamente a taxa de sucesso da anestesia pulpar (ver Capítulo 20).[12]
5. Infiltração vestibular de articaína (tamponada, preferencialmente) como a única técnica anestésica. A infiltração vestibular de articaína (tamponada; 0,9 mℓ) no ápice do molar mandibular a ser tratado como a única técnica de anestesia demonstrou ser bem-sucedida (ver Capítulo 20).[13]
6. Técnicas de injeção suplementar, incluindo a injeção do ligamento periodontal, injeção intrasseptal e injeção intraóssea, são frequentemente complementos importantes das técnicas anteriormente mencionadas quando seu sucesso for menos que ótimo (ver Capítulo 15).
7. Para garantir uma experiência odontológica indolor, deve-se avaliar a anestesia pulpar antes de iniciar o tratamento odontológico (conforme mencionado anteriormente).
   a. É importante notar que, em situações de pulpite irreversível, a falta de resposta do paciente ao *spray* de resfriamento ou ao TPE nem sempre pode ser indicativa de anestesia pulpar.[9]

## Dentes com afecção pulpar

Quando os dentes estão acometidos por afecção pulpar (p. ex., infectados), alcançar o controle efetivo da dor se torna muito mais problemático. A pesquisa de Stiagailo[1] feita com 121 cirurgiões-dentistas perguntou sobre as dificuldades em conseguir um controle efetivo da dor em várias doenças odontológicas (Tabela 19.2). A pulpite crônica exacerbada e a pulpite aguda (pulpite irreversível sintomática) foram os mais difíceis, com dificuldades relatadas de 69 e 74%, respectivamente, ocorrendo "quase sempre", "frequentemente" ou "às vezes".

Na sua monografia de 2009, "Tirando a dor da odontologia restauradora e endodontia: pensamentos atuais e opções de tratamento para ajudar os pacientes a obter uma anestesia profunda", a American Association of Endodontists revisou os equívocos sobre o assunto, os problemas relacionados e as soluções para o enigma de alcançar uma anestesia pulpar eficaz nessas situações clínicas difíceis.[9]

Como mostra a Tabela 19.1, a anestesia pulpar profunda é mais difícil de atingir em qualquer situação clínica em molares mandibulares, um problema agravado na presença de pulpite crônica ou aguda exacerbada (ver Tabela 19.2).[1]

O problema de se conseguir um controle adequado da dor em dentes envolvidos por afecção pulpar é discutido no Capítulo 16, juntamente com um protocolo sugerido para maior sucesso (Quadro 19.1).

Deve-se observar que:

1. O uso de sedação, especificamente *sedação por inalação* com óxido nitroso ($N_2O$) e oxigênio ($O_2$), é fortemente recomendado. A sedação por inalação, além de aliviar o medo do paciente – como é extremamente comum em pessoas com pulpite crônica ou aguda –, eleva o limiar de reação à dor, moderando a resposta à estimulação dolorosa caso a técnica de injeção de anestésico local não seja 100% eficaz. Stanley *et al.*,[14] ao comparar a sedação por inalação com placebo (ar ambiente mais oxigênio), relatou que "os resultados mostraram que a sedação com óxido nitroso (30 a 50%) aumentou o sucesso do bloqueio NAI [nervo alveolar inferior] (50% *versus* placebo de 28%) e pode ser uma técnica útil no arsenal usado para o tratamento de dentes sintomáticos com pulpite irreversível (além da anestesia suplementar)".
2. O uso de uma *injeção intraóssea* (Figura 19.5) após o BNAI (ou bloqueio de Gow-Gates do nervo mandibular) aumenta significativamente o sucesso da anestesia pulpar em molares inferiores (Figura 19.6).[6,15-17] Dunbar *et al.*[15] demonstraram que a adição de uma injeção intraóssea após o BNAI aumentou a taxa de sucesso da anestesia pulpar de um intervalo de 50% para cerca de 90% por 60 minutos. Outros estudos relataram taxas de sucesso (sem dor ou com dor leve no acesso pulpar) entre 86 e 91%, com início imediato e duração adequada para conclusão do tratamento.[18-21]

**Tabela 19.2** Frequência com que 121 cirurgiões-dentistas entrevistados tiveram dificuldades em alcançar controle efetivo da dor durante o tratamento de várias doenças odontológicas.

| Doenças odontológicas | Quase sempre | Frequentemente | Às vezes | Raramente | Nunca |
|---|---|---|---|---|---|
| Cáries médias | 0 | 0 | 17 | 46 | 58 |
| Cáries profundas | 0 | 2 | 34 | 56 | 29 |
| Pulpite crônica | 1 | 4 | 44 | 42 | 30 |
| Pulpite crônica exacerbada | 2 | 22 | 60 | 30 | 7 |
| Pulpite aguda (pulpite irreversível sintomática) | 2 | 26 | 61 | 26 | 6 |

Dados de Stiagailo SV. Local anesthesia failure problems in conservative dental therapy clinic. *Stomatologiia*. 2006;85:6–10.

**• Quadro 19.1 Sequência recomendada para alcançar o controle da dor em dentes molares mandibulares acometidos por afecção pulpar.**

Solução anestésica local tamponada
↓
Bloqueio nervoso (BNAI, BNMGG,VA) com dois tubetes de anestésico local
↓
Infiltração com articaína (tamponada) no ápice do dente mandibular a ser tratado
↓
Sedação por inalação ($N_2O$-$O_2$)
↓
Intraóssea, intrasseptal ou ALP
↓
Injeção intrapulpar

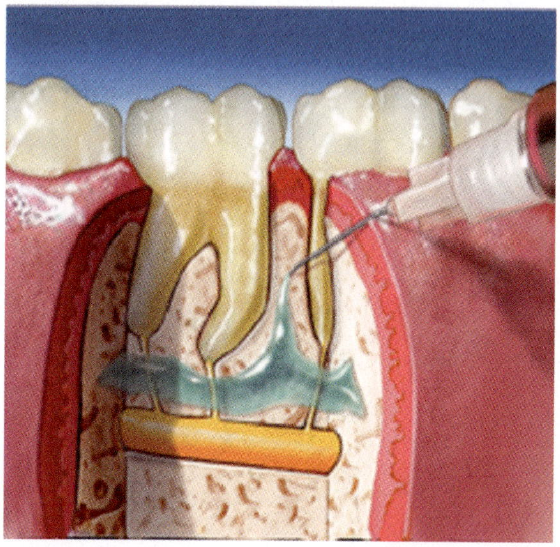

• **Figura 19.5** A injeção intraóssea libera a solução de anestésico local diretamente no osso esponjoso adjacente ao dente a ser anestesiado. (De Reader A. *Endodontics: Colleagues for Excellence. Winter 2009. Taking the Pain Out of Restorative Dentistry and Endodontics: Current Thoughts and Treatment Options to Help Patients Achieve Profound Anesthesia.* Chicago: American Association of Endodontists; 2009.)

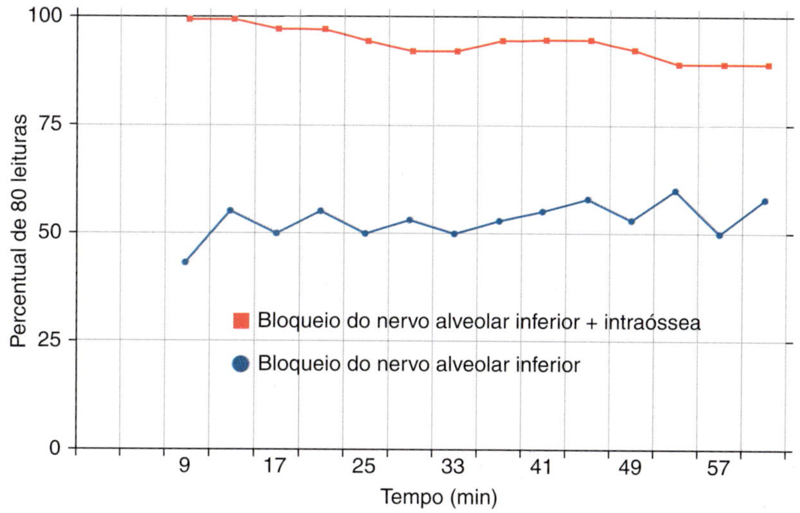


• **Figura 19.6** Anestesia pulpar do primeiro molar mandibular comparando a combinação da injeção intraóssea de lidocaína 2% com epinefrina 1:100.000 e bloqueio do nervo alveolar inferior com o bloqueio do nervo alveolar inferior sozinho. (De Reader A. Endodontics: Colleagues for Excellence. Winter 2009. *Taking the Pain Out of Restorative Dentistry and Endodontics: Current Thoughts and Treatment Options to Help Patients Achieve Profound Anesthesia.* Chicago: American Association of Endodontists; 2009.)

## Referências bibliográficas


1. Stiagailo SV. Local anesthesia failure problems in conservative dental therapy clinic. *Stomatologiia*. 2006;85:6–10.
2. Stepovich MJ. Success and failure rates by arch, teeth, and local anesthetic agent for inferior alveolar nerve blocks and infiltration, while paper. A meta-data analysis of 36 clinical trial reports. info@onpharma.com.
3. Malamed SF, Falkel M. Buffered local anesthetics: the importance of pH and $CO_2$. *SAAD Dig*. 2013;29:9–17.
4. Powell V. Articaine is superior to lidocaine in providing pulpal anesthesia. *J Am Dent Assoc*. 2011;142:493–504.
5. Ciancio SG, Hutcheson MC, Ayoub F, et al. Safety and efficacy of a novel nasal spray for maxillary dental anesthesia. *J Dent Res*. 2013;92(suppl 7):43S–48S.
6. Reader A. Intraosseous anesthesia. bonus material F. In: *Endodontics: Colleagues for Excellence. Winter 2009. Taking the Pain Out of Restorative Dentistry and Endodontics: Current Thoughts and Treatment Options to Help Patients Achieve Profound Anesthesia*. Chicago: American Association of Endodontists; 2009.
7. Dreven L, Reader A, Beck M, Meyers W, Weaver J. An evaluation of the electric pulp tester as a measure of analgesia in human vital teeth. *J Endod*. 1987;13:233–238.
8. Certosimo A, Archer R. A clinical evaluation of the electric pulp tester as an indicator of local anesthesia. *Oper Dent*. 1996;21: 25–30.
9. Nusstein J, Reader A, Nist R, Beck M, Meyers WJ. Anesthetic efficacy of the supplemental intraosseous injection of 2% lidocaine with 1:100,000 epinephrine in irreversible pulpitis. *J Endod*. 1998;24:487–491.
10. Meechan JG, Ledvinka JI. Pulpal anaesthesia for mandibular incisor teeth: a comparison of infiltration and intraligamentary injections. *Int Endod J*. 2002;35:629–634.
11. Kanaa MD, Meechan JG, Corbett IP, Whitworth JM. Speed of injection influences efficacy of inferior alveolar nerve blocks: a double-blind randomized controlled trial in volunteers. *J Endod*. 2006;32:919–923.
12. Kanaa JM, Whitworth JM, Corbett IP, Meechan JG. Articaine buccal infiltration enhances the effectiveness of lidocaine inferior alveolar nerve block. *Int Endod J*. 2009;42:238–246.
13. Robertson D, Nusstein J, Reader A, Beck M, McCartney M. The anesthetic efficacy of articaine in buccal infiltration of mandibular posterior teeth. *J Am Dent Assoc*. 2007;138:1104–1112.
14. Stanley W, Drum M, Nusstein J, Reader A, Beck M. Effect of nitrous oxide on the efficacy of the inferior alveolar nerve block in patients with symptomatic irreversible pulpitis. *J Endod*. 2012;38:565–569.
15. Dunbar D, Reader A, Nist R, Beck M, Meyers W. Anesthetic efficacy of the intraosseous injection after an inferior alveolar nerve block. *J Endod*. 1996;22:481–486.
16. Giglielmo A, Reader A, Nist R, Beck M, Weaver J. Anesthetic efficacy and heart rate effects of supplemental intraosseous injection of 2% mepivacaine with 1:20,000 levonordefrin. *Oral Surg Oral Med Oral Pathol Oral Radiol Endod*. 1999;87:284–293.
17. Stabile P, Reader A, Gallatin E, Beck M, Weaver J. Anesthetic efficacy and efficacy of the intraosseous injection of 1.5% etidocaine (1:200,000 epinephrine) after inferior alveolar nerve block. *Oral Surg Oral Med Oral Pathol Oral Radiol Endod*. 2000;89:407–411.
18. Reisman D, Reader A, Nist R, Beck M, Weaver J. Anesthetic efficacy of the supplemental intraosseous injection of 3% mepivacaine in irreversible pulpitis. *Oral Surg Oral Med Oral Pathol Oral Radiol Endod*. 1997;84:676–682.
19. Nusstein J, Kennedy S, Reader A, Beck M, Weaver J. Anesthetic efficacy of the supplemental X-tip intraosseous injection in patients with irreversible pulpitis. *J Endod*. 2003;29:724–728.
20. Bigby J, Reader A, Nusstein J, Beck M, Weaver J. Articaine for supplemental intraosseous anesthesia in patients with irreversible pulpitis. *J Endod*. 2006;32:1044–1047.
21. Parente SA, Anderson RW, Herman WW, Kimbrough WF, Weller RN. Anesthetic efficacy of the supplemental intraosseous injection for teeth with irreversible pulpitis. *J Endod*. 1998;24:826–828.

# 20

# Avanços Recentes na Anestesia Local

Proporcionar aos pacientes um tratamento odontológico indolor e confortável é a meta de todos os cirurgiões-dentistas. A importância de um atendimento odontológico sem dor é tanta que, em um artigo de 2006, St. Georges[1] observou que os dois fatores mais importantes considerados pelos pacientes ao avaliar os cirurgiões-dentistas são "um profissional que não machuca" (segundo mais importante) e sua capacidade de administrar uma injeção indolor (mais importante; Quadro 20.1).

Os anestésicos locais atualmente disponíveis para a profissão odontológica, em quase todas as situações, permitem que o tratamento odontológico seja concluído sem dor. Os cloridratos de articaína, bupivacaína, lidocaína, mepivacaína e prilocaína são substâncias excelentes que, quando administradas adequadamente, são seguras e altamente efetivas. As propriedades clínicas desses medicamentos estão no Capítulo 4.

Por mais eficazes que os anestésicos locais sejam, ainda surgem situações clínicas em que é difícil obter o controle adequado da dor. As causas mais comuns desse problema são discutidas no Capítulo 19.

Além disso, ao abordar a capacidade do administrador de aplicar a injeção (cirurgião-dentista ou profissional em higiene oral) sem dor – *o* fator mais importante para o paciente –, a pesquisa desenvolveu meios novos e mais efetivos de conseguir injeções indolores (ou eliminar completamente a necessidade de injeções).

Como educador, autor e palestrante convidado para programas de educação odontológica continuada na área da anestesia local desde 1973, fui abordado por cirurgiões-dentistas e pesquisadores de empresas que procuram meu conselho, com base na minha experiência clínica, sobre novas ideias e/ou produtos e substâncias que eles desenvolveram com a finalidade de tornar o controle da dor odontológica mais eficaz, seguro e confortável para os pacientes. Este capítulo discute cinco dessas "invenções" que, acredito, representam avanços significativos na arte e na ciência do controle da dor na profissão odontológica (Tabela 20.1).

**• Quadro 20.1 Como os cirurgiões-dentistas são avaliados pelos pacientes.**

1. Injeção indolor.
2. Não machuca.
3. Equipe cuidadosa, profissional, acolhedora, carinhosa e útil.
4. Pontualidade.
5. "Doutor, essa foi a avaliação mais minuciosa que já tive".
6. Cirurgiões-dentistas que escutam o paciente, permitem perguntas, tratam perguntas simples com dignidade.
7. Pacientes que ficam satisfeitos com os resultados.
8. Serviço de emergência de prontidão.
9. Pronta marcação de exame para novo paciente.
10. Alto padrão de esterilização.

De St. Georges. How dentists are judged by patients. *Dent Today.* 2004;23:96–99.

## Administração de anestésico local controlada por computador

Entre os fatores que levam ao aumento dos níveis de dor durante a administração de anestésicos locais na cavidade oral estão (1) a velocidade e (2) a pressão da injeção.

A *taxa* com que a solução anestésica local é depositada nos tecidos moles tem efeito significativo no conforto ou desconforto do paciente.[2] A deposição lenta do anestésico permite que o medicamento se difunda através dos tecidos ao longo dos planos teciduais naturais em vez de rasgá-los, como acontece quando é injetado rapidamente, levando a uma experiência de injeção mais confortável e com menos "dor" após a injeção, quando o efeito anestésico acaba.

A *pressão* produzida no tecido mole em que o anestésico local está sendo liberado também tem efeito sobre a percepção da dor pelo paciente durante a injeção.[3] A deposição de uma solução anestésica local em um tecido mole menos denso ("solto") não firmemente aderido ao osso, como aqueles nos sulcos labiais e vestibulares maxilares (p. ex., "infiltração maxilar") e no espaço pterigomaxilar (p. ex., bloqueio do nervo alveolar superior posterior [ASP]), é comumente descrita pelos pacientes como mais confortável. Na escala visual analógica (EVA) para medir dor ou conforto, a classificação zero é indolor, as avaliações entre 1 e 3 são "confortáveis" e a 10 é a "pior dor já experimentada" (Figura 20.1).

Em contraposição à experiência de uma injeção mais confortável em tecidos moles "frouxos", a aplicação de anestésicos locais no palato costuma ser avaliada como consideravelmente mais desconfortável (escore de EVA comumente entre 5 e 10). Muitos pacientes odontológicos, bem como cirurgiões-dentistas, fazem o possível para evitar injeções palatinas, por acreditarem que essas injeções "doem". Embora este autor discorde, outra técnica de injeção – a injeção do ligamento periodontal (LPD) – é frequentemente considerada dolorosa pelos cirurgiões-dentistas. O anestésico

**Tabela 20.1** Avanços no controle da dor odontológica.

| | Ano de introdução na odontologia nos EUA |
|---|---|
| Administração de anestésico local controlada por computador | 1997 |
| Cloridrato de articaína | 2000 |
| Reversão da anestesia local (mesilato de fentolamina) | 2008 |
| Tamponamento das soluções de anestésicos locais | 2010 |
| *Spray* de anestésico local para dentes maxilares não molares | 2016 |

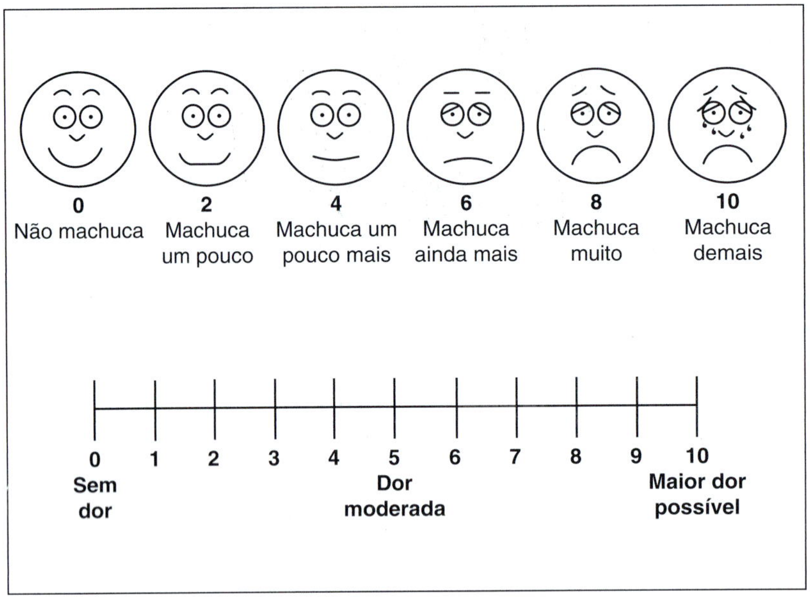


• **Figura 20.1** Escala visual analógica.

local é liberado, sob pressão, em um ambiente com espaço muito confinado – o LDP.

A tecnologia de administração de anestésico local controlado por computador (C-CLAD) tornou possível a realização significativamente mais confortável de injeções potencialmente dolorosas.

Em 1997, o primeiro dispositivo C-CLAD – The Wand – foi introduzido (Figura 20.2). Hochman *et al.*[4] compararam o conforto da injeção durante a infiltração palatina com dispositivo C-CLAD e uma seringa tradicional: 50 cirurgiões-dentistas receberam injeções palatinas contralaterais. Em um lado, a injeção foi realizada com um dispositivo C-CLAD, um sistema de administração anestésica que utiliza um microprocessador e um motor elétrico para regular com precisão a taxa de fluxo durante a administração. No lado controle, a injeção foi realizada com uma seringa manual padrão, em que a vazão e a pressão dependem do operador e não podem ser controladas com precisão. Os participantes usaram duas escalas subjetivas para descrever sua experiência de dor: 48 (96%) preferiram as injeções com o dispositivo C-CLAD. Quando suas respostas foram analisadas, o uso desse dispositivo demonstrou ser duas a três vezes menos doloroso que a injeção manual. Os resultados foram estatisticamente significativos ($P < 0{,}001$; Figura 20.3).[4] Muitos ensaios clínicos bem desenhados já foram concluídos e publicados demonstrando a eficácia da tecnologia C-CLAD para minimizar o desconforto do paciente durante as injeções de anestésico local odontológico.[5-10]

Nos 20 anos subsequentes, foram feitas modificações no dispositivo original, incluindo, mais recentemente, a tecnologia de detecção da pressão dinâmica (DPD; Figura 20.4).[11,12] A tecnologia DPD monitora e controla a pressão de saída do fluido na ponta da agulha, fornecendo ao clínico, em tempo real, um *feedback* audível e visual, enquanto uma injeção odontológica está sendo administrada.

Lançamentos recentes no mercado de C-CLAD na América do Norte, na Europa e na Ásia procuraram miniaturizar os dispositivos (Figura 20.5). A tecnologia C-CLAD é descrita em detalhes no Capítulo 5. A capacidade de administrar anestésicos locais lentamente e sob pressão controlada culminou com o desenvolvimento de duas novas técnicas de injeção maxilar: o bloqueio do nervo alveolar superior médio anterior (ASMA) e a abordagem palatina do bloqueio do nervo alveolar superior anterior (P-ASA).[13-15] Essas técnicas, que envolvem a inserção da agulha nos tecidos moles do palato, fornecem áreas extensas de anestesia tanto dos dentes quanto dos tecidos moles palatinos. Embora possam ser administradas com o sistema de seringa tradicional, ambas são consideravelmente mais confortáveis quando um dispositivo C-CLAD é utilizado. As técnicas ASMA e P-ASA são descritas no Capítulo 13.

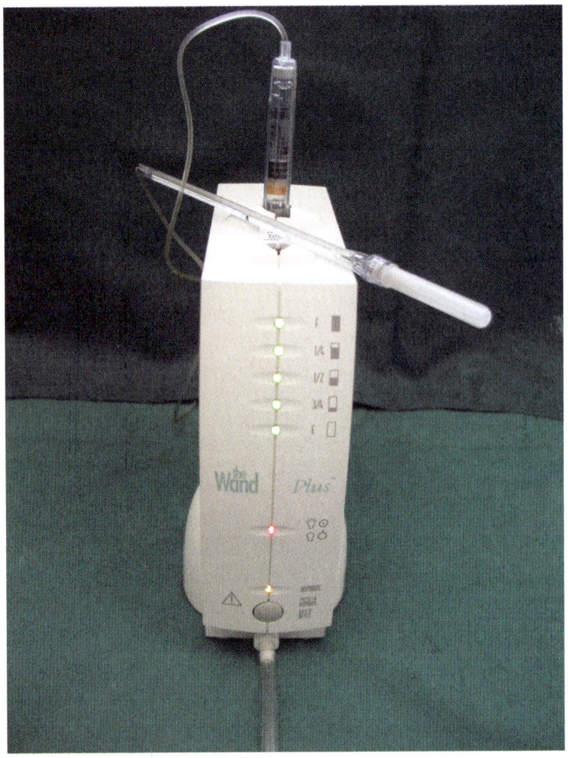


• **Figura 20.2** Dispositivo The Wand original (1997).

## Conclusão

A tecnologia C-CLAD teve impacto ao ajudar o profissional de odontologia a proporcionar injeções anestésicas locais seguras, eficazes e mais confortáveis para seus pacientes.

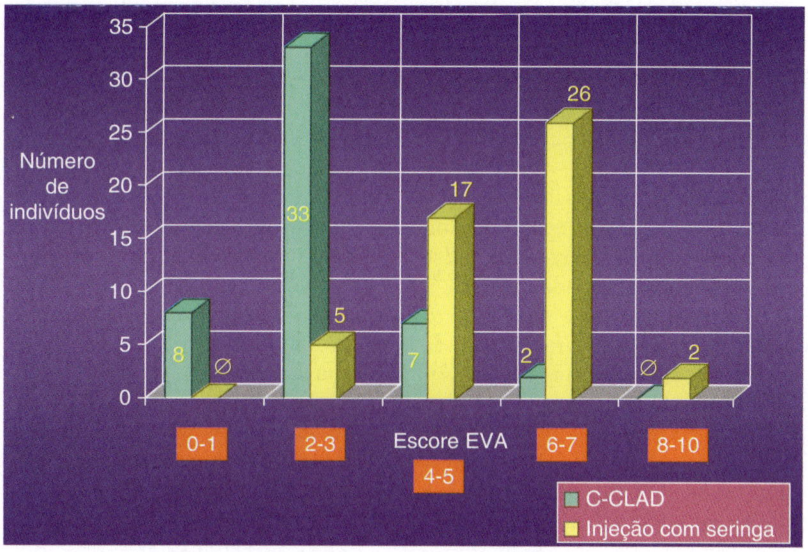


• **Figura 20.3** Resposta à dor após a infiltração palatina.

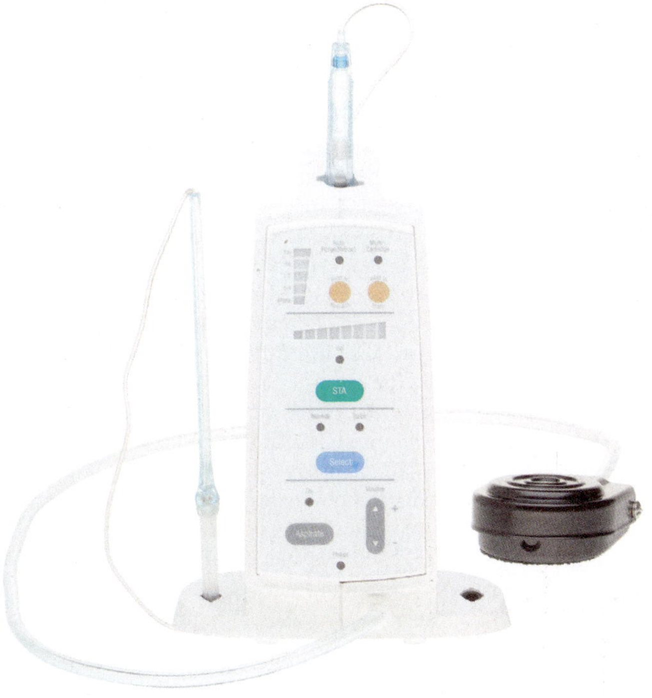

• **Figura 20.4** Sistema de anestesia odontológica unitária The Wand STA.

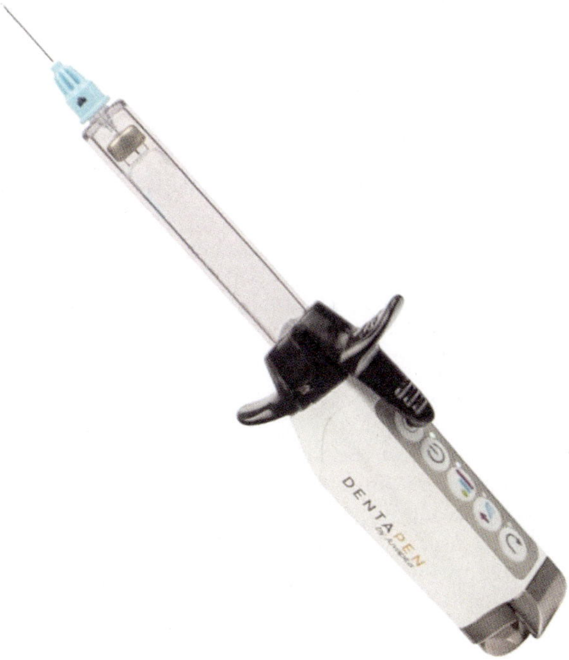


• **Figura 20.5** DentalPen (2018).

## Cloridrato de articaína

A primeira injeção conhecida de anestésico local (1885) foi o bloqueio do nervo alveolar inferior (BNAI), realizado pelo famoso cirurgião Dr. William Stewart Halsted (1852-1922).[16] As substâncias injetadas eram uma combinação de cocaína e epinefrina. A profissão odontológica rapidamente adotou a anestesia local como principal meio de controle da dor, evitando a anestesia geral, que havia sido, junto com a opção "sem anestesia", a técnica de escolha antes de 1885.

A introdução da procaína (2% com epinefrina 1:50.000), em 1905, levou a um rápido aumento no uso de anestesia local por cirurgiões-dentistas e à expansão do acesso à odontologia a milhões de pessoas em todo o mundo.[17] Conhecida mundialmente por seu nome proprietário primário de Novocain®, a procaína é sinônimo, para a maioria das pessoas, da "injeção" que se recebe ao visitar o cirurgião-dentista.

Os anestésicos locais amino-éster, principalmente a procaína, a propoxicaína e a tetracaína, foram os fármacos utilizados na profissão odontológica de 1906 até meados da década de 1940, quando a Astra Pharmaceuticals, na Suécia, sintetizou e introduziu o primeiro anestésico local amino-amida, a lidocaína (Xylocaine®), em 1948.[18] As características clínicas comprovadamente superiores da lidocaína em comparação com os ésteres mais utilizados em odontologia levaram à sua rápida adoção e ao desenvolvimento de outras substâncias dessa mesma categoria. Os anestésicos locais amida mepivacaína (1960 – data de aprovação pela Food and Drug Administration [FDA] dos EUA), a prilocaína (1965), bupivacaína (1972) e etidocaína (1976) foram "emprestados" da medicina para uso na profissão odontológica. Os anestésicos locais ésteres raramente são utilizados hoje em dia para o controle da dor em odontologia.

A carticaína, preparada pela primeira vez por Rusching *et al.* em 1969, teve seu nome genérico alterado para *articaína* quando entrou na prática clínica na Alemanha, em 1976.[19] Seu uso gradualmente se espalhou, entrando na América do Norte pelo Canadá em 1983.[20] O Reino Unido lançou o medicamento em 1998, os EUA, em 2000 e a Austrália, em 2005. A articaína foi o primeiro e ainda é o único anestésico local desenvolvido especificamente para uso em odontologia. A profissão médica começou a usar a articaína na anestesia para bloqueio nervoso.[21,22] Embora seja classificada como um anestésico local amida, a articaína apresenta características químicas de ambos os grupos amida e éster (Figura 20.6). Tornou-se um anestésico local extremamente popular onde quer que tenha sido disponibilizado. Em 2018, a articaína foi o segundo anestésico local odontológico mais utilizado nos EUA, com um mercado de 34,8% (lidocaína foi o primeiro com 49,3%).[23] Na Austrália, 70% dos cirurgiões-dentistas usam articaína.[24] Em 2010, na Alemanha, onde foi introduzida em 1976, a articaína representava 97% do uso de anestésico local por cirurgiões-dentistas.[25] Em todo o mundo, na área da profissão odontológica, a articaína é o segundo anestésico mais utilizado, com cerca de 600 milhões de tubetes fabricados anualmente (Tabela 20.2).

## Articaína | Química e farmacocinética

A articaína é o éster metílico do ácido 4-metil-3-[2-(propilamino) propionamido]-2-tiofenocarboxílico, com um peso de 320,84. É o único anestésico local amida que contém um anel tiofeno. Além disso, a articaína é o único anestésico local amida amplamente utilizado que também contém ligação éster (Figura 20.6). Esse tipo de anestésico local sofre metabolismo (biotransformação, desintoxicação) logo que o medicamento se difunde nos capilares e nas veias (hidrólise por esterase plasmática). Os anestésicos locais do tipo amida, ao entrarem no sangue, circulam por todo o corpo inalterado – como substâncias ativas – até passarem pelo fígado, onde sofrem metabolismo por enzimas microssomais hepáticas. Ao contrário de outros anestésicos locais do tipo amida que sofrem metabolismo no fígado, a biotransformação da articaína ocorre no fígado e, principalmente, no plasma.

A meia-vida de eliminação (beta) de um medicamento é o tempo necessário para que seu nível ou concentração no sangue (plasma) diminua em 50%. Comumente, afirma-se que um medicamento "desaparece" (é eliminado) do corpo em seis meias-vidas (o nível sanguíneo diminui em 98,25% em seis meias-vidas). As meias-vidas de eliminação de ésteres e amidas são apresentadas na Tabela 20.3.

**Tabela 20.2** Fabricação mundial anual de tubetes de anestésicos locais odontológicos.

| Anestésico local | Número de tubetes fabricados anualmente (aproximado) |
|---|---|
| Cloridrato de lidocaína | 1.000.000.000 |
| Cloridrato de articaína | 600.000.000 |
| Cloridrato de mepivacaína | 300.000.000 |
| Cloridrato de prilocaína | 50.000.000 |
| Cloridrato de bupivacaína | 10.000.000 |

As meias-vidas de eliminação dos ésteres são curtas quando comparadas com as das amidas. A procaína tem meia-vida beta de 6 minutos, e a lidocaína de aproximadamente 90 minutos. É importante lembrar que a meia-vida de um medicamento não tem absolutamente nenhuma relevância para a duração clínica de sua ação. Um medicamento é clinicamente eficaz desde que permaneça em seu órgão-alvo (p. ex., nervo alveolar inferior) em concentração alta o suficiente (terapêutica) para prevenir o impulso nervoso propagado de alcançar o cérebro. A ação clínica (p. ex., "anestesia") do fármaco cessa quando este se difunde para fora do seu órgão-alvo através dos capilares e veias. É aí que a meia-vida de eliminação começa.

A articaína, por apresentar características de éster e amida, tem meia-vida de eliminação de aproximadamente 27 minutos.[26] É eliminada do sangue em 162 minutos (6 meias-vidas). Isso é clinicamente significativo quando se está tratando (1) pacientes grávidas, (2) mães que amamentam e (3) pacientes com menos peso (pessoas com peso até 30 kg).

A articaína tem muitas das propriedades físico-químicas dos anestésicos locais mais comumente usados (lidocaína, mepivacaína e prilocaína), com exceção do anel aromático e de seu grau de ligação às proteínas. A articaína penetra efetivamente no tecido e é altamente difundível. Sua ligação de aproximadamente 95% à proteína plasmática é maior do que a observada em muitos anestésicos locais. Além disso, o anel tiofeno da articaína aumenta sua lipossolubilidade.

## Articaína e alergia

A incidência de alergia verdadeira, documentada e reprodutível dos anestésicos locais do tipo amida é excepcionalmente baixa, embora a "alergia alegada" seja relatada ocasionalmente.[27] A alergia verdadeira a anestésicos locais éster, embora ainda seja bastante rara, é mais comum. O potencial imunogênico da articaína é muito baixo. Experiências históricas indicam que as reações alérgicas resultantes da sensibilidade à articaína são raras. Contudo, todas as soluções anestésicas locais com vasoconstritor (p. ex., epinefrina) contêm o antioxidante bissulfito de sódio – um alergênio conhecido. As reações alérgicas relatadas com articaína incluem edema, urticária, eritema e choque anafilático.[28] Em três estudos (1.332 participantes) comparando articaína 4% com epinefrina 1:100.000 e lidocaína 2% com epinefrina 1: 100.000, relatos de erupção ou prurido não foram mais frequentes com a articaína (*N* = 2) do que com a lidocaína (*N* = 4), e nenhuma reação alérgica

**Tabela 20.3** Meia-vida de eliminação dos anestésicos locais.

| | Meia-vida (min) |
|---|---|
| Cloroprocaína | 6 |
| Procaína | 6 |
| Tetracaína | 18 |
| Articaína | 27 |
| Cocaína | 42 |
| Prilocaína | 90 |
| Lidocaína | 90 |
| Mepivacaína | 116 |
| Ropivacaína | 116 |
| Etidocaína | 155 |
| Bupivacaína | 210 |

Éster amida.

grave foi vista em qualquer grupo de tratamento. Pacientes alérgicos à articaína provavelmente serão também alérgicos à lidocaína e a outros anestésicos locais do tipo amida.[26,29-31] Além disso, o alergênio ácido *p*-aminobenzoico, um metabólito frequente do metabolismo do éster, não é um subproduto da fase de hidrólise da articaína.

Como a articaína apresenta um anel tiofeno contendo enxofre (Figura 20.6), este autor é frequentemente questionado se um paciente que tem alergia a sulfa, sulfito ou enxofre representa uma contraindicação à sua administração. A resposta é não. O enxofre na articaína é parte integrante do anel tiofeno e, como tal, não pode ser "visto" ou reconhecido pelo sistema imunológico do paciente.

Foi demonstrado que a metemoglobinemia pode se desenvolver com alguns tipos de anestésicos locais. Testes clínicos de articaína, bupivacaína e etidocaína administradas como anestésico de bloqueio do nervo central para procedimentos urológicos ($N = 103$) não indicaram elevação do nível de metemoglobina com a articaína.[32]

## Articaína | Características clínicas

As preparações clínicas de articaína na América do Norte – 4% com epinefrina 1:100.000 e 1:200.000 – são classificadas como anestésicos locais de duração intermediária. Os pacientes que respondem normalmente a essa substância (normorresponsivos em uma curva em forma de sino) experimentam anestesia pulpar de aproximadamente 60 minutos de duração e anestesia de tecido mole entre 3 e 5 horas. A duração da anestesia pulpar é ligeiramente maior, embora não significativamente, após o bloqueio nervoso em comparação com a infiltração.[33] A profundidade e a duração da anestesia são as mesmas com ambas as concentrações de epinefrina.[34]

Muitos clínicos consideram o início da anestesia após a infiltração e o bloqueio nervoso com articaína mais rápido do que com outros anestésicos locais. Esta afirmação não é apoiada por pesquisas clínicas.[29,35] Em estudos incluindo uma combinação de 1.554 pacientes, não houve diferença observada no início da anestesia pulpar após o BNAI entre lidocaína 2% com epinefrina 1:100.000 e articaína 4% com epinefrina 1:100.000.[26,29-30]

## Articaína por infiltração mandibular em adultos

A administração de articaína por infiltração mandibular em adultos tem se mostrado significativamente mais bem-sucedida em proporcionar a anestesia pulpar do que a infiltração de lidocaína usada como injeção única para anestesia mandibular.[36] A anestesia pulpar foi avaliada (com um teste pulpar elétrico [TPE]) após infiltração de 1,8 mℓ de articaína ou lidocaína no sulco vestibular adjacente ao primeiro molar da mandíbula. A Tabela 20.4 mostra as porcentagens de sucesso na anestesia pulpar para pré-molares e molares mandibulares. O início da anestesia pulpar também foi consideravelmente mais rápido com articaína do que com lidocaína (Tabela 20.5). Isso foi atribuído ao anel tiofeno da articaína, que é mais lipofílico do que o anel de benzeno encontrado em outros anestésicos locais.

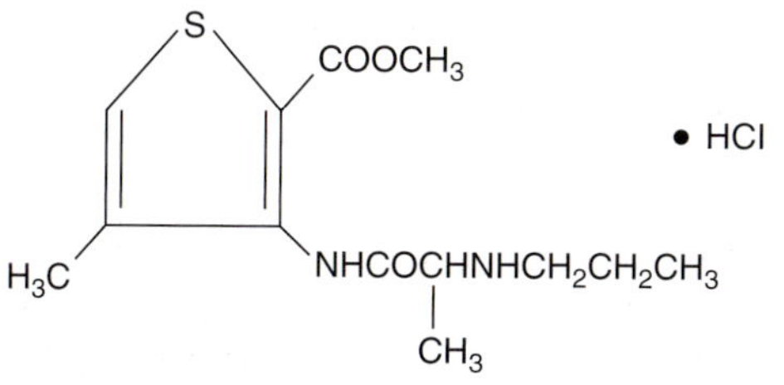


• **Figura 20.6** Cloridrato de articaína.

**Tabela 20.4** Anestesia pulpar bem-sucedida.

| | Articaína | Lidocaína | *P* |
|---|---|---|---|
| Segundo molar mandibular | 75% | 45% | > 0,0001 |
| Primeiro molar mandibular | 87% | 57% | > 0,0001 |
| Segundo pré-molar mandibular | 92% | 67% | > 0,0001 |
| Segundo molar mandibular | 86% | 61% | > 0,0001 |

**Tabela 20.5** Tempo de início da anestesia pulpar.[36]

| Dente | Início da articaína ± DP (min) | Início da lidocaína ± DP (min) | *P* |
|---|---|---|---|
| Segundo molar | 4,6 ± 4,0 | 11,1 ± 9,50 | 0,0001 |
| Primeiro molar | 4,2 ± 3,1 | 7,7 ± 4,3 | 0,0002 |
| Segundo pré-molar | 4,3 ± 2,3 | 6,9 ± 6,6 | 0,0014 |
| Primeiro pré-molar | 4,7 ± 2,4 | 6,3 ± 3,1 | 0,0137 |

DP, desvio padrão.

Meechan e Ledvinka[37] compararam a infiltração de articaína 4% com epinefrina 1:100.000 e de lidocaína 2% com epinefrina 1:100.000 em incisivos mandibulares quanto ao sucesso e quanto à duração da anestesia pulpar. A infiltração de 0,5 mℓ no sulco vestibular produziu uma taxa de sucesso de 94% para articaína em comparação com 70% para lidocaína. A infiltração de 0,5 mℓ nos lados vestibular e lingual do incisivo lateral aumentou a taxa de sucesso para 97% para articaína e 88% para lidocaína. A duração da anestesia pulpar foi significativamente maior com as infiltrações de articaína (Tabelas 20.6 e 20.7 e Figura 20.7). Acredita-se que o aumento da taxa de sucesso da infiltração na mandíbula adulta seja atribuído ao fato de a placa cortical de osso na região dos incisivos, tanto labial quanto lingual, ser relativamente fina, além de ter muitas pequenas perfurações que fornecem pouca resistência à infiltração.

Dada a capacidade da articaína de se difundir através da espessa placa cortical óssea após a infiltração na mandíbula adulta, Kanaa *et al.*[38] investigaram a capacidade de a infiltração de articaína aumentar a taxa de sucesso da anestesia pulpar após um BNAI com lidocaína 2% com epinefrina 1:80.000. Os pacientes receberam

**Tabela 20.6** Anestesia pulpar bem-sucedida com articaína e lidocaína por infiltração vestibular de um incisivo mandibular (ver também Figura 20.7).[37]

| | Articaína | Lidocaína |
|---|---|---|
| Somente infiltração vestibular | 94% | 70% |
| Infiltração vestibular e lingual | 97% | 88% |

**Tabela 20.7** Duração e eficácia aos 45 minutos.[37]

| | Minutos acima % | Eficácia aos 45 min |
|---|---|---|
| Lidocaína vestibular | > 70% = 5 min | cerca de 2% |
| Lidocaína vestibular e lingual | > 80% = 10 min | cerca de 10% |
| Articaína vestibular | > 80% = 25 min | cerca de 60% |
| Articaína vestibular e lingual | > 90% = 25 min | cerca de 70% |

**Minutos acima %:** número de minutos em que a eficácia ficou acima da porcentagem listada (p. ex., 70%).
**Eficácia:** percentual de anestesia pulpar na conclusão do estudo aos 45 minutos.

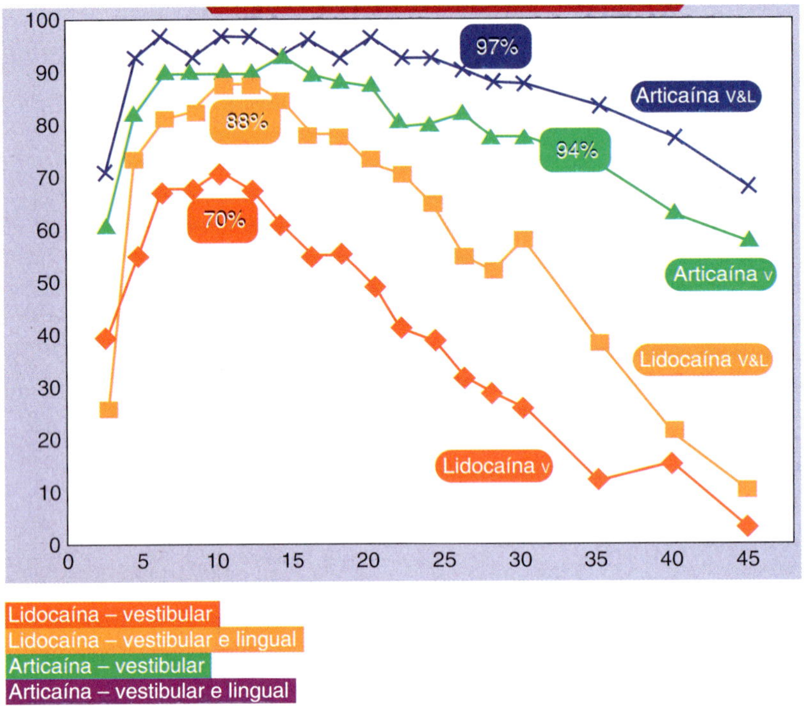


• **Figura 20.7** Duração da anestesia pulpar bem-sucedida com articaína e lidocaína por infiltração vestibular do incisivo mandibular. (De Meechan JG, Ledvinka JI. Pulpal anaesthesia for mandibular central incisor teeth: a comparison of infiltration and intraligamentary injections. *Int Endod J.* 2002;35:629–634.)

BNAI em cada uma das duas consultas (2 mℓ de lidocaína com epinefrina), além de uma infiltração vestibular de articaína 4% (2 mℓ) com epinefrina 1:100.000 ou uma injeção fictícia no sulco vestibular do primeiro molar inferior. O primeiro molar e o primeiro pré-molar foram testados a cada 3 minutos por 45 minutos. Os resultados são mostrados na Figura 20.8. Nos dois dentes, a infiltração adicional de articaína aumentou a taxa de sucesso da anestesia pulpar (55,6 a 91,7% para o primeiro molar; 66,7 a 88,9% para o primeiro pré-molar). Apesar de o estudo ter sido concluído aos 45 minutos, não houve indicação de que a anestesia pulpar estivesse diminuindo naquele momento.[38]

## Articaína em populações de pacientes especiais | Gestantes, nutrizes e crianças

Nos EUA, a FDA classifica os medicamentos por sua segurança durante a gravidez e amamentação.[39,40]

### Gestantes

Todos os anestésicos locais injetáveis, incluindo a articaína e a epinefrina, são classificados como "B" (recomenda-se cautela – nenhuma evidência de risco no segundo ou terceiro trimestre; dano fetal possível, mas improvável) ou "C" (pesar risco/benefício – ponderar possível risco fetal *versus* benefício materno; ver folheto informativo para medicamentos específicos).[39] A lidocaína e a prilocaína são classificadas como B; todos os outros anestésicos locais (incluindo a articaína) e a epinefrina são classificados como C. Para minimizar a exposição do feto aos efeitos do anestésico local, prefere-se um medicamento com menor duração da meia-vida de eliminação. A meia-vida de 27 minutos de articaína é preferível à meia-vida de 90 minutos ou mais de outros anestésicos locais disponíveis.

### Nutrizes

As categorias da FDA para lactentes são: "S", seguro para o lactente; "S?", segurança em lactentes desconhecida; "S*", potencial para efeitos significativos nos lactentes; e "NS", não é seguro para lactentes.[40] A lidocaína é o único anestésico local S; todos os outros são S?, assim como a epinefrina (em concentrações odontológicas). Como as mães que amamentam normalmente são relutantes em expor seu bebê a qualquer substância que a criança não necessite, não é incomum, no ambiente odontológico, que uma mãe em fase de amamentação pergunte ao seu cirurgião-dentista se o medicamento (p. ex., a lidocaína) "passa para o leite". A resposta será sempre sim, embora não haja evidências de que um recém-nascido amamentado será prejudicado pela exposição ao anestésico local.[41] Nesses casos, a mãe imediatamente afirma que não quer o medicamento. Isso é problemático quando o procedimento odontológico é potencialmente doloroso. O conceito de "bombear e descartar" lida com sucesso com essa situação. Após a exposição a um medicamento, a mãe nutriz deve bombear e descartar o leite por um período que cubra seis meias-vidas de eliminação. Para todos os anestésicos locais odontológicos, exceto a articaína, um período de 9 horas. A FDA declara: "Ao usar articaína, as mães que amamentam podem optar por bombear e descartar o leite materno por aproximadamente 4 horas (com base na meia-vida plasmática) após a injeção (para minimizar a ingestão dos lactentes) e depois retomar a amamentação".[40]

### Crianças

A maior preocupação ao administrar anestésicos locais para pacientes mais jovens e com peso mais leve é o risco de superdosagem. Uma superdosagem típica de anestésico local se manifesta como uma convulsão tônico-clônico generalizada. *Todos* os anestésicos locais podem causar convulsões quando o seu nível sanguíneo fica elevado acima do limiar convulsivo para

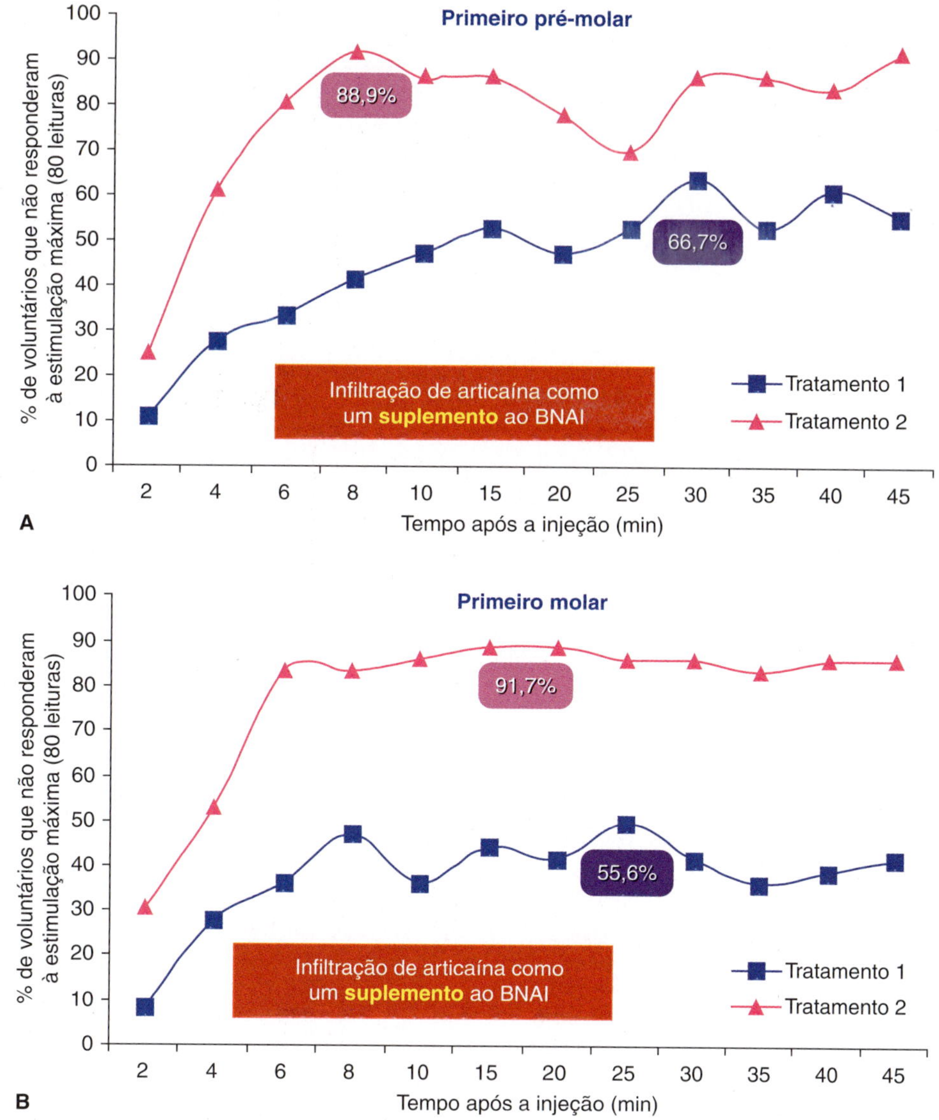


• **Figura 20.8** Efeito da infiltração bucal do cloridrato de articaína após o bloqueio do nervo alveolar inferior com lidocaína no (**A**) primeiro pré-molar e (**B**) primeiro molar. (De Welsch. *Histologie, Das Lehrbuch*. 5th ed. Munich: Urban & Fischer; 2018. ©Elsevier GmbH, Urban & Fischer, Munich.).

esse medicamento (ver Capítulo 18). Um tubete de qualquer anestésico local administrado por via intravenosa em menos de 15 segundos provavelmente induzirá um rápido início de atividade convulsiva grave. A técnica adequada para todas as injeções, incluindo a aspiração sanguínea antes da administração de um anestésico local e a injeção lenta do medicamento, pode impedir que isso aconteça.

A maioria das superdosagens causadas por anestésicos locais, no entanto, se desenvolve como resultado da administração excessiva do medicamento. Uma vez injetado na cavidade oral, o anestésico local é absorvido pelo sistema cardiovascular e um nível sanguíneo dele torna-se detectável. A superdosagem de anestésico local é mais provável de ocorrer em pacientes com peso de até 30 kg, bem comportados e que precisam de atendimento odontológico em vários quadrantes (ver Capítulo 18). Dos anestésicos locais do tipo amida, a articaína – em virtude de seus 27 minutos de meia-vida de eliminação – é a menos provável de induzir uma superdosagem resultante da administração excessiva de anestésico. As doses máximas recomendadas (DMR) de anestésicos locais são estabelecidas pela FDA (ver Tabela 18.2). Nos EUA, a DMR da articaína é de 7 mg/kg, sem dose absoluta indicada (em razão da sua meia-vida de eliminação de 27 minutos). No Canadá, a DMR da articaína também é de 7 mg/kg; no entanto, a dose máxima absoluta é listada como 500 mg.[33,42]

Como resumo das características clínicas das formulações de articaína na América do Norte, tem-se que é uma solução a 4% contendo epinefrina em concentração de 1:100.000 ou 1:200.000. Os tubetes contêm 72 mg de articaína (a rotulagem recentemente alterada afirma que o tubete contém um volume mínimo de 1,7 mℓ). Um estudo clínico determinou que o volume real dos tubetes de lidocaína e articaína é de 1,76 ± 0,02 mℓ.[36] Ambas as formulações fornecem início rápido da anestesia pulpar, que persiste por aproximadamente 60 minutos, e anestesia residual dos tecidos moles com duração entre 3 e 5 horas,[33,42] semelhante à de outros anestésicos locais do tipo amida contendo epinefrina. Em razão da maior solubilidade lipídica da articaína, esse medicamento demonstra aumento do sucesso clínico quando administrado pela via de infiltração em molares, pré-molares e incisivos. Os relatos de anestesia de tecido mole palatino em desenvolvimento após infiltração maxilar com articaína no sulco vestibular, embora anedóticos, podem ser atribuídos à maior solubilidade lipídica desse medicamento.

Como resultado do metabolismo sofrido no plasma (assim como no fígado), a articaína é o anestésico local preferido durante a gravidez, a amamentação e em pacientes de baixo peso (até 30 kg).

## Articaína e parestesia

Conforme já descrito, a articaína apresenta vantagens significativas sobre as outras formulações de anestésico local atualmente disponíveis. No entanto, houve relatos de casos em que a administração de formulações anestésicas locais a 4% (p. ex., articaína, prilocaína) por BNAI esteve associada a maior risco de parestesia do que em formulações a 2 e 3%.[43-46] Como resultado desses relatos, os órgãos reguladores em várias jurisdições, incluindo a província de Ontário, no Canadá, e a Austrália, promulgaram regulamentos fazendo recomendações contra o uso odontológico de anestésicos locais a 4% no BNAI.[47,48]

O que é parestesia? O *Mosby's Medical Dictionary*[49] define a parestesia como "qualquer sensação subjetiva vivenciada como dormência, formigamento ou sensação de alfinetes e agulhas". As parestesias são um dos agrupamentos mais gerais de distúrbios nervosos conhecidos como *neuropatias*. Elas podem se manifestar como perda total de sensação (anestesia), sensação de queimação ou formigamento (disestesia), dor em resposta a um estímulo normalmente não nocivo (alodinia) ou aumento da dor em resposta a todos os estímulos (hiperestesia).[50]

Por conveniência, o termo *parestesia* será usado para abranger todas as formas de disfunção nervosa. A parestesia será aqui definida como uma "anestesia persistente ou sensação alterada muito além da duração esperada da anestesia". Os sintomas podem variar significativamente, incluindo sensações de dormência, inchaço, formigamento e coceira, mordida de língua, salivação, perda do paladar e impedimento da fala.[43,51-53]

Antes de discutir esse assunto mais profundamente, há uma série de "truísmos" sobre a anatomia, as injeções e os anestésicos locais que precisam ser considerados:

1. Anatomia. *Todo mundo é diferente.* A técnica de injeção é ensinada com base na anatomia "normal" (p. ex., localizar ponto de referência, inserir agulha, avançar 25 mm, aspirar, depositar o medicamento). Espera-se ou assume-se que o nervo está nessa área – se a anatomia do paciente for "normal".
2. Injeções. *Uma vez que uma agulha penetra na pele ou na membrana mucosa, cada injeção é cega.* Na maioria das injeções intramusculares quando drogas terapêuticas estão sendo administradas, o local selecionado para a administração intramuscular é aquele considerado anatomicamente "seguro". O músculo vasto lateral (localizado na porção lateral anterior da coxa) é considerado o local mais seguro para administrar uma injeção intramuscular – injeção com risco mínimo de danificar estruturas importantes, como nervos, artérias e veias. A administração de anestesia local em odontologia é bem diferente. Para uma injeção de anestésico local, o profissional é ensinado a "apontar para o nervo" e depositar um volume de anestésico local o mais perto do nervo-alvo quanto possível (alguns milímetros), de modo que o medicamento possa se difundir nele e bloquear a condução nervosa. No entanto, não é possível ver onde a ponta da agulha está, de fato, localizada.
3. Anestésicos locais. *Os anestésicos locais são produtos químicos que transitoriamente (esperançosamente) interrompem o funcionamento normal de um nervo* (eles interrompem a habilidade do nervo de conduzir o impulso nervoso para o [nervo sensorial] ou do [nervo motor] cérebro).
4. Anestésicos locais. *Todos os anestésicos locais são neurotóxicos* – eles podem danificar os nervos. Berde e Strichartz[54], no livro-texto de Miller sobre anestesia, afirma que "todos os anestésicos locais utilizados clinicamente podem produzir toxicidade para os nervos se atingirem concentrações intraneurais suficientemente altas". Nos EUA, o anestésico local com maior número de relatos de parestesia em base anual é a lidocaína. A lidocaína é também o anestésico local mais utilizado em odontologia nos EUA.[23,55,56]
5. Parestesia. *A parestesia existe desde que as injeções começaram a ser administradas.* As referências à parestesia associada à administração de anestésicos locais, tanto em medicina[57] quanto em odontologia,[51-53,58-60] antecedem, em décadas, a introdução da articaína na América do Norte.

A primeira publicação para tratar a incidência de parestesia após a administração de anestésicos locais a 4% data de 1995.[43] Revendo os relatórios de parestesia de cirurgiões-dentistas na província de Ontário, no Canadá, para a Provincial Insurance Comission, Haas e Lennon[43] informaram um risco global de parestesia após a injeção de um anestésico local de 1:785.000 casos. Os anestésicos locais a 2 ou 3% (mepivacaína, lidocaína) tiveram incidência de 1:1.250.000. Para os dois anestésicos locais a 4%, prilocaína e articaína, foram relatados riscos de 1:588.235 e 1:440.529, respectivamente.

Este artigo tornou-se a referência mais citada para demonstrar que os anestésicos locais a 4% estão associados a risco maior de parestesia. Praticamente todos os artigos relatando aumento do risco de parestesia de articaína, em última instância, citam essa referência.

A articaína foi introduzida na Dinamarca em 2001 e, por volta de 2005, tinha uma participação de mercado de 35%.[44] Em 2006, Hillerup e Jensen[44] relataram que a articaína era o medicamento mais frequentemente associado a relatos de parestesia por cirurgiões-dentistas para a agência dinamarquesa de medicamentos (Laegemiddel Styrelsen). Eles recomendaram que "até que informações factuais estivessem disponíveis, a preferência por outras formulações no lugar da articaína 4% poderia ser justificada, especialmente para a analgesia de bloqueio mandibular". Como consequência deste artigo, a Danish Dental Association recomendou que a articaína não fosse usada para o BNAI.[61]

O grupo de farmacovigilância do Parlamento europeu (na União Europeia, o equivalente à FDA nos EUA e à Canada's Health no Canadá) investigou a questão da parestesia e dos anestésicos locais odontológicos, especificamente a articaína. Após a revisão do uso da articaína em 57 países, estimando que aproximadamente 100 milhões de pacientes odontológicos receberam articaína anualmente, as descobertas, publicadas em outubro 2006, mostraram que "em relação à articaína, a conclusão é que o perfil de segurança do medicamento não evoluiu significativamente desde seu lançamento. Assim, não existe evidência médica para proibir o uso de articaína de acordo com as diretrizes atuais listadas no resumo das características do produto".

O relatório continuou: "Todos os anestésicos locais podem causar lesão do nervo (eles têm natureza neurotóxica). A ocorrência de deficiência sensorial é aparentemente mais frequente após o uso de articaína e de prilocaína. Entretanto, considerando o número de pacientes tratados, as deficiências raramente ocorrem. Por exemplo, a incidência de deficiência sensorial após o uso de articaína é estimada como sendo de 1 caso em 4,8 milhões de pacientes tratados".

"Lesões nos nervos podem resultar de vários incidentes: lesão mecânica devido à inserção da agulha; toxicidade direta do medicamento; isquemia neural".

E, por fim: "Não há necessidade de novos estudos experimentais ou ensaios clínicos".

Em outubro de 2011, a agência dinamarquesa de medicamentos emitiu um relatório de acompanhamento: "O banco de dados da agência dinamarquesa de medicamentos de efeitos colaterais contém 160 notificações de reações adversas da articaína que ocorreram de 2001 a 2005. As reações adversas são principalmente deficiência sensitiva e danos aos nervos. Desde 2005, temos visto uma queda no número de notificações de novas reações adversas. Até 1 de outubro de 2011, recebemos dois relatórios sobre suspeitas de reações adversas de articaína que ocorreram em 2011. Em ambos os casos, os pacientes experimentaram deficiência sensorial após o tratamento com articaína".

O precedente é um exemplo de dois fenômenos: (1) o efeito Weber e (2) o efeito da publicidade, seja negativo, seja positivo, na prescrição e no uso de medicamentos.

A articaína foi introduzida nos EUA em junho de 2000 e, como na maioria dos países, rapidamente se tornou um popular anestésico local odontológico. Em 2018, foi o segundo anestésico local mais administrado (34,8% de participação de mercado) em odontologia nos EUA.[23] Um artigo de 2010 de Garisto *et al.*,[45] analisando 248 relatos de parestesia no Sistema de Notificação de Eventos Adversos (FAERS) da FDA, que ocorreram após procedimentos odontológicos durante um período de 11 anos (1997 a 2008), concluiu que "relatos envolvendo prilocaína 4% e articaína 4% foram 7,3 e 3,6 vezes, respectivamente, maiores que o esperado com base no uso de anestésicos locais por cirurgiões-dentistas americanos". Os riscos relativos de parestesia apontados por esse artigo são apresentados na Tabela 20.8, comparados com os mesmos medicamentos do artigo de Ontário, Canadá, de 1995.[43]

Para a articaína, com base nos dados desses dois artigos, nota-se que o risco de parestesia é 9,4 vezes maior em Ontário do que nos EUA. O risco global de parestesia de uma injeção de anestésico local odontológico em Ontário é 17,58 vezes maior.[43,45]

Em relação ao banco de dados do FAERS, há a seguinte publicação no *site* da FDA:[64] "Os dados do FAERS têm limitações. Primeiro, não há certeza de que o evento relatado (evento adverso ou erro de medicação) tenha sido causado pelo produto. A FDA não exige que seja provada uma relação causal entre um produto e um evento... Além disso, a FDA não recebe relatórios para cada evento adverso ou erro de medicação que ocorre com um produto. [Nota do autor: estima-se que apenas cerca de 10% de todos os eventos adversos são relatados.[65]] Muitos fatores podem influenciar se um evento será ou não relatado, como o momento em que um produto foi comercializado [efeito Weber] e a publicidade sobre um evento. Portanto, os dados do FAERS não podem ser usados para calcular a incidência de um evento adverso na população dos EUA".

A resolução da parestesia foi relatada em 108 dos 248 casos, com resolução completa ocorrendo entre 1 e 736 dias. A resolução confirmada da parestesia foi relatada em 34 dos 108 casos. Destes, 25 resolvidos em menos de 2 meses, e os 9 restantes em 240 dias[45]; 92,7% dos relatos envolveram o nervo lingual (89% do nervo lingual isolado, 3,7% tanto do nervo lingual quanto do nervo alveolar inferior).[45] Na Austrália, a articaína foi aprovada para uso clínico em 2005. Em um artigo de janeiro de 2012, foi relatado que 70% dos cirurgiões-dentistas australianos estavam usando articaína em suas práticas clínicas.[24] No entanto, um artigo de dezembro de 2011 do mesmo periódico, citando cinco relatos de parestesia após administração de anestésico local, concluiu que "deve-se ter uma consideração cuidadosa antes de usar agentes anestésicos locais de maior concentração para bloqueios mandibulares e linguais, já que os anestésicos locais de menor concentração são mais seguros... É seguro usar os agentes de concentração mais alta para infiltrações longe dos nervos principais".[46] Dos 5 casos relatados, 4 envolveram apenas parestesia do nervo lingual e, em 2 desses casos, um "choque elétrico" foi experimentado pelo paciente durante a injeção.

Citando este documento, a edição de 2012 da Australian Dental Associations de *Diretrizes Terapêuticas: Oral e Dental* declarou: "A articaína tem sido reivindicada como mais eficaz, mas há relatos de aumento do risco de neurotoxicidade, apresentando dormência prolongada nas áreas de distribuição, muitas vezes com dor. Isso pode ser em razão da maior concentração da solução, e não do próprio anestésico. Consequentemente, recomenda-se que a articaína não seja usada para bloqueios regionais (p. ex., alveolar inferior)".[48]

**Tabela 20.8** Riscos relativos de parestesia em Ontário, Canadá,[43] e nos EUA.[45]

| | Ontário, Canadá | EUA |
|---|---|---|
| Mepivacaína | 1:1.125.000 | 1:623.112.900 |
| Lidocaína | 1:1.125.000 | 1:181.076.673 |
| Bupivacaína | ND | 1:124.286.050 |
| Risco geral | 1:785.000 | 1:13.800.970 |
| Articaína | 1:440.000 | 1:440.000 |
| Prilocaína | 1:588.000 | 1:588.000 |

ND, não definido.

## Efeito Weber e efeito da publicidade no uso de fármacos

O efeito Weber, batizado em homenagem ao epidemiologista Dr. JCP Weber,[66], é um fenômeno epidemiológico que afirma que o número de reações adversas relatadas por um novo medicamento aumenta do meio até o final do segundo ano de comercialização, tem um pico e declina, apesar do aumento constante das taxas de prescrição.

A validade do efeito Weber foi contestada e demonstrou ser verificável.[67] Hartnell e Wilson[67] tentaram "validar ou refutar um fenômeno epidemiológico amplamente aceito conhecido como efeito Weber, replicando a observação original de Weber usando medicamentos [Nota do autor: medicamentos anti-inflamatórios não esteroidais] que foram comercializados nos EUA e utilizando relatos de um banco de dados dos EUA". Eles concluíram que "o efeito Weber era replicável".

A publicidade afeta a prescrição de medicamentos e os hábitos de uso. Após a "recomendação" da associação dinamarquesa de odontologia para evitar o uso de articaína para BNAI, seu uso na Dinamarca diminuiu significativamente (Figura 20.9, linha vermelha). Em 2006, na sequência do relatório da União Europeia afirmando que não havia provas científicas de um aumento do risco de parestesia de articaína, o uso da articaína aumentou.

## Parestesia após tratamento odontológico não cirúrgico

A cirurgia, especialmente a extração de terceiros molares e a colocação de implantes mandibulares, é causa primária de parestesia após o tratamento odontológico.[68,69] O consentimento informado, especificamente após a discussão sobre o risco de parestesia, é necessário antes desses procedimentos.

Como a maioria dos tratamentos odontológicos é não cirúrgica (p. ex., restauradora, periodontal), o risco primário de parestesia envolveria a administração de anestésico local.

Em uma pesquisa no Medline para casos relatados de parestesia em odontologia, datados de 1946, mais de 95% ocorreram na mandíbula.[70] Uma grande parte envolve o nervo lingual. A Tabela 20.9 mostra o envolvimento dos nervos linguais em quatro artigos publicados.

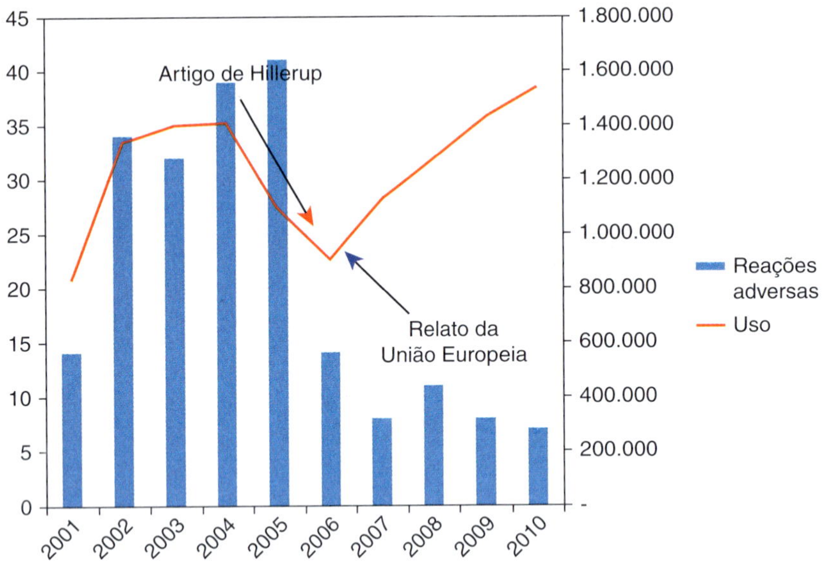


*O número de reações adversas suspeitas relatado à agência de medicina dinamarquesa para a articaína. O gráfico mostra cada ano em que um relato de reação adversa começou. Também mostra o uso da articaína na prática odontológica em mℓ.*

• **Figura 20.9** Uso da articaína e relatos de parestesia (Dinamarca).

**Tabela 20.9** Envolvimento do nervo lingual nos casos de parestesia relatados.

| Autores | País | Ano | Envolvimento do nervo lingual (%) |
|---|---|---|---|
| Haas e Lennon[43] | Canadá | 1995 | 70,6 |
| Hillerup e Jensen[44] | Dinamarca | 2006 | 77,0 |
| Garisto *et al.*[45] | EUA | 2010 | 92,7 |
| Kingon *et al.*[46] | Austrália | 2011 | 80,0 |

Acredita-se que a articaína 4% parece ser mais neurotóxica do que outros anestésicos locais e que sua administração por BNAI deve ser evitada.[43-48,53] Contudo, deve-se considerar o seguinte: se a articaína 4% é mais neurotóxica do que outros anestésicos locais, como explicar o fato de a parestesia raramente ser relatada na maxila quando metade de todo tratamento odontológico envolve dentes superiores (menos de 5% de todos os casos na literatura odontológica de 1946 envolvem a maxila)?[70] Considerando a mandíbula, a parestesia raramente foi relatada após bloqueios nervosos alternativos, como o bloqueio do nervo mandibular de Gow-Gates.[70] A articaína tem sido usada cada vez mais em medicina, principalmente em dermatologia, cirurgia plástica e reconstrutiva, oftalmologia e cirurgia ortopédica. Não há relatos de casos de parestesia após o uso não odontológico da articaína.[21,22,71]

É possível que um medicamento seja tão especificamente neurotóxico que danifique apenas os nervos da cavidade oral, especificamente na mandíbula e mais especificamente ainda no nervo lingual? Possível, sim, mas altamente improvável.

## Nervo lingual

O nervo lingual parece estar envolvido em relatos de parestesia relacionada com odontologia em uma porcentagem desproporcional de casos (ver Tabela 20.9). Pogrel estudou parestesia, com publicações datadas do início da década de 1990.[51,52] Em um artigo de 2000 (antes da introdução da articaína nos EUA), Pogrel e Thamby[51] estimaram o risco de lesão permanente do nervo após o BNAI em 1:26.762 injeções. Eles afirmaram: "é razoável sugerir que, durante uma carreira, cada cirurgião-dentista possa encontrar pelo menos um paciente com bloqueio do nervo alveolar inferior resultando em envolvimento permanente do nervo. Os mecanismos são desconhecidos e não há prevenção ou tratamento conhecido".[51] No curso de uma carreira odontológica de 30 anos, estima-se que mais de 30.000 BNAIs serão realizados.[52]

Por que o nervo lingual está primariamente envolvido em casos de parestesia? Considerando que, quando se administra o BNAI, grande parte do volume do anestésico local é depositada próximo ao nervo alveolar inferior (p. ex., 1,3 a 1,5 mℓ), e não no nervo lingual (p. ex., 0,2 a 0,3 mℓ), se a parestesia fosse um fenômeno neurotóxico do anestésico local, seria de se esperar que o nervo alveolar inferior fosse afetado com muito mais frequência do que o nervo lingual.

O fato de o nervo lingual ser esticado quando o paciente abre a boca para o BNAI provavelmente impede o nervo lingual de "sair do caminho" da agulha. A lesão subsequente é um resultado do trauma mecânico no nervo lingual pela agulha de metal. Dito de outra forma: "o nervo lingual está no caminho".

Em 2003, Pogrel *et al.*[72] tentaram explicar por que os danos ao nervo lingual eram comumente vistos como mais profundos. No nível em que o BNAI é realizado, o nervo alveolar inferior tinha cinco a sete fascículos, enquanto o nervo lingual nessa área em geral tinha cerca de três, mas em 1/3 dos casos era realmente unifascicular na área do BNAI (Figura 20.10). Se um nervo com muitos fascículos (p. ex., nervo alveolar inferior) for danificado, apenas uma pequena parte da distribuição será afetada. Quando um nervo com um a três fascículos (p. ex., nervo lingual) é danificado, a área resultante do envolvimento sensorial é consideravelmente maior.

Na opinião deste autor, se a parestesia envolve a distribuição do nervo lingual – e especialmente quando um "choque elétrico" ("zap") é sentido durante a injeção –, a causa provável é um

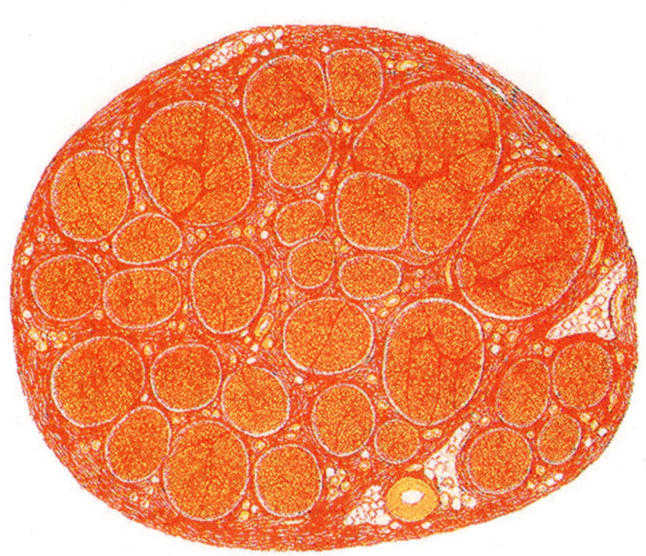

• **Figura 20.10** Fascículos dentro de um nervo. (De McGill Physiology Virtual Laboratory. http://www.medicine.mcgill.ca/physio/vlab/.)

trauma mecânico decorrente do contato da agulha de metal com o nervo. Se a parestesia envolve a distribuição do nervo alveolar inferior (*i. e.*, queixo, lábio, mucosa), as possíveis causas incluem (1) neurotoxicidade do anestésico local, (2) contato mecânico da agulha com o nervo alveolar inferior, (3) edema e (4) hemorragia.

## Anestésicos locais são neurotoxinas

Todos os anestésicos locais são neurotóxicos.[54] Se todos os anestésicos locais fossem igualmente neurotóxicos, a porcentagem de casos relatados de parestesia para esses medicamentos deveria se aproximar de sua participação de mercado. A fração resultante deve ser idealmente 1,0 (Tabela 20.10).

Em 2007, Pogrel[55] relatou 52 pacientes com parestesia. A lidocaína produziu o maior número (20) e percentual (35%) de casos de parestesia. No entanto, com uma participação de mercado de 54% na época, a relação era de 0,64, abaixo do esperado (Tabela 20.10). A prilocaína, por outro lado, com uma participação de mercado de 6%, estava envolvida em 29,8% (17) dos casos de parestesia (razão de 4,96). A articaína, com participação de mercado de 25%, também esteve envolvida em 29,8% (17) dos casos, para uma razão de 1,19. Pogrel concluiu:[55] "Assim, usando nossa suposição anterior de que aproximadamente metade de todos os anestésicos locais é utilizada para bloqueios de nervos alveolares inferiores, então, nas figuras que geramos em nossa clínica, não vemos um envolvimento de nervos desproporcional da articaína".

Em um relatório de atualização de 2012 sobre 38 pacientes subsequentes com parestesia avaliados em sua clínica entre 2006 e 2011, Pogrel[56] afirmou que "a articaína ainda está causando lesão permanente do nervo alveolar e lingual inferior (36%), proporcional à sua participação de mercado (37%)... O número de casos provocados pela lidocaína, por outro lado, parece ser de apenas cerca de 50% de sua participação no mercado. A prilocaína, no entanto, causando 26% de todos os casos observados desde 2005, com uma participação de mercado de apenas 8%, é algo desproporcional" (ver Tabela 20.10).

**Tabela 20.10** Risco de parestesia dos medicamentos anestésicos locais.[55,56]

| | 2007 | 2012 | Resultado |
|---|---|---|---|
| Lidocaína | 0,64 | 0,5 | < 1,0, menos do que esperado |
| Articaína | 1,19 | 0,97 | cerca de 1,0, esperado |
| Mepivacaína | ND | 2,2 | > 1,5, maior que o esperado |
| Prilocaína | 4,96 | 3,25 | > 3,0, maior que o esperado |

A razão derivou da porcentagem de casos de parestesia relatados dividida pela porcentagem de participação de mercado do medicamento.
ND, não definido.

## A articaína é um anestésico local mais eficaz e apresenta maior risco de parestesia?

As metanálises comparando a articaína com a lidocaína concluíram que "a articaína, em comparação com a lidocaína, fornece uma taxa mais alta de sucesso anestésico, com segurança comparável à da lidocaína, quando usada como infiltração ou bloqueio para tratamentos odontológicos de rotina" e "essa metanálise apoia uma recomendação de uso da articaína 4% (epinefrina 1: 100.000) na prática odontológica de rotina além e acima da lidocaína 2% (epinefrina 1: 100.000)".[73,74]

Um artigo de 2012, relatando uma análise histológica da neurotoxicidade da lidocaína, da articaína e da epinefrina no nervo mentual de ratos, concluiu que "a articaína não é tóxica para a estrutura nervosa e (que) mais estudos são necessários para explicar a possível relação entre a injeção de articaína e a parestesia".[75]

Em um estudo de laboratório de 2013, células de neuroblastoma humano foram expostas a várias concentrações de articaína, lidocaína e prilocaína para determinar a neurotoxicidade em seis diferentes concentrações de fármacos.[76] Os resultados deste estudo *in vitro* revelaram que a lidocaína 2% tinha perfil de neurotoxicidade menor do que a prilocaína 4% e que a articaína 4% teve perfil de neurotoxicidade mais baixo que a lidocaína 2%. Os estudos *in vitro* são precisos, sensíveis e reprodutíveis, porque são conduzidos em um ambiente controlado. Contudo, nesses estudos não são considerados outros fatores, como (1) farmacocinética local (concentração em tecidos, difusão local, absorção), (2) influência potencial de outros medicamentos sobre a farmacocinética do local (p. ex., epinefrina), (3) comportamento sistêmico do medicamento após a absorção (distribuição, eliminação, metabolismo) e (4) todas as outras variáveis, como diferenças entre pacientes.

Em 2018, Albalawi *et al.*[77] testaram a neurotoxicidade da lidocaína e da articaína em células SH-SY5Y. Eles relataram que "a articaína não produz um bloqueio prolongado da responsividade neuronal ou um aumento da toxicidade quando comparada com a lidocaína em células SH-SY5Y. A conclusão de que a articaína não produz uma perda prolongada de responsividade ou morte celular em comparação com a lidocaína nessas condições reducionistas talvez seja o mais relevante".

## Então o que deveria ser feito?

Os profissionais de saúde devem sempre considerar o *risco* envolvido *versus* o *benefício* a ser obtido com o uso de um procedimento ou medicamento. Somente quando, na opinião do clínico, o benefício a ser obtido pelo paciente supera claramente o risco, o procedimento deve ser realizado ou o medicamento administrado.

Todos os relatos que alegam aumento do risco de parestesia com articaína são anedóticos, consistindo em relatos de casos. Nenhuma evidência científica demonstrou risco aumentado de parestesia após a administração de articaína em comparação com outros anestésicos locais. Em uma discussão sobre as atuais controvérsias na odontologia, Christenson[78] declarou: "Houve alegações de que mais pacientes têm parestesia e anestesia prolongadas quando a articaína é usada para bloqueio mandibular em vez da lidocaína. Os estudos não demonstraram que isso era verdade. Além disso, as observações dos profissionais mostram as mesmas quantidades de parestesia com articaína *versus* lidocaína. A controvérsia é infundada".

As escolhas para o BNAI incluem (1) continuar com o uso de articaína 4% com epinefrina 1:100.000 ou 1:200.000 ou, (2) se o profissional não estiver convencido ou ainda estiver preocupado, usar lidocaína 2% com epinefrina 1:100.000 ou mepivacaína 2% com levonordefrina 1:20.000 (EUA) ou epinefrina 1:100.000 (Canadá) para BNAI, seguido imediatamente por uma infiltração bucal de 0,6 a 0,9 mℓ de articaína (de preferência tamponada) no ápice de cada dente a ser tratado.

A administração de prilocaína 4% com epinefrina parece estar associada a um risco consideravelmente maior de parestesia para os nervos alveolares inferior e/ou lingual quando administrado por BNAI. Seu uso para o BNAI não é recomendado por este autor.

## Conclusão

O cloridrato de articaína tornou-se um anestésico local muito popular em odontologia. Ele fornece as mesmas profundidade e duração da anestesia pulpar e dos tecidos moles que os outros anestésicos locais odontológicos de ação intermediária – lidocaína, mepivacaína e prilocaína. Como a meia-vida de eliminação da articaína é consideravelmente mais curta que a de outros anestésicos locais do tipo amida, é o medicamento preferido em populações de pacientes especiais, incluindo crianças, gestantes e nutrizes. Pela maior lipossolubilidade da articaína, sua infiltração vestibular na mandíbula adulta tem taxa de sucesso clinicamente significativa no fornecimento de anestesia da polpa em comparação com outros anestésicos locais do tipo amida. Várias metanálises concluíram que a articaína é o anestésico local odontológico preferido. Em relação à parestesia, não há base científica para afirmar que a articaína é mais neurotóxica do que outros anestésicos locais odontológicos comumente usados.

## Mesilato de fentolamina | O interruptor para "desligar" a anestesia local

Todos os anestésicos locais injetáveis atualmente utilizados são vasodilatadores. Três formulações de anestésicos locais sem vasoconstritor estão disponíveis para uso em tubetes odontológicos em todo o mundo: lidocaína HCl 2% (não disponível em tubetes odontológicos na América do Norte), mepivacaína HCl 3% e prilocaína HCl 4%. Esses fármacos fornecem – em comparação com suas formulações contendo um vasoconstritor – uma curta duração de anestesia não tão profunda (ver Tabela 4.17). Além disso, os vasodilatadores aumentam o fluxo sanguíneo na área em que o medicamento foi depositado, fazendo com que as arteríolas e os capilares se dilatem, o que leva a (1) um campo cirúrgico mais "sangrento" e (2) níveis mais altos de anestésico local no sangue (Tabela 20.11).

**Tabela 20.11** Comparação dos anestésicos locais simples *versus* anestésicos locais contendo vasoconstritores.

| | Anestésico local simples | Anestésico local + vasoconstritor |
|---|---|---|
| Início da anestesia pulpar | Um pouco mais rápido | Mais lento |
| Duração da anestesia pulpar | Mais curta | Mais duradoura |
| Profundidade da anestesia pulpar | Não tão profunda | Mais profunda |
| Pico do nível sanguíneo | Maior | Menor |

Um vasoconstritor (p. ex., epinefrina) é adicionado ao anestésico local para (1) aumentar a profundidade e a duração da anestesia pulpar e dos tecidos moles, (2) fornecer um campo cirúrgico "mais limpo" e (3) diminuir o nível sanguíneo do anestésico local, aumentando sua segurança (por diminuir o risco de superdosagem causada pela administração excessiva do anestésico local; Tabela 20.11).

Para procedimentos odontológicos em dentes (p. ex., restaurações, procedimentos endodônticos, extrações, implantes), a anestesia pulpar é necessária até que o procedimento seja concluído. A anestesia de tecido mole, embora necessária para alguns procedimentos (p. ex., raspagem e alisamento radicular, cirurgia periodontal, exodontia), é sempre de duração consideravelmente mais longa que a anestesia pulpar.

Quando se está preparando dentes para a colocação de restaurações – o procedimento mais comum em odontologia –, a anestesia pulpar é uma necessidade durante a preparação (*i. e.*, o corte) do dente. Uma vez que o corte esteja completo, não há mais necessidade de anestesia contínua dos tecidos duros ou moles. No entanto, a necessidade de controle intraoperatório da dor normalmente exige o uso de um anestésico local contendo vasoconstritor, como epinefrina ou levonordefrina, o que se tornou rotina em odontologia.[80,81] Os pacientes geralmente são liberados do consultório odontológico com dormência residual dos lábios e da língua, persistindo por mais 3 a 5 horas.[82]

A anestesia residual dos tecidos moles é uma possível inconveniência ou constrangimento para o paciente, que fica incapaz de funcionar normalmente por muitas horas após a consulta. Em uma pesquisa com pacientes que receberam anestesia local intraoral, Rafique *et al.*[83] relataram que vários aspectos da experiência pós-anestésico local não agradavam os pacientes, incluindo três áreas principais: funcional, sensorial e perceptiva.

*Funcionalmente,* os pacientes não gostavam de sua capacidade diminuída de falar (balbucio), sorrir (assimétrica) e beber (o líquido escorre da boca) nem da incapacidade de controlar a salivação enquanto ainda estavam anestesiados. *Sensorialmente,* a falta de sensibilidade foi descrita como bastante incômoda, enquanto a *percepção* de que seu corpo estava distorcido (p. ex., lábios inchados) era igualmente desagradável. Para muitos pacientes, essas sequelas se tornam um prejuízo significativo à sua qualidade de vida, dificultando o retorno às atividades habituais por horas após o tratamento. Quando a consulta odontológica termina próximo da hora da refeição, os pacientes devem considerar se comerão enquanto estão anestesiados ou adiarão a refeição até que a anestesia residual dos tecidos moles seja resolvida.

Embora não seja um problema significativo, a anestesia residual dos tecidos moles pode causar lesão autoinfligida em qualquer paciente. A lesão autoinfligida de tecidos moles – mais comumente no lábio ou na língua – tem maior probabilidade de ocorrer em crianças menores e em pessoas com deficiência mental.[84]

Um estudo de pacientes pediátricos de College *et al.*[85] revelou que uma porcentagem significativa dos BNAIs estava associada à mordida inadvertida dos lábios. Por faixa etária, a frequência de trauma para os lábios foi de 18% para menores de 4 anos, 16% para 4 a 7 anos, 13% para 8 a 11 anos e 7% para 12 anos ou mais (Tabela 20.12). Isso pode ser explicado pelo fato de o paciente mais jovem testar (mordendo) o lábio inchado (que dói) e depois testar o lado ainda insensível (que não machuca). Enquanto o adulto normalmente não prossegue além desse ponto, a criança mais nova pode "brincar" com essa "sensação" e continuar mordendo com cada vez mais força, sem perceber o dano causado. Adultos com deficiências mentais têm a mesma probabilidade de incorrer em danos autoinfligidos aos tecidos moles. Este autor ficou surpreso ao

**Tabela 20.12** Incidência de danos autoinfligidos nos tecidos moles em populações pediátricas.[85]

| Idade (anos) | Percentual de danos autoinfligidos nos tecidos moles |
|---|---|
| < 4 | 18 |
| 4 a 7 | 16 |
| 8 a 11 | 13 |
| ≥ 12 | 7 |

aprender com cirurgiões-dentistas que tratam pacientes geriátricos que outro grupo – o paciente geriátrico com demência – apresenta risco de lesão dos tecidos moles após injeção de anestésico local igual ou maior que o de crianças e pessoas deficiência mental.

Então, o entorpecimento produzido pelos anestésicos locais pode ser resolvido mais rapidamente?

A injeção de um medicamento vasodilatador antes do anestésico local deve alcançar este objetivo, por acelerar a redistribuição do anestésico local a partir do nervo para o sistema cardiovascular, diminuindo, assim, a duração da anestesia residual dos tecidos moles.

## Mesilato de fentolamina

O mesilato de fentolamina é um antagonista do receptor alfa-adrenérgico aprovado pela FDA em 1952 (Figura 20.11). Os usos aprovados da fentolamina incluem o diagnóstico de feocromocitoma e o tratamento da hipertensão nessa condição,[86,87] a prevenção de necrose do tecido após o extravasamento de norepinefrina[88,89] e a reversão da anestesia do tecido mole.[86] A fentolamina também tem sido usada para tratar a crise hipertensiva associada à terapia com inibidor da monoaminoxidase[86,89] e em combinação com a papaverina no tratamento da disfunção erétil.[86,90,91]

A fentolamina é um antagonista competitivo de ação curta nos receptores alfa-adrenérgicos periféricos. Ela antagoniza os dois receptores $\alpha 1$ e $\alpha 2$, bloqueando as ações das catecolaminas circulantes, epinefrina e norepinefrina.

A fentolamina também estimula os receptores beta-adrenérgicos no coração e nos pulmões. Seus efeitos clínicos incluem a vasodilatação periférica e a taquicardia. A vasodilatação é um resultado tanto do relaxamento direto do músculo liso vascular quanto do bloqueio $\alpha$. O medicamento produz efeitos inotrópicos e cronotrópicos positivos, levando a aumento no débito cardíaco. Em doses menores, o efeito inotrópico positivo pode predominar e elevar a pressão arterial; em doses maiores, a vasodilatação periférica pode mascarar o efeito inotrópico e diminuir a pressão arterial. Essas ações tornam a fentolamina útil no tratamento da hipertensão causada pelo aumento dos níveis circulantes de epinefrina e norepinefrina, como ocorre no feocromocitoma.[86]

Para prevenção ou tratamento de *necrose* ou *descamação dérmica* após o extravasamento de catecolaminas (*i. e.*, epinefrina, norepinefrina), 5 a 10 mg de fentolamina (diluídos em 10 a 15 mℓ de solução salina normal) são injetados na área afetada em até 12 horas após o extravasamento. A hiperemia visível e o aumento do calor tecidual no local são sinais de tratamento efetivo.[86,92]

Para o tratamento da *emergência hipertensiva* relacionada com qualquer excesso de catecolaminas, como interações entre os inibidores da monoaminoxidase e aminas simpatomiméticas, a fentolamina é administrada por via intravenosa em *bolus* de 5 a 15 mg.[86,93]

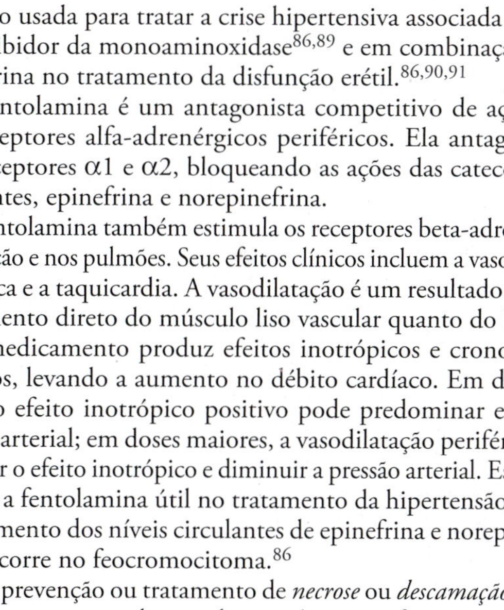


• **Figura 20.11** Mesilato de fentolamina.

### Gravidez e lactação

Como atualmente usado em medicina, a fentolamina é categorizada pela FDA como um medicamento de categoria C para gravidez e como "segurança desconhecida" para lactantes.[39,40] (Categoria C na gravidez – estudos em animais mostram efeito(s) fetal(ais) adverso(s), mas não há estudos controlados em seres humanos ou nenhum estudo em animais ou seres humanos; pesar possível risco fetal *versus* benefício materno. Categoria "segurança desconhecida" na lactação – literatura existente inadequada para avaliar o risco; precaução.) A fentolamina está disponível em solução de 5 mg/mℓ para administração parenteral.

### Ensaios clínicos | Adultos e adolescentes

Em maio de 2008, a FDA aprovou o mesilato de fentolamina (OraVerse®) para reverter a anestesia após injeções odontológicas. Comercializada em tubetes odontológicos de 1,7 mℓ, a formulação contém 0,4 mg de mesilato de fentolamina (0,235 mg/mℓ).[94] A formulação odontológica de fentolamina tem aproximadamente 1/20 da concentração usada em medicina. Em ensaios clínicos fase 3 randomizados, controlados e duplo-cegos, os pacientes receberam um anestésico local contendo vasoconstritor em um lado da boca antes de um procedimento de manutenção restaurador ou periodontal. A resposta primária foi o tempo decorrido até o retorno da sensação labial normal, medida pelas respostas relatadas pelo paciente à palpação labial. As respostas secundárias incluíram a percepção dos pacientes de função, sensação e aparência alteradas, além de déficits funcionais em sorrir, falar, beber e salivar, conforme avaliado por eles e por um observador cego para o tratamento.[95-98]

Os pacientes foram randomizados para receber um dos quatro anestésicos locais: lidocaína 2% com epinefrina 1:100.000, mepivacaína 2% com levonordefrina 1:20.000, articaína 4% com epinefrina 1:100.000 ou prilocaína 4% com epinefrina 1:200.000.

Na conclusão do procedimento, o paciente recebeu mesilato de fentolamina ou uma injeção de controle. Ambos, pacientes e investigadores, desconheciam o tratamento atribuído. O fármaco em estudo foi administrado no mesmo local e, no caso do mesilato de fentolamina, o mesmo número de tubetes (um ou dois) que a(s) injeção(ões) anterior(es) de anestésico local. O controle foi uma injeção simulada na qual a tampa plástica da agulha ligada à seringa odontológica contendo um tubete vazio foi empurrada contra o tecido mole intraoral, mas não o penetrou, no local da injeção de anestésico local anterior. Depois de receber o mesilato de fentolamina ou a injeção simulada, todos os pacientes foram observados por 5 horas para coletar dados de eficácia e segurança, e monitorados por até 48 horas.

O período de observação e teste de 5 horas foi um determinante primário para os pacientes no limite inferior de idade (4 anos). Descobriu-se que os pacientes mais jovens eram incapazes de cooperar plenamente com as avaliações necessárias durante esse período de observação.

Todos os pacientes foram treinados para avaliar a dormência de seus lábios. Aqueles no grupo do protocolo mandibular também foram treinados para tocar em suas línguas. O procedimento envolveu uma leve batida desses tecidos moles com o dedo indicador ou médio. As avaliações foram feitas a cada 5 minutos.

A bateria de avaliação funcional incluiu medidas de sorriso, fala e salivação e ingestão de 90 mℓ de água em vários momentos durante o estudo.[97,98] Cada avaliação funcional foi classificada como normal ou anormal por um assistente de pesquisa e pelo paciente.

### *Eficácia do mesilato de fentolamina | Adolescentes e adultos*

No ensaio maxilar, o tempo mediano para a recuperação da sensação normal no lábio superior foi de 50 minutos para os pacientes do grupo mesilato de fentolamina e de 132,5 minutos para os do grupo controle, uma redução na anestesia do lábio superior de 82,5 minutos ($P < 0{,}0001$).[95]

No ensaio mandibular, o tempo médio para recuperação da sensação normal no lábio inferior foi de 70 minutos para os pacientes do mesilato de fentolamina e de 155 minutos para os do grupo controle, uma redução na anestesia de lábio inferior de 85 minutos ($P < 0{,}0001$).[95]

Em 30 minutos após a administração do mesilato de fentolamina, 26,7% dos pacientes maxilares relataram o retorno da sensação labial normal em comparação com 1,7% no grupo controle. Em 1 hora, 59,2% tinham sensação de lábio superior normal *versus* 11,7% para pacientes sham (injeção simulada). Aos 90 minutos, as proporções foram 75 e 25%, respectivamente. A anestesia do lábio superior persistiu por mais de 2 horas em 54,2% dos pacientes sham *versus* 11,6% daqueles tratados com mesilato de fentolamina.[95]

Na mandíbula, em 30 minutos da administração do mesilato de fentolamina, 17,2% dos pacientes relataram sensação de lábio inferior normal em comparação a 0,8% do grupo controle. Em 1 hora, 41% tinham sensação de lábio inferior normal *versus* 7,4% para pacientes sham. Aos 90 minutos, as proporções foram 70,5 e 13,1%, respectivamente. A anestesia do lábio inferior persistente por mais de 2 horas ocorreu em 70,5% dos pacientes sham contra 18,9% dos mesilato de fentolamina.[95] O tempo médio para volta da sensação normal na língua foi de 60 minutos para pacientes do mesilato de fentolamina e de 125 minutos para os sham, uma diferença estatisticamente significativa ($P < 0{,}0001$) de 65 minutos.[95]

### *Segurança do mesilato de fentolamina | Adolescentes e adultos*

A frequência geral e a natureza dos eventos adversos relatados nos estudos maxilar e mandibular pareciam similares em natureza e frequência. Nenhum dos eventos adversos em qualquer estudo foram sérios ou classificados como graves, e nenhum paciente interrompeu a participação no estudo em virtude de um evento adverso.[94,95]

### *Segurança e eficácia do mesilato de fentolamina | Crianças*

Em um estudo controlado de fase 2, duplo-cego, randomizado, multicêntrico ($N = 11$), pacientes pediátricos entre 4 e 11 anos receberam lidocaína 2% com epinefrina 1:100.000 e mesilato de fentolamina ou injeção simulada. Foram incluídos 152 pacientes que completaram o estudo. Havia 96 no grupo mesilato de fentolamina e 56 no grupo de injeção simulada. O tempo mediano para a sensação labial normal retornar foi avaliado em pacientes com idade entre 6 e 11 anos, treinados para procedimentos de palpação labial (descritos anteriormente). A redução no tempo médio para a sensação labial normal em pacientes do grupo mesilato de fentolamina ($N = 60$) foi de 60 minutos em comparação com 135 minutos do grupo controle ($N = 43$), representando uma redução da anestesia residual de tecido mole de 75 minutos (55,6%) para os arcos maxilar e mandibular. Em 1 hora após a administração do mesilato de fentolamina, 61% dos pacientes relataram sensação labial normal, enquanto apenas 21% do grupo sham relataram sensação labial normal ($P < 0{,}0001$).[96]

### *Indicações clínicas para reversão de anestesia local*

A reversão da anestesia local deve ser uma opção de tratamento sempre que a anestesia de tecidos moles prolongada representar um risco potencial (lesão dos tecidos moles) ou tiver um impacto negativo na vida do paciente (p. ex., incapacidade de falar ou comer; Tabela 20.13). Froum *et al.*[99] administraram mesilato de fentolamina após a inserção de implantes mandibulares, na tentativa de minimizar o risco de parestesia pós-implante ao longo da distribuição do nervo alveolar inferior. Uma situação que geralmente não representa uma indicação para a reversão da anestesia dos tecidos moles inclui pacientes pós-cirúrgicos nos quais essa anestesia prolongada é desejável como meio de prevenir a dor aguda (ver discussão sobre o manejo da dor pós-cirúrgica no Capítulo 16). Além disso, após a administração do anestésico local por meio de injeção LPD, intrasseptal ou intraóssea, a área localizada de anestesia dos tecidos moles associada a essas injeções afasta a necessidade da utilização do mesilato de fentolamina.

## Uso clínico do mesilato de fentolamina em odontologia

O mesilato de fentolamina é indicado para a reversão da anestesia de tecido mole (*i. e.*, anestesia do lábio e da língua) e dos déficits funcionais associados resultantes de uma injeção de anestésico local contendo vasoconstritor na submucosa intraoral. O mesilato de fentolamina não é recomendado para uso em crianças menores de 3 anos ou com peso inferior a 15 kg.[94]

A dose recomendada de mesilato de fentolamina é baseada no número de tubetes de anestésico local com vasoconstritor administrados. Deve ser administrado em um volume igual, até o máximo de dois tubetes. O mesilato de fentolamina é administrado no(s) mesmo(s) local(is) e pela(s) mesma(s) técnica(s) (bloqueio do nervo ou infiltração) do anestésico local.[94]

As reações adversas associadas à administração do mesilato de fentolamina foram discutidas anteriormente (discussão sobre segurança e reações adversas).[94,95] Outras possíveis complicações são trismo e parestesia, ambas mais relacionadas com o ato da injeção do que com o medicamento em si.

**Tabela 20.13** Indicações para reversão de anestesia local.

| |
|---|
| Tratamento odontológico conservador |
| Tratamento periodontal não cirúrgico (p. ex., raspagem e aplainamento radicular) |
| Odontopediatria |
| Pacientes clinicamente comprometidos (p. ex., pacientes diabéticos) |
| Pacientes geriátricos |
| Pacientes com necessidades especiais |
| Pacientes com implante mandibular (pós-operatório) |
| Pessoas com necessidade de "retornar ao normal" rapidamente:<br>• Pessoal de negócios<br>• Reuniões sociais<br>• Compromisso de almoço ou jantar |

## Conclusão

O mesilato de fentolamina possibilita que o cirurgião-dentista ou higienista oral diminua significativamente a duração da anestesia residual dos tecidos moles em pacientes nos quais essa insensibilidade pode se revelar lesiva (crianças, pacientes geriátricos e pacientes com necessidades especiais) ou influenciar negativamente sua qualidade de vida (fala, alimentação, imagem facial negativa).

Embora muitos pacientes possam não ser receptivos ao conceito de "passar mais rápido", a disponibilidade dessa substância em um consultório odontológico dá ao paciente uma opção a ser considerada.

## Tamponamento (alcalinização) dos anestésicos locais | O interruptor de "ligar" do anestésico local

A profissão de cirurgião-dentista depende dos anestésicos locais para proporcionar aos pacientes um tratamento confortável e indolor. Quando se deposita um anestésico local próximo a um nervo, ele fornece anestesia. A Tabela 20.14 lista as formulações anestésicas locais disponíveis e o início esperado de anestesia pulpar.

Apesar da eficácia desses medicamentos no fornecimento do controle da dor, ainda há uma série de "problemas" com os quais os cirurgiões-dentistas devem lidar, principalmente associados à acidez da própria solução anestésica local. Esses problemas incluem: (1) dor durante a administração (injeção) da solução anestésica, (2) início mais lento do que o desejado de anestesia profunda (pulpar) e (3) eficácia menor do que a ideal quando se deseja anestesiar dentes infeccionados.

### Questão 1 | A acidez causa dor durante a injeção de anestésicos locais

O medo da dor é a ansiedade mais comum para pacientes odontológicos.[1] Por mais eficaz que os anestésicos locais possam ser em prevenir a dor durante o tratamento, os pacientes temem o ato de receber o anestésico tanto quanto ou mais do que o próprio procedimento. A injeção de anestésico odontológico também provoca mais emergências do que o tratamento odontológico em si. A síncope (desmaio) é a mais comum, respondendo por 50,3% de todas as emergências em uma pesquisa com 4.307 cirurgiões-dentistas na América do Norte.[100] Perguntados sobre a localização e o momento dessas emergências, os entrevistados disseram que mais da metade (54,9%) ocorreu durante ou imediatamente após a administração do anestésico local.[101,102]

**Tabela 20.14** Duração esperada da anestesia pulpar.

| Formulação do anestésico local | Duração esperada aproximada da anestesia pulpar pelo bloqueio nervoso (min) |
|---|---|
| Mepivacaína 3% | 40 |
| Prilocaína 4% | 40 a 60 |
| Lidocaína 2% com vasoconstritor | 60 |
| Articaína 4% com vasoconstritor | 60 |
| Mepivacaína 2% com vasoconstritor | 60 |
| Prilocaína 4% com vasoconstritor | 60 |
| Bupivacaína 0,5% com vasoconstritor | 240 a 300 |

A dor causada pela injeção pode ser minimizada ou eliminada pelo uso de medicamentos e técnicas discutidas em capítulos anteriores, incluindo: injeção lenta de anestésico,[103,104] anestesia tópica e extensão do tecido antes da penetração da agulha.[105]

No entanto, muitos pacientes ainda se queixam de sensação de queimação ou ardência quando as primeiras gotas de anestésico são injetadas. Este "efeito de picada de abelha" é causado pela acidez da solução anestésica. Na escala de pH, 7,0 é neutro, acima de 7,0 é básico e abaixo de 7,0 é ácido. O pH fisiológico humano é de 7,4. Todos os anestésicos locais injetáveis (drogas simples sem vasoconstritor) são levemente ácidos. O pH de um fármaco simples (p. ex., mepivacaína HCl 3%, prilocaína HCl 4%) é de aproximadamente 6,4, o que é mais próximo do fisiológico do que os anestésicos locais que contêm vasoconstritor[106].

Os vasoconstritores aumentam a profundidade e a duração da anestesia, bem como a segurança do anestésico local. A adição de epinefrina aos anestésicos locais aumenta a anestesia pulpar em aproximadamente 60 minutos, com a anestesia de tecido mole entre 3 e 5 horas ou mais. No entanto, a epinefrina é rapidamente oxidada em valores próximos do pH fisiológico; então, o bissulfito de sódio antioxidante ($NaHSO_3$) é acrescentado à solução.[107] A adição de $NaHSO_3$ reduz o pH das soluções contendo o vasoconstritor para aproximadamente 3,5. Estudos clínicos demonstraram valores de pH variando entre 2,86[107] e 4,16.[108]

A alcalinização (tamponamento) de anestésicos locais tem sido praticada pela classe médica há mais de 100 anos.[109] Os profissionais médicos não usam tubetes selados de solução anestésica local. Em vez disso, eles utilizam seringas plásticas e frascos multidose de anestésico local. Como a profissão de cirurgião-dentista utiliza tubetes selados padronizados projetados para uso em seringas odontológicas, até recentemente não havia meios práticos de tamponamento desses anestésicos locais.

### Questão 2 | O baixo pH das soluções anestésicas locais retarda o início da anestesia pulpar

Os anestésicos do tipo amida são geralmente indicados como tendo início entre 3 e 5 minutos;[110-112] no entanto, esses números representam o início da anestesia dos tecidos moles. A anestesia pulpar, ou de profundidade cirúrgica, se desenvolve mais lentamente. Após a conclusão da injeção de anestésico local, a maioria dos cirurgiões-dentistas relata esperar entre 10 e 15 minutos antes de retornar à sala de tratamento. Isso geralmente é tempo suficiente para que a maioria dos pacientes tenha obtido anestesia suficiente para o cirurgião-dentista iniciar o procedimento (a exceção é a falha de bloqueio, o que exigirá injeções adicionais).

Como é do conhecimento de todos os cirurgiões-dentistas praticantes (experiência clínica) e dos resultados de ensaios clínicos bem desenhados, existe uma distinção prática e clínica significativa entre o início da anestesia dos tecidos moles e o início da anestesia pulpar.[105] Lai *et al.*[112] descobriram que, 4 minutos após o BNAI com lidocaína 2% com epinefrina 1:100.000, 70% dos pacientes obtiveram anestesia de tecido mole (conforme determinado com um explorador dental afiado), mas apenas 25% tiveram anestesia pulpar (determinada por TPE). Em 6 minutos, as proporções foram de 85% para anestesia de tecido mole e 40% para anestesia pulpar. Kanaa *et al.*[104] observaram que, 8 minutos após BNAI com lidocaína 2% com epinefrina 1:80.000, 100% dos pacientes tinham anestesia lingual, 93% tinham anestesia labial, apenas 52% tinham anestesia pulpar do primeiro molar e primeiro pré-molar e 27% tiveram anestesia pulpar do incisivo lateral. Esses estudos e a extensa experiência clínica de todos os cirurgiões-dentistas demonstram que a anestesia dos tecidos moles (p. ex., lábio, língua) não é garantia de anestesia pulpar.

Uma série de 21 ensaios clínicos que analisaram o curso de tempo da anestesia pulpar após BNAI com lidocaína com epinefrina (1.078 pacientes) mostra que 60% obtiveram anestesia pulpar (conforme determinado pelo TPE) aos 10 minutos, aumentando para 67% aos 15 minutos (Tabela 20.15).[104,108]

Aparentemente, 10 a 15 minutos é um período de espera razoável após o BNAI para avaliar o nível de anestesia do paciente. Sabendo-se que poucos cirurgiões-dentistas gerais avaliam um paciente com um TPE ou com *spray* de resfriamento (p. ex., Endo-Ice®) antes de iniciar o procedimento odontológico, nota-se que esperar tempo suficiente para a maioria dos pacientes ficar dessensibilizada é a melhor defesa do cirurgião-dentista contra ter um paciente "que pula" enquanto estiver na cadeira, depois que o procedimento já foi iniciado. "Um cirurgião-dentista que não machuca" e " injeção indolor" são os dois fatores mais importantes que os pacientes consideram ao avaliar um cirurgião-dentista.[1] É provável que muitos pacientes que não estão "completamente anestesiados" no início do procedimento possam ser bem encaminhados em direção à anestesia pulpar profunda. De acordo com Fernandez *et al.*,[110] o pico percentual de pacientes que atingem a anestesia pulpar ocorre aos 45 minutos, quando 95% daqueles que receberam um BNAI não tiveram resposta a um TPE em um segundo pré-molar.

Os clínicos têm de fazer uma escolha prática ao decidir *quando* iniciar o procedimento odontológico. Este autor nunca ouviu médicos dizerem que esperam 45 minutos. O fato de a maioria dos cirurgiões-dentistas efetuar um bloqueio ou uma infiltração e esperar cerca de 10 a 15 minutos para iniciar o procedimento demonstra que eles têm consciência prática de que seus pacientes ficarão dessensibilizados o suficiente para que o procedimento comece, e, se ainda não estiverem prontos, uma quantidade apropriada de tempo já decorreu para administrar uma segunda injeção sem dor.

## Questão 3 | Anestésicos locais ácidos funcionam mal nos dentes infeccionados

Proporcionar controle efetivo da dor quando se está tratando dentes infeccionados – especificamente os molares inferiores – para extirpação ou extração pulpar ainda é um desafio. Esse "problema" é discutido detalhadamente nos Capítulos 16 e 19. Uma monografia da Associação Americana de Endodontistas descreve várias razões pelas quais ocorrem problemas na tentativa de obter anestesia pulpar com os BNAIs e como superá-los.[111]

Em termos simples, quanto mais baixo é o pH do tecido no qual um anestésico local é depositado, menor é o número de moléculas da base "ativa" (RN) do medicamento. A forma base dos anestésicos locais é capaz de se difundir através da membrana do nervo.

O pH normal do tecido é de aproximadamente 7,4. No tecido infeccionado, de acordo com de Jong *et al.*,[113] o pH varia entre 5,0 e 6,0.

**Tabela 20.15** Tempo de início da anestesia pulpar.

| Duração após o bloqueio do nervo alveolar inferior com lidocaína 2% + epinefrina 1:100.000 | Percentual com anestesia pulpar | Referências |
|---|---|---|
| 4 min | 25 | 103, 107 |
| 6 min | 40 | 103, 107 |
| 10 min | 60 | 103, 107 |
| 15 min | 67 | 103, 107 |
| 45 min | 95 | 109 |

No pH (aproximadamente 3,5) de um tubete de lidocaína e epinefrina, apenas 0,006% do medicamento está na forma RN. Esta é uma das principais razões para o início lento da anestesia. No entanto, a capacidade de tamponamento do corpo humano é bastante eficaz em aumentar o pH da solução injetada, embora muito lentamente, em direção ao pH normal do corpo, de 7,4, quando uma porcentagem muito maior do medicamento está na forma RN. Essa transformação ocorre em um período de 45 minutos.[108,110]

## Tamponamento | Uma solução possível para esses problemas

Obviamente, quanto ao tempo de início, com todas as demais condições sendo iguais, a injeção de um anestésico local com um pH próximo ao fisiológico seria ótima. Uma vez que os anestésicos locais contendo epinefrina fornecem a profundidade e a duração do controle da dor necessárias para a maioria dos procedimentos odontológicos, e já que os anestésicos locais contendo epinefrina são formulados a um pH relativamente ácido para sua meia-vida ser razoável, uma pergunta óbvia é se o anestésico pode ser alcalinizado (tamponado) antes da injeção para aumentar imediatamente a porcentagem da forma RN ativa do fármaco disponível, reduzindo o tempo necessário para atingir a anestesia pulpar.

Embora odontologia seja a especialidade de saúde com a mais longa história e o uso mais regular de anestésicos locais, ela foi a última a adotar a arte e a ciência do tamponamento. Vários outros profissionais médicos usam anestésicos locais, incluindo especialistas em ouvido, nariz e garganta; cirurgiões plásticos reconstrutivos; obstetras; dermatologistas; alergistas; especialistas em cuidados críticos; e podólogos. Esses profissionais usam frascos multidose de lidocaína pura (principalmente) ou lidocaína com epinefrina em seringas plásticas. Em seguida, adicionam um pequeno volume de bicarbonato de sódio (o agente tamponante) à seringa, mudando o pH da solução, e o injetam. Dependendo dos métodos de mistura e liberação, e do pH da solução de bicarbonato, os resultados clínicos são bastante diversos, variando de um sucesso retumbante a um fracasso total.[114-117]

## O que é uma solução tampão?

Uma solução tampão é uma solução aquosa constituída por uma mistura de um ácido fraco e sua base conjugada ou uma base fraca e seu ácido conjugado. Seu pH muda de forma insignificante quando uma pequena quantidade de ácido ou base forte é adicionada; assim, um tampão é usado para evitar qualquer alteração no pH de uma solução. Quando aplicado aos anestésicos locais, um tampão com pH básico (bicarbonato de sódio) é adicionado à solução anestésica local altamente ácida para elevar o pH do anestésico ao da solução tampão.

## Anestésicos locais tamponados

Ao elevar o pH da solução anestésica, teoricamente é possível eliminar, ou pelo menos minimizar, a dor na injeção, o início lento e a diminuição da eficácia na presença de infecção.

Davies[118] conduziu uma metanálise de 22 estudos prospectivos, randomizados e controlados em seres humanos, avaliando o tamponamento do pH como meio de redução da dor da injeção anestésica que incluiu dois estudos odontológicos. Ele concluiu que o tamponamento fornece uma injeção significativamente mais confortável, que pode ser útil, em especial, para injeções em áreas sensíveis, como face e cabeça, ou quando a dor da injeção pode causar dificuldade em fornecer tratamento, como no caso de pacientes pediátricos.[119,120] A Colaboração Cochrane, revisando 23 ensaios clínicos, concluiu que tamponar a lidocaína com epinefrina melhora a satisfação do paciente.[121]

A que pH a solução deve ser aumentada para otimizar os resultados? Ensaios clínicos geralmente não mostram melhora quando a solução anestésica não tamponada já está próxima do pH 7,0 ou quando o anestésico tamponado não foi elevado acima desse pH, sugerindo que uma melhora significativa provavelmente é obtida pelo tamponamento a pH 7,0 ou acima.

Por outro lado, sabe-se que tamponar lidocaína com epinefrina acima de pH 7,6 causa a precipitação do anestésico local da solução.

Portanto, tamponar a lidocaína e a lidocaína com epinefrina a uma faixa de pH de aproximadamente 7,4 é o ideal em termos de eficácia na melhoria do desempenho e em termos de segurança para evitar sobrecarga e produção de solução anestésica hipertônica, que pode levar a edema no local da injeção (Figura 20.12). Malamed *et al.* relataram um ensaio clínico randomizado e controlado que avaliou a eficácia do tamponamento de anestésico local diretamente no tubete odontológico usando uma caneta de mistura automatizada (Onset®, Onpharma, www.onpharma.com;[122] Figura 20.13). O estudo incluiu 20 participantes. Cada um recebeu um BNAI controle e um BNAI teste com 1,8 mℓ de solução. A solução controle foi lidocaína 2% não alcalinizada com epinefrina 1:100.000 a um pH 3,85 (cartucho anestésico local dentário tradicional). A solução de teste foi lidocaína 2% com epinefrina 1:100.000 alcalinizada a um pH 7,31. O tempo até o início da anestesia pulpar foi medido com um *spray* endodôntico de resfriamento (Endo-Ice®, Coltene, www.coltene.com) e confirmado por um TPE. A dor da injeção foi medida usando uma EVA de 100 mm. Com o anestésico alcalinizado, 71% dos participantes obtiveram analgesia pulpar em 2 minutos ou menos (Tabela 20.16). Com anestésico local não alcalinizado, 12% obtiveram analgesia pulpar em 2 minutos ou menos ($P$ = 0,001). O tempo médio para a analgesia pulpar com o anestésico alcalinizado foi de 1:51 (intervalo de 0:11 a 6:10). O tempo médio para analgesia pulpar por anestésico não alcalinizado foi de 6:37 (intervalo de 0:55 a 13:25; $P$ = 0,001).

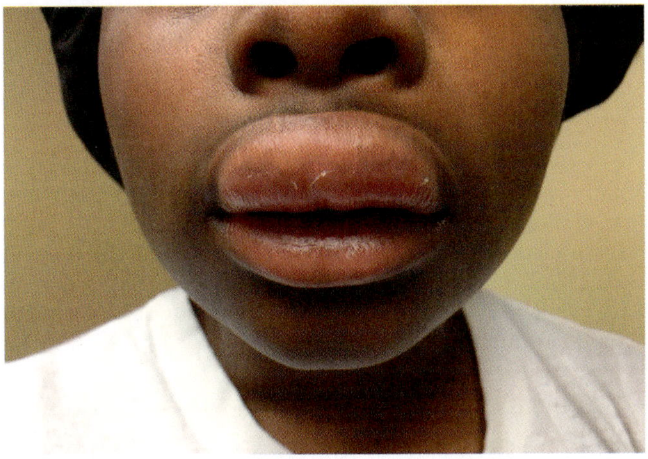

• **Figura 20.12** Edema do lábio superior após tamponamento com solução hipertônica.

Dos participantes, 72% classificaram a injeção alcalinizada como mais confortável, 11% classificaram a injeção não alcalinizada como mais confortável e 17% não relataram preferência ($P$ = 0,013). Dos pacientes que receberam anestésico alcalinizado, 44% classificaram a dor da injeção como zero ("sem dor") em uma EVA de 100 mm, em comparação com 6% daqueles que receberam anestésico não alcalinizado ($P$ = 0,056).[122]

**Tabela 20.16** Ocorrência de síncope durante a doação de sangue por idade.[130]

| Idade (anos) | Número | Percentual de síncope |
|---|---|---|
| 50 a 59 | 0/21 | 0 |
| 40 a 49 | 8/79 | 10 |
| 30 a 39 | 24/125 | 19 |
| 20 a 29 | 28/117 | 24 |
| 10 a 19 | 3/10 | 30 |

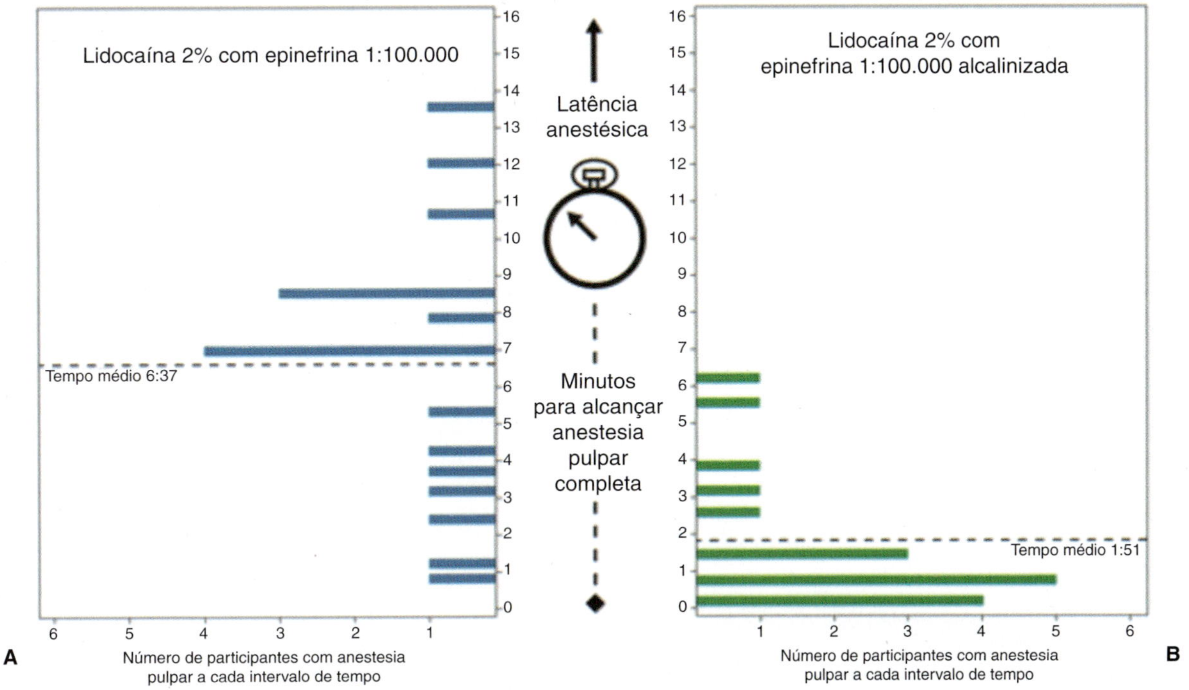


• **Figura 20.13** Tempo de início da anestesia pulpar após o bloqueio do nervo alveolar inferior. **A.** Lidocaína 2% com epinefrina 1:100.000 não tamponada. **B.** Lidocaína 2% tamponada com epinefrina 1:100.000 tamponada (alcalinizada).

Um benefício colateral dos anestésicos locais com epinefrina tamponados com bicarbonato de sódio é que, além de reduzir a dor da injeção e acelerar o início da analgesia, o próprio processo de tamponamento cria $CO_2$ na solução, que se torna parte da injeção – desde que a injeção seja administrada dentro de 30 ou 45 segundos após o tamponamento. Bokesch *et al.*[122] demonstraram a importância do $CO_2$ ao mostrar um bloqueio de condução significativamente mais profundo com a lidocaína se o $CO_2$ livre estivesse presente na solução. Wong *et al.*[123] relataram que o $CO_2$ tornou a lidocaína duas vezes mais potente, enquanto Condouris e Sakalis[124] relataram que o $CO_2$ em solução criou um aumento de 10 vezes na ação da procaína. Isso sugere que a criação de $CO_2$ na solução pode influenciar os resultados observados em anestésicos locais tamponados, bem como melhorar os resultados alcançados por tamponamento na prática clínica.

## Sistema de tamponamento do anestésico odontológico

Um sistema automatizado de tamponamento (Onset®, Onpharma, Carson City, Nevada, EUA) foi introduzido nos EUA em 2010 usando o tubete de anestésico local odontológico como o recipiente de mistura (Figura 20.14). O tamponamento utilizando tubete anestésico odontológico selado preserva o $CO_2$ dissolvido, tornando-o disponível durante a injeção. O sistema automatizado também é projetado para tornar o processo de tamponamento do tubete mais preciso e conveniente para a liberação do anestésico tamponado imediatamente após o tamponamento. Outros sistemas tamponantes foram introduzidos posteriormente (p. ex., Anutra®, Anutra Medical Inc., Morrisville, Carolina do Norte, EUA; Figura 20.15).

## Conclusão

Embora o tamponamento anestésico tenha sido estudado desde o início do século XX e seja utilizado regularmente há décadas na profissão médica, a relativa volatilidade do $CO_2$ presente nos anestésicos tamponados e a própria solução tampão podem não ter sido amplamente apreciadas. Essa volatilidade pode ter afetado os resultados observados pelos pesquisadores e clínicos. Outros fatores, como o pH inicial da solução tamponante, o atraso na administração do anestésico tamponado e a adsorção da forma básica do anestésico no arsenal de mistura e distribuição, também podem ter tido impacto nos resultados observados nos estudos médicos.

O tamponamento de tubetes de anestésicos locais favorece tanto os cirurgiões-dentistas quanto seus pacientes se os benefícios do tamponamento forem consistentemente confiáveis e se o tamponamento estiver disponível em um sistema que incorpore o tubete anestésico odontológico padrão.

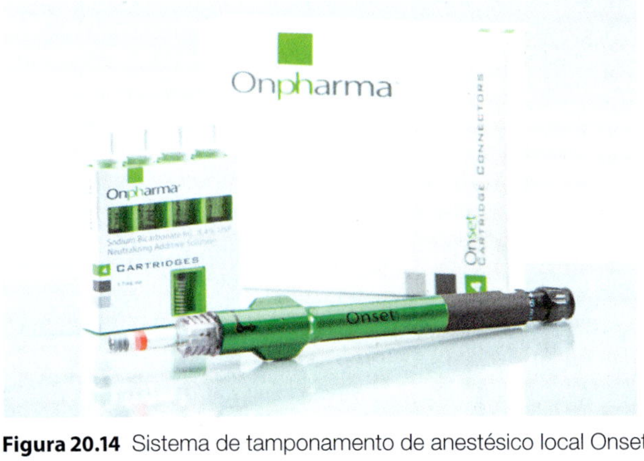


• **Figura 20.14** Sistema de tamponamento de anestésico local Onset®.

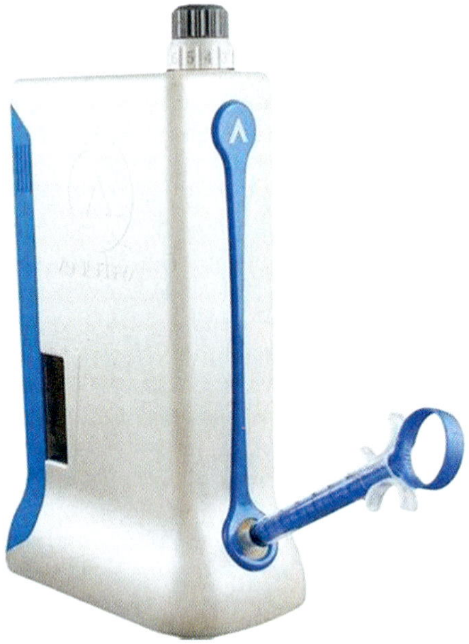

• **Figura 20.15** Sistema de tamponamento de anestésico local Anutra®.

O significado clínico do tamponamento é o fato de ele reduzir o tempo de início da anestesia pulpar o suficiente para que os cirurgiões-dentistas possam administrar o anestésico, permanecer com o paciente e iniciar o procedimento mais rapidamente. Este autor é defensor do uso de anestésicos locais tamponados em todas as injeções odontológicas, particularmente aquelas no arco mandibular (ver Capítulos 16 e 19).

## Tetracaína e oximetazolina | *Spray* nasal para anestesia de dentes não molares maxilares

Anestésicos locais são os medicamentos mais importantes de odontologia. Quando depositados perto de um nervo, eles impedem que o impulso nervoso seja propagado. O problema é que eles precisam ser injetados para que atinjam o nervo-alvo. Contudo, o medo de agulhas (tripanofobia) é um problema significativo para muitos pacientes. O ato de receber a injeção é a parte mais traumática de sua experiência odontológica.[1]

Todos os cirurgiões-dentistas já ouviram o seguinte dos pacientes:

"Doutor, você tem que me dar um 'tiro (injeção)' para fazer isso?"

"Doutor, eu odeio levar 'tiros (injeções)', mas uma vez que estou anestesiado, estou bem".

A síncope (desmaio) representou 50,3% das 30.608 emergências médicas relatadas por 4.307 cirurgiões-dentistas na América do Norte.[100] Mais de 54% dessas emergências ocorreram durante ou imediatamente após a injeção de um anestésico local.[101]

## Tripanofobia | Medo de agulhas

Gatchel *et al.*[125] e Dionne *et al.*[126] relataram que entre 30 e 40 milhões de pessoas nos EUA evitam o atendimento odontológico por causa do medo da dor e de agulhas. Em um estudo canadense, 21,2% das mulheres relataram medo leve a intenso de injeções, cirurgiões-dentistas, médicos e hospitais, com 4,9% relatando um nível fóbico.[127]

Em um estudo sueco, 23% das 200 pessoas entrevistadas relataram fobia de agulha como a principal razão para não doar sangue.[128] Da mesma forma, nos EUA, em uma pesquisa com 177 estudantes em idade universitária, 27% citaram a fobia de agulhas como uma razão para evitarem a doação de sangue.[129]

Quando as pessoas doam sangue, elas são rotineiramente colocadas em posição supina para ajudar a manter o fluxo sanguíneo adequado para o cérebro. No entanto, apesar desta precaução, a síncope ainda ocorre, principalmente em pessoas mais jovens (Tabela 20.16). Durante a doação de sangue, das pessoas que desmaiaram, 30% tinham idade entre 10 e 19 anos, 24% entre 20 e 29 anos e 19% entre 30 e 39 anos.[130]

Outro risco potencial associado à injeção de anestésico local é a lesão por picada de agulha. A Lei de Prevenção e Segurança contra Picadas de Agulhas de 2000 exige o uso de tecnologia sem agulha sempre que possível.[131]

## Nariz

Por causa do fornecimento abundante de sangue no nariz, a instilação de medicamentos nessa área para conseguir uma ação sistêmica, embora não seja comum, é usada na medicina de emergência[132,133] e na odontopediatria.[134] O midazolam, um benzodiazepínico, é usado como *spray* nasal no tratamento do estado epiléptico em crianças[132,133] e como sedativo em crianças não cooperativas ou no pré-operatório em odontopediatria.[134]

A cocaína tem um histórico significativo de uso abusivo quando "pulverizada" no nariz.[135,136]

Cirurgiões de ouvido, nariz e garganta frequentemente utilizam anestésicos locais durante a cirurgia nasal. A maioria dos pacientes está consciente durante a cirurgia; muitos recebendo sedação moderada. Os anestésicos locais mais frequentemente utilizados por otorrinolaringologistas são a tetracaína, a lidocaína e a cocaína. Devido ao maior risco de toxicidade (superdosagem) associado à cocaína,[137,138] a tetracaína é preferida na maioria das situações.[138-141] Além disso, um vasoconstritor é comumente adicionado à tetracaína para diminuir o sangramento no intraoperatório e aumentar a profundidade e a duração da anestesia. A epinefrina é raramente usada, já que seus efeitos cardiovasculares são significativos quando administrados por via intranasal.[142] A oximetazolina é o vasoconstritor mais comumente usado em cirurgias nasais.[138,143]

Há relatos de pacientes que receberam anestésicos locais intranasais para cirurgia nasal de que seus dentes maxilares "pareciam diferentes".

Tanto a tetracaína quanto a oximetazolina foram aprovadas pela FDA para uso como *spray* anestésico para cirurgia nasal e têm sido empregadas com sucesso em cirurgias nasais há muitos anos. Foi necessária a apresentação de ensaios clínicos para demonstrar à FDA a segurança e a eficácia dessa combinação quando usada para uma nova indicação – anestesia odontológica.[144-147]

## *Spray* intranasal para anestesia pulpar de dentes maxilares não molares

A terceira divisão do nervo trigêmeo – o nervo maxilar ($V_2$) – fornece inervação sensitiva à dentição maxilar (ver Capítulo 12; Figura 20.16). O nervo ASP, que fornece anestesia pulpar aos molares superiores, não entra no canal infraorbital na face posterior da maxila. Entretanto, quando o nervo maxilar entra no canal infraorbital, é chamado de *nervo infraorbital*. Os nervos alveolar superior médio (ASM) e alveolar superior anterior (ASA) são ramos do nervo infraorbital que surgem no interior do canal. O nervo ASM fornece a inervação sensitiva aos dois pré-molares superiores e, talvez, à raiz mesiobucal do primeiro molar, bem como aos tecidos periodontais, ao tecido mole vestibular e ao osso na região dos pré-molares. O nervo ASA, um ramo relativamente grande, sai do nervo infraorbital aproximadamente 6 a 10 mm antes de este último sair do forame infraorbital. Descendo por dentro da parede anterior do seio maxilar, proporciona inervação pulpar aos incisivos centrais e laterais e ao canino, além de inervação sensitiva aos tecidos periodontais, ao osso vestibular e às membranas mucosas desses dentes.

## Segurança da tetracaína 3% + oximetazolina na anestesia nasal odontológica

Giannakopoulos *et al.*[144] estudaram os efeitos farmacocinéticos e cardiovasculares da tetracaína 3% + 0,05% de oximetazolina nos participantes de um estudo que receberam a DMR e duas vezes a DMR.[145] Os parâmetros fisiológicos mantiveram-se estáveis durante o período do teste, com diminuições pequenas, mas significativas ($P < 0,05$), na frequência cardíaca (6,1 bpm para o dobro da DMR e 7,5 bpm para a DMR). A pressão arterial sistólica para o grupo do dobro da DMR aumentou em 5,9 mmHg aos 90 minutos. A saturação média de oxigênio permaneceu em torno de 99%.

Os níveis sanguíneos medidos de tetracaína eram indetectáveis na maioria dos participantes. Os níveis sanguíneos de oximetazolina dos participantes que receberam duas vezes a DMR foram aproximadamente 50% maiores que os dos participantes que receberam a DMR, com meia-vida de 1,72 a 2,32 horas.

Os autores concluíram que o *spray* de tetracaína/oximetazolina intranasal foi bem tolerado pelos participantes do estudo. O perfil de segurança e a farmacocinética dessa formulação intranasal indicam que, de modo geral, ela parece ser bem tolerada pelos pacientes para atingir a anestesia da maxila.[144,145]

## Eficácia da tetracaína 3% + oximetazolina na anestesia nasal odontológica | Anestesia de tecido mole

Em dois ensaios clínicos de fase 3 publicados, a eficácia clínica do K-305 (o identificador de pesquisa para os dois ingredientes ativos) foi comparada com a do placebo e/ou 3% de tetracaína sem vasoconstritor.[146,147] Um terceiro estudo clínico de fase 3, ainda inédito, avaliou a segurança e a eficácia do K-305 em uma população pediátrica na faixa etária de 3 a 17 anos.[148]

O objetivo primário da eficácia em todos os estudos foi a conclusão de um procedimento odontológico padrão único (p. ex., preparo com broca e restauração de um dente cariado) sem a necessidade de "resgate" por injeção de anestésico local (articaína 4% mais epinefrina 1:100.000). O K-305 foi administrado bilateralmente, com o objetivo de alcançar a anestesia pulpar de 10 dentes (segundo pré-molar até o segundo pré-molar contralateral). A Tabela 20.17 apresenta as taxas globais de sucesso para esses três estudos. A duração dos procedimentos variou de 5 a 43 minutos.

As taxas de sucesso para o K-305 (12 dentes – segundo pré-molar até o segundo pré-molar contralateral) foram significativamente maiores do que para a tetracaína simples ou o placebo (Tabela 20.17).

As taxas de sucesso do primeiro pré-molar até o primeiro pré-molar contralateral estavam acima de 95% em todos os ensaios clínicos, enquanto as taxas de sucesso para o segundo pré-molar apenas variaram de 63 a 74% (Tabela 20.18).

As taxas de sucesso no estudo pediátrico foram dependentes do peso da criança.[148] As taxas de sucesso do placebo e do K-305 foram as mesmas (88%) em pacientes com peso entre 10 kg e menos de 20 kg. De 20 kg a menos de 40 kg, foi observada uma diferença não significativa (58% para K-305, 42% para placebo), enquanto uma diferença considerável foi observada em pacientes com 40 kg ou mais (90% para K-305, 40% para placebo).[148] Supôs-se que os pacientes mais jovens e mais leves (< 40 kg) poderiam ter sido menos capazes de diferenciar ou responder adequadamente às perguntas dos avaliadores em relação ao seu nível de conforto/desconforto (Tabela 20.19).

As taxas de sucesso observadas para todos os ensaios clínicos do K-305 podem ser explicadas pela inervação fornecida pelos nervos PSA, MAS e ASA. Os molares superiores não são anestesiados

**Tabela 20.17** Resumo dos estudos do *spray* intranasal de anestésico local. Sucesso da anestesia para 10 dentes (do segundo pré-molar ao segundo pré-molar contralateral).

| | Sucesso (%) | | | |
|---|---|---|---|---|
| | Fase 2 Adulto[145] | Fase 3 Adulto[146] | Fase 3 Adulto[147] | Fase 3 Pediátrico (> 40 kg)[148] |
| K-305 | 83 | 84,1 | 88 | 90 |
| Tetracaína | – | 27,3 | – | – |
| Placebo | – | 27,3 | 28 | 40 |

**Tabela 20.18** Resumo dos estudos do *spray* intranasal de anestésico local por dentes.

| | Sucesso (%) | | | |
|---|---|---|---|---|
| | Fase 2 Adulto[145] | Fase 3 Adulto[146] | Fase 3 Adulto[147] | Fase 3 Pediátrico[148] |
| Primeiro pré-molar a primeiro pré-molar (oito dentes) | 94 | 96 | 96 (canino a canino) | 98 |
| Primeiro e segundo pré-molares (quatro dentes) | ND | ND | 79 | ND |
| Segundos pré-molares (dois dentes) | 75 | 63 | 64 | 64 |

ND, não definido.

**Tabela 20.19** Resultados para o *spray* nasal K-305 na população pediátrica.[148]

| | Sucesso (%) | |
|---|---|---|
| Peso (kg) | K-305 (*N* = 60) | Placebo (*N* = 30) |
| 10 a < 20 | 88% (14/16) | 88% (7/8) |
| 20 a < 40 | 58% (14/24) | 42% (5/12) |
| ≥ 40 kg | 90% (18/20) | 40% (4/10) |

pela tetracaína e pela oximetazolina, pois o nervo PSA não está localizado na área em que o *spray* é administrado. No entanto, para os dentes que recebem inervação pulpar dos nervos ASA e ASM, as taxas de sucesso são consideravelmente maiores até os primeiros pré-molares (94 a 98%). Taxas menores de sucesso são observadas nos segundos pré-molares (63 a 75%), pois seus ápices podem estar localizados muito distalmente para que o *spray* nasal os alcance ou, quando o nervo ASM está ausente, a inervação pulpar é fornecida pelo nervo ASP.

## Eficácia da tetracaína 3% + oximetazolina na anestesia nasal odontológica | Anestesia palatina

Ciancio *et al.*[146] testaram a anestesia do tecido mole palatino inserindo uma sonda aguda no forame palatino maior e na papila incisiva (Figura 20.16). No forame palatino maior, não houve diferença clínica na anestesia palatina de tecido mole entre o K-305, a tetracaína isolada e o placebo. Isso é explicado pela localização do forame, geralmente no segundo molar superior ou distal a ele. No forame

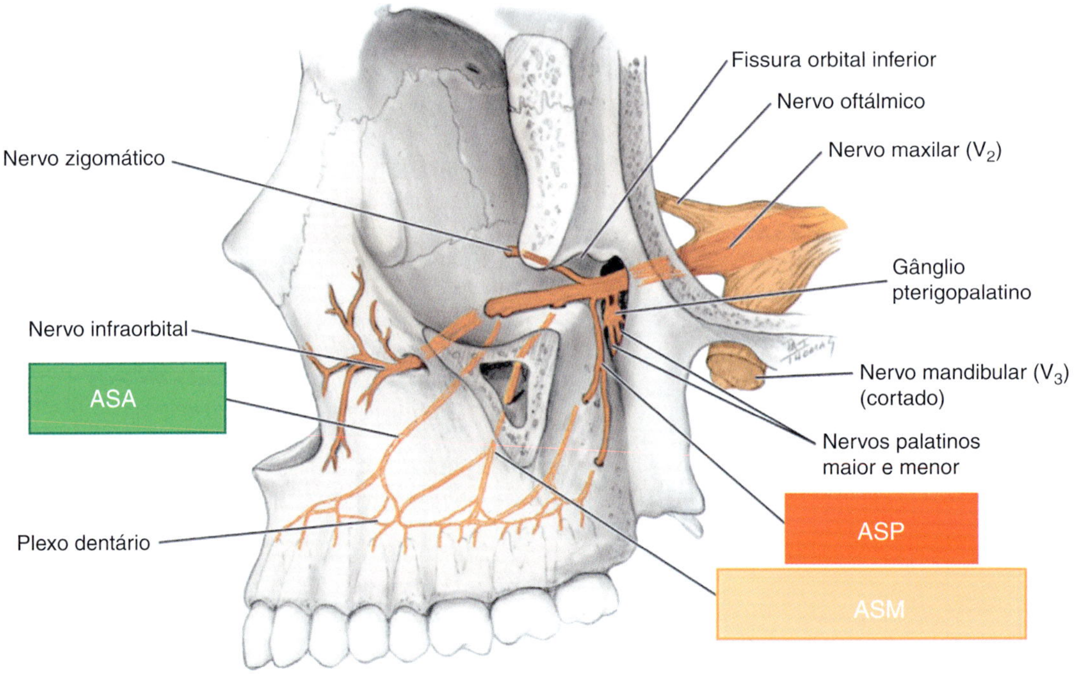


• **Figura 20.16** Inervação dos dentes maxilares. *ASA*, alveolar superior anterior; *ASM*, alveolar superior médio; *ASP*, alveolar superior posterior. (Modificada de Fehrenbach M, Herring S. *Illustrated Anatomy of the Head and Neck.* 4th ed. St Louis: Saunders; 2012.)

incisivo, no entanto, 79,2% dos participantes apresentavam anestesia palatina aos 15 minutos após a aplicação do *spray*,[90] que foi significativamente maior do que com tetracaína isolada (33%) ou placebo (0%; Figura 20.17).[146]

A anestesia palatina persistiu por 45,9 minutos nos participantes que receberam K-305.

A anestesia de tecidos moles extraorais (p. ex., lábio superior, porção anterior da face) não foi observada.

## Eventos adversos

Como seria de se esperar com uma intervenção envolvendo *spray* nasal, os eventos adversos mais frequentes foram rinorreia (52%), congestão (32%) e desconforto nasal, sendo a maioria considerada leve pelo paciente. Ao longo do dia seguinte ao tratamento, a maioria dos pacientes retornou ao estado basal sem manifestar problemas clinicamente significativos.

## Conclusão

O K-305 foi aprovado pela FDA em junho de 2016 para a seguinte indicação: um procedimento único de restauração maxilar em pacientes com peso de pelo menos 40 kg em dentes não molares (segundo pré-molar ao incisivo central) e em todos os 10 dentes maxilares decíduos (dentes A a J). O nome proprietário é Kovanaze (St. Renatus LLC, Fort Collins, Colorado, EUA).

Uma técnica para obter anestesia pulpar intraoral sem a necessidade de injeção pode ser de grande benefício para muitos pacientes odontológicos que têm medo de agulhas. A falta de qualquer anestesia extraoral de tecidos moles, combinada com a presença de anestesia palatina de tecido mole, faz com que o *spray* nasal seja um acréscimo interessante ao arsenal terapêutico de controle da dor de origem odontológica.

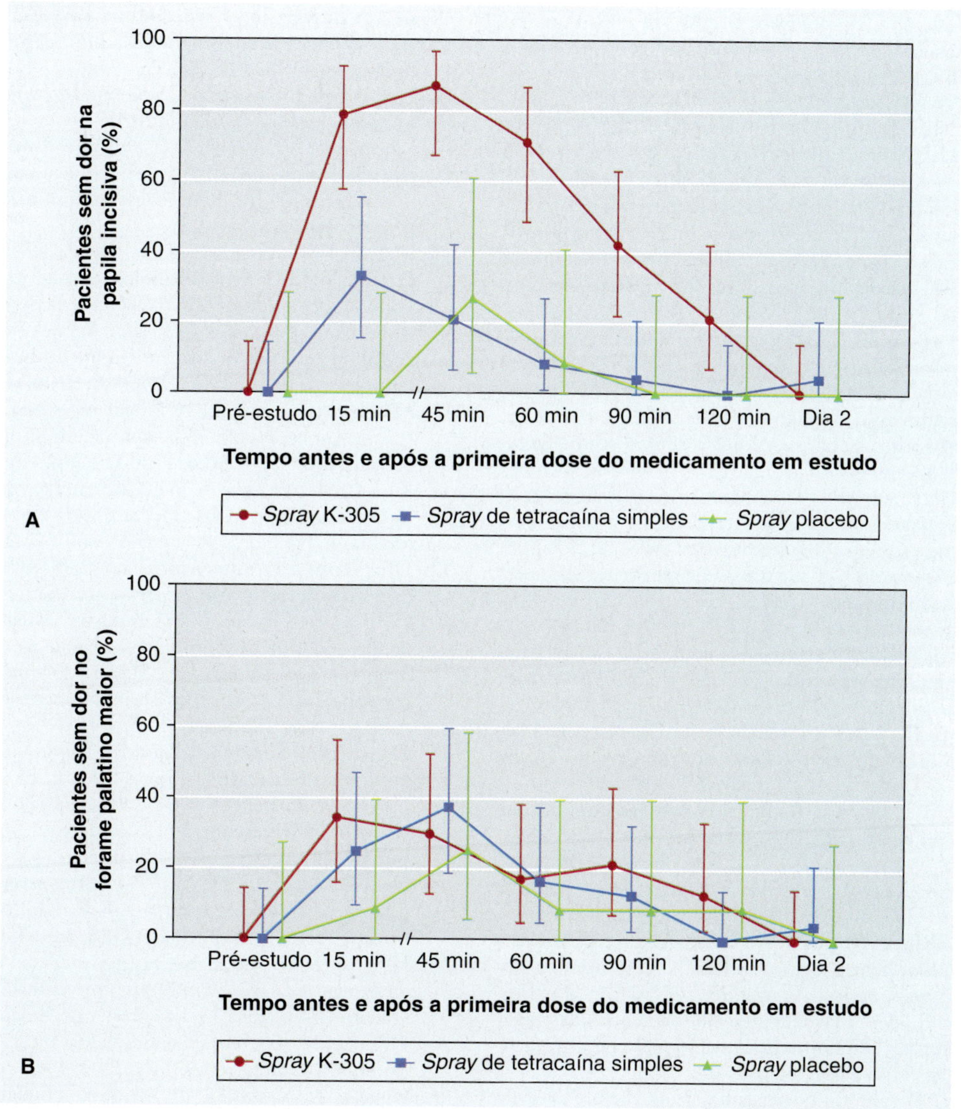


• **Figura 20.17** Incidência de anestesia na (**A**) papila incisiva e (**B**) no forame palatino maior. (De Ciancio SG, Marberger AD, Ayoub F. Comparison of 3 intranasal mists for anesthetizing maxillary teeth in adults: a randomized, double-masked, multicenter phase 3 clinical trial. *J Am Dent Assoc.* 2016;147:339–347.e1.).

## Referências bibliográficas


1. de St, Georges J. How dentists are judged by patients. *Dent Today.* 2004;23(8):96–99.
2. Kanaa MD, Meechan JG, Corbett IP, Whitworth JM. Speed of injection influences efficacy of inferior alveolar nerve blocks: a double-blind randomized controlled trial in volunteers. *J Endod.* 2006;32:919–923.
3. Pashley EL, Nelson R, Pashley DH. Pressures created by dental injections. *J Dent Res.* 1981;60:1742–1748.
4. Hochman MN, Chiarello D, Hochman CB, Lopatkin R, Pergola S. Computerized local anesthesia delivery vs. traditional syringe technique. *N Y State Dent J.* 1997;63:24–29.
5. Gibson RS, Allen K, Hutfless S, et al. The Wand vs. traditional injection: a comparison of pain related behaviors. *Pediatr Dent.* 2000;22:458–462.
6. Nicholson JW, Berry TG, Summitt JB, et al. Pain perception and utility: a comparison of the syringe and computerized local injection techniques. *Gen Dent.* 2001;49:167–172.
7. Perry DA, Loomer PM. Maximizing pain control: the AMSA injection can provide anesthesia with few injections and less pain. *Dimens Dent Hyg.* 2003;1:28–33.
8. Yogesh Kumar TD, John JB, Asokan S, Geetha Priya PR, Punithavathy R, Praburajan V. Behavioral response and pain perception to computer controlled local anesthetic delivery system and cartridge syringe. *J Indian Soc Pedod Prev Dent.* 2015;3:223–228.
9. Kwak EJ, Pang NS, Cho JH, Jung BY, Kim KD, Park W. Computer-controlled local anesthetic delivery for painless anesthesia: a literature review. *J Dent Anesth Pain Med.* 2016;16:81–88.
10. Baghlaf K, Alamoudi N, Elashiry E, Farsi N, El Derwi DA, Abdullah AM. The pain-related behavior and pain perception associated with computerized anesthesia in pulpotomies of mandibular primary molars: a randomized controlled trial. *Quintessence Int.* 2015;46:799–806.
11. Hochman M. Single-tooth anesthesia: pressure-sensing technology provides innovative advancement in the field of dental local anesthesia. *Compendium.* 2007;28:186–193.
12. Hochman M, Friedman M, Williams W, Hochman C. Interstitial pressure associated with dental injections: a clinical study. *Quintessence Int.* 2006;37:469–476.
13. Friedman MJ, Hochman MN. The AMSA injection: a new concept for local anesthesia of maxillary teeth using a computer-controlled injection system. *Quintessence Int.* 1998;29:297–303.
14. Lee S, Reader A, Nusstein J, et al. Anesthetic efficacy of the anterior middle superior alveolar (AMSA) injection. *Anesth Prog.* 2004;51:80–89.
15. Friedman MJ, Hochman MN. P-ASA block injection: a new palatal technique to anesthetize maxillary anterior teeth. *J Esthet Dent.* 1999;11:63–71.
16. Lopez-Valverde A, De Vicente J, Cutando A. The surgeons Halsted and Hall, cocaine and the discovery of dental anaesthesia by nerve blocking. *Br Dent J.* 2011;211(10):485–487.
17. Ruetsch YA, Boni T, Borgeat A. From cocaine to ropivacaine: the history of local anesthetic drugs. *Curr Top Med Chem.* 2001; 1:175–182.
18. Lofgren N. *Studies on Local Anesthetics: Xylocaine, a New Synthetic Drug.* Stockholm: Hoegstroems; 1948.
19. Muschaweck R, Rippel R. Ein neues Lokalanasthetikum (Carticain) aus der Thiophenreihe [A new local anaesthetic (carticaine) in the thiophene series]. *Prakt Anaesth.* 1974;9:135–146.
20. Lemay H, Albert G, Helie P, et al. Ultracaine en dentisterie operatoire conventionnelle [Ultracaine in conventional operative dentistry]. *J Can Dent Assoc.* 1984;50:703–708.
21. Vree TB, Gielen MJ. Clinical pharmacology and the use of articaine for local and regional anaesthesia. *Best Pract Res Clin Anaesthesiol.* 2005;19:293–308.
22. Demircioglu RI, Gozdemir M, Usta B, et al. Comparison of intrathecal plain articaine and levobupivacaine with fentanyl for Caesarean section. *Clin Invest Med.* 2016;39:27516.
23. *Septodont Inc: Dental Local Anesthetic Market Share, United States, Calendar Year–2014.* Lancaster: Septodont Inc; 2015.
24. Yapp KE, Hopcraft MS, Parashos P. Dentists' perceptions of a new local anaesthetic drug-articaine. *Aust Dent J.* 2012;57:18–22, quiz 109.
25. GfK HealthCare. *Deutcher Dentalmarkt Jahresbericht (DDMs).* Nuremberg: GfK HealthCare; 2010. German dental market annual report 2010. Published 2011.
26. Malamed SF, Gagnon S, Leblanc D. Safety of articaine: a new amide local anestetic. *J Am Dent Assoc.* 2001;132:177–185.
27. Bircher AJ, Messmer SL, Surber C, Rufli T. Delayed-type hypersensitivity to subcutaneous lidocaine with tolerance to articaine: confirmation by in vivo and in vitro tests. *Contact Dermatitis.* 1996;34:387–389.
28. El-Qutob D, Morales C, Pelaez A. Allergic reaction caused by articaine. *Allergol Immunopathol (Madr).* 2005;33:115–116.
29. Malamed SF, Gagnon S, Leblanc D. Efficacy of articaine: a new amide local anesthetic. *J Am Dent Assoc.* 2000;131:635–642.
30. Malamed SF, Gagnon S, Leblanc D. Articaine hydrochloride in pediatric dentistry: safety and efficacy of a new amide-type local anesthetic. *Pediatr Dent.* 2000;22:307–311.
31. Hawkins JM, Moore PA. Local anesthesia: advances in agents and techniques. *Dent Clin N Amer.* 2002;46:719–732.
32. Rupieper N, Stocker L. Haemiglobinspiegel unter Lokalanaesthesie mit Bupivacain, Carticain und Etidocain [Met-Hb formation and local anesthesia using bupivacaine, carticaine and etidocaine]. *Anaesthesist.* 1981;30:23–25.
33. HANSAmed. *Ultracaine DS Forte 1:100,000, Drug Package Insert.* Mississauga: HANSAmed; 2015.
34. Kammerer PW, Seeling J, Alshhihri A, Daublander M. Comparative clinical evaluation of different epinephrine concentrations in 4% articaine for dental local infiltration anesthesia. *Clin Oral Investig.* 2014;18:415–421.
35. Malamed SF, Tavana S, Falkel M. Faster onset and more comfortable injection with alkalinized 2% lidocaine with epinephrine 1:100,000. *Compend Contin Educ Dent.* 2013;34:1–11.
36. Robertson D, Nusstein J, Reader A, Beck M, McCartney M. The anesthetic efficacy of articaine in buccal infiltration of mandibular posterior teeth. *J Am Dent Assoc.* 2007;138:1104–1112.
37. Meechan JG, Ledvinka JI. Pulpal anaesthesia for mandibular central incisor teeth: a comparison of infiltration and intraligamentary injections. *Int Endod J.* 2002;35:629–634.
38. Kanaa JM, Whitworth JM, Corbett IP, Meechan JG. Articaine buccal infiltration enhances the effectiveness of lidocaine inferior alveolar nerve block. *Int Endod J.* 2009;42:238–246.
39. Drugs.com. FDA pregnancy categories. Available at: http://www.drugs.com/pregnancy-categories.html. Accessed May 18, 2018.
40. CDER Small Business and Industry Assistance. Drugs in pregnancy and lactation: improved benefit-risk information; 2015. Available at: https://www.fda.gov/downloads/Drugs/DevelopmentApprovalProcess/SmallBusinessAssistance/UCM431132.pdf. Accessed May 18, 2018.
41. Giuliani M, Grossi GB, Pileri M, Lajolo C, Casparrini G. Could local anesthesia while breast-feeding be harmful to infants? *J Pediatr Gastroenterol Nutr.* 2001;32:142–144.
42. Novocol Pharmaceutical of Canada Inc. Septanest drug package insert. Cambridge: Novocol Pharmaceutical of Canada Inc. 2006.
43. Haas DA, Lennon D. A 21 year retrospective study of reports of paresthesia following local anesthetic administration. *J Can Dent Assoc.* 1995;61:319–320, 323–326, 329–330.
44. Hillerup S, Jensen R. Nerve injury caused by mandibular block analgesia. *Int J Oral Maxillofac Surg.* 2006;35:437–443.
45. Garisto GA, Gaffen AS, Lawrence HP, Tenenbaum HC, Haas DA. Occurrence of paresthesia after dental local anesthetic administration in the United States. *J Am Dent Assoc.* 2010;141(7):836–844.
46. Kingon A, Sambrook P, Goss A. Higher concentration local anaesthetics causing prolonged anaesthesia. Do they? A literature review and case reports. *Aust Dent J.* 2011;56:348–351.
47. Practice alert: paraesthesia following local anaesthetic injection. *Dispatch, Royal Coll Dent Surg Ont.* 2005;19:26.
48. Oral and Dental Expert Group. Therapeutic guidelines: oral and dental 2012, version 2. Melbourne: Australian Dental Association; p. 116. 2012.

49. *Mosby's Medical Dictionary*. 10th ed. St Louis: Mosby; 2016.
50. Haas DA. Articaine and paresthesia: epidemiological studies. *J Am Coll Dent*. 2006;73:5–10.
51. Pogrel MA, Thamby S. Permanent nerve involvement resulting from inferior alveolar nerve blocks. *J Am Dent Assoc*. 2000;131:901–907.
52. Pogrel MA, Thamby S. The etiology of altered sensation in the inferior alveolar, lingual, and mental nerves as a result of dental treatment. *J Calif Dent Assoc*. 1999;27:531–538.
53. Dower JS Jr. A review of paresthesia in association with administration of local anesthesia. *Dent Today*. 2003;22:64–69.
54. Berde CB, Strichartz GR. Local anesthetics. In: Miller RD, ed. *Miller's Anesthesia*. 8th ed. Philadelphia: Saunders; 2015:1028–1054.
55. Pogrel MA. Permanent nerve damage from inferior alveolar nerve blocks—an update to include articaine. *J Calif Dent Assoc*. 2007;36:271–273.
56. Pogrel MA. Permanent nerve damage from inferior alveolar nerve blocks: a current update. *J Calif Dent Assoc*. 2012;40:795–797.
57. McDowell AJ. Effective practical steps to avoid complications in face-lifting. Review of 105 consecutive cases. *Plast Reconstr Surg*. 1972;50:563–572.
58. Lagarde P. Paresthesies du territoire mentonnier, secondaires a un traitement endodontique [Paresthesia in the area of the chin, secondary to endodontic treatment]. *Inf Dent*. 1978;60:17–23.
59. Hickel R, Spitzer WJ, Petschelt A, Voss A. Zur Problematik von Sensibilitätsstörungen nach Leitungsanästhesie im Unterkiefer [Sensitivity problems following mandibular conduction anesthesia]. *Dtsch Zahnarztl Z*. 1988;43:1159–1161.
60. Nickel AA Jr. A retrospective study of paresthesia of the dental alveolar nerves. *Anesth Prog*. 1990;37:42–45.
61. Transcript of the record of judgements of the Eastern High Court. CMS-Dental Aps v. *The Danish Dental Association's Patient Insurance Scheme*; 2009. 3rd Branch No. B-3047-05.
62. Stenver DI. *Case Number: 3200-1367, Adverse Effects From Anaesthetics Used in Relation With Dental Care With a Special Focus on Anaesthetics Containing Articaine*. Pharmacovigilance Working Party of the European Union. 20 October 2006.
63. Danish Medicines Agency (Laegemiddel Styrelsen), Report 25. October 2011.
64. US Food and Drug Administration Center for Drug Evaluation and Research. Office of Post-Marketing Drug Risk Assessment; 2009. Available at: http://www.fda.gov/Drugs/GuidanceComplianceRegulatoryInformation/Surveillance/AdverseDrugEffects/default.htm. Accessed 8 January 2019.
65. Schatz SN, Weber RJ. Adverse drug reactions. In: *PSAP 2015—CNS/Pharmacy Practice*. American College of Clinical Pharmacy; pp 5–26. Available at: https://www.accp.com. Accessed 8 January 2019.
66. Weber JCP. Epidemiology of adverse reactions to nonsteroidal anti-inflammatory drugs. In: Rainsford KD, Velo GP, eds. *Advances in Inflammation Research*. Vol 6. New York: Raven Press; 1984:1–7.
67. Hartnell NR, Wilson JP. Replication of the Weber effect using postmarketing adverse event reports voluntarily submitted to the United States Food and Drug Administration. *Pharmacotherapy*. 2004;24:743–749.
68. Alling CC 3rd. Dysesthesia of the lingual and inferior alveolar nerves following third molar surgery. *J Oral Maxillofac Surg*. 1986;44:454–457.
69. Ellies LG. Altered sensation following mandibular implant surgery: a retrospective study. *J Prosthet Dent*. 1992;68:664–671.
70. MEDLINE search: Years 1946–2018, keywords *paresthesia, dentistry*. Search May 24, 2018.
71. Snoeck M. Articaine: a review of its use for local and regional anesthesia. *Local Regional Anesth*. 2012;5:23–33.
72. Pogrel MA, Schmidt BL, Sambajon V, Jordan RC. Lingual nerve damage due to inferior alveolar nerve blocks: a possible explanation. *J Am Dent Assoc*. 2003;134:195–199.
73. Katyal V. The efficacy and safety of articaine versus lignocaine in dental treatments: a meta-analysis. *J Dent*. 2010;38:307–317.
74. Brandt RG, Anderson PF, McDonald NJ, Sohn W, Peters MC. The pulpal anesthetic efficacy of articaine versus lidocaine in dentistry: a meta-analysis. *J Am Dent Assoc*. 2011;142:493–504.
75. Baroni DB, Franz-Montan M, Cogo K, et al. Effect of articaine on mental nerve anterior portion: histological analysis in rats. *Acta Odontol Scand*. 2013;71:82–87.
76. Malet A, Faure MO, Deletage N, Pereira B, Haas J, Lambert G. The comparative cytotoxic effects of different local anesthetics on a human neuroblastoma cell line. *Anesth Analg*. 2015;120:589–596.
77. Albalawi F, Lim JC, DiRenzo KV, Hersh EV, Mitchell CH. Effects of lidocaine and articaine on neuronal survival and recovery. *Anesth Prog*. 2018;65:82–88.
78. Christenson GJ. Observations on current controversies in dentistry. 100, 102 *Dent Today*. 2015;34:104–105.
79. Quora. What are the most common dental procedures? Available at: https://www.quora.com/What-are-the-most-common-dental-procedures. Accessed May 21, 2018.
80. Yagiela JA. Local anesthetics. In: Yagiela JA, Dowd FJ, Neidle EA, eds. *Pharmacology and Therapeutics for Dentistry*. 5th ed. St. Louis: Mosby; 2004:251–270.
81. Malamed SF. *Handbook of Local Anesthesia*. 6th ed. St Louis: Mosby; 2013.
82. Hersh EV, Hermann DG, Lamp CJ, et al. Assessing the duration of mandibular soft tissue anesthesia. *J Am Dent Assoc*. 1995;126:1531–1536.
83. Rafique S, Fiske J, Banerjee A. Clinical trial of an air-abrasion/chemomechanical operative procedure for the restorative treatment of dental patients. *Caries Res*. 2003;37:360–364.
84. Malamed SF, Yagiela JA. Pain control in dentistry. *ADA News September*. 2007 (supplement).
85. College C, Feigal R, Wandera A, et al. Bilateral versus unilateral mandibular block anesthesia in a pediatric population. *Pediatr Dent*. 2000;22:453–457.
86. ClinicalKey. Phentolamine. Drug monograph; 2018. Available at: https://www.clinicalkey.com. Accessed May 21, 2018.
87. McMillan WD, Trombley BJ, Charash WE, Christian RC. Phentolamine continuous infusion in a patient with pheochromocytoma. *Am J Health Syst Pharm*. 2011;68:130–134.
88. Plum M, Moukhachen O. Alternative pharmacological management of vasopressor extravasation in the absence of phentolamine. *P T*. 2017;42:581–592.
89. James PA, Oparil S, Carter BL, et al. evidence-based guideline for the management of high blood pressure in adults. Report from the panel members appointed to the Eighth Joint National Committee (JNC 8). *J Am Med Assoc*. 2014;311:507–520.
90. Zorgniotti AW. Experience with buccal phentolamine mesylate for impotence. *Int J Impot Res*. 1994;6:37–41.
91. Dinsmore WW, Gingell C, Hackett G, et al. Treating men with predominantly nonpsychogenic erectile dysfunction with intracavernous vasoactive intestinal polypeptide and phentolamine mesylate in a novel auto injector system: a multicenter double-blind placebo-controlled study. *BJU Int*. 1999;83:274–279.
92. Simons FE, Lieberman PL, Read EJ Jr, et al. Hazards of unintentional injection of epinephrine from autoinjectors: a systematic review. *Ann Allergy Asthma Immunol*. 2009;102:282–287.
93. Rhoney D, Peacock WF. Intravenous therapy for hypertensive emergencies, part 2. *Am J Health Syst Pharm*. 2009;66:1448–1457.
94. Septodont Inc. *OraVerse (Phentolamine Mesylate) Drug Package Insert*. Louisville: Septodont Inc; 2016.
95. Hersh EV, Moore PA, Papas AS, et al. Reversal of soft-tissue local anesthesia with phentolamine mesylate in adolescents and adults. *J Am Dent Assoc*. 2008;139:1080–1093.
96. Tavares M, Goodson JM, Studen-Pavlovich D, et al. Reversal of soft-tissue local anesthesia with phentolamine mesylate in pediatric patients. *J Am Dent Assoc*. 2008;139:1095–1104.
97. Fisher HB, Logemann JA. *The Fisher-Logemann Test Of Articulation Competence*. Boston: Houghton Mifflin; 1971.
98. DePippo KL, Holas MA, Reding MJ. Validation of the 3-oz water swallow test for aspiration following stroke. *Arch Neurol*. 1992;49:1259–1261.
99. Froum SJ, Froum SH, Malamed SF. The use of phentolamine mesylate to evaluate mandibular nerve damage following implant placement. *Compend Contin Educ Dent*. 2010;31:520,522–528.

100. Malamed SF. Managing medical emergencies. *J Am Dent Assoc.* 1993;124:40–53.
101. Malamed SF. Know your patient. *J Am Dent Assoc.* 2010;142:3S–7S.
102. Malamed SF. Medical emergencies – preparation and management. ed 4. Quality resource guide. *MetLife Dental.* 2016:1–8.
103. Scarfone RJ, Jasani M. Pain of local anesthetics: rate of administration and buffering. *Ann Emerg Med.* 1998;31:36–40.
104. Kanaa MD, Meechan JG, Corbett IP, Whitworth JM. Speed of injection influences efficacy of inferior alveolar nerve blocks: a double blind randomized controlled trial in volunteers. *J Endod.* 2006;32:919–923.
105. Malamed SF. Basic injection technique. In: *Handbook of Local Anesthesia*. 6th ed. St Louis: Mosby; 2007.
106. Peterfruend R. pH adjustment of local anesthetic solutions with sodium bicarbonate: laboratory evaluation of alkalinization and precipitation. *Reg Anesth.* 1989;14:265–270.
107. Hondrum SO, Ezell JH. The relationship between pH and concentrations of antioxidants and vasoconstrictors in local anesthetic solutions. *Anesth Prog.* 1992;42:85–91.
108. Malamed SF, Falkel M. Buffered local anaesthetics: the importance of pH and CO2. *SAAD Dig.* 2013;29:9–17.
109. Davies JR. Buffering the pain of local anaesthetics: a systematic review. *Emerg Med Australas.* 2003;15. 91-88.
110. Fernandez C, Reader A, Beck M, Nusstein J. A prospective, randomized, double-blind comparison of bupivacaine and lidocaine for inferior alveolar nerve blocks. *J Endod.* 2005;31:499–503.
111. Reader A. *Taking The Pain Out Of Restorative Dentistry And Endodontics: Current Thoughts And Treatment Options To Help Patients Achieve Profound Anesthesia. Endodontics: Colleagues For Excellence Winter 2009.* Chicago: American Association of Endodontists; 2009.
112. Lai TN, Lin CP, Kok SH, et al. Evaluation of mandibular block using a standardized method. *Oral Surg Oral Med Oral Pathol Oral Radiol Endod.* 2006;102:462–468.
113. De Jong RH, Cullen SC. Buffer-demand and pH of local anesthetic solutions containing adrenaline. *Anesthesiology.* 1963;24 :801–807.
114. Carvahlo B, Fuller A, Brummel C, Cohen SE. Local infiltration of adrenaline-containing lignocaine with bicarbonate reduces superficial bleeding and pain during labor epidural catheter insertion: a randomized trial. *Int J Obstet Anesth.* 2007;16:116–121.
115. Christoph RA, Buchanan L, Begella K, Swartz S. Pain reduction in local anesthetic administration through pH buffering. *Ann Emerg Med.* 1988;17:117–120.
116. Fitton AR, Ragbir M, Milling MAP. The use of pH adjusted lignocaine in controlling operative pain in the day surgery unit: a prospective, randomized trial. *Br J Plast Surg.* 1996;49:404–408.
117. Friedman HE, Jules KT, Springer K, Jennings M. Buffered lignocaine decreases the pain of digital anesthesia in the foot. *J Am Podiatr Med Assoc.* 1997;87:219–223.
118. Davies RJ. Buffering the pain of local anesthetics: a systematic review. *Emerg Med.* 2003;15:81–88.
119. Erramouspe J. Buffering local anesthetic solutions with sodium bicarbonate: literature review and commentary. *Hosp Pharm.* 1996;31:1275–1282.
120. Hanna MN, Elhassan A, Veloso PM, et al. Efficacy of bicarbonate in decreasing pain on intradermal injection of local anesthetics: a meta analysis. *Reg Anesth Pain Med.* 2009;34:122–125.
121. Cepeda MS, Tzortzopulou A, Thackrey M, et al. Adjusting the pH of lignocaine for reducing pain on injection. *Cochrane Database Syst Rev.* 2010;12:CD006581.
122. Bokesh PM, Raymond SA, Strichartz GR. Dependence of lignocaine potency on pH and $pCO_2$. *Anesth Analg.* 1987;66: 9–17.
123. Wong K, Strichartz GR, Raymond SA. On the mechanisms for potentiation of local anesthetic by bicarbonate buffer: drug structure-activity studies on isolated peripheral nerve. *Anesth Analg.* 1993;76:131–143.
124. Condouris GA, Shakalis A. Potentiation of a nerve-depressant effect of local anaesthetics by carbon dioxide. *Nature.* 1964;204:57–59.
125. Gatchel RJ, Ingersoll BD, Bowman L, Robertson MC, Walker C. The prevalence of dental fear and avoidance: a recent survey study. *J Am Dent Assoc.* 1983;107:609–610.
126. Dionne RA, Gordon SM, McCullagh LM, Phero JC. Assessing the need for anesthesia and sedation in the general population. *J Am Dent Assoc.* 1998;129:167–173.
127. Hamilton JG. Needle phobia: a neglected diagnosis. *J Fam Pract.* 1995;41:169–175.
128. Arvidsson SB, Ekroth RH, Hansby AMC, Kindholm AH, William-Olson G. Painless venipuncture. a clinical trial of iontophoresis of lidocaine for venipuncture in blood donors. *Acta Anaesthesiol Scand.* 1984;28:209–210.
129. Oswalt RM, Napoliello M. Motivations of blood donors and nondonors. *J Appl Psychol.* 1974;59:122–124.
130. Graham DT. Prediction of fainting in blood donors. *Circulation.* 1961;23:901–906.
131. Needlestick safety and prevention act. Pub. L. No. 106-430. 114 Stat. 1001. 106th Congress. H.R. 5178. Nov. 6, 2000. Available at: http://history.nih.gov/research/downloads/PL106-430.pdf. 2000.
132. McTague A, Martland T, Appleton R. Drug management for acute tonic-clonic convulsions including convulsive status epilepticus in children. *Cochrane Database Syst Rev.* 2018;1: CD001905.
133. Mula M. New non-intravenous routes for benzodiazepines in epilepsy: a clinician perspective. *CNS Drugs.* 2017;31:1–17.
134. Greaves A. The use of midazolam as an intranasal sedative in dentistry. *SAAD Dig.* 2016;32:46–49.
135. Siniscalchi A, Lentidoro W, Pisanil E, De Sarro G, Gallelli L. Intracerebral hemorrhage in a middle-aged cocaine user despite normal blood pressures. *Am J Emerg Med.* 2017;35:516.e3–516.e4.
136. Keskin M, Hayiroglu MI, Keskin U, et al. The most dangerous complication of intranasal cocaine abuse in a young man: cardiac arrest. *Am J Emerg Med.* 2016;34:1731.e5–1731.e7.
137. Rhidian R, Greatorex B. Chest pain in the recovery room, following topical intranasal cocaine solution use. *BMJ Rep.* 2015. https://doi.org/10.1136/bcr-2015-209698.
138. Latorre F, Klimek L. Does cocaine still have a role in nasal surgery? *Drug Saf.* 1999;20:9–13.
139. Lachanas VA, Karatzias GT, Pinakas VG, Hatziioannou JK, Sandris VG. The use of tetracaine 0.25% solution in nasal packing removal. *Am J Rhinol.* 2006;20:483–484.
140. Madineh H, Amani S, Kabiri M, Karimi B. Evaluation of the anesthetic effect of nasal mucosa with tetracaine 0.5% on hemodynamic changes and postoperative pain of septoplasty: a randomized controlled trial. *J Adv Pharm Technol Res.* 2017;8:116–119.
141. Noorily AD, Noorily SH, Otto RA. Cocaine, lidocaine, tetracaine: which is best for topical nasal anesthesia? *Anesth Analg.* 1995;81:724–727.
142. Srisawat C, Nakponetong K, Benjasupattananun P, et al. A preliminary study of intranasal epinephrine administration as a potential route for anaphylaxis treatment. *Asian Pac J Allergy Immunol.* 2016;34:38–43.
143. Higgins TS, Hwang PH, Kingdom TT, et al. Systematic review of topical vasoconstrictors in endoscopic sinus surgery. *Laryngoscope.* 2011;121:422–432.
144. Giannakopoulos H, Levin LM, Chou JC, et al. The cardiovascular effects and pharmacokinetics of intranasal tetracaine plus oxymetazoline: preliminary findings. *J Am Dent Assoc.* 2012; 143:872–880.
145. Ciancio SG, Hutcheson MC, Ayoub F, et al. Safety and efficacy of a novel nasal spray for maxillary dental anesthesia. *J Dent Res.* 2013;92(suppl 7):43S–48S.
146. Ciancio SG, Marberger AD, Ayoub F, et al. Comparison of 3 intranasal mists for anesthetizing maxillary teeth in adults: a randomized, double-masked, multicenter phase 3 clinical trial. *J Am Dent Assoc.* 2016;147:339–347.
147. Hersh EV, Pinto A, Saraghi M, et al. Double-masked, randomized, placebo-controlled study to evaluate efficacy and tolerability of intranasal K-305 (3% tetracaine plus 0.05% oxymetazoline) in anesthetizing maxillary teeth. *J Am Dent Assoc.* 2016;147:278–287.
148. Evans GD, Yiming L. A phase 3, multi-center, randomized, double-blind, parallel-groups clinical trial comparing the efficacy and safety of intranasally administered K-305 to placebo for anesthetizing maxillary teeth in pediatric patients. 2016. Available at: https://www.fda.gov/downloads/Drugs/DevelopmentApprovalProcess/DevelopmentResources/UCM513665.pdf. Accessed June 6, 2018.

# 21

# Tendências Futuras no Controle da Dor

Embora a anestesia local ainda seja a espinha dorsal das técnicas de controle da dor em odontologia, a pesquisa continua, assim como na medicina, com o objetivo de melhorar todas as áreas da experiência anestésica local, incluindo a do administrador e a do paciente. Muitas dessas pesquisas se concentram em melhorias na área da anestesia local – agulhas e seringas mais seguras; técnicas mais bem-sucedidas de bloqueio regional do nervo, como os bloqueios do nervo alveolar superior médio anterior e do nervo alveolar superior anterior (ver Capítulo 13); e medicamentos mais novos, como o cloridrato de articaína. Esses avanços foram discutidos mais detalhadamente em edições anteriores deste livro e nos capítulos precedentes desta edição: anestesia intraóssea (ver Capítulo 15); autoaspiração, seringas de pressão e de segurança e administração de anestesia local controlada por sistemas computadorizados (ver Capítulo 5); e cloridrato de articaína (ver Capítulos 4 e 19). Esses medicamentos, dispositivos e técnicas se tornaram parte da principal corrente do controle da dor nos EUA e em outros lugares. Além disso, o mesilato de fentolamina (o interruptor de "desligar" dos anestésicos locais), as soluções anestésicas locais tamponadas (o interruptor de "ligar" dos anestésicos locais) e o *spray* nasal de tetracaína com oximetazolina para a anestesia pulpar de dentes maxilares não molares (ver Capítulo 19) se tornaram importantes adjuntos do arsenal de controle da dor na odontologia.

Alguns itens discutidos nas edições anteriores não prosperaram para a odontologia convencional: os anestésicos locais centbucridina e ropivacaína, o anestésico tópico EMLA (mistura eutética de anestésicos locais) e a técnica de anestesia odontológica eletrônica. O leitor interessado nesses temas os encontrará na quinta edição deste livro.[1]

Neste capítulo, serão discutidas duas áreas da pesquisa anestésica local atual: (1) a busca por anestésicos locais de ação mais duradoura para o tratamento da dor pós-operatória e (2) a anestesia local ativada e inativada por luz – a capacidade de fornecer anestesia específica em um local com qualquer duração desejada.

## Anestésicos de longa e ultralonga duração

Os anestésicos locais mais comumente utilizados na odontologia – articaína, lidocaína, mepivacaína e prilocaína –, quando combinados com um vasoconstritor como a epinefrina, fornecem anestesia pulpar de aproximadamente 60 minutos de duração, com a anestesia de tecido mole persistindo por aproximadamente 3 a 5 horas. Em praticamente todos os casos, essas formulações de medicamentos fornecem ao paciente o controle adequado para receber o atendimento odontológico – cirúrgico ou não – sem dor.

Os medicamentos supracitados são também os mais frequentemente usados para controle da dor perioperatória durante procedimentos cirúrgicos odontológicos, como a exodontia, a cirurgia óssea, a cirurgia periodontal e os procedimentos endodônticos, já que a duração do procedimento cirúrgico geralmente se mantém dentro da duração esperada da anestesia pulpar para esses medicamentos.

A exigência de controle da dor pós-operatória, no entanto, é um pouco mais problemática. No Capítulo 16 um regime de controle da dor para pacientes de cirurgia odontológica foi descrito (ver Quadro 16.7). Recomenda-se a administração do anestésico local de longa duração bupivacaína (0,5%) com epinefrina (1: 200.000), por bloqueio nervoso, no final do procedimento cirúrgico. Em combinação com doses cronometradas (no relógio) de um anti-inflamatório não esteroide apropriado (p. ex., ibuprofeno, 600 a 800 mg), praticamente toda dor pós-cirúrgica pode ser eliminada ou minimizada.

No entanto, após alguns procedimentos cirúrgicos, principalmente na medicina, mas ocasionalmente na odontologia, a necessidade de controle da dor pode se estender por muitos dias. Essa necessidade e a percepção de que os EUA está no meio de uma "epidemia opioide" (uso equivocado e abuso de opioides)[2,3] fomentaram a investigação dos anestésicos locais de ação mais longa e ultralonga.

Três áreas serão apresentadas: (1) bloqueadores seletivos do canal de sódio sítio-1 naturais, (2) novos sistemas de liberação de anestésico local e (3) novos adjuvantes de anestésicos locais.

### Bloqueadores seletivos de canais de sódio sítio-1 naturais

A tetrodotoxina (TTX), a saxitoxina (STX) e a neosaxitoxina (NeoSTX) são bloqueadores seletivos dos canais de sódio e produzidas naturalmente por animais como o baiacu (TTX) e mariscos (STX). Todas são neurotoxinas potentes comumente conhecidas como *toxinas paralíticas de marisco*.

A TTX foi "descoberta" em 1964 por Narahashi e Moore.[4] Embora seja encontrada principalmente no baiacu[5] (Figura 21.1), a TTX também está presente em alguns peixes-anjo,[6] polvos,[7] lulas e outras criaturas marinhas.

A STX é produzida por dinoflagelados marinhos e cianobactérias de água doce, que podem formar extensas florações de algas, produzindo a "maré vermelha" (Figura 21.2).[8] A ingestão de mariscos contaminados por tais florações de algas é responsável pela doença humana conhecida como *envenenamento paralítico por marisco*.[9]

A NeoSTX difere da STX porque tem um grupo hidroxila substituído por um hidrogênio (Figura 21.3).

Assim como os anestésicos locais "tradicionais", a TTX, a STX e a NeoSTX são bloqueadores dos canais de sódio. No entanto, enquanto os anestésicos locais tradicionais (p. ex., lidocaína) se difundem no nervo através de sua membrana lipídica para bloquear o canal de sódio por dentro, a TTX, a STX e a NeoSTX interagem com o lado extracelular do canal de sódio (Figura 21.4). Como resultado disso, esses compostos podem atuar de forma sinérgica com anestésicos locais tradicionais.[10,11]

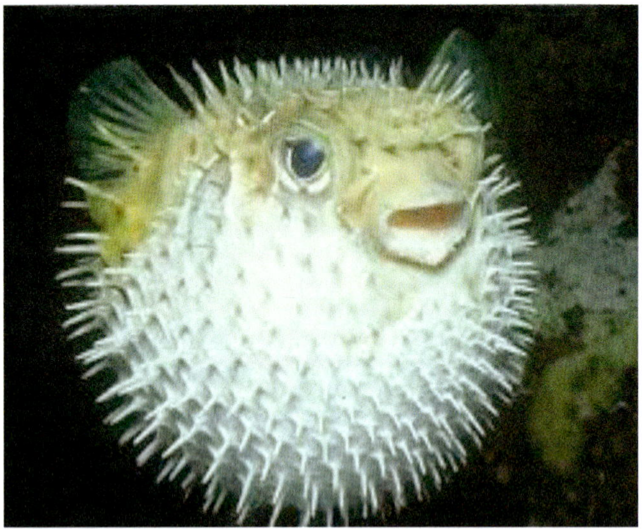

• **Figura 21.1** Tetrodoxina – baiacu. (De Gupta PK. *Illustrated toxicology*, San Diego, 2018, Elsevier.)

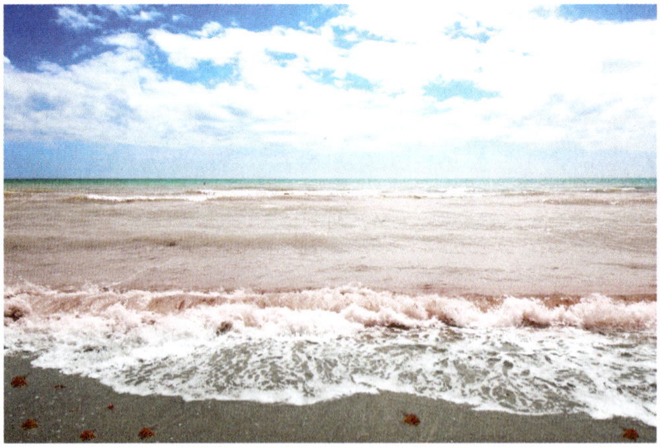

• **Figura 21.2** Maré vermelha – saxitoxina (© iStock/TriggerPhoto.)

Como os anestésicos locais tradicionais amidas e ésteres não fornecem analgesia confiável além de 6 a 12 horas após uma única injeção, a NeoSTX e a TTX receberam atenção na área do controle da dor no pós-operatório.[12,13] A NeoSTX foi demonstrada como o mais potente dos bloqueadores seletivos dos canais de sódio, em ensaios tanto *in vitro* quanto *in vivo*.[14,15] É denominado "bloqueador canal de sódio sítio-1", ligando-se ao poro externo do canal de sódio e interrompendo a despolarização de células excitáveis e a propagação do potencial de ação.[12,16]

A superdosagem de anestésicos locais tradicionais – seja por administração intravascular direta, seja por dosagem excessiva – causa toxicidade neurológica e miocárdica (ver Capítulo 18). A NeoSTX parece não ter cardiotoxicidade.[17] A superdosagem de NeoSTX (e de TTX) produz fraqueza reversível dos músculos esqueléticos e respiratórios, tratável com suporte respiratório (ventilação assistida ou controlada) até que a recuperação esteja completa.

Semelhante ao seu efeito com anestésicos locais tradicionais, a adição de epinefrina à NeoSTX diminui seu nível sanguíneo, resultando em aumento da potência e diminuição da toxicidade.[18] Nesse mesmo ensaio clínico, em voluntários humanos, injeções subcutâneas de NeoSTX produziram um efeito significativamente mais longo sobre o limiar de dor em comparação com a bupivacaína. A adição de epinefrina aumentou ainda mais a duração da anestesia.[18]

A

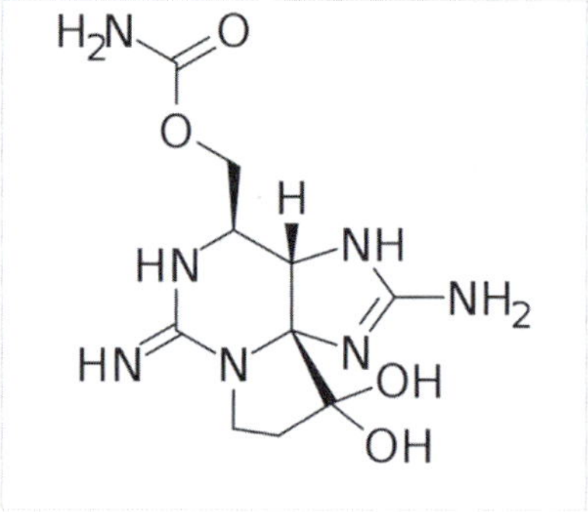

B

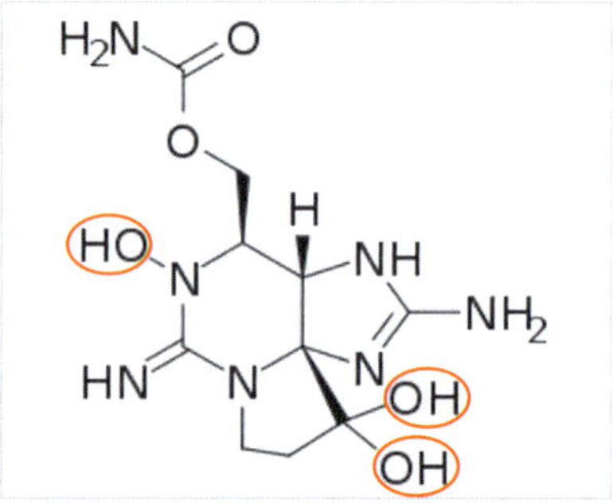

• **Figura 21.3** Saxitoxina (**A**) e neosaxitoxina (**B**).

Em um ensaio clínico de fase 1, Lobo *et al.*[19] avaliaram a segurança e a eficácia da NeoSTX sozinha e da NeoSTX combinada com bupivacaína 0,2% e epinefrina (NeoSTX-Bup-Epi) e sem epinefrina (NeoSTX-Bup). Dos participantes, 84 completaram o estudo sem eventos adversos graves ou deficiências fisiológicas clinicamente significativas. Os eventos adversos mais comuns – dormência e formigamento periorais – foram mais frequentes com a NeoSTX sozinha e a NeoSTX-Bup. Todos os sintomas foram resolvidos sem intervenção. A adição de epinefrina (NeoSTX-Bup-Epi) reduziu drasticamente os sintomas em comparação com as outras combinações de NeoSTX (formigamento, 0% *vs.* 70%, $P = 0{,}004$; dormência, 0% *vs.* 60%, $P = 0{,}013$) com a mesma dose. A concentração plasmática máxima de NeoSTX no plasma para NeoSTX-Bup-Epi foi reduzida pelo menos duas vezes em comparação com a NeoSTX sozinha e a NeoSTX-Bup ($67 \pm 14$ pg/mℓ, $134 \pm 63$ pg/mℓ e $164 \pm 81$ pg/mℓ, respectivamente, $P = 0{,}016$). A NeoSTX-Bup mostrou duração prolongada do bloqueio cutâneo quando comparada com a bupivacaína 0,2%, a NeoSTX sozinha ou o placebo em todas as doses. O tempo mediano de quase completa recuperação para 10 μg de NeoSTX-Bup-Epi foi quase cinco vezes maior do que para bupivacaína a 0,2% (50 horas *versus* 10 horas, $P = 0{,}007$).[19]

Em suas conclusões, os autores afirmaram que "um agente ideal para o uso perioperatório deve ter (1) início muito rápido de bloqueio denso, permitindo a cirurgia sob anestesia local ou regional, (2) persistência de bloqueio denso e confiável durante a primeira noite de pós-operatório e (3) período prolongado de bloqueio nos 2 ou 3 dias seguintes.[20] Com base no tempo decorrido e na intensidade de bloqueio neste estudo de fase 1, a NeoSTX-Bup e a NeoSTX-Bup-Epi parecem promissoras ao mostrar essas características favoráveis quando usadas em pacientes cirúrgicos".[19]

A TTX também recebeu atenção como anestésico de ação prolongada com miotoxicidade e neurotoxicidade mínimas.[21,22] Quando administrada juntamente com um anestésico local tradicional, a TTX demonstrou sinergismo significativo em vários

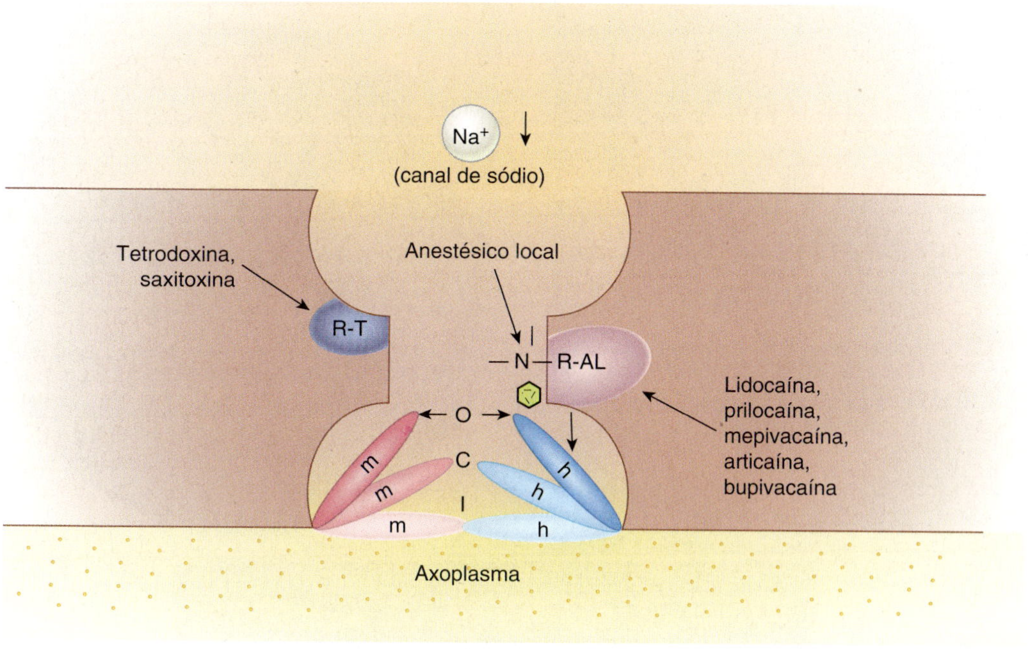

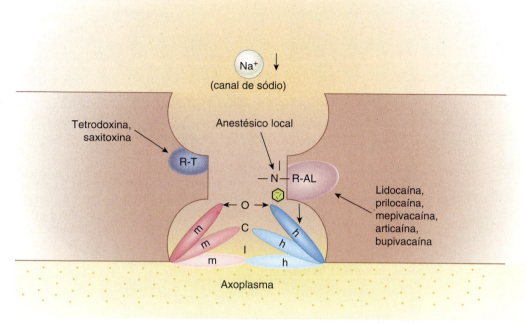


• **Figura 21.4** Sítios dos canais de $Na^+$.

estudos com animais. Individualmente, a TTX ou a bupivacaína produziram 150 minutos de bloqueio em nervo isquiático de rato. Injetadas juntas, a duração foi aumentada para 570 minutos.[23]

*Comentário:* Os bloqueadores seletivos de canal de sódio sítio-1 NeoSTX e TTX fornecem durações mais longas de anestesia do que os anestésicos locais tradicionais. Quando a TTX é administrada em combinação com a bupivacaína e a epinefrina, aumentos significativos na duração são observados. Além disso, esses compostos são desprovidos de cardiotoxicidade (NeoSTX) e possuem miotoxicidade e neurotoxicidade mínimas (TTX). A superdosagem é notada como vários graus de depressão respiratória, que pode ser prontamente gerenciada por meio da manutenção das vias respiratórias e de ventilação assistida ou controlada até que a recuperação ocorra.

## Novos sistemas locais de liberação anestésica

Outra abordagem para estender a duração da anestesia fornecida pelos anestésicos locais tradicionais é utilizar novos meios de liberação dos medicamentos.[12] Nano e micropartículas de lipossomas foram utilizadas para melhorar tanto a duração quanto a segurança dos anestésicos locais.

Os ensaios clínicos de dor no terceiro molar mostraram que a dor mais grave e o maior consumo de analgésico ocorrem nas primeiras 48 a 72 horas após a cirurgia.[24,25] Hersh *et al.* afirmaram que "um medicamento que poderia reduzir ou eliminar o consumo de opioides em pacientes durante este período seria benéfico para o arsenal do cirurgião-dentista, fornecendo analgesia prolongada e reduzindo a necessidade de prescrever opioides. A bupivacaína lipossomal pode, de fato, se encaixar nesse nicho".[26]

Com a tecnologia DepoFoam, até 97% da bupivacaína na formulação lipossomal é empacotada dentro em esferas multivesiculares. Cada esfera é cercada por uma bicamada lipídica que permite a liberação controlada do medicamento ao longo do tempo (Figura 21.5).[27,28] O início da anestesia é consideravelmente mais lento que o dos anestésicos locais convencionais, levando pelo menos 2 horas.[26,29,30]

Ensaios clínicos controlados randomizados comparando lipossomas de bupivacaína com bupivacaína administrada por infiltração no pós-operatório em sítios cirúrgicos (artroplastia, histerectomia laparoscópica, nefrectomia) demonstraram a superioridade da forma lipossomal para o controle da dor, com menor necessidade de opioides e menos ocorrência de eventos adversos.[31-38]

A bupivacaína lipossomal (Exparel) é estritamente indicada para controle da dor pós-operatória por injeções de infiltração ao redor da incisão cirúrgica.[39] Ela não é indicada para a administração como bloqueio do nervo ou por injeção intra-articular. E não poderia ser usada para anestesia local odontológica intraoperatória porque o medicamento tem início mais lento que a bupivacaína convencional e possível duração de 24 a 72 horas de anestesia labial e lingual se administrada por bloqueios nervosos alveolares inferiores ou de Gow-Gates.[25]

Se a bupivacaína lipossomal e outros anestésicos locais "tradicionais" não bupivacaína forem administrados no mesmo local, pode haver liberação imediata de bupivacaína das esferas lipossomais. O folheto informativo do medicamento Exparel indica que "a formulação lipossomal de bupivacaína não deve ser injetada dentro de 20 minutos em locais nos quais anestésicos locais não bupivacaína, como a lidocaína, foram infiltrados. Isso aumenta o risco de danificar as vesículas lipossomais e, portanto, aumenta potencialmente os níveis sanguíneos de bupivacaína até concentrações tóxicas e/ou impede a duração prolongada de ação fornecida pelos lipossomas".[39]

*Comentário:* Hersh *et al.*[25] afirmaram:

> *O "júri ainda está deliberando (ainda não há veredito)" em relação ao uso de bupivacaína lipossomal após a cirurgia odontológica invasiva. O custo de um frasco de 10 mℓ (133 mg de bupivacaína lipossomal) é de US$ 170, cerca de 28 vezes a de 6 tubetes padrão (1,7 mℓ) de bupivacaína 0,5%/epinefrina 1:200.000 (quantidade de anestésico local que pode ser necessária para fornecer anestesia/analgesia para a remoção cirúrgica de 4 impactações dentárias). Por outro lado, o fornecimento de controle da dor pós-operatória potencialmente por até 72 horas e a redução da necessidade de consumo de*

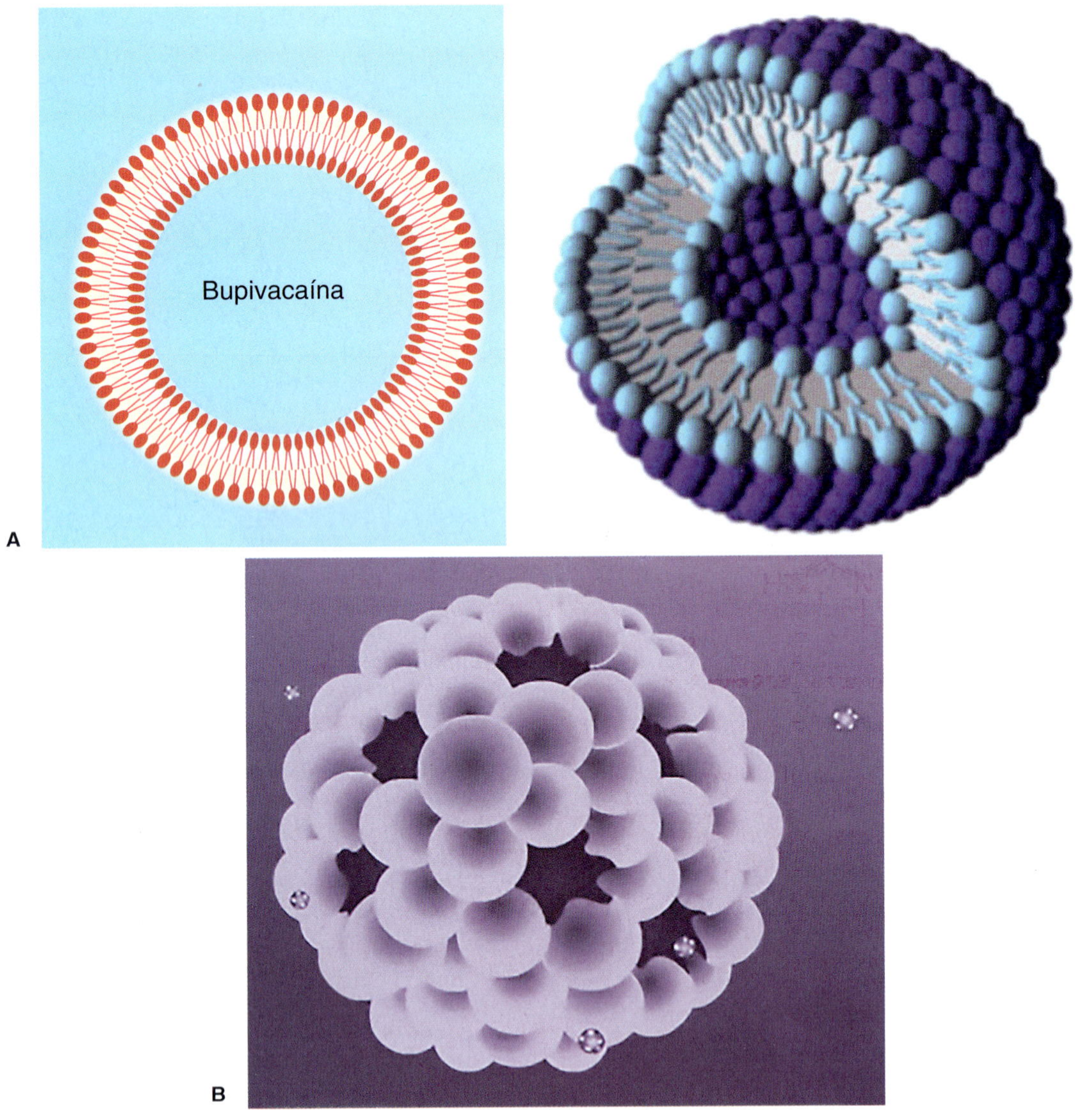


• **Figura 21.5** DepoFoam. (**B**: ©Pacira Pharmaceuticals Inc. Todos os direitos reservados. Usado sob licença.)

*opioides têm um efeito positivo na qualidade de vida do paciente, reduzindo ou eliminando os efeitos colaterais agudos conhecidos dos opioides (náuseas, vômitos, constipação intestinal, comprometimento psicomotor) e reduzindo as chances de abuso de opioides em indivíduos geneticamente suscetíveis. Estudos controlados randomizados adicionais, após cirurgia de dentes impactados, trauma maxilofacial e procedimentos de cirurgia periodontal são necessários.*

Ensaios em animais de STX lipossomal (bloqueio do nervo ciático em ratos Sprague Dawley) demonstraram uma anestesia entre 13,5 e 48 horas sem sinais de toxicidade.[40]

A incorporação da dexametasona com a STX lipossomal aumentou a duração dos bloqueios para 7,5 dias sem sinais de toxicidade.[40]

O prazo de validade dos anestésicos locais lipossomais é bastante curto (menos de 1 a 2 meses); um resultado do vazamento do medicamento dos lipossomas.[12] A ropivacaína prolipossomal, na qual a formação de lipossomas ocorre apenas quando entra em contato com tecido subcutâneo aquoso, está sendo desenvolvida.[12] Em estudo de cicatrização de animais *in vitro* (porcinos), a exposição a solução salina e plasma efetivamente transformou o óleo prolipossomal em uma emulsão lipossomal. A ropivacaína prolipossomal foi capaz de fornecer 30 horas de anestesia sensorial, em contraste com as 6 horas para a ropivacaína simples.[41] A ropivacaína prolipossomal se manteve estável à temperatura ambiente normal por mais de 24 meses.[41] Em um estudo em humanos, a ropivacaína prolipossomal forneceu anestesia entre 29 e 36 horas após a infiltração subcutânea. A ropivacaína pura forneceu anestesia entre 12 e 16 horas, ambas sem efeitos colaterais.

## Novos adjuvantes de anestésicos locais

O uso de adjuvantes em anestésicos locais é uma prática bem estabelecida. Na odontologia, a epinefrina foi adicionada aos anestésicos locais desde o advento dos tubetes. Na medicina, os adjuvantes de anestésicos locais incluíram opioides, clonidina, dexametasona[40] e epinefrina.[12]

O magnésio tem recebido atenção considerável como adjuvante anestésico nos últimos anos. Em ensaios clínicos, os pacientes submetidos a cirurgia (reparo artroscópico do manguito rotador, cirurgia torácica aberta eletiva, cirurgia eletiva do antebraço e do braço, histerectomia abdominal total e colecistectomia laparoscópica) receberam bupivacaína ou ropivacaína com magnésio (150 mg) por uma técnica apropriada de bloqueio nervoso.[43-47] A adição de magnésio ao anestésico local aumentou a duração do controle da dor em todos os estudos (571 minutos após histerectomia abdominal total)[46] e os pacientes necessitaram menos de anestesia de resgate (p. ex., opioides). Nenhuma toxicidade associada ao magnésio foi observada nos grupos experimentais.[43-47]

*Comentário:* A adição de epinefrina aos anestésicos locais é considerada rotina na odontologia, pois aumenta tanto a profundidade quanto a duração da anestesia local, além de diminuir a toxicidade do anestésico local. A adição de magnésio aos anestésicos locais fornece duração mais longa da anestesia, diminui os escores de dor do paciente e, em alguns estudos, diminui a necessidade de opioides quando utilizado em combinação com a bupivacaína.

## Anestésicos locais ativados e inativados por luz

A optogenética é uma técnica biológica que envolve o uso de luz para controlar as células no tecido vivo, tipicamente neurônios, que foram geneticamente modificados para expressar canais iônicos sensíveis à luz. É um meio de neuromodulação que usa técnicas de óptica e genética para controlar e monitorar as atividades de neurônios individuais em tecidos vivos – mesmo dentro de animais que se movem livremente – e medir esses efeitos de manipulação em tempo real.[48]

O uso da luz para controlar seletivamente padrões de atividade neural precisa (potencial de ação) dentro de subtipos de células no cérebro foi descrito pela primeira vez por Francis Crick, na Universidade da Califórnia, San Diego, em 1999.[49]

Em 2010, a optogenética foi escolhida como o "Método do Ano" em todos os campos da ciência e engenharia pela revista de pesquisa interdisciplinar *Nature Methods*.[50,51] Ao mesmo tempo, foi destacada em um artigo sobre avanços da década na revista de pesquisa acadêmica *Science*.[52]

Primariamente uma ferramenta de pesquisa em animais, as aplicações optogenéticas incluem (1) a identificação de neurônios particulares e redes neurais, (2) o controle temporal preciso de intervenções e (3) as vias de biologia celular/sinalização celular.

Uma área de interesse é a sua utilização no manejo de disritmias cardíacas. Embora ainda na fase de desenvolvimento, a optogenética foi aplicada nos cardiomiócitos atriais para interromper as disritmias que ocorrem na fibrilação atrial com luz.[53] Um estudo recente explorou as possibilidades da optogenética como meio de corrigir disritmias e ressincronizar a estimulação cardíaca. A canal-rodopsina-2 foi introduzida em cardiomiócitos em áreas ventriculares de corações de camundongos transgênicos e foram realizados estudos de fotoestimulação *in vitro*. A fotoestimulação levou ao aumento da ativação das células, elevando as contrações ventriculares, o que resultou em aumento da frequência cardíaca. Além disso, essa abordagem foi aplicada na terapia de ressincronização cardíaca como um novo marca-passo biológico em substituição à terapia de ressincronização cardíaca baseada em eletrodos.[54] Mais recentemente, a optogenética tem sido utilizada no coração para desfibrilar arritmias ventriculares com iluminação epicárdica local,[55] a iluminação generalizada de todo o coração,[56] ou com padrões de estimulação personalizados baseados em mecanismos arritmogênicos para diminuir a energia de desfibrilação.[57] As ferramentas optogenéticas também foram propostas como uma estratégia para restaurar a visão[58] e para o tratamento da doença de Parkinson ou epilepsia por meio de estimulação óptica cerebral.[59]

**Optogenética e modulação da dor:** capacidade de ligar e desligar a anestesia instantaneamente e selecionar áreas precisas para o tratamento.

Em um giro de 180° em relação à discussão anterior sobre anestésicos locais de ação ultralonga exclusivamente para o tratamento da dor pós-cirúrgica, os anestésicos tradicionais proporcionam anestesia pulpar de duração suficiente para permitir a conclusão de praticamente todos os procedimentos sem dor. No entanto, a anestesia dos tecidos moles – desnecessária e quase sempre indesejada – persiste por muitas horas após a conclusão do tratamento odontológico.

Ademais, os anestésicos locais injetáveis não são direcionados para um local específico; em vez disso, eles afetam uma área generalizada. Os anestésicos locais tradicionais (p. ex., articaína, bupivacaína, lidocaína, mepivacaína, prilocaína) carecem de especificidade para neurônios motores contra neurônios sensoriais e para diferentes modalidades sensoriais (p. ex., sensação de toque), além de a duração e a intensidade da anestesia não poderem ser reguladas.[60]

Uma nova opção, desenvolvida por pesquisadores da Universidade da Califórnia, Berkeley, da Universidade de Munique e da Universidade de Bordeaux,[61] envolve um novo anestésico local que pode ser ligado e desligado com o uso de diferentes comprimentos de onda de luz, possibilitando um controle muito mais refinado dos nervos que bloqueia.

Quimicamente, o quaternário de amônio-azobenzeno-quaternário amônio (QAQ) se assemelha à lidocaína. O QAQ existe em duas formas, *cis* e *trans*. Na forma *trans* ativa, a molécula é uma cadeia reta, mas após exposição à luz de 380 nm é convertida para a forma *cis*, que é curvada como um *L* (Figura 21.6). No escuro, o QAQ reverte lentamente para a forma *trans*; contudo, isso também pode ser alcançado muito mais rapidamente pela iluminação com luz de 500 nm (Figura 21.7).

Uma vez dentro de uma célula, em sua forma *trans*, o QAQ bloqueia diferentes canais iônicos, enquanto a forma *cis* é inativa. A dificuldade que os pesquisadores encontraram tem sido em colocar o QAQ na própria célula. Por ser uma molécula razoavelmente grande, o QAQ normalmente não atravessa as membranas celulares. Para demonstrar a eficácia do *photoswitching* (mudança com luz), os pesquisadores tiveram de injetar QAQ nas células que estavam sendo testadas. Embora essa característica possa ser considerada um fator limitante do seu potencial de utilidade clínica, a falta de permeabilidade da membrana confere ao QAQ o potencial para ser um anestésico local muito seletivo.

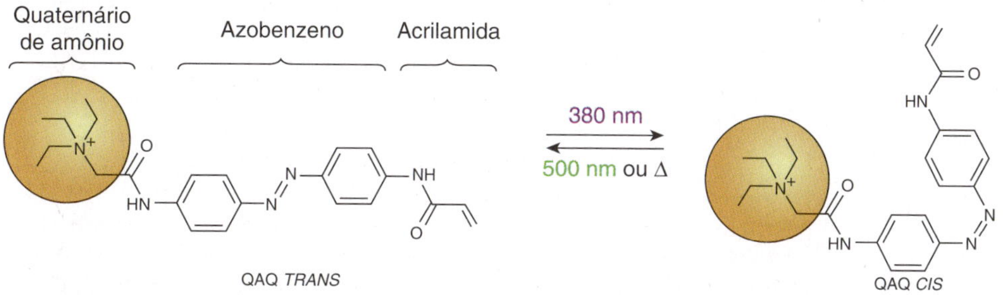


• **Figura 21.6** Formas *cis* e *trans* do quaternário de amônio-axobenzeno-quaternário de amônio.

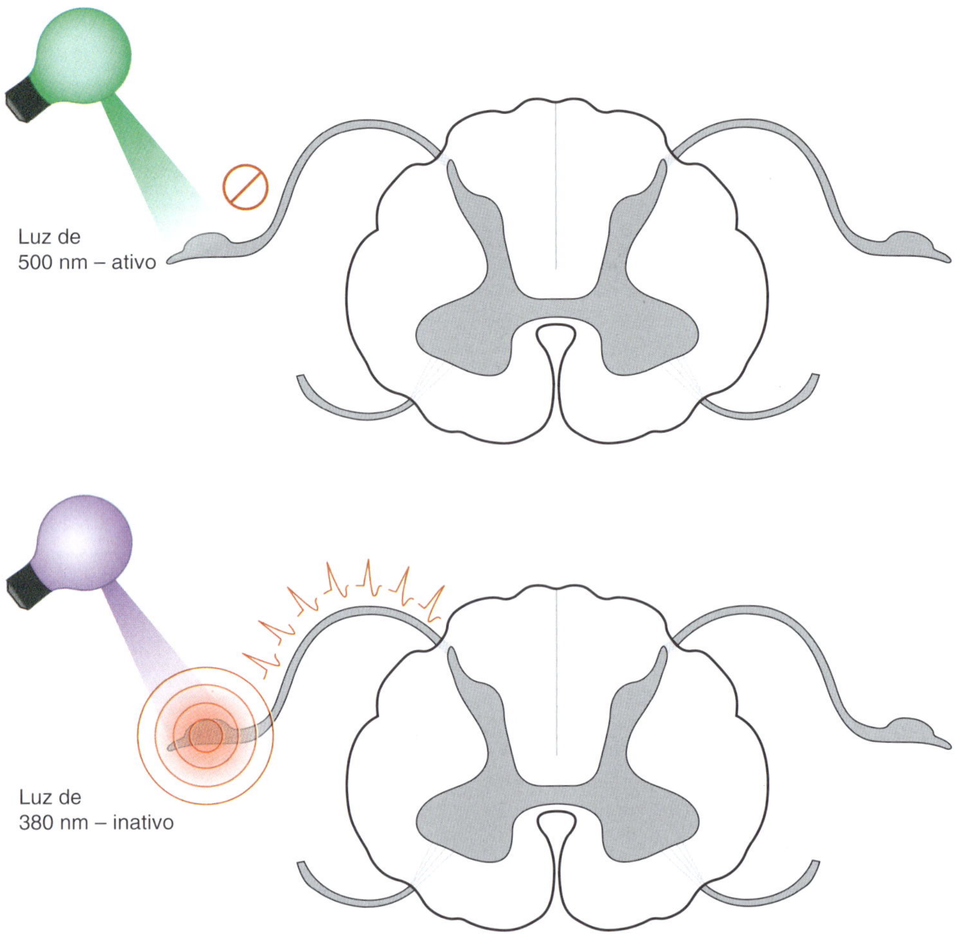


• **Figura 21.7** Anestésico local quaternário de amônio-azobenzeno-quaternário ativado e inativado por luz. (Redesenhado de Gitlin JM. Light-switched local anaesthetic lets scientists turn pain nerve on and off. Disponível em: https://www.arstechnica.com/science/2012/02/light-switched-local-anaestheticlets-scientists-turn-pain-nerves-on-and-off. Acessado em 19 de junho de 2018.)

Como o QAQ é seletivo para neurônios sensíveis à dor, pode bloquear a nocicepção sem afetar os axônios motores ou outras sensações. Além disso, como o bloqueio QAQ pode ser precisamente modulado por uma mudança no comprimento de onda da luz ou intensidade, pode ser possível titular com o uso da luz o efeito analgésico à vontade.

*Comentário:* A capacidade de fornecer o controle da dor em um local específico, sem envolvimento adicional de nervos motores, seria uma adição bem-vinda ao manejo de pacientes com síndromes de dor crônica. Além disso, como a maioria dos tratamentos odontológicos não está associada à dor pós-operatória, a habilidade de "desligar" a anestesia ao final do tratamento seria apreciada pela maioria dos pacientes odontológicos. Embora ainda esteja muito no início de seu desenvolvimento, a optogenética e os compostos ativados/inativados por luz prometem ser novos meios de controlar a dor perioperatória.

## Referências bibliográficas


1. Malamed SF. Future considerations. 5th ed. *Handbook of Local Anesthesia*. St Louis: CV Mosby; 2004.
2. Olsen Y. The CDC guideline on opioid prescribing. Rising to the challenge. *J Am Med Assoc*. 2016;315:1577–1579.
3. National Institute on Drug Abuse. Opioid overdose crisis. Available at: http://www.drugabuse.gov/drugs-abuse/opioids/opioid-overdose-crisis. Accessed June 18, 2018.
4. Narahashi T, Moore JW, Scott WR. Tetrodotoxin blockage of sodium conductance increase in lobster giant axons. *J Gen Physiol*. 1964;47:965–974.
5. Lago J, Rodriguez LP, Blanco L, et al. Tetrodotoxin, an extremely potent marine neurotoxin: distribution, toxicity, origin and therapeutical uses. *Mar Drugs*. 2015;13:6384–6406.
6. Narahishi T. Tetrodotoxin: a brief history. Proc Jpn Acad Ser B Phys Biol Sci. 2008;84(5):147–154.
7. Bane V, Lehane M, Dikshit M, et al. Tetrodotoxin: chemistry, toxicity, source, distribution and detection. *Toxins*. 2014;6:693–755.
8. Wiese M, D'Agostino PM, Mihail TK, et al. Neurotoxic alkaloids: saxitoxin and its analogs. *Mar Drugs*. 2010;8:2185–2211.
9. Centers for Disease Control and Prevention. Epidemiologic notes and reports paralytic shellfish poisoning—Massachusetts and Alaska, 1990. *MMWR Morb Mortal Wkly Rep*. 1991;40:157–161.
10. Stainman AL, Seeman P. Different sites of membrane action for tetrodotoxin and lipid-soluble anesthetics. *Can J Physiol Pharmacol*. 1975;53:513–524.
11. Adams HJ, Blair MRJ, Takman BH. The local anesthetic activity of tetrodotoxin alone and in combination with vasoconstrictors and local anesthetics. *Anesth Analg*. 1976;55:568–573.
12. King CH, Beutler SS, Kaye AD, Urman RD. Pharmacologic properties of novel local anesthetic agents in anesthesia practice. *Anesthesiol Clin*. 2017;35:315–325.
13. Møiniche S, Mikkelsen S, Wetterslev J, et al. A qualitative systematic review of incisional local anaesthesia for postoperative pain relief after abdominal operations. *Br J Anaesth*. 1998;81:377–383.
14. Kohane DS, Lu NT, Gökgöl-Kline AC, et al. The local anesthetic properties and toxicity of saxitonin homologues for rat sciatic nerve block in vivo. *Reg Anesth Pain Med*. 2000;2:52–59.
15. Strichartz G, Rando T, Hall S, et al. On the mechanism by which saxitoxin binds to and blocks sodium channels. *Ann N Y Acad Sci*. 1986;479:96–112.

16. Andrinolo D, Michea LF, Lagos N. Toxic effects, pharmacokinetics and clearance of saxitoxin, a component of paralytic shellfish poison (PSP), in cats. *Toxicon*. 1999;37:447–464.
17. Wylie MC, Johnson VM, Carpino E, et al. Respiratory, neuromuscular, and cardiovascular effects of neosaxitoxin in isoflurane-anesthetized sheep. *Reg Anesth Pain Med*. 2012;37:152–158.
18. Rodriguez-Navarro AJ, Lagos M, Figueroa C, et al. Potentiation of local anesthetic activity of neosaxitoxin with bupivacaine or epinephrine: development of a long-acting pain blocker. *Neurotox Res*. 2009;16:408–415.
19. Lobo K, Donado C, Cornelissen L, Kim J, et al. A phase 1, dose-escalation, double-blind, block-randomized, controlled trial of safety and efficacy of neosaxitoxin alone and in combination with 0.2% bupivacaine, with and without epinephrine, for cutaneous anesthesia. *Anesthesiology*. 2015;123:873–885.
20. Berde CB. Developing better local anesthetics. *Anest Analg*. 2015;120:718–720.
21. Padera RF, Tse JY, Bellas E, et al. Tetrodotoxin for prolonged local anesthesia with minimal myotoxicity. *Muscle Nerve*. 2006;34:747–753.
22. Sakura S, Bollen AW, Ciriales R, et al. Local anesthetic neurotoxicity does not result from blockade of voltage-gated sodium channels. *Anesth Analg*. 1995;81:338–346.
23. Kohane DS, Yieh J, Lu NT, et al. A re-examination of tetrodotoxin for prolonged duration local anesthesia. *Anesthesiology*. 1998;89:119–131.
24. Hersh EV, Cooper SA, Betts N, et al. Single dose and multidose analgesic efficacy and safety study of meclofenamate sodium and ibuprofen. *Oral Surg Oral Med Oral Pathol*. 1993;76:680–687.
25. Hersh EV, Saraghi M, Moore PA. Two recent advances in local anesthesia: intranasal tetracaine/oxymetazoline and liposomal bupivacaine. *Curr Oral Health Rep*. 2017;4:189–196.
26. Saraghi M, Hersh EV. Three newly approved analgesics: an update. *Anesth Prog*. 2013;60:178–187.
27. Mantripragada S. A lipid based depot (DepoFoam technology) for sustained release drug delivery. *Prog Lipid Res*. 2002;41:392–406.
28. Ye Q, Asherman J, Stevenson M, Brownson E, Katre NV. DepoFoam technology: a vehicle for controlled delivery of protein and peptide drugs. *J Control Release*. 2000;64:155–166.
29. Chahar P, Cummings KC 3rd. Liposomal bupivacaine: a review of new bupivacaine formulation. *J Pain Res*. 2012;5:257–264.
30. Davidson EM, Barenholz Y, Cohen R, Haroutiunian S, Kagan L, Ginosar Y. High-dose bupivacaine remotely loaded into multivesicular liposomes demonstrates slow drug release without systemic toxic plasma concentrations after subcutaneous administration in humans. *Anesth Analg*. 2010;110:1018–1023.
31. Smoot JD, Bergese SD, Onel E, et al. The efficacy and safety of DepoFoam bupivacaine in patients undergoing bilateral, cosmetic, submuscular augmentation mammaplasty: a randomized, double-blind, active-control study. *Aesthet Surg J*. 2012;32:69–76.
32. Bramlett K, Onel E, Viscusi ER, et al. A randomized, double-blind, dose-ranging study comparing wound infiltration of DepoFoam bupivacaine, an extended-release liposomal bupivacaine, to bupivacaine HCl for postsurgical analgesia in total knee arthroplasty. *Knee*. 2012;19:530–536.
33. Bergese SD, Ramamoorthy S, Patou G, et al. Efficacy profile of liposome bupivacaine, a novel formulation of bupivacaine for postsurgical analgesia. *J Pain Res*. 2012;5:107–116.
34. Kirkness CS, Asche CV, Ren J, et al. Cost-benefit evaluation of liposomal bupivacaine in the management of patients undergoing total knee arthroplasty. *Am J Health Syst Pharm*. 2016;73:e247–e254.
35. Kirkness CS, Asche CV, Ren J, et al. Assessment of liposome bupivacaine infiltration versus continuous femoral nerve block for postsurgical analgesia following total knee arthroplasty: a retrospective cohort study. *Curr Med Res Opin*. 2016;32:1727–1733.
36. Cien AJ, Penny PC, Horn BJ, et al. Comparison between liposomal bupivacaine and femoral nerve block in patients undergoing primary total knee arthroplasty. *J Surg Orthop Adv*. 2015;24:225–229.
37. Hutchins JL, Kesha R, Blanco F, et al. Ultrasound-guided subcostal transverse abdominis plane blocks with liposomal bupivacaine vs. non-liposomal bupivacaine for postoperative pain control after laparoscopic hand-assisted donor nephrectomy: a prospective randomised observer-blinded study. *Anaesthesia*. 2016;71:930–937.
38. Hutchins J, Delaney D, Vogel RI, et al. Ultrasound guided subcostal transverse abdominis plane (TAP) infiltration with liposomal bupivacaine for patients undergoing robotic assisted hysterectomy: a prospective randomized controlled study. *Gynecol Oncol*. 2015;138:609–613.
39. Pacira Pharmaceuticals. Exparel drug package insert. Available at: https://www.exparel.com/prescribinginformation. Accessed 23 February 2019.
40. Epstein-Barash H, Shichor I, Kwon AH, et al. Prolonged duration local anesthesia with minimal toxicity. *Proc Natl Acad Sci U S A*. 2009;106:7125–7130.
41. Davidson EM, Haroutounian S, Kagan L, et al. A novel proliposomal ropivacaine oil: pharmacokinetic-pharmacodynamic studies after subcutaneous administration in pigs. *Anesth Analg*. 2016;122:1663–1672.
42. Ginosar Y, Haroutounian S, Kagan L, et al. Proliposomal ropivacaine oil: pharmacokinetic and pharmacodynamic data after subcutaneous administration in volunteers. *Anesth Analg*. 2016;122:1673–1680.
43. Lee AR, Yi HW, Chung IS, et al. Magnesium added to bupivacaine prolongs the duration of analgesia after interscalene nerve block. *Can J Anaesth*. 2012;59:21–27.
44. Ammar AS, Mahmoud KM. Does the addition of magnesium to bupivacaine improve postoperative analgesia of ultrasound-guided thoracic paravertebral block in patients undergoing thoracic surgery? *J Anesth*. 2014;28:58–63.
45. Mukherjee K, Das A, Basunia SR, et al. Evaluation of magnesium as an adjuvant in ropivacaine-induced supraclavicular brachial plexus block: a prospective, double-blinded randomized controlled study. *J Res Pharm Pract*. 2014;3:123–129.
46. Rana S, Verma RK, Singh J, et al. Magnesium sulphate as an adjuvant to bupivacaine in ultrasound-guided transversus abdominis plane block in patients scheduled for total abdominal hysterectomy under subarachnoid block. *Indian J Anaesth*. 2016;60:174–179.
47. Al-Refaey K, Usama EM, Al-Hefnawey E. Adding magnesium sulfate to bupivacaine in transversus abdominis plane block for laparoscopic cholecystectomy: a single blinded randomized controlled trial. *Saudi J Anaesth*. 2016;10:187–191.
48. Deisseroth K, Feng G, Majewska AK, et al. Next-generation optical technologies for illuminating genetically targeted brain circuits. *J Neurosci*. 2006;26:10380–10386.
49. Crick F. The impact of molecular biology on neuroscience. *Philos Trans R Soc B*. 1999;354:2021–2025.
50. Primer on Optogenetics, Pastrama E. Optogenetics: controlling cell function with light. *Nat Methods*. 2010;8:24–25.
51. Editorial. Method of the year 2010. *Nat Methods*. 2010;8(1).
52. Staff News. Insights of the decade. Stepping away from the trees for a look at the forest. Introduction. *Science*. 2010;330:1612–1613.
53. Bingen BO, Engels MC, Schalij MJ, et al. Light-induced termination of spiral wave arrhythmias by optogenetic engineering of atrial cardiomyocytes. *Cardiovasc Res*. 2014;104:194–205.
54. Nussinovitch U, Gepstein L. Optogenetics for in vivo cardiac pacing and resynchronization therapies. *Nat Biotechnol*. 2015;33:750–754.
55. Nyns ECA, Kip A, Bart CI, et al. Optogenetic termination of ventricular arrhythmias in the whole heart: towards biological cardiac rhythm management. *Eur Heart J*. 2017;38:2132–2136.
56. Bruegmann T, Boyle PM, Vogt CC, et al. Optogenetic defibrillation terminates ventricular arrhythmia in mouse hearts and human simulations. *J Clin Invest*. 2016;126:3894–3904.
57. Crocini C, Ferrantini C, Coppini R, et al. Optogenetics design of mechanistically-based stimulation patterns for cardiac defibrillation. *Sci Rep*. 2016;6:35628.
58. Busskamp V, Roska B. Optogenetic approaches to restoring visual function in retinitis pigmentosa. *Curr Opin Neurobiol*. 2011;21:942–946.
59. Gradinaru V, Mogri M, Thompson KR, et al. Optical deconstruction of parkinsonian neural circuitry. *Science*. 2009;324:354–359.
60. Roberson DP, Binshtok AM, Blasl F, et al. Targeting of sodium channel blockers into nociceptors to produce long-duration analgesia: a systematic study and review. *Br J Pharmacol*. 2011;164:48–58.
61. Mourot A, Fehrentz T, Le Feuvre Y, et al. Rapid optical control of nociception with an ion-channel photoswitch. *Nat Methods*. 2012;9:396–402.
62. Gitlin JM. *Light-switched local anaesthetic lets scientists turn pain nerve on and off*. Available at: https://www.arstechnica.com/science/2012/02/light-switched-local-anaesthetic-lets-scientists-turn-pain-nerves-on-and-off. Accessed June 19, 2018.
63. Mourot A, Tochitsky I, Kramer RH. Light at the end of the channel: optical manipulation of intrinsic neuronal excitability with chemical photoswitches. *Front Mol Neurosci*. 2013;6:5.

# 22

# Perguntas Frequentes

## Anestésicos locais

### Questão

*Por que se diz que a administração intravascular de anestésicos locais é perigosa sendo que os médicos do departamento de emergência frequentemente administram lidocaína por via intravenosa para tratar disritmias cardíacas fatais?*

A administração intravenosa de anestésicos locais é potencialmente perigosa em todos os momentos e em todos os pacientes. Contudo, os anestésicos locais intravenosos, como lidocaína e procainamida, têm papel importante no tratamento de disritmias ventriculares pré-fatais, como as contrações ventriculares prematuras e a taquicardia ventricular. Vários fatores, incluindo a ponderação de risco *versus* benefício, devem ser considerados sempre que os anestésicos locais forem administrados "com segurança" por via intravenosa.

1. *Estado físico do paciente.* Os pacientes que recebem lidocaína administrada por via intravenosa ou outro medicamento antidisrítimico têm disritmias cardíacas potencialmente fatais. O miocárdio é altamente irritável (geralmente secundário à isquemia), e isso costuma ser a principal causa da disritmia. Os anestésicos locais são depressores do miocárdio. Ao deprimir o miocárdio, a lidocaína diminui a incidência de disritmias. Entretanto, pacientes com ritmos cardíacos normais que recebem anestésicos locais intravenosos também terão seu miocárdio deprimido; sua função cardíaca pode ser prejudicada pelo anestésico local nessa circunstância.
2. *A forma de lidocaína utilizada.* A lidocaína por via intravenosa usada no tratamento de arritmias ventriculares, conhecida como lidocaína cardíaca, é preparada em ampolas de uso único ou seringas preenchidas. Essas ampolas e seringas contêm apenas lidocaína e cloreto de sódio. O tubete odontológico típico de lidocaína contém lidocaína, água destilada, vasoconstritor, bissulfito de sódio e cloreto de sódio. A injeção intravenosa desses ingredientes, em si e por si só, pode precipitar respostas cardiovasculares indesejadas em vez de interrompê-las.
3. *A taxa de injeção.* A lidocaína para uso antidisrítmico é titulada lentamente por via intravenosa para atingir um nível sanguíneo terapêutico no miocárdio. O nível sanguíneo terapêutico aceito de lidocaína é entre 1,8 e 5 μg/mℓ. Para conseguir isso, a lidocaína é administrada por via intravenosa, lentamente, e titulada até que as disritmias ventriculares no eletrocardiograma sejam eliminadas – tipicamente, uma dose entre 1 e 1,5 mg/kg. Na prática odontológica típica, um tubete de 1,8 mℓ de lidocaína (36 mg) é depositado em 15 segundos ou menos. A taxa na qual o medicamento é administrado por via intravenosa tem influência significativa sobre o seu pico de nível sanguíneo. A administração intravenosa demasiado rápida resulta em níveis sanguíneos de lidocaína que rapidamente se aproximam da superdosagem, enquanto uma dose de administração mais lenta resulta em níveis sanguíneos dentro do intervalo para interrupção das arritmias.
4. *Risco* versus *benefício.* Uma reação de superdosagem é possível a qualquer momento em que a lidocaína é administrada por via intravenosa. Mesmo sob condições controladas em um hospital, as reações adversas relacionadas com níveis sanguíneos excessivamente elevados se desenvolvem.[1-6] O risco de administração intravenosa de anestésicos locais deve sempre ser pesado contra o potencial benefício a ser obtido com seu uso. Para pacientes de alto risco com arritmia específica com risco à vida, o benefício claramente supera o risco. Para pacientes odontológicos que buscam alívio da dor intraoral, a administração de anestésicos locais intravenosos não confere nenhum benefício, e ainda acrescenta muitos riscos.

### Questão

*O que devo fazer quando um paciente afirma ser alérgico a um anestésico local?*

Acredite no paciente. Não use qualquer forma de anestesia local (incluindo preparações anestésicas tópicas) nele até que você seja capaz de determinar definitivamente se existe uma verdadeira alergia documentada e reproduzível. Procure determinar o que realmente aconteceu com o paciente para fazer tal alegação e como sua "reação" foi tratada. (Uma discussão detalhada dessa situação é apresentada no Capítulo 18.)

### Questão

*Alguns anestésicos locais são mais seguros do que outros? Alguns parecem ser mais implicados do que outros em reações adversas.*

Não. Quando usadas adequadamente, todas as formulações anestésicas são extremamente seguras e eficazes. "Usar corretamente" é a frase-chave. A aspiração (duas vezes) antes da injeção (para minimizar o risco de administração intravascular) e a administração lenta do medicamento são vitais. Para determinar possíveis contraindicações para anestésicos locais específicos ou aditivos, o histórico médico do paciente deve ser obtido e a avaliação física concluída antes de seu uso. A dose máxima de um medicamento deve ser determinada para um paciente específico e não deve ser excedida. As tabelas para os anestésicos locais mais comumente usados encontram-se nos Capítulos 4 e 18. Os números citados são doses máximas recomendadas. A dose máxima recomendada deve ser reduzida em pacientes com determinadas complicações médicas e em indivíduos mais velhos.

A maioria das reações sistêmicas aos anestésicos locais é inteiramente evitável. As reações de superdosagem que levaram a morte ou morbidade significativa frequentemente resultam da administração de uma dose muito alta para um paciente mais jovem, mais leve, bem comportado e que requer vários quadrantes de atendimento odontológico ou, muito menos comumente, após administração intravenosa "acidental". As reações psicogênicas, de longe a resposta adversa mais comum à administração de anestésico local, podem ser praticamente eliminadas por meio da comunicação aprimorada com o paciente, do uso de uma técnica de injeção atraumática (ver Capítulo 11) e da colocação do paciente em decúbito dorsal durante a injeção, além de amplas doses de empatia.

## Questão

*Alguns anestésicos locais têm risco maior de produzir danos aos nervos (p. ex., parestesia)?*

A discussão nos círculos odontológicos com relação às formulações de anestésico local a 4% e à incidência relatada de parestesia persiste desde a introdução da articaína no Canadá, em 1985, e nos EUA, em 2000. Essa preocupação começou em 1995 com a publicação de um artigo de Haas e Lennon,[7] que afirmaram que a incidência de parestesia após a administração de todas as soluções anestésicas locais era de 1:785.000. Para anestésicos locais 0,5, 2 e 3%, o risco calculado foi de 1:1.125.000, e para anestésicos locais 4%, de 1:485.000.

A discussão sobre a parestesia associada ao tratamento odontológico não cirúrgico é apresentada nos Capítulos 17 e 20.

Uma metanálise comparando o cloridrato de articaína com o cloridrato de lidocaína (lignocaína) relatou que é mais provável que a articaína alcance o sucesso anestésico na área do primeiro molar posterior do que a lidocaína e que não há diferença nos eventos adversos pós-injeção.[8] Uma revisão de 2011 sobre articaína (116 artigos revisados) concluiu que "embora possa haver controvérsia em relação à sua segurança e vantagens em comparação com outros anestésicos locais, não há evidências conclusivas que demonstrem neurotoxicidade ou propriedades anestésicas significativamente superiores às da articaína para procedimentos odontológicos".[9]

Para um exame detalhado de todos os aspectos do anestésico local cloridrato de articaína, indica-se o artigo "Articaína 30 anos depois."[10]

## Questão

*Como selecionar um anestésico local apropriado para determinado paciente e procedimento?*

Dois fatores são particularmente importantes:

1. A duração do controle da dor, necessária para completar o procedimento de forma indolor, e a possível necessidade de controle da dor pós-tratamento (p. ex., após procedimentos cirúrgicos). O Quadro 4.1 lista as formulações anestésicas locais atualmente disponíveis por sua duração aproximada de ação – tanto para os tecidos moles quanto para a anestesia pulpar.
2. O estado físico do paciente (p. ex., Classificação da American Society of Anesthesiology [ASA]), a hipersensibilidade, a metemoglobinemia ou a alergia ao enxofre, que podem impedir o uso de medicamentos específicos. Para a maioria dos pacientes, a duração desejada do controle da dor é o fator decisivo e definitivo na seleção de anestésicos locais, porque geralmente não há contraindicações para a administração de qualquer agente em particular.

## Questão

*Quais anestésicos locais devem estar disponíveis em um consultório?*

Sugere-se que um certo número de anestésicos locais esteja disponível em todos os momentos. A natureza da prática odontológica vai ditar o número e os tipos de anestésicos locais necessários. Em uma prática odontológica típica, a seleção de uma formulação anestésica se baseia na duração desejada de anestesia pulpar; por exemplo, menos de 30 minutos, aproximadamente 60 minutos, mais de 90 minutos. Um anestésico local de cada grupo, conforme necessário pela natureza da prática do cirurgião-dentista, deve estar disponível. Por exemplo, o odontopediatra tem pouca necessidade ou desejo por anestésicos locais de ação prolongada, como a bupivacaína, enquanto o cirurgião bucomaxilofacial pode ter pouca necessidade de medicamentos de ação mais curta, como a mepivacaína pura, mas uma necessidade maior de bupivacaína. É importante lembrar que nem todos os pacientes têm requisitos anestésicos locais semelhantes, e o mesmo paciente pode necessitar de um anestésico local diferente para um procedimento odontológico de duração diferente. Os anestésicos locais do tipo amida são preferidos aos anestésicos locais do tipo éster por sua menor incidência de alergia.

## Questão

*Os anestésicos tópicos realmente funcionam?*

Certamente, se a preparação anestésica tópica for aplicada à membrana mucosa por um período adequado.[11] A American Dental Association recomenda a aplicação de 1 minuto.[12] A Food and Drug Administration (FDA) dos EUA recomenda a aplicação pelo mínimo de 1 minuto. Gill e Orr[13] recomendam a aplicação de 2 a 3 minutos. Os anestésicos tópicos contendo benzocaína não são absorvidos do seu local de aplicação para o sistema cardiovascular; portanto, o risco de superdosagem é mínimo quando suas preparações são utilizadas.

Em 23 de maio de 2018, a FDA emitiu um aviso aos consumidores para não usarem produtos odontológicos contendo benzocaína em lactentes e crianças menores de 2 anos de idade, em virtude do risco de induzir metemoglobinemia quando o produto é administrado em dose muito alta.[14] Muitos anestésicos tópicos odontológicos contêm benzocaína, mas, quando aplicados adequadamente em áreas isoladas e em pequenas quantidades (ver o parágrafo a seguir) – como é feito em consultórios odontológicos –, esse risco é mínimo.

Em decorrência da rápida absorção de alguns produtos anestésicos locais aplicados topicamente, como a lidocaína, recomenda-se restringir seu uso às seguintes situações:

1. Localmente, na área da punção da agulha antes da injeção.
2. Para raspagem ou curetagem, em não mais de um quadrante por vez.

*Sprays* pressurizados de anestésicos tópicos não podem ser recomendados a menos que liberem uma dose calibrada da droga, não uma dose constante e descontrolada.[15] A esterilização da cânula de pulverização deve ser possível se um *spray* for usado. Muitos *sprays* de anestésicos tópicos pressurizados estão disponíveis em forma calibrada e com cânulas descartáveis de pulverização.

# Vasoconstritores

## Questão

*Existem contraindicações para o uso de vasoconstritores em pacientes odontológicos?*

Sim. O uso de anestésicos locais com vasoconstritores deve ser evitado ou mantido a um mínimo absoluto nos seguintes casos:[16-18]

1. Pacientes com pressão arterial sistólica acima de 200 mmHg ou diastólica de 115 mmHg.
2. Pacientes com hipertireoidismo não controlado.
3. Pacientes com doença cardiovascular grave:
    a. Menos de 6 meses após infarto do miocárdio

b. Menos de 6 meses após acidente vascular cerebral
c. Com episódios diários de *angina* de peito ou angina instável (pré-infarto)
d. Com arritmias cardíacas, apesar da terapia adequada
e. Após cirurgia de revascularização miocárdica há menos de 6 meses.

4. Pacientes submetidos à anestesia geral com agentes halogenados.
5. Pacientes que recebem betabloqueadores não específicos, inibidores da monoaminoxidase ou antidepressivos tricíclicos.

Os pacientes das categorias 1 a 3d são classificados como classe de riscos ASA 4 e normalmente não são considerados candidatos ao tratamento odontológico eletivo ou de emergência no consultório. (Ver Capítulos 3 e 10 para discussões mais detalhadas, e ver também a próxima questão.)

## Questão

*Muitas vezes os consultores médicos não recomendam a inclusão de um vasoconstritor em um anestésico local por causa do risco cardiovascular para o paciente. Por quê? E o que se pode fazer para conseguir um controle da dor eficaz?*

Como indicado, há vários casos em que é prudente evitar o uso de vasoconstritores em anestésicos locais. A maioria dessas situações (p. ex., pressão arterial alta gravemente elevada não tratada, doença cardiovascular grave) também representa contraindicações absolutas para a cirurgia odontológica eletiva em razão do maior risco potencial para o paciente. Se um paciente odontológico com doença cardiovascular é considerado tratável (ASA classe 2 ou 3), então anestésicos locais para controle da dor são indicados. Frequentemente, o médico do paciente afirma que, embora os anestésicos locais possam ser usados, o uso de epinefrina deveria ser evitado.

## Questão

*Quando o uso de epinefrina deve ser evitado?*

Uma das poucas razões válidas para evitar o uso de epinefrina é o paciente com anormalidades do ritmo cardíaco que não responde à terapia médica. A presença de disritmias (especialmente ventricular) geralmente indica um miocárdio irritável e isquêmico. A epinefrina, exógena ou endógena, aumenta ainda mais a irritabilidade miocárdica, predispondo este paciente a uma maior frequência de disritmias ou a tipos mais significativos de disritmias, como taquicardia ventricular ou fibrilação ventricular. Nesses pacientes, o uso de anestésicos locais contendo epinefrina deve ser evitado, se possível. No entanto, muitos cardiologistas nem consideram o miocárdio isquêmico uma razão válida para excluir os vasoconstritores dos anestésicos locais, desde que a dose de epinefrina administrada seja mínima (volume de medicamento e concentração de epinefrina [1:200.000, preferido]) e a administração intravascular seja evitada.

A recomendação deste autor é que, para um paciente considerado capaz de tolerar as tensões envolvidas no tratamento odontológico planejado, um vasoconstritor deve ser incluído no anestésico local se houver uma razão válida para sua inclusão (p. ex., profundidade ou duração da anestesia, necessidade de hemostasia). Como Bennett afirmou, "quanto maior o risco médico do paciente, mais importante se torna o controle efetivo da dor e da ansiedade".[19]

## Questão

*Por que muitos médicos ainda não recomendam o uso de epinefrina (e outros vasoconstritores) em pacientes com risco cardiovascular?*

A maioria dos médicos nunca (ou, na melhor das hipóteses, raramente) usa epinefrina em sua prática. Os únicos médicos que fazem isso regularmente são anestesistas, especialistas em medicina de emergência e cirurgiões. Como na medicina, a epinefrina é quase sempre usada em situações de emergência. Nesses momentos, a dose é consideravelmente maior do que a utilizada em odontologia. A dose média de emergência da epinefrina administrada por via intramuscular ou intravenosa (usada em concentração de 1:1.000 ou 1:10.000) para anafilaxia ou parada cardíaca é de 0,3 a 1 mg, enquanto um tubete odontológico com epinefrina a 1:100.000 contém apenas 0,018 mg.

É compreensível, portanto, que muitos médicos, sem conhecimento profundo sobre a prática da odontologia, pensem na epinefrina nas doses utilizadas na medicina de emergência, e não nas apresentações muito mais diluídas usadas para anestesia odontológica. Segue um exemplo: em uma situação hospitalar, um paciente com um problema cardiovascular grave (ASA classe 4) que requer um procedimento cirúrgico (p. ex., apendicectomia de emergência) pode ser considerado de risco muito grande para a anestesia geral. Muitos anestesiologistas optam por usar um bloqueio anestésico (raquidiano) com um agente intravenoso antiansiedade (midazolam) para sedação em vez de anestesia geral. O anestésico local geralmente contém epinefrina em uma concentração de 1:100.000 ou 1:200.000, adicionada principalmente para diminuir a taxa na qual o anestésico local é absorvido no sistema cardiovascular, mas também para minimizar o sangramento e prolongar a duração da ação clínica.

## Questão

*Por que o uso de vasoconstritores em anestésicos locais é recomendado para pacientes com risco cardíaco?*

A dor é estressante para o corpo. Durante o estresse, catecolaminas endógenas (p. ex., epinefrina, norepinefrina) são liberadas de seus locais de armazenamento no sistema cardiovascular em um nível aproximadamente 40 vezes maior que o nível de repouso. (Uma revisão da farmacologia deste grupo de medicamentos é apresentada no Capítulo 3.)

A liberação de epinefrina e norepinefrina no sistema cardiovascular aumenta a carga de trabalho do coração; portanto, a necessidade miocárdica de oxigênio aumenta. Em pacientes com artérias coronárias comprometidas (parcialmente oclusas), se esse aumento da necessidade de oxigênio no miocárdio não for atendido, a isquemia se desenvolve, levando ao aparecimento de disritmias, dor anginosa (se a isquemia for transitória) ou infarto do miocárdio (se a isquemia for prolongada). A carga de trabalho cardíaca aumentada também pode levar à exacerbação aguda da insuficiência cardíaca (edema pulmonar agudo). Níveis elevados de catecolaminas podem produzir um aumento drástico na pressão sanguínea; isso pode precipitar outra situação ameaçadora à vida (p. ex., um acidente vascular cerebral hemorrágico [acidente cerebrovascular, "ataque cerebral"]).

Portanto, o objetivo é minimizar a liberação de catecolaminas endógenas durante a terapia odontológica. O protocolo para redução de estresse é projetado para isso. Um anestésico local sem vasoconstritor proporciona uma anestesia pulpar de duração mais curta que o mesmo medicamento com um vasoconstritor. O controle profundo da dor com duração adequada é menos provável de ser alcançado quando um vasoconstritor é excluído de uma solução anestésica local. Se o paciente experimenta dor durante o tratamento, uma resposta exagerada ao estresse pode ser observada.

Com o uso adequado (aspiração duas vezes e injeção lenta) de um anestésico local com volume e concentração mínimos de um vasoconstritor exógeno (p. ex., 1:200.000, 1:100.000), o controle da dor de maior duração é praticamente garantido e uma resposta exagerada de estresse é evitada ou minimizada. Os níveis de catecolaminas no sangue são elevados quando a epinefrina exógena é administrada, mas esses níveis geralmente não são clinicamente significativos.

Uma afirmação repetida e essencialmente verdadeira é que o paciente com comprometimento cardiovascular está em maior risco com as catecolaminas endogenamente liberadas que com a epinefrina exógena administrada de maneira adequada.

## Questão

*Pode-se administrar um anestésico local com vasoconstritor mesmo se um médico desaconselhar?*

Sim. Uma consulta médica é um pedido de aconselhamento seu a uma pessoa com mais conhecimento do assunto em questão. Você não é obrigado a seguir o conselho se sentir que pode ser impreciso. Se sua dúvida relativa ao protocolo de tratamento adequado persistir, na sequência desta consulta inicial, devem ser solicitados pareceres adicionais, preferencialmente de um especialista na "área" de interesse, como cardiologista, anestesiologista ou especialista em anestesia local odontológica. Para alguns pacientes, as catecolaminas exógenas podem ser um risco muito grande; nesses casos, as soluções anestésicas locais simples devem ser administradas.

Deve sempre ser lembrado que a responsabilidade primária para o cuidado e o bem-estar de um paciente está somente nas mãos da pessoa que realiza o tratamento, não naquela que dá conselhos.

Um incidente relativo a uma consulta médica deve ser relatado. Um estudante de pós-graduação em periodontia estava planejando quatro quadrantes da cirurgia óssea em um paciente cujo histórico médico estava dentro dos limites normais, exceto por um torcicolo para o qual ele estava recebendo imipramina, um antidepressivo tricíclico. Uma consulta por escrito foi enviada ao médico do paciente, solicitando que ele parasse de ser tratado com imipramina antes do procedimento cirúrgico ser realizado. A resposta foi que o paciente não poderia parar de tomar o medicamento porque demorou mais de 1 ano para que sua condição médica fosse estabilizada. Além disso, foi recomendado que o uso de epinefrina fosse evitado durante a cirurgia deste paciente. Foi decidido entrar em contato com o médico diretamente para discutir o assunto e tentar explicar a importância do uso de epinefrina durante um procedimento cirúrgico ósseo. Na conversa que se seguiu, foi acordado que a epinefrina poderia ser usada, mas em dose limitada, e que o paciente deveria ser monitorado (sinais vitais) durante todo o procedimento. A cirurgia prosseguiu e foi concluída sem incidentes.

A lição a ser aprendida com esse episódio é que a redação da consulta original era demasiado restritiva, ou, de fato, poderia ter sido interpretada como ameaçadora ao médico. Sempre que possível, deve haver contato direto e discussão entre ambas as partes, explicando suas necessidades, pois é mais provável que isso leve a um compromisso satisfatório e a um tratamento melhor e mais seguro para o paciente.

## Questão

*Se a epinefrina for usada em pacientes com risco cardíaco, existe uma dose máxima?*

Sim. Bennett[19] recomenda, e outros autores concordam, que a dose máxima de epinefrina em um paciente com risco cardíaco (ASA 2,3) deve ser de 0,04 mg. Isso equivale aproximadamente a:

- Um tubete de epinefrina 1:50.000
- Dois tubetes de epinefrina 1:100.000
- Quatro tubetes de epinefrina 1:200.000.

Este autor não recomenda o uso de epinefrina 1:50.000 para fins de controle da dor. (Mais informações sobre tratamento odontológico do paciente com risco cardiovascular estão disponíveis.[20-22])

## Questão

*E quanto ao fio de retração gengival contendo epinefrina?*

O fio de retração gengival com epinefrina racêmica nunca deve ser usado em pacientes com risco cardiovascular, e é opinião deste autor que não deve ser usado em nenhum paciente. O fio de retração gengival contém 8% de epinefrina racêmica. Metade disso é da sua forma levógira, que proporciona uma concentração de epinefrina ativa de 4% (ou 40 mg/mℓ). Isso é 40 vezes a concentração utilizada no tratamento de anafilaxia ou parada cardíaca. A absorção de epinefrina através da membrana mucosa para o sistema cardiovascular é normalmente rápida, mas acontece ainda mais depressa com sangramento ativo, como aquele que ocorre após a preparação subgengival do dente. Os níveis de epinefrina no sangue aumentam rapidamente, levando a manifestações de superdosagem de epinefrina (p. 346).

Este aumento na atividade cardiovascular pode ser uma ameaça à vida em pacientes com preexistência de doença cardiovascular clinicamente evidente ou subclínica.

## Questão

*Se for decidido não usar um vasoconstritor em um paciente, quais anestésicos locais são clinicamente úteis?*

Os anestésicos locais disponíveis clinicamente são listados pela duração de sua ação no Quadro 4.1. Mepivacaína 3% (via bloqueio do nervo) pode fornecer até 40 minutos de anestesia pulpar para o paciente típico, enquanto a prilocaína 4% (via bloqueio do nervo) pode fornecer até 60 minutos.

# Seringas

## Questão

*Que tipo de seringa é recomendada?*

Embora uma grande variedade de seringas esteja disponível, dois fatores têm importância primordial na sua seleção:

1. Uma seringa deve ser capaz de aspirar. Não use uma seringa que não permite aspiração.
2. Uma seringa deve ser esterilizável, a menos que seja descartável.

Além disso, com a introdução das chamadas seringas de segurança, é recomendação deste autor que todas as considerações sejam dadas ao uso de uma seringa que é projetada para minimizar o risco de picada acidental após a injeção (ver Capítulo 6). Embora o custo unitário da seringa de segurança descartável aumente as despesas de consultório, a diminuição da responsabilidade enfrentada pelo clínico por ferimentos causados por agulhas deve mais do que cobrir essa consideração. Embora, em teoria, as seringas de segurança sejam obrigatórias, a falta de dispositivos no mercado odontológico norte-americano tem limitado gravemente sua implementação na prática clínica. As seringas odontológicas tradicionais continuam representando o padrão de atendimento.

## Questão

*Os sistemas de administração de anestésico local controlados por computador (C-CLAD) funcionam bem o suficiente para justificar sua compra?*

Sim. Na maioria dos casos, os sistemas C-CLAD possibilitam que o paciente receba uma anestesia local eficaz de forma totalmente livre de dor (pontuação na escala visual analógica de 0 a 2). As respostas dos cirurgiões-dentistas que usam os sistemas C-CLAD variam desde extremamente satisfeitos com seu uso até a sensação de que eles não valem a despesa. A maioria das respostas é favorável. Na experiência deste autor, os sistemas C-CLAD facilitam a administração mais confortável das injeções que são "difíceis" de administrar sem dor. Estas incluem todas as injeções palatinas e as técnicas de injeção no ligamento periodontal. Os sistemas C-CLAD são discutidos extensivamente nos Capítulos 5 e 20.

## Agulhas

### Questão

*Quais calibres e comprimentos de agulhas são recomendados para a injeção?*

A seleção de uma agulha depende de vários fatores, entre os quais estão, principalmente, o potencial de aspiração da injeção e a profundidade estimada da penetração dos tecidos moles:

1. Uma agulha odontológica longa é recomendada para bloqueios do nervo alveolar inferior, mandibular de Gow-Gates, mandibular de Vazirani-Akinosi, alveolar superior anterior (infraorbital) e maxilar ($V_2$) em adultos. Este autor recomenda que uma agulha de calibre 25 seja usada nesses casos.
2. Uma agulha curta é recomendada para bloqueios do nervo alveolar superior posterior, mentuais e incisivos; infiltração maxilar (supraperiosteal); bloqueios palatinos e infiltração; e injeções do ligamento periodontal e intrasseptal. Este autor recomenda o uso de uma agulha de calibre 27 nesses casos.

Se apenas duas agulhas estivessem disponíveis em meu consultório odontológico, eu optaria por uma agulha longa de calibre 25 e uma agulha curta de calibre 27. Não há absolutamente nenhuma necessidade ou desejo de usar uma agulha de calibre 30 para uma injeção intraoral. No entanto, esse é não é o caso na prática de odontologia nos EUA. Informações recebidas de fabricantes de agulhas indicam que a maioria das agulhas comumente compradas para odontologia nos EUA são a longa de calibre 27 e a curta de calibre 30 (ver Tabela 6.2).

Não recomendo uma agulha curta de calibre 30, mas esta pode ser usada para a infiltração local a fim de produzir hemostasia. O grande problema, na minha opinião, é o aumento do risco de quebra e retenção dentro dos tecidos moles se a agulha de calibre 30 for usada para uma técnica de injeção que exige o uso de uma agulha odontológica longa. O gerenciamento de agulhas quebradas é revisado no Capítulo 17.

## Cartuchos

### Questão

*Por que você (o autor) diz "tubete" quando todos os outros chamam de "carpule"?*

*Carpule* era um nome patenteado para o tubete de vidro. O nome foi registrado pela Cook-Waite Laboratories. (Ver no Capítulo 7 a história do anestésico local odontológico "Carpule".)

### Questão

*Os tubetes de vidro podem ser autoclavados?*

Não. A autoclavagem de tubetes de vidro destrói sua vedação. O calor da autoclavagem também degrada o vasoconstritor lábil ao calor.

### Questão

*Os tubetes anestésicos locais devem ser armazenados em álcool ou em solução de esterilização a frio?*

Não. O álcool ou a solução de esterilização a frio se difundem para o interior do tubete. A injeção deles em tecidos pode produzir queimação, irritação ou parestesia. (O cuidado e o manuseio de tubetes de anestésicos locais são discutidos no Capítulo 7.)

### Questão

*Os aquecedores de tubetes são eficazes para tornar as soluções anestésicas locais mais confortáveis na injeção?*

Não. A maioria dos aquecedores de tubete torna a solução anestésica local muito quente, provocando maior desconforto na injeção e possível destruição do vasoconstritor sensível ao calor. Os tubetes de solução de anestésico local armazenados em temperatura ambiente não causam desconforto aos pacientes e são preferidos.

### Questão

*Por que alguns pacientes se queixam de uma sensação de queimação quando o anestésico local é injetado?*

Em razão de seu pH ácido, qualquer anestésico local pode causar leve sensação de queimação durante a injeção inicial. O pH de uma solução simples está no intervalo de 5,5 a 6, e o de uma solução contendo vasoconstritor está na faixa de 3,5 a 4,5. Outras causas incluem uma solução excessivamente quente, a presença de álcool ou solução de esterilização a frio dentro do tubete, ou uma solução com um vasoconstritor próximo à sua data de vencimento.

A introdução de um sistema confiável simples de tamponamento de tubetes de anestésicos locais imediatamente antes da injeção, elevando o pH a 7,4, compatível com o corpo, permite a liberação confortável de anestésico local para pacientes. O tamponamento do anestésico local é discutido no Capítulo 20.

### Questão

*O que faz a solução anestésica local escorrer pelo lado de fora da agulha na boca do paciente?*

A preparação inadequada do arsenal (ver Capítulo 9). A sequência recomendada para preparação (usando uma seringa de metal e uma agulha descartável) é a seguinte:

1. Coloque o tubete na seringa.
2. Insira o arpão de aspiração apenas com pressão digital. (Não é necessário bater no êmbolo.)
3. Coloque a agulha na seringa.

Essa sequência fornece uma perfuração perfeitamente centrada do diafragma de borracha pela agulha, com um selo apertado formado em volta da agulha. Nenhum vazamento de anestésico ocorre. Quando a agulha é colocada na seringa primeiro, seguida pelo tubete, é possível que a perfuração do diafragma seja ovoide, e não redonda. A perfuração ovoide não se fecha bem em volta da agulha de metal, levando ao vazamento de anestésico em torno dessa área conforme ele é injetado.

### Questão

*O que faz os tubetes quebrarem durante a injeção?*

1. Danos durante o envio. Deve-se verificar visualmente os tubetes antes de usar.
2. Uso de força excessiva para engatar o arpão de aspiração no tampão de borracha do tubete. A preparação adequada da

agulha, do tubete e da seringa (ver questão anterior) impede a quebra causada por força excessiva. Quando a agulha é colocada na seringa antes do tubete, é necessário "bater" o êmbolo para incorporar o arpão no tampão de borracha. Isso pode fazer com que o tubete quebre.
3. Uma tentativa de forçar um tubete com um tampão extrudado na seringa.
4. Uso de uma seringa com um arpão torto.
5. Uma agulha dobrada com um lúmen ocluído. Sempre expelir um pequeno volume de anestésico da seringa antes de inserir a agulha nos tecidos do paciente para garantir sua patência.

## Técnicas de anestesia regional em odontologia

### Questão

*O que sempre deve ser feito antes da administração de anestésico local em um paciente?*

A revisão do questionário de histórico médico do paciente (visual ou verbal) e um exame físico, incluindo sinais vitais e inspeção visual, são recomendados quando um paciente é consultado pela primeira vez ou após uma longa ausência do consultório. Isso identifica possíveis contraindicações ao uso de anestésicos locais ou vasoconstritores e, em geral, determina a capacidade de um paciente tolerar física e psicologicamente as tensões do atendimento odontológico sem risco indevido.

### Questão

*Quais são as contraindicações médicas para o uso de anestésicos locais e vasoconstritores?*

Estas são discutidas no Capítulo 4 e na excelente revisão de artigos de Perusse *et al.*[16-18]

### Questão

*Um paciente deve ser avisado de que uma injeção de anestésico vai doer antes que ela seja iniciada?*

Não. As injeções de anestésico local não precisam ser doloridas. O cuidado com a aderência ao protocolo de injeção atraumática descrito no Capítulo 11 pode fazer com que praticamente todas as injeções, incluindo as palatinas, sejam indolores. O *spray* nasal de tetracaína-oximetazolina recentemente introduzido fornece anestesia do tecido mole palatino do segundo pré-molar até o incisivo central (ver Capítulo 20).

### Questão

*Há uma posição específica da cadeira melhor para a administração de anestésicos locais?*

Sim, com certeza. Como as reações adversas mais comumente observadas aos anestésicos locais são psicogênicas (p. ex., síncope), a posição de escolha durante as injeções intraorais é aquela em que o peito (coração) e a cabeça do paciente estão paralelos ao chão e os pés levemente elevados. Os episódios pré-sincopais ainda podem ocorrer (palidez, tontura), mas a perda real de consciência é extremamente improvável de se desenvolver com o paciente nessa posição.

Após a conclusão de várias injeções mandibulares (injeções de bloqueios nervosos alveolares inferiores, mandibular de Gow-Gates e mandibular de Vazirani-Akinosi), a recomendação deste autor é que o paciente seja devolvido a uma posição confortável, mais ereta, durante os 5 a 10 minutos seguintes. Essa mudança na posição do paciente parece (anedoticamente) ajudar a acelerar o início da anestesia mandibular.

### Questão

*Por que você (o autor) recomenda a anestesia regional na maxila em vez da infiltração (supraperiosteal)?*

A anestesia regional na maxila é preferida à infiltração sempre que mais de dois dentes forem tratados. Suas vantagens incluem:

1. Menos penetrações de tecido, com menor probabilidade de dor pós-injeção.
2. Menor volume de anestésico local (em comparação a várias infiltrações na mesma área), diminuindo, assim, o risco de reações sistêmicas, como superdosagem.
3. Anestesia clinicamente adequada é mais provável quando a infiltração é ineficaz por causa presença de infecção.

### Questão

*As injeções palatinas sempre doem?*

Não. A adesão cuidadosa ao protocolo de injeções atraumáticas pode ajudar muito a minimizar qualquer desconforto associado à anestesia palatina. Além disso, os seguintes pontos são importantes:

1. Anestesia tópica.
2. Anestesia sob pressão.
3. Controle da agulha.
4. Depósito lento da solução.
5. Atitude positiva do administrador.

Uma área de interesse considerável entre os cirurgiões-dentistas é a anestesia palatina e como aumentar o conforto do paciente. Ao longo dos anos, recebi muitos dispositivos concebidos por cirurgiões-dentistas para tentar minimizar ou eliminar a dor durante as injeções palatinas, e me informaram de várias técnicas. Estas incluem o uso de bastões vibrantes, deixar a agulha percorrer o contorno do palato por 1 ou 2 segundos, para que os pacientes saibam que ela está chegando e não seja um "choque" para eles, e evitar o uso de injeções palatinas a menos que sejam absolutamente necessárias. A introdução clínica dos sistemas C-CLAD (ver anteriormente e no Capítulo 5) permite a administração de injeções de anestésico local em qualquer área da cavidade oral de forma indolor na maioria das situações. Além disso, o *spray* nasal de tetracaína-oximetazolina fornece graus significativos de anestesia dos tecidos moles palatinos (ver Capítulo 20).[24]

### Questão

*Por que a taxa de falha é mais alta com bloqueios dos nervos alveolares inferiores do que com qualquer outra injeção?*

De todos os bloqueios nervosos em odontologia e, com poucas exceções, também em medicina, o bloqueio do nervo alveolar inferior é o mais elusivo de sucesso consistente. Uma taxa de sucesso, bilateralmente, de 85% ou mais indica que a técnica é basicamente correta. No entanto, muitos fatores podem afetar essa taxa de sucesso:

1. *Variação anatômica.* É bem sabido que, se algum aspecto da anatomia humana é consistente, é sua inconsistência. A aderência estrita à técnica de injeção nem sempre produz uma anestesia adequada do nervo alveolar inferior.
2. *Erro técnico.* O erro técnico mais comum observado com o bloqueio do nervo alveolar inferior é a inserção da agulha muito

baixa no lado medial do ramo (abaixo do forame mandibular, onde o nervo alveolar inferior entra no canal mandibular). Um segundo erro técnico comum é a inserção excessiva da agulha anteriormente (lateralmente) no lado medial do ramo (contatando o osso logo após a penetração).

3. *Inervação acessória.* Quando regiões isoladas de dentes mandibulares permanecem sensíveis quando todas as outras áreas são insensíveis, a possibilidade de inervação acessória deve ser considerada. A técnica usada para eliminar este problema (que geralmente é produzido pelo nervo milo-hióideo) é descrita no Capítulo 14.

Em setembro de 2011, foi publicado um suplemento para o *Journal of the American Dental Association* intitulado "O bloqueio mandibular está ultrapassado?".[25-28] Este concluiu que, embora ainda não tivesse chegado a hora de se despedir do bloqueio do nervo alveolar inferior tradicional, técnicas alternativas suficientes estavam disponíveis para permitir que o clínico fornecesse um controle bem-sucedido da dor na mandíbula em praticamente todas as situações de tratamento: bloqueios nervosos de Gow-Gates, de Vazirani-Akinosi e incisivo (mentual); injeções intraósseas, intrasseptais e do ligamento periodontal; e o uso de articaína por infiltração mandibular em adultos. A introdução de um sistema confiável e simples para tamponamento de tubetes de anestésico local foi acrescentada ao sucesso. Essas técnicas são discutidas nos Capítulos 14, 15 e 20.

É opinião deste autor, em 2019, que o tradicional bloqueio do nervo alveolar inferior *está* de fato ultrapassado.

## Questão

*Por que tenho uma taxa de falha muito maior com o bloqueio do nervo alveolar inferior de um lado do que do outro?*

Devido às posições significativamente diferentes do operador durante a administração do bloqueio do nervo alveolar inferior nos lados contralaterais da boca, não é incomum para alguns profissionais encontrar diferenças significativas em suas taxas de sucesso. O bloqueio do nervo alveolar inferior é o único bloqueio intraoral do nervo para o qual diferenças significativas nas taxas de sucesso são observadas em lados opostos da boca. Embora os protocolos básicos sejam os mesmos nos lados direito e esquerdo, a visão da área-alvo pelo administrador, o ângulo de entrada da agulha e outros fatores podem ser responsáveis pelo aumento da taxa de falhas de um lado. A solução para esse problema é avaliar criticamente a técnica de uma pessoa do lado menos bem-sucedido e tentar corrigi-la sem interferir no sucesso do lado oposto. Paciência é frequentemente necessária.

## Questão

*Como é possível conseguir um controle adequado da dor quando se chega aos dentes envolvidos por afecção pulpar?*

A sequência recomendada de técnicas de injeção para dentes envolvidos por afecção pulpar é (ver Quadro 19.1):

1. Solução anestésica local tamponada.
2. Infiltração local, se possível e não contraindicada.
3. Bloqueio regional do nervo (bloqueio do nervo alveolar inferior, bloqueio do nervo mandibular de Gow-Gates, bloqueio do nervo alveolar superior posterior etc.). Para molares mandibulares, começar com dois tubetes de anestésico local tamponado, seguido por:
   a. Infiltração de articaína (tamponada) no ápice do dente mandibular a ser tratado.
   b. Sedação por inalação ($N_2O$-$O_2$).
   c. Injeção intraóssea, intrasseptal ou do ligamento periodontal (se não for contraindicada pela presença de infecção).
   d. Injeção intrapulpar.
   e. "Oração… quando nada mais funciona." No entanto, com a introdução da anestesia intraóssea, essa etapa raramente é necessária.

Para todos os dentes da boca, com a provável exceção dos molares inferiores, o controle clinicamente adequado da dor para extirpação pulpar pode ser obtido com infiltração local ou injeção de bloqueio nervoso. As dificuldades surgem mais frequentemente nos molares mandibulares infectados (pulpite irreversível sintomática). O conhecimento prático de técnicas alternativas de anestesia mandibular, como o bloqueio mandibular de Gow-Gates ou de Vazirani-Akinosi, aumenta a probabilidade de obtenção de anestesia. Além disso, o uso da anestesia intraóssea aumenta muito as taxas de sucesso nos molares inferiores.

Os pré-molares mandibulares e dentes anteriores podem ser anestesiados adequadamente para extirpação pulpar com o bloqueio do nervo incisivo.

## Questão

*Quais preocupações especiais estão envolvidas com a anestesia local na odontopediatria?*

O controle da dor é geralmente mais fácil de alcançar na odontologia pediátrica. No entanto, duas preocupações devem sempre ser consideradas:

1. O *aumento do potencial de superdosagem* existe porque (em sua maioria) as crianças são menores e pesam menos que os adultos. Usar fórmulas de miligramas por peso minimiza as doses máximas em crianças.
2. A *anestesia prolongada* pode levar à lesão autoinfligida dos lábios e da língua, a menos que medicamentos de duração mais curta sejam usados e que tanto o paciente quanto seus responsáveis estejam cientes dessa possível complicação. A administração do medicamento mesilato de fentolamina para reversão da anestesia local na conclusão do tratamento diminui significativamente a duração da anestesia residual dos tecidos moles (ver Capítulo 20).

Uma terceira preocupação diz respeito à técnica de injeção e à agulha apropriada em técnicas específicas. Recomenda-se uma agulha odontológica longa para as injeções descritas neste livro, para as quais uma espessura considerável de tecido mole deve ser penetrada. A razão para isso é a regra geral de que "uma agulha não deve ser inserida no tecido até o seu canhão, a menos que isso seja absolutamente necessário para o sucesso da injeção". Se for possível administrar uma técnica de injeção em uma criança com uma agulha curta (~ 20 mm de comprimento) dentro dos parâmetros desta regra, o uso dessa agulha é garantido. Psicologicamente, no entanto, a visão de uma agulha longa é mais traumática do que a visão de uma agulha curta (na verdade, agulhas e seringas devem sempre ser mantidas longe da linha de visão do paciente, se possível).

## Questão

*Qual é o método recomendado para alcançar a hemostasia em áreas cirúrgicas?*

A técnica recomendada é a infiltração local de um anestésico contendo vasoconstritor na região da cirurgia. Apenas pequenos volumes são necessários para este propósito. Recomenda-se a epinefrina em uma concentração de 1:100.000 (embora 1:50.000 também possa ser usada).

## Referências bibliográficas


1. Radowicka A, Kochmanski M, Zochowski RJ. Rare case of asystolic cardiac arrest after administration of xylocaine. *Kardiol Pol.* 1981;24:237–242.
2. Applebaum D, Halperin E. Asystole following a conventional therapeutic dose of lidocaine. *Am J Emerg Med.* 1986;4:143–145.
3. Mishima S, Kasai K, Yamamoto M, et al. Cardiac arrest due to lidocaine. *Masui.* 1989;38:1365–1368.
4. Gilbert TB. Cardiac arrest from inadvertent overdose of lidocaine hydrochloride through an arterial pressure line flush apparatus. *Anesth Analg.* 2001;93:1534–1536.
5. Doumiri M, Moussaoui A, Maazouzi W. Cardiac arrest after gargling and oral ingestion of 5% lidocaine. *Can J Anaesth.* 2008;55:882–883.
6. Yang JJ, Shen J, Xu J. Cardiac asystole after nasal infiltration of lidocaine with epinephrine in a transsphenoidal hypophysectomy patient with hypertrophic cardiomyopathy. *J Neurosurg Anesthesiol.* 2010;22:81–82.
7. Haas DA, Lennon D. A 21 year retrospective study of reports of paresthesia following local anesthetic administration. *J Can Dent Assoc.* 1995;61:319–320, 323–326, 329–330.
8. Katyal V. The efficacy and safety of articaine versus lignocaine in dental treatments: a meta-analysis. *J Dent.* 2010;38:307–317.
9. Yapp KE, Hopcraft MS, Parashos P. Articaine: a review of the literature. *Br Dent J.* 2011;210:323–329.
10. Malamed SF. Articaine 30 years later. *Oral Health.* 2016;106:42–68.
11. Meechan JG. Intra-oral topical anaesthetics: a review. *J Dent.* 2000;28:1–14.
12. Ciancio SG, ed. *ADA/PDR Guide to Dental Therapeutics.* 5th ed. Chicago: American Dental Association; 2012.
13. Gill CJ, Orr DL. A double blind crossover comparison of topical anesthetics. *J Am Dent Assoc.* 1979;98:213.
14. FDA warns consumers against using benzocaine products. *ADA News.* 2018;49(11):14.
15. Gunter JB. Benefits and risks of local anesthetics in infants and children. *Paediatr Drugs.* 2002;4:649–672.
16. Perusse R, Goulet JP, Turcotte JY. Contraindications to vasoconstrictors in dentistry: part I. Cardiovascular diseases. *Oral Surg.* 1992;74:692–697.
17. Perusse R, Goulet JP, Turcotte JY. Contraindications to vasoconstrictors in dentistry: part II. Hyperthyroidism, diabetes, sulfite sensitivity, cortico-dependent asthma, and pheochromocytoma. *Oral Surg.* 1992;74:587–691.
18. Perusse R, Goulet JP, Turcotte JY. Contraindications to vasoconstrictors in dentistry: part III. Pharmacologic interactions. *Oral Surg.* 1992;74:592–697.
19. Bennett CR. *Monheim's Local Anesthesia and Pain Control in Dental Practice.* 7th ed. St Louis: Mosby; 1984.
20. Anonymous. Cardiovascular effects of epinephrine in hypertensive dental patients. *Evid Rep Technol Assess (Summ).* 2002;48:1–3.
21. Silvestre FJ, Verdu MJ, Sanchis JM, et al. Effects of vasoconstrictors in dentistry on systolic and diastolic arterial pressure. *Med Oral.* 2001;6:17–63.
22. Yagiela JA. Adverse drug interactions in dental practice: interactions associated with vasoconstrictors. Part V of a series. *J Am Dent Assoc.* 1999;130:701–709.
23. Hyson JM Jr, Whitehorne JWA, Greenwood JT. *A History of Dentistry in the US Army to World War II.* Washington, DC: Office of The Surgeon General; 2008:508–509.
24. Ciancio SG, Marberger AD, Ayoub F, et al. Comparison of 3 intranasal mists for anesthetizing maxillary teeth in adults: a randomized, double-masked, multicenter phase 3 clinical trial. *J Am Dent Assoc.* 2016;147:339–347.
25. Malamed SF. Is the mandibular block passé? *J Am Dent Assoc.* 2011;142(suppl 9):35–75.
26. Haas D. Alternative mandibular block techniques: a review of the Gow-Gates mandibular nerve block and Akinos-Vazirani closed-mouth mandibular nerve block techniques. *J Am Dent Assoc.* 2011;142(suppl 9):8S–12S.
27. Moore PA, Cuddy MA, Cooke MR, et al. Intraosseous anesthesia techniques: alternatives to mandibular nerve blocks. *J Am Dent Assoc.* 2011;142(suppl 9):13S–18S.
28. Meechan JG. Mandibular infiltration anesthesia in adults. *J Am Dent Assoc.* 2011;142(suppl 9):19S–26S.

# 23

# Considerações Legais

Existem várias teorias legais que podem dar origem a ações judiciais por potenciais requerentes contra profissionais de saúde. Uma teoria legal é a causa sob a qual uma ação judicial é movida.

## Lei de contrato

A lei de contratos fornece base para ações nas quais um profissional de saúde é acusado de garantir um resultado relacionado com o tratamento; por exemplo, prometendo que a administração da anestesia local, ou qualquer procedimento subsequente, será livre de dor. Quando o resultado não atende à satisfação pessoal do demandante, uma reparação pode ser solicitada no tribunal. Como o contrato neste exemplo foi baseado na opinião subjetiva do paciente, o profissional acusado deve provar que o paciente nunca sentiu dor – uma tarefa extremamente difícil. Ações de demandantes baseadas no direito contratual contra os prestadores de serviços de saúde são relativamente raras.

## Lei criminal

A história recente viu um aumento considerável e alarmante no número de processos arquivados sob teorias do direito penal por procuradores do governo em áreas alegadas como atividades fraudulentas por parte do prestador de cuidados de saúde e por morbidade ou morte do demandante. Historicamente, promotores que atacam criminalmente os provedores de saúde devem ser capazes de provar que existe uma mente criminosa (*mens rea*) e que a sociedade foi ferida. A tendência atual é promulgar nova legislação para não exigir prova criminal de *mens rea,* mas, em vez disso, exigir um *mens rea* de responsabilidade estrita (como no ato de proteção do paciente e cuidado acessível ou "Obamacare") para negar qualquer análise real de intenção. Essa mudança é um mau presságio para os profissionais de saúde e outros, já que eles agora têm o ônus da prova que requer que os réus provem sua inocência, em vez de exigir que os procuradores comprovem sua culpa. Essa mudança singularmente significativa no direito penal é exacerbada pelo fato de que o fórum para tais controvérsias pode ser uma agência reguladora, em vez de um tribunal com suas salvaguardas constitucionais.

## Direito penal

A teoria jurídica que cobre a maioria dos processos da atividade de profissionais de saúde é a de ato ilícito. Um *ato ilícito* é um erro civil privado normalmente não decorrente de um contrato. O delito pode ou não levar a um novo processo sob as teorias criminais ou outras teorias legais, como transgressão. Classicamente, uma ação viável de delito cai sob a teoria da negligência e requer que a conduta do réu reúna quatro elementos essenciais: dever, violação desse dever específico, causa imediata que leva a danos e danos relacionados com a violação específica do dever. Um profissional de saúde pode se defender com sucesso em um processo provando que não existia qualquer dever, que não houve violação do dever, que a conduta do profissional de saúde não foi a causa do dano ou que não houve dano. Além disso, os elementos devem estar logicamente vinculados. Por exemplo, se um profissional, por negligência, administra um medicamento ao qual o paciente é historicamente alérgico e este desenvolve agorafobia, o profissional não seria responsável pela agorafobia.

### Dever

Resumidamente, o profissional de saúde tem um dever com o paciente se sua conduta criou um risco previsível para ele. Geralmente, um dever é criado quando um paciente e um profissional de saúde interagem pessoalmente com a finalidade de assistência à saúde. A interação cara a cara no local de prática do profissional provavelmente satisfaria o requisito de um dever; a interação por telefone, internet etc. não é tão clara quanto ao estabelecimento do dever.

### Quebra de dever

Uma violação do dever ocorre quando o profissional de saúde não atua como um prestador razoável de cuidados de saúde, e isto, em casos de negligência médica ou odontológica, é provado ao júri comparando-se a conduta do réu com a conduta razoável de um profissional de saúde situado no mesmo lugar. O testemunho para esse aspecto de um processo por imperícia é geralmente desenvolvido por peritos. Exceções à regra (de exigir peritos especialistas) se dão em casos em que ocorreram danos após um procedimento sem consentimento ou em que este foi obtido para um procedimento eletivo, e casos em que a conduta do réu é obviamente errônea e fala por si (*res ipsa loquitur*), como cirurgia do lado errado. Além disso, algumas complicações são definidas como negligência *per se* por estatuto, como deixar um corpo estranho em um paciente após um procedimento.

### Padrão de cuidado

Especialistas que testemunham a suposta violação do dever têm discutido sobre questões de *padrão de atendimento.* Com frequência, assume-se erroneamente que o padrão da comunidade do praticante é aquele pelo qual ele ou ela será julgado. Hoje em dia, a comunidade padrão é o padrão nacional. Se especialistas são razoavelmente acessíveis ao paciente, o padrão será o padrão nacional para especialistas, seja o praticante um especialista ou não. O padrão de cuidado também pode ser ilustrado pela literatura profissional. Espera-se que os profissionais de saúde estejam cientes das questões atuais na literatura, como complicações anteriormente não relatadas com anestésicos locais. Muitas vezes, os artigos apresentam sugestões preventivas e revisam as opções de tratamento.

O simples fato de uma literatura aceita recomendar uma conduta diferente daquela que o prestador de cuidados de saúde utilizou não indica necessariamente uma violação do dever. Por exemplo, o uso específico de medicamentos que não sejam os recomendados pela *Phisician's Desk Reference* é comum e legalmente aceitável desde que o prestador de cuidados de saúde possa articular um propósito para sua conduta. Parte desse raciocínio pode, provavelmente, incluir uma análise do risco-benefício de várias opções de tratamentos para um paciente específico.

Além disso, não existe um único plano de tratamento padronizado para determinada situação. Vários planos de tratamento viáveis podem existir e todos podem estar dentro do padrão de cuidado, como a escolha de diferentes formulações anestésicas locais para um procedimento.

Por fim, o padrão de cuidado pode ser determinado pelo próprio júri depois que ele pesa a opinião de especialistas, a literatura profissional e as opiniões de sociedades profissionais ou conselhos.

## Causa próxima

A causa próxima é o somatório da causa real e das causas legais. A causa real existe se uma cadeia de eventos realmente flui da conduta do réu até a lesão do autor. A causa legal está presente se a causa real existe e se o advogado do requerente puder provar que o dano sofrido era previsível ou não foi altamente extraordinário em retrospectiva.

## Danos

O dano é o elemento da causa da ação que normalmente é mais fácil de identificar, porque, na maioria das vezes, se manifesta fisicamente. Apenas porque o dano está presente não significa que má conduta foi cometida, mas os danos devem estar presentes para cumprir todos os elementos do ato ilícito.

A nação tem visto um aumento significativo não apenas em processos de negligência ao longo dos últimos anos, mas também em atividade reguladora (o ato de proteção do paciente e de cuidado acessível, por si só, resultará na criação de pelo menos 159 novas agências reguladoras), ambas resultando nos consequentes e previsíveis aumentos de custos e diminuição do acesso dos pacientes aos médicos. Centros de trauma fecharam, médicos estão ativa e passivamente (*i. e.*, limitando sua prática ou optando pela aposentadoria antecipada) deixando comunidades ou estados favoráveis a ações judiciais, e os pacientes estão começando a sentir diretamente a perda de disponibilidade do profissional de saúde e outras consequências de um sistema de litígios que nunca foi tão ocupado.

A administração de anestesia local é um procedimento que não está imune à crise de responsabilidade. Embora seja extremamente seguro, considerando as estimativas de que mais de 300 milhões de procedimentos são realizados anualmente nos EUA, a administração local de anestesia resultará, às vezes, em danos não intencionais ao paciente. Se os elementos do dever (violação do dever e causa próxima) acompanharem esse dano, a imperícia pode ser confirmada. No entanto, as complicações, na maioria das vezes, ocorrem sem culpa do administrador do anestésico local. Nessas situações, a maioria das complicações são previsíveis; por isso, o administrador precisa estar ciente do tratamento a longo prazo para as complicações da administração anestésica.

O propósito deste capítulo não é descrever em detalhes a prevenção ou o tratamento de várias complicações dos anestésicos locais, e sim simplesmente mencionar previsíveis complicações e comentar sobre o padrão de cuidados no que diz respeito à prevenção e ao tratamento adequado. Obviamente, algumas complicações são comuns e outras são raras, e a frequência é uma questão que seria considerada na avaliação jurídica de cada caso. Em qualquer situação, o profissional de saúde que administra anestésicos locais potentes diz ao público que pode confiar nele enquanto estiver sob seu cuidado. Quando questões de pré-tratamento surgem, é o dever do profissional de saúde investigar áreas controversas ou desconhecidas para minimizar o risco e maximizar os benefícios de suas decisões terapêuticas. Quando complicações previstas ou imprevistas surgem, o profissional de saúde deve ser capaz de agir de maneira razoável para lidar com esses eventos desfavoráveis.

A resposta legal adequada a uma complicação anestésica local ou emergência é muitas vezes equivalente à resposta adequada odontológica ou médica. No entanto, quando o dano persiste, os advogados do reclamante argumentam que a resposta odontológica ou médica não foi uma resposta legal adequada e vão buscar indenização. O fato de o tratamento prestado pelo praticante poder ser reconhecido pela maioria dos profissionais como ótimo pode não convencer um júri quando o requerente encontrar um especialista que ofereça uma opinião oposta. No entanto, os danos por si só não provam negligência. O delito pode ser defendido com sucesso por não mostrar nenhum dever, nenhuma violação do dever ou nenhuma causa imediata. Em muitos casos, não importa qual é a complicação discutida, as defesas legais são as mesmas, em teoria, e aplicáveis a todas as situações, embora as respostas odontológicas/médicas sejam mais adaptadas a uma ocorrência específica.

Se qualquer uma das situações mencionadas neste capítulo causar desconforto a alguém, mais pesquisas individuais nessa área podem ser necessárias.

Além dos recursos civis ou penais, reparações disponíveis para os pacientes requerentes, um profissional de saúde pode ter de defender sua conduta em outros fóruns. Dependendo da disposição do requerente e de seu representante, a conduta do profissional de saúde pode ser previsivelmente avaliada não só civil, mas talvez criminalmente, ou via outras agências governamentais, como conselhos profissionais e serviços de atendimento ao consumidor. Em teoria, os argumentos apresentados pelos lados concorrentes nesses vários fóruns são os mesmos, não importa qual o fórum. No entanto, diferenças muito reais estão envolvidas; em particular, as sanções e o ônus da prova podem ser significativamente diferentes. Se o caso for levado a uma agência estatal (normalmente o conselho que emitiu a licença do profissional de saúde), as regras de prova não são onerosas quanto à admissão pelo autor. Essencialmente, a agência reguladora pode aceitar qualquer evidência considerada relevante, incluindo boatos, o que significa que o réu pode não ter o direito de enfrentar o acusador. O ônus de prova, que normalmente fica com a parte que está movendo a ação ou o autor, podem até ser arbitrariamente designados ao réu pela agência. A razão pela qual as regras da prova são tão liberais em fóruns de agências estatais é porque a emissão de licença profissional pode ser considerada um privilégio, e não um direito. O significado da representação adequada e da preparação se um profissional for convocado por uma agência reguladora não pode ser subestimado quando se considera a possibilidade – muito real – da perda de uma licença e, subsequentemente, da impossibilidade da prática.

Se alguém é convocado para um fórum civil, as regras da evidência e o ônus da prova são mais estritamente definidos. As regras de evidências estão sujeitas a diretrizes estaduais e federais, embora esta não seja uma área tão clara e os advogados frequentemente sejam obrigados a argumentar a favor ou contra a admissão de provas.

Em um fórum civil, o ônus da prova geralmente pertence ao requerente, e este é obrigado a provar suas alegações por uma preponderância de provas. Matematicamente falando, uma preponderância é mais de 50%. Essencialmente, isso significa que qualquer coisa que pese na balança em favor do autor na opinião do júri significa que o requerente tenha cumprido o encargo e assim possa prevalecer.

Nos casos criminais, que podem ser novamente iniciados pela mesma conduta que possa colocar o réu em outros fóruns, o ônus da prova recai sobre a acusação (ou seja, o governo estadual ou federal). Além disso, o ônus é satisfeito apenas por provas que estão além de qualquer dúvida, não simplesmente uma preponderância de evidências. Apesar da definição de *dúvida razoável* ser aberta a argumentos, a dúvida razoável é um padrão mais difícil de atingir do que o encontrado em agências ou fóruns civis.

## Consentimento

O processo de consentimento é uma parte essencial do tratamento do paciente para profissionais de saúde. Essencialmente, o consentimento envolve a explicação ao paciente das vantagens e desvantagens das diferentes opções de tratamento, incluindo os benefícios e riscos. Muitas vezes o planejamento do tratamento resulta em várias opções viáveis que podem ser recomendadas pelo profissional. O paciente toma uma decisão informado de qual opção prefere e, assim, o tratamento pode começar.

O consentimento é essencial porque muitos dos procedimentos que os profissionais executam seriam considerados ilegais em outras configurações; por exemplo, uma incisão feita por um profissional durante uma cirurgia *versus* uma ferida traumática equivalente ocorrida durante uma atividade criminosa.

O consentimento pode ser verbal ou escrito, mas, quando uma controvérsia se apresenta em data posterior, o consentimento por escrito é extremamente benéfico (Figura 23.1). Como muitas vezes o consentimento é necessário para cumprir o padrão de atendimento de um procedimento, a falta de consentimento por escrito pode reduzir a um cenário de "ele(a) disse". Essa circunstância pode diminuir o ônus do autor em provar as alegações e pode até transferir o ônus da prova para o acusado.

Quando pessoas com deficiência mental ou crianças menores de idade são tratadas, o consentimento de um responsável é necessário para os procedimentos eletivos. Sempre que a contenção é planejada ou antecipada, o consentimento é indispensável.

O consentimento obtido antes de um procedimento ser realizado não pode ser assumido para o mesmo procedimento em outro momento nem para um procedimento diferente ao mesmo tempo. Além do mais, o consentimento obtido por um médico para tratar um paciente não pode ser transferido para outro provedor de serviço de saúde, como um médico parceiro, um profissional em higiene ou uma enfermeira registrada.

Às vezes, o consentimento não é necessário. Quando um paciente é tratado em um ambiente de emergência (p. ex., paciente traumaticamente inconsciente), o consentimento está implícito. No entanto, quando possível, o consentimento pode ser obtido de um responsável legal. A possibilidade de obter consentimento de um responsável antes de um procedimento de emergência ser realizado depende do tempo. Em uma situação urgente, pode haver tempo disponível para discutir as opções de tratamento com um tutor. Contudo, durante uma situação mais emergente, perder tempo discutindo as opções de tratamento pode, na verdade, comprometer o paciente.

Geralmente, a ajuda de emergência prestada em configurações não médicas ou não odontológicas não requer consentimento secundário dos estatutos do "bom samaritano", que se aplicam a "resgates". Uma fonte de responsabilidade, mesmo quando se está sendo um bom samaritano, é conduta imprudente. A conduta imprudente em uma situação de resgate muitas vezes envolve deixar a vítima em uma situação pior do que aquela quando o socorrista a encontrou. Um exemplo desse tipo de conduta é visto quando um socorrista se oferece para transportar uma vítima para um hospital para o tratamento necessário e, então, a abandona mais longe do que onde foi inicialmente encontrada.

O paciente que se oferece para assinar uma renúncia para convencer um médico a fornecer tratamento, por exemplo, provavelmente não será cobrado por essa renúncia se houver suspeita de negligência, e, em seguida, julgamento da existência desta. É um princípio reconhecido que um paciente não pode consentir em negligência porque tal consentimento vai contra a política pública.

Alguns podem perguntar razoavelmente se o consentimento é necessário para a administração de anestesia local. O consentimento é exigido para qualquer procedimento que represente um risco previsível ao paciente. Se a administração de anestésico local puder previsivelmente resultar em danos ao paciente, o consentimento deve ser considerado.

Além disso, alguns pacientes preferem não receber anestesia, mesmo para procedimentos cirúrgicos significativos, o que, às vezes, realmente torna a administração de anestesia local em odontologia um critério opcional, não necessariamente requerido. De fato, a administração de anestésico local em odontologia não se tornou rotina até a década de 1930. Não se pode supor que a anestesia local seja automaticamente parte da maioria dos procedimentos odontológicos. Se um paciente for forçado a usar um anestésico local sem consentimento, tecnicamente ocorreu delito de agressão. Por outro lado, se um paciente é forçado a se submeter a um procedimento sem anestesia ou com anestesia local inadequada, uma agressão também pode ter ocorrido.

Às vezes, a administração de anestésico local é usada para procedimentos diagnósticos ou terapêuticos, como diagnóstico ou tratamento de síndromes de dor facial atípicas, o que configura a administração da anestesia local tanto como diagnóstica quanto como terapêutica.

Finalmente, a administração de anestésico local envolve injeção ou administração de outro modo de agentes farmacêuticos potentes. Esses agentes ou os meios usados para administrá-los podem, inadvertidamente, causar danos a um paciente. Qualquer conduta de um profissional de saúde que possa resultar em danos requer consentimento.

## Portabilidade do seguro de saúde e a lei de responsabilização de 1996

A lei de responsabilidade e portabilidade do seguro de saúde (HIPAA) de 1996 foi assinada como lei pelo ex-presidente Bill Clinton, em 21 de agosto de 1996. Os regulamentos conclusivos foram emitidos em 17 de agosto de 2000, a serem instalados em 16 de outubro de 2002. A HIPAA exige que as transações de todas as informações sobre cuidados de saúde do paciente sejam formatadas eletrônica e padronizadamente. Além de proteger a privacidade e a segurança das informações do paciente, a HIPAA inclui a legislação na formação de contas poupança de saúde, a autorização de um programa de controle de fraude e abuso, a transferência facilitada da cobertura do seguro de saúde e a simplificação de termos e condições administrativas.

A HIPAA engloba três áreas principais e seus requisitos de privacidade podem ser divididos em três tipos: (1) padrões de privacidade, (2) direitos dos pacientes e (3) requisitos.

**CONSENTIMENTO INFORMADO**

Eu aqui solicito que ____________________ forneça tratamento para mim para a seguinte condição: ____________________.
Eu tive oportunidade e tempo para discutir o tratamento proposto, as alternativas e os riscos com ____________________, e eu entendo que:

1. Os meios de tratamento serão: ____________________
____________________
2. Os meios alternativos serão: ____________________
____________________
3. As vantagens do tratamento proposto sobre o tratamento alternativo são:
____________________
____________________
4. Que todos os tratamentos incluindo o proposto têm alguns riscos. Os riscos de importância envolvidos no meu tratamento foram explicados a mim e eles são: ____________________
____________________
5. Os riscos de não fazer o tratamento são: ____________________
____________________

____________________
Assinatura do paciente

____________________
Data

____________________
Assinatura da testemunha

____________________
Assinatura do profissional de saúde

• **Figura 23.1** Amostra de formulário de consentimento informado.

## Padrões de privacidade

Uma preocupação central da HIPAA é o uso cuidadoso e a divulgação de informação de saúde protegida (ISP), que geralmente é a informação de saúde controlada eletronicamente e capaz de ser distinguida individualmente. A ISP também se refere à comunicação verbal, embora a regra de privacidade da HIPAA não seja destinada a dificultar a comunicação verbal necessária. O departamento de saúde e serviços humanos dos EUA (USDHHS) não requer reestruturação, como isolamento acústico e alterações arquitetônicas, mas é necessário algum cuidado quando a informação de saúde for feita por conversação.

A confirmação de recebimento de aviso das práticas de privacidade, que permite que as informações do paciente sejam usadas ou divulgadas para tratamento, pagamento ou operações de assistência médica (TPO), deve ser adquirida de cada paciente. Uma autorização detalhada e sensível ao tempo também pode ser emitida; o que permite ao cirurgião-dentista liberar informações em circunstâncias especiais diferentes de TPO. O consentimento por escrito também é uma opção. Os cirurgiões-dentistas podem divulgar as ISPs sem reconhecimento, consentimento ou autorização em situações muito especiais; por exemplo, abuso infantil percebido, supervisão de saúde pública, investigação de fraude ou aplicação da lei com permissão válida (p. ex., um mandado). Ao divulgar uma ISP, o cirurgião-dentista deve tentar revelar apenas o mínimo necessário de informações, a fim de salvaguardar o paciente tanto quanto possível.

Os profissionais de odontologia devem aderir aos padrões HIPAA porque os prestadores de cuidados de saúde (bem como os centros de cuidados e planos de saúde) que transmitem eletronicamente informações formatadas por meio de um serviço de faturamento externo ou comercial são consideradas entidades cobertas. As entidades cobertas podem sofrer sanções civis e criminais graves por violação da legislação HIPAA. A falha em cumprir as exigências de privacidade da HIPAA pode resultar em penalidades civis de até US$ 100 por crime, com um máximo anual de US$ 25.000 por repetidas falhas no cumprimento do mesmo requisito. As sanções penais resultantes do tratamento ilegal de informações privadas de saúde podem variar de US$ 50.000 e/ou 1 ano de prisão até US$ 250.000 e/ou 10 anos de prisão.

## Direitos dos pacientes

A HIPAA permite que os pacientes, os representantes autorizados e os pais de menores de idade, bem como os menores, tornem-se mais conscientes da privacidade da informação de saúde à qual têm direito. Esses direitos incluem (mas não estão limitados a) o direito de visualizar e copiar suas informações de saúde, de contestar alegadas violações de políticas e regulamentos e de solicitar formas alternativas de comunicação com seu cirurgião-dentista. Se alguma informação de saúde for liberada por qualquer motivo que não a TPO, o paciente tem direito a uma explicação sobre a transação. Os cirurgiões-dentistas devem, portanto, manter registros precisos dessas informações e fornecê-las quando necessário.

A regra de privacidade da HIPAA indica que os pais de menores de idade tenham acesso às informações de saúde de seus filhos. Esse privilégio pode ser anulado, por exemplo, nos casos em que se suspeita de abuso infantil ou quando o pai/a mãe consentir com o termo de confidencialidade entre o cirurgião-dentista e o menor de idade. Os direitos dos pais de acessar a ISP do seu filho podem ser restritos também em situações em que uma entidade legal, como um tribunal, intervém, ou quando a lei não exige o consentimento dos pais. Para obter uma lista completa dos direitos dos pacientes fornecidos pela HIPAA, uma cópia da lei deve ser adquirida e bem compreendida.

## Requisitos administrativos

Cumprir a legislação da HIPAA pode parecer difícil, mas não precisa ser assim. Recomenda-se que os profissionais de saúde se familiarizem com a lei, organizem os requisitos em tarefas mais simples, comecem o cumprimento antecipado e documentem seu progresso em conformidade. Um primeiro passo importante é avaliar as informações e práticas atuais do consultório odontológico.

Os cirurgiões-dentistas devem escrever uma política de privacidade para o seu consultório – um documento para seus pacientes que detalha as práticas do consultório relativo à ISP. O *kit* de privacidade da HIPAA, da American Dental Association (ADA), inclui formulários que o cirurgião-dentista pode usar para personalizar sua política de privacidade. É útil tentar compreender o papel das informações dos cuidados de saúde para os pacientes e as maneiras pelas quais eles lidam com essas informações enquanto visitam o consultório odontológico. A equipe deve ser treinada e estar familiarizada com os termos da HIPAA, a política de privacidade do consultório e as formas relacionadas. A HIPAA exige a designação de um oficial de privacidade – na prática, uma pessoa responsável pela aplicação das novas políticas no consultório, apresentando reclamações e fazendo escolhas que envolvam os requisitos mínimos necessários, e outra pessoa no papel de "pessoa de contato" que irá processar as reclamações.

Um *aviso de práticas de privacidade* – documento que detalha os direitos do paciente e as obrigações do consultório odontológico em relação à ISP – também deve ser elaborado. Além disso, qualquer nota de uma terceira parte com acesso à ISP deve ser claramente documentada. Esse terceiro é conhecido como *associado de negócios* e definido como qualquer entidade que, em nome do provedor, participe de atividade que envolva a exposição da ISP. O *kit* de privacidade da HIPAA fornece uma cópia do USDHHS, "termos do contrato de associado comercial", documento que define um formato concreto para o detalhamento das interações do parceiro de negócios (Figura 23.2).

A principal data de conformidade com a privacidade da HIPAA, incluindo todos os treinamentos de pessoal, foi em 14 de abril de 2003, embora muitas entidades que submeteram um pedido e um plano de conformidade em 15 de outubro de 2002 tenham recebido extensões de 1 ano. Os escritórios locais da ADA podem ser contatados para detalhes. Recomenda-se que os cirurgiões-dentistas preparem seus consultórios com antecedência para todos os prazos, incluindo a preparação de políticas de privacidade e formulários, contratos de associados de negócios e sessões de treinamento de funcionários (Figura 23.3).

Para uma discussão abrangente de todos os termos e requisitos, uma lista completa das políticas e dos procedimentos da HIPAA, bem como uma coleção completa de formulários de privacidade HIPAA, a ADA deve ser contatada para fornecer um *kit* de privacidade da HIPAA. O *site* principal da ADA é https://ebusiness.ada.org/productcatalog/product.aspx?ID=596. Outros *sites* que podem conter informações úteis sobre a HIPAA incluem os seguintes conjuntos e organizações dos EUA:

- Escritório de direitos civis do USDHHS: https://www.hhs.gov/ocr/hipaa
- Grupo de trabalho para intercâmbio eletrônico de dados: https://www.wedi.org.

## *Respondeat superior*

*Respondeat superior* ("deixar o superior responder"), uma forma de responsabilidade indireta, é a doutrina legal que mantém um empregador responsável pela conduta de um funcionário durante o curso do emprego. O princípio do direito comum de que todos têm o dever de se comportar de modo a não prejudicar o outro também se aplica às tarefas atribuídas aos empregados por um empregador. *Respondeat superior* é justificado, em parte, pela suposição de que o empregador tem o direito de dirigir as ações dos funcionários. Para o profissional de saúde, a responsabilidade pode ser compartilhada com o pessoal administrativo, auxiliares cirúrgicos, profissionais em higiene oral e técnicos de laboratório, entre outros. Às vezes, a responsabilidade indireta será aplicada entre os empregadores médicos e médicos empregados, se estes forem funcionários do médico empregador na prática.

*Respondeat superior* não alivia o empregado da responsabilidade por sua conduta; simplesmente permite a um demandante litigar contra o empregador. Um empregador não é responsável pela conduta dos funcionários se ela não estiver relacionada com o emprego. O tipo de conduta do empregado que está relacionado com o trabalho é uma proposição discutível, como na maioria dos problemas legais. Por exemplo, a questão de saber se um empregador é responsável pela conduta do empregado fora do local de trabalho normal está aberta a uma avaliação caso a caso. A conduta durante as viagens de ida e volta ao local de trabalho pode ou não estar relacionada com o emprego. Por exemplo, um empregador provavelmente não seria responsável pela conduta de um funcionário quando o empregado está dirigindo para casa a partir do lugar de emprego. No entanto, se o empregador pediu ao empregado para realizar uma tarefa a caminho de casa, a

## CONTRATO DE ASSOCIADO DE NEGÓCIOS

Este contrato entre o consultório do Dr. ______________________________
(a entidade) e ______________________________ (o associado de negócios) divulga as condições para garantir satisfatoriamente a conformidade com a regra de privacidade da lei de responsabilidade e portabilidade de seguros de saúde (HIPAA).

Durante o período do contrato, o associado de negócios deve observar as seguintes responsabilidades com relação às informações de saúde protegidas:

1. Um associado de negócios deve limitar as solicitações de informações de saúde protegidas em nome da entidade coberta àquelas razoavelmente necessárias para alcançar o objetivo pretendido; uma entidade coberta pode confiar razoavelmente em tais solicitações de um parceiro de negócios de outra entidade coberta como o mínimo necessário.

2. Disponibilizar informações, incluindo aquelas detidas pelo parceiro de negócios, conforme necessário, para determinar o cumprimento por parte da entidade abrangida.

3. Cumprir os direitos de um indivíduo de acessar e corrigir suas informações de saúde protegidas contidas em um conjunto de registros, incluindo informações mantidas por um parceiro de negócios, se apropriado, e receber uma contabilidade de divulgações por um parceiro de negócios.

4. Mitigar, na medida do possível, qualquer efeito prejudicial conhecido pela entidade coberta causado por uso ou divulgação não autorizados de informações de saúde protegidas por seu parceiro de negócios.

5. Um parceiro de negócios não pode usar informações de saúde protegidas para seus próprios fins. Isso inclui, mas não se limita a, vender informações de saúde protegidas a terceiros para as atividades de *marketing* do terceiro, sem autorização.

6. A entidade coberta é obrigada a garantir, de qualquer maneira considerada razoável, a cooperação apropriada de seu associado de negócios para atender a esses requisitos.

7. Se a entidade coberta descobrir uma violação material do contrato pelo parceiro de negócios, tomará medidas razoáveis para sanar a violação ou rescindir o contrato com ele. Se a rescisão não for viável, a entidade coberta relatará o problema ao departamento de saúde e serviços humanos para os direitos civis.

• **Figura 23.2** Amostra do contrato do associado de negócios para conformidade com a regra de privacidade da lei de responsabilidade e portabilidade do seguro de saúde.

responsabilidade por essa conduta do empregado pode se anexar. Um empregador geralmente não se responsabiliza por violação da lei ou conduta criminosa de funcionários.

Um empregador não pode ser responsável por um contratado independente. Um teste usado para avaliar o relacionamento entre um empregador e outro é discernir se o empregador tem autoridade para orientar como uma tarefa será executada, ao contrário de simplesmente solicitar que uma tarefa seja concluída. Por exemplo, um cirurgião-dentista pode solicitar que um encanador faça reparos, mas provavelmente não dirá como os reparos devem ser realizados, então o encanador provavelmente seria independente. O mesmo cirurgião-dentista pode solicitar que um profissional em higiene oral execute deveres de higiene, mas nesse caso é capaz de instruir como os deveres serão executados, tornando o profissional em higiene oral menos independente.

Com relação à administração de anestesia local, cirurgiões-dentistas e profissionais em higiene oral rotineiramente realizam essa tarefa. De modo geral, e sujeito em última instância a estatutos estaduais, embora possa ser um contratado independente de acordo com muitas definições elementares, nos EUA, o profissional em higiene oral, geralmente, não é um contratante independente no que diz respeito à prestação de serviços de saúde.* Isso inclui a administração de anestésicos locais. O cirurgião-dentista empregador pode, portanto, ser julgado responsável por qualquer conduta negligente que cause danos a um paciente durante o curso do tratamento de higiene.

No que diz respeito ao grau de supervisão, deve-se consultar os estatutos estaduais. Muitas vezes, são utilizadas palavras como supervisão *direta* ou *indireta*, e o entendimento dessas definições ou de outros termos é primordial tanto para os prestadores de cuidados de saúde que supervisionam quanto para aqueles que são supervisionados.

*N.R.T.: No Brasil, é vedado ao técnico em saúde oral aplicar anestesia local, ainda que sob supervisão do cirurgião-dentista.

**REGISTRO DE TREINAMENTO DA EQUIPE DO CONSULTÓRIO**

Eu, aqui,certifico que os seguintes empregados do consultório odontológico denominado abaixo receberam a política do consultório a respeito de privacidade da lei de responsabilidade e portabilidade do seguro de saúde.

Administrador do consultório ______________________ Data __________

Consultório odontológico ______________________________

Endereço ______________________________

______________________________

Cidade ____________________ Estado __________

Eu entendo a política de privacidade do consultório e os procedimentos necessários para proteger a informação de saúde privada dos pacientes e irei acessar somente a informação que for razoavelmente necessária para realizar meus deveres.

| Nome | Data |
|---|---|
| ____________________ | ______________ |
| ____________________ | ______________ |
| ____________________ | ______________ |
| ____________________ | ______________ |
| ____________________ | ______________ |
| ____________________ | ______________ |
| ____________________ | ______________ |
| ____________________ | ______________ |
| ____________________ | ______________ |
| ____________________ | ______________ |
| ____________________ | ______________ |

• **Figura 23.3** Amostra do registro de treinamento de equipe a ser assinado por todos os empregados para verificar o recebimento da política do consultório para ficar em conformidade com a regra de privacidade da lei de responsabilidade e portabilidade do seguro de saúde.

## Violações estatutárias

A violação de um estatuto estadual ou federal geralmente leva à suposição de negligência e/ou criminalidade, se tiverem ocorrido danos a um paciente. Em outras palavras, o ônus de prova agora exige que o réu comprove defesas afirmativas, mostrando que a violação do estatuto não foi o que causou qualquer dano alegado.

Existem dois tipos básicos de estatutos: *malum in se* e *malum proibitum*. Os estatutos *malum em si* ("mau de fato") se restringem ao comportamento que, por si só, é reconhecido como nocivo, como dirigir embriagado. O *malum prohibitum* ("má conduta"), em si e por si só, pode não ser criminoso, imprudente, arbitrário etc., mas é regulado simplesmente para, por exemplo, promover ordem social. Dirigir a certas velocidades é um exemplo de um estatuto do *malum prohibitum*. A diferença entre dirigir legalmente a 24 km/h em uma zona escolar e dirigir a 25 km/h em uma zona escolar não é o resultado de uma mente criminosa, mas uma decisão reguladora social.

Por exemplo, se alguém estiver acelerando durante a condução, pode haver várias consequências quando essa violação de estatuto for reconhecida. Em primeiro lugar, o indivíduo pode simplesmente ser avisado para parar de acelerar. Em segundo lugar, uma citação pode ser emitida e o motorista pode ter de comparecer a um tribunal, alegar inocência, pagar uma multa (se considerado culpado), frequentar escola de trânsito etc. Terceiro, se a conduta do motorista provocar danos a terceiros, outras ações civis ou sanções criminais podem ser aplicadas. Em quarto lugar, a situação pode ser agravada civil ou criminalmente se várias violações da lei estiverem presentes, como excesso de velocidade e condução imprudente ou condução enquanto intoxicado.

Ocasionalmente, a violação do estatuto é louvável. Por exemplo, um motorista pode desviar para o lado "errado" da linha central para evitar uma criança que, de repente, corre para a rua entre os carros. Às vezes, o excesso de velocidade pode ser considerado um ato heroico, como quando um motorista está transportando um paciente para um hospital durante uma emergência. No entanto, mesmo se o indivíduo sentiu que estivesse contribuindo para o bem-estar público de alguma maneira, a violação do estatuto ainda está sujeita a uma revisão.

Para os profissionais de saúde, por exemplo, a administração de anestésico local sem uma licença profissional de saúde atual ou certificação de uma agência antidrogas é uma violação de estatuto. Se o dano sofrido pelo paciente for do tipo que teria sido impedido se o profissional de saúde obedecesse ao estatuto, uma responsabilidade adicional pode ser anexada ao réu.

Por outro lado, um exemplo de uma violação benéfica de estatuto ocorre quando um licenciado não cumpriu o treinamento de suporte de vida básico obrigatório (reanimação cardiopulmonar), mas escolheu completar o treinamento avançado de suporte de vida cardíaca (ACLS) em vez do anterior. Quando avisado pelo conselho estadual de que havia cometido uma violação de estatuto, potencialmente colocando o público em maior risco, o licenciado provou para a regulamentação do conselho que a certificação ACLS é realmente mais benéfica para o público do que a certificação básica de suporte à vida. O conselho de licenciamento, então, mudou o estatuto para permitir a reanimação cardiopulmonar ou certificação ACLS como um requisito para manter uma licença.

Geralmente, os empregadores não são responsáveis por violações dos estatutos dos funcionários. Uma exceção a essa diretriz é vista nas profissões de saúde. Quando os funcionários se envolvem na prática de odontologia ou medicina, mesmo sem o conhecimento ou a aprovação do empregador, tanto esse funcionário quanto o empregador podem ser responsabilizados por danos. As sanções ao empregador podem ser ampliadas, como a perda da licença profissional, se um funcionário praticar odontologia ou medicina com conhecimento do empregador.

Finalmente, alguns tipos de conduta específica são, às vezes, definidos estatutariamente como má conduta *per se*. Por exemplo, deixar, involuntariamente, um corpo estranho em um paciente após um procedimento pode ser considerado negligência *per se*. Nesses casos, teoricamente, a simples demonstração do corpo estranho pelo queixoso, via radiografia, ou um procedimento secundário para remover o corpo estranho, pode ser suficiente para estabelecer a negligência.

## Considerações legais relacionadas com a administração de anestesia local

### Terceiros

Quando qualquer reação desagradável ocorre, inclusive durante a administração do anestésico local, a complicação será tratada de forma ideal por uma equipe responsiva treinada para lidar com esses eventos, e não pelo administrador do anestésico local isoladamente.

Junto com mãos treinadas adicionais, os terceiros podem testemunhar fatos que levaram ao evento, o que ocorreu durante e após o evento em questão, e ser inestimáveis na descrição de um acontecimento, como um fenômeno de paciente psicogênico.

### Superdosagem

O termo *anestesia local* realmente descreve o efeito desejado de um medicamento, não o que ocorre fisiologicamente. A administração de um anestésico local pode ou não produzir a depressão desejada da função nervosa da área, mas certamente produzirá efeitos sistêmicos. É preciso estar preparado para articular as considerações sistêmicas com relação à injeção desses agentes "locais".

As doses de anestésicos locais administrados aos pacientes são mais corretamente dadas e registradas em miligramas, não em mililitros, carpules, tubetes, em centímetros cúbicos, e assim por diante. O maior fator limitante padrão na administração de certas doses de anestésico local é o peso do paciente. Outros fatores que devem ser considerados incluem histórico médico, particularmente doença cardiovascular, e demonstração prévia de alergia ou sensibilidade à dosagem normal. A presença de infecção aguda ou crônica e a administração concomitante de outros agentes orais, parenterais ou inalatórios pode alterar as recomendações para as doses de anestésico local. O profissional precisa ser capaz de determinar prontamente os níveis de dosagem apropriados a cada paciente antes do momento da administração. Às vezes, uma formulação de um anestésico local pode ser significativamente mais vantajosa do que outra. Deve-se usar a quantidade mínima de anestésico local e de vasoconstritor, se aplicável, necessária para obter a anestesia operatória. A incapacidade de medicar adequadamente a maioria dos pacientes leva à prestação de cuidados de saúde abaixo do padrão de atendimento.

Uma superdosagem pode ocorrer sem um erro do profissional de saúde, como em um paciente hipersensível não diagnosticado anteriormente, ou naquele que apresenta um histórico médico incompleto. A injeção intravascular pode ocorrer mesmo com uma aspiração negativa criteriosa e após uma injeção lenta e resultar em superdosagem.

Geralmente, a apresentação inicial da superdosagem é a excitação fisiológica, seguida de depressão. Dependendo do momento do diagnóstico da superdosagem, o protocolo de tratamento será diferente. A avaliação rápida e precisa é muito benéfica em oposição a um diagnóstico tardio, e favorece o prestador de cuidados de saúde responsável. É muito mais desejável tratar uma síncope secundária à superdosagem que uma parada cardíaca que pode se seguir à síncope e à parada respiratória inadequadamente tratadas.

Além do desafio do diagnóstico, muitas vezes há mais de um produto químico na solução anestésica local que pode causar superdosagem (p. ex., lidocaína e epinefrina). O administrador deve estar ciente da latência e da duração dos diferentes componentes da solução anestésica local.

No entanto, não importa a manifestação específica ou se a falha é ou não incluída na origem de qualquer caso de superdosagem; o profissional deve estar preparado para lidar efetivamente com a superdosagem. A incapacidade de tratar razoavelmente as complicações previsíveis, como superdosagem, é uma violação do dever. Se ocorrer uma superdosagem, os resultados podem variar de nenhum dano até a morte, e muitas vezes podem depender da preparação do profissional de saúde para essa emergência previsível.

### Alergia

Relacionadas com a superdosagem, mas não com uma manifestação dependente da dose administrada de anestésico local, as reações alérgicas são previsíveis, embora relativamente raras, em especial as respostas alérgicas graves, como anafilaxia.

Um histórico médico preciso é obrigatório para minimizar a ocorrência de alergia. Os pacientes – em parte porque os profissionais não têm tempo para explicar a diferença entre alergia, superdosagem e sensibilidade – muitas vezes listam qualquer reação adversa a medicamentos como uma "alergia". Não é raro relatar de forma incorreta a alergia relacionada com medicamentos. De fato, mais da metade das alergias relatadas pelos pacientes não são alergias, mas outras reações que podem nem ter sido relacionadas com o medicamento. O dever do profissional de saúde ao administrar anestésicos locais inclui evitar substâncias alergênicas conhecidas, incluindo o anestésico local, em particular, e quaisquer adições químicas a essa solução. Se ocorrer uma reação alérgica, esteja ou não presente uma falha, o prestador de cuidados de saúde deve ser capaz de tratar a alergia relacionada com o medicamento de maneira razoável. O tratamento eficaz pode ser a diferença entre a rinorreia transitória resultante e a morte.

## Instrumentos

### *Seringa*

Uma seringa comprometida ainda pode ser usada na administração de um anestésico local. Mas se, por exemplo, ela não puder ser controlada de uma maneira normal (p. ex., secundária a um anel mal ajustado), qualquer dano resultante dessa falta de controle seria previsível e uma violação do dever. Uma seringa adequadamente preparada e funcional é obrigatória para a administração segura de anestésicos locais. Fatores a serem observados na avaliação de uma seringa incluem todos seus componentes, desde o anel até a montagem do êmbolo, o arpão e os componentes de engate da agulha, entre outros.

### *Tubete de anestésico local*

Originalmente, os tubetes eram muito diferentes do que são agora. Os problemas identificados ao longo dos anos incluem o fato de que os produtos químicos podem percolar a partir ou dentro da solução do tubete, e que o conteúdo está sujeito a extremos de calor ou frio. Atualmente os tubetes são revestidos com uma película protetora, ajudando a evitar a quebra do vidro, que pode ocorrer mesmo com pressões normais de injeção.

### *Agulha anestésica local*

As agulhas descartáveis são a norma há décadas; e embora evitem muitos problemas anteriormente manifestados com agulhas reutilizáveis, o mau funcionamento ainda pode ocorrer. A quebra de agulha pode acontecer com ou sem falha do administrador. Tirando a curvatura intencional e o giro da agulha em mucosa solta, músculo subjacente e osso, as agulhas ocasionalmente ainda quebram por outras razões, como quando um paciente agarra a mão do administrador durante uma injeção. Além disso, defeitos de fabricação latentes são observados eventualmente durante uma inspeção de rotina da agulha antes da administração do anestésico local. Além das farpas de agulha, este já autor descartou agulhas inspecionadas no pré-operatório com defeitos como aqueles vistos em agulhas com patência na haste, agulhas parcial ou totalmente ocluídas, agulhas soltas dentro do canhão de plástico e agulhas com canhão de plástico que não engataram efetivamente na rosca do adaptador metálico da seringa.

Um tipo de complicação relacionada com a agulha é uma farpa de plástico que pode estar presente quando se separam os invólucros de plástico da agulha preparatória para encaixar o canhão da agulha na seringa. Tal farpa pode estar no ponto em que o selo térmico prende os dois invólucros juntos. Aqueles que preparam o sistema de entrega de agulha/seringa devem estar cientes dessa farpa não só quando separam os invólucros, mas também ao recuperar, em seguida, a agulha após o uso.

Mais uma vez, os danos por quebra da agulha são previsíveis, assim como outras falhas do instrumento. O administrador prudente estará preparado para lidar com essa complicação e evitará novas morbidades utilizando proteção adequada das vias respiratórias, não fazendo rotação da agulha e tendo um assistente preparado que possa lhe passar uma pinça hemostática de maneira que o administrador não precise tirar os olhos do campo. Estão estabelecidos protocolos para recuperação de corpos estranhos quando uma agulha é perdida no tecido; se o administrador não estiver confortável com esses procedimentos, um encaminhamento rápido deve ser considerado.

A contaminação da solução de anestésico local ou do sistema de entrega (*i. e.*, a agulha) certamente pode produzir complicações e, portanto, deve ser evitada com assiduidade. É razoável esperar que um profissional seja capaz de descrever inteligentemente e com algum detalhe, se assim for solicitado, os métodos usados para minimizar qualquer potencial contaminação. Limitar a contaminação tem o benefício adicional de não comprometer a saúde do praticante ou de qualquer membro de sua equipe.

Qualquer dano resultante de um uso pouco convencional da seringa, da agulha ou do tubete pode levar a um argumento aberto de uma violação do padrão de atendimento e, portanto, ocorrência de violação do dever.

## Sistemas/técnicas alternativas de administração

Às vezes, os praticantes podem optar por usar sistemas ou técnicas de liberação alternativas, como injeções do ligamento periodontal, intraósseas ou extraorais por meio de diferentes arsenais. O padrão de cuidado, que inclui o raciocínio de que o praticante irá, em todos os aspectos, escolher o melhor tratamento para seu paciente, certamente considera esses sistemas ou técnicas alternativas de administração de anestésico local.

Como com qualquer outra rotina ou plano de tratamento clínico, o profissional deve ser capaz de articular inteligentemente seu raciocínio para justificar uma decisão. Isso é obrigatório não apenas se um paciente descontente buscar recursos legais, mas também para pacientes não litigiosos que simplesmente querem saber por que nunca "viram isso antes".

Embora materiais promocionais de um fabricante de medicamentos ou equipamentos possam ser úteis ao clínico por identificar vantagens de novos medicamentos ou equipamentos, cabe ao profissional de saúde fazer um esforço independente e razoável para identificar possíveis desvantagens das novas modalidades.

## Reações locais à administração de anestésico local

Os anestésicos locais tópicos ou injetados podem causar reações que variam de eritema a descamação de tecidos em áreas locais, secundárias a vários fatores, incluindo várias penetrações de agulha, pressão hidráulica nos tecidos ou reação direta do tecido ao anestésico. Os anestésicos tópicos, em particular, geralmente são mais tóxicos aos tecidos do que as soluções injetadas, e as doses devem ser administradas com cuidado. Por exemplo, a prática de deixar o paciente autoadministrar um anestésico tópico com prescrição médica em casa certamente poderá ser criticada se ocorrer uma reação adversa.

As reações teciduais locais podem ser imediatas ou retardadas por horas ou dias; assim, é obrigatório que o paciente tenha acesso a um profissional familiarizado com tais questões, mesmo em horários de folga. Simplesmente deixar os pacientes se defenderem sozinhos ou aconselhá-los a irem a uma emergência pode não ser a melhor opção para fornecer o melhor atendimento.

Por fim, deve-se justificar de modo razoável o uso de anestésicos tópicos para fins de injeção intraoral, porque alguns autores opinaram que esses agentes relativamente tóxicos não são objetivamente eficazes.

## Mastigação labial

Maceração tecidual local secundária à mastigação labial ocorre mais frequentemente em crianças e pacientes portadores de necessidades especiais após uma injeção no nervo alveolar inferior ou outra terceira divisão do nervo trigêmeo. A maceração tecidual também pode ser observada em pacientes cujo estado mental foi comprometido por sedativos, anestésicos gerais ou trauma do sistema nervoso central ou durante o desenvolvimento. Um profissional prudente aconselhará qualquer paciente que possa ser propenso a esse tipo de ferimento, e ao seu responsável, que esteja ciente da complicação. Se essa complicação não puder ser impedida, deverá ser adequadamente tratada quando diagnosticada.

## Enfisema subcutâneo

O enfisema, ou embolia aérea, pode ocorrer quando o ar é introduzido nos espaços dos tecidos. Essa complicação geralmente é observada após incisões feitas na pele ou na mucosa, mas pode ocorrer também no trajeto percorrido pela agulha, particularmente quando pulverizadores de pressão a gás, peças de mão pneumáticas e outros são usados perto do trajeto da agulha. As sequelas de embolia aérea geralmente são benignas, embora incômodas para o paciente. Uma embolia não reconhecida e progressiva pode ser fatal. Quando uma embolia progressiva é diagnosticada, o profissional não será criticado por chamar paramédicos e por acompanhar o paciente ao hospital.

## Penetração vascular

Mesmo com a técnica mais cuidadosa, pode ocorrer sangramento excessivo quando os vasos são parcialmente rasgados por agulhas. O fato de se utilizarem seringas de aspiração revela que colocar agulhas em tecidos moles é um procedimento cego. Às vezes, o objetivo é a injeção intravenosa ou intra-arterial. Esse não é o caso típico do uso de anestésicos locais para o controle da dor, e uma aspiração positiva exige que medidas adicionais sejam tomadas para uma injeção segura. O profissional de saúde preparado deve ser capaz de articular exatamente qual é o objetivo da administração de um anestésico local e como isso é tecnicamente realizado. Por exemplo, por que um anestésico e uma agulha em particular foram escolhidos, que estruturas podem ser encontradas pela agulha durante a administração de um bloqueio do nervo e que medidas serão tomadas se uma estrutura for inadvertidamente comprometida pela agulha. Mesmo com a preparação ideal, o comprometimento vascular pode resultar em tumescência, equimose ou hemorragia evidente que pode precisar ser tratada. Essas condições podem ser ampliadas por discrasias hemorrágicas. O histórico médico do paciente pode revelar certas prescrições alterarem o tempo de sangramento, o que indica a necessidade de consulta hematológica pré-operatória.

## Penetração neural

Assim como um rico complexo de vasos está presente na região da cabeça e do pescoço, o mesmo acontece com os nervos. A anatomia neural pode diferir consideravelmente da norma, e a penetração de um nervo por uma agulha pode ocorrer em raras ocasiões, mesmo nas mãos mais cuidadosas e experientes. Mudanças permanentes na função neural podem resultar de uma única agulhada; embora essa complicação não implique necessariamente um desvio do padrão de cuidado, o profissional deve estar preparado para tratá-la da maneira mais eficiente possível.

A lesão do nervo lingual é um evento que tem sido contestado com zelo nos tribunais nos últimos anos. Raros casos de perda ou alteração na função do nervo lingual ocorreram durante a cirurgia do terceiro molar inferior. Alguns especialistas em ação prontamente opinam que, exceto por negligência (ou seja, má conduta), essa lesão não ocorrerá; ponto final. Na opinião dos especialistas, os nervos linguais são prejudicados apenas por manipulação não intencional com lâmina cirúrgica, elevador periosteal e rebarba, entre outros, quando o profissional está trabalhando em uma área anatômica que deveria ter sido evitada. Apesar de os especialistas da defesa costumarem se opor a essas opiniões dos queixosos, ocasionalmente os jurados decidem pelo autor, e os prêmios relativos ao nervo lingual excedem US$ 1 milhão.

Embora a lesão do nervo lingual costume ocorrer secundariamente ao contato não intencional do instrumento com uma estrutura anatômica, é mais provável que a lesão seja um resultado secundário a outros meios. Por exemplo, a anatomia do nervo lingual demonstrou ser amplamente variante da posição média lingual para a tábua lingual na área do terceiro molar. Foi demonstrado que a posição do nervo lingual varia desde o tecido mucoso solto interno abaixo do aspecto lingual da tábua lingual, a firmemente aderido ao periósteo lingual alto na tábua lingual, até dentro dos tecidos moles sobre as cúspides vestibulares dos terceiros molares retidos. A lesão permanente do nervo lingual também ocorre na ausência de cirurgia do terceiro molar e secundária à administração de anestésico local durante bloqueios dos nervos alveolar inferior/lingual. A lesão do nervo lingual pode resultar da pressão exercida sobre o nervo durante procedimentos cirúrgicos (p. ex., com retratores linguais).

Maior incidência de lesão do nervo lingual foi observada em algumas formulações de soluções anestésicas locais em detrimento de outras. O profissional cujo paciente desenvolve parestesia após o uso de rotina, por exemplo, de soluções de anestésicas locais a 4%, em vez de soluções a 2%, tem de estar preparado para explicar essa decisão. Os profissionais, ocasionalmente, utilizam soluções mais concentradas, mas a eficácia delas permanece semelhante à daquelas menos concentradas. Obviamente, a sugestão é que nenhum tratamento seja rotineiro; em vez disso, o tratamento deve ser planejado para cada paciente após uma análise ponderada de risco-benefício.

Finalmente, a lesão do nervo lingual pode acontecer quando nenhum tratamento profissional de saúde é fornecido. A parestesia pode ocorrer com a mastigação, e uma queixa principal do efeito da anestesia pode ocorrer espontaneamente. Ambas as condições podem ser corrigidas, lidando com o distúrbio associado com a mudança na função, como a remoção dos terceiros molares impactados ou a liberação do nervo lingual de uma posição sensível à lesão dentro do periósteo.

No entanto, não importa qual seja a causa, o profissional prudente deve estar preparado para lidar com as lesões neurais de maneira eficaz quando elas acontecerem.

## Lesão química do nervo

Não é de surpreender que produtos químicos potentes, como os anestésicos locais, ocasionalmente comprometam a função dos nervos em maior grau do que são projetados para fazer. Os anestésicos locais, afinal de contas, são especificamente formulados em um esforço para alterar a função do nervo, embora de maneira reversível. Assim como a toxicidade sistêmica difere entre os anestésicos locais, a toxicidade local/nervosa limitada pode, às vezes, alterar a função do nervo de um modo que não é vista normalmente. A deposição de soluções anestésicas locais diretamente em (ou perto de) um tronco nervoso em um paciente suscetível pode resultar em parestesia permanente ou de longo prazo. A toxicidade dos anestésicos locais geralmente aumenta conforme a potência. Além disso, os nervos que não são alvos na cabeça e no pescoço podem ser afetados pela deposição do anestésico local, como ocorre em uma amaurose transitória após bloqueio do nervo maxilar ou mandibular quando o nervo óptico é afetado. Não se deve ficar surpreso com as várias manifestações neurais desses potentes agentes, uma vez que a superdosagem tóxica é, na verdade, um comprometimento de funções neurais mais elevadas. Qualquer pessoa que opte por usar agentes projetados para aliviar a dor diretamente sobre ou próximo ao tecido nervoso deve estar preparada para essas raras complicações. O tratamento adequado pode variar desde tranquilizar um paciente que apresenta amaurose transitória até tratar ou encaminhar para tratamento um paciente com anestesia permanente resultante de um comprometimento químico adverso do nervo causado pela solução anestésica local ou por outros agentes.

## Interação com medicamentos anestésicos locais

O uso de outros agentes locais ou sistêmicos certamente afetará e alterará previsivelmente a latência, o efeito, a duração e o metabolismo geral dos anestésicos locais. A polifarmácia moderna geralmente complica a situação. Entretanto, o profissional de saúde deve estar atento às interações medicamentosas específicas e bem conhecidas, além da farmacologia das classes comuns de medicamentos. Contraceptivos orais, betabloqueadores, bloqueadores dos canais de cálcio, inibidores da enzima conversora de angiotensina, outras prescrições cardiovasculares, como anti-hipertensivos e anticoagulantes, medicamentos para tireoide, anti-histamínicos, antibióticos, esteroides anabolizantes ou corticosteroides, medicamentos psicogênicos e uso abusivo de várias substâncias ilícitas podem ser considerados comuns à população odontológica de rotina.

Os medicamentos interagem com vários sítios receptores; a terapia medicamentosa baseia-se na potenciação ou inibição das respostas fisiológicas normais aos estímulos. Idealmente, com a anestesia local, não ocorrem reações sistêmicas indesejadas, e os tecidos nervosos locais são inibidos de forma reversível por um tempo relativamente breve, após o qual recuperam sua função completa. O uso concomitante de outros agentes pode alterar o curso geralmente previsível de um anestésico local e vice-versa.

Por exemplo, foi demonstrado que o betabloqueador propanol, comumente utilizado, induz quimicamente uma diminuição na função hepática, especificamente no fluxo de sangue hepático, o que pode diminuir o metabolismo da lidocaína em até 40%. O uso prolongado de álcool induz significativamente as enzimas. A metemoglobinemia tem sido relatada como resultado do uso de anestésicos locais tópicos e de Anbesol® (gel de benzocaína) de venda livre.

As áreas terapêuticas de preocupação especial surgem em pacientes que estão obviamente doentes, que relatam um histórico médico significativo, que reportam uso significativo de medicamentos (sejam prescritos, vendidos sem receita ou fitoterápicos) e que estão em extremos de idade. A incidência de interações adversas com anestésicos locais aumenta com pacientes que relatam fatores de risco, particularmente de risco cardiovascular, em oposição à população geral. Antes do tempo de tratamento, os profissionais devem adquirir o conhecimento necessário para tratar adequadamente pacientes com potencial aumentado para reações adversas a medicamentos.

## Reações psicogênicas

Às vezes, o profissional pode ter de lidar com reações psicogênicas que variam de leves a graves na apresentação. Por exemplo, a manifestação inicial de uma superdosagem tóxica, notada ou não, é a excitação. A excitação também pode ser secundária simplesmente ao estresse resultante de uma situação com a qual o paciente não está confortável. Ela pode se manifestar, por exemplo, por agitação controlada ou descontrolada, desorientação, alucinação ou sonolência.

Essas reações podem ser potencializadas por produtos farmacêuticos administrados durante a consulta pelo profissional de saúde, ou por agentes autorizados ou não usados pelo paciente de um compromisso. A incidência dessas reações é maior com o aumento da utilização de produtos farmacêuticos, em particular aqueles que podem afetar o sistema nervoso central, como anestésicos locais. Essas reações podem acontecer em crianças, adolescentes e adultos (incluindo idosos).

O diagnóstico e o tratamento das reações psicogênicas muitas vezes são frustrantes. Pode ser difícil determinar se a reação está ocorrendo secundária a um fármaco administrado, incluindo anestésico local, ou como o resultado de outros fatores.

O tratamento pode exigir contenção, se o paciente estiver em perigo de infligir danos a si mesmo, como no caso de um ataque epiléptico. Felizmente, a maioria dessas reações é de curto prazo (muitas vezes durando apenas alguns instantes). Contudo, às vezes, podem ocorrer regularmente por longos períodos. Alguns casos, como a conversão histérica manifestada pela falta de responsividade, podem requerer hospitalização.

Embora muitos profissionais possam diagnosticar esse evento, a prudência requer que se esteja ciente da causa e do tratamento dessas reações. Mesmo quando as reações psicogênicas são tratadas adequadamente, os pacientes podem presumir que o profissional de saúde "fez algo errado" e procurar o conselho de um advogado.

### *Erotismo*

Uma reação psicogênica singularmente incômoda a agentes potentes é observada quando o paciente reage com afeições sexuais que podem ou não ser lembradas mais tarde. Historicamente, essas reações eram bastante comuns durante a administração de soluções de cocaína. De modo geral, essas reações são raras e de duração relativamente curta. Entretanto, como ocorre com outros fenômenos psicogênicos ou histéricos, o diagnóstico e o tratamento rápidos são essenciais.

Embora o uso concomitante de agentes como o óxido nitroso ou a administração de tranquilizantes leves possa ser de benefício durante a administração da anestesia local, esses e muitos outros fármacos têm sido relatados como causadores de alucinações ou comportamentos eróticos em pacientes com predisposição.

No caso do erotismo, o profissional que administrou um anestésico local ou outros agentes sem uma terceira pessoa neutra presente quando as reações ocorreram terá mais dificuldade para exonerar sua conduta do que aquele que teve testemunhas da reação. Além disso, com relação ao erotismo, o ideal é ter testemunhas do mesmo sexo do paciente. Eventualmente, um paciente pode pedir para ser tratado em particular pelo profissional de saúde. Na ausência de circunstâncias incomuns, como tratar um parente próximo, os profissionais podem preferir evitar situações como tratar um paciente de emergência sozinho após o expediente ou mesmo falar com ele de portas fechadas.

## Avaliação pós-procedimento

Sempre que agentes potentes são utilizados, é necessária uma avaliação do paciente. Essa avaliação consiste em pelo menos uma análise pré-operatória, um exame contínuo durante o tratamento, enquanto os medicamentos estão em efeito de pico, e uma avaliação pós-operatória.

Embora a maioria das reações adversas aos anestésicos locais ocorra rapidamente, sequelas mais tarde são possíveis. Assim como os pacientes que receberam agentes por via intravenosa, inalatória, oral ou outras são avaliados após o procedimento, aqueles que receberam anestésicos locais também devem ser observados. Qualquer dúvida sobre uma recuperação abaixo da ideal da anestesia local deve ser abordada antes que o paciente seja liberado dos cuidados diretos.

Por exemplo, é amplamente aceito que os pacientes dirijam após a administração de anestesia local para fins odontológicos. Ocasionalmente, uma preocupação pós-procedimento que surja em decorrência de anestesia local e/ou de outros procedimentos pode indicar que um paciente que não foi acompanhado necessitava assistência antes de deixar o local de tratamento. Pacientes cujo emprego requer desempenho mental ou físico acima do comum podem ser alertados sobre os efeitos potenciais da administração de anestésico local. Por exemplo, os pilotos da Força Aérea e da Marinha dos EUA estão impedidos de voar por 24 horas após a administração de um anestésico local.

Alguns praticantes, rotineiramente, ligam para cada paciente após sua liberação e várias horas depois de o tratamento ter sido encerrado, a fim de se assegurar que a recuperação está acontecendo sem intercorrências. Essas ligações geralmente são bem-vindas pelos pacientes, como um sinal de que o clínico está realmente preocupado com seu bem-estar. Ocasionalmente, o chamado do profissional pode resolver uma preocupação em desenvolvimento ou evitar uma complicação precocemente.

## Má conduta

Embora advogados e profissionais nem sempre concordem sobre quando os elementos de negligência estão presentes, ocasionalmente o profissional de saúde pode sentir que cometeu um erro que prejudicou um paciente. Como pode ser argumentado com facilidade e sucesso, simplesmente o fato de um paciente ter danos, mesmo aqueles significativos, não preenche todos os requisitos do ato ilícito de negligência.

Se, no entanto, o profissional determinar que um dever foi violado, e que a violação foi a causa direta do dano, é provável que tenha ocorrido negligência. Nesse caso, o profissional de saúde provavelmente é eticamente, se ainda não legalmente, responsável por tornar o paciente "inteiro". Se o dano é mínimo (p. ex., equimoses transitórias), a recompensa nominal, talvez até mesmo um pedido de desculpas judicioso, pode ser suficiente. Se, no entanto, o dano for importante, uma recompensa significativa pode ser necessária.

Certamente, qualquer dano significativo, seja ou não por negligência, exige que o profissional de saúde entre em contato com sua empresa de responsabilidade civil o mais rápido possível. O mesmo se aplica, ainda que o dano não seja evidente, quando o profissional de saúde recebe notificação de insatisfação do paciente, muitas vezes sob a forma de solicitação de prontuário. O representante da seguradora de responsabilidade civil ajudará a avaliar a situação e fornecerá informações valiosas de um grupo de experiência significativo. Muito provavelmente, a seguradora será mais bem-sucedida na negociação de um acordo para qualquer caso controverso no que diz respeito aos danos. O profissional deve ser muito cauteloso sobre a realização dessas negociações sem o conhecimento de sua operadora. Tais negociações não autorizadas, ou conduta semelhante, como não informar a operadora sobre uma possível reclamação em tempo hábil, podem até fazer com que a cobertura de responsabilidade se torne responsabilidade exclusiva do profissional. Às vezes, se o profissional e o paciente ainda tiverem uma boa relação, a operadora permitirá que o praticante negocie um acordo razoável. Esse curso de ação é vantajoso porque o paciente recebe ajuda financeira imediata que pode ser necessária para despesas adicionais ou pelo tempo fora do trabalho. Além disso, o paciente demandante não será obrigado a superar a suposição de que o prestador de cuidados de saúde agiu razoavelmente nem a comprovar negligência, o que pode ser muito difícil.

Não importa se o dano é secundário à negligência: o profissional deve tentar tratar o paciente da melhor maneira possível. Espera-se que o paciente não procure independentemente tratamento em outro lugar, porque esse curso de ação pode simplesmente prolongar a recuperação e agravar futuras considerações legais. Um achado quase universal em ações de imperícia arquivadas e atendidas é uma crítica, geralmente injustificada, de um profissional de saúde externo ao tratamento. Se, por outro lado, o encaminhamento for benéfico, o profissional deve facilitá-lo para o paciente, e não apenas mandar que ele busque ajuda sozinho. Depois que um encaminhamento é feito, o cuidado continuado, conforme necessário para o paciente, é aconselhável, se possível.

Uma vez que a ação legal tenha sido iniciada, pode ser sábio recusar tratamento adicional para o paciente, porque este agora expressou efetivamente a opinião de que a conduta do profissional estava abaixo do nível do padrão de cuidado e resultou em danos. É uma circunstância infeliz quando um paciente queixoso percebe que não houve negligência e é incapaz de continuar o cuidado com outro profissional de saúde mais familiarizado com a sua situação.

Muitos pacientes limitam de forma imprudente suas opções de cuidados de saúde em virtude de ações de negligência. A maioria dos casos de negligência leva anos para ser resolvida e envolve grandes despesas tanto para o réu quanto para o queixoso. Em última análise, a maioria das alegadas negligências resulta em adjudicação em favor do réu profissional de saúde. Não importa quem prevaleça em uma reivindicação de negligência; tanto para o réu quanto para o queixoso, a vitória, muitas vezes, é irrisória, quando os custos temporais, sociais e econômicos são considerados.

## Conclusão

A administração de anestésicos locais pode sofrer alterações ao longo do tempo, secundárias a novos medicamentos, novos instrumentos e novas bases de conhecimento. A lei está ainda mais sujeita a variações, muitas vezes em cada sessão de um órgão legislativo ou secundária a um processo judicial significativo. Por exemplo, a filosofia do consentimento informado detalhado *versus* o consentimento geral sofreu várias mudanças ao longo dos anos. A decisão de um tribunal em um processo de responsabilidade civil contratual ou criminal pode ser apelada pela parte vencida e, eventualmente, revertida por outro tribunal, secundária a um novo padrão de fato, ou simplesmente como resultado da reavaliação do mesmo padrão sob diferentes fórmulas legais.

No entanto, algo que nunca muda é que os profissionais de saúde responsáveis continuarão se informando sobre o padrão vigente de cuidados e tentarão otimizar sua tomada de decisão e o planejamento individual de tratamento para pacientes após uma análise do risco real *versus* benefício. As opiniões dadas neste capítulo e neste livro são entendidas como diretrizes e podem estar sujeitas a mudanças no tratamento individual de cada paciente informado, realizado por profissionais experientes.

## Bibliografia selecionada


Arroliga ME, Wagner W, Bobek MB, et al. A pilot study of penicillin skin testing in patients with a history of penicillin allergy admitted to a medical ICU. *Chest*. 2000;118:1106–1108.

Associated Press. *Jury Acquits Pasadena Dentist of 60 Child Endangering Charges*; 2002.

Bax NDS, Tucker GT, Lennard MS, et al. The impairment of lignocaine clearance by propranolol: major contribution from enzyme inhibition. *Br J Clin Pharm*. 1985;19:597–603.

Burkhart CG, Burkhart KM, Burkhart AK. The Physicians' Desk Reference should not be held as a legal standard of medical care. *Arch Pediatr Adolesc Med*. 1998;152:609–610.

Cohen JS. Adverse drug effects, compliance, and initial doses of antihypertensive drugs recommended by the joint national committee vs the physicians' desk reference. *Arch Intern Med*. 2001;161:880–885.

Cohen JS. Dose discrepancies between the Physicians' Desk Reference and the medical literature, and their possible role in the high incidence of dose-related adverse drug events. *Arch Intern Med*. 2001;161:957–964.

College C, Feigal R, Wandera A, et al. Bilateral versus unilateral mandibular block anesthesia in a pediatric population. *Pediatr Dent*. 2000;22:453–457.

Covino BG, Vassallo HG. *Local Anesthetics Mechanisms of Action and Clinical Use*. New York: Grune & Stratton; 1976.

Daublander M, Muller R, Lipp MD. The incidence of complications associated with local anesthesia in dentistry. *Anesth Prog*. 1997;44:132–141.

Dyer C. Junior doctor is cleared of manslaughter after feeding tube error. *BMJ*. 2003;325:414.

Evans IL, Sayers MS, Gibbons AJ, et al. Can warfarin be continued during dental extraction? Results of a randomized controlled trial. *Br J Oral Maxillofac Surg*. 2002;40:248–252.

Faria MA. *Vandals at the Gates of Medicine*. Macon: Hacienda Publishing; 1994.

Fischer G, Reithmuller RH. *Local Anesthesia in Dentistry*. 2nd ed. Philadelphia: Lea & Febiger; 1914.

Gill CJ, Orr DL. A double-blind crossover comparison of topical anesthetics. *J Am Dent Assoc*. 1979;98:213–214.

Gilman CS, Veser FH, Randall D. Methemoglobinemia from a topical oral anesthetic. *Acad Emerg Med*. 1997;4:1011–1013.

Goldenberg AS. Transient diplopia as a result of block injections: mandibular and posterior superior alveolar. *N Y State Dent J*. 1997;63:29–31.

Kern S. Saying I'm sorry may make you sorry. *NV Dent Assoc J*. 2010–2011;12:18–19. Winter.

Lang MS, Waite PD. Bilateral lingual nerve injury after laryngoscopy for intubation. *J Oral Maxillofac Surg*. 2001;59:1497–1498.

Lee TH. By the way, doctor...My hair has been thinning out for the past decade or so, but since my doctor started me on Lipitor (atorvastatin) a few months ago for high cholesterol, I swear it's been falling out much faster. My doctor discounts the possibility, but I looked in the Physicians' Desk Reference (PDR) and alopecia is listed under "adverse reactions." What do you think? *Harv Health Lett*. 2000;25(8).

Lustig JP, Zusman SP. Immediate complications of local anesthetic administered to 1,007 consecutive patients. *J Am Dent Assoc*. 1999;130:496–499.

Lydiatt DD. Litigation and the lingual nerve. *J Oral Maxillofac Surg*. 2003;61:197–199.

Malamed SF. *Handbook of Local Anesthesia*. 4th ed. St Louis: Mosby; 1997.

Malamed SF, Gagnon S, Leblanc D. Efficacy of articaine: a new amide local anesthetic. *J Am Dent Assoc*. 2000;131:635–642.

Meechan JG. Intra-oral topical anaesthetics: a review. *J Dent*. 2000; 28:3–14.

Meechan JG, Cole B, Welbury RR. The influence of two different dental local anaesthetic solutions on the haemodynamic responses of children undergoing restorative dentistry: a randomised, single-blind, split-mouth study. *Br Dent J*. 2001;190:502–504.

Meyer FU. Complications of local dental anesthesia and anatomical causes. *Anat Anz*. 1999;181:105–106.

Moore PA. Adverse drug interactions in dental practice: interactions associated with local anesthetics, sedatives, and anxiolytics. Part IV of a series. *J Am Dent Assoc*. 1999;130:541–554.

Mullen WH, Anderson IB, Kim SY, et al. Incorrect overdose management advice in the physicians' desk reference. *Ann Emerg Med*. 1997;29:255–261.

Olson WK. *The Litigation Explosion, What Happened when America Unleashed the Lawsuit*. New York: Penguin Books; 1991.

Orr DL. Airway, airway, airway. *NV Dent Assoc J*. 2008;9:4–6.

Orr DL. The broken needle: report of case. *J Am Dent Assoc*. 1983;107:603–604.

Orr DL. Conversion part I. *Pract Rev Oral Maxillofac Surg*. 1994;8(7) [audiocassette].

Orr DL. Conversion part II. *Pract Rev Oral Maxillofac Surg*. 1994;8(8) [audiocassette].

Orr DL. Conversion phenomenon following general anesthesia. *J Oral Maxillofac Surg*. 1985;43:817–819.

Orr DL. Intraseptal anesthesia. *Compend Cont Educ Dent*. 1987;8:312.

Orr DL. Is there a duty to rescue? *NV Dent Assoc J*. 2010;12:14–15.

Orr DL. It's not Novocain, it's not an allergy, and it's not an emergency!. *NV Dent Assoc J*. 2009;11(3).

Orr DL. Medical malpractice. *Pract Rev Oral Maxillofac Surg*. 1988;3(4) [audiocassette].

Orr DL. Paresthesia of the second division of the trigeminal nerve secondary to endodontic manipulation with $N_2$. *J Headache*. 1987;27:21–22.

Orr DL. Paresthesia of the trigeminal nerve secondary to endodontic manipulation with $N_2$. *J Headache*. 1985;25:334–336.

Orr DL. PDL injections. *J Am Dent Assoc*. 1987;114:578.

Orr DL. Pericardial and subcutaneous air after maxillary surgery. *Anesth Analg*. 1987;66:921.

Orr DL. A plea for collegiality. *J Oral Maxillofac Surg*. 2006;64:1086–1092.

Orr DL. Protection of the lingual nerve. *Br J Oral Maxillofac Surg*. 1998;36:158.

Orr DL. Reduction of ketamine induced emergence phenomena. *J Oral Maxillofac Surg*. 1983;41(1).

Orr DL. Responsibility for dental emergencies. *NV Dent Assoc J*. 2008;10:34.

Orr DL, Curtis W. Frequency of provision of informed consent for the administration of local anesthesia in dentistry. *J Am Dent Assoc*. 2005;136:1568–1571.

Orr DL, Park JH. Another eye protection option. *Anesth Analg*. 2011;112:739–740.

Orr TM, Orr DL. Methemoglobinemia secondary to over the counter anbesol. *Oral Surg Oral Med Oral Pathol Oral Radiol Endod*. 2011;111:e7–e11.

Penarrocha-Diago M, Sanchis-Bielsa JM. Ophthalmologic complications after intraoral local anesthesia with articaine. *Oral Surg Oral Med Oral Pathol Oral Radiol Endod*. 2009;90:21–24.

Pogrel MA, Schmidt BL, Sambajon V, et al. Lingual nerve damage due to inferior alveolar nerve blocks: a possible explanation. *J Am Dent Assoc*. 2003;134:195–199.

Pogrel MA, Thamby S. Permanent nerve involvement resulting from inferior alveolar nerve blocks. *J Am Dent Assoc.* 2000;131: 901–907.

Rawson RD, Orr DL. *A Scientific Approach to Pain Control.* University Press: Las Vegas, NV; 2000.

Rawson RD, Orr DL. Vascular penetration following intraligamental injection. *J Oral Maxillofac Surg.* 1985;43:600–604.

Rosenberg M, Orr DL, Starley E, et al. Student-to-student local anesthesia injections in dental education: moral, ethical, and legal issues. *J Dent Educ.* 2009;75:127–132.

Sawyer RJ, von Schroeder H. Temporary bilateral blindness after acute lidocaine toxicity. *Anesth Analg.* 2002;95:224–226.

Webber B, Orlansky H, Lipton C, et al. Complications of an intra-arterial injection from an inferior alveolar nerve block. *J Am Dent Assoc.* 2001;132:1702–1704.

Wilkie GJ. Temporary uniocular blindness and ophthalmoplegia associated with a mandibular block injection: a case report. *Aust Dent J.* 2000;45:131–133.

Younessi OJ, Punnia-Moorthy A. Cardiovascular effects of bupivacaine and the role of this agent in preemptive dental analgesia. *Anesth Prog.* 1999;46:56–62.

# Índice Alfabético

2023
1 2 3 4 5 6 7 8 9 10